完美女人
身·心·性养护全书

杨 莉 ◎ 编著

健身体 调情志 修品性

养生妙法 心理护卫 气质修炼 全方位呵护女人

中医古籍出版社

图书在版编目(CIP)数据

完美女人身·心·性养护全书/杨莉编著. —北京：中医古籍出版社，2016.7
ISBN 978-7-5152-1038-4

Ⅰ.①完… Ⅱ.①杨… Ⅲ.①女性－保健－基本知识 Ⅳ.①R173

中国版本图书馆 CIP 数据核字(2015)第 271933 号

完美女人身·心·性养护全书

编　著	杨　莉
责任编辑	魏　民
出版发行	中医古籍出版社
社　址	北京东直门内南小街 16 号(100700)
印　刷	三河市兴达印务有限公司
开　本	787mm×1125mm　1/16
印　张	38
字　数	408 千字
版　次	2016 年 7 月第 1 版　2016 年 7 月第 1 次印刷
印　数	0001~5000 册
书　号	ISBN 978-7-5152-1038-4
定　价	78.00 元

前言

女性是美丽的，也是脆弱的。每个女人在其成长的过程中都将经历天真烂漫的青春岁月、甜蜜而又琐碎的婚姻生活、年迈力衰的中老年时期。在人生的每个阶段，无论是从生理还是心理上，都将会发生一系列或明显或微妙的变化；同时随着不同阶段生活重心的转移，每位女性也都会面临着身、心、性三方面的健康问题。

身体健康是女人一生美丽和幸福的物质基础。

拥有美丽几乎是所有女性的梦想，不少女性为了让自己变得更美丽，不惜花费大量的精力和财力去瘦身和美容。但是，她们往往忽视了一个很重要的方面——身体健康，甚至以健康为代价去换取苗条的身材和姣好的面容。这样做的后果，往往会使女性的美丽如昙花一现般短暂，很快，她们就会尝到失去健康的苦果，而美丽也会追随健康而去。身体健康是指人体各器官组织结构完整，发育正常，功能良好，生理生化指标正常，没有检查出疾病或身体不处于虚弱状态。有些女性平时没有疾病，也没有身体不适感，经过医学检查也未发现异常状况，但当环境稍有变化，或受到什么刺激，或遇到致病因素的作用时，身体机能就会出现异常，说明其健康状况非常脆弱，这样的女性，她的美丽注定无法长久。只有健康的女性才更美丽，每一个害怕容颜老去的女性都要切记。

心理健康是提升女人魅力的基础。

相对于身体健康，心理健康也同等重要。因为身体某些部位发生了问题，只是局部的，并不影响你的个体行为。然而一旦患有心理疾病，危害的将是你整个人！不可否认，今天的女人承受着太多的压力，有着太多的烦恼。职场的竞争，让女性在成功与挫折中欲罢不能；婚恋的困惑，让女性在甜蜜与痛苦中感到迷惘；身心的劳累，让女性在阳光与阴影中徘徊不前。于是，一些女性的心中出现了伤情的"杂草"，出现了不谐的"噪声"，甚至出现了夺去笑声、扼杀美丽的"阴影"，使女性的心理受到了伤害。另外，在日常生活中性心理健康在女性心理健康中也有着举足轻重的地位。它是女性身心健康的一部分，与人的身体构造、生理功能、心理素质密切相关，决定着女性幸福生活的指数，更是女人魅力的内在保证。

优雅品性使女人学会享受生活。

所谓"外修形，内修心"，品性修养的学习是女人一生的必修课，它能够从内在激发女人独特的气质和品位，让女人为自己解压，让心灵快乐。懂得内心修炼的女人，无论此刻你是迷惑抑或无助，平凡抑或自卑，气质修炼都能让你活得自信而优雅，懂得享受人生的美好，掌握了将爱情进行到底的诀窍。有修养的女人历久弥香，她们能够以高雅的修养生活，以高尚的品性做人，以优雅的姿态处世，以独特的视角活出自己的灿烂人生。

健康是获得其他一切资本的前提，在生活中对自己身、心、性三方面养护，是拥有健康的秘诀。女性朋友请从现在开始关注自身的健康，提高魅力女人的幸福指数，追求幸福生活，从而达到身心健康的最佳状态。

本书从女人身、心、性三方面入手，对女人生活中遇到的各种问题，特别是女性的几个特殊时期都做了全面详实的阐述，让女性在提高自身养护意识的同时，注意生活中的每一个细节。身体养护方面，包括脏腑养护法、体质养护法、四季养护法、和谐养生法、特殊时期养护法等，详细、具体、生动地为广大女性阐述了针对防治各种疾病的细节及方法。心理养护方面，重点讲述了自我情绪的调控及个人气质修炼的方法，让每位女人做一个心理健康的知性美女，拥有温馨美好的生活，品尝从未有过的多彩夺目的幸福。优雅品质方面，重点从仪态、仪表、气质等方面陈述了优雅女人的修炼方法，希望每个女人都能成为真实、自信、得体、温柔的现代气质美女。

通过阅读本书，可以指引女性更好地认识自己、了解自己、发掘自己、完善自己。女性读者可以一边享受阅读清新隽永又激荡女性灵魂的文字带来的乐趣，一边了解自身已经具备的优势资本和潜在的优势资本，并大力去开拓和利用，助力自身在工作、家庭、生活各方面做到游刃有余，进而成就自己的一生幸福。

目录

绪论　现代女性的健康标准

健康女人的衡量标准 …………………………………………………… 2
女人到底要养什么 ……………………………………………………… 3
女人拿什么来维持健康和美丽 ………………………………………… 4
女人如何保持身心健康 ………………………………………………… 5

第一章　女性脏腑养护法
——用五行养脏腑，女人才能真的健康漂亮

第一节　五行身心护养法，女人脏腑健康的福音 ………………… 8

五行身心护养法究竟好在哪儿 ………………………………………… 8
五脏六腑是如何相生相克的 …………………………………………… 8
女性养护脏腑要遵照五行对应关系 …………………………………… 9
五行相生克，五脏有神明——养生要身心互动 ……………………… 10
五行土居中，五脏以脾胃为本 ………………………………………… 10
如何配合季节的五行规则来养生 ……………………………………… 11
讲求五色俱全的女人活得更滋润 ……………………………………… 13
五脏各有所喜，护养应据五行调五味 ………………………………… 14
每个女人都需要个性化的养生方 ……………………………………… 15

第二节　心是女人永远的家——女性心系统护养法 …………… 16

女人学会养心，才能颜美寿长 ………………………………………… 16
女性心脏有问题，耳朵先知道 ………………………………………… 17
问世间何物让女人更安心：心腧穴 …………………………………… 18

多吃莲子，让你心平气和睡眠好 19
五行益寿养心粥让女人心安又美丽 20
药膳，让女性拥有一颗"强心脏" 21
透明食物、粗粮是女性心脏的"守护神" 22
苦味走心，让女性泻火安神 23
补心、养心，女性要多吃红色食物 24
女性夏季养心，防暑更要防贪凉 24
菠菜——敢与大自然做斗争的补心之神 25
女性坚持喝红茶，暖心利尿抗衰老 26
暑热吃西瓜，以灭心火 27
饮食帮女性拒绝冠心病的威胁 28
养心茶粥是女性冠心病患者的希望 29
治疗女性心绞痛，四种食疗方最有效 30
心经当令，女性要按摩三大穴，并睡好子午觉 31

第三节　像妈妈一样值得您一生信赖——女性肝系统护养法 33

女性以肝为天，肝好才是真健康 33
养肝护肝，女人养生的关键 34
疏肝理气，女人的精力才会更旺盛 35
肝血不足，女性就容易脾气大或抑郁 36
女性疏肝解郁，就找柴胡帮忙 36
女性养肝血，食疗、按摩加睡眠 37
平肝降压，养血补虚——芹菜好处多多 38
想养肝，就别发"大小姐"脾气 40
吃药、喝茶帮女性熄灭肝火 40
血海和足三里让女人的肝血不再虚 41
酸味食物是女性秋季保肝美容的首选 42
女性保肝离不开中草药膳 43
女性春季靠什么护肝 44
大蒜虽"臭"，却是女性保肝的上佳选择 45
每天一杯三七花，女性保肝全靠它 46
女性食海参、鲍鱼壳养肝，效果不逊鲍鱼 48
坐骨神经痛，养肝疏通筋脉才是根本 49
女性去脂护肝三法则应首选食疗七方 50

民间良方助女性预防控制脂肪肝 …………………………………… 51
女性患上肝硬化要从细节爱惜自己 ………………………………… 53
拨开女性患胆囊炎的迷雾 …………………………………………… 54
食物是女性胆结石的"溶解剂" ……………………………………… 55

第四节 忘什么都不能忘本——女性脾系统护养法 …………………… 57

脾为"后天之本",主管血液和肌肉 ………………………………… 57
脾胃的好坏直接影响女性的胖瘦 …………………………………… 59
饥饱无常会让女性的脾胃很受伤 …………………………………… 59
女性不吃早餐最伤脾胃 ……………………………………………… 60
豆类食物是女性补益脾胃的佳品 …………………………………… 60
女性脾胃虚弱,离不开猪肚汤 ……………………………………… 61
女性食参补气,脾肺皆有益 ………………………………………… 62
糯米——女性御寒又补脾气 ………………………………………… 64
女性每天吃些黄色食品能补脾 ……………………………………… 64
红楼梦中人教你用山药益气补脾 …………………………………… 65
多吃鸡肉调脾胃,女性不再气虚、失眠 …………………………… 66
为什么小米会受到产妇的青睐 ……………………………………… 67
花生可以大补女性的脾胃 …………………………………………… 68
十宝粥——女性补脾胃的佳品 ……………………………………… 69
饭前喝口汤,养胃又健康 …………………………………………… 70
脾经弱时就选择甘甜的食物 ………………………………………… 71
女性脾胃不和,可以喝一喝补中益气汤 …………………………… 72
女性可适当选择药膳健脾养胃 ……………………………………… 72
思虑过多的女人要注意养脾 ………………………………………… 74
自制药粥,防暑降温、开胃健脾 …………………………………… 75
太白穴——女性健脾的要穴 ………………………………………… 76
女性口腔生溃疡,要加强脾的功能 ………………………………… 77
女性战"痘"秘籍在脾肺 …………………………………………… 78

第五节 肺没病,女人才显得水润——女性肺系统护养法 …………… 80

女性要想皮肤好,一定要把肺养好 ………………………………… 80
多事之秋,女人要养肺防衰 ………………………………………… 82
燕窝——女性养肺润燥的圣品 ……………………………………… 82
杏仁补肺,润肠又养颜 ……………………………………………… 83

秋梨枇杷，还你甜美声线 ……………………………………………… 84
吸烟伤肺，可用食疗解烟毒 …………………………………………… 85
寅时肺经当令，养好肺气可安眠 ……………………………………… 86
秋冬吃鹅肉，可颐养肺腑 ……………………………………………… 87
主动咳嗽，可清肺排毒 ………………………………………………… 88
黛蛤散，小方轻松为你镇咳 …………………………………………… 89
秋冬季节易伤肺，腹式呼吸可养肺 …………………………………… 90
女性便秘，润肺生津少不了 …………………………………………… 91
食疗助女性消除肺气肿 ………………………………………………… 92
以食养肺益气，不受支气管炎之苦 …………………………………… 93
护肺妙法帮女人疏通肺气 ……………………………………………… 95
以食理虚润肺，拒绝哮喘来访 ………………………………………… 96
清凉素淡食物，轻轻松松为肺"消炎" ………………………………… 97
鱼际、曲池、迎香，护肺的三大宝穴 ………………………………… 99

第六节 肾好的女人福气大——女性肾系统护养法 …………… 100

肾藏经纳气为身体提供原动力 ………………………………………… 100
补肾不是男人的专利，女人同样需要 ………………………………… 102
女人肾好不好，眉毛告诉你 …………………………………………… 102
细数女性肾虚七宗罪 …………………………………………………… 103
女性肾衰有"表现"，补衰有方法 …………………………………… 105
黑色食物让女人肾气旺 ………………………………………………… 106
养肝益肾、生发乌发靠首乌 …………………………………………… 107
手脚冰凉别害怕，就从肾上找原因 …………………………………… 109
女人抗衰老，养肾不能少 ……………………………………………… 109
外阴瘙痒愁煞人，补肾祛风除病根 …………………………………… 110
补肾精是治疗女性不孕的关键 ………………………………………… 111
预防肾结石，多从饮食上下工夫 ……………………………………… 113
补肾强腰，腰椎间盘难突出 …………………………………………… 114
常用疏通任督法，帮女人养好肾 ……………………………………… 115
补肾固精，提拉耳朵就能做到 ………………………………………… 116
女人肾亏易痛经，艾灸补肾止痛 ……………………………………… 117

第二章　女性体质养护法
——调养体质，女人才会健康到老

第一节　补足津液，让女人的生命更滋润——阴虚女性护养方案 … 120
- 测试：你是阴虚女人吗 … 120
- 女人阴虚了，身体会发出这些警告 … 121
- 滋阴就是滋养身体里的阴液 … 123
- 阴虚体质护养法则：镇静安神，少食辛辣 … 123
- 女人滋阴，从来月经那天开始 … 124
- 清淡饮食最能养阴、抗衰老 … 125
- 常吃三种滋阴蛋类，养出美丽容颜 … 126
- 百合，女性滋阴润肺的首选 … 128
- 阿胶眷顾阴虚之人，不妨试试 … 128
- 女性肝肾阴虚应吃什么来补 … 129
- 滋阴养颜，滋阴大师朱丹溪告诉你 … 130

第二节　护补阳气，让身体不再寒冷——阳虚女性护养方案 … 131
- 测试：你是阳虚女人吗 … 131
- 阳虚体质护养法则：养护阳气，温化水湿 … 132
- 湿邪作祟，阳虚的女人老得快 … 133
- 女人阳气不足，气血双补是王道 … 134
- 十个胖子九个虚，胖女人也要补阳气 … 135
- 女人阳虚，多吃点羊肉和鹿肉 … 136
- 姜糖水让阳虚女人身体快速变暖 … 137
- 骨气即阳气，栗子鹌鹑汤养骨气 … 138
- 防治肾阳虚，找合谷、鱼际、足三里 … 139
- 治阳虚便秘，女人可从饮食着手 … 139

第三节　补脾健脾，女人活得更有底气——气虚女性护养方案 … 142
- 测试：你是气虚女人吗 … 142
- 气虚体质的护养法则：补气避寒，忌冷抑热 … 143
- 睡好了是养气，睡多了是伤气 … 144
- 月经量多的女性多半是气虚 … 145
- 女性气虚养生重避风邪 … 146
- 女人补气血，让食物越细碎越好 … 147

补气养血,就选"百果之王"——红枣	148
控制人体元气消耗,女人可常练静功	149
硬熬伤正气,别因好强毁了健康	150
控制性生活,减少精气损耗	152
女人补气血,千万别陷入误区	152
常念"六字诀",可补脏腑之气	154
女性脾气虚,就用脾腧、足三里两大穴	155

第四节 祛湿清热,女人才能更健美——湿热女性护养方案……157

测试:你是湿热女人吗	157
湿热体质的护养法则:疏肝利胆,清热祛湿	158
内热伤阴,生湿化热,女性饮食不可过度	159
养脾三法,让湿热体质女人不惧"苦夏"	160
湿热体质易生"痘",拔火罐可防治	161
红豆是湿热体质女性的绝好保健品	162
玉米是女人清湿热的绝佳武器	163
女人改善湿热体质的良药——绿豆	164
湿热体质的女人一定要戒烟限酒	164
中药疗法对付女性湿热性痤疮	166

第五节 祛痰除湿,气血畅达做苗条女人——痰湿女性护养方案…169

测试:你是痰湿女人吗	169
痰湿体质的护养法则:祛除湿痰,畅达气血	170
瓜蒂散让女人不再有痰咳不出	171
茯苓性平和,有利痰湿女性定心神	171
多食粗少食细,可改善女性痰湿体质	172
薏米粥帮"小腹婆"改善湿热体质	173
痰湿女性要多吃枇杷,调节情志	173
面色淡黄暗沉、少光泽,喝冬瓜桂花汤	174
痰湿女性患上糖尿病怎么办	175
用刮痧板刮掉你的痰湿体质	176

第六节 调顺气血,让女人彻底告别气郁——气郁女性护养方案…177

测试:你是气郁女人吗	177
气郁体质护养法则:七情平和,适补肝血	178
畅达情志为气郁体质者的养生准则	179

十四项规则让女性理气又解郁 …………………………… 180
　　女性远离抑郁，要学会自己找乐 ………………………… 181
　　用药膳调理气郁，让女性远离失眠 ……………………… 181
　　按压太阳穴，让女人远离抑郁的困扰 …………………… 182

第七节　养阴化瘀，女人排除毒素更靓丽——血瘀女性护养方案… 183
　　测试：你是血瘀女人吗 …………………………………… 183
　　血瘀体质护养法则：活血散瘀，忌食寒凉 ……………… 184
　　血瘀女人可适当进食行气、活血药物 …………………… 185
　　当归田七乌鸡汤——血瘀女人的良药 …………………… 186
　　山楂红糖汤加全身按摩，改变血瘀体质有奇效 ………… 186
　　生姜蜂蜜水，让"斑"顺水流走 ………………………… 188
　　简易净血方，保护姣美的容颜 …………………………… 189
　　脑力型血瘀女性，多吃行气散结的食品 ………………… 189
　　女性青筋暴突是气血瘀滞的结果 ………………………… 190
　　导引，让气血畅行无阻 …………………………………… 192

第八节　益气固表，由内到外改善女性过敏体质——特禀女性护养方案 … 193
　　测试：你是特禀女人吗 …………………………………… 193
　　特禀体质护养法则：益气固表，防寒保暖 ……………… 194
　　过敏体质，健康的危险信号 ……………………………… 195
　　特禀体质女性补充维生素要慎重 ………………………… 196
　　春季"踏青"，特禀体质要防花粉过敏 ………………… 196
　　女性皮肤过敏要注意什么 ………………………………… 197
　　如何让过敏性鼻炎不"过敏" …………………………… 198
　　女性鼻子过敏，芳香疗法就能搞定 ……………………… 198
　　哮喘，特禀体质最常见的症状 …………………………… 199

第九节　均衡调理，预防偏颇保健康——平和女性护养方案 ……… 201
　　测试：你是平和女人吗 …………………………………… 201
　　平和体质护养法则：阴阳平衡，预防偏颇 ……………… 202
　　饮食调理，女性体质可以更平和 ………………………… 203
　　平和体质女性也要"防未病" …………………………… 204
　　女性要戒烟戒酒，否则体质会偏颇 ……………………… 205
　　平和的养生环境造就人人羡慕的体质 …………………… 207
　　心平气和——平和体质的养心之道 ……………………… 207

第三章 女性四季养护法
——让女人从春到冬都美丽

第一节 固本培阳，让女性远离春季疾患——女性春季护养法 …… 210
- 春季顺天时饮食，女性才能营养十足 …… 210
- 春天多吃甘味食物，滋养肝脾两脏 …… 211
- 春季喝粥，女性可养肝护脾健胃 …… 212
- 祛湿排毒，女人春天这么吃 …… 213
- 女人养阳气，吃药不如吃荠菜 …… 213
- 春天吃韭菜，补肾阳、通乳汁 …… 214
- 春吃油菜，女性可解燥祛火美容 …… 215
- 春天，桃花养得你美艳动人 …… 216
- 春季养好女人血，菠菜是首选 …… 217
- 乏力了，快煲一碗药膳靓汤 …… 218
- 香椿，女性春季养阳的好选择 …… 219
- 暖春，做好保养的女人最美 …… 220
- "澡"春三月，帮你洗掉皮肤上的邪气 …… 221
- 女性春燥，合欢花来帮忙 …… 221
- 春季女性除皱小秘诀 …… 222
- 春季防感冒，平时多喝蜂蜜 …… 224

第二节 滋阴护阳，女性平衡不生病——女性夏季养护法 …… 225
- 滋阴祛火，女性健康过长夏 …… 225
- 夏季均衡营养，女性要选碱性食物 …… 226
- 荷叶——女性夏季养心、祛火的佳品 …… 227
- 女性天热便秘，莴笋来解忧 …… 227
- 桂圆味美，是夏季补血安神的首选 …… 228
- 消暑佳蔬，当然非苦瓜莫属 …… 229
- 以热防热，女性夏日养生要凑"热"闹 …… 230
- 夏季自制柠檬水，美白又防辐射 …… 231
- 千年"美容果"，让你的肌肤水嫩光滑 …… 233
- 控油兼补水，做一个夏日平衡小美人 …… 234
- 常饮夏季清补靓汤，养颜纤体一举两得 …… 234
- 祛除红血丝，还原诱人的白瓷美肌 …… 236

姜汤补暖，让女人轻松远离空调病 ………………………………… 237
穿露脐装，更要保护好肚脐 …………………………………………… 238
芳香浴促循环让女性更有活力 ………………………………………… 239

第三节　养阴防燥，金秋女人更滋润——女性秋季养护法………… 241

天干物燥，女人秋季补什么 …………………………………………… 241
女性秋日进补，脾胃是关键 …………………………………………… 242
秋夜凉，别让寒气伤了女人身 ………………………………………… 242
麦冬、百合、西蓝花，女性秋燥少不了 ……………………………… 243
荷莲一身宝，秋藕最补人 ……………………………………………… 245
秋天消瘦女性多喝粥，美味又滋补 …………………………………… 246
秋天饮茶，滋阴降火保健康 …………………………………………… 246
秋日女性养肌肤，先从排毒开始 ……………………………………… 247
牛奶，唤醒女人的娇嫩肌肤 …………………………………………… 248
秋天，为肌肤锁水保湿最重要 ………………………………………… 249
依据肤质，女性要打造自己的保湿方案 ……………………………… 249
新果美味又护肤，让女性肌肤告别秋燥 ……………………………… 250
金秋润唇有方，女性绽放甜美微笑 …………………………………… 251
内部调理，女人秋季不再皮肤暗黄 …………………………………… 252
女性秋季养发，五大方面要做到 ……………………………………… 253
秋天养好骨盆，告别妇科疾病 ………………………………………… 255

第四节　防寒保暖，让女性健康过冬——女性冬季养护法………… 256

冬天"养藏"，和太阳一起起床 ………………………………………… 256
女性冬季滋补，饮食为先 ……………………………………………… 257
女人细心，多吃些温热食物可御寒 …………………………………… 258
冬季喝御寒粥，女性健康不衰老 ……………………………………… 259
冬天女性多喝汤，驱寒又防病 ………………………………………… 259
腊八粥，女性寒冬离不开的美味 ……………………………………… 261
女性冬食萝卜可温中健脾、清热解毒 ………………………………… 262
大白菜——女性冬季养生美容佳蔬 …………………………………… 262
冬食鲫鱼，女性可养颜美容补身体 …………………………………… 264
女性冬季适当饮补酒，滋补强身益处多 ……………………………… 265
女人冬食葵花子，温暖身心抗衰老 …………………………………… 266
女性冬季补虚，芡实最体贴 …………………………………………… 267

做个暖女人就是对自己最好的呵护 ················· 268
寒气袭人，女人要对重点部位进行呵护 ············· 269
在外做足疗，不如在家用中药泡脚 ················· 270
越到冬季，女性越要养心气 ······················· 271
胶筋煲海马，女人温补第一汤 ····················· 272
冬季活肤术，让女性不再"死气沉沉" ·············· 273
冬吃红肉，女人气血充足更漂亮 ··················· 273

第四章 女性和谐养生法
——阴平阳秘，平衡的女人最健康

第一节 阴阳协调才是女人的健康之道 ············ 276
阴阳失衡是导致女性疾病的根源 ··················· 276
阴阳平衡的女人最美 ····························· 277
女性"上火"意味着身体阴阳失衡 ·················· 278
女性亚健康是轻度阴阳失衡 ······················· 279
女性阳虚调养，谨记"五纲要" ···················· 280
阳光美女离不开阳气的温煦 ······················· 281
阳气旺盛，百病不侵芳颜不老 ····················· 282
五谷祛火气补正气，对治内分泌失调 ··············· 283
女人气虚阳不足，血虚阴不足 ····················· 284
十招教女性了解自己的气血是否充足 ··············· 284
血是保证女性身体运转的营养剂 ··················· 285
爱上补血食物，女人可健康常驻 ··················· 286
用"五禽戏"来平衡气血生态最有效 ················ 287
注重粗细阴阳平衡，吐故纳新 ····················· 289
注重生熟阴阳平衡，合理互补 ····················· 289
注重荤素阴阳平衡，不偏不倚 ····················· 290
注重酸碱阴阳平衡，少食酸性食物 ················· 290

第二节 睡眠养生——女人储备生机的良方 ········ 291
女人好气色的秘密——睡眠 ······················· 291
爱美女性，睡前面膜滋养肌肤 ····················· 293
汤汤水水助睡眠，晚上睡好美容觉 ················· 294

正确睡眠姿势让女人一觉到天明 …………………………… 296
给身体"缓带"，睡个舒适的"美容觉" …………………… 297
女性失眠的完美解决方案 …………………………………… 299
赶走"瞌睡虫"，做精神伶俐的美女 ………………………… 301
睡前保健助女性轻松入眠 …………………………………… 302
七步睡前放松操，助女性睡得香 …………………………… 303
永葆健康，女性要知道四季睡眠法则 ……………………… 304
女性喝茶可缓解失眠 ………………………………………… 304
失眠女性不妨借药酒入眠 …………………………………… 306
常做安心宁神操，女性将不再失眠 ………………………… 307
睡前做催眠操，女性不再为失眠忧愁 ……………………… 307
经常梳头可助女性治疗失眠 ………………………………… 308
刮痧，让失眠不再"恋"上你 ………………………………… 309
拔罐疗法帮女性欣然入眠 …………………………………… 309
药枕在手，谁能偷走你的睡眠 ……………………………… 311
敷贴疗法帮你炼成"睡美人" ……………………………… 311
脐疗法，治疗女性失眠的"非常规武器" …………………… 312
呼吸疗法，让女性尽享舒眠之乐 …………………………… 313

第三节　运动养生——打造活力四射的美娇娘 ………… 315

适度运动，女人才能青春靓丽 ……………………………… 315
美女甩手功，轻松甩走亚健康 ……………………………… 316
打坐，以静制动的养生美颜功 ……………………………… 317
游泳健身又美体，做一条快乐自在的"美人鱼" …………… 318
健美操——时尚女性的爱美选择 …………………………… 319
运动不恰当是女性健美的大忌 ……………………………… 320
舞蹈让女性形美气质佳 ……………………………………… 321
骑自行车帮助女性青春永驻 ………………………………… 321
玩健身球，女性疏通经络强筋骨 …………………………… 322
有氧跳绳，女性瘦身美体的最佳运动 ……………………… 323
水中慢跑，助女性减肥瘦身 ………………………………… 325
女性运动健身也要适可而止 ………………………………… 325
起床前小动作让女性精力充沛 ……………………………… 326
赤脚走路，帮助女性抗病与防病 …………………………… 327

女性练习退步走，身体平衡疲劳消 …………………………… 328
练习空抓，改善全身血液循环 …………………………………… 329
女性常爬楼梯，促进新陈代谢 …………………………………… 330
网球：女性排毒养颜的好选择 …………………………………… 330
仰卧起坐怎样做减肥效果最好 …………………………………… 331

第五章 女性特殊部位养护
——私密部位需要细心呵护

第一节 美丽易逝，养好卵巢女人不老 …………………… 334
测试：你的卵巢还好吗 …………………………………………… 334
女性卵巢的结构和功能 …………………………………………… 336
保养卵巢，让女人更年轻、更健康 ……………………………… 336
护巢三步走，让"后花园"祥和安定 …………………………… 337
卵巢怕寒冷，女人需悉心呵护 …………………………………… 338
做好月经期间的保养，养护卵巢健康 …………………………… 338
女人白带过少，就要当心卵巢早衰 ……………………………… 340
别担心，卵巢囊肿是普遍现象 …………………………………… 340
多吃含钙的食物可降低卵巢癌的威胁 …………………………… 341
晚育可预防卵巢癌、子宫内膜癌 ………………………………… 342

第二节 如何养护生命的摇篮——子宫 …………………… 343
测试：你的子宫还好吗 …………………………………………… 343
了解你自己的子宫 ………………………………………………… 344
生育——变化中的子宫 …………………………………………… 344
女性如何防止子宫损害 …………………………………………… 345
保养子宫，要注意饮食均衡 ……………………………………… 345
注意保养阴部，关爱子宫健康 …………………………………… 346
五行子宫保养术，给女人最健康的子宫 ………………………… 347
孕期女性自我调理防止子宫受伤 ………………………………… 348
小心不正常出血，关心子宫要及时 ……………………………… 349
活血化瘀，治疗子宫内膜异位症 ………………………………… 350
子宫脱垂——足三里、百会和关元让你轻松摆脱 ……………… 351
守护子宫，谨防女性习惯性流产 ………………………………… 352

第三节　呵护乳房，让女人更秀挺 ····· 354

测试：你的乳房还好吗 ····· 354
女性乳房的结构和功能 ····· 355
检测乳房，女人不要羞答答 ····· 357
让乳房变形的三大错误坐姿 ····· 358
女人怎样喝酸奶既丰胸又减肥 ····· 359
女人乳房的救护天使——肝经 ····· 359
不同时期，给予乳房不同的呵护 ····· 360
用对丰胸套餐，才能拥有挺拔美胸 ····· 361
肾气足，乳房才能发育良好 ····· 361
按摩可让女人的胸部"挺"起来 ····· 362
女人用香皂洗乳房有损健康 ····· 363
乳头、乳晕变色，健康有隐患 ····· 364
乳房"酒窝"，警惕乳房病变 ····· 365
女性严防的九种乳房疾病 ····· 365
什么样的女人易患乳腺癌 ····· 367
五味护乳汤是乳腺癌患者的福音 ····· 368

第六章　女性特殊时期养护
——特殊时期给身体特别的关爱

第一节　经期保健，让你每月轻松度过 ····· 370

女性气血失和，月经容易失调 ····· 370
月经不调，食物疗法自有妙招 ····· 371
女性月经不顺吃丝瓜调理 ····· 372
补对维生素，愉快度过月经期 ····· 372
吸纳玫瑰花的力量，让月经风调雨顺 ····· 374
女性月经量过多，需预防缺铁性贫血 ····· 375
按揉足三里、太阳穴和印堂穴，告别经期头痛 ····· 376
取穴按摩，抚平你经期的疼痛 ····· 377
女性经期发热，可向太溪、照海穴求救 ····· 378
经期腹泻，驱除脾虚是关键 ····· 378
避免"祸不单行"，治疗经期便秘、烦躁有高招 ····· 379
女性崩中和漏下，按摩来解决 ····· 380

月经提前有原因，血热气虚分型治疗 …………………………… 381
月经推迟有虚实，按摩、耳疗来解决 …………………………… 382
月经先后无定期的治疗调理 ……………………………………… 384

第二节　关爱自己，孕育健康宝宝 …………………………… 385

想宝宝健康，五类准妈妈需"停工" ……………………………… 385
在妊娠期，保证营养是第一位 …………………………………… 386
妊娠一月，养好身体，顾好情志 ………………………………… 387
妊娠二月，打造孩子的"面子工程" ……………………………… 387
妊娠三月，呵护胚胎发育 ………………………………………… 388
妊娠四月，静形体、和心志、节饮食 …………………………… 389
妊娠五、六月，孕妇应该适当运动 ……………………………… 389
妊娠七、八月，感受生命律动 …………………………………… 390
妊娠期的天然消肿药——陷谷穴 ………………………………… 390
孕妈妈常按三穴，轻松摆脱呕吐之苦 …………………………… 391
想顺利生产，孕期宜忌需注意 …………………………………… 391
妈妈要学会正确分娩 ……………………………………………… 392
针刺乳根穴，让你产后乳汁充盈 ………………………………… 395
仙人掌、蒲公英，缓解乳腺炎 …………………………………… 396
做漂亮妈妈，赶走讨厌的妊娠纹 ………………………………… 397
产后总动员，恢复完美体形 ……………………………………… 398
缓解产后腹痛，就找葡萄柚 ……………………………………… 399
产后怕风身体疼，女人该怎么办 ………………………………… 400
产后恶露不尽宜用的食疗方 ……………………………………… 400

第三节　女人更年期要调阴阳、补气血 …………………… 402

更年期是女性"第三个回春的关键" ……………………………… 402
气血养足，让你回归到30岁的柔嫩容颜 ………………………… 403
内调外养，吹弹即破的肌肤你也可以轻松拥有 ………………… 404
肾气足，中年女人容颜也可嫩似水 ……………………………… 405
女性更年期综合征的饮食调理方案 ……………………………… 406
集合补血食物，让更年期丰韵犹存 ……………………………… 407
蜂王浆茶饮，女性更年期的好伴侣 ……………………………… 409
永远光彩照人，轻松化解更年期综合征 ………………………… 409
运动健身，带给你持久的健康和美丽 …………………………… 410

全面防御，令"三高"病望而却步 …………………………………… 411
更年期脏躁，离不了甘麦大枣汤 ……………………………… 412
女人不要忽视更年期耳鸣 ……………………………………… 412
别让尿道炎困扰更年期女性 …………………………………… 413

第七章　女人28天身体维护日历

第一节　生理期：生命宠爱女人的方式 …………………………… 416
第1天：准备充分，欢迎"好朋友" ………………………… 416
第2天：轻松应对女人的私房痛 …………………………… 421
第3天：女人休息好，就能美到老 …………………………… 426
第4天：血液要温，流得才顺 ……………………………… 430
第5天：驱除月经不调的烦恼 ……………………………… 432
第6天：预防妇科病的关键时期 …………………………… 433
第7天：干干净净告别"好朋友" …………………………… 437

第二节　安全期：魅力绽放的女人性感周 ………………………… 440
第8天：不可错过的补血最佳时机 …………………………… 440
第9天：燃脂瘦身就在今天 ………………………………… 443
第10天：妇科体检的最佳时机到了 ………………………… 449
第11天：唤醒未知潜能，做智慧女人 ……………………… 454
第12天：和谐性爱让女人更美 ……………………………… 458
第13天：不可错过的绝佳丰胸期 …………………………… 461
第14天：女人补肾正当时 …………………………………… 466

第三节　排卵期：身体撒娇的女人保鲜周 ………………………… 470
第15天：创造最优宝宝的最佳时机 ………………………… 470
第16天：保养子宫卵巢的好时光 …………………………… 477
第17天：防治水肿从今天开始 ……………………………… 478
第18天：肠道健康，美丽常在 ……………………………… 480
第19天：别让白带成为你的烦恼 …………………………… 484
第20天：安全避孕正在进行时 ……………………………… 487
第21天：多些情趣让他更爱你 ……………………………… 490

第四节　经前期：放松心情的女人气质周 ………………………… 492
第22天：女人不能不关心的激素 …………………………… 492

第 23 天：稳定情绪是首要任务 …………………………… 496
第 24 天：小心！此刻的乳房最脆弱 …………………… 498
第 25 天：别让辐射伤害你 ……………………………… 501
第 26 天：盆腔也要好好疼爱 …………………………… 504
第 27 天：美白祛斑正当时 ……………………………… 507
第 28 天：美丽女人要战"痘" …………………………… 511

第八章　女性心理护养
——女性心灵 SPA，打造身心健康的完美女性

第一节　心理健康了，生理才会健康——现代女性心理健康的标准　516
- 心理健康是女性幸福人生的基础 ………………………… 516
- 影响女性心理健康的各种因素 …………………………… 517
- 现代女性产生心理疾病的诱因 …………………………… 518
- 女性心理健康的判断标准 ………………………………… 518
- 女性心理不健康的主要表现 ……………………………… 520
- 女性应避免的十二种心理陷阱 …………………………… 521
- 走出影响女性心理健康的认识误区 ……………………… 522

第二节　别让你的心承受太大压力——女性压力心理护养 ………… 523
- 压力可以成就你，也可以毁灭你 ………………………… 523
- 外表影响心态，靓丽的外表可以为你减压 ……………… 524
- 女性防衰老，重在清除"心理垃圾" …………………… 525
- 清心寡欲，女人要为自己的心灵架座桥 ………………… 526
- 职业女性下班后的九条减压法 …………………………… 527
- 学会用幽默的态度缓解压力 ……………………………… 528
- 找回童心，还身心自由和快乐 …………………………… 529
- 感恩是最好的减压方式 …………………………………… 530
- 经常做祷告会让你彻底放松 ……………………………… 531

第三节　能屈能伸秀出职场风采——女性职场心理护养 …………… 533
- 职场女人，要学会利用自己的柔弱 ……………………… 533
- 从容应对你无法承受的"高位" ………………………… 534
- 嫉妒是埋在女人心底的一颗"地雷" …………………… 535
- 塑造良好的职场"印象"，包装女性心灵 ……………… 536

拒绝职场性骚扰，绝不默默承受 ················· 538
　　如何应对职场中的"冷暴力" ··················· 539
　　承认错误，别找借口掩饰错误 ··················· 540
　　拒绝抱怨，遇事先检讨自己 ····················· 541
　　找到家庭和事业的平衡点 ······················· 542

第四节　心境决定你的美丽——女性社交心理护养 ········ 543
　　不要让自卑干扰了你的社交心情 ················· 543
　　不管受不受欢迎，都要学会坦然面对 ············· 544
　　女性的柔弱留在面上，较劲放在心里 ············· 545
　　多与人接触，让别人熟悉你、喜欢你 ············· 546
　　在社交场合尽量展现你的笑容 ··················· 547
　　不自信的表现，给人"极差"的印象 ············· 548
　　别把别人当成标准，否则会失去自我 ············· 549
　　打开束缚女性心灵的桎梏——社交恐惧症 ········· 550
　　用热情驾驭社交，女性可以更成功 ··············· 551

第五节　在爱中保持你的感性和理性——女性婚恋与性心理护养 ··· 552
　　不用挣扎，在爱情和现实之间取得一个平衡点 ····· 552
　　沉迷爱情时，要适时地让自己冷静一下 ··········· 553
　　保持女性的独立性，永远要保留自己的隐私 ······· 554
　　不要企图用美丽的脸拴住丈夫的心 ··············· 556
　　不被男人宠坏，也不去宠坏男人 ················· 556
　　婚姻不是全部，自立让女性更美丽 ··············· 557
　　初恋的美好也许只适合留在记忆中 ··············· 558
　　怕被丈夫抛在一边，就要学会夫唱妇随 ··········· 559
　　女人不要试图用"初夜"抓住男人的心 ··········· 560
　　别用钱的多少来检测爱情的纯度 ················· 561
　　爱情不是全部，女人可以失恋但不能失志 ········· 562

第六节　扫除不良情绪，做阳光新女性——女性情绪护养 ··· 565
　　疯狂购物真的可以缓解情绪压力吗 ··············· 565
　　适当地任性不讲理会让你很可爱 ················· 566
　　你不高兴，别让整个世界也跟着你不高兴 ········· 567
　　女人不生气，面如桃花朵朵开 ··················· 568
　　独自悲伤的女人只会变得更悲伤 ················· 570

孤独永远只是你自己一个人的舞蹈 …………………………… 571
逆境中，女人要学会用乐观自救 …………………………… 571
活在当下，别让空虚消磨你的斗志 …………………………… 573

第七节 "心病"还需"心药"医——女性心理疾病治疗 ………… 574
豁达让女性不在忧郁的世界挣扎 …………………………… 574
像对付感冒一样对付抑郁症 …………………………… 576
莫把过分的执着当成"为真理而奋斗" …………………………… 576
神奇的放松法，让焦虑无影无踪 …………………………… 578
让女人不再恐惧的自我治疗法 …………………………… 579
赶走性疲劳，让心情亮起来 …………………………… 580
治疗神经衰弱，先要还心灵自由 …………………………… 581
走出疑病的焦虑怪圈 …………………………… 582
走出自闭，沐浴群体阳光 …………………………… 583
让"强迫症"不再强迫你 …………………………… 584

绪论

现代女性的健康标准

健康女人的衡量标准

现代社会，无论是生产、生活，还是大众审美，都要求女性具备结实精干、富有异于男性的曲线美，既不失女性的妩媚，又能够担当起社会责任，并且体型上还要具备健美匀称的特点。

具体来说，女性的健康标准有哪些呢？首先，按照世界卫生组织制定的最新标准，女性必须符合下述一般健康要求，才算得上是健康。

（1）精力充沛，能从容不迫地应付日常生活和工作。

（2）处事乐观，态度积极，乐于承担任务，不挑剔。

（3）善于休息，睡眠良好。

（4）应变能力强，能适应各种环境变化。

（5）对一般感冒和传染病有一定的抵抗力。

（6）体重适当，体态均匀，身体各部位比例协调。

（7）眼睛明亮，反应敏锐，眼睑不发炎。

（8）牙齿洁白，无缺损，无疼痛感，牙龈正常，无蛀牙。

（9）头发光洁，无头屑。

（10）肌肤有光泽，有弹性，走路轻松，有活力。

除了必须符合上述一般人应具备的健康标准外，女性还应该符合以下八点要求，如此才算得上是真正的健康。

（1）骨骼发育正常，身体的各个部分都均匀相称。

（2）双肩对称、浑圆，微显瘦削，没有缩脖或垂肩的现象。

（3）从背后看，脊柱成一条直线；从侧面看，有着正常的体形曲线。肩胛骨无翼状隆起和上翻的现象。

（4）胸廓宽厚，胸肌圆隆，乳房丰满，没有下垂的现象。

（5）腰部纤细，并且有力，稍微呈现出圆柱形，腹部扁平。女性的标准腰围应该为胸围的2/3左右。

（6）臀部鼓实微上翘，没有下坠的感觉。

（7）下肢修长，双腿并拢时下视和侧视都没有弯曲的感觉。双臂骨肉均衡，双手柔软，十指纤细而修长。

（8）从整体上看，没有粗笨、虚胖或过分纤细弱小的感觉，重心平衡，比例协调。

总而言之，健康不仅仅是指没有疾病或病痛，而且是一种躯体上、精神上和社会上的完全良好状态。也就是说健康的女人要有强壮的体魄和乐观向上的精神状态，并能与其所处的社会及自然环境保持协调的关系和良好的心理素质，这样身体和精神均处于良好的状态才算是真正的健康。

女人到底要养什么

赞美女人的词汇有很多，"健康美丽"是较为常见的一个。为什么非要把"健康"和"美丽"搭配在一起呢？这里面实际上有一个内在的逻辑：只有健康的女人才可能拥有真正的美丽。所以，女人一定要健康。

那么，女人要怎么养才能养出健康呢？中医上认为，女人养生必先调五脏。五脏是指女人身体的心、肝、脾、肺、肾等五大部分。其中，心主血脉，肺主气，肝主生发，脾主运化，肾主藏精，它们是人体生命的核心，相互联系相互影响，缺一不可。在五脏中，尤以心、肾为重中之重，心相当于生命的发动机，肾是生命的能源，所以心、肾一旦受损，生命核心中的核心就将受到损害，这将对女人的健康造成致命性的摧毁。当然，肝、脾、肺三脏受损，也同样会使生命受到威胁。

而且，随着女人年龄的增长，女人的身体遵循着自然衰退的规律而逐渐衰弱，五脏也不例外，生命力会变得越来越弱。正如《黄帝内经》记载的，从50岁开始，按照肝、心、脾、肺、肾的顺序每十年衰老一个脏器。如50岁肝衰退的征兆是"目始不明"，60岁心衰退的征兆是"好卧"，70岁脾衰退的征兆是"脾气虚"，80岁肺衰退的征兆是"言善误"，90岁肾衰退的征兆是"经脉空虚"。对于自然衰退的规律，女人自然无法去违背，但至少可以通过一些方法来减缓人体衰退的速度，使五脏活跃的生命力尽量持久一些，女人体内的健康能量自然就会多一些，遭受疾病侵袭的概率自然就会小一些。

在养护五脏时，女人除了要重点保养自己先天最弱的脏器外，还要好好保养与之相生相克的脏器，才能维持五脏之间的平衡关系。

为了更好地养护五脏，女人还应关注中医的体质学说，根据自己的体质来选择适宜的养生方法。女人在养护五脏时也不能忽视季节气候对健康的影响，要顺应时节的变化而对自己的养生策略做相应的变动，才能更好地抵御疾病，维护自身的健康。此外，女人还应根据自己特殊的生理特点，对卵巢、子宫进行全方位的保养，让自己在拥有健康的同时散发无穷的女人魅力。

女人拿什么来维持健康和美丽

现代社会，女性已经不再甘于在家庭中承担女儿、妻子、媳妇、母亲的角色，开始在社会中承担越来越多的角色：教师、业务员、翻译员、外交官、企业领导……女人也开始面临更多的压力。在巨大压力的侵蚀下，女人的健康和美丽往往每况愈下。这时，女人该拿什么来维持自己的健康和美丽呢？

答案是：内分泌。内分泌，是指人体内各种内分泌腺分泌的物质与神经系统一起调节人体的代谢和生理功能的统称。女性的内分泌腺包括垂体、胰岛、肾上腺、甲状腺、甲状旁腺、胸腺和卵巢，这些内分泌腺分泌的物质叫激素。激素紧密伴随女性的一生，决定女性的各个生命周期，是女性机体和精神健康的守护神。

正常情况下，女人体内的各种激素是保持平衡的，如因某种原因使这种平衡打破了（某种激素过多或过少），就造成内分泌失调，会给女人的美丽和健康带来不良的影响。一般来说，女人体内内分泌失调会引发以下不利影响：

1. 肌肤恶化

很多女性都有过这样的经历，亮丽的脸上突然出现了很多黄斑、色斑，抹了不少的化妆品也无济于事。其实这不只是单单的皮肤问题，这些色斑是内分泌不稳定时再受到外界因素不良刺激引起的。

2. 脾气急躁

更年期女性经常会出现脾气变得急躁，情绪变化较大的情况，表现为出汗、脾气变坏等，这可能是女性内分泌功能下降导致的。

3. 妇科疾病

妇科疾病很常见，不育不孕、子宫内膜异位症、痛经、月经不调等都是妇科内分泌的疾病，还有一些乳腺疾病也和内分泌失调有关，有些面部色斑也是由于妇科疾病造成的。

4.肥胖

"喝凉水都长肉",很多人经常发出这样的感慨。据内分泌科医生介绍,这可能和本人的内分泌失调有关系,经常食用高热量、高脂肪的食物,不注意膳食平衡等饮食习惯也会对内分泌产生影响。

女人如何让体内的内分泌回归平衡状态呢?不妨使用众多医学专家大力推荐的方法:揉揉自己的三焦经。什么是三焦经呢?中医把人体分为上、中、下三个部分,取名三焦。三焦经是全身上下的总统经络,统领着五脏六腑。人体的很多疾病,除了与本经络有关,也与三焦经的不通畅有关,因此,调理身体任何地方的病变,搭配上三焦经的穴位治疗,效果就会更好。三焦经的循行路线,是从无名指外侧指甲旁边1厘米开始,然后顺着手背经胳膊的背部,到耳旁绕一圈,最后到眉毛旁边。

当然,女人要想更好更快地调节体内内分泌失调的状态,重返健康和美丽,除了要多刺激三焦经外,还应尽可能消灭那些容易引发内分泌失调的因素,比如被污染的环境、长期压抑的情绪、节食或挑食造成的营养不良或者营养过剩,等等。

女人如何保持身心健康

在21世纪的今天,女性所面临的矛盾越来越多,职业角色和家庭角色平衡,社会生活与家庭生活的矛盾,还有预期与现实的落差等,女性朋友必须认真调理自己的身心健康,善待自己,具体来说,可以从以下几个方面着手:

首先,女人要正确客观地认识和评价自己,不要对自己提出过高的期望。对于工作和生活要进行统筹安排,量力而行,根据自身精力、能力等进行全面安排,分清轻重缓急,可以推后的事情就稍稍延缓。

其次,不管做什么,女人都要讲究方法技巧,合理地安排时间,尽量做到忙而不乱。要对周围的人充满信任,不必事事亲力亲为,有些事情就让周围的人去做,或者联合周围的人一起做。

再次,女人要让自己的生活有规律,有张有弛,劳逸结合,不要一次做过多的事情。女人除了要留出充裕的时间与家人同享天伦之乐,也要留出相应的个人时间,用以放松自己紧绷的神经。

然后,女人要注意合理安排饮食,不能因为工作繁忙而影响正常的饮食,因为只有充分补充营养,才能保证自己拥有充足的精力工作、学习、照顾家庭等。

最后,女人要保证不被不良情绪影响生活,当发现自己出现悲伤、愤怒、怨恨等不良情绪时，一定要想办法及时宣泄，可以向亲人、朋友倾诉，也可以借助其他方式合理宣泄，就是不可任由不良情绪影响身心健康。

总而言之，女性朋友们一定要以积极乐观的态度来面对人生，处理生活中的一切，并学会用正确的生活、行为方式来对付出现在面前的各种状况，保持健康的身心状态，以迎接来自社会上方方面面的机会和挑战。

第一章 女性脏腑养护法

——用五行养脏腑，女人才能真的健康漂亮

第一节
五行身心护养法，女人脏腑健康的福音

五行身心护养法究竟好在哪儿

什么是五行？《黄帝内经》中说："……五行者，金木水火土，更贵更贱，以知生死，以决成败。"意思是指，在大自然中，一个事物的出现，总有它产生的原因，也总会出现另一因素来制约它。

什么是五行身心养护法？中医认为，"天有五行，人有五脏，在天成气，在地成形"，也就是说，大自然有木、火、土、金、水五行，在人体内分别对应肝、心、脾、肺、肾五脏，五脏又分别配合胆、小肠、胃、大肠、膀胱等五腑，同时五脏还分别配合筋、脉、肉、皮毛、骨这五体。所谓的五行身心护养法就是根据个人的五行属性对自身的五脏六腑进行养护的方法，具体可分为养心、养肝、养肺、养脾、养肾等方法，在此基础上配合养护五腑和五体的方法，以促使人体的健康。

中医认为，对于女性而言，一生中最关心的健康和美丽问题也在五行的掌握之中。所以，女性只要了解了五行身心护养法，就能给自己最契合的养护。这样一来，五脏健康了，女性一生的健康与美丽也就都有保障了。

五脏六腑是如何相生相克的

在中医理论中有这样一种观点，就是人体各系统固有的机能活动是一个动态的平衡，在此平衡的状态中，人体本身就存在着对外界环境的适应力、对损伤组织的修复力以及对各种疾病的抵抗和自愈能力。也就是说，人体本身就是一个最

和谐的灵体，它不需要任何外在的东西，只依靠自身的能力就可以达到和谐。

那么，人体内部的这种和谐是靠什么来维持的呢？中医们把这一切归结到脏器之间存在着相生相克的密切关系上，古代的中医学家将五行理论整理后，再依照各个脏器的特性对应到五行之中就得出了：心属火、肝属木、脾属土、肺属金、肾属水。

在五行学说中，五行之间存在着相生相克的关系，即木生火，火生土，土生金，金生水，水生木，而木克土，土克水，水克火，火克金，金克木。传统中医理论正是根据五行学说来指导临床诊断和治疗的。如木克土，联系到五脏，肝属木，脾属土，那么肝就可以抑制脾，所以中医治疗脾脏方面的疾病往往是肝脾共治，这也是"扶土抑木"的原则。再比如，肝色属青，味属酸，如有面色发青、喜食酸味等症状，一般也可诊断为肝经受病。

五行生克的关系，也经常用于精神对五脏功能的影响。《黄帝内经·素问》说"怒伤肝，悲胜怒"；"喜伤心，恐胜喜"；"思伤脾，怒胜思"；"忧伤肺，喜胜忧"；"恐伤肾，思胜恐"。由此可见，女人完全可以运用五行相克关系来调整情志，从而治疗精神性病症。

在五行关系中，讲究的是平衡，如果五脏中的任何一个脏器的能力较其他脏器强或弱，就会破坏这种平衡。例如夏天天气炎热，女人就容易产生心火太旺的症状，而冬天肾气不足时，水克不住火，也会造成心火太旺的症状出现。所以心火旺的女人在冬季就应该早睡晚起，做一些适当的运动，多晒太阳，以保养肾阳。

从以上的论述中，女人可以知道，人体本身其实就是最和谐的灵体，五脏之间的关系是相互滋生、相互制约的，它们共同维持整体的内环境稳定状态，脏腑功能正常协调，化生精气血津液充足，脏腑形神得以充养，是身体健康的基本保障。五脏六腑间的协调，是通过相互依赖，相互制约，生克制化的关系来实现的。有生有制，就可以保持一种动态平衡，以保证生理活动顺利进行。

女性养护脏腑要遵照五行对应关系

《黄帝内经》有个最重要的医学理念："是故圣人不治已病治未病，不治已乱治未乱。"对这句话通常有两种解释：一是，中医注重预防，在没生病前就要把致病因素弄清楚，从而将疾病消灭于未形成之前。另一种解释是，高明的中医不治已经生病的脏器，而是要治还没有生病的脏器。举个例子，如果女人得了肝病，就暂时把肝放在一边不治，而要先弄清楚肝病是由什么造成的。中医认为，水生木，水是肾，木是肝，因此肝病在很大程度上是由肾精不足造成的，所以女人要先把肾水固摄住，让肾精充足了，肝病自然就好了。还有一点就是木克土，如果患有肝病，可能还会伤及脾脏，因为脾是土。因此，女人在治疗肝病的同时也要注意疗养脾脏，能加速肝脏恢复健康。

中医认为，人是一个相互联系的不可分割的整体。人身体的各器官以及意识状态都不是孤立的，而是相互联系在一起的，所以在治疗疾病方面也要有整体的观念,不能只见局部,不见整体。中国人有句俗语叫"头痛医头,脚痛医脚",这是来形容医术非常差的医生。当患者出现疾病的症状时,医术高明的中医会仔细观察病人,利用医术和长期积累的经验,找出疾病的真正根源。

而在这一寻找根源的过程中,我们所根据的就是五脏六腑与五行之间的对应关系。比如我们刚才举的例子当中,肾属水,肝属木,根据水生木的原则,相对应地去处理肾脏与肝脏之间的关系,从而正确运用"不治已病治未病"的中医理念。

中医是讲究整体的,身体的某处发生病痛,不能简单地就事论事,只关注疼痛的部位,而要对其他部位也要做相应的检查,因为此处的疾病可能是别的部位的病变引起的。所以,如果女性朋友发现自己肝脏发生病变,就要考虑到根源可能在肾脏上,因为中医理论中五脏与五行是一一对应的。

五行相生克,五脏有神明——养生要身心互动

前面我们提到了五行五脏的相对应关系,也说到了这种对应关系在中医养生上的运用价值。其实,除了在各脏器间存在这种五行相生克的关系,在身心互动方面,这种五行关系同样具有运用价值。比如,木是肝,肝的神明是"魂";火是心,心的神明是"神"。木生火,女性朋友木如果强大的话,也就是肝气很旺的话,那么这名女性头脑就很清楚,人也就会很有理智,所以说,一名女性有没有理智跟她的肝好不好有关系。一名女性有没有志向和智慧要看她的肾好不好,有些女性没有远大的志向,实际上说明她的肾精不足。在中医里,"魄"是肺的神,神就是精气足的外在表现。而魄力就关系到肾。在中医看来,我们的力量都来源于腰、肾,所以有魄力指的是肺和肾两个脏器的精气都非常足,所以做事才能气壮山河。

脏腑顺安的核心部分就是中医学中的脏腑经络学说,因为人是一个有机的整体,五脏六腑之间各有专司,又互相依存、相互制约、相互协调。而且在五脏与形体外窍之间,五脏与情志活动之间都有密切的联系。所以,五脏之健康与脏腑之间生理功能的平衡协调,是维持人体内外环境相对恒定的关键所在。同时保持良好的情志状态又能稳定五脏六腑的正常活动,不同的情志异常,会导致相应的脏器气血运行异常,最终引起病理反应。现代医学也证实了生气、暴怒这些情绪的变化,会引起人体内分泌的相应反应,进而给机体带来影响。所以,女性朋友们有必要在养生的过程中注意身心之间的互动。

五行土居中,五脏以脾胃为本

近年来,由于生活水平的提高,食物过于精细、工作压力大、烟酒过度、环境恶化等,女性患消化道疾病的概率逐年上升。这是因为女人不注意保护脾胃的结果。这里讲的脾胃,不是现代解剖学上的脾与胃,就生理和病理上而言,中医所讲的脾胃包括了整个消化系统,远远超出解剖学意义上的脾和胃的范畴。

脾胃为后天之本，气血生化之源，关系到人体的健康，以及生命的存亡。元气虚弱是内伤疾病的主要成因，且脾胃气虚，元气不足，则阳气不能固护体表，故易感外邪，易受风寒，说明不论外感内伤，皆以脾胃元气的充盛与否有关，"脾胃乃伤，百病由生"由此而来。原因何在？这还要从五脏五行的对应关系说起。

第一，在五行中，脾属土，而土位居中央，四方兼顾，土能生长以滋养万物。胃与脾，一阳一阴，互为表里，脾与胃共同参与饮食的消化吸收。再来看看我们的老祖宗在《黄帝内经·素问·灵兰秘典论》中是怎样说的，里面说"脾胃者，仓廪之官，五味出焉"，将脾胃的受纳运化功能比作仓廪，可以摄入食物，并输出精微营养物质以供全身之用。人以水谷为本，而脾胃又是受纳水谷，运化精微营养物质的重要器官，可见脾胃在人体占有极为重要的位置，是人体自出生以后整个生命活动的"加油站"。

中医认为：人没有出生之前，是由先天之肾精为胎儿生长发育供应营养物质，出生后，所有的生命活动都有赖于后天的脾胃摄入的营养物质。先天不足的，可以通过后天调养补足，同样可以延年益寿，但就算是先天非常好，如果不重视后天脾胃的调养，也会多病减寿。所以说脾为后天之本，是当之无愧的生命之源。脾主运化，脾的运化水谷精微功能旺盛，则机体的消化吸收功能才能健全，才能为化生精气血津液提供足够原料，才能使脏腑、经络、四肢百骸，以及筋肉皮毛等组织得到充分的营养，进行正常的生理活动。反之，若脾胃运化水谷精微的功能减退，则机体的消化吸收机能亦因此而失常，故说脾胃为气血生化之源。

第二，脾胃居中土，是脏腑的中心，与其他脏腑关系很密切，脾胃有病很容易影响其他脏腑，而且根据五行关系，很容易出现相生相克的疾病转变现象。正如《慎斋遗书》所说"脾胃一伤，四脏皆无生气"。例如，脾生血、心主血，脾气足则生化气血功能旺盛，心血充盈；脾气虚则化源不足，心血亏虚。脾为后天之本，肾为先天之本，先天与后天相互滋生、相互促进，肾阳可以温煦脾气，以发挥其运化功能；脾所运化的水谷精微，又可资助肾的藏精。故在治疗上，应该考虑到疾病的传变规律，由此及彼。

"四季脾旺不受邪"，说明了在一年四季中，如果脾胃的功能旺盛，则不容易受到病邪的侵袭，强调了调理脾胃在疾病治疗和养生方面的重要性。另外，对一些西医、中医治疗都十分棘手的疑难危重病人，调理脾胃虽不能挽救生命，但可改善症状，提高生命质量，延长患者寿命。如恶性肿瘤晚期的恶病质，中医认为是严重的气血不足。此时注意调理脾胃，使脾胃健运，气血化生有源，则可补其不足。正所谓"得胃气者生，失胃气者亡"，女性朋友们只有认识到脾胃的重要性，做到"不治已病治未病"，及早预防，才真正能够做到"尽终其天年，度百岁乃去"。

如何配合季节的五行规则来养生

日常生活中，人们将一年分为春夏秋冬四季，而中医药学按照五行学说，将一年分为五季,分属五行。春季属木,与人体的肝相应,夏季分夏和长夏,夏季属火,与人体的心相应;长夏属土,与人体的脾相应;秋季属金,与人体的肺相应;冬季属水,与人体的肾相应。女性养生,不但要结合自身的五行属性,更要照着季节的五行更替去做,才能在每个季节把自己保养到位。

1. 春天养肝

春季与肝脏相对应,肝属木,喜条达,与春令升发之阳气相应。所以春季养生宜顺应阳气自然升发舒畅的特点,以养肝为要务。

那么,该怎么养呢?

首先应注重精神调摄,保持心情舒畅,切忌愤然恼怒。其次是注意增强体育锻炼,多到户外呼吸新鲜空气。在饮食方面,宜多吃一些温补阳气的食物,例如葱、蒜、韭菜是益肝养阳的佳品,菠菜舒肝养血,宜常吃。大枣性平味甘,养肝健脾,春天可常吃多吃。春季除保肝外,还要注意补充微量元素硒,多吃富含硒的肉类及蔬菜,如海鱼、海虾、牛肉、鹌鹑蛋、芝麻、杏仁、枸杞子、豇豆、黄花菜等,以提高人体的免疫功能,有利于保健养生。

许多女性在春季容易抽筋、腹泻,这多是"肝旺脾虚"引起的。五行中肝属木,脾属土,二者是相克的关系。肝气过旺,气血过多地流注于肝经,脾经就会相对显得虚弱,脾主血,负责运送血液灌溉周身,脾虚必生血不足,运血无力,造成以上诸般症状。这时,可服用红枣、山药薏米粥等以健脾养血,脾血一足,肝脾之间便平和无偏了。

2. 夏季养心

《黄帝内经》里说:"心者生命之本……为阳中之太阳,应于夏气。"一年四季中,夏天属火,火气通于心,火性为阳,阳主动。加之心为火脏,两火相逢,所以心神易受扰动而不安,出现心神不宁,引起心烦;心烦就会使心跳加快,心跳加快就会加重心的负担,那就不利于养心。所以,夏天首先要心静,"心静自然凉",静则生阴,阴阳协调,才能保养心脏。

3. 长夏养脾

长夏是指夏末初秋那段时节。此时的天气特征是:炎热而多湿。此期,万物丰茂,蔬菜、瓜果陆续上市,由此极大地促进了人体的消化功能,因此应该注重对脾脏的保养,防止因饮食而带来的消化道疾病。天气炎热,女人喝水就多,喝水多就冲淡了胃液,从而降低了胃液的杀菌能力,使细菌容易侵入肠道。与此同时,湿热的天气极适合细菌的生长繁殖,食物极易腐烂变质。因此,长夏之时,女人一定要注意饮食卫生,不吃腐烂变质的食物。年迈体弱的女性因为消化功能较差,最好少吃一些油腻的食物,多吃清淡易于消化的食物。这是因为含脂肪多的食物会使胃液分泌减少,胃排空减慢。"湿邪困脾",由于长夜多湿,湿邪之气会影响脾胃的消化吸收功能,因此要注意防止湿邪伤脾,如居室应保持干燥、少接触生水,等等。

4. 秋季养肺

五行之中，肺脏属金，旺于秋季。因肺喜清肃濡润，主呼吸与大气相通，外合皮毛，与大肠相表里，故燥邪最易伤肺，引起咳嗽或干咳无痰、口舌干燥、皮肤干燥、便秘等症。因此，秋季养生应注意护阴润燥，以养肺为先。

怎么养呢？在饮食上要少辛增酸，即少吃一些辛辣的食物，多吃一些酸性食物以及新鲜蔬菜等。另外，南朝医药学家陶弘景提出的"延年六字诀"中的"咽字功法"，可有润肺的功效。具体方法是：两足分开，宽与肩等，双手高举过头，然后迈出左脚，足尖点地向前走一步；挺胸，双手向后一扬即吸气。注意用鼻吸气，用意将气送至丹田，再将气缓缓从口呼出；呼出气时念"咽"字，或默念或轻声。此法每日做18次，长久坚持下去，可以起到清肃肺金，调护和强健肺气的功效。

5. 冬季养肾

冬季是自然界万物闭藏的季节，人体的阳气也要潜藏于内，由于阳气的闭藏，人体新陈代谢水平相应降低。因而需要生命的原动力"肾"来发挥作用，以保证生命活动适应自然界的变化，人体能量和热量的总来源是肾，也就是人们常说的"火力"，火力旺说明肾脏机能强，生命力也强，反之生命力就弱。冬天，肾脏机能正常则可调节机体适应严冬的变化，否则将会导致心颤代谢失调而发病。综上，冬季养生的重点是"防寒养肾"。

那么，该怎么养呢？女人要做到早睡晚起，穿贴身而暖和的衣物，多呼吸新鲜空气，多晒晒太阳，多吃一些炖羊肉、鸡汤等能够温肾、补肾的热食，以增强体温，补充机体的能量和营养。

讲求五色俱全的女人活得更滋润

中医所说的五色为绿、红、黄、白、黑，五色也可养人。女性活用五色养护也可以滋养出健康的身体和娇嫩不老的容颜。下面我们就来为大家具体分析一下五色对于女性的养护作用：

绿，属木行。木是生长生发的好手，绿色既为木，自然少不了木行的生发之性，可用于体内阴阳上，有极强的再生修复能力。当我们体内之阴缺失时，绿色会助阴生阴、补血滋阴。所以，女性朋友们可以选用绿色植物，以增补阴性、调顺水气，通过水气来降体内的火气。绿色不仅能补阴，还能滋阳养阳、助阳生发，对生产后的阳虚之体进行补益。

红，属火行。代表着生发力量中的升腾。女性朋友们可以适当用红色食物来弥补已逐渐缺失的生命活力，大显升腾的本事，助体内津阴蒸腾，引阳气归下位。阳气回来了，身体自然恢复活力。红色还与血相通，有补血气的作用。

黄，属土行。能助女人转运、输送外界而来的饮食水谷，生成精、气、血、津液等有营养的物质，供一身所需；没用的，输送到下一脏腑，逐渐排出体外。

白，属金行。白色有补肺养肺、美容养颜的效力，女性朋友们可以适当选用白色食物养护自己的肺部，以加强肺部功能。

黑，属水行。与肾为一行，所以黑色补肾固精，可把各处的精血、精气、精神固定在体内，防止外溢。

总而言之，女性朋友们将五色活用就能让自己的身体更加健康，也就能活得更加滋润了。

五脏各有所喜，护养应据五行调五味

张仲景认为："所食之味，有与病相宜，有与身为害。若得宜则益体，害则成疾。"五脏各有所喜，而食物也是有偏性的，粗略地说，五行与五脏、五味的关系是：金主肺，味辣；木主肝，味酸；水主肾，味咸；火主心，味苦；土主脾，味甘甜。所以，食养五脏要根据食物的五味，这样才能达到最好的效果。具体来说，应该按照以下的原则：

1. 酸入肝

酸类的食物是入肝的，如果女人患了肝病就要少吃酸，因为酸有收敛的作用，太收敛则肝气就不能生发，病就会加重。不过，酸味的食物具有收敛、固涩、安蛔等作用，对于多汗、尿频、腹泻、流涕不止等病症有很好的效果。例如，碧桃干（桃或山桃未成熟的果实）能收敛止汗，可以治疗自汗、盗汗；石榴皮能涩肠止泻，可以治疗慢性泄泻；酸醋、乌梅有安蛔之功，可治疗胆管蛔虫症等。

2. 辛入肺

辛类的食物是入肺的，如果女性的肺出现了问题，就不能吃辛味食物。但是辛味具有发散风寒、行气止痛等作用，例如葱姜善散风寒、治感冒；胡椒能祛寒止痛；芫荽能透发麻疹；茴香能理气、治疝痛；橘皮能化痰、和胃；金橘能疏肝解郁等。

3. 苦入心

苦味的东西是走心的，如果女人病在心上，就少吃苦味食物，让心生发一下。但苦味食物可以清热、泻火。例如，莲子能清心泻火、安神，可治心火旺引起的失眠、烦躁之症；茶叶味苦，能清心提神、消食止泻、解渴、利尿、轻身明目，为饮料中之佳品。

4. 咸入肾

咸类食物是走肾的，肾主骨，如果女人病在骨上，就要少吃咸，这样才能把骨养好，把肾养好。咸味食物具有软坚散结、滋阴潜降等作用。女性早晚喝一碗淡盐汤，对治疗习惯性便秘有很好的作用。

5. 甘入脾

甜味的食物走脾胃，如果女性朋友特别喜欢吃甜食，就说明脾虚。如果病在脾胃，就要少吃甜味的食物和油腻的食物，因为这样的食物会让脾增加代谢负担，使脾更加疲劳。甜味食物具有滋养、强壮身体，缓和疼痛的作用。疲劳和胃痛时可以试一试。

甘味的食物具有调养滋补、缓解痉挛等作用。例如，大枣能补血、养心神，配合甘草、小麦为甘麦大枣汤，可治疗悲伤欲哭、脏躁之症；蜂蜜、饴糖均为滋补之品，前者尤擅润肺、润肠，后者尤擅建中气、解痉挛，临症宜分别选用。

每个女人都需要个性化的养生方

因为不同的人有着不同的五行属性，所以每个女人都应该有一套量身定度的个性养生方案。

木行女人易患乳腺增生、颈椎病、腰肌劳损、神经衰弱、肝胆系统病症，所以需要着重保养肝胆。因此，在饮食上，木行女人要多吃木行食物，如菠菜、芹菜、茼蒿等，还要每天坚持推肝胆两经。

火行女人易患高血压、心脏病、动脉硬化、脑出血等心脑血管疾病和小肠系统疾病，所以必须注意心与小肠的保养。因此，在饮食上，火行女人要多吃火行食物，如茄子、黄瓜、番茄等；还要每天练习心脏保养法和拍掌养心法。

土行女人天生胃强脾弱，比较能吃但不易消化，加上脾虚导致身体懒惰，不爱运动，极易患肥胖症、高血脂、高血压、高血糖，并且容易气血亏虚，面色苍白，气短无力，眼袋水肿，老想睡觉。所以，脾胃是土行女人保持健康的关键。因此，在饮食上，土行女人要多吃土行食物，如卷心菜、豇豆、南瓜等；还要注意排除身体内的毒素和脂肪，经常推腹、刮脚心以健脾。

金行女人易患慢性支气管炎、肺炎、肩背痛、皮肤病等肺系统疾病，所以重点应该放在对肺和大肠的养护上。因此在饮食上，金行女人要多吃金行食物，如梨、银耳、丝瓜、苋菜等；还要注意排解压力，避免由压力导致身体产生慢性病变。

水行女人易患阴道炎、子宫肌瘤、卵巢囊肿、肾虚、腰膝酸软、脱发、黑眼圈等肾系统疾病，因此水行女人必须注重肾保养。因此，在饮食上，水行女人应多吃水行食物，如黑木耳、藕、西蓝花等；平时还要多做肾保养，以增强生殖系统和泌尿系统的抗病能力。

第二节

心是女人永远的家——女性心系统护养法

女人学会养心，才能颜美寿长

做一个幸福的新娘，是很多女孩子心底的憧憬；拍出最漂亮的婚纱照，更是女孩们美丽的期待。看看那一张张婚纱照里美艳如花的新娘，其实每个女人都清楚那大多是化妆师、摄影师和现代高科技合力创造出的成果，毕竟并非每个现实生活中的新娘都如闪光灯下那般娇媚。小文就是一个例子，打上厚厚的粉底，化了彩妆，她就像白雪公主一样面若桃花、白里透红，卸妆后小文的脸却是另一番情景：脸色灰暗无华，嘴唇发白、毫无血色，是一只典型的丑小鸭。

为什么一个如白雪公主般的新娘，转眼就变成了暗淡无光的丑小鸭呢？这中间的差距究竟是什么造成的呢？罪魁之一就是心功能失调！

心脏司血液循环，即通过其所联系的血脉，将气血运送至全身各个脏腑组织器官。而面部又是血脉最为丰富的部位，因此心的气血盛衰，可以从面部色泽的改变反映出来。心功能正常时，心气旺盛，血脉充盈，循环通畅，面色就显得红润光泽。如果心主血脉的功能失常，面部供血不足，皮肤得不到滋养，面色就会出现异常，主要表现在以下几方面：

心气不足：即心的精气虚少，推动血液运行的功能降低，表现为心慌心跳，面色无华等。

心血瘀阻：若心气不足，血运无力，可导致心脏血液瘀阻，表现为脉搏节律不整，心悸，心前区憋闷疼痛，面色灰暗，口唇青紫等。

心血亏虚：心主血脉的功能正常，以心气强健、血液充盈、脉道通利为基本条件。如果心血虚少，脉道不充，则表现为心悸、面色口唇苍白、脉细无力等。

此外，心还有调节神志的功能。这主要是因为它有营运血液的作用，如果心所营运的血脉充盈，则神志清晰、思维敏捷、精神旺盛，否则会导致精神病变，从而出现心烦、失眠、健忘、精神错乱等不良症状。试想一下，一个天天失眠、心情不好的女人怎么会漂亮呢？

总之，女人要学会养心，千万不要忽视心脏对你健康及容颜的影响。究竟怎么养呢？具体可以从以下方面着手：

第一，静心、定心、宽心、善心。

何谓"养心"？《黄帝内经》认为"恬虚无"，即平淡宁静、乐观豁达、凝神自娱的心境。生活中我们要做到静心、定心、宽心和善心。

静心就是要心绪宁静，心静如水，不为名利所困扰，不为金钱、地位钩心斗角，更不能为之寝食不安。

定心就是要善于自我调整心态，踏实度日，莫为琐事所烦忧。豁达乐观，喜乐无愁，纵有不快，也一笑了之，岂非惬意？

宽心就是要心胸开阔。宰相肚里能行船，心底无私天地宽，让宽松、随和、宁静的心境陪伴自己，自然快乐每一天。

善心就是要有一颗善良之心，时时处处事事都能设身处地为别人着想，好善乐施献爱心，向需要帮助的人伸出热情的援助之手。

第二，通过饮食来保护心脏。合理的饮食能预防冠心病、心绞痛和心肌梗死等疾病的发病率。平时饮食要清淡，因为盐分过多会加重心脏的负担；不要暴饮暴食，戒烟限酒，因为一次性喝大量的水或饮料会迅速增加血容量，增加心脏负担；还要忌食浓茶、咖啡等刺激食物，对于咖啡因、苯丙胺等兴奋药物更要慎用，因为刺激食物和兴奋药物，都会给心脏带来一定的负担；多吃一些养心的食物，如杏仁、莲子、黄豆、黑芝麻、木耳、红枣等。

第三，按揉保护心脏的内关穴。一方面，内关穴可调节心律失常。平时既可以边走边按揉，也可以在工作之余，每天花2分钟左右按揉，有酸胀感即可。另一方面，内关穴作为冠心病的日常保健穴位之一，经常按揉该穴位，可以增加心脏的无氧代谢，增强其功能。

女性心脏有问题，耳朵先知道

有些时候，女性因为经常感到耳鸣，就到医院耳鼻喉科做检查。检查结果是耳部功能正常。检查完毕后，医生常常会建议女性再去查查心脏。听到这个建议，女性心里大多都会想：耳鸣怎么跟心脏有关系？尽管将信将疑，大多数女性还是会再到医院的心血管病科就诊，大多会发现自己的心脏确实有问题，耳鸣严重者甚至会发现其冠状动脉已出现硬化斑块，这是冠心病的特征。

还有一些女性在年老后，在耳垂处从耳朵口向外下方有一条斜行皱纹，这实际上意味着动脉硬化、心脏缺血。科学研究人员做了大量的统计表明：耳垂处小小的皱纹同动脉异常是有关联的。耳垂上出现皱纹是已经得病的动脉正在展开的过程的局部表现。耳垂是由脂肪与结缔组织构成，没有软骨，是耳朵上唯一肉多的部位。当动脉出现硬化时，耳朵同其他一切组织一样，得到的血较少，而耳垂是耳朵上对这种缺血现象感觉最敏感的部分，因而在耳垂上出现了皱纹。所以，当女性发现自己的耳朵出现了耳垂皱纹时，请及时地检查你的心脏是否出现了问题。

由此，我们不难得出结论：女性心脏有问题，往往会在耳朵上有所体现。

中医认为："耳主贯聪而通心窍，为心之司，为肾之候也。"《黄帝内经》中有"视耳好恶，以知其性"的记载，并认为耳与经脉有着十分密切的联系，十二经脉都直接或间接地经过耳朵，所以有"耳者，宗脉之所聚也"的说法。清代张振鋆的《厘正按摩要术》中也有"耳珠属肾，耳轮属脾，耳上轮属心，耳皮肉属肺，耳背玉楼属肝"的说法。现代生物全息理论也发现了耳朵与人体器官的对应关系，并确认了八十多种内外科疾病与耳朵的变化有关系，所以人体有病时，耳朵就会有反应。耳朵的形态、色泽和纹路的变化都能反映人体的健康状况。

关于具体的耳诊，很多中医书籍中都有记载，我们在这里只说一点，就是"冠脉沟"。冠脉沟是耳垂上的一条纹路，是判断冠心病的有效指标。如果女性的耳垂上出现了这条纹路，就说明有患冠心病的可能，纹路越清晰说明问题越严重。

伦敦一家医院的主治医生拉金达拉·夏尔马也认同这种观点。他说："耳垂里有很多毛细血管，这些血管如果不能吸收到适量的养分就会凝固，皱纹就会形成。年轻人耳垂上出现这种皱纹，应去做心血管检查。"

正是因为耳朵与脏腑有着密切的联系，女性可通过按摩耳朵来达到养护脏腑、维护健康的目的。

（1）搓耳，握住双耳郭，先从前向后搓49次，再从后向前搓49次，以耳郭皮肤略有潮红，局部稍有烘热感为宜。每天早、晚各进行1次。搓过双耳后，女性往往会有一种神志清爽、容光焕发的感觉。

（2）按摩可促进内耳血液循环，比如按摩耳郭、捏耳垂，按摩颈后发际两侧凹陷处的风池穴。

（3）也可闭目静坐，将两手食指分别插入两耳孔中，然后迅速抽出，如此连续做10次，不要掏耳朵。

（4）掏耳朵时要注意力度和技巧。如果用力不当容易引起外耳道损伤、感染，导致外耳道疖肿、发炎、溃烂，甚至还会伤及鼓膜或听小骨，造成鼓膜穿孔，影响听力。

当然，除了按摩耳朵用以养护脏腑外，还要积极治疗高血压、高血脂、脑动脉硬化及糖尿病等疾病，因为这类的疾病可能会引起我们的耳朵出现一些病变情况。

问世间何物让女人更安心：心腧穴

现代社会的生活压力很大，很多女性看中医讲述自己的症状时，往往都是满脸痛苦的表情:"每天感觉特别累、睡不醒,干什么都没精神,身上时不时地这儿疼一下,那里痛一下,还特别爱感冒,有时候还觉得心慌、心烦、头晕、耳鸣,可到医院做体检,又查不出什么毛病。"这其实就是现代医学上常说的"亚健康"状态。而从中医的角度来看,这种亚健康的状态其实就是女性"心阴不足"的表现。

在中医五行理论中,心属火,火属阳,五脏又属阴,所以心是阴中之阳。在心阴心阳中,心阴的力量更为薄弱,也更容易受到侵袭。现代女性在工作和家庭的双重压力下,极易耗费心血。血属阴,心血就是心阴,所以心血耗费得多了,就会导致一些"虚热"症状。

心腧穴

气为血之帅,血为气之母,血在经络中的流通要靠气的推动,而气也要靠血来当它的运载工具,二者是相辅相成、不可分割的。所以,当心血阴虚的时候,气就没有可以搭载的工具了,不能运行到全身各处,出现诸如心慌、气短等症状也就不奇怪了。另外,心主"神明",在心气血两虚的情况下,心脏的功能必然会下降,那么它就没有足够的力量去控制人的精神意志了,女性就会出现精神恍惚、注意力不集中等症状。

所以,女性朋友们当发现自己有心阴虚的症状时,一定要注意补心血。在人体的经穴中,补心血的最佳穴位是心腧穴。心腧穴是足太阳膀胱经上的重要穴位,还是心的背腧穴,具有宽胸理气、宁心安神、通调气血的功效。因此,当女性心血阴虚时,每天晚上坚持按揉心腧穴,可以补足心神气血,就不会再感觉心慌意乱、精神恍惚了。

为配合经络疗法,女性朋友们平时还要注意加强体育锻炼,这样才能更好更快地恢复健康活力。

多吃莲子,让你心平气和睡眠好

一群好姐妹在一起,开开心心、吃吃喝喝是难免的,但如果狂喜加上暴饮暴食,那么你可要注意了,你的心脏未必能承受。尤其是原本就患有心脏病的女性,很可能会乐极生悲,引发旧疾,后果不堪设想。

中医把心作为"君主之官"。把心称为君主,就是肯定了心在五脏六腑中的重要性。只有心主神明的功能正常,女性的精神才会健旺,神志才会清楚;反之,则可致精神异常，女性就容易出现惊悸、失眠、健忘、癫狂等症状，也可能会引起其他脏腑的功能紊乱。

中医还认为，欢喜过度会让人心气涣散，再加上吃了很多东西，结果就会出现中医里讲到的"子盗母气"的状况。"子盗母气"，是用五行相生的母子关系来说明五脏之间的病理关系。"子"在这里是指脾胃，"母"指心，是说脾胃气不足而借调心之气来消化食物，就会伤害到心。因为心也有很多的工作需要做，同样需要很多的心气，被脾胃盗走的心气过多，心一定会有所伤。

像有些女性，原本心脏就不好，欢喜过度时心气已经涣散了，这个时候又暴饮暴食，脾胃的负担超负荷了，只好"借用"心气来消化这些食物，心气必然亏虚。因此，心脏病患者，特别是中老年女性，在这个时候往往会突然引发心脏病。所以，不管是在平时，还是在节假日里，女性都要在饮食上有所节制，要管好自己的嘴，千万不要让美食成为生命的威胁。

有一些女性，晚上老是心慌失眠，那也是心气虚的表现。这个时候比较适宜喝莲子粥补心。《本草纲目》记载，莲子甘、涩、平，归脾、肾、心经，具有补脾止泻，益肾涩精，养心安神的作用。下面，我们就为女性朋友推荐一款简单的莲子粳米粥。

材料：莲子肉50克，粳米50～100克，冰糖适量。

做法：将嫩莲子发胀后，在水中用刷擦去表层，抽去莲心冲洗干净后放入锅内，加清水在火上煮烂熟，备用。将粳米淘洗干净，放入锅中加清水煮成粥，粥熟后掺入莲子和冰糖，搅匀，趁热服用。

功效：补脾止泻，益肾涩精，养心安神，主治由心脾两虚所致的心悸、失眠、多汗、不思饮食、体倦虚怠、泄泻。需要注意的是，因湿热蕴结所致泄泻频作，或阴虚火旺心悸失眠的女性不宜多食此粥。

五行益寿养心粥让女人心安又美丽

那些心脏不好的女性，一般都存在月经量都比较少、子宫功能不强、性冷淡、不孕等问题。对于那些患有心脏病的女人，医生一般都会建议她们不要生孩子，以防止发生意外；即使她们冒着生命危险生完孩子，又会因为乳汁特别少或没有乳汁而产生哺乳难的问题。而对于那些上了年纪的中老年女性来说，高血压、心律不齐、动脉硬化等心系统疾病更是折磨得她们痛苦不堪。由此可见，心脏不好带给女性的问题真是不少。因此，女性一定要十分注意养护自己的心脏健康。

在所有养护心脏健康的方法中，中医最为推崇食疗的方法，认为其操作简单又安全有效。这里，我们就为女性朋友介绍一款养心的佳品——五行益寿养心粥。

材料：红枣（去核）20枚，通心莲子（去心）20粒，葡萄干30粒，黄豆30粒，黑米适量。（由于葡萄干和红枣本身具有香甜之味，此粥不用放糖，一样甜润可口。）

做法：将5种食材用清水浸泡一晚上后，第二天早上将所有材料放入锅中，加入适量清水，共同煮烂后即可食用。对于那些工作繁忙而难以抽出时间煮粥的上班族女性来说，可以把所有材料加工成粉末，每次用开水冲着吃，养心的效果一样好。

五行益寿养心粥食材非常简单，却能大补心血，女人常喝此粥能强壮心脏，滋养心血，很好地调养心脑血管疾病，还有延缓衰老的美容之功效。

在这道五行益寿养心粥中：

莲子是养心去心火的主力军，正如《本草纲目》所说：常吃莲子可以补心火益肾水，安神去心慌心悸，止尿频和女性白带过多，美白肌肤，去眼袋，延缓衰老。

黄豆不仅养心还补脾土。《本草拾遗》认为，黄豆磨成粉"久服好颜色，变白不老"，常吃黄豆可以预防冠心病、高血压、动脉硬化、老年痴呆症，还可以减肥，调理月经和白带，增强记忆力。

黑米能益心火补心血，保持心血管活力。女性常吃黑米能治疗头晕目眩，腰膝酸软，夜盲症，耳鸣，令其面色红润，延年益寿。

大枣也有很好的养心功效。中医认为，红枣具有补虚益气、养血安神、健脾和胃等作用，是脾胃虚弱、气血不足、倦怠无力、失眠多梦等患者良好的保健营养品。现代医学也证实，红枣所含有的环磷酸腺苷，是人体细胞能量代谢的必需成分，能够增强肌力、消除疲劳、扩张血管、增加心肌收缩力、改善心肌营养，对防治心血管系统疾病有良好的作用。

葡萄也是女人养心不可或缺的帮手，法国科学家研究发现：葡萄能比阿司匹林更好地阻止血栓形成，并且能降低人体血清胆固醇水平，降低血小板的凝聚力，对预防心脑血管病有一定作用。《陆川本草》也记载着葡萄能"滋养强壮，补血，强心利尿"。

药膳，让女性拥有一颗"强心脏"

中医认为，人体生命活动以五脏为中心，而心神则是五脏六腑和一切生命活动的统帅，心神主宰情志。《黄帝内经·灵枢》说："心者，五藏（脏）六府（腑）之主也……故悲哀愁忧则心动，心动则五藏（脏）六府（腑）皆摇……"大意是说，心是五脏六腑的主宰者，悲哀愁忧等情志活动影响到女人的心神，女人的心神不稳，就会影响到脏腑或身体的机能。

明朝万全《养生四要》中云："心常清静则神安，神安则精神皆安，以此养生则寿，没世不殆。""心劳则神不安，神不安则精神皆危，使道闭塞不通，形乃大伤，以此养生则殃。"清代《老老恒言》则认为"养静为摄生首务"。这些精辟论述，给"养静""清静""心静"赋予了积极的意义。

下面，我们就为想要静心的女性朋友们推荐3款可用于清心安神的药膳：

1. 柏子仁酸枣仁炖猪心

材料：柏子仁15克，酸枣仁20克，猪心1个，食盐适量。

做法：柏子仁、酸枣仁研细成末；猪心洗净血污，把柏子仁、酸枣仁粉放入猪心中，用砂锅加适量水炖至熟即可食用。

用法：食猪心、喝汤。每次适量服用。每周1次。

功效：此药膳具有养心安神之功效。适用于心慌气短、失眠盗汗、大便秘结、五心烦热等心阴不足的女性食用。

2. 冰霜梅苏丸

材料：盐梅肉200克，麦冬50克（去心），薄荷叶50克（去梗），柿霜50克，细茶50克，紫苏叶25克（去梗），人参50克。

做法：共研为细末，白糖200克为丸，芡实大。

用法：每次服一两粒。随时食丸。

功效：霜以清肺，酸能收火，甘以治燥。可帮助女性除内热，消烦渴，生津液，解酒毒，清头目，润咽喉，定心慌，除劳倦。

3. 生地酸枣仁粥

材料：酸枣仁30克，鲜生地60克，粳米100克。

做法：将酸枣仁研末，以水研滤取汁。鲜生地洗净，捣烂绞取汁。用酸枣仁汁兑入适量清水，煮粳米为粥，将熟时再加入生地汁，更煮3～5沸即成。

用法：临睡前1个小时，温热服之。

功效：滋阴清热，养心安神。可用于女性失眠多梦、心烦、潮热盗汗、手足心热等症。

透明食物、粗粮是女性心脏的"守护神"

中医认为，在人体脏腑之中，震卦对应于人的心系统。也就是说震性的女性较容易出现心系统的疾病，比如舌头肿痛或溃疡，在情况严重时，则可能直接表现为心脏的本病，如心跳过快，心前区憋闷、刺痛，心肌缺血等。而震性的食物则有养心的功效。而所有看起来透明的东西，都具有八卦中震卦之性，适合作为养心的食品来食用。透明的食物非常常见，比如夏天吃的凉粉，小吃摊上一般都有，现吃现拌，味道不错。凉粉的品种很多，比如绿豆凉粉、蚕豆凉粉、地瓜凉粉等，既可凉拌，又可清炒，是夏日养心不可缺少的美味佳肴。

藕粉和何首乌粉也是不错的补心食物，可取适量的藕粉放在碗里，加少许水调和，然后用开水冲开即可。藕粉可以作为日常的调养制品，既便宜又方便，是女性朋友应常备常食的食材。另外，女性还可以用藕粉做成各种食物，比如甜点，也算得上餐桌上的一道风景。

透明的食品还有西米，可经常煮食，常见的消夏美食就有椰汁西米。

除了透明的食物有养护心脏的作用，一些粗制的粮食也是女人养护心脏的好帮手。这是因为经过精加工的食物，不仅丢失了皮中的营养，而且丧失了胚芽中的营养。胚芽是生命的起点，它的功效可以直接进入人体的心系统，对人的心脏有非常好的保健作用。

因此，如果女性朋友们想要保护好心脏，那么平时一定要多吃粗制的食物，即在选购食物时，尽量选择那些胚芽没有被加工掉的食物，比如全麦、燕麦、糙米等。如果女人不喜欢吃粗粮，可以选择粗细搭配的食物，比如表面撒了一层麦麸的面包，也能达到一定的养护心脏的目的。

苦味走心，让女性泻火安神

盛夏酷暑，气候炎热，女性往往容易心神不宁、倦怠乏力，此时若吃点苦味食物，不仅有消暑作用，对健康更是大有好处。苦味的东西是走血的，即走心，苦味食品可以泄去心中烦热，具有清心作用，使头脑清醒，使大脑更好地发挥功能。现代研究也证实，带苦味的食品中均有一定的可可碱和咖啡因，食用后可醒脑，有舒适轻松的感觉，可使女性从夏日烦热的状态中松弛下来，从而恢复精力。

中医认为，苦味属阴，有疏泄作用，对于由内热过盛引发的烦躁不安有泄热宁神之作用。泄热、通便不仅可以退烧，还能使体内毒素随大小便排出体外，帮助女性泻火安神，少患其他疾病。

苦味食品以蔬菜和野菜居多，如莴苣叶、莴笋、生菜、芹菜、茴香、香菜、苦瓜、萝卜叶、蔓菁、苜蓿、曲菜、苔菜等。在干鲜果品中，有杏、荸荠、杏仁、黑枣等。此外还有荞麦、莜麦等。更有食药兼用的五味子、莲子心等，用沸水浸泡后饮用更好。五味子适用于冬春季，莲子心适用于夏季。但要注意的是，女性在食用苦味食物时不宜过量，以免引起恶心、呕吐、败胃等不适反应。而且，苦味食物并非适合所有的女性，体质虚寒、患有肺疾的女性就不宜多食苦味。

蒲公英

下面，我们就来为女性朋友们详细介绍一些生活中常见的苦味食品：

（1）苦瓜营养丰富，具有除邪热，解劳乏，清心明目的功效，经常食用可以去心火，增强人体免疫力。《随息居饮食谱》载："苦瓜青则苦寒，涤热、明目、清心。可酱可腌，鲜时烧肉先焯去苦味，虽盛夏肉汁能凝，中寒者勿食。熟则色赤，味甘性平，养血滋肝，润脾补肾。"苦瓜可烹调成多种风味菜肴，可以切丝，切片，切块，做佐料或单独入肴，一经炒、炖、蒸、煮，就成了风味各异的佳肴。如把苦瓜横切成圈，酿以肉糜，用蒜头、豆豉同煮，鲜脆清香。我国各地的苦瓜名菜不少，如青椒炒苦瓜、酱烧苦瓜、干煸苦瓜、苦瓜烧肉、泡酸苦瓜、苦瓜炖牛肉、苦瓜炖黄鱼等，都色美味鲜，有生津醒脑、祛除心火的作用。

（2）苦丁茶中含咖啡因、芳香油、黄酮类化合物，好的苦丁后味甘甜悠长，不会造成失眠困扰，非常适合夏天代茶饮。

（3）芹菜叶有很高的药用价值，具有健胃、利尿、净血、调经、降血压、镇静、补铁、补钙等作用。

（4）茶叶味甘苦，性微寒，能缓解多种毒素，还能提高机体的抗氧化能力，降低血脂，增强红细胞弹性，防止血栓形成，缓解或延缓动脉粥样硬化和高血压，有保护心脑血管的功能。

（5）苦荞是我国特有的谷物，其所含苦味素有清热、降火、健胃的功效。

（6）蒲公英是一种菊科植物。蒲公英带根的全草，既可做蔬菜充饥，也可入药治病。多吃也不伤人，还可起到清热解毒、缓泻、利胆、保肝、健胃、降血压、提神醒脑、抗菌抗癌的功效。

（7）苦菜含有蛋白质、脂肪、胡萝卜素、维生素、甘露醇、生物碱等十几种营养物质，性味苦寒，有安心益气、清热解毒的功效。

补心、养心，女性要多吃红色食物

中医认为，红为火、为阳，与心相通，饮食红色食物进入体内后，可入心、入血。因此，对于那些偏于心气不足、心阳虚弱的女性，中医往往都会建议她们经常食用一些红色食物，有助于增强她们的心阳、心气、心血功能。红色食物包括胡萝卜、红辣椒、番茄、西瓜、山楂、红枣、草莓、红薯、红苹果等。

但要注意的是，动物中的红色食品，却不宜过多食用，因为像牛、羊、猪等红肉类食品，脂肪多、能量高，长期过多食用很容易导致女性体内血管硬化，血压增高，血脂和血液黏稠度的异常，反而会危及心脏的健康。

现代研究也发现，富含不饱和脂肪酸、维生素A、叶酸等的红色食物，不仅能起到清除血脂、保护心血管的作用，如果烹调方法正确，它们还是保护心脏的好手。此外，红色食物还能为人体提供丰富的优质蛋白质和许多无机盐、维生素以及微量元素，能大大增强人的心脏和气血功能。因此，女性经常食用一些红色果蔬，对增强心脑血管活力、提高淋巴免疫功能颇有益处。

此外，红色食物还能帮助女性提高身体的免疫力，因为红色食物一般具有极强的抗氧化性，它们富含番茄红素、丹宁酸等，可以保护细胞，具有抗炎作用。有些女性易受感冒病毒的"欺负"，多食红色食物会助你一臂之力，如胡萝卜所含的胡萝卜素，可以在体内转化为维生素A，保护人体上皮组织，增强人体防御感冒的能力。

女性夏季养心，防暑更要防贪凉

夏季气温逐渐升高，很多女性朋友会觉得心烦气躁。老辈人会告诉你："心静自然凉。"话虽简单，做起来可不容易。就算待在空调房里，有些女性还是会觉得心神不安。这是因为夏季属火，又因火气通于心、心性为阳，所以，夏季的炎热最容易干扰女人的心神，使之心神烦乱，总觉得心里不得安宁，而心烦就会使心跳加快，心跳加快就会加重心脏的负担，诱发疾病。由此可见，女人在夏季养生的重点就在于养心。一般来说，女人在夏季养心需要做到以下几点：

第一，要保证睡眠。中午是天气最炎热的时候，女性总是精神不振、昏昏欲睡，因此有条件的话可以增加午休的时间，以消除疲劳，保持精力充沛。

第二，要保证营养。夏季天热气压低，女性吃饭少，营养补充不足，而且天亮得早、黑得晚，劳作的时间加长，睡眠也不足。总的来讲，女性体消耗大，一方面是出汗，一方面是活动时间多，女性的体质会下降。所以这时候女性更应该注意调养自己的身体，增加营养，多吃绿叶蔬菜和瓜果。

第三，要及时补水，要多喝凉白开水，不能用饮料代替饮水，因为饮料中含有糖分，含糖越多，渗透压也越高，越不容易为细胞吸收，容易引起女性体内缺水，这也是饮料不如水解渴的原因。

第四，不能因暑贪凉。《黄帝内经》里说"防因暑取凉"，这是告诫女性在炎热的夏天，在解暑的同时一定要注意保护体内的阳气，因为天气炎热，出汗较多，毛孔处于开放的状态，这时机体最易受外邪侵袭。所以女性不能只顾眼前的舒服，过于避热趋凉，如吃冷饮、穿露脐装、露天乘凉过夜、用凉水洗脚，这些都能导致中气内虚，暑热和风寒等外邪乘虚而入。

第五，保持心静。夏天容易使女人心烦，特别是在气温高、无风、早晚温度变化不明显时，更容易使女人心胸憋闷，产生烦躁和厌烦情绪，从而诱发精神疾病，因此夏季也是心脏病多发季节，因为心脏是五脏之神，夏天女人容易郁闷气恼，所以会伤及心脏，从而诱发心脏病。养心应先做到心静，想要心静，首先应该懂得清心寡欲，因为心中少一分欲望，就会少一分烦恼，也就不会伤及心脏。另外，闭目养神也是养心的好办法，因为闭目养神可以帮助女人排除心烦杂念。

另外，夏天女人容易心火过旺，吃些味苦的食物有助于削减心火。因为这段时期出汗较多，中医认为此时宜多食酸味以固表。但饮食又不可过寒，因为人体实际处于外热内寒的状态，所以冷食不宜多吃，多食则伤脾胃，会引起吐泻。此时女性应食西瓜、绿豆汤、乌梅等解渴消暑。食疗方有荷叶茯苓、凉拌莴笋等，有清热解暑、宁心安神、补虚损、益脾胃的功效。下面介绍一下乌梅汤的制作方法：

材料：干乌梅、山楂、桂花、甘草、冰糖适量。

做法：干乌梅和山楂先加水泡开，将泡开的乌梅和山楂连同少量的桂花和甘草用纱布包起来。纱布包放在注满水的大锅里，大火煮沸，再加入适量冰糖。小火熬煮 6～7 小时，在水大约被熬去一半的时候出锅。

菠菜——敢与大自然做斗争的补心之神

唐宗海的《医易通说》里记载："凡种菠菜，以其子布地中，必更月朔而后生，不知何故？吾为之解曰：此菜色深绿，应三碧震卦；其根红，应震下一阳也。过月朔而月候成震，是以此菜方生。草木之能应卦气，神妙如此。"其实，菠菜一般在深秋下种，然后发芽长大，历经整个寒冷的冬天，到春天后继续生长并开花结子。

自然界生命的正常规律是春种、夏长、秋收、冬藏。深秋时节，大地日趋萧条，百草枯黄，而菠菜却敢于在这个时候违背自然界的正常规律，出苗、生长。它身上究竟蕴藏着什么能量？

除了人为操控（温室种菜等），凡是反季节生长的蔬菜，如与菠菜类似的秋冬生长的青蒜、荠菜等都有一个共同特点，就是得天地之震气，可以极大程度地补益人体心系统。因此，许多中医养生专家都建议心系统不佳的女性多食用菠菜等补心食品。

此外，菠菜还可以帮助女性治疗便秘，尤其适用于老年女性防治便秘。因为老年人肠道蠕动功能减退，容易发生便秘，由于大便变干，粪块阻塞，会导致腹胀、腹痛、烦躁不安等，这些都会增加心脏耗氧量，加重心脏的负担。如果大便秘结，女人在排便时又过度用力，就容易致使心肌耗氧量急剧升高，极易引发心绞痛，甚至引发心肌梗死。因此，有冠心病尤其是有心肌梗死的女性，要特别注意预防便秘。

菠菜含有大量的植物粗纤维，具有促进肠道蠕动的作用，利于排便，且能促进胰腺分泌，帮助消化，对于痔疮、慢性胰腺炎、便秘、肛裂等病症有治疗作用，也就能有效防治因为便秘而引发的心脏问题。

还有要注意的是，家庭主妇平时做饭的时候，都会扔掉菠菜根，其实菠菜根是很好的药材，它可以治疗古人所称的以多饮、多食、多尿、身体消瘦或尿有甜味为特征的"消渴"，这属于糖尿病的症状。而糖尿病也能引发心脏病，主要病理改变是心肌微血管的内皮细胞和内膜纤维增生，毛细血管基底膜增厚，血管腔变窄，使心肌发生广泛而持久的慢性缺血缺氧，造成心肌退行变性和广泛的小灶性坏死，最后导致心功能减退、心脏扩大和各种心律失常。临床实践证明：女性将菠菜根配以生姜食用，可预防糖尿病。也可将等量的菠菜根打碎后和打成粉状的鸡内金调和，用米汤送进肚就可以了。一天3次，一次5克左右，对养护心脏疗效显著。

女性坚持喝红茶，暖心利尿抗衰老

我国是世界上最早种茶、喝茶的国家。茶，不仅是世界三大饮料之一，而且有着养生保健、防病治病的功效，唐代著名药学家陈藏器称"茶为万病之药"。

在我国喝茶的人并不在少数，但未必人人都喝对了茶。因为在我国的茶中有发酵过的红茶，如祁红、滇红；有半发酵过的乌龙茶，如武夷岩茶、铁观音；有未发酵过的绿茶，如龙井、碧螺春；有加上玫瑰、茉莉等花卉配制的花茶，等等，按照中医理论其功效各不相同。

许多女性爱喝红茶，主要是看重了红茶的暖身养胃功效，和绿茶不同，红茶是经过发酵烘制而成的，茶多酚在氧化酶的作用下发生酶促氧化反应，含量减少，对胃部的刺激性就随之减小了。如果女性在饮用红茶时，加点糖、牛奶，还能起到消炎、保护胃黏膜的作用，对治疗溃疡也有一定效果。

女性不知道的是，红茶不仅能养胃，也有暖心的功效。这是因为红茶在经过充分的发酵、干燥等加工工艺之后，茶多酚成分大大减少，而茶黄素的含量却增加了，茶黄素具有调节血脂、预防心血管疾病的功效，所以红茶的性味，要较绿茶更为温和醇厚。

红茶中钾的含量比较高，而钾对维持女性心肌组织的正常功能，以及血管的扩张、利尿都具有非常重要的作用。此外，红茶中的单宁酸可降低血液中的胆固醇，防止动脉硬化；而所含的黄酮类化合物，则能抑制血栓的形成；再加上红茶中的咖啡因和茶碱，它能兴奋女人的心脏，扩张冠状动脉，改善血液循环，这些都能起到保护心血管的功效。

美国波士顿大学的科学家们曾做过名为《红茶对血管内壁细胞的影响》的课题研究，发现如果病人每天喝4杯红茶，心脏血管内壁细胞的状况会变好，形成血栓以及血管壁炎症加剧的可能性也相对减少了。根据这项研究，美国波士顿大学的科学家们认为：红茶对血管壁的良好作用还有助于预防心肌梗死和脑血管疾病的发生。日本大阪市立大学实验也曾指出：饮用红茶一小时后，测得经心脏的血管血流速度改善，证实红茶有较强的防治心梗效用。

对于患有心脏病的女性来说，红茶的利尿作用也对其有所帮助。这是因为在红茶中的咖啡因和芳香物质联合作用下，增加肾脏的血流量，提高肾小球过滤率，扩张肾微血管，并抑制肾小管对水的再吸收，于是促成尿量增加。如此有利于排除体内的乳酸、尿酸（与痛风有关）、过多的盐分（与高血压有关）、有害物等，以及缓和心脏病或肾炎造成的水肿。

此外，红茶还因为其富含抗氧化剂而备受女人喜爱。美国科学家曾开展了大量关于红茶及其化学成分的研究，研究结果表明，红茶中的抗氧化剂可以彻底破坏癌细胞中化学物质的传播路径，对延缓人体衰老很有帮助。美国医疗中心血管流行病学主任墨里·密特尔曼医生曾说："红茶与绿茶的功效大致相当，但是红茶的抗氧化剂比绿茶复杂得多，尤其是对心脏更是有益。"美国杂志还曾经报道说：红茶抗衰老效果强于大蒜、西蓝花和胡萝卜等。

暑热吃西瓜，以灭心火

在夏季，气温过高，不仅容易使女性精神紧张，心理、情绪波动起伏，还会使得女性机体的免疫功能下降，因此女性就可能出现心肌缺血、心律失常、血压升高的情况，一些心脏较衰弱的女性突发心脏病的概率也会大大增加。

从中医理论的角度来看，季节和五行五脏是有所对应的：夏季属火，对应的脏腑为"心"，所以养心也成为夏季保健的一大关键点。那么夏季怎么养心呢？

在夏季，女性除了适量地出汗散发热量之外，最好的办法就是中医所说的"壮水之主以制阳光"。事实也是如此，当女性身处暑热口干舌燥时，吃上两片汁甜味美的西瓜，立即就会有清凉解渴、暑意顿消之感，烦躁的情绪也能很快平复下来。也就是说，西瓜具有养心护心的作用，女性在夏季应多吃西瓜。

西瓜之所以富有养心功效，主要是因为西瓜性味甘寒，入心、胃、膀胱经，能"治一切热证",尤其是擅长引领心包之热,从小肠、膀胱下泻而走。现代医学证实,西瓜含有大量的钾、钙、镁,有一定的控制血压、防止血液凝结、保护心血管的效果。此外,有研究证实,每天吃一块西瓜就可以使心脏病危险降低30%,这是因为西瓜中的番茄红素含量比生番茄高40%,再加上西瓜中含有更多的水分,能帮助人体更有效地吸收番茄红素。

尽管西瓜营养丰富又养心,但女性在食用西瓜时还是必须注意以下几点:

(1)脾胃虚寒、消化不良、大便滑泄的女人要少食西瓜,以免腹胀、腹泻、食欲下降,还会积寒助湿,导致疾病。这是因为一次食入西瓜过多,西瓜中的大量水分会冲淡胃液,引起消化不良和胃肠道抵抗力下降。

(2)感冒初期不要吃西瓜。中医认为,在感冒初期,病邪在表之际,吃西瓜就相当于服用清里热的药物,会引邪入里,使感冒加重或延长治愈的时间。但当感冒加重出现了高热、口渴、咽痛、尿黄赤等热证时,女人可在正常用药的同时吃些西瓜,有助于感冒的痊愈。

(3)肾功能不全的女性不要吃西瓜,因为她们肾脏对水的调节能力大大降低,对进入体内过多的水分不能调节及排出体外,导致血容量急剧增多,容易因急性心力衰竭而死亡。

(4)患有糖尿病的女性要少吃西瓜,因为西瓜含有大量糖分,容易使人体内血糖升高、尿糖增多,严重的还会出现酮症酸中毒昏迷反应。但糖尿病患者一次吃25～50克西瓜,对病情影响不大。

饮食帮女性拒绝冠心病的威胁

2005欧洲心脏年会曾公布了一组触目惊心的数字:55%的欧洲女性死于心血管疾病,显著高于男性(43%),由此可见,心血管疾病已成为欧洲女性最主要的死亡原因。更可怕的是,多年来女性心血管疾病的研究和预防工作一直受到忽视,这使得在对心血管危险因素的评估、诊断、预后和治疗方面,女性处于不利地位。

尽管女性因为体内的雌激素有延缓冠脉粥样硬化的保护作用,其罹患心脏病的年龄要比男性罹患心脏病的年龄晚很多,但近年来女性与男性罹患冠心病的平均年龄差距也日益缩小,由原来10岁的年龄差距日渐缩小为5～8岁。

而且,女性冠心病患者的症状较男性不典型,心率更快,更容易出现心力衰竭,还更容易合并糖尿病和高血压。有研究发现,糖尿病是年轻女性患冠心病的高危因素,合并糖尿病的冠心病女性如果发生心肌梗死,死亡率更高。

而冠心病的病因主要是由于脂质代谢不正常,血液中的脂质沉着在原本光滑的动脉内膜上,在动脉内膜一些类似粥样的脂类物质堆积而成白色斑块,称为动脉粥样硬化病变。由此可知,女人饮食不良是引发冠心病的重要原因之一。

因此,女人可通过调整自己的饮食,可有效预防和缓解冠心病。尤其是当冠心病存在血液高凝状态或高血脂时,用饮食治疗更能起到防治血小板聚集、改善血液高凝、降血脂的作用。冠心病的饮食治疗原则是扶正祛邪,标本兼治,活血通络,补血益气。宜多吃新鲜蔬菜、水果,适当进食肉、鱼、蛋、乳,禁服烈酒及咖啡、浓茶，不宜进食糖类食品及辛辣厚味之品。下面介绍几则食疗方：

（1）红山楂5个，去核切碎，用蜂蜜1匙调匀，加在玉米面粥中服食。每日服1～2次。

（2）鲜鱼腥草根茎，每次取3～6厘米长的根茎放口中生嚼，每日2～3次，对缓解心绞痛，治疗冠心病很有帮助。

（3）黑芝麻60克，桑葚60克，白糖10克，大米30克。将黑芝麻、桑葚、大米洗净，同放入罐中捣烂。砂锅内放清水3碗，煮沸后加入白糖，待糖溶、水再沸后，徐徐加入捣烂的3味，煮成糊状食用。

（4）薤白10～15克，葱白适量，白面粉100～150克，或粳米50～100克。将薤白、葱白洗净切碎，与白面粉用冷水和匀后，调入沸水中煮熟即可，或改用粳米一同煮为稀粥。每日早晚餐温热服。有宽胸止痛之功效。

（5）芹菜根5个，红枣10枚，水煎服，食枣饮汤。每日2次。

（6）水发海带25克，与粳米同煮为粥，加盐、味精、麻油适量，调味服食。每日早晚服食。

（7）将鲜葛根切片磨碎，加水搅拌，沉淀取粉。以葛根粉30克，粳米100克煮粥。每日早晚服食。

（8）玉米粉50克用冷水调和，煮成玉米粥，粥成后加入蜂蜜1匙服食。每日2次。

（9）荷叶、山楂叶各适量，水煎或开水冲浸，代茶随饮或每日3次。

（10）菊花、生山楂各15～20克，水煎或开水冲浸，每日1剂，代茶饮用。

（11）柠檬1个，切成片，用蜂蜜3匙渍透，每次5片，加入玉米面粥内服食。每日服2次。

（12）粳米100克，红枣3～5枚，制首乌30～60克，红糖或冰糖适量。将制首乌煎取浓汁，去渣，与粳米、红枣同入砂锅内煮粥，粥将成时放入红糖或冰糖调味，再煮沸即可。每日服1～2次，7～10日为1疗程，间隔5日再服。

养心茶粥是女性冠心病患者的希望

夏季天气炎热，患有冠心病的女性朋友应注意保护好心脏，当天气闷热、空气中湿度较大时，应减少户外活动。同时饮食上也应该多加注意。中医认为，女性患有冠心病也无须过多担忧，可以用一些养心茶和粥膳帮助自己缓解病痛，大家有时间不妨试试。

1. 山楂益母茶

材料：山楂30克，益母草10克，茶叶5克。

做法：将上述3味放入杯内，用沸水冲泡，代茶饮用。每日1剂。

功效：清热化痰、活血通脉、降脂。适用于气滞血瘀、心络受阻型冠心病。

2. 银杏叶茶

材料：银杏叶5克（鲜品15克）。

做法：将银杏叶放入杯内，用沸水冲泡，代茶饮用。每日2剂。

功效：益心敛肺、化湿止泻。适用于冠心病。

3. 山楂柿叶茶

材料：山楂12克，柿叶10克，茶叶3克。

做法：将上述3味放入杯内，用沸水冲泡，代茶饮用。每日1～2剂。

功效：活血化瘀、降压降脂。适用于冠心病、高血脂症。

4. 酸枣仁粥

材料：酸枣仁60克，粳米200克。

做法：先将酸枣仁炒熟，加水煎沸30分钟，去渣，再加入洗净的粳米煮粥食用。每日1剂。

功效：补肝益胆、宁心安神。适用于冠心病之惊悸、盗汗、虚烦不眠、多梦等。

5. 米粉粥

材料：玉米粉50克，粳米100克。

做法：粳米洗净，玉米粉放入大腕内，加冷水调稀。粳米放入锅内，加清水适量，用武火烧沸后，转用文火煮至米九成熟，将玉米粉糊倒入，边倒边搅，继续用文火煮至玉米烂成粥。每日2次，早晚餐食用。

功效：滋阴补血，活血化瘀，对肝肾阴虚有益处。

治疗女性心绞痛，四种食疗方最有效

心绞痛，是指由于冠状动脉粥样硬化狭窄导致冠状动脉供血不足，心肌暂时缺血与缺氧所引起的以心前区疼痛为主要临床表现的一组综合征。疼痛的部位常常是在胸骨中段及其附近，有时可高达胸骨柄，低可达剑突下部。疼痛的放射区则相当广泛，最典型的是向左肩并沿左臂及左前臂内侧一直放射到第四、五手指，疼痛较重时可向两肩及两上肢放射。

当女性步入中老年后，极容易因为高血脂而引发心绞痛。这是因为绝经后体内雌激素水平下降，从而大大失去了雌激素的保护作用，血清总胆固醇、甘油三酯及低密度脂蛋白浓度增高，而高密度脂蛋白则不变或下降。结果是总胆固醇与高密度脂蛋白比增高，形成冠心病的独立危险，不但会加速动脉粥样硬化的发生与发展，而且使血液黏滞度增加，构成心绞痛及心肌梗死的病理生理基础。因此，女人在绝经后要定期测定血脂，根据不同类型选择降脂药，以防因为高血脂而引发心绞痛。

在治疗冠心病的方法中，以饮食疗法最为安全有效。中医认为，女性治疗心绞痛常用的食疗方法主要有以下4种可供选择：

（1）乌梅1颗，枣2枚，杏仁7个，一起捣碎，用醋送下，不害心疼直到老。此法对女性心绞痛治疗有特别的效果。

（2）玫瑰花30克，红花6克，蜂蜜50克，先将二药放保温杯中，冲入沸水焖泡20分钟，加蜂蜜搅化即可饮用，每天1剂。

（3）木耳30克，白酒适量。将木耳洗净焙干，研为细末，用白酒调匀服下。

分 3 次用完。

（4）葛根、丹参、羌活、菊花、赤芍、红花、川芎、党参、麦冬、五味子各 10 克，兑入适量水熬成一碗水，每天一服，坚持 10 天。

过度劳累也是引发女性冠心病心绞痛发生的重要因素之一，这是因为过度劳累时，人体的自主神经功能易发生紊乱，致使交感神经兴奋占优势，引起冠脉痉挛和缺血缺氧，促进心绞痛发作。因此，女人要注意劳逸结合，才能有效预防心绞痛。

此外，女性情绪过于激动，也容易引发心绞痛。这主要是因为女性情绪激动如发怒、生气或过度烦躁时，一方面可使交感神经兴奋占优势，冠状动脉痉挛，心肌供血供氧较少；另一方面心肌张力增加，心率加快及心肌收缩力增加。这些均可使心肌耗氧量增加，同时心肌对供血需求增加，由此形成一对矛盾，造成心肌急剧、短暂缺血缺氧而诱发心绞痛。因此，心脏衰弱的女人要注意克制自己的情绪，遇事不急不躁，冷静对待，才能有效预防心绞痛。

心经当令，女性要按摩三大穴，并睡好子午觉

心经是心的对应经脉，起始于心中，从心中出来之后，向下穿过膈肌，与小肠相连接。它的一条分支从心系分出，上行于食道旁边，连系于眼球的周围组织；另一条支脉，从心系上行至肺，向下出于腋下，沿上臂内侧后缘，走手太阴、手厥阴之后，向下到肘内，沿前臂内侧后缘，到腕后豌豆骨部进入手掌内后边，沿小指的桡侧出于末端，接手太阳小肠经。

《黄帝内经》说，当心经异常时，反映到人体的外部症状包括：心胸烦闷、疼痛、咽干、口渴、眼睛发黄、肋痛、手臂一面靠小指侧那条线疼痛或麻木、手心热等。经常在 11:00 ~ 13:00 之间敲心经不仅可以放松上臂肌肉，还能疏通经络，缓解这些症状。点揉和弹拨心经上的重点穴位可以预防冠心病、肺心病，改善颈椎病压迫神经导致的上肢麻木等，还有治疗失眠的功效。

下面为女性朋友们具体介绍一下心经上的 3 个重点穴位。

1. 极泉穴

调节心率，治疗两肋痛。可以探查心血管方面的问题，用于心血管疾病的早期预防。取坐位或立位，上臂外展，用两手中指分别按揉对侧极泉穴 1 分钟，使之出现酸、胀、麻的感觉。

2. 少海穴

心经的合穴，对心脏的整体调节非常有好处，而且此穴性属水，心经本身是属火的，水在五行当中是属肾的，所以这个穴位是和肾相通的。有很多人夜里睡觉常睡不踏实，不是多梦就是睡眠很浅，这在中医叫心肾不交，心肾不交就会造成五心烦热，踏实不下来，这个穴位就可以交通心肾。心肾交通了，人体的气血就很平和了，从另一方面来讲可以减缓心律，还可以降低血压。

3. 神门穴

有安定心神，增强睡眠，泻心火的作用。可增强胃动力，防止老年痴呆，治

疗晕车、便秘。临睡前，点按神门通常就会产生困意，神门是原穴，原穴穴性属土，五行当中火生土，土在五行当中属于脾，就是心脏给脾胃及时供血，减少了心脏过多的血液。有些人睡觉的时候由于胃肠的供血不足，消化力不足而感到腹胀，导致睡眠不好，通过按摩神门就能解决。把心脏烦热过多的气血补到脾胃上，让脾胃气血充足，增进了消化的能力，睡觉自然就安定了，还把心火泻掉了，一举两得。

中医认为，心经当令的时间是午时，也就是 11:00 ~ 13:00 这段时间。一般情况下，人在这个时间段就会觉得困倦，想休息一会儿，这是很正常的。中医讲究睡"子午觉"，这时就是午休的时间，如果能够坚持每天午休半小时对身体会很有好处。这是为什么呢？因为心经当令时是心经经气运行最旺盛的时候，而这段时间也正是上下午更替、阳气与阴气的转换点。我们的身体不可能扰乱天地阴阳的转换，所以，在这段时间里，女性朋友们最好以静制动、以不变应万变——午休，这样对身体才有好处。

神门穴、极泉穴、少海穴

第三节

像妈妈一样值得您一生信赖——女性肝系统护养法

女性以肝为天，肝好才是真健康

不知道女性朋友有没有这种经历，突然无缘无故地脸色发黄，心情郁闷，看谁都不顺眼，总想找碴儿吵架，结果最倒霉的就是老公了，常常被没头没脑地"打骂"一顿，弄得他莫名其妙。

其实这也是没办法的，因为女性是以肝为天，肝功能出现异常就会导致上面这样的问题。

1. 肝功能与美容的关系

（1）肝主筋

肝藏血，血养筋，故筋是肝的精气所聚。若肝血充足，则筋脉得以滋养，筋健力强，四肢关节灵活、屈伸自如，就会给人以健美之感。若肝血不足，筋失所养，轻则关节屈伸不利，重则四肢麻木、筋脉拘急，甚至手足抽搐震颤、角弓反张等，自然有失健美。

（2）肝开窍于目，其华在爪

《黄帝内经》认为，五脏六腑之精气皆注于目，因此眼睛与五脏六腑都有内在联系，但肝与目关系更为密切。眼睛只有得到肝血的充分滋养，才能水汪汪，脉脉含情又盈盈含露。

此外，肝血的盛衰，可影响爪甲（指甲和趾甲的通称）的荣枯。肝血充足，则爪甲坚韧明亮，红润光泽。若肝血不足，则爪甲软薄，枯而色夭，甚则变形脆裂。

由上可知，肝脏功能出现病理变化，便会在许多方面影响人体的美感，所以女人一定要养护好自己的肝。这样才能让自己时刻保持美丽的面容，优雅的姿态，健康的身心。

2. 用好肝经，让肝气畅通

凌晨1～3点是肝经的气血最旺的时候，这个时候人体的阴气下降，阳气上升，所以应该安静地休息。另外，一个养肝气的方法就是按摩肝经上的太冲穴（在脚背上大脚趾和第二趾结合的地方，足背最高点前的凹陷处），那些平时容易发火着急，脾气比较暴躁的女性要重视这个穴位，每天坚持用手指按摩太冲穴2分钟，至明显酸胀感即可，用不了一个月就能感觉到有明显的好转。

另外，再给女性朋友们推荐一个方法：用手掌直接按摩你的肝脏部位，或者按摩两肋。力度要较大，可以以打圈的方式进行。每次10分钟，每周3次。可以疏肝解郁，行气活血，对于因为情志不舒和肝气郁结所造成的斑点极为有效。

3. 饮食养肝

养肝的食物有蛋类、瘦肉、鱼类、豆制品、牛奶等，它们不但能提供肝脏所需的营养，而且能够减少有毒物质对肝脏的损伤，帮助肝细胞的再生和修复。春季养肝宜多吃一些温补阳气的食物，例如，葱、蒜、韭菜是益肝养阳的佳品，菠菜舒肝养血，宜常吃。大枣性平味甘，养肝又健脾，春天可多吃。

4. 注重精神调摄

肝主升发阳气，喜条达疏泄，恶抑郁。要想肝气畅通首要一条必须重视精神调养，注意心理卫生。如果思虑过度，日夜忧愁不解，则会影响肝脏的疏泄功能，进而影响其他脏腑的生理功能，导致疾病滋生。例如，春季精神病的发病率明显高于其他季节，原有肝病及高血压的患者在春季会加重或复发。所以，女性在春季尤应重视精神调摄，切忌愤怒。

养肝护肝，女人养生的关键

中医观点认为，好女人是用血养出来的，没有了血，女人的幸福就是无米之炊。事实上，女性的肝作为身体的大血库，先天就比男人要脆弱得多。而且，女性天生敏感，容易思虑过多，所以很容易伤肝。因此，好好养肝护肝，是女性获得健康幸福的王道。

女人每个月都要来月经，也就是每月都要失去一部分血，流产、生小孩也要大量地流血，当了妈妈以后，需要哺乳，而乳汁也是由体内最优质血液的精华凝练而成的。女性都爱哭，眼泪也是血液化生的。所以说，不论是从女性的生理特点来看，还是从其心理特点来看，女人的一生，都在大量地流失血液，所以中医强调："女子以养血为本。"

一般来说，女性肝脏缺血的话，就会出现皱纹早生、面色枯黄、唇甲苍白、头晕、眼花、乏力、心悸等症状，并且会老得很快。或者，有的女性会觉得四肢麻木，出现月经量少，甚至出现闭经现象。

女性大多心思细腻，多愁喜怒，这样的心理特点，使女性较男性而言更容易肝气郁结。在五行理论中，肝属木，脾属土，木克土，脾土归肝木管辖，也就是说肝是脾胃的直接上司。正常情况下，它们各司其职，相安无事。但当我们生气或郁闷的时候，就容易肝气过旺或肝气郁结，这时肝就会把所受的气全部撒在它的下属脾胃身上，从而造成肝旺脾虚。

相信很多女性朋友都曾有过生气吃不下饭的经历，其实，这是因为女性在生气的时候肝气郁结，肝把气全都撒在脾胃上了，脾胃受了委屈，没精神干活，人就不想吃饭了。所以，女人生气时不想吃饭是身体的一种本能反应。只要让其肝气畅通了，脾胃的气顺，就会想吃东西了。

除此之外，肝气郁结还会让女性乳房胀痛、月经不调，甚至患上子宫肌瘤；眩晕、腹泻、反胃、呕吐、打嗝、腹部胀痛、便秘等脾胃系统的疾病也会找女性朋友们的麻烦。下面我们就来具体给女性朋友分析一下肝不好，其身体可能出现的一些症状，以便大家在生活中自我检查，如果有下述的症状出现就要审视一下是不是你的肝出问题了：

（1）额头两边长痘痘，毛孔粗大。

（2）月经量变得越来越少，甚至闭经，严重的还会出现子宫和卵巢萎缩。

（3）皮肤发暗，就像白纸上撒了一层灰尘一样，并且两眼发干、发涩，看东西不清楚或夜盲症等，就说明你肝的藏血功能不足，使眼睛所需的营养供不上了。

疏肝理气，女人的精力才会更旺盛

在中医看来，肝脏在人体中的地位就相当于是一个国家的将军，将军是主管军队，是力量的象征。清代医学家周学海在《读医随笔》中说："医者善于调肝，乃善治百病。"由此，我们可以看出肝对人体健康具有总领全局的重要意义，当然，女性也不例外。

中医认为，女性若情志不遂，肝木失于条达，肝体失于柔和，以致肝气横逆、郁结，就会呈现种种病变。此时，应该适当疏肝理气，帮助恢复肝脏功能的作用。一般来说，女性肝气郁结表现为两肋胀痛，胸闷不舒或恶心呕吐，食欲不振，脘腹胀满，肠鸣腹痛，月经不调，乳房胀痛，痛经等。

总之，肝脏统领健康全局，肝脏出了问题其他器官就会跟着"倒霉"，所以女性朋友们必须要加强对肝脏的护养，注重疏肝理气，才能保证精力旺盛。下面给女性朋友们介绍几种有助于疏肝理气的食物，大家可适当食用：

（1）莲藕：藕能通气，能健脾胃顺气。

（2）萝卜：擅长顺气健胃，浊冷消痰。以青萝卜疗效最好，红皮皂口者次之，如胃冷的女性，可以添排骨、牛肉等炖萝卜汤吃。

（3）山楂：善于顺气活血、化食消积。但食用要适量，胃酸过多的女性慎用。如果是血瘀体质，可以山楂煮红糖水，可以补血解郁。

（4）玫瑰花：玫瑰花有亲肝理气，宁心安神的功能，可用玫瑰花泡茶饮。

（5）合欢花：解郁安神。用于心神不安，忧郁失眠。

肝血不足，女性就容易脾气大或抑郁

中医理论认为，肝脏气血充足的女人，眼睛有神、头发茂盛、指甲光泽坚韧、情绪饱满、动作灵活、睡眠质量好；肝脏气血不足的女人，两眼干涩，头发枯黄，指甲发白、容易折断，皮肤干、没有光泽，失眠多梦，脾气很大或者抑郁等症状。

肝是藏血的，一般来说，当女性朋友们肝血充足的时候，就会觉得非常舒适，这就好比水量充足，森林就茂密，而一旦缺水，树木就会枯竭。但如果肝血虚了，肝气不能条达舒展，女性朋友就会容易脾气大、皮肤变干、脸上也没有光泽，精神憔悴，看上去比实际年龄要大很多。这也就是很多脾气不好的女性看起来比同龄人要老的主要原因。

既然如此，那么，女性朋友们应该怎么给自己补充肝血呢？在下午5～7点，也就是肾经阳气最旺盛的时候，好好按揉肾经的原穴太溪和肝经的原穴太冲，就能补充肝血。坚持此法一个月后，女性朋友们会变得越来越水灵的，而这是因为太溪、太冲是养肝血的根本方。加味逍遥丸是养肝血、解肝郁的妙药，六味地黄丸能滋水补肾。

此外，抑郁或者烦躁的女性，也可以揉太溪和太冲两个穴位。如果兼有郁闷、着急上火等肝郁现象，就可以配合加味逍遥丸和六味地黄丸，一边解肝郁，一边养肝阴、养肝血。等到肝郁减轻后，改服归芍地黄丸，以养肝阴肝血。现在生活压力大，很多女性都有不同程度的肝郁和肝血不足。只要利用这个简单的办法，就可以自己解决肝郁和肝血不足的问题了。

另外，保持好的心情，人情练达，也有助于扶助肝阳。因为肝是一个情绪器官，对精神有直接影响，肝血一旺，肝气一舒，整个精神面貌就会焕然一新，因此，在日常生活中，女性朋友们应该尽量保持愉快的心情。

女性疏肝解郁，就找柴胡帮忙

《红楼梦》第八十三回"省宫闱贾元妃染恙，闹闺阃薛宝钗吞声"中写道，一贯娇弱的黛玉又病了，王太医给黛玉诊过脉后说是："六脉皆弦，因平日郁结所致。"又说："这病时常应得头晕，减饮食，多梦，每到五更，必醒个几次。即日间听见不干自己的事，也必要动气，且多疑多惧。不知者疑为性情乖诞，其实因肝阴亏损，心气衰耗，都是这个病在那里作怪。不知是否？"紫鹃点点头，向贾琏道："说得很是。"然后，王太医就给黛玉开了一副疏肝解郁的方子，方子中就有柴胡。

王太医方中的柴胡，又分为北柴胡、南柴胡、软柴胡、醋柴胡，是伞形科植物北柴胡和狭叶柴胡的根。始载于《神农本草经》，被列为上品。历代本草对柴胡的植物形态多有记述。如《本草图经》记载："（柴胡）今关、陕、江湖间，近道皆有之，以银州者为胜。二月生苗，甚香，茎青紫，叶似竹叶稍紫……七月开黄花……根赤色，似前胡而强。芦头有赤毛如鼠尾，独窠长者好。二月八月采根。"

其中，北柴胡又名硬柴胡，药材质较坚韧，不易折断，断面为木质纤维性，主要产于辽宁、甘肃、河北、河南等省。狭叶柴胡的根又名南柴胡、软柴胡、香柴胡，药材质脆，易折断，断面平坦，气微香，主要产于湖北、江苏、四川等省。炮制时需切短节，生用、酒炒或醋炒。

中医认为，柴胡性凉、味苦、微寒，入肝、胆二经，具有和解退热、疏肝解郁、升举阳气的作用，常用以治疗肝经郁火、内伤胁痛、疟疾、寒热往来、口苦目眩、月经不调、子宫脱垂、脱肛等症。《本草纲目》记载其"治阳气下陷，平肝胆三焦包络相火"。《神农本草经》则说其"去肠胃结气，饮食积聚，寒热邪气，推陈致新"。黛玉平日肝气郁结，脾胃不健，故用黑逍遥，用鳖制柴胡，养肝阴，疏肝郁，抑制柴胡升提之性，可谓用药精当。但肝阳上亢、肝风内动、阴虚火旺及气机上逆者忌用或慎用。

下面这款柴胡粥女性朋友们不妨尝试一下，可以起到疏肝解郁的效果。

材料：柴胡10克，大米100克，白糖适量。

做法：将柴胡择净，放入锅中，加清水适量，水煎取汁，加大米煮粥，待熟时调入白糖，再煮一、二沸即成。

用法：每日1～2剂，连续3～5天。

功效：和解退热，疏肝解郁，升举阳气。适用于外感发热、少阳寒热往来、肝郁气滞所致的胸胁乳房胀痛、月经不调、痛经、脏器下垂等。

女性养肝血，食疗、按摩加睡眠

中医建议，女性若是想养护肝脏，可以选择饮食调养的方法，比如多吃些韭菜等温补阳气的食物。韭菜又叫起阳草，含有丰富的营养物质，春天常食韭菜，可增强人体脾胃之气。此外，荞麦、荠菜、菠菜、芹菜、莴笋、茄子、马蹄、黄瓜、蘑菇等，这些食物均性凉味甘，女性常食，可以润肝明目。而适时服用银耳之类的滋补品，能润肺生津、益阴柔肝；常饮菊花茶，可以平肝火、祛肝热；少吃酸味、多吃甘味的食物以滋养肝脾两脏，对女性防病保健大有裨益。

除此之外，还有一个绝妙的方法就是每天按揉太冲、鱼际和太溪3个穴位，每穴3分钟。具体步骤是：早晨起床后先按揉肝经上的太冲穴，肺

鱼际穴、太冲穴、太溪穴

经上的鱼际穴和肾经上的太溪穴3分钟；晚上临睡前用热水泡脚，然后依次按揉鱼际、太冲和太溪穴，每次每穴3分钟，再加按肺经上的尺泽穴。

养好肝还要注意时辰养生法。凌晨1~3点是肝经值班的时间，这个时段是肝脏修复的最佳时间，我们的思维和行动都要靠肝血的支持，废旧的血液需要淘汰，新鲜血液需要产生，这种代谢通常在肝脏气血最旺的丑时完成，而且这个时候人体的阴气下降，阳气上升，所以女性朋友们一定要配合肝经的工作，好好地休息，让自己进入深度睡眠的状态，只有这样才能够使肝气畅通，让人体气机生发起来。另外，虚火旺盛的女性在这个时候熟睡，还能够起到降虚火的作用。

在十二生肖中，丑对应的是牛，牛是一种很有力量、很有韧性的动物，人开玩笑时就经常说一个人"很牛气"，但牛也很温和谦虚，这就是丑时的特征。这个时段体内的阳气比子时更加壮大，但并不会一味地生发上去，此时当令的肝经有主藏血的功能，能起到收敛的作用。这也是中国文化的精妙所在，所谓一物降一物，有生发就要有收敛，有生长就要有收藏，不会出现过犹不及的情况。同样的道理，女性朋友们在丑时也一定要休息好，最好处于熟睡状态，这样才能好好养肝血。

虽然睡觉养肝对大多数女性来说是再简单不过的事，但是对于一些需要参加应酬的职业女性来说，这个时候可能正在陪客户谈生意，精神正处于高度紧张或兴奋的状态，根本不可能睡觉，这就使得肝脏不得不继续输出能量来支持其思维和行动，导致新陈代谢无法完成，这是非常伤肝的。所以丑时经常无法睡觉的女性大多面色黄灰，神情倦怠并且急躁。现在有一些女性之所以会患上乙肝、脂肪肝等疾病，就是因为在丑时不注意养肝。

因此，无论如何，女性朋友们都要在丑时让自己进入深度睡眠，这样才可以帮助养肝和净化血液。

平肝降压，养血补虚——芹菜好处多多

芹菜，有水芹、旱芹两种，功能相近，药用以旱芹为佳。旱芹香气较浓，又名"香芹""药芹"。芹菜是高纤维食物，常吃芹菜，对人体十分有益。许多女性喜欢吃芹菜，主要是因为它有很好的减肥作用：它能帮助体内脂肪燃烧，它含有有效的利尿成分，能消除体内水钠潴留，利尿消肿。

其实，芹菜不仅具有很好的减肥功效，还是女性平肝降压的法宝。春季要想舒肝散热，芹菜是首选食材。因为中医认为，芹菜味辛微甘、性凉，有平肝安神、清热透疹之功效，还可治麻疹（初期）、肝阳上亢、失眠多梦等。因此，女人常吃芹菜可平肝解热，还可以有效预防春困，让人体神清气爽。

芹菜还有降血压的功效，因为芹菜含酸性的降压成分。血管灌流，可使血管扩张；用主动脉弓灌流法，它能对抗烟碱、山梗菜碱引起的升压反应，进而起到降压作用。临床对于原发性、妊娠性及更年期高血压均有效。

芹菜还有养血补虚的功效。这是因为芹菜含铁量较高，能补充女性经血的损失，

食之能避免皮肤苍白、干燥、面色无华，而且可使目光有神，头发黑亮。

此外，从芹菜子中分离出的一种碱性成分，有利于安定情绪，消除烦躁，对人体能起安定作用。因此，女人感到肝火旺盛、情绪暴躁时，可适当吃点芹菜来平复情绪。

虽然芹菜有如此多功效，但其功效也不是随意就可获得的，而必须通过适当的食用方法才会为人体所获取。下面为女性朋友介绍几种芹菜的家常做法：

1. 芹菜炒干丝

材料：芹菜250克，豆干300克，葱白、生姜各适量。

做法：芹菜洗净切去根头，切段；豆干切细丝，葱切段，生姜拍松；炒锅置旺火上，倒入花生油，烧至七成热，下姜葱煸过加精盐，倒入豆干丝再炒5分钟，加入芹菜一齐翻炒起锅即成。

功效：本菜鲜香可口，具有降压平肝，通便的功效，适用于高血压，大便燥结等病症。

2. 芹菜拌核桃

材料：芹菜250克，核桃仁50克。

做法：将芹菜切成细丝，放入开水锅内氽后捞出放入盘中，放上洗净的核桃仁及少许精盐、香油拌匀即成。

功效：具有润肺、清热、定喘的作用。

3. 芹菜粳米粥

材料：芹菜40克，粳米50克，葱白5克。

做法：锅中倒入花生油烧热，爆葱，添米、水、盐，煮成粥，再加入芹菜稍煮，调味精即可。

功效：具有清热利水的功效，可作为高血压、水肿患者的辅助食疗品。

4. 芹菜煲红枣

材料：芹菜200～400克，红枣50～100克。

做法：一同放入汤锅中煲汤，分次服用。

功效：除可治疗高血压外，还可治疗急性黄疸型肝炎，膀胱炎等症。

5. 芹菜小汤

材料：芹菜150克，奶油50毫升，牛奶150毫升，面粉食盐适量。

做法：芹菜用150毫升水煮开，并将食盐、奶油及2匙面粉调入牛奶内，一并倒入芹菜汤中，一滚即成。

功效：清淡适口，鲜香开胃，具有益胃养阴，止血通淋的功效。

6. 鲜芹苹果汁

材料：鲜芹菜250克，青苹果1～2个。

做法：将鲜芹菜放入沸水中烫两分钟，切碎与青苹果榨汁。每次1杯，每日2次。

功效：能降血压，平肝，镇静，解痉，和胃止吐，利尿。适用于眩晕头痛，颜面潮红，精神易兴奋的高血压患者。

想养肝,就别发"大小姐"脾气

肝火旺是一种中医术语,早已经被大众所认知。现实生活中,经常听到人们这样形容一些女性:你还真发火啊,看看你吼得脸都红了,跟关公似的。为什么这些女性发"大小姐"脾气、动怒发火的时候脸会红呢?

在中医学看来,女性动怒发火大多是因为肝火旺盛。肝火实际上是肝阳旺盛的表现形式,是肝的阳气亢盛表现出来的热象,因而在脸部会出现面红、目赤等症状。结合肝火旺就爱生气的情况来看,女性在生气或者发生严重的争执时,一般会出现所谓的"脸红脖子粗"的情况。

肝火旺盛的女性一般会有以下症状:口干舌燥、口苦、口臭、头痛、头晕、眼干、睡眠不稳定、身体闷热、舌苔增厚等。这个时候的调理一般以疏肝降火为原则,可用天麻钩藤饮加减。

材料:天麻、栀子、黄芩、杜仲、益母草、桑寄生、夜交藤、朱茯神各9克,川牛膝12克,钩藤12克,石决明18克。

用法:水煎服。

功效:平肝息风,清热活血,补益肝肾。

事实上,女性肝火旺不仅仅容易生气或者说"红脸话",其精力也比较旺盛,她们往往有熬夜的习惯,不管是熬夜玩游戏还是看电视等,总有一种夜越黑越精神的感觉,所以,失眠是她们最为典型的表现。其实,她们肝火旺盛多是自己造成的,是生活没有规律、心情不好等导致的。所以,要预防肝火旺,女性朋友除了借助一些简单的药材或食物来帮助清火和降火外,还需要保证拥有充足的睡眠,让心情放松。

吃药、喝茶帮女性熄灭肝火

现如今,女性患高血压的越来越多,其中属于肝火旺、肝阳上亢的最多见。肝火旺是高血压的重要起因,特别是北方人。北方女性一般比南方女性要高大一些,脾气急,脸红脖子粗的,容易口苦,两肋发胀,舌头两边红。她们吃盐多,口重,容易造成血管硬化。

人的血管硬化能从脉上摸出来,一般是很紧的弦脉,像琴弦一样,好像很有劲,特别是春天,更明显。中医认为,春天是肝的季节,因为其特点在春天都会被放大。其实,真正有力气的脉,一开始摸上去并不那么生硬,而是很柔和,而那种绷得很紧的脉,大多是血管硬化而不是身体硬朗。

春天是万物复苏之季,人体的火力从冬天的潜藏变成了春天的升发,肝火借此时机更容易萌动,属于肝阳上亢的脑血管疾病在三四月份也是高发期,所以专门收治此类病人的神经内科在此时总是人满为患。脉象弦的女人,脾气一般也特急,经常为点小事就面红耳赤,头脑发胀,眼睛会充血,很容易就急红眼。

女人普遍在四五十岁时动脉开始硬化,每过1年血管都要狭窄一些,幅度在

1%～2%。如果生气着急，可能在短短1分钟内动脉就能显著变窄，比长年累月的慢性积累快得多！确实能出现"气死人"的悲剧，且都发生在肝火旺的女人身上。

肝火旺的高血压，其早期没有到阴虚的程度，治起来相对容易，吃清肝火的药就行，泻肝火等于是在降血压。若选择中药，像龙胆泻肝丸、当归龙荟丸、脑立清、天麻钩藤饮之类的中成药，都适合因肝火引起的高血压，去火的本事都十分了得。当然，你的高血压如果不是火真的很盛，用这类药还是要特别谨慎的。

如果属于肝阳亢的高血压尚不严重，喝枸菊清肝茶或者苦丁茶都可以替代药物，这两种茶是春天最好的饮料，可以清泻春季旺盛的肝火。

需要注意的是，即便是有肝火，苦丁茶也不要太浓，因为苦丁茶性质苦寒，多喝或者久喝会伤胃气。枸菊清肝茶就比较平和了，枸杞和菊花在一般超市就能买到。买菊花时要分清白菊花、黄菊花和野菊花。白菊花性质甘凉，可以经常喝。坐办公室的女性，如果不爱喝茶或喝茶怕睡不着可以改泡白菊花。黄菊花就不适合长期喝了，因为它的性质是苦的，去火的效果比白菊花强，所以最好是有火时再喝，相对平时还是白菊花好。至于野菊花，寒的性质就更明显了，不适宜长期当茶喝。如果你因为肝火太盛，患上了红眼病或是长了麦粒肿，可以把野菊花泡在杯里，用水的蒸汽熏眼睛，每次熏15分钟，通过黏膜吸收野菊花的清热功效。

当然，女性朋友们不是什么情况下都可以喝苦丁茶来灭肝火的，比如下面两种情形下就不宜喝。

（1）女性若总感到手脚不温、畏寒怕冷、平时不敢吃冷东西、大便很少成形，可以适当多吃羊肉、桂圆之类温热食物来纠正虚寒体质，如果喝苦丁茶，则会加重腹痛、腹泻的虚损症状。

（2）女性若得了风寒感冒，怕冷、无汗、鼻流清涕时，也不适合喝苦丁茶，这时候适宜喝姜茶，用姜驱寒气，苦丁茶的苦寒会加重这种类型的感冒。

血海和足三里让女人的肝血不再虚

健康的身体是每个人永远追求的目标，但现实生活中往往由于某些原因，导致很多女性朋友无法实现这个梦想，其中最大的敌人便是肝血虚。女性一旦肝血虚，就会出现面容憔悴、头昏眼花、心悸失眠、手足发麻、脉细无力等症状，如不及时治疗，还会让疾病乘虚而入，引发各种肝胆上的大病，威胁身体健康。

那么，怎样才能帮助女性补肝血，令其不再虚呢？答案很简单，利用血海和足三里两个穴位。

血海穴属足太阴脾经，屈膝时位于大腿内侧，髌底内侧上2寸，股四头肌内侧头的隆起处，是治疗血症的要穴，具有活血化瘀、补血养血、引血归经之功。

每天白天9～11点刺激血海穴最好，因为这个时间段是脾经经气旺盛的时候，人体阳气处于上升趋势，所以直接按揉就可以了。每侧3分钟，力量不要太大，能感到穴位处有酸胀感即可，要以"轻柔"为原则，晚上9～11点再进行艾灸。

足三里穴属足阳明胃经穴，在小腿前外侧，当犊鼻下3寸，距胫骨前缘一横

血海穴、足三里穴

指（中指）。

中医认为，只要按照正确的方法刺激这两个穴位，就可以使肝脏祥和，气血生辉。

具体操作方法：每天中午饭前和饭后按揉两侧血海2分钟，最好交替进行，饭后按揉两侧足三里3分钟；晚上9~11点分别艾灸血海和足三里，每穴10分钟，根据每个人的耐热程度不同，以能感觉到皮肤发热但不烫为度，艾灸后喝一小杯温开水以补充流失的水分。

如果能长期坚持，女性朋友们的肝脏就不会出现大问题，会气血充足，且肝上的病症也可以得到缓解和好转。

当然，除了利用上述两个穴位外，肝血虚的女性在饮食上，要多吃具有补血、养血功效的食物，如桑葚、黑木耳、菠菜、胡萝卜、猪肉、羊肉、牛肝、羊肝等，还要经常参加体育锻炼，去郊外踏青呼吸新鲜空气，活动筋骨以强身健体。

酸味食物是女性秋季保肝美容的首选

许多女性都有过这样的经历：当自己感觉心情抑郁或情绪暴躁时，吃点醋、梅子、山楂、柠檬等酸味食物，往往会感觉好许多。这是因为酸味食物能够益肝养胃，生津止渴。有实验证明：肝火旺盛的女人在办公室里放上一瓶梅子，每天吃几颗，不仅可以解馋，滋养肝脏，帮助脾胃消化，还能保持心境的平和和心情的愉快。

中医说"酸养肝"，在五脏与五味的关系中，酸味入肝，具收敛之性。秋属金，肺气旺，味属辛。按照中医五行生克理论，为了防止肺金气盛行时肝木被克，适当增加肝的"抵抗力"是当务之急。因此，中医认为"当秋之时，饮食宜减辛增酸以养肝气"。就是说酸性食品能涵养肝脏，因此女人在秋天应该减少辛味平抑旺盛的肺气，增加酸味护养肝气。

此外，酸味食物还有促进消化和保护肝脏的作用，常吃不仅可杀灭胃肠道内的病菌，还有防感冒、降血压和软化血管的功效。以酸味为主的番茄、山楂、橙子等食物均富含维生素C，可防癌抗衰老，防止动脉硬化，也具有美容增白的作用，女性朋友养肝护肝的过程中可以适当选食。

但要注意的是，适量的酸味可以助肝气，但如果本身已亢奋的肝再摄入过量的酸味，反而会造成肝气过旺，根据中医五行学说势必伤及脾胃，会导致脾胃的消化、吸收功能下降，影响人体的健康。正如《遵生八笺》所说："增酸养肝，勿令极饱，勿令壅塞。"

下面具体为广大女性朋友推荐两款有利于养肝美容的食疗方：

1. 橙子草莓果汁

材料：橙子 1 个，草莓 250 克，蜂蜜、葡萄各适量。

做法：橙子切成两半榨汁，取汁液备用。草莓洗净后去蒂，然后与橙子汁一起放入果汁机里榨汁，最后放入蜂蜜、葡萄搅拌均匀即可。

功效：增强抵抗力，提神养颜。

2. 香油拌菠菜

材料：菠菜、香油各适量。

做法：将新鲜菠菜洗净，放入煮沸的水内，焯 2 分钟，捞出，控干水后，放入凉开水中浸 2 分钟，捞出后，用手挤去水，切段，加入香油，拌匀即可食用。

功效：防治女性面部蝴蝶斑。

女性保肝离不开中草药膳

如果女人发现自己有长期面色萎黄、指甲色浅淡、视力减退、失眠多梦、心惊易惊、月经量少且色淡甚至闭经等症状，多是"肝血虚"的症状，这主要是由于女人脾胃功能差或因特殊原因导致失血过多引起的，而影响到肝主的目、筋、指甲的功能。这时，女人除了要在饮食上少量多餐，避免过于油腻，以免伤害肠胃之气，还可食用一些养肝的药膳。

下面，我们就为广大的女性朋友推荐几款保肝润肺的药膳：

1. 黑豆小麦煎

材料：黑豆 30 克，浮小麦 30 克。

做法：两物同煮煎，去渣即成。

功效：祛风清头目，益肝养心气，适用于因风热上扰而心肝血虚，以致引起头目眩晕、多汗心悸、烦躁不宁的女性。

2. 羊肝粥

材料：羊肝 50 克，白米 50 克。

做法：羊肝切碎，如常法煮米做粥，临熟入羊肝，煮熟调匀。

功效：补肝虚，明目，适用于患有眼疾的女性。

3. 当归肝

材料：当归 10 克，羊肝（或猪肝）60 克。

做法：当归与肝同煮，肝熟后切片。

功效：养血、益肝、明目，适用于因肝血不足而引起的头目昏眩、两眼视物模糊，或是夜盲，或不能久视，两目经常疼痛但不红赤的女性。

4. 枸杞蒸全鸡

材料：母鸡约 1000 克，枸杞子 30 克，调料少许。

做法：枸杞子放入鸡腹内加调料后隔水蒸 2 小时，分 2~3 次食用。

功效：适用于手足心热、盗汗、头昏目涩、腰膝酸软、舌红苔少等症的肝肾阴亏型女性。

5. 陈皮鸭

材料：鸭 1 只，陈皮 10 克，淮山药 10 克，调料少许。

做法：将鸭煮熟后，加入调料、陈皮丝、淮山药再煮 15 分钟即可，分 2~4 次食。

功效：适用于有恶心嗳气、食欲不振、肝区胀痛、大便溏薄等症状的肝郁脾虚型女性。

6. 宫廷冰糖银耳羹

材料：银耳 30 克，红樱桃脯 20 克，冰糖适量。

做法：

（1）将银耳用温水浸泡，待银耳发开后取出，去掉耳根，洗净放入碗中，上笼蒸片刻取出；

（2）将汤锅洗净，置微火上，加清水放入冰糖，溶化后，放入樱桃脯，再移置旺火上烧沸，起锅倒入银耳碗内即成。

用法：每日早晚各 1 碗，可多食。

功效：可助女性滋养肝肾、补气和血、强心壮志、补脑提神、美容嫩肤、延年益寿。

女性春季靠什么护肝

很多女性朋友在春天的时候总是心烦气躁，春天万象更新的勃勃生机似乎一点也没影响到她们，相反，她们心里老像憋着一团火，老想跟别人吵架，搞得男朋友或老公都对其避而远之。其实，也不怪她们，这都是肝失所养，肝火太旺所致其肝气不疏、肝郁气滞才老是想发火。

像遇到这种肝出问题的情况，女性朋友应该多吃养肝温补阳气的食物。春季宜适当吃些温补阳气的食物。李时珍在《本草纲目》中引《风土记》主张"以葱、蒜、韭、蓼、蒿、芥等辛嫩之菜，杂和而食"。除了蓼、蒿等野菜现已较少食用外，葱、蒜、韭可谓是养阳的佳蔬良药。此外，从以下几点出发也可以起到很好的养肝护肝的作用。

1. 多吃新鲜蔬菜

冬季普遍摄入维生素和矿物质不足，会引发口腔炎、口角炎、舌炎、夜盲症和某些皮肤病等。因此进入春季，女性要多吃新鲜蔬菜，如菠菜、荠菜、芹菜和油菜等。千万不要以为水果可以代替蔬菜。

2. 吃甜少酸

春季肝气旺，会影响到脾，容易出现脾胃虚弱病症。多吃些甜食，能加强脾的功能。如果此时女性摄入过多的酸味食物，会导致肝功能偏亢，所以可以适当食用大枣、红糖、胡萝卜、洋葱、芹菜和韭菜等。

3. 补充热量抗春寒

春寒料峭，人体要消耗一定的能量来维持体温，所以早春时节，女性饮食应以高热量、高蛋白的食物为主。除了谷类外，应选用黄豆、芝麻、花生、核桃和杏仁等食物，鸡蛋、鱼、虾、兔肉和豆制品等食物能增强耐寒力。

4. 抗病毒食物防感染

春季，细菌、病毒开始繁殖，女性朋友们应选择有抗病毒功效的食物。油菜、辣椒、小白菜、菠菜、胡萝卜、南瓜、豆类、蛋黄和水果等都可以帮助女性提高自身的免疫力。

肝在中医五行当中属木，它的功能就像树木生长时的情形，春天草木萌发，焕发生机，正是肝气最足、肝火最旺的时候。这时候，女性最容易生气发火。如果再不注意休息，就会严重影响自己的健康。另外，肝胆相表里，肝脏的火气要借助胆经的通道才能往外发，所以很多女性会莫名其妙地感到口苦、肩膀酸痛、偏头痛、乳房及两肋胀痛、臀部及大腿外侧疼痛。这时按摩一下肝经上的太冲穴，就可以达到止痛的效果。因为出现上述疼痛的地方就是胆经的循行路线，通过胆经来抒发肝之郁气最为顺畅。

春天阳气萌生，肝火旺盛，人体的阳气开始不断地往外宣发，皮肤毛孔也舒展开，这时便很容易感染风寒，因此很多女性会染上咳嗽病，尤其是夜里咳嗽不止。这是因为肺属金，正好可抑制肝火（肝属木）的宣发（金克木），但春天是木旺之时，肝气最强大，任谁也抑制不了，于是就出现了"木火刑金"的情形。此时肺脏外有风寒束表，宣发功能受阻，内有肝火相逼，火气难发，于是只有借咳嗽来排解内火和外寒。所以女人在春天千万不能为了漂亮而少穿衣服，否则着凉了会久咳不止。

此外，春天时，女性还容易有其他症状产生。比如，有的女性经常会腿抽筋，有的经常会腹泻，有的则经常困倦，这又是一种情形，就是"肝旺脾虚"。五行中肝属木，脾属土，二者是相克的关系。如果肝气过旺，导致气血过多地流注于肝经，脾经就会显得虚弱，脾主血，负责运送血液灌溉到周身，脾虚就会生血不足，导致运血无力，造成以上诸多症状。这时候女性朋友也不必过于担心，可以适当服用红枣、山药薏米粥以健脾养血，只要脾血足了，肝脾之间也就平和无偏了，上述症状自然可以得到缓解。

大蒜虽"臭"，却是女性保肝的上佳选择

说起大蒜，有人爱，有人恨。爱的是大蒜能让食物更加美味可口，恨的是大蒜的气味过于浓烈，使得人在吃蒜后口腔内会有一股强烈刺鼻的味道，很多女性说是"臭味"，影响和他人的交流。其实，在吃完大蒜后喝一杯咖啡、牛奶或绿茶，都可以起到消除口气的作用。还可以嚼一些绿茶叶，效果更好。平时准备些口香糖，

也可以在吃完大蒜后派上用场。

更重要的是，大蒜有很好的保健作用，尤其是对肝脏有很好的保护作用。因此，为了肝脏健康，女性也要多食用大蒜。

现代医学研究表明，大蒜能诱导肝细胞脱毒酶的活性，可以阻断亚硝胺致癌物质的合成，从而预防癌症的发生。同时大蒜中的锗和硒等元素还有良好的抑制癌瘤或抗癌作用。大蒜有效成分具有明显的降血脂及预防冠心病和动脉硬化的作用，并可防止血栓的形成。

紫皮大蒜挥发油中所含的大蒜辣素等具有明显的抗炎灭菌作用，尤其对上呼吸道和消化道感染、真菌性角膜炎、隐孢子菌感染有显著的功效。而且，大蒜中含有一种叫硫化丙烯的辣素，其杀菌能力可达到青霉素的1/10，对病原菌和寄生虫都有良好的杀灭作用，可以起到预防流感、防止伤口感染、治疗感染性疾病和驱虫的功效。

从上述大蒜的诸多功效可以看出，长期使用大蒜对身体的保健有很多益处。所以，民间才会有"四季不离蒜，不用去医院"的说法。当然大蒜也不是没有坏处，《本草纲目》里记载："大蒜味辛性温，辛能散气，热能助火，伤肺、损目、昏神、伐性"。《本草经疏》告诫人们："凡脾胃有热，肝肾有火，气虚血虚之人，切勿沾唇。"

总之，大蒜对人体健康的利远远大于害。所以，中医建议女性朋友们春天吃蒜祛风寒，夏季食蒜解暑气，秋天吃蒜避时疫，冬天食蒜可以暖胃肠，长期坚持食蒜可增强其免疫力，减少生病机会，也就可以少去医院了。

吃蒜最好的方式是生吃，或是做成蒜头油食用，具体做法是准备1∶1的蒜头以及食用油，将蒜头剁碎微波加热，淋上180℃的热油放置半小时。有实验证明，蒜头油可以降低三成的胆固醇以及四成的三酸甘油酯保护肝脏。注意，做蒜头油时使用的油最好是橄榄油，它可以稳定蒜素的成分。

但女性需要注意的是，吃大蒜并不是吃得越多越好。每天1次或隔天1次即可，每次吃2～3瓣。因为大蒜吃多了会影响B族维生素的吸收，会对眼睛有刺激作用，容易引起眼睑炎、眼结膜炎。另外，大蒜有较强的刺激性和腐蚀性，不宜空腹食用，胃溃疡患者和患有头痛、咳嗽、牙疼等疾病时也不宜食用大蒜。

新鲜的湿蒜味道温和有甜味。

每天一杯三七花，女性保肝全靠它

如果女性常常生气，还常常出现胸闷、心烦、容易发怒、头痛头晕、眼睛发红、牙痛或牙龈红肿、耳鸣、口干口苦、小便黄、大便干等症状，这多是"肝火上炎"导致"气郁化火"。这时，女性可给自己来一杯三七花茶。三七花水清澈，绿中稍带黄色，看上去像是西湖的龙井茶，但是放到嘴边闻一闻，又似乎有参茶的味道，还略带草香，细细地品一口，甘苦回甜，口中充满了清爽甘甜的感觉，能让女人烦恼的心情渐渐平静下来。

三七花具有保肝明目，降血压，降血脂，生津止渴，提神补气之功效。三七花茶的制作方法也很简单：选用干燥的三七花花蕾 5～10 朵，用滚烫的开水冲泡，第一泡先不要喝，用水除去花中的杂质，接下来泡茶的时候，可以适量加入一些蜂蜜。反复冲泡过的三七花可以放在嘴里咀嚼后吃掉，或者是储存在冰箱里，等炒菜炖肉的时候放入一些，能够起到活血化瘀的作用，这样，先泡水，再食用，使得三七花的养生功效得到了充分运用，还很环保。

女性每天一杯三七花，不仅保肝，而且可治疗多种疾病：

（1）高血压病：将三七花、槐花、菊花各 10 克混匀，分 3～5 次放入瓷杯中，用沸水冲泡，温浸片刻，代茶饮用。

（2）急性咽喉炎：将三七花 3 克与青果 5 克，盛入瓷杯中，冲入沸水泡至微冷时，可代茶饮。每日按此比例泡 3 次饮用。

（3）清热、平肝、降压：将三七花 10 克揉碎，用开水冲泡，代茶饮。

（4）眩晕：将三七花 10 克与鸡蛋 2 枚同煮至熟，捞出蛋敲碎壳，再次放入煮至 30 分钟，食蛋饮汤，可分两次食饮。

（5）耳鸣：将三七花 5～10 克与酒 50 克混匀，入锅中放水煮沸，待冷食用。连服 1 周为 1 个疗程。

三七花不仅可代茶饮，而且还能做成美味的食物，女性朋友们可以适当借鉴学习：

1. 三七花煮鹅肝汤

材料：三七花 10 克，鹅肝 150 克，绿菜心 50 克，姜葱汁 30 克，湿淀粉 25 克，高汤、香油、鸡精、胡椒粉、精盐各适量。

做法：鹅肝切成片，加精盐、胡椒粉、湿淀粉拌匀入味；绿菜心洗净备用。高汤烧沸，下姜葱汁、精盐、三七花、鹅肝片，至鹅肝片断生时，下绿菜心、鸡精推匀，起锅盛入汤碗内，淋香油即可。

功效：可补肝平肝、清热明目、降压降脂。

2. 三七花茄汁香蕉

材料：香蕉 500 克，干三七花末 5 克，番茄酱 150 克，全蛋淀粉、白糖、油、精盐、苏打粉、湿淀粉、食用油各适量。

做法：香蕉去皮，切成滚刀块，加全蛋淀粉、苏打粉、精盐蘸裹均匀；干三七花末泡软备用。净锅加油，烧至六成热时，投入粘裹均匀的香蕉块，炸至外皮酥脆、色泽呈金黄时捞起，滗去余油。锅内留底油，下入番茄酱、白糖、泡软的三七花末翻炒，待白糖熔化后，用湿淀粉勾芡，然后投入炸好的香蕉块，推匀起锅即可。

功效：可助女性清热平肝，消炎降压，润肺止咳，开胃滑肠。

女性食海参、鲍鱼壳养肝，效果不逊鲍鱼

鲍鱼具有滋补肝肾的作用，如果是肝肾功能偏弱，精血亏耗的女性，可以稍微吃一些。不过鲍鱼比较昂贵，对于一般的女性来说经常吃可能有些负担不了。这时候，可以适当选用一些替代品，比如海参。海参和鲍鱼的功效相似，而且选用一般价位的就可以了。

中医认为，海参性味甘、咸、温，且不燥不热，最适宜温补。尤其是在生机勃勃的春季，只有保持肝脏旺盛，才能让身体"生机勃发"。这时，女性进补海参不但能为肝的生发提供足够的热量，更重要的是它还能够滋养肝血，使肝气血相合，生发有度，让人体处于阴平阳秘的和谐状态。

因为春季是一个阳气生发的季节，所以女人在用海参滋补肝脏的同时，也要预防肝气过盛而上火，因此还要注意平肝、潜阳，这时可选择食用鲍鱼。中医认为，鲍鱼肉味咸性温，有补虚、滋阴、润肺、清热，和胃、利肠、养肝明目的滋补作用，同时具有养血柔肝、行痹通络等功效，历来用于血枯月经闭止、乳汁不足及血虚肝硬化等症。将海参和鲍鱼搭配食用，就能使女人在滋养肝脏的同时，也起到降肝火的作用。不仅如此，女人在春季食用鲍鱼还可使血压稳定，因为它有双向调节血压的作用，可改善血压不稳、气虚哮喘等春季常见问题。

食用的方法也很简单：将这两种食物放入水中煮几分钟就熟了。但如果想用它们来滋补肝肾，则煮的时间越长越好。

对于经济条件一般的女性，可选用品质一般的海参来养肝，也可将鲍鱼换为鲍鱼壳。鲍鱼壳又名石决明，是一种中药材，也有清热平肝、滋阴壮阳的作用。下面为女性朋友介绍两款美味菜肴：

海参有独特的口味和质感，并不是每个人都喜欢。

1. 葱烧海参

材料：海参100克，白糖15克，熟猪油125克，大葱200克，料酒20克，精盐4克，清汤250克，湿淀粉25克，味精、白糖各3克，姜、酱油、料酒各25克。

做法：海参切成宽片，煮透后控去水分；将猪油烧至六成熟时放入葱段，炸至金黄色时捞出，葱油备用；清汤加葱、姜、精盐、料酒、酱油、白糖、海参，烧开后微火煨2分钟，捞出控干；锅中放入猪油加炸好的葱段、精盐、海参、清汤、白糖、料酒、酱油、糖色，烧开后移至微火煨2～3分钟，再上旺火加味精并用淀粉勾芡，用中火烧透收汁，淋入葱油，盛入盘内，葱烧海参即成。

2. 清蒸鲍鱼

材料：鲍鱼 200 克，盐 5 克，料酒 10 克，小葱 10 克，味精 2 克，姜 30 克，醋 20 克，花椒 5 克，酱油 15 克，香油 5 克。

做法：将鲍鱼两面剞上斜直刀，由中间切开；葱姜洗净，葱切条，姜一半切末，另一半切片；将鲍鱼摆盘中，加料酒、味精、汤 100 毫升、葱条、姜片、花椒和盐，上屉蒸；蒸 10 分钟左右取出，拣出葱、姜、花椒；碗内加入醋、酱油、姜末、香油兑成姜汁。食时，将姜汁与鲍鱼一起上桌，蘸姜汁吃。

关于鲍鱼的用处，还有一个民间验方：眼睛干涩或自觉眼睛疲劳时，可用鲍鱼壳清水洗洗，然后扣在眼睛上 5 分钟，会感觉很舒服，因为鲍鱼壳不仅滋补肝肾，还能清热明目。

不止是海参、鲍鱼这些比较贵的东西能滋补肝肾，凡是蛤蚧类的食物，都有滋补肝肾的效果。因此，女性平时在饮食中可经常吃一些蛤蜊，要带壳煮，煮的时间要长一些，这样也可以起到滋补肝肾的作用。

坐骨神经痛，养肝疏通筋脉才是根本

现在，很多白领女性的工作都是不需要东奔西跑的，反而是终日端坐的时间越来越多。所以，如今坐骨神经痛成了一种女性常见病。坐骨神经痛在体内各种神经痛中居于首位，往往表现在右腿疼痛，从大腿外侧到脚部，疼得厉害的时候 1 秒钟都坐不下去。

坐骨神经痛属于中医痹证范畴，即筋脉痹。中医学认为，本病的发生，以肝肾不足、气血两虚为内在因素，以风寒湿热之邪入侵为外在因素。病机为下肢腰腿痛，经络阻滞，气血运行不畅。同时本病的发生还与体质强弱、生活环境、气候条件等密切相关。

大量临床实践证实，以补肝法论治坐骨神经痛的效果十分不错，每获效验。但要注意的是，肝虚有气血阴阳之别，故补肝之法亦当因证而异，常见有以下几种治法：

1. 滋补肝血法

如果女性出现下肢胀痛，行动更甚，平卧或休息后，肢体疼痛稍缓解，伴有情志不畅、右胁不舒、头昏头痛、面色萎黄、视物昏花、指甲色淡，经量少或经闭，舌质淡而不荣，脉弦细的症状，多为肝血不足、下肢筋脉失养的坐骨神经痛，可选用《医宗金鉴》补肝汤加减治疗。肝汤的组方为四物汤加甘草、木瓜、枣仁、麦冬。四物汤养血柔肝，木瓜、甘草酸甘化阴，麦冬、枣仁补肝血滋肝阴。

2. 养阴柔肝法

如果女人有腰腿酸痛，时或刺痛、关节拘急，行动痛甚，静卧虽可暂缓但其痛亦难尽除，或伴有右胁热痛，烦热易怒目睛干涩，甚则头目热痛、心烦口苦、尿赤便秘、舌红苔黄少津、脉弦细或弦数等症状，多为肝阴不足、下肢筋脉失荣之坐骨神经痛，可选用《证治准绳》滑氏补肝散加减治疗。

材料：山茱萸肉、当归、五味子（炒，杵）、山药、黄芪（炒）、川芎、木瓜各15克，熟地黄、白术（炒）各3克，独活、酸枣仁（炒）各12克。

做法：将所有药物研末，每服15克，加大枣数枚，用水煎服。

功效：补肝肾，益气血，主治肝肾气血亏损，胁胀作痛，或胁胀头眩，寒热，或身痛，月经不调，或视物不明，筋脉拘急，面色青，小腹痛。

3.补益肝气法

如果女人有腰腿疼痛或腿后侧麻木疼痛，行动困难，或伴有胁部胀满、精神不振、善太息、舌淡而晦、苔薄脉弦而弱等症状，多为肝气虚弱、下肢筋脉失于温养的坐骨神经痛，可选用《千金要方》补肝汤增减治疗。

材料：甘草、桂心、山茱萸各30克，细辛桃仁、柏子仁、茯苓、防风各60克，大枣24枚。

做法：将以上材料加水9升，煮取5升，去滓，分3次服用。

功效：主治肝气不足，两胁下满，筋急不得大息，四肢厥冷，心腹痛，目不明了，及女性心痛、乳痈、膝热、消渴、爪甲枯、口面青。

女性去脂护肝三法则应首选食疗七方

正常人在摄入结构合理的膳食时，肝脏的脂肪含量占肝脏重量的3%～5%，但在某些异常情况下，肝脏的脂肪量则明显增加。当肝脏的脂肪含量超过肝脏重量10%时，就称脂肪肝。预防脂肪肝的食物在生活中比比皆是，女性朋友只要稍加注意，应用于饮食之中，就能起到预防脂肪肝的极佳效果。比如，多饮茶可降低血脂和胆固醇水平，增强微血管壁的韧性，抑制动脉粥样硬化。洋葱有舒张血管、降低血压功能，还可预防动脉粥样硬化。大蒜降脂并非减少血中胆固醇，而是能阻止血栓形成，有助于增加高密度脂蛋白，保护心脏动脉。每天吃3个以上苹果，即能维持健康的血压。此外，牛奶、燕麦、玉米、鱼类、菊花茶等也能很好预防脂肪肝生成。

脂肪肝多与进食不当有关，如摄取过多脂肪、胆固醇或甜食以及长期饮酒等。所以，女性朋友在日常生活中应该尽量做到以下几点：

（1）供给适当热量，控制热量会使体重逐渐下降，有利于肝功能恢复。忌食用肉汤、鱼汤、鸡汤等。

（2）高蛋白可保护肝组织并促进已损害肝细胞的再生，防止脂肪浸润。控制碳水化合物摄入比减少脂肪更有利于减轻体重和治疗脂肪肝。特别要控制进食蔗糖、果糖、葡萄糖和含糖多的糕点等。

（3）饮食不宜过分精细，主食应粗细粮搭配，多吃蔬菜、水果及菌藻类，以保证摄入足够数量的食物纤维。这样既可增加维生素、矿物质供给，又有利于代谢废物的排出，对调节血脂、稳定血糖水平都有良好作用。

另外，李时珍曾经在《本草纲目》中介绍了一些舒肝和气的食物，下面，我们为患有脂肪肝的女性朋友介绍几款食疗方，希望可以帮助大家去脂护肝。

1. 玉米须冬葵子赤豆汤

材料：玉米须 60 克，冬葵子 15 克，赤小豆 100 克，白糖适量。

做法：将玉米须、冬葵子煎水取汁，入赤小豆煮成汤，加白糖调味。分 2 次饮服，吃豆，饮汤。

功效：有舒和肝气、消瘀化浊之功。

2. 山楂茶

材料：生山楂 30 克。

做法：将山楂加水煎汤，代茶饮用。每日 2 剂。

功效：散瘀、消积化滞。

3. 蘑菇豆腐汤

材料：蘑菇 250 克，豆腐 200 克，调料适量。

做法：按常法煮汤服食。每日 1 剂。

功效：清热润燥、益气解毒。

4. 大枣芹菜茶

材料：大枣 10 枚，芹菜（连根）120 克。

做法：将材料加水煎汤，代茶饮用。每日 1 剂。

功效：补中益气、舒肝清热、祛风利湿。

5. 荷叶粥

材料：鲜荷叶 1 大张，粳米 50 克，冰糖适量。

将荷叶洗净切丝，加水煎汤，去渣，放入洗净的粳米煮为稀粥，调入冰糖服食。每日 1 剂。

功效：清热解暑、升助脾阳、散瘀止血。

6. 鲤鱼炖豆腐

材料：豆腐 100 克，鲤鱼 1 条（约 250 克），姜、葱、食盐适量。

做法：豆腐切小块，鲤鱼去鳞洗净，入水煮汤，加姜、葱、食盐调味，分 2 次食完。

功效：舒和肝气，有利于肝脏早日康复。

7. 乌龙茶

材料：乌龙茶 3 克，冬瓜皮 10 克，山楂 10 克。

做法：将山楂和冬瓜皮煎汤，去渣，用汤冲泡乌龙茶饮用。

功效：此茶能消脂减肥，对肥胖型脂肪肝患者有良效。

民间良方助女性预防控制脂肪肝

近年来，随着人们生活水平的不断提高，女性患脂肪肝概率直线上升，女性朋友们必须认识到脂肪肝的危害。虽然饮食会导致脂肪肝，但饮食同样也可以用来预防和控制脂肪肝。

很多民间流传的食疗方对防治脂肪肝都十分有效，下面我们具体为女性朋友们介绍几种：

1. 萝卜炒蒿子秆

材料：白萝卜 200 克，鲜蒿子秆 100 克，植物油 80 毫升，花椒 20 粒，鸡汤、食盐、味精、淀粉、香油适量。

做法：白萝卜切丝，鲜蒿子秆切段；植物油烧热后放花椒，待炸焦后捞出；加白萝卜煸炒，烹入鸡汤少许，炒至七成熟时加蒿子秆、食盐、味精，出锅前用淀粉勾芡，淋香油少许，即可食用。

功效：适用于脂肪肝或肝病兼有胸腹胀满、痰多的患者。

2. 金钱草砂仁鱼

材料：金钱草、车前草各 60 克，砂仁 10 克，鲤鱼 1 尾，盐、姜各适量。

做法：将鲤鱼去鳞、鳃及内脏，同其他 3 味加水同煮，鱼熟后加盐、姜调味。

3. 盐腌三皮

材料：西瓜皮 200 克，冬瓜皮 300 克，黄瓜 400 克，盐、味精、香油适量。

做法：西瓜皮刮去腊质外皮，洗净；冬瓜皮刮去绒毛外皮，洗净；黄瓜去瓤心，洗净。均切成条块或细丝，用盐腌 12 小时后，取出三皮加味精、香油食用。

功效：对脂肪肝或肝病口臭、小便不利有功效。

4. 紫菜蛋汤

紫菜 10 克，鸡蛋 1 枚，按常法煮汤。

5. 三皮饮

材料：冬瓜皮，西瓜皮，黄瓜皮。

做法：三皮洗净一同入锅，加入适量水，熬煮取汁当茶饮。

功效：有利水消肿之功效。

6. 黄芝泽香饮

材料：黄精、灵芝各 15 克，陈皮、香附各 10 克，泽泻 6 克。

做法：将以上各味加水煎煮，取汁。分 2～3 次饮服。

7. 红花山楂橘皮饮

材料：红花 10 克，山楂 50 克，橘皮 12 克。

做法：将上述 3 味加水煎煮，取汁。分 2～3 次饮服。

8. 当归郁金楂橘饮

材料：当归、郁金各 12 克，山楂、橘饼各 25 克。

做法：将上述 4 味同加水煎煮取汁。分 2～3 次饮服。

在选用上述民间良方预防控制脂肪肝的过程中，女性朋友们还要注意不要因为疏忽而吃错了食物，否则会使药效大打折扣，还会加重病情。那么，哪些食物是女性脂肪肝患者绝对应该少吃或不吃的呢？

（1）少食刺激性食物，如葱、姜、蒜、辣椒、胡椒等；严禁喝酒、咖啡和含酒精的饮料。

（2）少用油煎、炸等烹饪方法，多用蒸、煮、炖、煮、烩等方法。
（3）不宜食用蔗糖、果糖等纯糖食品。
（4）不宜食蛋黄、甲鱼、葵花子。
（5）不宜用动物油，植物油的总量也不能超过20克。
（6）晚餐不宜吃得过饱，睡前不要加餐。
（7）平时注意低脂低糖低盐饮食，选用脱脂牛奶，烹调时尽量选用植物油，少食动物内脏、鸡皮、肥肉、鱼子、脑髓等高脂肪、高胆固醇的食物，少食煎炸食物，少吃甜食，每天盐的摄入量控制在5克以内。

女性患上肝硬化要从细节爱惜自己

肝硬化是指由一种或多种原因长期或反复损害肝脏，导致广泛的肝实质损害，肝细胞坏死，纤维组织增生，肝正常结构紊乱，肝质变硬的一种疾病。女性一旦患上肝硬化，如果不重视，就很可能引发肝癌。"逆水行舟，不进则退"是对肝病最恰如其分的比喻。所以，这里建议广大的女性朋友要多关注肝脏，从生活的一点一滴做起，达到预防的目的。那么，患有肝硬化的女性平时该注意些什么呢？

1. 不宜长期服化学药物

病理解剖发现，肝硬化的肝脏会发生弥漫性的肝细胞变性、坏死、再生、炎症细胞浸润和间质增生。因此，肝脏的解毒以及合成肝糖原和血浆蛋白的功能下降了，病人就会出现疲乏、食欲不振、饭后困倦、厌油、肝区疼痛、腹泻、腹水等一系列不适症状。尤其是食醉，就是吃完饭以后，立即想睡觉，这是肝脏有毛病的特征。肝脏已经失去了解毒功能，而如果病人长期服用化学药物，那么肝细胞变性、坏死、再生、炎症细胞浸润和间质增生的过程就会加速。这就是许多肝硬化病人越治越坏的原因。

2. 不能吃硬食

比如油条、饼干、烙饼等，因为肝硬化引起了食道静脉曲张。食管镜可以发现，食道壁上趴着许多像蚯蚓一样的东西，这就是曲张的静脉。这些曲张的静脉一碰就破，破了就要大出血，这是肝硬化病人最危险的并发症。避免大出血的唯一办法就是不吃硬东西。

3. 不宜动怒

快乐可以增加肝血流量，活化肝细胞。而怒气不仅伤肝，也是古代养生家最忌讳的一种情绪："怒气一发，则气逆而不顺。"动不动就想发脾气的人，在中医里被归类为"肝火上升"，意指肝管辖范围的自律神经出了问题。在治疗上，一般会用龙胆泻肝汤来平肝熄火。通过发泄和转移，也可使怒气消除，保持精神愉快。

4. 需要食疗

伴随肝硬化疼痛的时常还有全身虚弱、厌食、倦怠和体重坚强症状，这些主要通过饮食来调节。以低脂肪、高蛋白、高维生素和易于消化饮食为宜。做到定时、定量、有节制。早期可多吃豆制品、水果、新鲜蔬菜，适当进食糖类、鸡蛋、鱼类、瘦肉。当肝功能显著减退并有肝昏迷先兆时，应对蛋白质摄入适当控制，提倡低盐饮食或忌盐饮食。食盐每日摄入量不超过1~1.5克，饮水量在2000毫升内，严重腹水时，食盐摄入量应控制在500毫克以内，水摄入量在1000毫升以内。

为了更好地帮助女性朋友们消除肝硬化的烦恼，下面我们为女性朋友们推荐两款食谱，对治疗肝硬化效果奇佳：

1. 牛肉小豆汤

材料：牛肉250克，赤小豆200克，花生仁50克，大蒜100克。

做法：将上述食材混合加水煮烂，空腹温服，分两天服完连服20~30天。

功效：滋养、利水、除湿、消肿解毒，治疗早期肝硬化。

2. 软肝药鳖

材料：鳖1只，枸杞子50克，淮山药50克，女贞子15克，熟地15克，陈皮15克。各种调料适量。

做法：将众多食材一并放入锅中，加水煎汤，鳖熟后去药渣，加调料食用即可。

另外，为了更好地养肝护肝，具有不同程度肝硬化的女性朋友在食疗的过程中要注意杜绝一些食物，比如：

（1）胆汁性肝硬化应禁食肥腻、多脂和高胆固醇食物。

（2）有腹水时应忌盐或低盐饮食。

（3）肝昏迷时，应禁蛋白质。

（4）食道静脉曲张时应忌硬食，进食流质或半流质。

（5）消化道出血时应暂时禁食，以静脉补充营养。

（6）禁忌进食酒、坚硬生冷和刺激性食物，也不宜进食过热食物以防并发出血。

拨开女性患胆囊炎的迷雾

因为肝胆相表里，肝为脏，胆为腑，所以胆病也属于肝系统病，如胆囊炎、胆结石等。生活中有些中年女性会偶尔感觉右上腹隐隐作痛，就怀疑是肝出了问题。于是去医院做乙肝五项、肝功能、肝B超检查，结果却显示她的肝没有任何问题。回到家之后，她的疼痛还是没有任何好转，有的甚至更加厉害。这是怎么回事呢？这样的情况，大多数是因为得了胆囊炎，却误认为是肝有问题。有研究显示，女性患胆囊炎的患者多于男性，为什么呢？下面我们就来拨开女性多患胆囊炎的迷雾，让诸位患者不再迷茫。

胆囊炎可分为急性和慢性。它为细菌性感染或化学性刺激引起的胆囊炎性病变，与胆石症常常共同存在。胆囊炎患者应该注意饮食，食物以清淡为宜，少食油腻和炸烤食物。保持大便畅通。多走动，多运动。并且要做到心胸宽阔，心情舒畅。如果能按照以上要求去做，并进行适当的饮食治疗，对胆囊炎能起到良好的防治作用，饮食治疗的目的是要清除促进胆囊炎发病的因素和保持胆汁排泄的通畅。

1. 补充维生素A

维生素A能保持胆囊上皮细胞组织的健全，防止细胞脱落。含维生素A的食品很多，如番茄、胡萝卜、玉米、鱼肝油等。特别是胡萝卜，既能利胆又能帮助脂肪的消化吸收。

2. 饮食原则

急性胆囊炎：禁食，静脉输液维持营养。疼痛减轻时给低脂、低胆固醇、高糖流食。

慢性胆囊炎：应选用低脂、低胆固醇半流食。全日进食脂肪限量在20～30克，并将脂肪分散在各餐中，不可集中于一餐。食物以炖、烩、蒸、煮为主，忌用油煎、油炸食物。

3. 控制高脂肪饮食

胆道疾病的发作常发生在饱餐（尤其是油腻食物）后的晚上或清晨，这是因为消化脂肪需要大量的胆汁，而患本病者由于胆囊的炎症及胆结石的存在，在胆囊急速收缩时会产生疼痛，如遇结石梗阻，则绞痛更为剧烈，并伴有恶心、呕吐。慢性胆囊炎患者在过食脂肪后，会出现隐痛，并有消化不良的表现，如嗳气、腹胀、厌食油腻等症。故患本病者每日摄取脂肪量应限制在40～50克之间，应禁食肥肉、猪油、黄油、奶油等，最好用植物油。

另外，胆囊炎患者也可以用民间的拔罐疗法来疗养，这是一种天然的治疗方法，无毒副作用。

取穴：胆腧穴。

方法：先在胆腧穴上拔罐，留罐10～15分钟。起罐后，用右手拇指在胆腧上用力按摩15分钟。

胆腧穴

疗程：每天1次，6次为1个疗程。

食物是女性胆结石的"溶解剂"

"胆绞痛，要人命"，这是对胆结石发作起来的苦痛的最佳写照。胆囊内胆固醇或胆红素结晶形成的一粒粒小团块就是胆结石，这主要是由人体内胆固醇和血脂过高造成的。胆结石平时可能无明显症状，但当结石异位或嵌顿在胆管时开始发作，主要于晚餐后胆绞痛、胀痛，一般在中上腹或右上腹，向右肩放射，并伴有恶心呕吐、发热、黄疸等症状。

胆结石发病年龄的高峰为40～50岁，40岁左右的女性更多。女性要想预防胆结石，就要注意饮食调节，膳食要多样。此外，富含维生素A和维生素C的蔬菜和水果、鱼类及海产类食物则有助于清胆利湿、溶解结石，应该多吃。每晚喝一杯牛奶或早餐进食一个煎鸡蛋，可以使胆囊定时收缩、排空，减少胆汁在胆囊中的停留时间，有效预防胆结石。坚果类食物也是预防胆结石的绝佳选择。

患上胆结石的女性在饮食上要注意降低胆固醇和血脂，逐步溶解或引导排除结石。多补充维生素E、维生素A、维生素C和高纤维，多吃粗粮、水果、蔬菜等食物。而绝对不能吃内脏、蛋黄等富含胆固醇的食物；禁食如土豆、地瓜、豆类、洋葱等容易产生气体的食物；脂肪含量多的高汤也在禁忌之列；少吃生冷、油腻、高蛋白、刺激性食物及烈酒等易助湿生热，使胆汁瘀积；加工食品和高糖分的食物也要避免进食。

下面是我们为各位已经患上胆结石的女性患者朋友推荐的两款食谱，对消除结石有很好的效果：

1. 清蒸鲑鱼

材料：鲑鱼1片（300克），葱60克，蒜、辣椒各20克；调料A：酒、生粉各1大匙；调料B：盐1/2小匙，蚝油、胡椒粉、糖各1小匙，酒、水各1大匙。

做法：鲑鱼洗净用调料A腌15分钟。葱切丝、蒜切片、辣椒切丝，取一半的量铺盘底，再把腌好的鱼放上。鱼表面均匀地淋上调料B及蚝油，将剩余的葱丝等铺上，送入蒸笼大火蒸10分钟，用筷子刺鱼肉不粘筷即可食用。

功效：降低胆固醇，预防胆结石。

2. 豆薯拌番茄

材料：豆薯（又称凉薯）200克，大番茄100克，金橘酱3大匙，黑芝麻少许。

做法：将番茄、豆薯洗净切条状，放入容器里。加入金橘酱、黑芝麻拌匀，放置2小时后即可食用。

功效：消暑，预防胆结石，减少胆固醇。

第四节

忘什么都不能忘本——女性脾系统护养法

脾为"后天之本",主管血液和肌肉

脾胃在人体中的地位非常重要,《黄帝内经·素问·灵兰秘典论》里面讲道:"脾胃者,仓廪之官,五味出焉。"将脾胃的受纳运化功能比作仓廪,也就是人体内的"粮食局长",身体所需的一切物质都归其调拨,可以摄入食物,并输出精微营养物质来供应全身。如果脾胃气机受阻,脾胃运化失常,那么五脏六腑无以充养,精气神就会日渐衰弱。

有人说脾胃是人体的能量之源头,和家电没电什么都干不了如出一辙。此话不假,脾胃管着能量的吸收和分配,脾胃不好,人体电能就乏,电压低,很多费电的器官都要省电、节省,导致代谢减慢,工作效率降低或干脆临时停工,五脏六腑都不能好好工作。短期还可以用蓄电池的能源,透支肝火,长期下去就不够用了,疾病就来了。由此看来,养好后天的脾胃"发电厂"有多么重要!

下面,我们就分别介绍一下脾和胃。

脾位于中焦,腹腔上部,在膈之下。脾的主要生理功能包括:

1. 脾主运化

一是运化水谷的精微。饮食入胃,经过胃的腐熟后,由脾来消化吸收,将其精微部分通过经络,上输于肺,再由心肺输送到全身,以供各个组织器官的需要。二是运化水液。水液入胃,也是通过脾的运化功能而输布全身的。若脾运化水谷精微的功能失常,则气血的化源不足,易出现肌肉消瘦、四肢倦怠、腹胀便溏,甚至引起气血衰弱等症。若脾运化水液的功能失常,可导致水液潴留,聚湿成饮,

湿聚生痰或水肿等症。

2．脾主升清

脾主升清是指脾主运化，将水谷精微向上输送至心肺、头目，营养机体上部组织器官，并通过心肺的作用化生气血，以营养全身。

3．脾主统血

所谓脾主统血，是指脾有统摄（或控制）血液在脉中运行而不致溢出脉外的功能。《类证治裁》曰"诸血皆统于脾"；《难经·四十二难》中提出"脾裹血"亦即是指这一功能。脾主统血其实质就是脾气对血液的固摄作用，其实质是渊源于脾的运化功能，机制在于脾主运化，脾为气血生化之源，脾气健运，则机体气血充足，气对血液的固摄作用也正常。

除此以外，脾还具有不可忽视的附属功能。中医认为，适度地思考，对机体的生理活动并无不良影响，但思虑过度，所思不遂则伤脾。《素问》说："思则气结。"脾气结滞，则会不思饮食，脘腹胀闷，影响运化升清和化生气血的功能，而导致头目眩晕、烦闷、健忘、手足无力等。

胃上承食道，下接十二指肠，是一个中空的由肌肉组成的容器。胃的主要生理功能包括：

1．胃是人体的加油站

人体所需要的能量都来源于胃的摄取。金朝医学家说："胃者，脾之腑也……人之根本。胃气壮则五脏六腑皆壮也。"胃为水谷之海，其主要生理功能是受纳腐熟水谷、主通降，以降为和。由于胃在饮食物消化过程中起着极其重要的作用，与脾一起被称为"后天之本"，故有"五脏六腑皆禀气于胃"，胃气强则五脏功能旺盛。因此，历代医家都把固护胃气当作重要的养生和治疗原则。

2．胃以降为顺

以降为顺就是胃在人体中具有肃降的功能。胃气是应该往下行、往下降的，如果胃气不往下降，就会影响睡眠，导致失眠，这就叫作"胃不和则卧不安"。

3．胃还有一个重要的功能——生血

"血变于胃"，胃将人体吸纳的精华变成血，而女性在哺育孩子的时候，身体中的部分血又会变成乳汁。

如果脾胃失调的话，女性的健康会出现哪些问题呢？举个例子，如果湿热偏盛，尤其是炎热的夏季，脾气易被湿邪所困，不能将水谷精微运化至全身各处，就会感觉身体特别累，手足无力，爱睡觉，不爱吃东西，大便较稀而不成形。当然，这只是脾胃失调给人体带来的一些小症状。下面，我们具体介绍一下脾胃失调可能引起的病症：消化性溃疡、胃炎、便秘、腹泻、胃下垂等。

俗话说"十人九胃病"，这说明脾胃病在生活中是极为常见的，而且生活中有很多常见病都与脾胃有关系。比如，脾胃不好的人容易感冒，而且还不容易好，即使好了也容易复发。因此，对于这种类型的感冒，我们在治疗时要标本兼治，既要治疗感冒又要调养好脾胃，若只是单纯治疗感冒，效果肯定不好。

因脾胃失调所生的病有很多，这里我们就不一一列举了，总之，脾胃是人体五脏六腑气机升降的枢纽，是人体气血生化之源和赖以生存的水谷之海。中医学认为，脾胃若伤百病由生。金元四大著名医学家之一，"补土派"的代表人物李东垣也说，脾胃是滋养元气的源泉，是精气升降的枢纽，内伤脾胃则百病由生。因此，女性一定要护养好自己的脾胃。

脾胃的好坏直接影响女性的胖瘦

女性都爱漂亮，拥有苗条身材是所有女性梦寐以求的。然而现如今，有的女性不是胖得过分，就是瘦得离谱，一点都不均衡，为什么会出现这种情况呢？

女性肥胖的类型有很多，原因也有很多，但是对于大多数女性来说，她们肥胖的根本原因是本身胃中元气旺盛，吃得多，而且吃多了也不会伤胃。《脾胃论》中说："胃中元气盛，则能食而不伤，脾胃俱旺，则能食而肥。"可谓一语中的，概括出了肥胖形成的根本原因。这种肥胖是现代医学里说的单纯性肥胖，很多年轻女孩子多是这种情况。对于这种情况，最根本的办法就是控制饮食，少吃肥腻食物，多做一些减肥运动。

有的女性天生脾胃虚弱，平时吃东西很少，所以体型消瘦；有的女孩子吃东西少却会变胖，这种胖是虚胖，这种人手脚都感觉没劲儿，整天懒洋洋的，也没什么活力。为什么会出现这种情况呢？她们的肥胖主要是因为脾气壅阻、痰湿内盛。

有的女孩子可能会说自己很能吃，一会儿就饿，但就是不胖，反而还瘦了，是怎么回事？这种情况在中医里叫消谷善饥，是胃火炽盛所致。胃是主受纳的，你本身胃火大，食物消化得快，食物进入胃里就像是干柴投入烈火中，一会儿就烧没了。若此时你的脾气再亏虚，则脾运化无力，不能把营养输送于全身，而身体肌肉得不到营养，自然就瘦了。这也是胃热炽盛型糖尿病的一个典型症状。

太胖了不好，太瘦了也不好，不管是胖了，还是瘦了，女性朋友们都应该好好了解一下自己的脾胃是否健康。

饥饱无常会让女性的脾胃很受伤

中医观点认为，脾胃一怕生，二怕冷，三怕撑。大家都知道，生冷的食物，如各种冰冻饮料、雪糕、生的蔬菜水果等，会带着寒气进入身体，最容易伤及脾胃。除此之外，脾胃还最怕撑，如果女性平时总是饥一顿、饱一顿，脾胃肯定受不了。

生活中，很多职业女性都很繁忙，有时候忙累了发觉胃很难受，而且心中有一阵阵的燥热感，有时还会有酸水涌出，有一种快窒息的感觉。这些女性日常饮食非常不规律，有时早餐不吃，有时午餐省略，只等到晚上回家后才大吃晚餐。经常是这样饥一顿，饱一顿的。饥饱失常必然导致脾胃受伤，脾胃受损，自然疾病丛生。《素问·痹论》中有一句话极为经典："饮食自倍，肠胃乃伤。"其中的意思很明显，吃得太多了就会损伤女人的肠胃。饮食无节制，时饥时饱，过饥过饱，或偏食，或进食不洁食物，都是胃痛发生的重要原因。现代一些胃肠专家的临床经验也显示，几乎所有的暴饮暴食者都是肠胃疾病患者，而且因饮食不节致死者大有人在。

还有一些女性片面地理解食物的营养价值，认为什么食物的营养价值高，就应该多吃点，这样身体就会好，结果饮食无度反伤胃气。

中医养生学十分重视养生的尺度，养生追求适中，超过一定限度的东西，无论是外界的还是自身都会出问题。中医强调，饮食要讲科学，食不可求饱，也不可过饥。那究竟吃到什么程度才算正好呢？无数的事实也证明，每顿饭吃七八分饱是最舒服的。口中还留有食物味道，让人回味无穷。如果偶尔吃得过饱，进餐半小时后，一定要进行必要的体育运动，如散散步、打打太极拳等，都是很好的选择。

女性不吃早餐最伤脾胃

现在有很多上班族女性为了按时上班，就省下吃早餐的时间。甚至有些女孩子单纯为了能在被窝里面多赖一会儿，也把早餐给省了。一顿不吃还好，要是顿顿不吃早餐，这样长此以往，我们的健康就会受到威胁，所以再忙也不能不吃早饭。

胃经在辰时当令，就是早晨的7～9点，一般这段时间大家都非常忙碌，赶着去上学、上班，但是不管多忙，早餐都一定要吃好，而且最好是在这段时间吃。因为这个时候太阳升起来了，天地之间的阳气占了主导地位，人的体内也是一样，处于阳盛阴衰之时，所以，这个时候人就应该适当补阴，食物属阴，也就是说应该吃早饭。

很多女孩子以为不吃早饭就可以减肥，其实这是非常错误的观念。早饭即使吃得再多也不会胖，因为上午是阳气最足的时候，也是人体阳气最旺盛的时候，食物很容易被消化。胃经以后是脾经当令，脾可以通过运化将食物变成精血，输送给人体五脏。如果不吃早饭，9点以后，脾就是在空运化，它也没有东西可以输送给五脏，这时人体会有不适现象产生，比较明显的表现就是头晕。所以，早饭一定要吃，而且要吃好。中医说脾胃是"后天之本"，也是这个道理。因为人维持生命靠的就是食物，而脾胃负责食物的消化吸收，脾胃不好，人体运转就会出问题。所以，为了脾胃的健康着想，女性一定要吃早餐。

豆类食物是女性补益脾胃的佳品

从中医角度来看，豆类食物有化湿补脾的共性，尤其适合那些脾胃虚弱的女性食用。但是，根据种类的不同，它们的食疗作用也有所区别。下面我们就来具体分析一下各种豆类食物补益脾胃的功效如何：

1. 黄豆

在豆类食物中，黄豆可谓是一个主角。中医认为，黄豆性味甘平，归脾经和胃经，有清热利尿和解毒的功效，它对于胃中积热、厌恶油腻有很好的疗效。同时，黄豆是素食主义者蛋白质的主要来源。

2. 豇豆

也就是我们常说的长豆角。中医认为，豇豆性平，味甘、咸，归脾经和胃经，具有理中益气、补肾健胃、养颜调身的功效，可治呕吐、痢疾、尿频等症。《滇南本草》中载豇豆"治脾土虚弱，开胃健脾"。李时珍也曾称赞它有"理中益气，补肾健胃，和五脏，调营卫，生精髓"之功。但便秘的女性朋友应该慎食豇豆。

豇豆口感鲜嫩，为百姓桌上的常见蔬菜。

3. 扁豆

扁豆性味甘平，归脾经和胃经，有健脾、和中、益气、化湿、消暑的功效。对由脾胃虚弱导致的食欲不振、腹泻、呕吐、白带多等症状，可以起到一定的辅助治疗作用。需要注意的是，扁豆一定要烧熟煮透，否则会食物中毒，平时最好多吃焖、炖扁豆。

4. 豌豆

豌豆性味甘平，归脾胃二经，常吃能够补中益气、健脾和胃、利小便，适用于气滞、打嗝、胸闷不适、腰痛等症状。用豌豆熬成粥，适于脾胃虚弱所导致的食少、腹胀等症状。

5. 绿豆

绿豆性味甘寒，归心经和胃经，具有清热解毒、消暑利尿、止渴解烦、明目降压、利咽润肤、消脂保肝的功效。可用于暑热烦渴、疮疡肿毒、肠胃炎、咽喉炎、肾炎水肿等病的防治。当然，不是任何人任何时候都可以吃绿豆的，绿豆吃多了，反而会损伤脾胃，所以要适量。天气太热的时候，很多女性可能会没胃口、恶心欲呕，这时喝一些绿豆汤会有所改善。需要注意的是，绿豆汤不宜喝太凉的，因为绿豆本身性寒凉，若再饮冰的绿豆汤，会更加影响脾胃功能，易造成脾胃失衡、腹泻。所以，脾胃虚寒的女性不可以多吃。

女性脾胃虚弱，离不开猪肚汤

秋季是从酷暑向寒冬过渡的季节，此时人的抵抗力尤其是女性的抵抗力会弱很多。此时，女性应该多吃一些能生津养阴滋润多汁的食物，例如猪肚，可缓解这些症状。

猪肚即猪胃，含有蛋白质、脂肪、碳水化合物、维生素及钙、磷、铁等，具有补虚损、健脾胃的功效，适用于气血虚损、脾胃虚弱、食欲不振、中气不足、气虚下陷等症的食疗。

中医认为，猪肚味甘，微温。《本草经疏》说："猪肚，为补脾之要品。脾胃得补，则中气益，利自止矣……补益脾胃，则精血自生，虚劳自愈。"猪肚适于爆、烧、拌、蒸和煲汤，其做法都能保存猪肚的营养成分，可根据自己的喜好烹饪出适合自己口味的猪肚菜肴。

在选购猪肚时,也要注意方法:新鲜猪肚呈黄白色,手摸劲挺黏液多,肚内无块和硬粒,弹性较足。同时,猪肚的清洗也很关键,将猪肚用清水洗几次,然后放进水快开的锅里,不停地翻动,不等水开就把猪肚取出来,再把猪肚两面的污物除掉即可。

下面,我们为女性朋友具体介绍几款有关猪肚的保健食谱:

1. 香辣肚丝

材料:猪肚适量,红辣椒1个,青辣椒1个,大葱1根,生姜1块,花椒、大料、干辣椒、香油、料酒、醋、精盐、味精各适量。

做法:大葱洗净切段,生姜洗净剁成末,将猪肚反复用清水洗净,青、红辣椒洗净切丝;烧水,把猪肚焯一下,呈白色时捞出刮洗干净,除去油脂;洗净锅,再加水烧开,放入猪肚、葱段、姜块、辣椒、大料、花椒、料酒,武火烧开后撇去浮沫,改用文火煮;约1小时后取出猪肚晾凉,切成丝装盘,然后放入辣椒丝;将精盐、味精、香醋、香油调匀,淋在肚丝和辣椒丝上,撒上姜末即可。

功效:可助女性补虚健脾、滋阴润燥。

2. 油爆双脆

材料:猪肚头、鸡胗各适量,葱末、姜末、蒜末、精盐、味精、熟猪油、湿淀粉、清汤各适量。

做法:将肚头剥去脂皮、硬筋,洗净,用刀划上网状花刀,放入碗内,加盐、湿淀粉搅拌均匀,鸡胗洗净,去内外筋皮,用刀划上十字花刀,放入另一只碗内,加盐、湿淀粉搅拌均匀;另取1只小碗,加清汤、料酒、味精、精盐、湿淀粉,拌匀成芡汁待用;炒锅上旺火,放入猪油,烧至八成热,放入肚头、鸡胗,迅速炒散,倒入漏勺沥油;炒锅内留油少许,下葱、姜、蒜末煸出香味,随即倒入鸡胗和肚头,并下芡汁,颠翻两下,即可出锅装盘。

功效:适用于气血虚损、身体瘦弱的女性食用。

3. 鲜莲子百合煲猪肚

材料:猪肚1副,鲜百合、鲜莲子各适量,胡椒粉、盐、味精、葱、姜各适量。

做法:把清洗干净的猪肚放进将开的水中用大火焯一下,加入料酒去除腥味,再用清水把猪肚洗干净并切成条,葱切段、姜切片备用;将肚条、莲子、葱、姜放入盛有开水的砂锅里,武火煮开,改文火炖30分钟;将百合放入锅中煮30分钟,加入胡椒粉、盐、味精调味,搅拌均匀后即可出锅食用。

功效:可助女性润肺益脾、除虚热、养心安神、补虚益气。

此外,女性朋友们要注意猪肚不适宜贮存,应随买随吃。

女性食参补气,脾肺皆有益

人参是举世闻名的珍贵药材,在人们心目中占有重要的地位,中医认为它是能长精力、大补元气的要药,更认为多年生的野山参药用价值最高。

《本草纲目》记载,人参性平,味甘、微苦,归脾、肺、心经,其功重在大补正元之气，以壮生命之本，进而固脱、益损、止渴、安神。故女性一切虚证，阴阳气血诸不足均可应用，为虚劳内伤第一要药，既能单用，又常与其他药物配伍。

一味人参，煎成汤剂，就是"独参汤"。不过这种独参汤只用在危急情况，一般情况下切勿使用。常常需要与其他药物配伍使用。如：提气需加柴胡、升麻；健脾应加茯苓、白术；止咳要加薄荷、苏叶；防痰则要加半夏、白芥子；降胃火应加石膏、知母，等等。

不过在大多数情况下，人参还是以补为主，《本草纲目》中记载它的主要功用有：

（1）大补元气。用于气虚欲脱的重证。表现为气息微弱、呼吸短促、肢冷汗出、脉搏微弱等。

（2）补肺益气。用于肺气不足，气短喘促，少气乏力，体质虚弱。

（3）益阴生津。治疗津气两伤、热病汗后伤津耗气。

（4）安神定志。人参能补气益血，故对气血亏虚、心神不安所致的失眠多梦、心悸怔忡等皆有疗效。

（5）聪脑益智。人参能调节大脑皮层机能，改善记忆，增强智力，可用于头昏健忘、记忆下降、智力减退、脑动脉硬化的治疗。

一般来说，女性食用人参的方法主要有以下几种：

（1）泡茶：切成薄片，每次1～2克，放入杯中冲入沸水，而后盖上杯盖泡5分钟左右。可反复多次冲泡，直至药味消失，而后将人参渣嚼食。

（2）冲粉：烘干研末，每次1～2克，如上法服食，或吞服，以温开水送下。

（3）含化：将人参切为极细薄片，每日分数次放入口中，缓缓嚼化咽下。

（4）炖服：取人参5～10克薄片，与晶糖30克加适量水炖开，待晶糖溶化后，饮汤食参。

（5）煮粥：将人参3克切片后加水炖开，去渣取汁，加大米、清水适量，煮为稀粥，待温热时调入适量蜂蜜或白糖服食，嚼食人参。也可将人参粉冲入粥中取食，每日1剂，同样有益气养血、健脾开胃的功效。

（6）炖鸡：将1只母鸡（乌骨鸡为佳）去毛杂，再将人参5～10克切片放入鸡腹中，缝合肚口放砂锅中，加水及调味品，用小火炖至肉熟汤浓；食鸡、饮汤、吃参，每周1～2次。

（7）泡酒：将1只根须完整的人参浸入500克白酒中，将其密封置阴凉处，每日摇动数次，半月后饮用，每次30～50毫升，每日1～2次。

尽管人参可帮助女人大补元气，也不可滥用，而要有选择性地食用：

（1）对于那些体质虚的女性，以及患有高血压、糖尿病、癌症、肝炎、肾炎等慢性疾病的女性，宜选用生晒参，因为它性微凉，味甘，有补气养阴、生津的功效。

（2）对于那些有严重心血管疾病、术后极度虚弱、生命垂危的女性，宜选用野山参，因为它功效特别强，具有强心、安神等作用。

（3）对于那些虚寒症、阳气不足、冬季畏寒、四肢寒冷、早衰、内分泌紊乱的女性，宜选用红参，因其性温，味甘，香味较浓，能很好地帮助女性提升体温。

（4）对于那些肺虚咳嗽、内火虚升、肺结核初愈的女性，宜选西洋参，因其性凉，味微甘，有养阴清火、生津液、滋肺肾的功效。

糯米——女性御寒又补脾气

冬季天气寒冷，女性体内阳气虚弱，因此特别怕冷。这时，就需要温补。在冬季温补，女性除了食用那些众所周知的羊肉、甲鱼、海参、枸杞、韭菜等温补食物外，也可以在米上下一番工夫。

生活中常见的糯米，就是防寒好手。《医药六书药性总义》曾记载："糯米粥为温养胃气妙品。"《本草纲目》也记载糯米是"脾肺虚寒者宜之"。《别录》也说糯米"温中，令人多热，大便坚"；《饮食须知》也记载糯米"多食发热，壅经络之气，令身软筋缓，久食发心悸及痈疽疮疖中痛。同酒食之，令醉难醒"。由此可见，糯米虽然有温补生热的作用，但不可过多食用，原因正如《本草纲目》所说："糯米黏滞难化，小儿、病人最宜忌之"。

现代医学也证实，糯米含有蛋白质、脂肪、糖类、钙、磷、铁、维生素B_1、维生素B_2、烟酸及淀粉等，营养丰富，为温补强壮食品，具有补中益气、健脾养胃、止虚汗之功效，对脾胃虚寒所致的反胃、食欲减少、泄泻和气虚引起的汗虚、气短无力、妊娠腹坠胀等症有一定缓解作用。中医认为，白糯米补中益气（补脾气益肺气）；黑糯米和红糯米的补益功效更佳，有补血旺血的作用，民间多用来酿酒，有补血虚之效。所以，广大的女性朋友可以经常食用。

此外，糯米除了中医所说的温补脾胃功效外，它还有美容的功效。这是因为糯米中富含的盐酸是促使雌激素合成的重要元素。而且，女性体内有了足够的烟酸，皮肤会更健康，肠胃消化功能也会更强。

下面，我们就为女性推荐两款糯米养生膳食：

1. 糯米炖鲤鱼

材料：鲤鱼1条，糯米3汤匙，陈皮1瓣，红枣4枚，姜片及盐各适量。

做法：鲤鱼洗干净，糯米洗干净，沥干水分，加入酒、生抽拌匀，酿入鱼肚内，用竹签巩固，放入炖盅内。陈皮浸软刮去瓤，红枣洗干净去核，和姜片一起放在鱼两旁，加入开水，加盅盖放入炖锅内，用大火炖30分钟，改慢火再炖2.5小时，加盐调味即成。

黑糯米和白糯米一般都用来制作甜食。

2. 红枣桂花糖糯米饭

材料：红枣、糯米、桂花糖、葡萄干、核桃仁各适量。

做法：红枣去核用少许水略煮熟，糯米洗净浸泡半小时加入桂花糖酱拌匀煮成饭（八成熟时加入红枣）即成。还可加入有补血作用的葡萄干、有温补肾阳功效的核桃仁拌匀进食。

女性每天吃些黄色食品能补脾

如果女性在自己的身上发现这些情况：浑身乏力，甚至出现胸闷、气短的情况；身体发胖；舌头胀胀的、胖胖的，就像被水泡了一样，边上还有牙齿压出来的一些痕迹，且舌苔是淡的颜色或者白的颜色，那么女性就可以判定自己是"脾气虚"。这就说明女性体内在不断聚湿而生痰，凝滞在自己身体的经脉当中，引起经脉不畅。这时，女性一定要注意补脾，比如可多吃黄色食物。

在饮食中，脾主黄色。黄色的食品能补脾。特别在长夏和每个季节的最后18天，应适当多吃山药、土豆、黄小米、玉米等黄色食品。补益安中，理气通窍。这些食物有维护上皮组织健康、保护视力、抗氧化多种功能。

黄豆是黄色食物，每天喝一些黄豆浆对保护脾有很好的疗效。除此外，下面给大家推荐几款养护脾的黄色食谱：

1. 山药炖鸭

材料：鸭肉250克，山药100克，红枣、枸杞各少许。葱、姜、八角、花椒、香叶、陈皮、黄酒、冰糖、盐、胡椒粉各适量。

做法：将鸭肉洗净后切块，入冷水中煮开，关火捞出鸭肉，用冷水冲洗2～3次；锅中加冷水，放入鸭肉、葱段、姜片、八角、花椒、香叶、陈皮、黄酒。大火烧开后转中小火炖50分钟；加盐调味，放入冰糖、山药块、红枣和枸杞，再炖10分钟。出锅加胡椒粉和葱花即可。

功效：山药含有多种营养素，有强健机体、滋肾益精的功效。

2. 黄豆炖猪蹄

材料：猪蹄300克，黄豆100克。生姜、葱各10克，盐、味精、白糖、胡椒粉和枸杞各少许。

做法：鲜猪蹄刮毛洗净，切成块，黄豆用水泡透，生姜切片，葱切花；砂锅内放入清水，加入姜片、猪蹄块、黄豆、枸杞，用大火煲开，再改用小火煲30分钟，然后加入盐、味精、白糖调味；最后撒入胡椒粉、葱花即可盛出。

功效：此菜补气血，富含胶原蛋白，对美肤养颜具有一定的功效。

红楼梦中人教你用山药益气补脾

《红楼梦》第十一回"庆寿辰宁府排家宴，见熙凤贾瑞起淫心"有这样一段文字："（熙凤）于是和秦氏坐了半日，说了些闲话，又将这病无妨的话开导了一遍。秦氏说道：'好不好春天就知道了。如今过了冬至，又没怎么样，或者好了也未可知。婶子回老太太、太太放心罢。昨日老太太赏的那枣泥馅的山药糕，我倒吃了两块。'凤姐说道：'明日再给你送来。'"

在这段文字中我们看到了"枣泥馅的山药糕"，贾母吃，秦可卿也吃，这是《红楼梦》中第二次出现山药。可见枣泥山药糕是红楼梦中人的一道美食，它的味道清香甜美，易于消化吸收，红枣、山药可以补气血、健脾胃，对于体弱多病的秦可卿而言，是不错的滋补佳品。

山药又称薯蓣、薯药、长薯，为薯蓣科多年生缠绕草本植物的块茎。山药中以淮山药最好，是一种具有高营养价值的健康食品，外国人称其为"中国人参"。山药口味甘甜，性质滋润平和，归脾、肺、肾经。中医认为它能补益脾胃、生津益肺、补肾固精。对于平素脾胃虚弱、肺脾不足或脾肾两虚的体质虚弱,以及病后脾虚泄泻、虚劳咳嗽、遗精、带下、小便频数等非常适宜。

《本草纲目》对山药的记载是:"益肾气,健脾胃,止泻痢,化痰涎,润皮毛。"因为山药的作用温和,不寒不热,对于补养脾胃非常有好处,所以胃功能不强,脾虚食少、消化不良、腹泻的女性是很适合食用的,当然,患有糖尿病、高血脂的中老年女性也可以适当多吃些山药。

另外再介绍给大家几道补血养颜的山药枸杞粥。此粥营养丰富,体弱、容易疲劳的女士多食用,可助常保好气色,病痛不侵。山药和红枣一起熬煮,或者单独熬煮山药也是开胃补脾的食疗良方,具体做法如下:

1. 酸甜山药

材料:山药 250 克,糖、醋、面粉各适量。

做法:洗净山药,去皮后切成滚刀块,然后蘸上干面粉,放入烧至六成热的油锅炸。待山药炸成黄色起皮后,捞起备用。再在油锅中加入糖水和醋一起烧,烧沸后把山药块放入,待山药块被糖汁裹匀即可。

功效:可助女性开胃健脾。

2. 山药枸杞粥

材料:白米 100 克,山药 10 克,枸杞 300 克。

做法:将白米和枸杞洗净沥干,山药洗净去皮并切成小块。将 500 毫升的水倒入锅内煮开,然后放入白米、山药以及枸杞续煮至滚时稍搅拌,再改中小火熬煮 30 分钟即可。

功效:可助女性益气补脾。

3. 山药红枣粥

材料:粳米 100 克,山药 100 克,红枣适量。

做法:山药洗净,去皮切片,将其捣成糊。洗净红枣浸泡在温水中,捞出后去核。淘净粳米,然后将红枣与粳米一起放入锅中煮成粥。稠粥将成时,把山药糊调入搅匀即可。

功效:健脾补血、降压益气,对缓解女性贫血、高血压、慢性肠炎、腹泻等有益。

多吃鸡肉调脾胃,女性不再气虚、失眠

许多女性在感到自己身体虚弱时,往往会熬煮鸡汤来喝,认为其能大补元气,还能美容养颜。这其实就是鸡肉补脾的体现。因为脾胃虚弱就容易使女性感到身体疲惫、虚弱,也会使面容憔悴、肤色暗淡无光。

《本草纲目》中记载了鸡肉的众多疗效,其中提到这样一个方子:"脾胃弱乏,人痿黄瘦。同黄雌鸡肉五两、白面七两,作馄饨,下五味煮熟,空腹吃。每天一次。"也就是说鸡肉可以温中益气、补精填髓、益五脏、补虚损。中医认为鸡肉可以治疗由身体虚弱而引起的乏力、头晕等症状。

按现在的说法,吃鸡肉能够提高女性的免疫力。科学研究表明,鸡及其萃取物

具有显著提高免疫机能的效果,这一观点与营养学以及传统的中医理论不谋而合。

营养学上一直有"红肉"和"白肉"之分,我们可以简单地从颜色上来区别,所谓"红肉"就是指猪、牛、羊等带血色的肉类,而"白肉"则指的是禽类和海鲜等。鸡肉就是白肉中的代表,具有很好的滋补作用,又比红肉更健康。这种可以培育正气的食物,一些常处于"亚健康"状态下的女性更应该多吃。尤其是工作强度大、精神长期紧张的都市女白领们多吃鸡肉,可以增强免疫力,减少患病率。

这里介绍一款人参鸡汤,特别适合气虚、失眠、免疫力低下的女性食用;

材料:人参、水发香菇各15克,母鸡1只,火腿、水发玉兰片各10克,精盐、料酒、味精、葱、生姜、鸡汤各适量。

做法:将母鸡宰杀后,退净毛,取出内脏,放入开水锅里烫一下,用凉水洗净;将火腿、玉兰片、香菇、葱、生姜均切成片;将人参用开水泡开,上蒸笼蒸30分钟,取出;将母鸡放在盆内,加入人参、火腿、玉兰片、香菇、葱、生姜、精盐、料酒、味精,添入鸡汤(淹没过鸡),上笼,在武火上蒸烂熟;将蒸烂熟的鸡放在大碗内;将人参切碎,火腿、玉兰片、香菇摆在鸡肉上(除去葱、生姜不用),将蒸鸡的汤倒在锅里,置火上烧开,撇去浮沫,调好口味,浇在鸡肉上即成。

功效:温中补脾,益气养血,补肾益精,除心腹恶气。

不过,需要注意的是,鸡肉虽然是一种营养佳品,但不是所有女性都适合吃鸡肉进补。以下几种女性就不宜喝鸡汤:

(1)有胃溃疡、胃酸过多、胃出血的女性不宜喝鸡汤,因为鸡汤有刺激胃酸分泌的作用。

(2)患有胆道疾的女性不能喝鸡汤,因为鸡汤内脂肪的消化需要胆汁参与,喝鸡汤后会刺激胆囊收缩,易引发胆囊炎。

(3)肾功能不全的女性也不能喝鸡汤,因为鸡汤含有一些小分子蛋白,而患者的肾对蛋白质分解产物不能及时处理,就会引起高氮质血症,加重病情。

(4)患有高血脂的女性不能喝鸡汤,因为鸡汤中脂肪被吸收后,会使胆固醇进一步升高,而胆固醇过高会在血管内膜沉积,引起冠状动脉硬化等疾病,还会使血压持续升高,难以降下。

为什么小米会受到产妇的青睐

中医认为,小米有和胃温中的作用,小米味甘咸,有清热解渴、健胃除湿、和胃安眠等功效,适合内热及脾胃虚弱的女性食用。有的女性胃口不好,吃了小米后能开胃又能养胃,可见小米又具有健胃消食、防止反胃、呕吐的功效。

在所有健胃食品中,小米是最营养最没有副作用的,它营养价值高,对于老弱病人和产妇来说,小米是最理想的滋补品。

我国北方许多女性在生育后,用小米加红糖来调养身体。小米熬粥营养价值丰富,有"代参汤"之美称。小米之所以受到产妇的青睐,皆因同等重量的小米中含铁量比大米高一倍,所以对于产妇产后滋阴养血大有功效,可以使产妇虚寒的体质得到调养。

另外,小米因富含维生素 B_1、维生素 B_2 等,还具有防止消化不良及口角生疮的功能。

小米粥是健康食品,可单独煮熬,亦可添加大枣、红豆、红薯、莲子、百合等,熬成风味各异的营养粥。对脾胃虚弱,或者在夏季经常腹泻的人来说,小米有很好的补益作用。与山药熬粥,可强健脾胃;加莲子同熬,可温中止泻;小米磨成粉,可制糕点,美味可口。食欲不振的女性,可将小米加糯米与猪肚同煮而食,方法是将小米和糯米浸泡半小时后,装到猪肚内,炖熟后吃肉喝汤,内装的小米和糯米取出晾干,分次食用。

美中不足的是,小米的蛋白质营养价值没有大米高,因此不论是产妇,还是老弱人群,都不能完全以小米为主食,应合理搭配,避免缺乏其他营养。

花生可以大补女性的脾胃

花生具有抗衰老的功效,因而其有长寿果的美誉。这主要是因为美国营养界专家在花生中发现了一种生物活性很强的天然多酚类物质——白藜芦醇,是肿瘤类疾病和治疗动脉粥样硬化、心脑血管疾病的化学预防剂,也是美国学者艾尔·敏德尔著作《抗衰老圣典》中的"100 种最热门有效的抗衰老物质"之一。中国预防医学院检验结果也表明:每百克花生油的含锌量达 8.48 毫克,锌能促进儿童大脑发育,激活中老年人的脑细胞。常吃花生制品,可缓解心血管疾病,降低血脂,延缓衰老。

但女性不知道的是,花生还是补脾胃的法宝。中医认为,花生甘、平,入脾、肺,具有健脾胃、利肾去水、理气通乳、治诸血症之功效,主治营养不良,食少体弱,燥咳少痰,咯血,齿衄鼻衄,皮肤紫斑,脚气,产妇乳少等病症。《本草纲目》记载:"花生悦脾和胃润肺化痰、滋养补气、清咽止痒。"《药性考》上也说:"食用花生养胃醒脾,滑肠润燥。"

下面为女性朋友们介绍几款花生食谱,可以帮助健脾胃:

1. 花生小豆鲫鱼汤

材料:花生米 200 克,赤小豆 120 克,鲫鱼 1 条。

做法:将花生米、赤小豆分别洗净,沥去水分;将鲫鱼刮鳞剖腹去肚肠;将花生米、赤小豆及洗净的鲫鱼同放碗中,加入料酒、精盐少许,用大火隔水炖,待沸后,改用小火炖至花生烂熟。

2. 花生粥

材料:花生米 50 克,桑叶、冰糖各 15 克。

做法:取饱满花生米洗净,沥去水分,桑叶拣去杂质,花生米加水烧沸,加入桑叶及冰糖,改小火同煮至烂熟,去桑叶,其余服食。

3. 红枣花生汤

材料:红枣 50 克,花生米 100 克,红糖适量。

做法：红枣洗净，用温水浸泡，去核；花生米略煮一下，冷后剥衣；将红枣和花生衣放在锅内，加入煮过花生米的水，再加适量的清水，用旺火煮沸后，改为小火再煮半小时左右；捞出花生衣，加红糖溶化，收汁即可。

4. 花生粳米粥

材料：花生50克，粳米100克，冰糖适量。

做法：将花生与粳米洗净加水同煮，沸后改用文火，待粥将成。放入冰糖稍煮即可。

另外，值得注意的是，受潮发霉的花生米对人体危害很大，因此一定不要吃发霉的花生米。

十宝粥——女性补脾胃的佳品

现代社会，生活节奏普遍加快，许多女性不能按时吃饭，脾胃就容易出问题。这是因为脾胃为"后天之本""气血生化之源"，脾像仓库一样存储着女性吃的所有东西，而胃像运输车一样，把食物的营养物质输送到身体的各个部位，脾胃健康，身体这部机器才会灵活运转。如果脾胃出了故障，身体就会缺乏"动力"，就会动不动遭受心烦、疲惫、胆小多疑、肠胃不适、消瘦等脾胃虚弱之苦。这时，女性就需要好好补养自己的脾胃了。

补养脾胃最佳的方法是食补。而粥历来被认为是世间第一补人之物，不仅易消化、可滋养脾胃，而且食材多、营养全，若是再配上恰当的药物，填腹充饥的同时，还能补养身体，可谓一举两得。在这里，我们就为脾胃虚弱的女性介绍一款滋养脾胃的粥品——十宝粥。

材料：茯苓50克，枸杞子20克，党参25克，松子仁20克，葛根50克，玉米2个，山药50克，冬菇6朵，银耳20克，粳米20克，基础调料适量。

做法：将山药先用水浸透，葛根用水洗净，取出晾干；茯苓、党参用水冲洗后，把党参横切成小段；银耳用水泡开，去蒂后撕成瓣状；玉米洗净，每个横切成5段；冬菇泡发后，去蒂切薄片；枸杞子、松子仁用水冲洗，晾干；粳米浸泡后洗净，备用；将葛根、茯苓、党参三味药放入药袋。取砂锅1个，加适量水（约15碗），放入药袋、山药、玉米，用大火煮开；水开后，用文火熬1小时，取出药袋（去药渣不用）及玉米。再放入银耳、枸杞子、冬菇、粳米。等水开后，用文火熬1小时（期间多搅动，防止粘锅）；煮至粥浓稠，放入玉米粒、松子仁，再沸煮5～10分钟，加调料，美味的十宝粥就做成了。

对于那些因工作繁忙而无时间煮粥的女性，可以把煮"十宝粥"的材料打磨成粉，再一起熬煮。

十宝粥的原料既是食品又是药品，具有补脾胃、益肺肾、强身体、抗病毒、抗衰老及美容养颜的作用。其中起到补养脾胃的材料主要为：茯苓，味甘、淡，性平，入药具有利水渗湿、益脾和胃、宁心安神之功用；党参，为中国常用的传统补益药，具有补中益气，健脾益肺之功效；山药，味甘，性平，归脾、肺、肾经，可补脾养胃,生津益肺,补肾涩精;银耳,性平无毒,既有补脾开胃的功效,又有益气清肠的作用,还可以滋阴润肺;粳米,性平,味甘,归脾、胃经,具有补中益气,平和五脏,止烦渴,止泄,壮筋骨,通血脉,益精强志,好颜色之功,主治泻痢、胃气不足、口干渴、呕吐、诸虚百损等。

饭前喝口汤,养胃又健康

中国从古至今都有很多名人是偏爱喝汤的。比如,慈禧可以说是中国历代皇族中最有名的一位美食家了。相传,慈禧对汤的喜爱简直到了痴迷的地步。她手下有8名御厨是专门为她做汤的。她最喜欢喝的菜汤名叫鸡浓鸭舌汤,其主料为鸡、鸭舌、火腿丝、鲍鱼以及干贝等。德龄公主在其《瀛台喋血记》一书中这样写道:"老佛爷一生似乎与鸭舌汤结下了不解之缘。"从中医的理论来讲,慈禧太后之所以能在晚年时保持细腻的肌肤,这与她常喝汤有关。因为常喝汤可调养脾胃,脾气健运,则气血旺盛,就显得肌肤润泽,容颜光彩。

但喝汤也是有学问的,许多女性习惯饭后喝汤,这往往在无形中损害了自身的脾胃健康。因为饭后会因胃液的大量分泌使体液丧失过多而产生口渴感,这时才喝汤,反而会冲淡胃液,影响食物的消化和吸收。

俗话说得好:"饭前喝汤,胜过良方。"这是因为,从口腔、咽喉、食道到胃,就好像一条通道,是食物必经之路。这时若在饭前先喝几口汤,等于给这段消化道增加了润滑剂,使食物能顺利下咽,防止干硬的食物刺激消化道黏膜,而且可以充分调动脾胃的功能,使整个消化系统活跃起来,消化腺开始分泌消化液,消化器官开始蠕动,为进食做好准备。这样,各消化器官的功能就能被发挥出来,吃完食物后人体也会感觉特别的舒服,罹患食道炎、胃炎等疾病的概率也会大大降低。

但是饭前要喝什么样的汤呢?明朝刘纯太医强调,要喝肉汤。这里的肉汤可以是鸡汤、牛筋汤、猪蹄汤、鱼汤、肉皮汤、羊蹄汤、牛肉汤、排骨汤等。不同的汤可以起到不同的抗病防疾效果。

饭前喝汤是有讲究的,并不是说想喝多少就喝多少,也要因人而异,要掌握进汤时间。一般来说,中晚餐前以半碗汤为宜,而早餐前可适当多饮一些,因为我们的身体经过一晚上的睡眠后,水分损失比较多。喝汤时间以饭前20分钟左右为好,吃饭时也可缓慢少量喝汤。总的原则是,喝汤以你的胃肠舒适为宜。

当然,也不能喝温度太高的汤,百害无一利。人的口腔、食道、胃黏膜最高能忍受60℃的食品,超过此温度,会烫伤黏膜。虽然喝汤烫伤后,人体有自行修复的功能,但反复损伤极易导致上消化道黏膜恶变,甚至诱发食道癌。因此,女性喝50℃以下的汤为宜。

许多女性喜欢吃汤泡饭,这不仅不能补养脾胃,还会伤害脾胃。这是因为在吃饭咀嚼的时候,口腔会分泌大量的唾液,润滑食物,同时帮助肠胃消化食物。但汤泡饭里的汤却冲淡了口腔中的唾液,从而减弱了胃部对食物的初步消化。如果长期泡汤吃饭，日久天长，会减退人体的消化功能，导致胃病。

脾经弱时就选择甘甜的食物

《黄帝内经》中反复强调"甘入脾"，也就是说脾主甘味，因此当女性脾气虚、脾经弱时，适当多吃点甘味食物，可补益脾胃。在这里，我们就为广大女性朋友推荐几种具有代表性的甘味食物：

1. 山药

山药味甘，性平，归脾、肺、肾经。生山药有补脾养胃、生津益肺、补肾涩精的功效，常用于脾虚食少、久泻不止、肺虚咳喘、肾虚遗精、带下、尿频等症；熟山药能补脾健胃，常用于脾虚食少、泄泻便溏等症。总的来说，补阴宜用生山药，健脾止泻宜用熟山药。

2. 大枣

中医认为，大枣味甘，性平，可补中益气、安中养脾、养血安神。《本草备要》记载大枣可"补中益气，滋脾土，润心肺，调营卫，缓阴血，生津液，悦颜色，通九窍，助十二经，和百药"。大枣不仅对脾有益处，还能补气养血，尤其适合女性朋友，可以煮粥食用或者切碎晾干泡水，代茶饮。大枣还可以在铁锅里炒黑后泡水饮用，对缓解胃寒、胃痛等症有很好的疗效。

3. 葡萄

葡萄性平，味甘酸，具有补气血、强筋骨、益肝阴，利尿、舒筋活血、暖胃健脾、除烦解渴等作用。现代医学认为，其主要成分是葡萄糖，容易被人体直接吸收，所以非常适合于脾胃虚弱、咳喘、胃痛、贫血、肝炎病人和孕妇食用。据说，每天饮用红葡萄酒15毫升，分2～3次饮用，可暖胃解痉，祛寒止痛，促进消化，有益心脏。注意，容易腹泻的女性要少吃葡萄，否则容易拉肚子。

4. 甘蔗

甘蔗味甘，性平，有止渴生津、消痰止咳、解酒除烦、清虚热、止呕吐之功，适于病后体虚、胃肠虚弱的女性。用新鲜的甘蔗汁1杯，生姜汁少许，搅匀后一次性喝下，可改善胃病所致的呕吐或脾胃虚弱，尤其对治疗神经性胃炎或慢性胃病所致的反胃效果突出。

5. 香蕉

香蕉味甘，性寒，有清热、生津止渴、润肺滑肠的功效，可以润便、润肠、降血压。中医认为，"甘易肉肿"，因此像香蕉等太过甜的食物，对扭伤患者不适合，应等痊愈后再吃，否则会更严重。当然，香蕉也要少吃，吃多了容易胀气，尤其是糖尿病人、肥胖的女性更要少吃。

当然，不论是甘味食物，还是甘味药物，也需辨证对待，体质不同选择不同。而且，任

红香蕉与苹果蕉

何事物都有两面性,凡事物极必反,对甘味食物过于嗜好也是不足取的,容易破坏身体的阴阳平衡,引起诸如糖尿病等病症,那也是得不偿失的。

女性脾胃不和,可以喝一喝补中益气汤

中医认为,气是维持人体生命活动的基本物质。古时判断一个人的生死,常常摸一摸这个人嘴里还有没有气,有气则生,无气则死,故而有了"人活着就是一口气"之说。而气的来源主要有两个,一个是肺从自然界吸入的清气,另一个则是脾胃所化生的水谷精微之气。明代医学家李时珍认为,人体的元气有赖于脾胃之滋生,脾胃生理功能正常,人体元气就能得到滋养而充实,身体才会健康。因此,古人有"内伤脾胃,百病由生"的说法,即女性如果脾胃不好,阳气就会不足,各种疾病也就随之而来。

宋金时期著名医学家李东垣是以"人以脾胃中元气为本"的原则,结合当时人们由于饮食不节、起居不时、寒温失所导致的胃气亏乏的现状,创制了调理脾胃的代表方剂——补中益气汤。

材料:黄芪1.5克(病甚劳役,热甚者3克),甘草1.5克(炙),人参0.9克(去芦),当归身0.3克(酒焙干或晒干),陈皮0.6~0.9克,升麻0.6~0.9克(不去白),柴胡0.6~0.9克,白术0.9克。

做法:上药切碎,用水300毫升,煎至150毫升,去滓,空腹时稍热服。

功效:主治脾胃气虚,少气懒言,四肢无力,困倦少食,饮食乏味,不耐劳累,动则气短;或气虚发热,气高而喘,身热而烦,渴喜热饮,其脉洪大,按之无力,皮肤不任风寒,而生寒热头痛;或气虚下陷,久泻脱肛。

对于补中益气汤,当代国医大师张镜人先生颇有研究,他指出:方中黄芪补中益气、升阳固表为君;人参、白术、甘草甘温益气,补益脾胃为臣;陈皮调理气机,当归补血和营为佐;升麻、柴胡协同参、芪升举清阳为使。综合全方,一则补气健脾,使后天生化有源,脾胃气虚诸证自可痊愈;一则升提中气,恢复中焦升降之功能,使下脱、下垂之证自复其位。

另外,张老还指出,补中益气汤的适应指征为脾胃气虚,凡因脾胃气虚而导致的各类疾患,均能适用,一般作汤剂加减。使用药物的分量,也可相应提高。一般用量为:黄芪、党参、白术、当归各9克,升麻、柴胡、陈皮各5克,炙甘草3克,加生姜二片,红枣5枚,或制丸剂,缓缓图功。

总而言之,现实生活中,女性朋友如果脾胃不和,就可以适当喝一喝补中益气汤,以便促使脾胃功能恢复正常。

女性可适当选择药膳健脾养胃

中医认为,在五脏六腑中,脾与胃相表里,是气血生化之源,有"后天之本"之称。维持生命的一切物质,都要依靠脾胃对营养物质的受纳、消化、吸收、运

化来供给。脾胃伤则会出现倦怠、腹胀、便溏、腹泻、消化不良以及水肿、消瘦、摄血功能失职、免疫与抗病能力下降等症。正如《养老奉亲书》说："脾胃者，五脏之宗也。"医学家李东垣在《脾胃论》中也曾说"百病皆因脾胃衰而生也"，所以古人有"安谷则昌，绝谷则亡"，"有胃气则生，无胃气则亡"，"脾胃虚则百病生"等认识。这些论述，充分体现了脾胃功能的重要性及其与人体生命活动的密切关系。

现代社会生活节奏快，许多女性工作紧张，食无定时，对脾胃最伤。这时，如能用药膳饮食来调理身体，是最无副作用的治疗方法。下面，我们就为广大女性朋友具体介绍几款健脾养胃的药膳：

1. 枸杞莲子山药粥

材料：枸杞 30 克，莲子 50 克，新鲜山药 100 克，白糖适量。

做法：新鲜山药去皮洗净切片；枸杞、莲子淘洗干净；将以上食材加清水适量置于文火上煮熬成粥，加糖食用。

功效：常喝枸杞莲子山药粥可补肾健脾，养心安神，此粥适用于脾肾虚弱导致健忘失眠、心悸气短的女性食用。

2. 剑门豆腐

材料：嫩豆腐 200 克，猪肥膘肉 75 克，鸡脯肉 200 克，豌豆荚 10 根，盐、胡椒、姜、葱、猪油各少许，清汤 1000 克。

做法：将豆腐制茸，用纱布捻干水分；鸡脯肉、猪肉分别制成茸，与豆腐茸一起放入盆内，加入胡椒、盐、姜汁、葱汁搅匀后加鸡蛋清制成糁；将扇形、蝶形模具抹一层猪油，分别制出 10 个扇形、2 个蝴蝶形豆腐糁，并在上面分别嵌上不同的花卉图样，上笼蒸熟；将清汤入锅烧沸，下豌豆荚烫熟，舀入汤盆内，再将豆腐糁滑入汤内。

功效：汤汁清澈，质地细嫩，味道鲜美，且营养丰富，美容养颜，开胃强身。

3. 阳春白雪糕

材料：白茯苓（去皮）、山药各 60 克，芡实约 100 克，莲子肉（去心、皮）150 克，神曲（炒）30 克，麦芽（炒）30 克，大米、糯米、白砂糖各 500 克。

做法：将诸药捣成粉，与大米、糯米共放布袋内，再放到笼内蒸极熟取出，放簸箕（或大木盘）内，掺入白砂糖同搅极匀，揉成小块，晒（或烘）干。

功效：可助女性健脾胃，益肾养元，宁心安神。

4. 宋宫仙术汤

材料：干姜少许，大枣 100 枚，杏仁 40 克，甘草 80 克，盐 10 克，苍术 300 克。

做法：干姜炒至皮黑内黄；大枣去核；杏仁去皮尖，麸炒，捣烂；甘草蜜炙；盐用火炒；苍术去皮，米泔水浸泡，以火焙干；上述药除杏仁外共研细末，后加入杏仁，备用。

功效：可助女性调和脾胃，美化容颜。

5. 元宫四和汤

材料：白面、芝麻各500克，茴香100克，盐50克。

做法：将白面炒熟。芝麻、小茴香微炒后研细末，与炒过的白面混合，并依个人口味放入适量精盐，调匀。

功效：补中健脾，散寒止痛。可用于女性脾胃虚弱，脘腹冷痛，食欲不振等症。

思虑过多的女人要注意养脾

中医有"思虑伤脾"之说，女人思虑过多，就会影响脾的运化功能，导致脾胃呆滞、运化失常、消化吸收功能障碍，而出现食欲不振、脘腹胀闷、头目眩晕等症状。

说得具体一点，就是女性每天都要吃饭，吃完饭的时候，女性的气血都往胃上走，帮助胃部消化。而如果这时候女性在想事情，身体内的血就不会往胃上走，而是往脑子上走，那么时间长了，脾胃的功能就要受到影响，吃进的食物就得不到充分的消化，体内的病就出来了，最典型的就是胃溃疡、胃下垂之类的疾病。现代医学还认为，过思会引起肠胃的神经官能症、消化不良症，甚至引起胃溃疡。长期脾运化不好，还容易引起气结，导致腹部胀满，从而出现气血不足，四肢乏力的症状，形成气郁，并进一步发展为血瘀、痰瘀，引起女性月经提前、延后，甚至闭经。

由此可见，女性要想养护脾胃健康，除了要多吃养脾的食物和药膳外，还应注意缓解压力。一般来说，女性可以通过以下几种方法来缓解压力：

1. "笑一笑，十年少"，"哭一哭，也无妨"

当自己感到郁闷时能够"笑一笑"当然是最好的，实在笑不出来的时候就用哭来宣泄吧。反正"女人哭吧哭吧不是罪"，而且眼泪能杀菌，就当为自己洗眼睛了。哭完以后，你就会觉得轻松多了。

2. 多听悦耳动听的音乐

悦耳动听的音乐会通过人的听觉影响大脑皮层，使内分泌系统分泌一些有益于健康的激素和酶。所以，当一个人听到自己喜欢的音乐时，呼吸就加深，神经就松弛，疲劳便得以消除。

3. 找一个没人的地方自言自语

自己声音的音调有一种使自身镇静的作用，可以产生安全感。所以，在感到心情不好的时候，女性可以找一个没人的地方自言自语一会儿，尽情发泄所遭受的思想和感情上的压抑，从而获得精神状态和心理状态的平衡协调。

4. 不要苛求自己

每个女人都想追求更好、更快、更完美地做好每件事情，也就不断地给自己设定目标，这自然会给自己带来无穷的压力和烦恼。因此，女性要正确认识自己的能力，量力而行。

所以，女性朋友们要想养好脾，不仅要多吃健康的食物、经常做运动，而且不要对自己要求太严格，学会放松，一切顺其自然。不要忘了，健康才是一切幸福和快乐的前提。

自制药粥，防暑降温、开胃健脾

在炎热的夏季，女性的胃肠功能因受暑热刺激，会相对减弱，容易发生头重倦怠、胸脘郁闷、食欲不振等不适，甚至引起中暑，伤害健康。为保证胃肠正常工作，女性朋友要在饮食上对机体起到滋养补益的作用，增强人体抵抗力，有效地抗御暑热的侵袭，避免发生中暑。下面的防暑降温粥能帮女性朋友们清凉度夏：

1. 银花粥

银花性味甘寒，气味清香。用银花 30 克水煎后取浓汁约 150 毫升，再用粳米 50 克，加水 300 毫升煮成稀粥，分早、晚两次温服，可预防治疗中暑。患有高血压、冠心病等症的女性最宜食用。

2. 绿豆粥

绿豆 60 克，粳米 100 克。将绿豆放入温水中浸泡 2 个小时，再和粳米一起加 1000 毫升清水煮粥。绿豆味甘性寒，具有清热解毒、止渴消暑、利尿润肤的功效。粳米与绿豆共煮，其祛暑消烦、生津止渴及解毒效果更好。

3. 薏米小豆粥

薏米 20 克，赤小豆 30 克，大米 100 克，水适量。将薏米、赤小豆用冷水浸泡 2 小时，大米洗净，加入适量水，同煮成粥，能健脾渗湿、清热消暑。

4. 莲子粥

将莲子发胀后，在水中用刷子将表皮擦去，抽出莲心放清水煮烂，再与粳米同煮食用，具有健脾止泻、养心安神之功，脾虚食少、心烦健忘、失眠多梦的女性应多喝莲子粥。

5. 胡萝卜粥

取新鲜胡萝卜切碎，同粳米共煮。能帮助女性健胃、补脾、助消化。

6. 薄荷粥

先取新鲜薄荷 30 克，或干薄荷 15 克，煎汤取汁备用。再取 100 克大米煮成粥，待粥将熟时加入薄荷汤及适量冰糖，煮沸一会儿即可。此粥具有清热解暑、疏风散热、清利咽喉的功效。薄荷叶性味辛凉，气味清香，很是可口。

7. 荷叶粥

取新鲜荷叶 1 片，洗净切碎，放入纱布袋中水煎，取浓汁 150 毫升，加入粳米 100 克，冰糖适量，加水 500 毫升，煮成稀粥，每天早、晚各食一次。荷叶气香微涩，有清热解暑、消烦止渴、降低血压和减肥等功效，与粳米、冰糖煮粥香甜爽口，是极好的清热解暑良药。

8. 西瓜皮粥

西瓜皮 100 克，大米 50 克。将西瓜皮削去外表硬皮，切成丁。大米淘洗干净放入砂锅中，加入适量水和西瓜皮用旺火煮沸，再转用小火煮成粥，调入白糖，具有清热解暑、利尿消肿作用。

9. 藿香粥

藿香15克（鲜品加倍），加水180毫升，煎煮2～3分钟，过滤去渣；粳米50克淘净熬粥，将熟时加入藿香汁再煮2～3分钟即可，每日温食3次。藿香味辛性温，是夏令常用药，对中暑高热、消化不良、感冒胸闷、吐泻等有理想的防治作用。

太白穴——女性健脾的要穴

如果女性发现自己存在晚上睡觉经常流口水，吃东西肚子胀，消化不良，月经淋漓不尽等症状，就应该意识到这是脾虚了，该补脾健脾了。对于那些工作繁忙的女白领来说，她们很难有时间去熬煮各种补脾膳食来吃，但可以在工作闲暇时间刺激脚上的太白穴，也能达到很好的健脾作用。

太白穴

太白穴是足太阴脾经上的重要穴位之一，由于太白穴是脾经的原穴，健脾补气的效果比其他穴都强，因此被称为"健脾要穴"。它在脚的内侧，用手沿着赤白肉际，从大脚趾趾跟开始，往踝关节方向摸，摸到的第一个突起叫做跖骨小头，在它后下方有个凹陷处，那就是太白穴的所在了。

脾经是个少气多血的经脉，气不足、血有余，所以常会出现脾气虚的症状。究竟脾气虚都有什么症状呢？消化不良，吃完东西不一会儿就腹胀，或者是觉得胃疼，大便总是特别稀，面色发黄、没有光彩，睡觉流口水，舌两边有齿痕，好像裙子的花边一样，血液循环不到末梢、手脚冰凉，身体沉重，女性崩漏，白带量多，月经淋漓不尽，因气血上不到头部而头晕眼花，没有精神，总觉得特别累，连说话也是有气无力的，等等。这些症状都是脾的运化能力差造成的。虽然脾虚的症状有很多，但刺激太白穴全都可以防治。因为它是原穴，主管脾脏和脾经上的各个问题，能补充脾经经气的不足。另外，刺激太白穴还可以调节血糖，治糖尿病。

中医讲，脾胃为后天之本，脾胃为气血生化之源，脾虚不仅仅会出现上述症状，时间长了，还会影响其他脏腑，出现其他病症。比如说肝旺脾虚，常表现为两胁胀痛，食后腹胀，或腹部胀痛，泻后痛减。心脾两虚的表现则是心悸健忘、失眠多梦、食少便溏、倦怠乏力、崩漏、便血、皮下出血等。很多贫血、紫癜、功能性子宫出血的患者就属于此种类型。要是肺脾气虚，就会有咳喘不止，气短乏力，痰多稀白，食欲不振，腹胀便溏，声低懒言，面色㿠白，颜面或下肢水肿等。还有一种叫作脾肾阳虚的病症，表现为面色白，畏寒肢冷，腰膝酸软，腹中冷痛，腹部胀满，久泻久痢，小便不利，面浮肢肿，甚则腹胀如鼓，或见小便频数，余沥不尽，或夜尿频。

如果脾肾阳虚的话，那么病情就比较重了。但是不管是单纯脾虚，还是合并有其他问题，都可以用刺激太白穴来治疗。

刺激太白穴的方法很简单：用手指轻轻按揉太白穴，按摩时要让穴位有轻微的胀痛感，每天坚持按揉3～5分钟。如果用大拇指的内侧硌太白穴，这样健脾的效果会更好。如果感觉用大拇指内侧硌太白穴不方便，可以找两颗豆子，用胶布把两颗豆子分别粘在两脚的太白穴位置。这样人可以在边看电视的时候，边用一只脚踢另外一只脚的豆子，两不耽误，睡前取下。

此外，也可以将人参切片放在太白穴这里，外面用纱布叠成的小方块盖在上面，然后用胶布固定，如果没有胶布的话，也可以用膏药代替。注意，两侧的太白穴都要贴上，12个小时以后再取下来。隔天贴一次就可以了。这种方法很简单，只要贴上就不用管了，而且还能健脾补气。另外，艾灸太白穴，健脾效果也很好。

除了健脾之外，太白穴还可以解除身体疲乏，特别是脚上和腿上的疲乏。很多女性都有这个体会，逛了一天的街，回到家里，马上就想把鞋子脱下来，用手揉揉捏捏脚趾脚背。其实这是一件很自然的事，却反映出身体的本能。在捏脚的过程中就刺激了各个穴位，不仅促进了局部的血液循环，也使全身的血液都流动起来，自然就会解乏了。太白穴就是这众多穴位中的一个。

此外，太白穴还具有双向调节的作用。就拿调节血糖指数来说，血糖高的可以通过调节此穴让它下降，血糖低的可通过此穴使之上升。

女性口腔生溃疡，要加强脾的功能

许多女性都有过口腔溃疡的经历，那真是一件十分烦心的事，吃不好，喝不好，无时无刻不在疼痛，说话都费劲。而且口腔溃疡莫名其妙地就会出现，严重的甚至会月月发、年年发。到底为什么会出现口腔溃疡呢？

中医认为，犯口腔溃疡最根本的原因是脾虚，也就是说"脾开窍于口"。当女性长期脾胃虚弱、气机不畅，并伴随慢性腹泻时，会阻碍营养吸收，丢失过多水分。久而久之，身体就得不到足够、均衡的营养元素，身体免疫力也会迅速下降，于是病毒感染，从而导致口腔溃疡。这种在营养不良或者不均衡的身体状态下出现的溃烂面灰白、疼痛较轻的口腔溃疡，易于反复发作或此愈彼起，绵延不断，并常伴有神疲倦怠，口干但又不想喝水。中医认为这种口腔溃疡是虚火所致，所谓虚火，就是身体虚弱的情况下，产生的一种假的热象。这种火，主要不是体内毒素积累造成的，而是营养不良，水液丢失造成热的假象。对于这类口腔溃疡，女性可以通

血海穴、三阴交穴

过补脾健运，生津补液，改善肠道吸收功能，实现治疗口腔溃疡的目的。还有一种可能就是胃太过亢奋，所以也影响到脾的功能。

所以，女性朋友患上口腔溃疡以后，要加强脾的功能，利用反射区的作用，每天晚上进行足部的按摩，也可以推按腿部的经络，通过穴位的刺激来增强脾的功能。实际上女性只要能每晚用热水泡脚，泡半个小时后用按摩棒按揉左脚的脾反射区，嘴上的口腔溃疡就会很快不疼了。

除了采用上面说的方法以外，每天还要坚持敲打小腿的胃反射区100下，然后按揉脾经上的血海、三阴交两穴以及脾经上的穴位痛点各2分钟，就能让溃疡很快地愈合。归根结底，想要让口腔溃疡少出现，就要从根本下手。让脾的功能恢复正常，消除一些影响因素。如果口腔溃疡非常严重的话，经常是一个还没有消退，另外一个就又出现了，此起彼伏，那么最好在医生的指导下结合一些药物治疗。

预防反复发作的溃疡也可以借助药物，一边口服少量云南白药，一边每天进行足部的反射区按摩，并坚持每晚临睡前用热水泡脚。这样反反复复发作的溃疡就会慢慢地变得少出现，即便是出现以后也会很快愈合。

女性战"痘"秘籍在脾肺

很多女孩子在青春期的时候会在面部长出小痘痘来，但是随着青春期一过，面部就基本上不会出现痘痘了。也有一些女孩子，即使过了青春期痘也一直好不了，在脸上频繁地出现，甚至会引起感染。一般来说这种过了青春期出现的痘痘就是痤疮了，一方面与身体内部激素分布不均匀有关系，另一方面也是肺脏和脾脏不好引起的。

从中医角度来看，痤疮有很多类型，但以肺胃火盛型为最常见，多发生在脸上，尤其是额头、面颊、鼻子旁，皮疹炎症明显，或有脓疱，伴有口臭、口干、小便发黄、大便干结，舌质红，苔黄，脉数。这主要与女性日常饮食不节有关，饮食不节导致脾胃受损，肺胃郁热，上蒸颜面而形成此症。此外不良情绪也会诱发此病。

反射区是对付痤疮比较有效的方法，因为刺激反射区调节的就是身体内部的脏器，无论是内分泌还是气血运行，只要能通畅无阻，痤疮当然就没有理由再停留在面部了。

脸上有痤疮，按脚上面部反射区的痛点。长在右侧脸上的痤疮，取左脚的压痛来点按，长在左侧脸的痤疮，则取右脚的反射区。如果面部痤疮比较多，那就双脚的反射区同时刺激。严重的、反复不愈的痤疮，就要再加上耳穴等其他反射区的刺激。根据全

痤疮的形成

息理论，人体的面部与手背、脚背是互相对应、互相关联的。在治疗的时候就可以多在脚背上找，发现了明显疼痛的反射点就把它记下来，重点刺激按压。按压耳穴时的反射点一般会选用脾、神门、热穴、肾上腺、肺、枕、面颊，这些都是最基本治疗痤疮的方法。

无论选用什么方法来治疗痤疮，都必须要重视肺脏和脾脏的作用。肺主皮毛，皮肤上有无数的毛孔，每个毛孔都相当于是肺的开窍，肺气通利了，皮肤才能健康。所以人体几乎所有的皮肤病，包括各种顽癣等，都要首取肺的反射区。

另外，痤疮之所以有一定的顽固性，而且跟体质有关。大多数都是因为体内湿热太多，致使痤疮不容易去除。所以，治疗痤疮还要注意祛除体内的湿气才行，那么脾脏就是至关重要的了，在足部和耳朵的反射区选择脾脏的反射区配合使用，效果很好。

第五节

肺没病，女人才显得水润——女性肺系统护养法

女性要想皮肤好，一定要把肺养好

《红楼梦》中将林黛玉描写得姿容绝代、稀世俊美，但她那种美是病态的、文弱的、娇滴滴的美。她患有长期的肺部疾病，那种健康的、活泼的青春气息，柔嫩光泽、白里透红的肌肤质感是与她无缘的。这是为什么呢？原因主要有以下几点：

1. 肺主皮毛

皮毛包括皮肤、汗孔、毫毛等组织，是一身之表。依赖于卫气和津液的温养和润泽，成为抵御外邪侵袭的屏障。如果肺气虚弱，不能宣发卫气，输精于皮毛，就会导致皮肤毛发憔悴、枯槁。

2. 肺主气，司呼吸

肺主气，包括两个方面：一是主呼吸之气。人体通过肺吸入自然界的清气（即氧气），呼出体内代谢产生的浊气（即二氧化碳），即吐故纳新，使身体内外的气体不断得到交换。二是主一身之气，主要是指肺与宗气的生成有密切关系。宗气是由肺吸入的自然界的清气（氧气）与由脾胃运化的水谷精气相结合而成，积于胸中，它既是营养人体的物质，又是人体机能活动的动力。宗气通过肺而布散全身，以维持脏腑功能活动。

肺主气的功能正常，则气机通畅，呼吸均匀。若肺气不足，就可能出现水道壅塞，反映在容颜上则是肌肤干燥失泽、眼睑或面部水肿、手足四肢臃肿等。

3. 肺主宣发与肃降

宣发，是宣布、发散的意思。肺主宣发是指由于肺气的推动，使气血津液得以散布全身，内而脏腑经络，外而肌肉皮毛，无处不到，以滋养全身的脏腑组织。肺气宣发通畅，则能主一身之气而呼吸调匀，助血液循环而贯通百脉。

肃为清肃、宁静，降为下降。肃降即清肃下降之意，有向下、向内、收敛的特点。肺主肃降是指肺气宣清宜降。肺气以清肃下降为顺，通过肺气之肃降作用，才能保证气和津液的输布，并使之下行，才能保证水液的运行并下达于膀胱而使小便通利。肺气必须在清肃下降的情况下，才能保证其正常的机能活动。

如果肺的宣发和肃降功能遭到破坏，就会引起"肺气不宣""肺失肃降"或"肺气上逆"等病理变化，从而出现咳嗽、喘促、胸闷、尿少、水肿等症。

4. 通调水道

肺主通调水道，是指肺的宣发和肃降对体内水液的输布、运动和排泄起着疏通和调节的功能。水液的排泄，主要途径是排尿，其次为皮肤毛孔的出汗和蒸发以及呼出气体的散发等。排尿、出汗、呼出浊气就是在排毒，如果女性的肺"通调水道"功能失调，那就失去了一条排毒的主要路径。

那么，为了保持肌肤的细腻润泽，女性在生活中应该如何养肺呢？答案很简单，女性只要坚持以下3个准则就可以养护肺部健康：

1. 情绪要开朗

在七情中，肺主悲，肺气虚容易引起悲伤，而悲伤又会直接影响到肺，所以情绪上要开朗。中医提出"笑能清肺"，笑能使胸廓扩张，肺活量增大，胸肌伸展，笑能宣发肺气、调节人体气机的升降、消除疲劳、驱除抑郁、解除胸闷、恢复体力，使肺气下降、与肾气相通，并增加食欲。清晨锻炼，人若能开怀大笑，可使肺吸入足量的大自然中的"清气"，呼出废气，加快血液循环，从而达到心肺气血调和的作用，保持人的情绪稳定。

2. 注意呼吸

肺主全身之气，其中一个就是呼吸之气。所以可通过呼吸吐纳的方法来养肺。怎么呼吸呢？使呼吸节律与宇宙运行、真气运行的节律相符，也就是要放慢呼吸，一呼一吸要尽量达到6.4秒。

《黄帝内经》还介绍了一种呼吸的方法，叫闭气法，就是闭住呼吸，这种方法有助于增强人体肺的功能。先闭气，闭住之后停止，尽量停止到自己不能忍受的时候，再呼出来，如此反复7遍，又叫"闭气不息七遍"。

3. 注意饮食的调养

可以多吃一些玉米、番茄、黄豆、大豆、梨等，有助于养肺，饮食要清淡。

世界上没有任何一件衣衫能比健康的皮肤更美丽，也没有任何一款面罩比光润的脸面来得更自然，更没有一顶帽子能与亮丽的毛发相媲美。所以，为了美得自然、美得健康，女性就要学会保养肺脏。

多事之秋，女人要养肺防衰

到了秋季，天气逐渐转凉，不少女性都容易出现口干、唇干、鼻干、咽干、舌干少津、大便干结、皮肤干燥等症状。中医认为，这些症状的出现，是由于秋季是燥气当令的季节，也就是俗称的"秋燥"。秋燥之气又以中秋为界，分为"温燥"与"凉燥"，但无论是温燥还是凉燥，都会使女性皮肤干燥、体液缺乏。

秋燥之气最易伤肺，因为肺脏直接与大气相通，且与皮肤和大肠有密切的关系。冷空气到来后，最容易刺激呼吸系统，加上抵抗力减弱，就给病原微生物以可乘之机，极易使女性伤风感冒，还可能引发扁桃体炎、气管炎、鼻炎和肺炎等疾病。因此，历代医学家都认为：秋季养生，重在养肺。

（1）秋季养肺，女性首先要注意作息有规律，应该早卧以避风寒，早起以领略秋爽，使精神安定宁静，才能不受秋天肃杀之气的影响。

（2）在心态情绪方面，要使精神内守，不急不躁，这样在秋天肃杀的气象中，仍可得到平和，肺呼吸正常，这是秋天的养生大道。

（3）在饮食方面，由于秋天燥邪为盛，最易伤人肺阴，此时可以通过食疗达到生津润肺、补益肺气之功。古代医书中提到"形寒饮冷则伤肺"，就是说如果没有适当保暖、避风寒，或者经常吃喝冰冷的食物、饮料，则容易损伤肺部机能而出现疾病。因此饮食养肺应多吃玉米、黄豆、黑豆、冬瓜、番茄、藕、甘薯、猪皮、贝、梨等，但要根据个人体质、肠胃功能酌量选用。

此外，秋天空气干燥，人体每天通过皮肤蒸发的水分在600毫升以上，所以补水是秋季养肺的重要措施之一。一个成年女性每天喝水的最低限度为1500毫升，而在秋天喝2000毫升才能保证肺和呼吸道的润滑。因此，每天最好在清晨和晚上临睡之前各饮水200毫升，白天两餐之间各饮水800毫升，这样，可使肺脏安度金秋。

（4）在秋季经常沐浴也能起到养肺的作用，沐浴有利于血液循环，使肺与皮毛气血相通。一般秋季洗澡的水温最好在25℃左右，洗浴前30分钟，先喝淡盐开水一杯，洗浴时不宜过分揉搓，以浸浴为主。

（5）"通腑气"是改善肺功能、防止肺病的一个有效途径。古人常说："若要长生，肠中常清。"肺与大肠相表里，大肠不通就会影响气的肃降，导致肺气上逆，气道不利。临床上大多数慢性支气管炎患者都有大便秘结的症状，而通过通大肠不仅能降肺气、泄浊阴，还有利中焦、调脾胃之效。在生活中则应常吃猪血，因为猪血里的血浆蛋白质经人体胃酸和消化液中的酶分解后，可产生滑肠作用，能与侵入人体的粉尘、有害金属微粒等结合并随大便排出体外。新鲜蔬果、蜂蜜等富含纤维素的食物，不仅可润肠通便，还能治肺补肺。

燕窝——女性养肺润燥的圣品

中医认为，肺外合皮毛，皮毛是肺的外延。所以，女性的皮肤好不好、头发好不好都和肺有关。怎样保养肺脏，使气机条达呢？《红楼梦》的作者曹雪芹为女性推荐了一个方法——吃燕窝。

在《红楼梦》第四十五回中，说到黛玉每年到了春分秋分之后，必犯嗽疾，宝钗便曾劝她食用燕窝："……每日早起拿上等燕窝一两，冰糖五钱，用银铫子熬出粥来，若吃惯了，比药还强，最是滋阴补气的。"

燕窝是金丝燕及同属的一些燕鸟在海边岩洞中用其吐出的胶状液体筑成的巢。中医认为，燕窝性平味甘，入肺、胃、肾经，有养阴润燥、益气补中的功效，可治虚损等症，古列为八珍之一，为历代贡品。《本草纲目》里也说："燕窝甘淡平，大养肺阴，化痰止咳，补而能清，为调理虚劳之圣药，一切病之由于肺虚，而不能肃清下行者，用此皆可治之。"

清代医学著作《文堂集验方》中记载了一个润肺滋阴的药膳方——秋梨燕窝。

材料：秋白梨2个，燕窝5克，冰糖10克。

做法：将秋白梨切掉柄端，挖出核心，将燕窝5克，冰糖10克同放于梨中，用柄盖好，以竹签插定，略加水蒸熟食，每日早晨食用。

功效：燕窝滋阴润肺，白梨、冰糖润燥化痰，所以特别适用阴虚体质偏于肺阴虚的。

《本草纲目拾遗》也介绍了一个牛乳燕窝汤，主要是取燕窝益脾和胃，润燥去枯的作用，加上牛乳益胃润燥，所以阴虚体质偏于肺阴虚的人可以选用。这个药方的具体做法是：用燕窝6克，隔水炖熟，加牛奶500克煮沸，一同服用。

不过，因为燕窝是高级营养补品和名贵药材，价格昂贵，不适合普通的消费者。不过没关系，《本草纲目》里提到银耳也有同等功效，被称为"穷人的燕窝"。银耳能润肺止咳、益气和血，再加上它的滋阴作用，长期服用可以润肤，并有祛除脸部黄褐斑、雀斑的功效。如果和红枣一起熬成汤，食用起来效果更好。

银耳红枣汤的做法：将适量银耳泡发去蒂后加水，小火炖两个小时，然后将洗净的红枣以及少许冰糖放入，继续熬煮半小时，放温后即可食用。

杏仁补肺，润肠又养颜

生活在大城市的女性长年被污染的空气包围，再加上生活节奏加快，很多女性借助香烟来提神……这些都导致了肺部疾病患病率不断上升。因此，如何养肺成为许多都市女白领最为关注的健康问题之一。

中医有许多养肺的方法，但一向讲究药食同源的中医最为推崇食养的方法。事实也证明，通过进食养肺的食物是可以提高人体免疫功能，增强人体抗病能力的。在女性的日常饮食中，杏仁、山药、白萝卜、百合、绿豆等都是不错的润肺食物，其中尤以杏仁最得到专家的认可。有研究证实，如果女性吸烟者经常进食杏仁这样富含维生素E的食物，可以使肺癌发病率大大降低。

顾名思义，杏仁为杏树的果子里的仁。《本草纲目》记载，杏仁味苦，性温，有小毒，入肺、大肠经，有止咳定喘、生津止渴、润肠通便之功效。李时珍说："杏仁能散能降，故解肌、散风、降气、润燥、消积，治伤损药中用之。治疮杀虫，用其毒也。治风寒肺病药中，亦有连皮尖用者，取其发散也。"

古代医圣孙思邈在《千金方》中，建议老年人逢到寒来暑往的季节，应多吃杏仁。这个建议，对头晕者也有奇效。

杏仁分苦杏仁和甜杏仁两种，临床应用多以苦杏仁为主。苦杏仁能止咳平喘，润肠通便，可治疗肺病、咳嗽等疾病；甜杏仁和日常吃的干果大杏仁偏于滋润，有一定的补肺作用。杏仁还有美容功效，能促进皮肤微循环，起到润泽面容，减少面部皱纹形成和延缓皮肤衰老的作用，另外用其制成粉霜乳膏涂于面部，可在皮肤表面形成一层皮脂膜，既能滋润皮肤，保持皮肤弹性，又能治疗色素痣等各种皮肤病。

女性平时如果偶感风寒，咳嗽不止，也可以试试喝杯杏仁茶或百合杏仁粥。

1. 杏仁茶

材料：甜杏仁、糯米面、白糖各适量。

做法：将甜杏仁磨细备用，锅中加清水适量煮沸后，放入甜杏仁及糯米面调匀，再下白糖，煮至熟即可服食。

功效：杏仁本身含有大量的微量元素和各种脂类，可以很好地润泽肌肤。同时杏仁含有的维生素 E 可以抗氧化，防止各种因素对皮肤的损伤。

2. 百合杏仁粥

材料：新鲜百合球根 100 克，杏仁粉 20 克，大米 100 克，白胡椒粉，盐适量。

做法：百合球根洗净，剥成小瓣，加在大米中与适量的水熬煮成粥。起锅前，再加入杏仁粉及调味料，拌匀即可。

功效：百合可润肺，调经活血，润滑皮肤，杏仁可排毒。皮肤粗糙干皱的人多多食用，可使肌肤丰满，肌肤润泽白皙。风寒咳嗽，聚痰，腹泻者忌食。

需要注意的是，杏仁有毒，不宜过量使用，其毒性反应轻者表现为全身乏力，面色青灰，时有呕吐等；重者因呼吸功能衰竭而导致死亡。因此，不论是入药还是食用，不管是甜杏仁还是苦杏仁，每天的食用量不宜超过 12 克（约 1/4 两）。若女性在夏天食用凉拌果仁小菜，必须用清水充分浸泡，再敞锅蒸煮，使毒素挥发，即使这样也不宜吃得太多。此外肠胃虚弱的女性最好少吃杏仁。

秋梨枇杷，还你甜美声线

日常生活中，很多女性朋友会出现嗓子沙哑的现象。一般来说，这是由于上火引起的。无论何种原因引起的声音嘶哑，其共同的特点都伴有声带及周围组织的充血、肿痛，此时服用秋梨枇杷有助于恢复甜美声线。

秋天成熟的梨被称为秋梨，被誉为"百果之宗"，颜色多为绿色或黄绿带点，吃起来脆甜、水分多。中医认为秋梨性甘寒微酸，有清热利尿、润喉降压、清心镇咳、止渴生津的作用，对肺热咳嗽、支气管炎等症还有较好的治疗效果。秋梨可生食，也可熟食，捣烂饮汁，或切片煮粥均可。可用梨加蜂蜜熬制成"梨膏糖"，对患有肺热久咳症的病人有明显疗效。冰糖炖梨更是我国传统的滋阴润肺、止咳化痰的膳食方。秋季气候干燥时，每天喝一碗梨汁可以缓解皮肤瘙痒、口鼻干燥及干咳。梨皮的润肺止咳作用最好，因此许多医学专家都建议女性带皮吃梨。

枇杷又称腊兄、金丸、卢橘等，因外形似琵琶而得名。李时珍在《本草纲目》中说"枇杷止渴下气，利肺气，止吐逆，主上焦热，润五脏"。这是因为枇杷中含有苦杏仁苷，能够润肺止咳、祛痰，治疗各种咳嗽。此外，枇杷中所含的有机酸，能刺激消化腺分泌，对增进食欲、帮助消化吸收、止渴解暑有一定的作用。枇杷果实及叶有抑制流感病毒作用，常吃可以预防四时感冒。枇杷叶可晾干制成茶叶，有泄热下气、和胃降逆之功效，为止呕之良品，可治疗各种呕吐呃逆。

将秋梨与枇杷组合在一起，就成了一味润肺止咳的良药——秋梨枇杷膏。

材料：雪梨6个，枇杷叶5片，蜜糖5汤匙，南杏10粒，蜜枣2颗。

做法：先将5个雪梨各切去1/5做盖，再把梨肉和梨心挖去。把枇杷叶、南杏和蜜枣洗净，放进梨内。余下的1个梨削皮、去心、切小块，将所有梨肉和蜜糖拌匀，分别放入每个雪梨内，盖上雪梨盖，放在炖盅里，以小火炖2小时，即成。

需要注意的是，脾虚泄泻的女性朋友忌食枇杷。另外，因为枇杷含糖量高，女性朋友若患有糖尿病也要忌食。并且，枇杷仁是有毒的，千万不可食用。

吸烟伤肺，可用食疗解烟毒

在现代这个快节奏的社会，吸烟的女性越来越多，一方面是因为女性想要通过吸食香烟来短暂地麻痹自己的神经，从而达到缓解压力的目的；另一方面，女性可能是为了排遣内心的空虚和茫然而开始吸烟。无论是哪种原因引发的吸烟行为，都使得女性的肺受到了伤害。

中医认为肺为娇贵的脏器，不耐寒热，最喜清气熏蒸，最恶燥气炎逼。而香烟为热毒燥邪，长期吸烟，最易伤肺，燥热侵袭肺脏，致肺气郁闭，火毒上熏，灼液成痰，最终引起多种症状。

环球网曾盘点过一些解烟毒的食物，主要有以下8种：

（1）胡萝卜可减少癌症（癌症食品）的发病率。

（2）荸荠有清热解毒，抗菌消炎（消炎食品）的功效。

（3）大白菜具有清肺利咽，清热解毒的功效。

（4）牛奶可保护气管，并降低某些因素对胃肠的损害。

（5）枇杷对于因经常吸烟所造成的呼吸道黏膜损伤具有修复作用。

（6）杏仁可使吸烟者的肺癌发病率大大降低。

（7）韩国首尔大学医学院的医学专家曾通过研究发现，饭后吃1个梨，积存在人体内的致癌物质可以大量排出。

（8）爱尔兰都柏林一家医院最近的研究显示，吃鱼可以削减吸烟对身体造成的部分损害。

除了多吃以上食物外，下面我们还要为吸烟的女性介绍三种解烟毒的食疗方，以期通过"食疗"来帮助女性预防烟源性疾病，减少吸烟的危害。

1. 川贝雪梨猪肺汤

材料：猪肺 120 克，川贝母 9 克，雪梨 1 个。

做法：将猪肺洗净切片，放开水中煮 5 分钟，再用冷水洗净；将川贝母洗净打碎；将雪梨连皮洗净，去蒂和梨心，梨肉连皮切小块。将所有材料放入沸水锅内，用小火煮 2 小时，调味后随量饮用。

功效：润肺化痰止咳。燥热伤肺，症见咳嗽痰稠，咳痰不易，咽干口渴。亦可用于上呼吸道感染、支气管炎等属肺燥者。

2. 杏仁雪梨山药糊

材料：杏仁 10 克，雪梨 1 个，山药、淮山米粉、白糖适量。

做法：先将杏仁用开水浸泡，去衣，洗净；雪梨去皮，洗净，取肉切粒。然后把杏仁、雪梨粒放搅拌机内，搅拌成泥状。用清水适量，把杏仁泥、梨泥、山药、淮山米粉、白糖调成糊状，倒入沸水锅内（沸水约 100 毫升），不断搅拌，煮熟即可。随量食用。

功效：清热化痰，养阴润肺，适用于肺隐球菌病患者。

3. 冬菇雪耳猪胰汤

材料：猪胰 1 条，猪瘦肉 60 克，冬菇 15 克，雪耳 9 克。

做法：先将冬菇洗净，雪耳浸开洗净，摘小朵，猪胰、猪瘦肉洗净，切片。把冬菇、雪耳放入锅内，加清水适量，武火煮沸后，文火煮 20 分钟，放猪胰、猪瘦肉，再煮沸，调味即可。适量饮用。

4. 滋肺饮

材料：天冬 11.16 克，麦冬 11.16 克，生地 14.88 克，天花粉 11.16 克，胆南星 3.72 克，蜂蜜适量。

做法：水滚后放入所有药材煮 30 分钟，加上蜂蜜拌匀即可。

功效：清肺润燥，除抽烟者适用外，也特别适合经常吸入二手烟的人。

寅时肺经当令，养好肺气可安眠

寅时就是凌晨 3～5 点这段时间，在中医里此时被认为是肺经当令，也就是肺经值班。寅时是阳气的开端，是人体由静变为动的开始。而有些女性经常会在这段时间莫名其妙地醒来，然后很长一段时间翻来覆去睡不着，一直要过了 5 点才能疲惫地入眠，这多是肺有了问题。因为肺经当令的时刻受到了邪气的侵扰，人体就会自然地被惊醒。

虽然补肺气的方法很多，但补肺气最好的方法莫过于按摩肺经。肺经是人体内一条十分重要的经脉，它起始于胃部，然后向下络于大肠，接着沿着胃伤口，穿过膈肌，属于肺脏。再从肺系横出腋下，沿着上臂内侧下行，走在手少阴、手厥阴经之前，下向肘中，沿前臂内侧桡骨边缘进入寸口，上向大鱼际部，沿边际，出大指末端。

肺经上分布着三个很重要的穴位，分别是尺泽穴、孔最穴和太渊穴。

尺泽穴位于肘横纹上肱二头肌肌腱桡侧的凹陷处，是最好的补肾穴。通过降肺气而补肾，最适合上实下虚的人，高血压患者多是这种体质，另外按压尺泽穴对于肺经引起的咳嗽、气喘、咯血、潮热、胸部胀满等很有效。

孔最穴在前臂掌面桡侧（大拇指方向），在尺泽穴与太渊穴（腕部动脉搏动处）连线上，腕横纹上7寸（手腕至肘共12寸，按比例取穴）。孔最穴对风寒感冒引起的咳嗽和扁桃体炎效果不错，还能治疗痔疮。

尺泽穴、孔最穴、太渊穴

有人总觉得气不够用，有吸不上气的感觉，这个时候就可以点揉太渊穴（仰掌、腕横纹之桡侧凹陷处）。此穴为肺经原穴，补气效果尤佳。

肺经在寅时当令，这个时候，是按摩肺经的最佳时间。但这个时候应该是女人睡得最沉的时候，怎么办呢？在同名经上找，也就是足太阴脾经（上午9~11点当令）。也就是说在上午9~11点脾经旺时进行按摩，也能取得同样的效果。

秋冬吃鹅肉，可颐养肺腑

在中国，自古以来流传着"喝鹅汤，吃鹅肉，一年四季不咳嗽"的谚语。中医认为，"五脏六腑皆令人咳，非独肺也"。意思是说，咳嗽不仅是人体肺的病变，而且与人体的五脏六腑都有关，即心肝脾肺肾五脏功能失常，都能引起咳嗽。《随息居饮食谱》记载，鹅肉补虚益气，暖胃生津，尤适宜于气津不足之人，凡时常口渴、气短、乏力、食欲不振者，可常食鹅肉。此外，用鹅肉炖萝卜还可大利肺气，止咳化痰平喘。《本草纲目》也记载"鹅肉利五脏，解五脏热，止消渴"，鹅肉能补益五脏，所以常食鹅汤、鹅肉，不会令人咳嗽。有的女性秋冬容易感冒，经常吃一点鹅肉，对治疗感冒和急慢性气管炎有良效。

中医养生学"秋冬养阴"，鹅肉性味甘平、鲜嫩松软、清香不腻，秋冬吃鹅肉符合这样的养生观念。鹅肉具有养胃止渴、补气之功效，能解五脏之热，用鹅血、鹅胆、鹅肫等制成的鹅血片、鹅血清、胆红素、去氧鹅胆酸药品，可用于癌症、胆结石等疾病的治疗。

下面我们就给女性朋友们介绍几款有关鹅肉的做法：

1. 黄芪山药鹅肉煲

材料：鹅1只，黄芪30克，党参15克，山药30克，枣（干）10克。

做法：将鹅宰杀，去毛及内脏，洗净；黄芪、党参、山药、红枣洗净，塞入鹅肚内，用线缝合，放入砂锅中，加清水适量，用旺火煮沸；转小火慢炖至鹅肉熟烂，加精盐调味，去掉鹅肚内的药材即可。

2. 鹅肉炖宽粉

材料：鹅肉500克，宽粉条250克，香菜1根，酱油20克，盐10克，大葱25

克，姜 25 克，味精 3 克，料酒 6 克，八角 2 克，花椒 2 克，香油 30 克，高汤 1000 克，植物油 50 克。

做法：将带骨鹅肉剁成块，放入热水锅中焯透，捞出备用；宽粉条切成段，香菜洗净切段；在锅内放入植物油烧热，放入鹅肉块煸炒，见鹅肉紧缩，边缘似有离骨时放葱段、姜片炒出香味；添入高汤，加酱油、料酒、精盐、八角、花椒，盖上锅盖，用大火烧开；用小火保持沸腾状，大约 10 分钟，然后停火焖锅。

3. 鹅肉补阴汤

材料：鹅肉、瘦猪肉各 250 克，淮山药 30 克，北沙参、玉竹各 15 克，精盐、味精、料酒、胡椒粉、姜片、鸡清汤、鸡油各适量。

做法：将鹅肉、猪肉分别洗净，放入沸水锅中氽透，捞出，沥干水，切成丝，待用；把淮山药、北沙参、玉竹分别去杂，清水洗净，装入纱布袋中扎口，待用；将煮锅刷洗干净，置于火上，注入鸡汤，放入鹅肉丝、猪肉丝、药袋、精盐、料酒、胡椒粉、生姜片，锅加盖，共煮至肉熟烂，淋上鸡油，以味精调味即成。

功效：益气补虚，养阴润肺，生津止渴，适用于肺胃阴虚的女人。

4. 北杏百合鹅肉汤

材料：北杏 10 克，百合 30 克，鸭梨 1 个，鹅肉 300 克，生姜 3 片。

做法：将各药材洗净，稍浸泡；鸭梨去皮、心、切片，鹅肉洗净、去皮、切块；药材、鸭梨、鹅肉与生姜放进瓦煲内，加入清水 2500 毫升（约 10 碗量），大火煲沸后，改小火煲 2 小时，调入适量食盐便可。此量可供 3~4 人用。

功效：用止咳平喘的北杏、清润肺燥的百合配伍鸭梨，煲成的鹅肉汤有清热润肺、化痰止咳之功效，是民间的药膳汤品之一。此汤所治之咳嗽，皆因热邪郁肺，日久伤及阴津，或秋冬季感受燥热之邪，肺失濡养而致，故宜清热润肺，化痰止咳，对少咳不止、燥热郁肺之慢性支气管有一定的治疗作用。

注意，鹅肉不可与鸡蛋同食，易伤元气；鹅肉也不可与鸭梨同食，易伤肾脏。

主动咳嗽，可清肺排毒

说到咳嗽，不少人视其为疾病之兆，其实不然。平时女性觉得喉咙不舒服时，咳嗽两声，就会感觉好一些。这些看似平淡无奇的一点小事，其实是肺在给你传递信号。中医说"肺如钟，撞则鸣"，意思是指肺就好像是铜钟一样，只要受到了刺激和侵害，就会以声音的形式来提醒你：咳嗽，就是肺在提醒你，它受刺激了。

从现代医学的角度来说，咳嗽是呼吸道黏膜受刺激引起的一种防御性生理反射动作，是人在罹患呼吸系统疾病后的一种保护性反应。咳嗽可以及时清除气管与支气管内的痰液，保障呼吸道通畅，对于慢性阻塞性肺疾病、支气管扩张、肺炎、肺脓肿等呼吸系统疾病患者，咳嗽可帮助人体排出痰液，将有害气体和污物排出体外，保持呼吸道通畅。

肺脏是人体呼吸系统的重要器官。然而，近年来，随着工业的飞速发展，大气污染日趋严重，空气中有害物越来越多，人体吸入粉尘、微粒及废气中的毒性物质在肺部积存下来，可引起支气管、肺泡的炎症，甚至中毒、癌变。因此，通常当咽喉、气管、支气管、肺及胸腔等器官受刺激后，冲动经不同的传入神经传入咳嗽中枢，然后经传出神经到声门和呼吸肌等处，产生咳嗽动作。通过主动咳嗽（即无病也咳嗽），使呼吸道产生巨大气流，能起到及时清扫、保护肺脏的作用。同时，猛烈的咳嗽还能够增加胸廓内部的压力，进而增强肺活量，提升肺的免疫力，也对人体有益。

由此可见，女性要想减少大气污染、不良生活习惯和疾病给自己的肺脏带来的伤害，不妨主动咳嗽两声，将从空气中吸入的那些细菌、病毒、粉尘等有害物质从肺部中清除出去一些。

主动咳嗽的最好方法是：每天早晨起床后或晚上临睡前，选择一处空气清新的地方（最好在户外，应避免在树荫浓密处）做深呼吸运动，吸气时将双臂缓缓抬起，然后主动咳嗽，同时迅速垂下双臂，使气流从口、鼻中喷出，咳出痰液。如此反复做10遍左右。为使咳嗽更有效，可在深呼吸前先喝一杯温开水，达到稀释痰液的作用。需要注意的是，每次间歇期做几次正常呼吸，以防过度换气。

注意，患有肺气肿、肺大泡、哮喘、胸部骨折等症的患者和身体虚弱的老年女性，不适宜这种养肺方法，以免因咳嗽而造成肺部损伤。

黛蛤散，小方轻松为你镇咳

咳嗽多是肺部受到刺激而进行排毒的表现，是很常见的事情，但如果咳嗽不止，还伴有胸痛、发热、呼吸困难、浓痰、咯血，则说明肺部出现了很大的健康问题。这时，女性可以试试一味中药止咳方——黛蛤散。

说起黛蛤散，就不得不讲到一个故事：

宋朝徽宗年间，宋徽宗最宠爱的贵妃突然患了很严重的咳嗽病，每天咳得彻夜难眠。看着日益消瘦的爱妃，宋徽宗立即传来李太医，限他3天内治好贵妃娘娘的咳嗽病，否则就将他立即斩首。但李太医连连用药，贵妃的咳嗽不仅没止住，反而还咳得更厉害了。

在约定之期的前一天晚上，想到自己的命运，李太医与妻子抱头痛哭，这时门外传来一声又一声的叫卖声："卖止咳药，1文钱1剂，吃了包你睡个好觉。"

李太医随即派仆人出门拦下卖药的小贩，买了10包止咳药，打开药包一看，发现里面包的是一种淡绿色粉末。李太医遂将3剂并1剂，自己服下，服后并无不适，于是连夜将此药献入宫中。李太医担心药性太强，于是把服用剂量减少了一些，分为2次让贵妃吃下，贵妃服后当夜止咳，次日清晨面部消肿，一切如常。皇上龙颜大悦，重赏了李太医。后来李太医用重金向卖药的药贩要药方，原来只是用蛤粉在新瓦上炒红，拌入少许青黛制成而已，因而得名"黛蛤散"。

青黛也称靛花，是一种中药，是由马蓝、木蓝、蓼蓝、菘蓝等茎、叶经传统工艺加工制成的粉末状物，性寒，味咸，功能清热泻火，凉血解毒，内服主治热毒发斑、吐血等症，外敷治疮疡、痄腮。蛤壳是蛤蜊的壳，归肺、肾、胃经，具有清肺化痰、软坚散结、利水消肿、制酸止痛、敛疮收湿的功效。

女性可在各大药店购买黛蛤散的成品药,也可自己制作黛蛤散,按《中国药典》上的记载,具体制作方法是:

材料:青黛 30 克,蛤壳 300 克。

做法:将青黛和蛤壳粉碎成细粉,过筛,混匀,即可得到一种灰蓝色的粉末。

用法:可口服,1 次 6 克,1 日 1 次,或随处方入煎剂。

功效:清肝利肺,降逆除烦,用于肝肺实热、头晕耳鸣、咳嗽吐衄、肺痿肺痈、咽膈不利、口渴心烦等症的治疗,效果显著。

秋冬季节易伤肺,腹式呼吸可养肺

秋冬季节,天气转凉,许多爱美的女性却依旧身着单薄的丝袜和短裙大秀美腿,因而很容易感冒,尤其是那些平时肺部和支气管容易感觉不舒服、易咳嗽的女性,在冬季更容易感冒,尤其容易患重感冒。因此,女人在秋冬季节一定要格外注意养肺。

许多女性都把养肺想得很复杂,其实它一点都不复杂,只要你调整自己的呼吸就能够有效维护肺脏健康。下面,我们就给肺虚的女性介绍一种简单又实用的养肺方法——腹式呼吸。

人的呼吸形式分为胸式呼吸和腹式呼吸两种。平时我们所做的呼吸就是胸式呼吸,但是胸式呼吸不利于肺部的健康,这是因为在胸式呼吸时只有肺的上半部肺泡在工作,占全肺 4/5 的中下肺叶的肺泡却在"休息"。这样长年累月地下去,中下肺叶得不到锻炼,长期废用,易使肺叶老化,进而引发疾病。

腹式深呼吸却可以弥补胸式呼吸的缺陷,是健肺的好方法。腹式呼吸是中医养生学中常用的呼吸训练方法,也称为调息训练,即有意识地延长吸、呼气时间,以腹式呼吸为主进行慢的、深的、有规律的呼吸训练,以实现自我调节,起到养气养神、经脉流畅,保健强身的作用。说得简单一些,腹式呼吸法是指吸气时让腹部凸起,吐气时让腹部凹入。经常做腹式深呼吸运动,可使机体获得充足的氧气,也能够给大脑提供充足的氧,使整个人的精力保持充沛。现代康复医学认为,腹式呼吸不仅可以增加肺活量和吸氧量,并通过影响神经、循环等其他系统的功能,改善全身的健康状况。同时由于呼吸训练无创无痛,简单方便,且无需任何额外开支,容易被大众接受。

腹式呼吸分为两种,一种是顺式腹式呼吸,就是吸气的时候肚子尽可能凸一点,呼气的时候肚子尽可能凹一点;还有一种是逆腹式呼吸,吸气的时候故意把腹部凹进去,呼气的时候腹部故意凸出来。

腹式呼吸要求身体处于舒适体位,前倾依靠位或者前倾站位均可,全身放松。闭嘴经鼻腔深吸气至不能再吸,仿佛面前有一盆盛开的鲜花,深深地吸进其香气,呼气时将嘴缩紧,如吹生日蜡烛,均匀缓慢地吹,尽可能时间长一点,在 4~6 秒内将气体缓慢呼出,减少肺内残气量。开始训练时训练者可将两手置于肋弓下,要求呼气时可以明显感觉腹部内陷，吸气时则要感觉胸廓向外扩展。每次训练 10 分钟，每天训练 2~3 次。训练者应自然呼吸，肩背放松，不可过度用力。熟练掌握后应用到日常生活中。但是注意避免过度用力呼气或呼气过长，以免发生喘息、憋气及支气管痉挛。有的人腹肌力量不小，但是不会主动与呼吸、发声配合。

无论你选用哪种腹式呼吸，都需要做到：晚餐 1~2 小时后，先慢走 10~15 分钟，然后找一处环境安静、相对开阔的地方，站定后全身放松，两眼徐徐向前平视，双足迈开与肩同宽，双掌相搭掌心向上，放于肚脐下 3 厘米左右的位置，按上面所说的方法进行腹式呼吸。腹式呼吸练习半小时，对健肺很有帮助。

许多女性的鼻腔对冷空气过敏，这时可通过按摩鼻部来缓解症状，具体做法是：将两手拇指外侧相互摩擦至有热感后，沿鼻梁、鼻翼两侧上下按摩 60 次左右，然后按摩鼻翼两侧的迎香穴 20 次（位于鼻唇沟与鼻翼交界处）。每天 1~2 遍。

此外，那些患有慢阻肺和肺气肿的女性则早晚都要采用"腹式呼吸法"来增加肺容量，帮助病情恢复，具体做法为：每日睡前或起床前，平卧床上，伸开双臂，尽量扩张胸部，用腹部带动来呼吸。深吸气，再吐气，反复做 20~30 次，有助于锻炼肺部的生理功能。

女性便秘，润肺生津少不了

便秘是困扰很多女性朋友的一个常见问题，关于防治之策，五花八门，有食疗的，有用药的，有按摩的，但是办法多，出路少，最后能彻底解决问题的方法实在是少之又少。

有育儿经验的家长都知道，小孩子容易腹泻、咳嗽，而很少患便秘，从这个意义上说，便秘可谓是成年人的"专利"。为什么会有这种现象呢？

这和大肠经有关。中医认为大肠经有个很重要的功能是"津"。所谓津，一是指水液，二就是往外渗透的力量。如果这种力量过强，把里面的水液都渗透出去了，就会形成便秘，而如果这种力量特别弱时，就会腹泻。

那么又是什么在控制这一力量呢？是肺气。中医认为，肺主气，与大肠相表里，也就是说肺与大肠是紧密联系在一起的，肺气过实，津的渗透力量就会很强，反之则弱。而小孩子，尤其是刚出生不久的婴幼儿，肺气是弱的，所以他们容易咳嗽、腹泻。随着年龄的增长，肺气越来越强，超过了一定的限度，过强的时候，就会出现便秘，这也是为什么成人多便秘的原因。

由此可见，要解决便秘问题就要调理肺气，使其处于平衡和谐的状态，具体怎么做呢？调适呼吸，尽量用腹式呼吸法吸气呼气；肺喜润恶燥，调摄肺气就要多吃些梨、莲藕等润肺生津的食物；另外，吞咽口水也可生津防便秘。食物进入身体后，经过胃的消化，小肠的吸收后，食物残渣进入到大肠，最后由肛门排出体内，而平时有意识地咽咽口水，可以补充津液，增强排便动力，使大便顺畅地滑出肠道。

对于已经患了便秘的女性而言，可以试试摩腹法，这可以暂时帮你解决排便不畅之苦：双手对搓摩热，然后以肚脐为中心，用右手按顺指针方向按摩腹部，记住每次按揉到肚脐下方时，手要向下捋一下，这可以很好地帮助大便下行。

此外，值得一提的是痔疮，它多伴随着便秘而发生。痔疮最主要的症状是便血和脱出，大便时反复多次的出血，会使体内丢失大量的铁，引起缺铁性贫血。而用脚尖走路可以减轻痔疮的困扰，让身体进入健康的"良性轨道"。具体做法如下：走路时，双脚后跟抬起，只用双脚尖走路。在家中早晚2次，每次各走100米左右。长期坚持下去有利于提肛收气，又能让肛门静脉瘀血难以形成痔疮。

另外，冷敷也是个不错的方法。具体操作方法是：每天大便后，用毛巾或手指，蘸冷水敷或清洗肛门。因为冷水洗不但能清洁肛门，还能使肛门收缩，防止由于大便引起的肛门发胀和下垂。只要坚持这一种简单的方法，就能不得痔疮，得了痔疮的女性坚持这个方法也能减轻痛苦。

痔疮

食疗助女性消除肺气肿

严格地讲，肺气肿不是一种病，而是慢性气管炎、支气管哮喘等的并发症。肺气肿是因肺脏充气过度，细支气管末端、肺泡管、肺泡囊和肺泡膨胀或破裂的一种病理状态。主要因为慢性气管炎、支气管哮喘、空洞型肺结核、矽肺、支气管扩张等长期反复发作，使肺泡壁损坏、弹性减弱，甚至多个肺泡融合成一个大肺泡，使肺泡内压力增大，血液供应减少而出现营养障碍，最终形成肺气肿。按病因，肺气肿可分成老年性肺气肿、代偿性肺气肿、间质性肺气肿、阻塞性肺气肿等。而阻塞性肺气肿最常见。

女人平时预防肺气肿要戒烟，注意保暖，严防感冒入侵。还要多吃富含维生素A、维生素C及钙质的食物。含维生素A的食物如红薯、猪肝、蛋黄、鱼肝油、胡萝卜、韭菜、南瓜、杏等，有润肺、保护气管之功效；含维生素C的食物有抗炎、抗癌、防感冒的功能，如大枣、柚子、番茄、青椒等；含钙食物能增强气管抗过敏能力，如猪骨、青菜、豆腐、芝麻酱等。香菇、蘑菇含香菇多糖、蘑菇多糖，可以增强人体抵抗力，减少支气管哮喘的发作，预防肺气肿。

如果女性朋友们不慎患上肺气肿，就一定要多吃蛋白质类食品，有助于修复因病变损伤的组织，提高机体防御疾病的能力。因病人血液偏酸性，应增加食用含碱性的食物，如蔬菜和水果。供给充足的铁，饮食中应多吃瘦肉、动物肝脏、豆腐、豆浆等，提高抗病力，促进损伤组织的修复。还要多饮水，利于痰液稀释，保持气管通畅，每天饮水量至少2000毫升（其中包括食物中的水分）。

同时，女性患者还要禁食一些食物：避免吃容易引起过敏的食品，如鱼、虾、蛋等；急性发作期，应禁饮酒和浓茶，忌食油腻辛辣之物；还要予以低盐饮食；每顿饭不宜过饱，以免增加心脏负担；还要限制牛奶及其制品的摄入，奶制品可使痰液变稠，不易排出，从而加重感染。

下面，我们再为患有肺气肿的女性朋友介绍几款健康食谱：

1. 虫草炖老鸭

材料：老鸭1只，冬虫夏草15克。

做法：将老鸭去毛及杂肠，再将冬虫夏草置于鸭腹内，加水适量，隔水炖烂，加作料食之。每周1次，连服1个月。

功效：适用于肺虚症。

2. 核桃仁糖

材料：核桃仁30克，萝卜子6克，冰糖适量。

做法：将核桃仁、萝卜子研成细末，备用。将冰糖在锅内熔化，掺入研好的细末，制成糖块，每日嚼食。

功效：适用于上盛下虚，气逆喘咳症。

3. 蘑菇炒肉片

材料：蘑菇（鲜蘑）250克、猪肉（瘦）120克，花生油25克，料酒10克，盐3克，大葱5克，姜3克，胡椒粉1克。

做法：将猪瘦肉洗净，切成长3厘米、厚0.5厘米的薄片；姜、葱洗净，姜切片，葱切段；鲜蘑菇洗净切片，放入热油锅中煸炒；加入料酒、盐、胡椒粉、味精，调好口味炒熟食用。

功效：本品具有温肺化痰、理气消食之功效。适用于肺阻塞、痰饮留于肺胃、气喘、咳逆、胸肋疼痛等症。

4. 猪腰核桃

材料：猪腰子180克，杜仲30克，核桃30克。

做法：将猪腰、杜仲、核桃肉同煮熟。

功效：益肾助阳，强腰益气。适用于肾虚不固的遗精盗汗。

5. 黄芪山药羹

材料：山药150克，黄芪30克，白砂糖20克。

做法：黄芪洗净，鲜山药切成薄片；将黄芪放锅中，加水适量，煎煮半小时，滤去药渣，再放入鲜山药片，再煎煮半小时，加糖或盐调味即成。

功效：黄芪补气生血，能增强机体代谢和免疫功能，有很好的保肝作用。山药健脾益肾补肺，含有蛋白质、脂肪、淀粉、维生素等多种营养成分，且易补消化吸收，慢性肝炎、精神疲乏、气短懒言、面色苍白、大便溏薄者宜食用。

以食养肺益气，不受支气管炎之苦

支气管炎是由炎症所致的呼吸系统疾病，分为急性和慢性两种类型。急性支气管炎通常发生在感冒或流感之后，可有咽痛、鼻塞、低热、咳嗽及背部肌痛。慢性支气管炎往往因长期吸烟所致，可有呼吸困难、喘鸣、阵发性咳嗽和黏痰。

预防支气管炎主要依靠食物建构坚固的人体免疫系统。在感冒高发季节多吃些富含锌的食品有助于机体抵抗感冒病毒，如肉类、海产品含锌最为丰富。此外，各种豆类、硬果类以及各种种子亦是较好的含锌食品，可以取得很好的治疗效果。

如果女性朋友们不慎患上支气管炎，那么，就要依据自身的病情、寒热选择不同的食物。如属寒者用生姜、芥末等；属热者用茼蒿、萝卜、竹笋、柿子、梨子等；体虚者可用枇杷、百合、胡桃仁、蜂蜜、猪肺等。

选择饮食要遵循清淡、低钠原则，这样可以起到止咳平喘，化痰的功效。中医建议的食品有梨、莲子、柑橘、百合、核桃、蜂蜜、菠萝、白果、鲜藕、大白菜、小白菜、菠菜、油菜、胡萝卜、番茄、白萝卜、枇杷等。中医不赞成支气管炎患者食用的食物主要是腥发及肥腻之物。腥发之物，特别是海腥类，如带鱼、黄鱼、角皮鱼、虾、蟹等。油炸排骨、烤羊肉串、肥肉、动物内脏、动物油等，多食损伤脾胃，易助湿生痰。

下面，我们就为患有支气管炎的女性朋友介绍几款食谱：

1. 南瓜大枣粥

　　材料：南瓜 300 克，大枣 15 枚，大米 150 克，蜂蜜 60 克。

　　做法：将南瓜洗净，切成小块，大枣、大米洗净备用。锅内加水适量，放入大枣、大米煮粥，五成熟时，加入南瓜，再煮至粥熟，调入蜂蜜即成。

　　功效：南瓜有消炎止痛，补中益气，解毒杀虫等功效，适用于慢性支气管炎咳嗽痰喘。

2. 大葱糯米粥

　　材料：大葱白 5 段（长 3 厘米），糯米 60 克，生姜 5 片，米醋 5 毫升。

　　做法：共煮粥，粥成后加米醋，趁热食用。

　　功效：适用于急性支气管炎。

3. 绿茶杏仁汤

　　材料：绿茶 2 克，甜杏仁 9 克，蜂蜜 25 克。

　　做法：将甜杏仁入锅，加适量水煎汤；煮沸片刻后，加入绿茶、蜂蜜再煎沸数分钟即可。

　　功效：清热润肺，解毒祛痰，抗癌。适用于鼻咽癌、肺癌、乳腺癌等的辅助治疗。

4. 蜜枣猪肺汤

　　材料：猪肺 500 克，甜杏仁 20 克，百合（干）10 克，蜜枣 30 克，盐 3 克。

　　做法：猪肺洗净，切件；洗净杏仁、百合、蜜枣，备用；把适量清水高火滚 6 分钟，放入猪肺、甜杏仁、百合、蜜枣，中火煮 40 分钟，下盐调味即可。

　　功效：滋阴润肺、止咳化痰。干燥天气最适宜。

5. 糖醋蜇头

　　材料：海蜇头 300 克，姜 4 克，白砂糖 5 克，醋 5 克，盐 3 克，香油 5 克。

做法：将海蜇头用清水浸泡24小时（中间多次换水），捞出切成片，放入开水锅中烫一下，捞出放盘中。炒锅注油烧热，下姜末烹锅，加入醋、糖、盐、适量清水烧开拌匀，倒入碗内凉透，浇在海蜇头上即成。

功效：海蜇具有清热、化痰、消积、通便之功效，用于阴虚肺燥、高血压、痰热咳嗽、哮喘、瘰疬痰核、食积痞胀、大便燥结等症。

护肺妙法帮女人疏通肺气

"肺气"不仅与女性的肺部健康有关，还与女性的整个人体健康有很大的关系。中医上认为咳嗽、气喘等，都是肺气上逆的症状。痰的生成与脾有关。咯血为肺热、肺（阴）虚或肺络受伤的表现；鼻塞流涕，鼻出血等都应从肺考虑；喉痒、声沙哑或喉鸣等也应从肺考虑；眼睑或面部水肿，手足四肢肿，也可能由肺气壅塞不能通调水道引起。

接下来，我们介绍3种操作简单的护肺妙法，女性朋友们在闲暇的时候不妨一试：

1. 摩喉护肺法

端坐，仰头，颈部伸直，用手沿咽喉部向下按摩，直到胸部。双手交替按摩30次为1遍，可连续做2～3遍。这种方法可以利咽喉，有止咳化痰的功效。

2. 深吸气护肺法

每日睡前或晨起，平卧床上，进行腹式呼吸，深吸气，再吐气，反复做20～30次，这样有助于锻炼肺部的生理功能。

3. 捶背护肺法

端坐，腰背自然直立，双目微闭放松，两手握成空拳，反捶脊背中央及两侧，各捶3～4遍。捶背时，要闭气不息，同时叩齿5～10次，并缓缓吞咽津液数次。捶背时要从下向上，再从上到下，沿脊背捶打，如此算1遍。先捶背中央，再捶左右两侧。这种方法可以疏导肺气，通脊背经脉，预防感冒，同时有健肺养肺之功效。

同时，中医在调理"肺气"，治疗肺部疾病方面很具特色，既可直接治疗又可间接治疗。直接治疗有宣肺、肃肺、清肺、泻肺、温肺、润肺、补肺、敛肺八法，间接治疗则通过五脏生克关系进行。

例如，清肺法主要用清泻肺热的药物祛除肺中实热，如白茅根、天花粉、芦根等；润肺法主要用润肺生津的药物来防止燥热损伤肺阴，多用沙参、玉竹、百合等；补肺法则是补益肺气，改善呼吸功能，提高肺的免疫防御屏障，也就是扶正祛邪。常用的药物有人参、太子参、黄芪、山药等。

其实通过清肺、润肺等方法改善肺的功能，祛除病因最终就是为了达到补肺的功效，祛除了病因，肺的功能自然能恢复，加强了肺自身的功能，致病因素也能自然而然祛除，这是相辅相成的。

以食理虚润肺，拒绝哮喘来访

哮喘属于一种慢性非特异炎症性疾病。每当发病时，患者会感到发作性胸闷、喘息、气促或咳嗽，常于夜间和清晨发作。

中医理论认为哮喘最初多是由感冒引起，外邪犯肺，必先于表，如不用宣肺的辛温、辛凉解表医治，往往不能彻底治疗，使外邪不断传里未能透达，损伤肺气（破坏了气管内壁纤毛上皮），气机失调，以致肺气不能下行归肾，肾不能摄纳来自上部的肺气，所以由最初感冒症状的恶寒、流鼻涕、头痛、咳嗽发烧等"肺卫表证"的正常反应、抗病反应，而转入以喘为主"肺脾肾里证"状态的过敏反应、变态反应，即功能亢进的抗病反应，因此形成哮喘。由此可见，女性要想预防和缓解哮喘，重点在于养肺。

下面为患有哮喘病的女性朋友推荐几款食谱：

1. 薏米煮猪肺

材料：猪肺1个，薏米150克，萝卜150克。

做法：将猪肺洗净切块，萝卜洗净切块，和薏米一起放入砂锅，加水文火炖煮1小时，加调料即可食用。

功效：理虚润肺，止咳平喘。

2. 核桃杏仁蜜

材料：核桃仁250克，甜杏仁250克，蜂蜜500克。

做法：先将杏仁放入锅中煮1小时，再将核桃仁放入收汁，将开时，加蜂蜜500克，搅匀至沸即可。每天取适量食用。

功效：适用于咳嗽痰多，肠枯便燥之症。

3. 莱菔子粳米粥

材料：莱菔子20克，粳米50克。

做法：将莱菔子水研滤过，取汁约100毫升，加入粳米，再加水350毫升左右，煮为稀粥。每日2次，温热服食。

功效：下气定喘，健脾消食，用于哮喘的辅助治疗，特别是痰多气急，食欲不振，腹胀不适的女性。

4. 丝瓜凤衣粳米粥

材料：丝瓜10片，鸡蛋膜2张，粳米30克。

做法：用鸡蛋膜煎水取汁，粳米洗净加清水及鸡蛋膜与煎取的汁进行熬煮，将熟时加入丝瓜再煮熟，加盐、味精、麻油少许调味。每日1次，趁温热服完。

功效：清热化痰，止咳平喘，调和脾胃，适用于热性哮喘病人，见呼吸急促、喉中有哮鸣声、咳嗽阵作、痰黄黏稠、心烦口渴、舌红、苔黄腻、脉滑数等症的女性。

注意，患有哮喘的女性在饮食上要忌过甜、过咸，甜食、咸食能生痰热，可以引发哮喘病；不喝冷饮及含气饮料，雪糕、冰棒、可乐等冷饮及含气饮料易诱发哮喘；忌吃刺激性食物，如辣椒、花椒、茴香、芥末、咖喱粉、咖啡、浓茶等；

忌吃产气食物，如地瓜、芋头、土豆、韭菜、黄豆、面食等；过敏性哮喘者，应忌食易引起过敏的食物，如鱼、虾、鸡蛋、羊肉、巧克力等。

此外，当女性哮喘发作时，除依据病情使用平喘、祛痰等药物和摄取营养丰富且易消化的食物外，还应注意多饮水。这是因为人体在哮喘发作时实际上已处于失水的酸中毒症状：病人呼吸加快加深，呼气时失去不少水分；哮喘发作时，病人大汗淋漓，失水不少；由于气喘得厉害，病人顾不上正常的饮水和进食，使失水更加严重。因此，病人在小支气管内的痰液就变得黏稠不易咳出，甚至堵塞小支气管，造成呼吸困难加重，这样，形成恶性循环，治疗也变得困难。这时，让哮喘发作者喝足量水或在输液后，哮喘的症状往往会很快减轻。但患有严重心功能不全者就不宜多饮水，因为过多饮水会加重心脏的负担，反而不利于哮喘病人的康复。

清凉素淡食物，轻轻松松为肺"消炎"

许多女人爱吃清凉素淡的食物，认为这可以帮助自己很好地减肥。她们不知道的是，这也可以帮助女性预防肺炎，养护肺部健康。

肺炎是由多种病源菌引起的肺充血、水肿、炎性细胞浸润和渗出性病变。症状表现为发热、咳嗽、胸痛、呼吸困难等。肺炎的成病原因很多。刺激性的物质，如食物、汽油等吸入下呼吸道后易引发吸入性肺炎。维生素 A 是呼吸道健康的必需物质，缺乏时可导致呼吸道易感染性增强，引发肺炎。

预防肺炎要注意调养饮食，补充足量优质蛋白、维生素、微量元素食物，适当多吃些滋阴润肺的食物，如梨、百合、木耳、芝麻、萝卜等。尽量多喝水，吃易消化的食物，以利于湿化痰液，及时排痰。当痰多时应停进肉类、油脂，俗话说"鸡生火，肉生痰"。忌烟酒以避免过度的咳嗽。

肺炎患者饮食上应注意补充矿物质，多吃新鲜蔬菜或水果，同时有助于纠正水和电解质的失调。多吃含铁丰富的食物，如动物肝脏、蛋黄等。多吃含铜量高的食物，如牛肝、麻酱、猪肉等，也可吃虾皮、奶制品等高钙食品。

高热病人宜进食清凉素淡、水分多、易吸收的食物，如果汁、米汤、绿豆汤等。退热后，体质虚弱，但无呕吐、腹泻的病人，可给予流质饮食，同时增加瘦肉、猪肝、新鲜蔬菜、水果，以加强营养；食欲渐好者，可给予半流质饮食，如粥、软面、菜泥等。

肺炎患者要戒除吸烟，避免吸入粉尘和一切有毒或刺激性气体；肺炎高热期，患者应忌食坚硬、高纤维的食物，以免引起消化道出血；禁食生葱、大蒜、洋葱等刺激性食品，防止咳嗽、气喘等病状的加重。

下面推荐几个肺炎急性期的食疗方：

1. 风寒闭肺型：咳嗽、痰稀白、不渴、舌色淡

（1）葱姜粥：葱白3根，生姜3片，粳米50克。以上共煮粥，趁热服。有祛寒宣肺作用。

（2）杏仁粥：杏仁10克，粳米50克。将杏仁加水煮15分钟，去渣留汁，加粳米煮粥食用。有宣肺化痰的作用。

2. 风热闭肺型：咳嗽、痰黄稠、口渴、面赤唇红、舌红、尿黄

（1）鱼腥草芦根汤：鱼腥草30克，芦根30克，红枣12克。以上加水煮30分钟饮用。有清热化痰作用。

（2）糖杏梨：梨1个，杏仁10克，冰糖12克。将梨去皮、核，加杏仁及冰糖，隔水蒸20分钟食用。有清热宣肺作用。

下面推荐几个肺炎恢复期的食疗方：

1. 脾气虚型：面色黄、食欲不好、消化不良、大便不调、舌淡

（1）参枣粥：党参12克，红枣15克，粳米50克。以上加水煮粥食用。有益气健脾作用。

（2）鸭肫山药粥：鸭肫1个，山药15克，芡实15克，粳米50克。将鸭肫洗净、切碎，再将山药、芡实、粳米加水煮粥食用。有健脾收敛作用。

（3）麻黄根鱼粥：麻黄根15克，鲫鱼1条，粳米50克。将麻黄根加水煮20分钟，去渣留汁。把鱼去鳞及内脏，洗净，同粳米一起放入汁中煮粥食用。有健脾止汗作用。

2. 肺阴虚型：干咳无痰、口渴欲饮、午后低热、舌红苔少

（1）银耳冰糖梨：银耳12克，梨1个，冰糖12克。将梨去皮及核，切成块。银耳用清水洗净，与梨同放入锅中，小火煮30分钟，加入冰糖溶化后食用。有润肺止咳作用。

（2）罗汉果猪肺汤：罗汉果1个，杏仁10克，猪肺250克。用清水将猪肺洗净，切成块状并挤出泡沫。杏仁用水浸洗去皮。将以上食物与罗汉果加水煲汤，加盐后食用。有补肺止咳化痰的作用。

3. 肾虚型：久咳、肢体欠暖、发育不良、舌淡胖

（1）核桃粥：核桃肉15克，大枣12克，桂圆肉10克，粳米50克。将核桃肉打碎，大枣去核，以上加水煮粥食用。有补肾健脾作用。

（2）杞子黄精粥：杞子15克，黄精20克，粳米50克，糖少许。将以上加水煮粥食用。有益气补肾作用。

下面再给肺炎患者介绍两款食谱。

1. 绿豆荸荠粥

材料：绿豆60克，荸荠100克，大米100克。

做法：将荸荠洗净去皮，切成小块；绿豆、大米均去杂，洗净，备用。锅内加水适量，放入绿豆、大米煮粥，六成熟时加入荸荠块，再煮至粥熟即成。每日1～2次，可长期服食。

功效：绿豆有清热解毒、利尿消肿、润肤解暑等功效。荸荠有清热解毒、祛风化痰、利湿止渴等功效，适用于急、慢性肺炎。

2. 雪梨汁饮

材料：雪梨250克。

做法：将雪梨洗净，去皮，切薄片。用凉开水浸泡2小时。然后用洁净的纱布包裹绞汁即成。一次饮完，每日1～3次。

功效：生津润燥，清热化痰，对肺炎咳嗽、消渴、便秘有一定作用。

鱼际、曲池、迎香，护肺的三大宝穴

在中国的传统医学观念里，秋气与人体的肺脏相通，肺脏开窍于鼻，而其表现在皮毛。秋天，秋高气爽也带着燥气，若肺气失调，则容易出现鼻干口燥、干咳、喉咙痛等上呼吸道疾病。所以，秋季养生要注意呼吸系统的维护，特别要注意肺部的调养。

在刚刚过去的夏天里，人们喝冷饮，穿衣盖被都尽量轻薄，使得脾胃虚寒，而脾又为"肺之母"，脾受凉必然会对肺有影响。中医还有"肺为娇脏"的说法，就是说肺既怕冷也怕热，既怕干也怕湿。即使在其他季节里没有注意养肺，在秋季也要对肺特别关注，因为在适合养肺的季节里多呵护肺，可能会收到事半功倍的效果。

从中医五行的角度来看，中医上常说秋收冬藏。秋收就是为了冬藏，对人体来讲，进入秋天，阳气应该往回收了，才能便于冬天的内藏，但是这时外界的温度还很高，阳气还在往外泄，毛孔依然是舒张的，人还是容易遭到外邪的袭击。秋天的邪气主要是燥，但燥有温燥和凉燥之分，在由夏季转为秋季的时候，湿气虽然退了，但气温并没有降下来。这时如果女性不注意养护肺脏的话，就容易出现鼻衄血块、咳痰带血丝，肺特别容易受伤，埋下呼吸系统的重大隐患。

为了预防这种隐患的滋生，女性要更加注意养肺，这时可按揉鱼际、曲池和迎香穴。

鱼际穴是手太阴肺经穴，在手外侧，第一掌骨桡侧中点赤白肉际处。女性可以对鱼际穴不拘时地进行按压，每天最少3~5分钟，并要长期坚持，可将肺经体表经水导入体内，排泄体内肺经之气，可治疗支气管炎、肺炎、扁桃体炎、咽炎，以及肺热所致的咳嗽、咽喉肿痛、失音等症。

曲池穴的位置并不难找：屈肘成直角，肘横纹外侧端与肱骨外上髁连线中点为曲池穴；完全屈肘时，在肘横纹外侧端处为曲池穴。曲池穴有很好的清热作用，每天下午1~3点按揉这个穴位最好，因为这段时间是阳气最盛的时候，按揉此穴位可以使阳气降下来，对感冒发热、咽喉炎、扁桃体炎有很好的疗效。

迎香穴属手阳明大肠经，就在鼻翼两侧。"不闻香臭从何治，迎香二穴可堪攻。"顾名思义，如果鼻子有毛病，例如因为感冒或鼻子过敏等引起鼻腔闭塞，以致不闻香臭，按本穴有直接效果。每天双手按在两侧迎香穴上，往上推或反复旋转按揉2分钟，鼻腔会明显湿润、通畅很多，在一定程度上能缓解呼吸系统的疾病。

鱼际穴、迎香穴、曲池穴

第六节

肾好的女人福气大——女性肾系统护养法

肾藏经纳气为身体提供原动力

肾，俗称"腰子"，作为人体一个重要的器官，是人体赖以调节有关神经、内分泌免疫等系统的物质基础。肾是人体调节中心，人体的生命之源，主管着生长发育，衰老死亡的全过程。

《黄帝内经》说："肾者，作强之官，技巧出焉。"这说的就是肾的创造力。"作强之官"，"强"，从弓，就是弓箭，要想拉动弓箭首先就必须有力气。"强"意思是说特别有力，这也就是说肾气很足。事实上，人的力量都是从肾那边来，肾气足就是人体力量的来源。"技巧出焉"是什么意思呢？技巧，就是父精母血运化胎儿，是由父精母血来决定的，是天地造化而来的。

肾的功能主要有四个方面：主藏精，主水液代谢，主纳气，主骨生髓。

1. 肾藏精，主生长发育和生殖

肾的第一大功能是藏精。精是什么？精是维持生命的最基本的物质。这种物质基本上呈液态的，所以精为水，肾精又叫肾水。精分为先天之精和后天之精。肾主要是藏先天的精气。肾还主管一个人的生殖之精，是主生殖能力和生育能力的，肾气的强盛可以决定生殖能力的强弱。

《内经·上古天真论》云："女子……七七，任脉虚，太冲脉衰少，天癸竭，地道不通，故形坏而无子也。丈夫八岁，肾气实，发长齿更……五八，肾气衰，发堕齿槁……而天地之精气皆竭矣。"在整个生命过程中的生、长、壮、老的各个阶段，其生理状态的不同，决定于肾中精气的盛衰。故《素问》说："肾者主蛰，封藏之本，精之处也。"女性平素应注意维护肾中精气的充盛，维护机体的健康状态。

中医学认为，当生殖器官发育渐趋成熟时，肾中精气充盛，此时产生一种叫天癸的物质，它可以促进人体生殖器官发育成熟和维持人体生殖功能。

2. 肾主管水液代谢

《素问·逆调论》说："肾者水脏，主津液。"这里的津液主要指水液。《医宗必读·水肿胀满论》说："肾水主五液，凡五气所化之液，悉属于肾。"中医学认为人体水液代谢主要与肺、脾、肾有关，其中肾为最关键。肾虚，气化作用失常，可发生遗尿、小便失禁、夜尿增多、尿少、水肿等。尤其是慢性肾脏病的发生发展与肾密切相关。

肾脏是如何工作的

肾脏有调节血压、生成血细胞，以及过滤机体中的废物的功能。血液首先流经肾皮质的小血管，肾皮质则会移除血液中的废物。经过滤后的血液随后流入肾髓质的小管中，在那里机体所需的营养物质和水液被血液重新吸收。接着经过过滤的和重新得到养分的血液返回至血液循环中，而留下的废物则被收集在肾盂中形成尿液。尿液通过输尿管进入膀胱，并贮存在膀胱等待被排出体外。

3. 肾主纳气

肾的第二大功能是纳气，也就是接收气。《医碥》中记载："气根于肾，亦归于肾，故曰肾纳气，其息深深。"《类证治裁·喘证》中说："肺为气之主，肾为气之根。肺主出气，肾主纳气，阴阳相交，呼吸乃和。若出纳升降失常，斯喘作矣。"气是从口鼻吸入到肺，所以肺主气。肺主的是呼气，肾主的是纳气，肺所接收的气最后都要下达到肾。临床上出现呼吸浅表，或呼多吸少，动则气短等病理表现时，称为"肾不纳气"。

4. 肾主骨生髓

《素问·痿论》说："肾主身之骨髓。"《病机沙篆》指出："血之源在于肾。"《侣山堂类辨》认为："肾为水脏，主藏精而化血。"这里髓包括骨髓、脊髓、脑髓。老年人常发生骨质疏松，就与肾虚、骨骼失养有关。中医认为血液的生成，其物质基础是"精"和"气"，精包括水谷精微和肾精，气是指自然之清气。慢性肾衰患者常出现肾性贫血，就与肾虚密切相关。

中医学认为，肾是先天之本，也就是一个人生命的本钱，人体肾中精气是构成人体的基本物质，与人体生命过程有着密切的关系。人体每时每刻都在进行新陈代谢。肾脏将这些有害物质通过尿排出体外，以调节机体水、电解质和酸碱平衡，保持生命活动的正常进行。所以要保持健康、延缓衰老，应保护好肾脏功能。

补肾不是男人的专利，女人同样需要

提到补肾，人们往往会认为这是男人的事情。其实这是完全错误的观点。女性也容易患上肾虚，女性肾虚会造成性冷淡、不孕、出现月经失调以及白带清稀、胎动易滑等症状。肾气的盛衰还关系到女性体内分泌系统的储备，而内分泌的损耗，如同灯油耗尽，生机将灭。可以说，肾精的耗损是导致女性早衰的根源。因此，保护肾精，加强肾精的储备是延缓衰老的第一要义。

肾精是五脏六腑精气的根本。肾精的耗损影响着整个人体。有人做过估测，即夫妻双方性生活一次，其心率加速，呼吸增快，气血大动，所消耗的能量相当于一昼夜家用电器包括空调、电冰箱、电视机、电灯等消耗量的总和。可见，性生活虽然是一种生理行为，但对人体能量的消耗实在是惊人的，亦说明节欲保精是何等的重要！而且女性跟男性比较，阳气较弱，如果工作与家庭的压力过大、饮食不注意预防寒凉，或是长期处在冷气设备的工作环境中，更容易患肾虚，致使过早衰老。

肾虚一般多见于更年期女性，表现为失眠多梦、烦躁易怒、脱发、口干咽燥、黑眼圈与黄褐斑等"肾阴虚"的症状。可多吃鱼、鸭、黑木耳、黑芝麻、核桃、虫草等。

目前，有不少年轻女性也患上了肾虚，她们多属于"肾阳虚"，因脾阳虚所引起，表现为畏寒怕冷、食欲不振、消化不良、精神萎靡等。因为女性本身阳气相对较弱的生理特点，加上生活、工作压力大，精神长期处于紧张状态，造成女性的脾胃功能转弱，从而出现脾阳虚。建议有此症的女性可以服用金匮肾气丸、右归丸等中药，还可多吃羊肉、韭菜、鹿茸等。

下面我们就为肾虚的女性推荐两道食疗菜肴：

1. **鹿茸枸杞猪腰子汤**

材料：鹿茸10克，枸杞子25克，猪腰2个（去内膜，切碎）。

做法：将切好的猪腰放入锅中，加生姜小炒至熟，与鹿茸、枸杞子放入锅内隔水炖熟，调味即成（进食时可加半匙白酒）。每星期可食用1~2次。

功效：补肾阳，适于因肾阳亏损而造成的头晕、耳鸣、疲倦无力、怕冷等。

2. **冬虫夏草淮山鸭汤**

材料：虫草15克，淮山20克，鸭1只。

做法：将鸭和虫草、淮山放入锅内隔水炖熟，调味即可。每星期可食用1~2次。

功效：滋阴补肾，适用于因肾阴不足而导致的失眠、耳鸣、腰膝酸痛、口干咽燥等。

女人肾好不好，眉毛告诉你

眉毛长在眼睛的上方，是眼睛的一道天然屏障，对眼睛有很好的保护作用。当脸上出汗或被雨淋了之后，它能把汗水和雨水挡住，防止流入眼睛刺激它，也能防止眼睛上方落下来的尘土和异物。另外，眉毛与肾的健康有着密切的关系。

中医认为，眉毛属于足太阳膀胱经，它依靠足太阳经的血气而盛衰。《黄帝内经》中就指出："美眉者，足太阳之脉血气多；恶眉者，血气少也。"所谓恶眉，古人解释为"眉毛无华彩而枯瘁"。所以，眉毛长粗、浓密、润泽，表明人体血气旺盛；反之，眉毛稀短、细淡、枯脱，则反映气血不足。

因此，中医理论认为，眉毛浓密，说明肾气充沛，身强力壮，而眉毛稀淡，说明肾气虚亏，体弱多病。女人到了一定年纪，眉毛会逐渐稀疏脱落，这就和中老年人体质减弱，肾气慢慢衰退有一定关系。正常情况下，气血旺盛、肾气充沛的年轻女性眉毛应该黑又密，否则可能就是肾气不足。有些老年女性的眉毛很长，且不白，这除了与个人基因有关，也说明她们的身体比较硬朗，多会长寿。可见，女性通过观察自己的眉毛，就能判断自己肾的健康状况。

从眉毛的外形不仅能看出肾的健康与否，还可以看出很多疾病的征兆：

如果女性眉部的皮肤肥厚，眉毛特别稀疏并易脱落，可能患有麻风病，应及时检查并就医。

如果女性的眉毛经常脱落，并以眉的外侧最为明显，多是甲状腺功能减退症、垂体前叶功能减退症患者。

如果女性的眉毛梢直而干燥，可能有月经不正常的毛病。

如果女性眉毛特别浓黑，往往是肾上腺皮质功能亢进的象征。

女人眉毛的颜色发青，是健康的标志，但如果女性眉毛的颜色偏红，则多是烦热症候。

如果女性的眉毛一侧偏低，一侧偏高，多是神经麻痹症患者。

如果女性的眉毛冲竖而起，则是危急的征兆。

如果女性的眉毛不时紧蹙，多是疼痛疾病的表现。

如果女性的眉毛直而毫毛上翘生长，多为膀胱疾病的征兆。

有医学专家建议，女性要想养好肾，可以经常按摩眉头部位的攒竹穴和眉尾部位的丝竹空穴，能在一定程度上助养眉毛，减少其脱落。

攒竹穴、丝竹空穴

此外，现代的许多女性为了追求柳叶细眉，常用眉毛夹等器具用力拔去那些"不称心"的眉毛，甚至还不惜将整条眉毛拔得精光，再煞费苦心地文眉，这样十分有碍健康。眉毛周围神经血管比较丰富，若常拔眉毛，易对神经血管产生不良刺激，使面部肌肉运动失调，从而出现疼痛、视物模糊或复视等症状，还有引发皮炎、毛囊炎的可能。同时，常拔眉毛，也会引起眼睑松弛、皱纹增多，影响美观。而眼睛若无眉毛遮挡，汗水和雨水就会直接流入眼内，刺激角膜和结膜，引起角膜炎和结膜炎，严重时可导致角膜溃疡。

细数女性肾虚七宗罪

身为女人，如果你存在这样的情况：你连续第三天失眠了，躺在床上数羊数到

9999只仍然无法入睡,心里祈祷着明天的谈判万事顺利。你又一次满心愧疚地拒绝了老公的昂扬斗志,因为实在心有余而力不足,都是由于这一阵工作太忙,熬过了就会好的,你安慰他也安慰自己。你经期渐短、脾气却渐长,认为一定是最近频繁出国导致月经紊乱引起的……

你专业地给自己做了诊断。是的,你当然可以赋予失眠、性欲降低、月经紊乱、脸色苍白、眼圈黑、眼睑肿胀等以各种理由:精神压力、过度疲劳、环境不适……但也许还有一个重要的原因你忽略了,那就是长期肾虚形成的阴虚体质。

其实,"男怕伤肝,女怕伤肾",这句俗语早在千年前就揭示出女性补肾的重要性。肾是女人健康与美丽的发动机,女人的年龄就刻在自己的腰部两侧。肾脏这一对双胞胎姐妹安静地躺在人体腰部1~3椎体左右两侧。

传统医学认为"肾藏精"(不要一提到"精"就认为是男人的专利,此"精"非彼"精",这里所说的精气是人体生长发育及各种生理活动的基础),是"先天之本",影响人体的生长发育、生殖、水液代谢、免疫力强弱、大脑发育、血液循环等各项生理活动,也就是说,你外在的颜色枯荣、内在的生命活力都受控于肾脏的虚实,而"肾虚"正是导致女性衰老的主要原因。再加上女性在特有的经期、孕期、哺乳期容易因"肾中精气"不足导致"肾虚",所以做足预防保护措施非常必要。今天我们就来细数女性肾虚七宗罪:

罪状一:让更年期提前

这是所有女性最关注的问题。所谓更年期,无需更多解释,是连上天都无法改变的女性生理过渡期。一般女性在五十岁左右出现更年期,而"肾虚"女性则早早表现出闭经、性欲低下、烦躁、焦虑、多疑等更年期症状。

罪状二:眼睑水肿、黑眼圈加重、面色苍白

很多女性在清晨起床后照照镜子,都会发现一个完全陌生的自己:眼睑水肿(有时候波及下肢,不知你是否注意到)、出现难看的黑眼圈、面色苍白无光。千万不可简单认为是由于没有化妆,所以看起来不习惯。现在就提醒你,原因也许还是在于肾虚。

罪状三:怕冷

办公室里别人觉得合适的温度是否总让你直打哆嗦,使得你与同事在空调温度问题上难以达成一致。还有你穿的衣服是否总是比别人多,你是否一受凉就拉肚子。中医认为这些都是肾阳虚造成的。

罪状四:失眠、浑身燥热、注意力难以集中

肾阴虚的女性心情容易烦躁,注意力难以集中,且常常失眠、做梦。此外还常常感到腰膝酸软。(肾阴虚与肾阳虚,一寒一热,无论占到哪个,都够让人头疼的。)

罪状五:也许还会破坏你的"妈妈之梦"

由于肾的不合作,极有可能影响你的生育能力,造成不孕!

罪状六：变胖

胖不胖？这几乎是每个女人面对穿衣镜都要反复诘问自己的问题，可是却很少有女人会把体胖和肾虚联系到一起，问自己一句：虚不虚？但事实是，你发胖的罪魁祸首之一，就是肾虚。

罪状七：血压升高

大部分女性很难想到高血压也与肾虚有关，但事实的确如此。因肾虚而引起的高血压称为肾性高血压，占成人高血压的5%～10%，是继发性高血压的主要组成部分。

作为女性，我们响应了"拯救乳房"的号召，我们听从了爱护子宫的建议，现在我们要像关爱乳房、子宫一样关爱肾脏。否则，我们就只能成为"肾虚"黑手下的另一个牺牲品。

女性肾衰有"表现"，补衰有方法

"肾气"，是指肾精所化之气，它反映了肾的功能活动，对人体的生命活动十分重要。假如肾气不足，不仅早衰损寿，还会导致各种病症的发生，对健康极为不利。女性若是肾衰主要表现为以下五个方面：

1. 封藏失职

带下清稀而多、清冷。肾气不足，膀胱失约，会表现为小便频数而清长，夜间更为严重，严重时还会小便余沥不尽或失禁。

2. 肾不纳气

肾主气，肾气不足，气失所主，气逆于上，会表现为喘息气短，气不接续，呼多吸少，呼气加快，动则喘甚，四肢发冷，甚而危及生命。

3. 主水失职

肾气有调节人体水液代谢的作用。老年人肾气不足，水液代谢紊乱，就会造成水失所主，导致水肿发生。还会引起尿频、尿失禁或者尿少、尿闭。

4. 耳鸣失聪

肾气不足，不能充养于耳，就会造成肾虚耳鸣，听力减退，甚至出现耳聋。

5. 衰老提前

肾气在推动人体生、长、壮、老、死中起着重要作用。肾气不足时，五脏六腑功能就会减退，则会出现诸如性功能减退、精神疲惫、腰膝酸痛、须发早白、齿摇脱落等衰老的现象。

女性肾衰患者在饮食方面要注意低蛋白、低脂肪、低磷、低盐。下面就具体给大家介绍几个中医治疗肾衰的食疗方：

1. 参元汤

人参（或西洋参）益气健脾，桂圆肉养血安神。以人参6克加桂圆肉10枚，共煮内服，对女性慢性肾功能不全病人贫血、心悸怔忡者，有养血安神之功效。

2. 参枣汤

红枣健脾和胃。以人参6克加红枣6枚，共煮内服。对女性慢性肾功能不全贫血者，有提高血红蛋白作用。

3. 小米红枣山药粥

小米、大枣、赤小豆、山药（鲜）各适量，加水共煮成粥。慢性肾衰竭病人贫血服用，有健脾利水、和胃养血的功效。

4. 桑葚蜜膏

桑葚有养血补肾作用，蜂蜜可润燥养血。以鲜桑葚100克（或干品500克），浓煎，加蜂蜜250克收膏。用于女性慢性肾功能不全肾阴不足、失眠烦躁者。

5. 五汁饮

鲜藕清热凉血、鲜梨清心润肺化痰，鲜生地清热凉血，生甘蔗助脾健胃。以上诸品各500克，切碎，以消毒纱布拧汁。用于女性慢性肾功能不全病人有鼻出血者，分2~3次服完。

此外，有肾衰症状的女性患者要忌食辛辣、海鲜、豆类、豆制品、干果类及易上火之物；忌食鹿、牛、羊、鸡、鹅、狗、驴肉及其膏汤、骨头汤等。还要避免剧烈活动和过度疲劳。

黑色食物让女人肾气旺

"肾气"对人体的生命活动尤为重要。若肾气不足，女性不仅易早衰损寿，而且还会发生各种病症，对健康极为不利，主要表现为尿频、尿不尽、尿失禁、尿少、尿闭。老年女性则会出现带下清稀而多、清冷；喘息气短、气不连续、呼多吸少，唯以呼气为快，动则喘甚，四肢发冷，甚而危及生命；耳鸣，甚至耳聋。

女人要检测自己的肾是否健康，可以通过自己每天自身的排尿量来判断，一般正常人每天的排尿量应该在1500～2000毫升，正常饮水的情况下多于2500毫升或少于400毫升则有可能是肾出现问题，应及时到医院就诊。

中医学把不同颜色的食物或药物归属于人体的五脏：红色入心，青色入肝，黄色入脾，白色入肺，黑色入肾。可见，肾虚的女性应该多食用黑色食物来滋养肾脏。黑色食物一般含有丰富的微量元素和维生素，如我们平时说的黑色食物，包括黑米、黑豆、黑芝麻、黑枣、黑荞麦，就是最典型的代表。在中医看来，越黑的食物越能够补肾。

"黑色食品"个个都是养肾的"好手"。这五种食物一起熬粥，更是难得的养肾佳品。

1. 黑米

也被称为"黑珍珠"，含有丰富的蛋白质、氨基酸以及铁、钙、锰、锌等微量元素，有开胃益中、滑涩补精、健脾暖肝、舒筋活血等功效，其维生素B_1和铁的含量是普通大米的7倍。冬季食用对补充人体微量元素大有帮助，用它煮八宝粥时不要放糖。

2. 黑荞麦

可药用，具有消食、化积滞、止汗之功效。除富含油酸、亚油酸外，还含叶绿素、卢丁以及烟酸，有降低体内胆固醇、降血脂和血压、保护血管功能的作用。它在人体内形成血糖的峰值比较延后，适宜糖尿病人、代谢综合征病人食用。

3. 黑枣

有"营养仓库"之称的黑枣性温味甘，有补中益气、补肾养胃补血的功能。含有蛋白质、糖类、有机酸、维生素和磷、钙、铁等营养成分。

4. 黑豆

黑豆被古人誉为"肾之谷"，黑豆味甘性平，不仅形状像肾，还有补肾强身、活血利水、解毒、润肤的功效，特别适合肾虚患者。黑豆还含有维生素 B_2、黑色素，对防老抗衰、增强活力、美容养颜有帮助。

5. 黑芝麻

黑芝麻性平味甘，有补肝肾、润五脏的作用，对因肝肾精血不足引起的眩晕、白发、脱发、腰膝酸软、肠燥便秘等有较好的食疗保健作用。它富含对人体有益的不饱和脂肪酸，其维生素 E 含量为植物食品之冠，可清除体内自由基，抗氧化效果显著。对延缓衰老、治疗消化不良和治疗白发都有一定作用。

此外，李子、乌鸡、乌梅、紫菜、板栗、海参、香菇、海带、黑葡萄等，都是营养十分丰富的食物。肾不好的女性，可以每周吃一次葱烧海参，将黑木耳和香菇配合在一起炒，或炖肉时放点板栗，都是补肾的好方法。

养肝益肾、生发乌发靠首乌

许多女性都有脱发、发早白的烦恼，这时，中医师都会建议她们多多食用何首乌，因为何首乌是一味养肝益肾、生发乌发的良药。

关于何首乌的来历有一个流传很广的传说：

何首乌是顺州南河县人，祖父名叫能嗣，父亲名叫延秀。能嗣原名叫田儿，自小身体虚弱，长大后没有性欲，遂到山中从师学道。一天酒醉后卧在野外石块上酣睡，一觉醒来，天色已晚，忽见二株藤枝叶纷披，渐渐枝叶互相交缠，过了一段时间才分开，片刻后又交缠在一起，使他十分惊奇。

翌日，能嗣顺藤挖根，将块根请人辨认，谁也说不清这是什么药材，有位老者说，可能是一种仙药。他就试着连服了 7 天，便开始有了性欲。连服三四个月后，体质逐渐强壮；服用 1 年后，

何首乌

宿疾痊愈，容颜焕发。之后的十年中连生了几个儿女，便改名为能嗣。他又把此药给儿子延秀吃，延秀又把药传授给儿子首乌服，祖孙三代都活到了130多岁。延秀的邻居李安期，与延秀是好朋友，他吃了此药后也是长寿，并把它公开了，很多人吃了此药均有效，便把这种能够延年益寿、乌须黑发的药叫作何首乌。

这个故事显然有传奇色彩，但何首乌补肾固精的功效却是不容置疑的。《本草纲目》记载何首乌的功效是："养血益肝，固精益肾，健筋骨，为滋补良药，不寒不燥，功在地黄、天门冬诸药之上。"另外，何首乌还有美容和乌发的功效。《本草纲目》记载："何首乌可止心痛，益血气，黑髭发，悦颜色。"何首乌具有良好的益精血、补肝肾作用，经常服用可使女性气血充足，面色红润，容光焕发，对于面色无华或面色萎黄的血虚病人，常服制首乌（深加工过的何首乌），可使面容青春久驻。

现代药理研究还证实，何首乌具有延缓衰老、调节血脂、抗动脉粥样硬化、提高机体免疫力等作用。在调节血脂方面，何首乌能降低对人体有害的低密度脂蛋白，升高对人体有益的高密度脂蛋白胆固醇，减少肠道对胆固醇的吸收，减轻动脉粥样硬化。此外，何首乌还能扩张冠状动脉血流量和改善心肌缺血。

何首乌分为几种制法，因制法不同，功效也有所不用。生首乌以黑豆煮汁拌蒸，晒干后变为黑色，即为制首乌，有补血和补肾益精的功效，适用于未老先衰、须发早白、贫血虚弱、头晕眼花、腰酸遗精的病人。晒干的叫生首乌，功效和制首乌大相径庭，不用于补虚，而是用于润肠通便及消痈肿等，适用于老年女性或体质虚弱者的便秘及疮疖等。新鲜的叫鲜首乌，与生首乌相似，但润肠、消肿效果更佳。

下面，我们就为肾虚易脱发的女性介绍两种常用的何首乌药膳方：

1. 何首乌煮鸡蛋

材料：鲜首乌90克或干品15克，红壳鸡蛋3～4枚。

做法：将何首乌洗净后入冷水中浸泡30分钟，置于小砂锅中，倒入浸泡液约0.5千克煮沸，备用；把红壳鸡蛋洗净，加水小火煮至蛋白凝固，冷却后剥去蛋壳；在鸡蛋白厚的一头用小刀切个十字形放入首乌的砂锅中，用小火焖煮半小时，加少许精盐（亦可不加）、黄酒数滴、姜少许，盖好再用小火煮10分钟即成。

用法：除去药渣后，吃蛋喝汤，分2次食用，隔日吃1次，严重肾虚者亦可每日吃1次，在此期间应忌食辛辣、烟酒等刺激性食物。

功效：可治血虚体弱、头晕眼花、须发早白、脱发过多、白带过多、血虚便秘等症，尤其适用于"虚不受补"的患者和严重肾虚者。

2. 何首乌山鸡

材料：山鸡2只，制首乌10克，青椒100克，冬笋15克，酱油10克，料酒20毫升，味精1克，精盐2克，豆粉20克，鸡蛋1个，菜籽油1000克（实耗60克）。

做法：制首乌洗净，放入铝锅煮2次，收药液20毫升；山鸡去净毛，剖腹去内脏，洗净去骨，切成丁；冬笋、青椒切成丁；鸡蛋去黄留清，蛋清加入豆粉，调成蛋清豆粉，用一半加少许精盐将山鸡丁浆好，另一半同料酒、酱油、味精、首乌汁兑成汁液待用；净锅置火上，注入菜籽油，烧至六成热时下鸡丁过油滑熟，随即捞入勺内待用。

锅留底油，加入鸡丁、冬笋、青椒翻炒，倒入汁液勾芡，起锅装盘即成。

功效：补肝肾，乌须发，悦颜色，延寿命。

手脚冰凉别害怕，就从肾上找原因

一到冬天，许多女孩子白天手脚冰凉，穿得再厚身上都暖和不起来；晚上睡觉，被子盖得比别人多，被窝却通宵冷冰冰的。这种怕冷的感觉让其一整个冬天都显得缩手缩脚，感冒不断，老病也易复发和加重。这是肾虚的症状。

人体肾阴、肾阳是相互依存、相互制约的，不是一成不变的。到了冬天过度怕冷说明身体当中阳气不足，也就是我们说的肾阳不足。造成肾阳不足的原因首先是脾虚，脾气虚弱之后，消化食物的功能必定降低，我们体内没有足够的食物运化之血来滋养五脏六腑，致使肢体末端血流不畅、血运不足、失其温运，导致手脚冰冷。

要改善脾胃功能，首先要补足肾阳。肾阳不足，人体就像没有汽油的汽车一样，无论外观怎样，也不能发挥功能。肾的阴阳是会变化的，病人不能根据一种症状断言是肾阴虚还是肾阳虚，所以在治疗和调节中很容易把肾阳虚当肾阴虚来治疗，或是把肾阴虚当成肾阳虚治疗，结果越治症状越严重。

俗话说"寒从脚起"，脚离心脏最远，足部脂肪薄，保温能力差，而脚掌与上呼吸道黏膜有密切关系，肾虚者一旦脚着凉，容易引起上呼吸道黏膜内毛细血管收缩，导致感冒、腰腿疼等临床症状。因此，女性每晚睡觉前用热水烫烫脚，既能御寒，又能有效地促进局部血液循环，解除全身疲劳，养护肾脏健康。

但泡脚护肾也是有讲究的，比如在时间上来说，女性在晚上9点泡脚最护肾。因为此时是肾经气血比较衰弱的时辰，女性在此时泡脚，身体热量增加后，体内血管会扩张，有利于活血，从而促进体内血液循环。同时，女性白天紧张了一天的神经，以及劳累了一天的肾脏，都可以通过泡脚在这个时候得到彻底放松和充分的调节，身体也会因此感到舒适。

用来泡脚的水温不能太热，以40℃左右为宜，泡脚时间也不宜过长，以半小时左右为宜，泡到微微出汗是最好的。为了让泡脚水的水温降得慢一些，最好用木盆泡脚，还可放一些有利于活血的丹参、当归，或放些连翘、金银花、板蓝根、菊花，以起到降火清热的作用。但最常用的方法还是在泡脚水中放入一些生姜，生姜有散寒的作用，可加速人体的血液循环，对于缓解手脚冰凉、畏寒怕冷等不适症状有很好的效果。

此外，女性如果泡完脚后，最好再对脚底的穴位进行几分钟的按摩，对身体的血液循环更好，脏腑器官也更能得到进一步的调节。有医学专家建议，泡脚后，女性最好不要再进行其他活动，隔数分钟即入睡，补肾效果更佳。

女人抗衰老，养肾不能少

以前，肾虚多是更年期女性的毛病，种种更年期不适症状多属于"肾阴虚"

的表现，如失眠多梦、烦躁易怒、脱发、口干咽燥、出现黑眼圈与黄褐斑等，这些现象都会加速女性走向衰老期。

而现在，随着生活节奏的加快，现代女性生存压力加大，再加上办公室普遍用空调导致空气干燥浑浊，以及女性自身的免疫力低和生理特点，导致青年女性中肾脏虚弱的比例也越来越高，早衰的现象在女性身上屡见不鲜。

正因为上述多重因素的影响，众多女性所面临的已不再是单纯性的生理性肾虚问题，它已经同步危及人体的免疫力以及衰老等一系列问题，也就是人们常说的"复合型肾虚"问题，也叫病理性肾虚。因此，对于那些肾早衰的年轻女性来说，补肾不单是为了改善神疲乏力、夜尿频多、腰膝酸疼的症状，更重要的是通过补肾益寿激发人自身的免疫力，达到身体自身免疫力的"自给自足"，并时刻保持免疫机能的活性状态。

其实，对于肾与衰老的关系，早在战国时期的中医典籍《黄帝内经》中就有所提及，在本书的前文也曾提及："女子七岁，肾气盛，齿更，发长。二七而天癸至（青春腺发育），任脉（子宫）通，太冲脉（卵巢）盛，月事（月经）以时下，故有子。三七肾气平均，故真牙生而长极。……六七三阳脉衰于上，面皆焦，发始白。七七任脉虚，太冲脉衰少，天癸竭，地道不通。故形坏而无子也。"它揭示了女性长壮老的规律。正如明代虞搏在《医学正传》中所说："肾气盛则寿延，肾元衰则寿夭。"明确指出了肾之元气的盛衰，决定着人寿命的长短。

现代医学也证实了肾与衰老的密切联系。在现代医学中，神经内分泌、免疫、自由基、事故与灾难、体细胞突变、交联生物膜损伤等是造成人体衰老的原因，而中医肾的生理功能包括了现代医学中的神经内分泌、免疫及消除自由基等多种调节功能，这些构成了现代医学对衰老的认识。有研究也证实：老年女性的肾，多存在内分泌失调的现象，若肾功能强盛，则内分泌功能旺盛。

对于女性来说，衰老不可避免，但延缓衰老却是可行的，这就需要女性及时补肾，改善肾虚衰老症状。

要改善肾虚的身体状况，最简单的方法就是将双手摩擦生热，然后同时上下摩擦后腰两侧肋下（也就是肾区）36次，每日早晚各一遍。此外，女性还要多吃些有补肾功能的食品，比如山药、猪腰花、牡蛎、核桃、海参、大豆类食品以及动物的肝脏等。还可多做适宜的运动以改善体质，活跃思维，强壮筋骨，促进营养物质的消化吸收，从而使肾气得到巩固。在性生活上要适度，不勉强，不放纵。另外，充足的睡眠也是女性恢复精气神的重要保障，这就要求女性无论工作多繁忙，家里的烦心事再多，到了睡觉的时候也要按时休息，养足气血和精神，给肾多一点动力。

外阴瘙痒愁煞人，补肾祛风除病根

外阴瘙痒，中医称为阴痒、阴门痒，指女性的外阴及阴中部位瘙痒，甚则波及肛门周围，使得女性痒痛难忍，坐卧不宁。外阴瘙痒的病因多是脾虚湿盛，郁久化热，湿热蕴结，注于下焦；或忧思郁怒，肝郁生热，挟湿下注；或因外阴不洁，久坐湿地,病虫乘虚侵袭所致;或年老体弱,肝肾阴虚,精血亏耗,血虚生风化燥,而致外阴干涩作痒。

如果女性发现自己的外阴处干涩瘙痒难忍,或有灼热感,甚则五心烦热、头晕目眩、腰酸耳鸣等症状,多为肝肾阴虚、阴血亏损、化燥生风引发的外阴瘙痒,应采取滋阴补肾、祛风止痒的药方,可选用知柏地黄汤加味。

材料:知母15克,黄柏12克,生地12克,丹皮10克,茯苓15克,首乌15克,枣皮15克,泽泻10克,白藓皮15克,地肤子20克,赤芍10克。

做法:每日1剂,水煎,分2次服。

加减:灼热、疼痛者加土茯苓15克,刺力15克,蒲公英30克;夜不能寐者加远志10克,合欢花15克,枣仁20克;带下量多色黄者加苍术15克、苦参15克;带下量多色白者加苡仁30克、炒白术15克;肝郁气滞者加丹栀逍遥丸。

功效:调补肝肾,滋阴降火。

在内服知柏地黄汤治疗肝肾阴虚型外阴瘙痒的同时,女性还可外用蛇床子散(蛇床子、川椒、明矾、苦参、百部各10~15克)、塌痒汤(鹤虱30克,苦参、威灵仙、归尾、蛇床子、狼毒各15克)煎汤趁热熏洗;也可用鸦胆子20克去皮,用水一杯,煎成半杯,用带线棉球浸药汁后塞阴道,12小时后取出;也可将冰硼散装入胶囊塞入阴道或肛门,每日1次,10次为1疗程;还可用验方蜀椒洗剂(蜀椒、蒲公英、艾叶各15克)水煎盆浴,每日2~3次。

对肾虚阴痒,女性还要加强身体锻炼,多吃蟹肉、鳖甲、枸杞子、阿胶浆、山药、桑葚蜜等滋补肝肾的食物,还要勤换内裤,并将内裤用开水泡洗,在日光下晒干。此外,女性在治疗外阴瘙痒时要禁房事,禁公共盆浴、游泳,防止交叉感染。

补肾精是治疗女性不孕的关键

不孕是中医擅长治疗的病症之一。但导致不孕的原因有很多,必须仔细观察患者的体质,针对不同的情形治疗才能有效果。

中医认为,与怀孕息息相关的脏腑是肾脏。肾中储存有构成生命根源的基本物质,通常被称为精或者是肾精,相当于一般人认为的卵子及精子、遗传基因。肾精不足的时候,就不容易怀孕。另外,如果月经不调或出现经前症候群的症状,也容易导致不孕。

故而,中医将不孕症划分为肾阳虚所致的易受凉型不孕症、肾阴虚所致的易头晕型不孕症、肝郁气滞所致的月经不调型不孕症。易受凉型不孕症是肾弱体质,不适当的性生活会让肾经和阳气不足,子宫不能得到足够的温暖。此类不孕症患者的临床症状表现为:身体容易发冷,没有精神,夜尿多,还会感到目眩、耳鸣、性欲减退等症状。月经周期往往有偏长的倾向,经血的量偏少,甚至有停经的可能。治疗此类不孕症应在注意身体保暖的同时,补充肾精,同时通过治疗恢复元气。

命门穴和气海穴是可温暖子宫的穴道,用灸罐加温带刺激效果更佳。另可配合能促进肾功能的肾腧穴一起刺激。

气海穴　　　　　　　　　命门穴、肾腧穴

还可服用六味地黄丸等能够温暖身体、促进肾功能、改善体质等中药。另外，能够改善肾阳虚的代表药方则为右归饮。饮食上可多食用虾、海参、韭菜等能够补肾并温暖身体的食物。栗子与胡桃等也具有促进肾功能的作用，可以尝试。

除此之外，饱受不孕困扰的女性还可尝试以下饮食偏方：

1. 米酒炒海虾

材料：鲜海虾 400 克，米酒 250 克，菜籽油、葱花、姜末、盐适量。

做法：把海虾洗净去壳，放入米酒，浸泡 10 分钟。将菜籽油放入热锅内烧沸，再入葱花爆锅，加入虾、盐、姜连续翻炒至熟即成。

用法：每日 1 次，每次 50～100 克。

功效：适用于肾阳不足，形寒肢冷，性欲冷漠者。

2. 枸杞汁

材料：新鲜枸杞 250 克。

做法：将枸杞洗净，用干净纱布包好，绞取汁液。

用法：每日 2 次，每次 10～20 毫升。

功效：适用于肝肾阴虚，肝气郁结。症见多年不孕，腰膝酸软，两胁胀满等。

3. 柚子炖鸡

材料：柚子 1 个，公鸡 1 只，姜、葱、盐、味精、绍酒适量。

做法：将柚子去皮留肉，鸡杀后去毛，除内脏洗净。将柚子肉放入鸡腹内，再放入锅中，加葱、姜、绍酒、盐、水适量，将盛鸡肉的锅置盛有水的大锅内，隔水炖熟即成。

用法：本品可供佐餐，宜常吃。

功效：适用于痰湿型不孕症患者。

值得注意的是，有一些患不孕症的女性怀疑自己是因为身体不好而不孕，想对身体进行一次大滋补，但是专家提醒要区别对待，无目的地服用太多保健滋补品可能会加重病情，一定要谨慎。

预防肾结石，多从饮食上下工夫

如今，女性患肾结石的概率不断攀升。肾结石病是肾内产生由晶体成分和有机基质组成的石状物，结石多数位于肾盏或肾盂，随着结石下移，可停留在输尿管或膀胱。肾结石依其化学成分大致可分为含钙结石和不含钙结石。

肾结石形成与代谢紊乱性高钙尿、高草酸尿、肾小管性酸中毒、排泄缺陷、特发性结石素等有关。肾结石的主要症状为：

（1）疼痛：呈钝痛或绞痛，部位为脊肋角、腰部或腹部，阵发性或持续性，肾绞痛呈突然发作剧烈刀割样痛，持续数分钟或数小时后缓解。

（2）血尿：肉眼血尿或镜下血尿。

（3）排石时有尿路中断，堵塞或刺痛感。

目前对肾结石的病因及结石形成机制还不十分清楚。所以很难制订出一套有效地预防肾结石的方法。但是不论是正常人或是患过肾结石的女人，采取以下措施，对预防肾结石的发生是有益的。

肾结石

1. 大量饮水

一组调查资料表明：肾结石的病人绝大多数不喜欢饮水。如果人体增加50%的尿量可使其结石发生率下降86%。大量饮水能起到稀释尿液、冲洗尿路的作用，因此尿量的多少与结石发生有极密切的关系。因此，女性不要总是等到渴了再喝水。特别是在夏天和体育运动之后出汗较多的情况下，血液总是处于浓缩状态也会增加结石危险，更需要及时补水，如果此时女性不注意补水，就会使身体处于缺水状态，尿液就会浓缩，尿液中本来处于溶解状态的物质可能因为过饱和而沉淀，肾脏和膀胱就更容易出现结石。

按照我国营养学会的推荐，在不出汗的情况下，女性每天宜喝6杯水（一杯约200毫升）。注意，这里所说的水是指清水，而不是饮料。

2. 吃富含钙的食物

在我国，肾结石多是草酸钙型结石，因此许多女性便认为应当减少钙的摄入量，少吃富含钙的食品，这是一个极大误解。有研究数据显示，膳食中钙摄入量高，反而会降低患肾结石的危险。另有研究证实：摄入天然食物中的钙则会将肾结石的风险降低1/3左右。因此，女性完全无需刻意降低膳食中的钙摄入量。

但女性服用补钙药物，却可能将肾结石的风险提高20%，为何有这种差异呢？这是因为天然食物中的钙能够与食物中的草酸结合，减少人体对草酸的吸收，从而起到了预防肾结石的作用，但单服钙片等补钙药物则不会有这种作用。另一方面，天然食物中的钙浓度较低，不像补钙产品中的钙含量高，并一次性到达肠胃，不会带来血液中钙浓度的明显波动。

3. 摄取足够多的钾和镁

有研究证明，人体内镁元素的不足可能是增加肾结石风险的一个因素。也有研究发现，钾的摄入量和草酸钙型肾结石的风险呈现负相关。因而人体内钾和镁元素供应充足，可以改善钙的利用情况，避免钙从尿中排出，从而减少肾结石的风险。

因此，女性要注意从食物中补充镁和钾，所有蔬菜水果均富含钾，而富含镁的食物则是各种深绿色叶菜，颜色越浓绿，含镁量就越高。此外，坚果、豆类和粗粮也是镁的不错来源。

4. 不要过量摄入蛋白质

现代医学证实，蛋白质过量时，尿钙排出量增加，从而增大肾结石的危险。也就是说，如果女性总是吃大鱼大肉而很少吃蔬菜水果，就容易造成膳食中钙、钾、镁元素过少，而硫、磷元素过高的问题，使尿钙排出量上升，骨钙溶出增加，就会使肾结石的概率大大提升。此外，许多女性采取现在流行的高蛋白低碳水化合物减肥法，就非常容易造成肾结石。

此外，女性要预防肾结石，还要注意适度运动，避免肥胖。因为有研究发现，和经常运动的人相比，特别不爱动的人肾结石危险会升高。也有研究显示，肥胖者和高血压患者患肾结石的风险比正常人更高。此外，快速减肥也容易增加肾结石危险。

补肾强腰，腰椎间盘难突出

椎间盘是含水分很高的胶状体和富于弹性的软骨组织。如今，很多白领女性因为长时间坐在办公室，椎间盘的纤维就逐渐失去弹性，再加上外力因素的损伤，导致了椎间盘突出症的发生。该怎么解决这一问题呢？

有骨科专家指出，腰椎间盘突出的主要原因在于肾。中医认为，肾称水，肾能藏水，肝称木，木能生火。肝无肾水则火旺，肾无肝火则水寒。也就是说，纵欲过度是女性腰椎间盘突出的直接原因，性欲过多日泄肾中之水，肾水亏不能平肝中之火，使得肝火更旺，肝火旺使肾水更加亏损，不能上润，滞留在腰椎骨间。

此外，腰椎间盘突出经久治不愈者，肝火不能通至于肾，使肾水更寒，加重了腰椎间盘突出，而椎间骨因寒水的长期困扰，造成腰椎骨缩小，使关节间空隙变大，很容易造成椎间盘移位，久则，寒水下流，致使患者屁股骨和腿神经痛，不能走路。

由此可见，女性要想预防腰椎间盘突出，或是缓解腰椎间盘突出所引发的疼痛，一定要注意补肾强腰。以下两种药膳，就对腰椎间盘突出的治疗极有帮助：

1. 羊肾杜仲

材料：新鲜羊肾1对，杜仲30克，精盐适量。

做法：将羊肾剖开，洗净，把杜仲夹于剖开的羊肾内，用细线将羊肾缠紧，放入碗内。碗内加少量水及精盐，置锅内隔水慢火蒸2小时取出。分次食用羊肾，可连续食用。

功效：补肾强腰，养精益髓。

2.腰花粥

材料：猪腰子1副，粳米65克，葱白、姜片、料酒、精盐、鸡精各适量。

做法：将猪腰子洗净，去筋膜，切成小块，放入沸水中烫一下。将粳米洗净，放入锅内，加入适量的清水，用小火熬成粥，调入腰花、精盐、料酒、葱白、姜片、鸡精、煮沸后即可食用。

功效：补肾强腰，尤其适用于老年女性肾气不足引起的腰膝酸软、酸痛频作、步履艰难、耳鸣耳聋等症，对腰椎间盘突出有一定的缓解作用。

此外，患有腰椎间盘突出症的女性还要注意通过体位、姿势来自我调理：

（1）卧位：腰椎间盘突出症病人应睡较硬的床垫，仰卧时膝微屈，腘窝下垫一小枕头，全身放松，腰部自然落在床上。侧卧时屈膝屈髋，一侧上肢自然放在枕头上。

（2）下床：从卧位改为俯卧位，双上肢用力撑起，腰部伸直，身体重心慢慢移向床边，一侧下肢先着地，然后另一下肢再移下，手扶床头站起。

（3）坐位：坐在椅子上，腰部挺直，椅子要有较硬的靠背，椅子腿高度与病人膝的高度相等。坐位时，膝部略高于髋部，若椅面太高，可在足下垫一踏板。

常用疏通任督法，帮女人养好肾

女性一般在50岁左右出现更年期，而"肾虚"的女人则会在50岁前就出现闭经、性欲低下、性情烦躁、焦虑、多疑等更年期症状。可见，养好肾是女性预防更年期过早出现的重要手段。

中医对肾的内涵的认识，比现代医学解剖之"肾"广泛。它认为肾在人体内是一个极其重要且包含多种功能的脏器，与膀胱、骨髓、脑、头发、耳、二阴等构成系统，内藏元阴元阳，为水火之宅，是先天之本、生命之根。在整个生命过程中，正是由于肾中精气的盛衰变化，而呈现出生、长、壮、老的不同生理状态。人从幼年开始，肾精逐渐充盛；到了青壮年，肾精进一步充盛，达到极点，体壮实，筋骨强健；而等到老年，肾精衰退，形体也逐渐衰老，全身筋骨运动不灵活，齿摇发脱，呈现出老态龙钟之象。因此，养肾很重要，因为肾养得好就可以延缓衰老。但是，养肾并不等于吃补药。

中医理论认为，肾气充足，性功能旺盛，可有效保持身心健康。然而，强肾保健并不像女性平常所认为的那样，吃点大补的药就可以了。正如《黄帝内经》中所说的"肾恶燥"，有时候反而越补越虚。

其实，中医关于养肾的方法有很多种，除药物之外，还有饮食、推拿按摩、针灸、气功等，都能达到强肾壮阳的目的。

在王玉川教授执笔的《中医养生学》里，有一种叫疏通任督法，就是非常简单易行、效果显著的养肾功法，这里推荐给肾虚的女性朋友。

取半仰卧位。点神阙：一手扶小腹，另一手中指点按神阙穴（位于脐窝正中），默数60个数，然后换手再做一次。搓尾闾：一只手扶小腹，另一手搓尾闾（即尾骨）30～50次，然后换手重做30～50次。揉会阴：一只手或双手重叠扶在阴部，手指按在会阴穴上，正反方向各揉按30～50次。揉小腹：双手重叠，在小腹部正反方向各揉按30～50圈。此功法温运任脉，疏通任督，培补元气，调理阴阳。本法久练有疏通经络、滋阴补肾、调节任督冲脉等功能，对前列腺炎、泌尿结石、子宫疾患有良好的防治功效。

生活中，只要女性认真坚持这种保健功法的锻炼，就能使肾气旺满，阴阳协调，精力充沛，从而起到防治疾病、延缓衰老的作用。

补肾固精，提拉耳朵就能做到

现代医学认为，提拉耳朵能刺激耳郭的末梢神经及微血管，使局部循环加快，并通过神经、体液的作用，对全身的生理活动起到一定的调节作用，并能改善神经内分泌功能。特别是耳与肾脏有密切的关系，常提拉耳朵能使"肾精以充"。这种方法不仅适合寒冷的冬季，而且其他季节也可以使用。

所以，女性可平时利用琐碎的时间进行一些双耳锻炼法，可起到健肾壮腰、养身延年的作用。下面我们就为女性介绍几种提拉耳朵的方法。

1. 提拉耳垂法

双手食指放耳屏内侧后，用食指、拇指提拉耳屏、耳垂，自内向外提拉，手法由轻到重，牵拉的力量以不感疼痛为限，每次3～5分钟。此法可治头痛、头昏、神经衰弱、耳鸣等疾病。

2. 提拉耳尖法

用双手拇、食指夹捏耳郭尖端，向上提揪、揉、捏、摩擦15～20次，使局部发热发红。此法有镇静、止痛、清脑明目、退热、抗过敏、养肾等功效，可防治高血压、失眠、咽喉炎和皮肤病。

提拉耳垂

3. 双手拉耳法

左手过头顶向上牵拉右侧耳朵数十次，然后右手牵拉左耳数十次。这一锻炼还可促进颌下腺、舌下腺的分泌，减轻喉咙疼痛，治疗慢性咽炎。

4. 搓弹双耳法

两手分别轻捏双耳的耳垂，再搓摩至发红发热，然后揪住耳垂往下拉，再放手让耳垂弹回。每天2~3次，每次20下。此法可促进耳朵的血液循环，健肾壮腰。

5. 手摩耳轮法

双手握空拳，以拇、食二指沿耳轮上下来回推摩，直至耳轮充血发热。此法有健脑、强肾、聪耳、明目之功，可防治阳痿、尿频、便秘、腰腿痛、颈椎病、心慌、胸闷、头痛、头昏等病症。

6. 双手掩耳法

两手掌掩两耳郭,手指托后脑壳,用食指压中指弹击24下,可听到"隆隆"之声,回击"天鼓"。此刺激可活跃肾脏,有健脑、明目、强肾之功效。

7. 全耳按摩法

双手掌心摩擦发热后,向后按摩腹面(即耳正面),再向前反折按摩背面,反复按摩5～6次。此法可疏通经络,对肾脏及全身脏器均有保健作用。

8. 双手扫耳法

以双手把耳朵由后向前扫,这时会听到"嚓嚓"的声音。每次20下,每日数次,只要长期坚持,必能强肾健身。

全耳按摩

以上几种方法,可根据各人所需选择,或单项或几项配合进行,只要能持之以恒,一定能收到理想的效果。

需要注意的是,在寒冷的冬天,当女性从室外进入室内,感到耳朵火热难受时,不能马上用热毛巾来给耳朵热敷,最好的办法是让耳朵慢慢恢复温度,一点点缓解。也不可用力揉搓耳朵,容易弄伤耳朵。耳朵冻伤早期,可把大萝卜切成厚片放在火边烤热,在耳郭冻伤红肿处涂擦,起到化滞散瘀、活血消肿的作用,注意勿用力擦伤皮肤。如果冻伤比较厉害,可在局部涂抹冻疮软膏,口服抗生素。如果耳郭已经溃烂甚至有软骨暴露时,应立即到医院进行手术治疗。

女人肾亏易痛经,艾灸补肾止痛

痛经和人流对于女性朋友而言并不是陌生的词语。痛经的疼痛实在是难以形容,而人流如果不注意方法和后期保养的话,也会带来疼痛和其他的并发症状。现今社会崇尚以瘦为美,女孩子为了保持理想的身材,什么减肥方法都敢尝试。有的女孩子甚至为了减肥,不用避孕措施,半年内进行了3次无痛人流。这些女孩这种对自己不负责任的态度和行为实在令人感到不可思议。人流可能造成感染或是引发各种各样的妇科炎症,甚至会导致不孕。古人说足月分娩则瓜熟蒂落。人流是将尚未成熟的瓜强行摘下,人流造成的失血对女性的伤害是可想而知的。女子以血为用,失血过多易造成肝肾亏损,导致痛经。

在此为有这种情况的女性朋友介绍隔姜针灸补肾亏缓解病痛的方法,帮助女性朋友们解决上述痛苦:

1. 隔姜灸

具体的方法是:选取新鲜老姜一块,沿生姜纤维纵向切取,切成厚0.2～0.5厘米的姜片,中间用大一点的针刺几个小孔。将做好的姜片放在穴位上,再将艾炷放在姜片上点燃。等到艾灸的局部有灼痛感时，略略提起姜片，或更换艾炷再灸。一般每次灸5～10壮，以艾灸的局部潮红，不起疱为好。灸完后用红花油涂于施灸部位，既可以防止皮肤被灼伤，又能增强艾灸活血化瘀、散寒止痛的功效。

2. 芝麻桑葚粉

取黑芝麻160克，桑葚子160克，干黄精70克，共碾成粉，每日早晚服用，每次服用5克。还可以加一些蜂蜜来调味。

要提醒女性朋友们的是，隔姜灸用的姜应选用新鲜的老姜，最好现切现用，不用干姜或嫩姜。姜片的厚薄，宜根据部位和病症而定。一般而言，面部等较为敏感的部位，姜片可厚些，而急性或疼痛性病症，姜片可切得薄一些。

第二章 女性体质养护法
——调养体质，女人才会健康到老

第一节

补足津液，让女人的生命更滋润
——阴虚女性护养方案

测试：你是阴虚女人吗

俗话说女人是"水"做的，其实女人一生容易缺水。体质学家认为，女性的生理特点围绕经、带、胎、产这四个字，还有一个更年期的阶段，这些都容易导致女性阴虚，形成阴虚体质。女性每月的月经会流失一定量的血，中医认为血属于阴，即女性每个月都会有"阴"的损失。当女性怀孕后，很多时候没胃口而导致营养补充不足，而肚子里的胎儿却不停地在吸收着母亲的营养，这样容易导致女性"虚"损。加上生了孩子后，女性还得用乳汁哺育孩子，中医认为乳汁是血液所化，也属于"阴"的部分，这会导致女性阴虚更严重。

到底什么是阴虚体质呢？你是不是阴虚女人呢？阴虚体质是指由于体内津、液、精、血等阴液亏少，以阴虚内热等为主要表现特征的体质状态。其最典型的外在表现就是容易上火、口渴咽干。要想知道你是不是阴虚女人，可以尝试做一做下面的测试。如果在近一年中，你有以下9种以上的感觉或体验，那么你毫无疑问就是阴虚体质了。

（1）是否容易有两颧潮红，或者面部常会出现红血丝，或者面部发热的现象？

（2）是否容易出现皮肤干燥，如面部容易出现细纹，或者眼睛、关节皮肤干涩发红，或者四肢皮肤经常有白色的皮肤屑积聚、脱落？

（3）口唇是否容易干燥、起皮，尤其是在寒冷干燥的冬季？

（4）是否经常感到口干舌燥、嗓子干燥，总想喝水，或者喜欢吃较凉的食物，喜欢喝冷饮？

（5）与一般人相比，口唇的颜色是否更红，或者有些发暗？

（6）手心脚心是否容易出现发热、出汗的现象？

（7）是否常有周身皮肤发热的感觉，耐受不了夏天的暑热？

（8）是否容易便秘，或者大便干燥？

（9）是否在用电脑、看书、看电视时，还没看多久就觉得眼睛干涩、酸痛、疲劳或视物模糊的现象？

（10）是否有睡眠时间短，然而眼睛比较有神，思维正常、不浑浊的现象？

（11）是否有耐冷不耐热的现象，如春天早早穿上短衫，还没进入炎热的夏季就将空调打开？

（12）是否常出现中医称为"盗汗"的现象，即入睡后动不动就大汗淋漓，醒后汗出即止，特别是在冬季或冬春交替之际？

（13）是否情绪起伏不定，容易心烦气躁，或者不知道为什么，心情很压抑，或者变得敏感又多疑，身边很小的事情都能引起心情的变化？

（14）是否容易发怒，脾气较为暴躁，遇事容易冲动，特别是对于一些不顺心的事，常常出现容易生气、怄气或者发脾气的现象？

女人阴虚了，身体会发出这些警告

任何一种疾病到来之前，它都会通过你的身体客气地和你打招呼，而并不是我们惯常所说的"不懂礼貌的不速之客"。我们的身体就像是一台机器，设有"故障警告器"，当机器运行时，有故障发生时，就会产生"警告信号"。那么，女性朋友们，什么是你们身体里的警告信号呢？当你们的身体出现阴虚的症状时，身体又是如何提醒的呢？

1. 喜欢吃味道浓的东西

现在有越来越多的人加入"吃辣一族"，这些人没有辣椒就吃不下饭。这在中医上怎么解释呢？一般有两个原因：一是人的脾胃功能越来越弱了，对味道的感觉也越来越弱，所以要用浓的东西来调自己的肾精出来，用味道厚重的东西帮助自己调元气上来，来帮助运化，说明元气已经大伤，肾精已经不足。另外一个原因就是现在人压力太大，心情容易郁闷，因为味厚的东西有通窜力，而吃辣椒和大蒜能让人心胸里的瘀滞散开一些。总而言之，女性只要爱吃味道浓的东西，就表示身体虚了。

2. 年纪轻轻头发就白了好多

走在大街上我们会发现，好多年轻女性就已经有了白头发，这是怎么回事呢？中医认为，发为肾之华。华，就像花朵一样，头发是肾的外现，是肾的花朵。而头发的根在肾，如果你的头发花白了，就说明你的肾精不足，也就是肾虚了。这时候就要补肾气了。

3. 中老年女性小便时头部打激灵

中老年女性小便时有一个常见现象，就是头部会打一下激灵。这是因为中老年女性肾气不足了，气血虚，所以下边一使劲上边也就空了。所以，小便时一定要咬住后槽牙，以收敛住自己的肾气，不让它外泄。

4. 下午5～7点发低热

有些女性认为发高热不好，实际上发高热反而是气血充足的表现。气血特别足的话，才有可能发高热。小孩子动不动可以达到很高的热度，因为小孩子的气血特别足。成年女性发高热的可能性就不大了，所以，发低热实际上是气血水平很低的表现，特别在下午5～7点的时候发低热，这实际上是肾气大伤了。

5. 成年女性总流口水

我们知道，小孩子特别爱流口水，中医认为，涎从脾来，脾液为"涎"，也就是口水。脾属于后天，小孩脾胃发育尚弱，因此爱流口水。但是，如果成年女性还总是流口水，那就是脾虚了，需要对身体进行调养了。

6. 迎风眼睛总是流眼泪

很多女性都有迎风流泪的毛病，但因不影响生活，也就不在意。在中医里，肝对应泪，如果女性朋友总是迎风流泪的话，那就说明肝有问题了。肝在中医里属厥阴，迎风流泪就说明厥阴不收敛，长时间下去，就会造成肝阴虚，所以遇到这种情况，要及时调理，以免延误病情。

7. 睡觉时总出汗

睡觉爱出汗在医学上称为"盗汗"。中医认为，汗为心液，盗汗多由于气阴两虚，不能收敛固摄汗液而引起，若盗汗日久不愈，则更加耗伤气阴而危害身体健康。尤其是中青年女性，工作、家庭压力较大，体力、精力透支明显，极有可能导致人体自主神经紊乱，若在日常生活中不注意补"阴"，则必然受到盗汗症的"垂青"。

8. 坐着时总是不自觉地抖腿

有些女性坐着的时候总是不自觉地抖腿，你也许会认为这是个很不好的毛病，是没有修养的表现，但其实说明她的肾精不足。肾属水，肝属木，水生木，如若一个人的肾精不足则肝精一定受影响。肝风内动，则人就容易出现抖腿的现象。

9. 春天了手脚还是冰凉的

有很多女性到了春季手脚还是冰凉的，这主要由于人体在冬天精气养得不足造成的。我们知道，春季是万物生发的季节，连树枝都长出来了，人的身体也处于生发的阶段，但是人体肾经循行的路线是很长的，人的手脚又处于身体的末端，如果冬天肾精藏得不够的话，那么供给身体生发的力量就少了，精气到不了四肢，所以也就出现四肢冰冷的症状了。这时候，就需要我们补肾了。

以上所说的这些现象，都是阴不足的表现，都是在警告女性朋友们要对身体状态做出改变，否则情况就会进一步恶化，疾病也就会趁"虚"而入了。

滋阴就是滋养身体里的阴液

中医里有很多关于阴的论述,在治病防病上也多以固护阴阳平衡为根本。那么究竟什么是阴,什么又是滋阴呢?

阴是相对于阳而言的,凡是明亮的、兴奋的、强壮的、热的、运动的、上面的、外面的事物,都是"阳",而凡是属于阴暗的、沮丧的、衰弱的、冷的、静的、下面的、里面的事物则都是"阴"。中医学上的"阴"则代表储存的能源,"阳"代表能源的消耗。

我们知道没有能源汽车跑不起来,人体没有能源也就无法生存。大家看一看那些长寿的动物,如龟、蛇、仙鹤等,它们的长寿和喜静与注重能源的储存有很大关系。《素问》有句名言:"善养生者,必奉于藏。"或者说:"奉阴者寿。"所以女人要想健康长寿也应该像那些动物一样,注意养阴,蓄积能量。

在人体中,阴具体到形上主要是血、精、汗、泪、涎五液,滋阴就是滋养身体里的这些阴液。血是生命之海,是脏腑的"饭",人体一时一刻也离不开它,所以我们要滋阴就要补足血液。五脏对应五液:心对应汗,肝对应泪,脾对应涎,肺对应涕,肾对应唾。女人要滋阴蓄积能量就避免大量出汗,微微出汗即可,不能过度悲伤经常流眼泪,不可随便吐口水等。

中医强调阴阳协调,一个女人要是阴虚体质,那么体内的津液自然就会逐渐干涸,没有了这些能源,女人就会走向枯萎,走向终结。所以,女人要注意滋养身体里的这些阴液,并将其贯穿于一生的健康计划之中。

阴虚体质护养法则:镇静安神,少食辛辣

阴虚体质,实质是身体阴液不足。阴虚内热反映为胃火旺,能吃能喝,却怎么也不会胖,虽然看起来瘦瘦的,但是形体往往紧凑精悍,肌肉松弛。

阴虚的女性还会"五心烦热":手心、脚心、胸中发热,但是体温正常。而且阴虚的女性常见眼睛、关节、皮肤干燥涩滞,口唇又红又干。舌苔比较小,脉象又细又快。这种体质的女性情绪波动大,容易心烦,或压抑而又敏感,睡眠时间短,眼睛比较有神。

阴虚体质除了先天禀赋外,其次是情绪长期压抑不舒展,不能正常发泄会郁结而化火,使阴精暗耗;长期心脏功能不好,或者高血压的女性病人吃利尿药太多,最终也会促生或加重阴虚体质;长期食用辛辣燥热食品,也会导致此种体质。阴虚体质的人群比较容易患结核病、失眠、肿瘤等。所以,阴虚女性在护养方面要注意以下几点:

1. 饮食方面:多吃水果,远离辛辣

阴虚体质的女性尽量少食温燥的食物,如花椒、茴香、桂皮、辣椒、葱、姜、蒜、韭菜、虾、荔枝、桂圆、核桃、樱桃、羊肉、狗肉等。酸甘的食物比较适合阴虚体质女性食用,如石榴、葡萄、枸杞子、柠檬、苹果、柑橘、香蕉、枇

杷、桑葚、罗汉果、甘蔗、丝瓜、苦瓜、黄瓜、菠菜、银耳、燕窝、黑芝麻等。新鲜莲藕对阴虚内热的女性非常适合,可以在夏天时候榨汁喝,补脾胃效果更好。阴虚体质女性还适合吃些精细的动物优质蛋白,如新鲜的猪肉、兔肉、鸭肉、海参、淡菜等。食用肉类时,可以红烧、焖、蒸、煮、煲,尽量少放调料,保持原汁原味。还有不要经常吃火猛火爆炒的菜、火锅、麻辣烫。

2. 起居方面:有条不紊的生活

阴虚体质的女性不适合夏练三伏、冬练三九。人体需要阴液润滑关节,阴虚体质者不宜经常登山,在跑步机上锻炼身体。

阴虚女性要使工作有条不紊,不着急上火,就不会伤阴。

3. 药疗方面:滋润是佳品

阴虚体质女性服用些银耳、燕窝、冬虫夏草、阿胶、麦冬、玉竹、百合可使皮肤光洁,减少色斑。到了秋天,空气很干燥,用沙参、麦冬、玉竹、雪梨煲瘦猪肉,对阴虚者是上等的疗养食物。

阴虚体质女性可根据自身具体的情况来服用中成药。一般情况,腰膝酸软、耳鸣眼花、五心烦热者可以服用六味地黄丸;眼睛干涩、视物昏花、耳鸣明显者,可以吃杞菊地黄丸;小便黄而不利、心烦明显者,可以吃知柏地黄丸;睡眠不好者,可以服用天王补心丹。

女人滋阴,从来月经那天开始

中医把血液视为生命之"海",是因为人体一时一刻也离不开它。《黄帝内经》里说:肝得到血液营养,眼睛才能看到东西(肝开窍于目);足得到血液营养,才能正常行走;手掌得到血液营养,才能握物;手指得到血液营养,才能抓物……人体从脏腑到肢体各个层次的组织都离不开血液的营养,血液是维持人体生命活动的基本物质。

所以,中医认为,女性滋阴可以从来月经那天开始。

1. 月经先期

常见血量多而色淡红、质清稀,精神疲倦,气短心悸,小腹有空坠感,面色无华,舌质淡,脉弱无力,这都是气血虚弱导致的。应该双补气血,可用乌骨鸡1只,当归、黄芪、茯苓各9克。将鸡洗净,把药放入鸡腹内用线缝合,放砂锅内煮烂熟,去药渣。调味后食肉喝汤,分2次服完。月经前每天1剂,每个月经周期服3~5剂。

2. 月经后期

常见月经延后,量少色淡,小腹空痛,体弱乏力,面色苍白,头晕乏力,心悸少寐,筋骨酸痛,皮肤干枯,舌淡苔少,脉细无力。这大多是由血虚引起的。应该补血调经,可用羊肉500克,黄芪、党参、当归各25克,生姜50克。将羊肉、生姜洗净切块,药物用布包好,同放砂锅内加水适量。武火煮沸后改文火煮2小时,去药渣,调味服食。冬季每逢月经后，每天1次，连服3～5天。

3. 月经过多

常见经色淡红、经质清稀，小腹空坠，神疲乏力，面色无华，心悸怔忡，气短懒言，舌淡红，苔薄白，脉软弱无力。这多是由于气虚导致的。应该适当补气摄血，健脾宁心。可用老母鸡1只，黄芪10克，艾叶15克。将老母鸡洗净，切块，同黄芪、艾叶（布包）清蒸或煮汤，分2～3次食用。冬季每逢月经期，连服2～3剂。

4. 月经过少

经色淡红，面色无华，皮肤干糙，头晕目眩，心悸不寐，小腹空痛，手足不温，舌淡，脉虚细。具有此种症状的女性多属血虚型。应该补气养血以养冲任，可用鸡血藤9～15克（干品），大枣10枚，瘦猪肉200克，炖服。冬季在每次月经前，连服5天，每天1剂。

如果说生命是烛光，那么血液就像蜡烛。当一根蜡烛的蜡油减少并耗尽时，烛光将随之变得微弱以致熄灭。人的生命也是一样，随着人体血液的消耗，生命也将枯萎。血液对人体正常的生命活动至关重要，是人生下来活下去的保证。所以，女性朋友平时要加强营养，多吃高质量的补血食物，要把滋阴补血提上日程。

清淡饮食最能养阴、抗衰老

滋阴大师朱丹溪提倡淡食论，他认为清淡的饮食方可灭火祛湿，否则会升火耗伤阴精。五味过甚，就需要人们用中气来调和，这就是火气。身体内起"火"了，自然要用"水"来灭"火"，也就是用人体内的津液来去火，津液少了阴必亏，疾病便上门了。这也验证了朱丹溪所说的"人身之贵，父母遗体。为口伤身，滔滔皆是。人有此身，饥渴存兴，乃作饮食，以遂其生。彼眷味者，因纵口味，五味之过，疾病蜂起"。

那么，到底什么是清淡饮食呢？有些女性认为，"清淡饮食"就是缺油少盐的饮食，还有些女性认为，所谓清淡，就是最好别吃肉，只吃蔬菜和水果。其实，这都是错误的观点。这样的"清淡饮食"，特别是长期缺乏蛋白质和脂肪的饮食，会给女性的健康带来更大的威胁——营养不良。

清淡饮食的原则应该是：以谷类为主食，食物多样化；多吃蔬菜水果；经常吃奶类、豆类和适量的鱼、禽、蛋、瘦肉。只有这样，才能保证饮食中的蛋白质、脂肪等营养素满足人体基本的需要。并且饮食以养阴生津为主要目的，多吃甘凉、滋润的食物，如芝麻、木耳、银耳、百合、荸荠、甘蔗、桃子、海蜇、鸭肉、牛奶、豆腐等食品。在此基础上，再提倡清淡少盐，对脂肪和食盐的摄入量加以控制，才能真正地促进健康。如果没有这个前提，"清淡"就失去了意义。尤其对生长发育期的女孩子来说，单纯、过分的清淡甚至可能对发育产生负面影响。即便是对于成年女性，过于清淡的饮食也容易扰乱女性的内分泌，在一定程度上加速女性的衰老。

下面我们为阴虚体质的女性朋友们介绍一款养阴滋润的清淡食谱——百合鸡子黄汤。

材料：百合60克，鸡蛋2枚。

做法：百合洗净，加水3碗煮至2碗。鸡蛋去蛋白，将蛋黄搅烂，倒入百合汤内搅匀，煮沸。再加白糖或冰糖适量调味，分2次一天饮完。

功效：百合清心安神，鸡蛋黄能滋阴养血，配伍使用共显养阴清心安神之功。亦可加桑葚、五味子、莲子。

清淡饮食最基本的原则就是食物要多样化。下面介绍一下清淡饮食的"一到七"模式：

1. 一个水果

每天吃含维生素丰富的新鲜水果至少1个，长年坚持会收到明显的美肤效果。

2. 两盘蔬菜

每天应进食两盘品种多样的蔬菜，其中一盘蔬菜是时令新鲜的、深绿颜色的。最好生食一些大葱、番茄、芹菜、萝卜等，避免加热时破坏维生素，实际摄入量保持在400克左右。

3. 三勺素油

每天烹调用油限量为3勺，而且最好食用植物油，可光洁皮肤，保护心血管健康。

4. 四碗粗饭

每天四碗杂粮粗饭能壮体、美身段。

5. 五份蛋白质食物

每天吃肉类50克（最好是瘦肉）、鱼类50克、豆腐或豆制品200克、蛋1个、牛奶或奶粉冲剂1杯。这种以低脂肪的植物蛋白配非高脂肪的动物蛋白的方法，既经济实惠，又相对减少了动物脂肪和胆固醇的摄入量，是公认的健康饮食。

6. 六种调味品

尽量用醋、葱、蒜、辣椒、花椒、芥末等调味品调味，可提高食欲，解毒杀菌，舒筋活血。

7. 七杯白开水（每杯200毫升）

每天喝水不少于7杯，以补充体液，促进代谢。应注意的是，要少喝加糖或带有色素的饮料。

女人只要坚持这个"一到七"的饮食模式，基本就能达到清淡饮食的目标，也就能达到滋补体内阴液、延缓衰老的目标。

常吃三种滋阴蛋类，养出美丽容颜

许多食物都有滋阴养颜的功效，尤其是蛋类的滋阴养颜效果更为突出。在所有蛋类中，以下三种蛋类滋阴养颜的效果最佳：

1. 鸡蛋

中医药学认为，鸡蛋味甘，性平，有补中益气、养阴健体及美肤等作用。《本草纲目》说:"卵白,其气清,其性微寒;卵黄,其气浑,其性温;卵则兼黄白则用之,其性平。精不足者,补之以气,形不足者,补之以血,卵兼理气血,故能清气。能补血,能养能阴,润肌肤。"《本草再新》说:"鸡子黄,补中益气,养肾益阴。"

鸡蛋可单独烹饪,也可与其他配料一起制作出品种繁多的菜肴。

现代医学证实,鸡蛋中富含蛋白质、磷脂、维生素 A、维生素 B_1、维生素 B_2、维生素 D、钙、铁、酶等多种营养素。尤其是鸡蛋中的蛋白质是食物品种中质量、种类、组成方面最优质的蛋白质,在维护皮肤光泽、弹性等方面有着重要的作用。

鸡蛋中还含有较丰富的铁,100 克鸡蛋黄含铁 150 毫克。铁元素在人体起造血和在血中运输氧和营养物质的作用。女性的颜面泛出红润之美,离不开铁元素。如果铁元素不足可导致缺铁性贫血,使女性的脸色萎黄,皮肤也失去了光泽。由此可见,鸡蛋的确是维护皮肤美的重要食品之一。

此外,鸡蛋黄中含有一定量的磷脂,而磷脂有乳化作用,进入人体中的磷脂所分离出来的胆碱,具有防止皮肤衰老,使皮肤光滑美艳的作用。

由此可见,女性适当地多吃一些鸡蛋,能有效滋阴健体,且能美肤抗衰老。

2. 鸭蛋

现代医学证实,和鸡蛋一样,鸭蛋也含有蛋白质、磷脂、维生素 A、维生素 B_1、维生素 B_2、维生素 D、钙、钾、铁、磷等营养物质,也具有滋阴美肤的功效。

中医认为,鸭蛋味甘,性凉,有滋阴、清肺、丰肌、泽肤等作用。女性常食银耳鸭蛋炖冰糖,就能有效滋阴降火、润肺美肤。

材料:鸭蛋 1 枚,银耳 10 克,冰糖 20 克。

做法:先将银耳水发,洗净,放入锅中,加清水,用小火煮至烂熟;然后打入鸭蛋,加入冰糖,再用旺火煮至鸭蛋熟透即可。

注意,鸭蛋性偏凉,这一点不如鸡蛋(性平),故脾阳不足、寒湿下痢者不宜服食。

3. 鹌鹑蛋

鹌鹑蛋也同样富含蛋白质、脑磷脂、卵磷脂、赖氨酸、胱氨酸、维生素 A、维生素 B_1、维生素 B_2、维生素 D、铁、磷、钙等营养物质,其营养价值不亚于鸡蛋,也能很好地滋阴美肤。

中医认为,鹌鹑蛋味甘,性平,不仅有补益气血、强身健脑、丰肌泽肤等功效,还对贫血、营养不良、神经衰弱、月经不调、高血压、支气管炎、血管硬化等疾病有很好的调补作用。对有贫血、月经不调的女性,其调补、养颜、美肤功用尤为显著。

女性在日常的饮食中多注意补充以上三种蛋类,就能有效滋阴美容,恢复青春活力,延缓衰老。

百合，女性滋阴润肺的首选

夏天，是百合的收获季节，采摘下的新鲜百合可以洗净剥开，晾晒风干，制成百合干，既便于保存，又方便人们在一年四季中都能吃到它。百合可加工成百合粉、百合精冲剂或者百合饼干食用。中医认为，百合是女性滋阴润肺的首选佳品，尤其是鲜百合更甘甜味美。下面，我们来具体介绍一下百合的功效：

1. 润肺止咳

百合鲜品富含黏液质，其具有润燥清热作用，中医用之治疗肺燥或肺热咳嗽等症常能奏效。

2. 宁心安神

百合入心经，性微寒，能清心除烦，宁心安神，用于热病后余热未消、神思恍惚、失眠多梦、心情抑郁、喜悲伤欲哭等。

3. 美容养颜

百合洁白娇艳，鲜品富含黏液质及维生素，对皮肤细胞新陈代谢有益，常食百合，有一定美容养颜作用。

4. 防老抗衰

百合中所含的蛋白质、B族维生素、维生素C、粗纤维、多种矿物质以及蔗糖、果胶、胡萝卜素、生物碱等物质，对防止皮肤衰老，如舒展皮肤，逐渐消除面部皱纹有很好的效果。并且可以治愈一些如皮疹、痱子等皮肤病。

用百合制作羹汤，是最常见的食法。百合可以与绿豆、莲子、肉类、蛋类等不同食物同煮成汤，各具风味。女性可以在一饱口福的同时，达到养颜美容的作用。单用一味百合，加糖煮烂制成的百合羹也相当爽口，是美容佳肴。

使用百合的方法如下：

（1）将鲜百合鳞片漂洗后加糖煨烂，可制成百合羹。

（2）百合同瘦肉、鸡蛋制成百合瘦肉汤，不但能美容，还可食补。

（3）将百合同绿豆一起煮，可预防生痱子，亦能治疗痱毒。

（4）鲜百合100克洗净，加水煮烂，加入生鸡蛋2个，等蛋煮熟后加白糖少许即成。

不过，值得注意的是，百合性寒黏腻，女性朋友们如果脾胃虚寒、湿浊内阻，那么最好不要多食用。

阿胶眷顾阴虚之人，不妨试试

对于阿胶，可能大部分人都有所耳闻，知道它是一种女性的补品。但到底什么是阿胶呢？不熟悉本草药剂的人可能觉得阿胶是某种植物，实际上阿胶是驴皮经煎煮浓缩制成的固体胶质。《本草纲目》记载，阿胶性味甘平，归肺、肝、肾经，能够补血、止血、滋阴润燥。用于血虚萎黄、眩晕、心悸等，为补血之佳品。尤其是女性的一些病症，如月经不调、经血不断、妊娠下血，等等，阿胶都有很好的滋阴补血之功。因此，如果你是阴虚体质，不妨试一试阿胶。

阿胶在中医药学上已经有两千多年的历史了，其实最早制作阿胶的原料不是驴皮而是牛皮，秦汉时期的医药学著作《神农本草经》记载："煮牛皮作之。"由于阿胶在滋补和药用方面的神奇功效，因而受到历代帝王的青睐，将其列为贡品之一，故有"贡阿胶"之称。

阿胶

阿胶含有丰富的动物胶、氮、明胶蛋白、钙、硫等矿物质和多种氨基酸物质，具有补血止血、滋阴润肺等功效，特别在补血方面的作用更加突出，在治疗各种原因的出血、贫血、眩晕、心悸等症状方面也是效果卓著。所以，阴虚体质的女性应该适当利用阿胶滋阴养颜。阿胶的养颜之功其实也就根基于它的补血之功，女性气血充足，表现在容貌上，才能面若桃花、莹润有光泽。但是当今社会节奏加快，竞争压力加剧，很多女性过早地出现月经不调、痛经、肌肤暗淡无光、脸上长色斑等衰老迹象，需要从内部调理开始，通过补血理气，调整营养平衡来塑造靓丽女人。而补血理血的首选之食就是阿胶，因为阿胶能从根本上解决气血不足的问题，同时改善血红细胞的新陈代谢，加强真皮细胞的保水功能，实现女人自内而外的美丽。

下面介绍一种阿胶粥，阴虚体质的女性可用于日常养阴补阴：

材料：阿胶30克，糯米30～50克。

做法：将阿胶捣碎，放入锅内用火炒至黄色，再研成细末待用。然后将糯米熬成粥，待煮至九成熟时，将阿胶末倒入搅匀即可，也可加入适量红糖，晨起或晚睡前食用。

不过，需要提醒大家的是，我们在使用阿胶时，不要服用刚熬制的新阿胶，而是应该在阴干处放3年方可食用。另外要在确认阿胶是真品后才可食用，以防服用以假乱真的阿胶引起身体不适。

女性肝肾阴虚应吃什么来补

一般来说，女性阴虚最常见的就是肝肾阴虚，常表现为眼花、目干，易疲劳、肢麻、胁隐痛等症状。

中医认为，女性肝肾阴虚在饮食上需要吃一些滋阴的食物，下面我们为女性朋友们介绍两种食疗方：

1. 山药大枣粥

材料：糯米250克，山药40克，干大枣4～6枚。

做法：山药去皮切碎，大枣用清水浸泡半小时后去核洗干净，糯米洗净后用清水浸泡20分钟；将洗净的糯米连水一起入锅大火烧开，然后用文火煮15分钟；加入红枣，再把山药放入锅中，搅拌均匀后继续煮15分钟即可。

功效：山药味甘，性平。能补脾胃、益肺肾，是一种滋阴效果很好的食物，大枣有补气养血的作用。此粥适合阴虚的中老年女性进补，也适合病后食补。

2. 蛤蜊汤

材料：蛤蜊（花蛤、白蛤、青蛤、海瓜子均可，最好不要用毛蛤，因为清洗起来麻烦）250克，葱、姜、蒜等调味品若干，豆腐、白萝卜、白菜或其他蔬菜选数样。

做法：先将蛤蜊用清水浸泡一晚上，泡尽沙土；用油将葱、姜、蒜等调味品爆香，加入蛤蜊煸炒2～3分钟；滤掉油，加水烧开，可以放一点料酒，至少煮1小时以上；出锅前10分钟，放豆腐青菜，出锅前放一点盐，吃菜喝汤。

功效：水里生产的东西都有滋阴的功效，特别是蛤蜊壳。所以，在做的时候要煮的时间长一些，充分发挥蛤蜊壳的滋阴功效。适合任何肝肾阴虚体质的女性。

滋阴养颜，滋阴大师朱丹溪告诉你

在生活水平显著提高、绝大多数人温饱无忧的今天，营养不均衡的问题却日益突出，尤其是产后女性，在孕育、哺乳、工作中，都要消耗大量的体液，很容易出现虚脱的症状，如头晕眼花、身心疲惫、心慌气短等。朱丹溪奉告女性，这时滋阴就显得格外重要。

对于产后的女性来说，食物补阴有着不可代替的作用，这时要根据自己的需要进行食补，比如补肾阴，有乌鸡、鳖甲、龟板、枸杞子。当然除食疗外产妇要做到生活规律、心情舒畅，并积极参加户外锻炼。

朱丹溪特别推荐下面两款滋阴粥，希望有助于产后的女性恢复产前的健康活力和青春靓丽。

（1）养血补津粥：红花10克，当归10克，丹参15克，糯米100克熬粥。适合于面色灰暗、虚劳燥咳、心悸、脾虚的阴虚女性。

（2）滋阴补气粥：猪肘600克，枸杞子18克，人参10克，生姜15克，白糖5克，优质大米100克熬成。适用于气短、体虚、神经衰弱、目昏不明的阴虚女性。

除了产后女性需要滋阴外，阴虚性缺铁症的女性也要着重滋阴。朱丹溪认为，对于阴虚性缺铁症的女性来说，缺铁阻碍了人体进行氧化过程和新陈代谢，使身体各项功能的运作效率随之降低，导致女性出现脸色苍白、皮肤粗糙等现象。

那么如何改善呢？这样的女性应多吃富含维生素A、维生素B_2、铁、钙等营养素的食物，如动物的肝、肾、心，以及瘦肉、奶类、蛋类、红糖、红枣、糙米、水果和蔬菜。

下面两款滋补粥能有效改善女性阴虚性缺铁症：

（1）益气养阴粥：黄芪20克，山药10克，黄精20克，白芍10克，优质大米100克熬成。适用于身倦、乏力、气短等症状的女性，如疲劳综合征、贫血。

（2）养血补阴粥：何首乌20克，肉苁蓉15克，北沙参15克，桑叶3克，莲子肉10克，优质大米100克熬成。适用于面色苍白、舌质淡红、脉细无力、手足麻痛、心烦易怒、月经不调的女性。

第二节

护补阳气，让身体不再寒冷
——阳虚女性护养方案

测试：你是阳虚女人吗

阳虚指的是阳气不足或功能衰退的症候。《素问·调经论篇》中说："阳虚则外寒。"由于体内阳气虚少，机体缺失温煦，所以阳虚体质是以形寒肢冷、怕冷不耐寒为主要特征的体质状态。阳虚体质者应以补阳祛寒、温养肝肾为原则，注意补阴、兼顾温养脾胃，同时要少食生冷寒凉之品，以保持体内阴阳平衡。

女性朋友们要想知道自己是否属于阳虚体质，可以借助下述的测试，如果你有以下9种以上的感觉或体验，就属于阳虚体质。

（1）是否有口唇发暗、暗滞、缺乏光泽的现象？

（2）是否有面色发白或白中带黄，皮肤干燥、没有光泽，睡眠不足或稍微有些劳累就容易生出黑眼圈的现象？

（3）是否常感觉到虽然口干、没有味道，然而不渴，不想喝水，喜欢吃较热的食物或热饮的现象？

（4）是否有头发稀疏，前额部的头发边缘向后退，头顶部头发稀少，头发发黄、枯槁的现象？

（5）是否容易出现心跳加速、精神涣散、身体乏力疲倦的现象？

（6）跟一般人比较，是否能耐受得了寒冷（如冬天的寒冷，夏天的冷空调、电风扇等）？

（7）是否比平常人更容易感冒，特别是当天气变化或季节转变的时候，或者在吃（喝）了凉的、冰的食物以后？

（8）是否吃（喝）凉的、冰的东西会感到腹部或全身不舒服，或者怕吃（喝）凉的、冰的东西？

（9）受凉或者吃（喝）凉的、冰的东西后，是否容易出现腹泻、腹胀、腹痛等现象？

（10）手脚是否容易发凉，尤其是秋冬季节，即使衣服穿得比一般人多，仍然感到手足冰凉？

（11）胃脘部、背部或腰膝部是否容易怕冷，害怕碰凉水或淋雨？

（12）感到怕冷，天气转凉或寒冷的时候，衣服是否较平常人穿得多？

（13）是否经常出现只要稍微活动一下，就满身大汗，还气喘吁吁的现象？

（14）是否经常有腹痛、腹泻的现象？

（15）是否容易疲劳，做一点小事情就感到劳累，即使每天睡七八个小时，也好像没有什么精神？

阳虚体质护养法则：养护阳气，温化水湿

阳虚体质的女性怕冷，尤其是背部和腹部特别怕冷，一到冬天就手冷过肘，足冷过膝。如今的女孩子们都喜欢穿着清凉，夏天喜欢露背露脐装和超短热裤，冬天还喜欢穿丝袜，这样很容易导致寒气入侵体内，令阳虚更加严重。

阳虚体质的女性，身体里的阳气本来就亏损，所以更要注意保护自己的阳气。到底怎么做才能起到好的护养作用呢？中医认为，阳虚体质者在护养的过程中应该遵循养护阳气，温化水湿的大原则，具体来说可以从以下几个方面进行考虑：

1. 饮食方面：多吃温热食物

多食温热食物，如荔枝、榴莲、龙眼、板栗、大枣、生姜、韭菜、南瓜、胡萝卜、山药、羊肉、狗肉、鹿肉、鸡肉等。适当调整烹调方式，最好选择焖、蒸、炖、煮的烹调方法，并减少盐的摄入量。尽量还要少吃或不吃生冷、冰冻之品，如柑橘、柚子、香蕉、西瓜、甜瓜、火龙果、马蹄、梨子、柿子、枇杷、甘蔗、苦瓜、黄瓜、丝瓜、芹菜、竹笋、海带、紫菜、绿豆、绿茶等。如果很想吃，也要量少，并搭配些温热食物。此外，尽管多吃水果能美肤，但阳虚的女性吃太多水果会影响胃功能，不仅对皮肤没好处，反而会伤脾胃。

2. 起居方面：注意保暖，不要熬夜

阳虚的女性在日常生活中要注意给关节、腰腹、颈背部、脚部保暖。即便是在燥热的夏季，也最好少用空调。此外，阳虚的女性不能熬夜，要保证睡眠充足。什么算是熬夜呢？通常晚上超过12点不睡觉，就是熬夜，冬天应该不超过晚上11点钟睡觉。

3. 药疗方面：防止燥热，平和补阳

阳虚的女性平时可选择些安全的中药来保健，如鹿茸、益智仁、桑寄生、杜仲、肉桂、人参等，如果是阳虚腰痛和夜尿多，可以用桑寄生、杜仲加瘦猪肉和核桃煮汤喝。

4. 经络方面：中极、气海、关元、神阙

任脉肚脐以下的神阙、气海、关元、中极这4个穴位有很好的温阳作用，可以在三伏天或三九天，就是最热和最冷的时候，选择1~2个穴位用艾条温灸，每次灸到皮肤发红热发热，但是又能忍受为度。如果有胃寒，可以用肚脐以上的中脘穴，方法如上。

中脘穴、神阙穴、气海穴、关元穴、中极穴

总之，为了健康和美丽，女人一定要注意补充和保护阳气，这并不难做到，只要遵循上述原则，不用吃药也可驱宫寒、治阳虚。

湿邪作祟，阳虚的女人老得快

30岁是人生的一道分水岭，告别了二十多岁的单纯浪漫，又远离40岁的深沉厚重，30岁的女人应该是一朵盛放的花，灿烂芬芳。但是，很多三十多岁的女人却仿佛正经历一场噩梦，不少女人开始出现衰老的症状，皮肤粗糙、皱纹横生、烦躁、焦虑，这些本应到40岁以后才出现的更年期现象都提前露出了狰狞的面目，困扰着很多女性。而导致这一切的罪魁祸首就是：阳虚。

《黄帝内经·素问·调经论》中认为："寒湿之中人也，皮肤不收，肌肉坚紧，荣血泣，卫气去，故曰虚。"虚证是因为体内有寒湿，而且中医认为虚证的本质就是衰老。所以，很多女性的更年期提前就是由于寒湿在体内作祟。外寒跟体内的热交织在一起，又为湿邪。湿为阴邪，遏伤阳气，阻碍气机。换句话说，阳虚的原因是体内湿邪当道。

夏季女性感冒很大一部分都是"热伤风"，对此很多女性可能不太理解，冬天气温低，受寒湿侵犯感冒很容易理解，可夏天那么热怎么还会感冒？其实，这个问题并不难以理解。现在的生活条件好了，夏有空调冬有暖气，一年四季的感觉越来越不分明。夏天人坐在凉爽的空调房里冻得发抖，冬天人穿着衬衣在暖气屋里冒汗，这样该挥发出来的汗液挥发不出来而瘀积在体内，该藏住阳气的时候藏不住都开泄掉了，体内的湿邪越堆越多，阳气逐渐虚弱，皮肤的开合功能下降，抵抗力越来越差，也就越来越爱生病。而且，夏天女性常常过分贪凉，喝冷饮、吃凉菜，从里到外、从头到脚都透着凉爽。殊不知，湿邪就趁此机会深深地埋在

了体内，成为女性健康和美丽的一大隐患。

有女性可能会有些疑惑，湿邪真的这么可怕吗？有句古话叫："千寒易除，一湿难去。湿性黏浊，如油入面。"被湿邪侵害的女性好像身上穿了一件湿衣服，头上裹了一块湿毛巾，湿腻腻的难受。湿与寒在一起叫寒湿，与热在一起叫湿热，与风在一起叫风湿，与暑在一起就是暑湿。湿邪不去，女性吃再多的补品、药品，用再多的化妆品都只是在做表面功夫，起不到根本作用。

不过，女性也不用太担心，湿邪再可怕还是有对付它的办法，那就是养阳。这才是祛除体内湿气的最好武器。充足的阳气就如同女性体内的一轮暖阳，会温暖女性的身体和容颜。

女人阳气不足，气血双补是王道

阳气是人生命的本源，阳气充盛，才能防病健身，延年长生。而一旦女性阳气不足了，就会出现各种疾病。《黄帝内经》中说："故邪之所在，皆为不足。故上气不足，脑为之不满，耳为之苦鸣，头为之苦倾，目为之眩。中气不足，溲便为之变，肠为之苦鸣。下气不足，则乃为痿厥心悗。"

现代社会中不健康的生活方式，如生活节奏快、竞争激烈、心理压力大、熬夜等，以及环境污染严重等因素都是导致女性阳气不足的罪魁祸首。人体正气虚衰，卫外不固，免疫功能低下，抗邪无力，可导致多种疾病的发生，比如感冒、肺炎、病毒性肝炎、乙型脑炎等传染性疾病。而机体免疫缺陷更可引起各种癌肿、艾滋病等免疫缺陷性疾病。

当人体出现气不足的症状后，除了调整生活方式外，就是要补气，以使正气充足旺盛。补气的方法有很多，食补、药补、运动、调情志等都可以起到补气的作用。但是，在这里要提醒大家的是，当你气不足的时候，千万不能盲目补气，否则不但不会达到补气的目的，还会影响身体健康。因为这里还牵扯到了血的问题。

血具有营养和滋润全身的作用，血又是神经活动的物质基础。中医还认为"气为血之帅，血为气之母"。所以，如果女性出现气不足的症状，很有可能是血不足造成的。再加上女性本来就是以血为用，因为女性的月经、胎孕、产育以及哺乳等生理特点皆易耗损血液，所以女性机体相对容易处于血分不足的状态。而血虚无以载气，气则无所归，故临床常见气血两虚的病症。如果真是因为血不足，那就需要先补血，否则就成了干烧器皿，把内脏烧坏。如果是因为瘀滞不通，就可以增加气血，血气同补，这样才能达到补气的作用。

气血双补需以食用补血、补气的食物、药物慢慢调养，切不可操之过急。常用的食物有猪肉、猪肚、牛肉、鸡肉等，常与之相配伍的中药有党参、黄芪、当归、熟地等。如果女性要用药物调理，则需在中医指导下服用。

十个胖子九个虚,胖女人也要补阳气

胖子还要补身体?许多女性听到这话,第一反应是觉得可笑,生活中许多身材苗条的女性都不敢大肆吃喝生怕长胖,那些身材肥胖的女性更是将减少食量作为最基本的减肥方法,哪里还敢进补呢?

然而,十个胖子九个虚,确实不是假话。早在金代,李东垣就在《脾胃论》指出:"脾胃具旺,则能食而肥;脾胃具虚,则不能食而瘦或少食而肥;虽肥而四肢不举,乃脾实而邪气盛也。"这是在说,脾胃健壮,女性就能吃而且胖;脾胃虚弱,女性虽然吃得不多但仍旧肥胖。虽然肥胖但四肢无力,是邪气无法排出而壅塞于内导致的。

邪气为什么排不出去?这就与肾的排泄功能有关。正如中国中医科学院的陈小野教授所说,有些人发胖其实都是因为肾虚,是肾阳不足。肾阳不足会引起其他脏腑如脾胃之气的不足,火力不够,不能消化营养精微,也不能正常燃烧脂肪。

因此,肥胖往往会发生在人生的两头,要么是孩子时期,要么是中年以后。大多数孩子在七八岁之前都有婴儿肥,脸上胖嘟嘟的,但七八岁后孩子普遍会开始长个,身形也变得瘦了,这主要是因为他们人体肾阳开始充足,不再虚,火力壮了,有能力燃烧脂肪,婴儿肥也就被消耗掉了。而女人过了40岁后,身体也开始发胖,主要是因为此时肾阳开始衰退,中医讲"人过四十,阳气自半",火力差了,身体里脂肪的燃烧场逐渐缩小,发胖是必然趋势。

现代医学研究也发现,无论是原发的肥胖还是继发的肥胖,都会影响下丘脑、垂体、肾上腺、甲状腺、胰岛等的内分泌功能下降,和肾阳虚的人出现的情况非常一致,而这类功能的下降直接导致脂肪代谢缓慢,使脂肪沉积在体内。

判断一个胖女人是否阳虚,可以看她是否特别怕冷,如经常手足冰凉,精神不振,别人穿一件衣服,她却要穿好几件。夏天别人都在空调房里凉快,她却一遇到空调就发抖。风一吹,不是背痛,就是膝痛。从中医理论上来讲,人体好比是一部大机器,阳气就是使机器运行起来的动力,如果阳气不足,生理活动减弱和衰退,身体御寒能力下降,自然就会畏寒怕冷。

胖女人还可以通过观察自己的大小便,来判断自己是否阳虚。一般来说,阳虚的胖子大便溏薄,小便清长。从中医理论上来看,我们如果把胃比喻成一口锅,吃下去的食物就是锅中的米,而阳气就是煮饭的火,如果火不旺,锅里的食物就煮不熟,我们吃进胃中的食物不能很好地"腐熟"(消化),就无法变成气血滋养躯体,那些煮不熟的"饭"便会直接从肠道排出,所以阳虚的胖子经常完谷不化、大便溏稀。如果再稍微吃了一些凉冷的食物,立马就会拉肚子。与此同时,阳气还具有蒸腾气化的作用,水进入人体后,其分配和代谢都要靠阳气的推动,阳气不足,鼓动无力,小便就会清长。

如果女性发现自己是阳虚体质,就应注意补阳气,尤其要注意补肾,可服用汉代医学家张仲景的方子金匮肾气丸,它又名桂附地黄丸、八味地黄丸,由炮附子、熟地黄、山茱萸、泽泻、肉桂、丹皮、山药、茯苓八味药组成,主要用于治疗因肾阳不足所致的咳嗽、哮喘、慢性肾炎等疾病。

阳虚的胖女人还应注意多练练太极拳，因为有研究证实，练太极的人胖的人少，肌肉都很结实，因为太极的入静就是使人处于最自然、最健康的状态中。此外，阳虚的胖女人要经常按摩后背督脉上的长强、命门和百会3个穴位。督脉总督一身阳气，经常按摩这几个穴位能使阳气生发，帮助女性体内的脂肪快速燃烧。

女人阳虚，多吃点羊肉和鹿肉

生活中，女性朋友们一旦发现自己阳虚了，就要想办法补阳。那么，如何来补阳呢？中医认为，女性阳虚要注重温补脾肾，这样可以祛寒。五脏之中，肾为一身的阳气之根本，脾为阳气生化之源，所以应该着重补之。中医理论认为，女性阳虚，大多形寒肢冷、喜暖怕凉、不耐秋冬，在饮食上注重养阳，以提高抵抗力。既然如此，阳虚女性就应该多吃一些养阳的食物。《本草纲目》中说羊肉、鹿肉等具有养阳之功效。

1. 羊肉

羊肉含有丰富的蛋白质、脂肪，还含有硫胺素、维生素B_2、烟酸等多种营养物质。羊肉是补阳的佳品，尤其冬季食用更好，热量比牛肉高，可促进血液循环，增温御寒，老年女性及身体虚弱、阳虚的女性吃羊肉比较有益。下面介绍两道温补脾肾的羊肉汤给女性朋友：

（1）当归生姜羊肉汤

材料：羊肉500克，当归50克，生姜60克。

做法：羊肉洗净，切块，用开水焯过，沥干水；当归、生姜分别用清水洗净，生姜切片。将生姜下锅内略炒片刻，再倒入羊肉炒制2～3分钟，铲起，与当归同放砂锅内，加开水适量，武火煮沸后，改用文火煲2～3小时，调味供用。

功效：温中补血、调经散寒。

（2）羊肉萝卜汤

材料：羊肉400克，萝卜300克，香菜1棵，酱油、绍酒、精盐各少许，沙拉油1大匙，葱1根。

做法：羊肉洗净切片，用酱油、绍酒浸入味；萝卜洗净去皮切片，香菜切碎；用沙拉油将葱、羊肉炒一下，加入适量清水，加入萝卜，中火煲40分钟，下香菜用盐调味即可。

功效：此汤具有开胃健脾的作用。

2. 鹿肉

鹿肉含有丰富的蛋白质、脂肪、钙、磷、钠，以及维生素A、维生素D、烟酸等营养物质。鹿肉可以补五脏，和气血，对腰酸、产后缺乳疗效显著。鹿肉为纯阳之物，可大补肾气，对体虚气短、手脚冰凉者有益。鹿肉温性，故阳盛或阴虚有热者不宜食用，外感发热者，不宜食用，炎热季节少食。下面是两款滋补的鹿肉食谱：

（1）鹿肉粥

材料：鹿肉 500 克，粳米 100 克，盐 2 克。

做法：先将鹿肉洗净，切片，与淘洗干净的粳米一同入锅，加水 1000 毫升，先用旺火烧开，再转用文火熬煮成稀粥，加入少许食盐调味。

功效：补肾填精，强筋壮骨。适用于肾虚腰痛等症。

（2）炒鹿肉

材料：鹿肉 250 克，榛蘑 50 克，料酒、精盐、味精、花椒水、酱油、葱花、姜丝、植物油各适量。

做法：将鹿肉洗净切片。榛蘑温水泡发，去杂洗净切片。油锅烧热，放入葱、姜煸香，投入鹿肉煸炒，烹入花椒水、酱油煸炒片刻，加入精盐和适量水炒至肉熟，加入榛蘑炒至入味，点入味精，推匀出锅装盘。

功效：具有补五脏、壮阳益精等功效。适于身体虚弱、身倦乏力、肾精不足、腰膝酸软等病症者食用。

另外，阳虚女性宜食味辛、性温热平之食物，如薏米、大蒜、葱、莲藕、甘薯、红豆、豌豆、黑豆、山药、南瓜、韭菜等。但不要吃空心菜、大白菜、菠菜、茼蒿、茭白、笋、白萝卜、百合、冬瓜、苦瓜、茄子、绿豆、绿豆芽等食物。

姜糖水让阳虚女人身体快速变暖

一般来说，阳虚女性都比较畏寒怕冷，尤其是到了冬天，动不动就会手脚冰凉。那么，这时候有没有快速让身体变暖的方法呢？多喝姜糖水就可以让女人的身体快速变暖。

民间有"冬天一碗姜糖汤，祛风祛寒赛仙方""冬有生姜，不怕风霜"的说法。生姜性温，其所含的姜辣素，能刺激胃肠黏膜，使胃肠道充血，消化能力增强，能有效治疗因吃寒凉食物过多而引起的腹胀、腹痛、腹泻、呕吐等。

在五味中，生姜味辛，辛主散，故能发汗、祛风散寒。女性在吃过生姜后，多会有发热的感觉，这是因为生姜能使血管扩张、血液流动加速，促使身上的毛孔张开，从毛孔渗出的汗液不但能把多余的热带走，同时还把病菌放出的毒素、人体内的寒气一同排出体外，所以身体受了寒凉，吃些生姜就能及时散寒。

讲到这里，女性朋友们也许会问，那直接吃姜就行，还用糖干什么？生姜有辛辣之味，一般人不爱吃，但多数人对甜的东西情有独钟，而红糖性温味甘，有暖胃、祛寒的作用，且红糖中含有大量的矿物质，能加快新陈代谢、促进血液循环，所以与生姜一起熬成姜糖水，不仅好喝，还能祛寒防病，一举两得。

此外，女性还可以多喝姜红茶，和姜糖水一样有暖身补阳气的功效。姜红茶的具体做法很简单：准备红茶 10 克，生姜 18 克，红糖 10 克，热水 1000 毫升，同煮，1 天喝 4～5 杯。生姜可使身体产热，并且提高新陈代谢，有助减肥、排便，红茶也可使身体保暖，改善水肿，红糖也能暖胃驱寒，三者加在一起，真可谓是暖身的上上之品。

需要注意的是，姜有生姜、干姜、炮姜之分，类别不同，功效也不同。与干姜相比较，生姜性走窜，行气、化湿、发汗之力强，偏重于行气健胃、化湿止呕、辟腥臭、消水肿的作用，作为药物一般宜春夏应用，以适应春生夏长的生发之气。干姜性宁静，温阳、祛寒之力强，偏重于温中健胃，温肾壮阳，散寒止痛，作为药物一般宜秋冬应用，以适应秋收冬藏的收敛之气。

骨气即阳气，栗子鹌鹑汤养骨气

在日常生活中，"骨气"这个词极为常见，但很少有女性将其与养生长寿联系起来。在一般人看来，所谓"骨气"，其实就是我们平常所说的"正气"，指一种刚强不屈的人格。我们平常说一个人有骨气，骨头硬，就是指这个人不屈服，敢于站出来维护自己的主张。但是，你有没有想过，为什么有些人有骨气，有的人则没有？为什么古人把这种行为称为"有骨气"，而不是别的什么？骨气和人的健康长寿究竟有没有关系？

在中医理论中，"气"是构成人体维持延续各种生命活动的基本物质，它来源于摄入的食物养分以及吸入的清气，其作用是维持身体各种生理功能。所以，血有血气，肾有肾气，那么骨自然也就有骨气。正是由于骨气的存在，才促使骨骼完成生血与防护的功能。同样的道理，许多老年女性正是因为骨气减弱了，才会很容易受伤。因此，我们也可以说，养骨实际上是在养骨气。

由此可知，养骨对于女性的健康是至关重要的，下面推荐一款养骨食谱——栗子鹌鹑汤。

材料：栗子5枚（60～70克），大枣2枚，鹌鹑1只（80～100克）。

做法：将鹌鹑扭颈宰杀去毛（不放血），去除心、肝以外的内脏，洗净放入锅中；栗子洗净捣碎，大枣去核，与适当调味品同放入锅内，倒入清水250毫升。用旺火煮沸15分钟后，改用文火炖90分钟，炖至鹌鹑熟烂即可，饮汤吃肉。

功效：栗子补脾健胃、补肾强筋；大枣健脾益气生津；鹌鹑补中益气。三者合炖，可用于腰椎间盘突出症或手术后身体虚弱、虚劳羸瘦、气短倦怠、纳差便溏之症，补益之效甚佳。

同时女性养骨还应该从生活细节做起。俗话说"久立伤骨"，一个姿势站立久了，要改变姿势活动活动，或者找个地方坐下来休息一会儿。尤其是长期从事站立工作的女性，如纺织女工、售货员、理发师等，更要注意身体调节，否则每天都要站立数小时，下班后筋疲力尽、腰酸腿痛，容易发生驼背、腰肌劳损、下肢静脉曲张等。这里，我们给这些女性一些建议：

首先，根据条件和可能，调节工作时间，或与其他体位的工作穿插进行，比如站立2小时，其他体位工作2小时，也可以工作2小时后休息几分钟。不能离开站立工作岗位时，可用左右两只脚轮换承受身体重心的办法进行休息，或者每隔半小时至1小时活动一下颈、背、腰等部位，至少要让这些部位的肌肉做绷紧—放松—绷紧的动作，每次几分钟。

其次，长期站立工作应穿矮跟或中跟鞋，以便使全脚掌平均受力，减轻疲劳。穿平跟鞋时脚掌用不上劲，穿高跟鞋时腿部用力过大，都会很快引起疲劳不适。

最后，长期站立工作时应做工间操，方法如下：原地踏步3分钟，提起双足跟，放下，再提起，或者左右足跟轮流提起，放下，每次3分钟。提起脚尖，让脚跟着地，双脚轮流进行，每次3分钟。轮流屈伸膝关节，也可同时屈膝下蹲，双臂向前抬平，然后复原，每次3分钟左右。

防治肾阳虚，找合谷、鱼际、足三里

中医认为，肾为先天之本，肾阳能推动人体各个脏腑的生理活动，是一身阳气的根本，也称"元阳"。肾阳不足就会影响各个脏腑的生理活动而发生病变，所以女性要注意多进行后天的精心调养来呵护肾脏。

肾阳虚是每个年龄段的女人都容易出现的情况，虽然不是什么大病，但如果不加注意的话，很容易导致胃、肺和肾脏上的重大疾病，如肾炎、肾下垂、膀胱炎、糖尿病等。所以我们千万不能掉以轻心，一旦出现上述症状，要及时治疗，这时合谷、鱼际和足三里就可以帮你的忙。

合谷穴是人体保健的要穴，每天早饭前和晚饭前按揉两侧穴位各3分钟，就可以很好地提高卫阳的功能。冬天和深秋以及夏秋之交的时候适宜艾灸合谷穴，春季和夏季的时候适合按揉合谷穴。按揉时应该朝着小指方向按，有酸胀的感觉为度，艾灸时应该拿着艾条在距离穴位约两指的地方进行。

足三里是胃经上的要穴，也是人体的长寿穴，主治肚腹上的疾病，每天按揉或艾灸两侧足三里各3分钟，可养胃、补肾、补肺，要配合合谷穴使用。

鱼际是手太阳肺经的穴位，每天坚持掐揉或艾灸双手鱼际各3分钟，可保肺的平安无恙。一定要配合合谷、足三里使用。

除穴位疗法外，还可服用一些中成药来增强卫气的护卫防御功能，如玉屏风散、防风通圣散等都是不错的选择。

治阳虚便秘，女人可从饮食着手

中医认为，便秘是由人体内大肠积热、气滞、寒凝或阴阳气血亏虚，使大肠的传导功能失调所导致的一种症状。便秘可分实秘和虚秘，古代称阳结、阴结，明代医学家张景岳认为："阳结者，邪有余宜攻宜泻者也；阴结者，正不足宜补宜滋者也。"

分得再具体一些，便秘可分为实热便秘、气滞便秘、气虚便秘、血虚便秘、阴虚便秘和阳虚便秘等类型。其中，阳虚便秘是由于女性的肾阳不足，阴寒内生，肠道运化功能减弱而引起的一种便秘。患有阳虚便秘的女性多会出现面色淡白、手足不温、喜热怕冷、腹中冷痛、舌淡胖、脉沉迟等症状。许多中老年女性阳虚便秘患者经常三五天大便一次，大便时十分痛苦，且伴有神疲乏力、四肢倦怠、腰膝冷痛、四肢不温、小便清长、夜尿增多等症状，尤其是在寒冷的冬季，便秘以及伴随症状更为明显。

对治阳虚便秘，女性可从饮食上着手：多食用含膳食纤维丰富的蔬菜、水果和含B族维生素丰富的豆类、粗粮。可供选择的食物有芹菜、菠菜、竹笋、洋葱、土豆、荸荠、萝卜、甘薯、海带、香蕉、无花果、芝麻、松子、杏仁、核桃仁、花生、葵花子、玉米、荞麦、银耳、蜂蜜等；食药兼用之品有生首乌、当归、肉苁蓉、柏子仁、郁李仁、火麻仁等。

不过，阳虚的女性必须忌食烟、酒、浓茶、咖啡、辣椒、花椒等刺激性食物。此外，阳虚的女性不要吃白萝卜等行气的食物，容易加重症状。因为行气多会耗气散气，宜于气滞，却不利于气虚。

下面，我们就为患有便秘的阳虚女性介绍几款不错的食疗方，希望可以帮助大家缓解症状，消除烦恼。

1. 杏仁当归炖猪肺

材料：杏仁15克，当归15克，猪肺250克。

做法：将猪肺洗净切片，在沸水中余后捞起，与杏仁、当归同放入砂锅内，加清水适量煮汤，煮熟后调味即可。每日1次，吃猪肺饮汤。可连续食用数日。

功效：温通开秘。

2. 锁蓉羊肉面

材料：锁阳5克，肉苁蓉5克，羊肉50克，面粉200克。

做法：用水煎锁阳、肉苁蓉，去渣留汁，待凉，以药汁和面做面条，用羊肉汤煮面，加葱、盐等调味即成。做主食或点心食用均可。

功效：温阳通便。

3. 苁蓉羊肾

材料：肉苁蓉30克，羊肾1对。

做法：将羊肾剔去筋膜切细，用酱油、淀粉、黄酒拌匀稍腌渍。肉苁蓉加水适量，煮20分钟，去渣留汁。再入羊肾同煮至水沸，加葱、姜、盐、味精、香油调味即成。每日1次，分早晚2次服完。

功效：温阳通便。

此外，对治阳虚便秘，女性还可使用艾叶生姜食盐浴，具体做法是：取新鲜艾叶50～100克（干品25～50克），生姜25克（切成片）。在浴缸中放满沸水，然后放入艾叶和生姜，使其在浴缸的沸水中冲泡5～10分钟，然后冷却至适宜温度即可洗浴。洗时可撒少许食盐（食用精盐即可）于小腹部，然后用艾叶

肉苁蓉

和生姜在小腹部按顺时针方向擦拭，直到皮肤红热为止。皮肤敏感的女性可不用食盐，直接用艾叶和生姜来擦拭，每日坚持1次，对缓解便秘大有裨益。

艾叶有理气血、逐寒湿、温经络的作用，生姜也具有很好的温中散寒、促进气血运行的功效，精盐则可以增加艾叶、生姜与皮肤的摩擦力，使皮肤毛细血管微微扩张，促进药物的吸收。而按顺时针方向对小腹按揉擦拭，是按照结肠位置走向擦拭，可通过摩擦刺激增加结肠蠕动，使粪便到达直肠，刺激肠壁神经感受细胞传入大脑产生便意。注意，此法不宜在过饿或饱餐时进行，患有腹部急性炎症及恶性肿瘤的女性也不宜使用该法。

第三节

补脾健脾，女人活得更有底气
——气虚女性护养方案

测试：你是气虚女人吗

在中医理论中，气是人体最基本的必需物质，由肾中的精气、脾胃吸收运化的水谷之气和肺吸入的空气结合而成。气虚就是体内元气不足。气虚体质是一种因一身之气不足，导致以气息低弱、脏腑功能低下为主要特征的体质状态。气虚体质者的机体免疫功能和抗病能力都比较低下，身体生理功能处于不良状态，体力和精力都明显感到缺乏，稍微活动一下或工作、运动就有疲劳及不适的感觉。

现代医学将这种情况归于"亚健康"的范畴。这些人身体的免疫能力和抵抗疾病的能力明显低于身体健康的人。女性朋友们要想知道自己是不是气虚体质，可以尝试做一做下述的测试。如果在近一年中，你有下面9种以上的体验，就属于气虚体质。

（1）是否容易出现心跳加快、心慌的现象？
（2）是否经常出现面色苍白、身体倦怠、腰膝酸软的现象？
（3）是否容易出现呼吸短促的现象，比如会连续急促地呼吸两次，或接不上气？
（4）是否会有说话声音较低，没有力气说话，说话时上气不接下气的感觉？
（5）面部是否容易有颜色较浅，成块状的色斑沉淀现象？
（6）是否会在活动量稍大或进行稍微运动后，就感觉较累，容易出虚汗？

（7）是否容易出现头晕、头胀、头重脚轻，或站起时容易感到眩晕、眼花昏暗？

（8）是否比较容易感冒，特别是在天气或季节转变时容易患传染性疾病？

（9）是否总是一副很疲倦的样子，即使平时睡眠充足，工作两三个小时后容易感到疲乏？

（10）是否非常喜欢安静，懒得动，不喜欢外出或走动，总想坐着或躺着？

（11）是否会无缘无故没胃口，连续一段时间不思饮食，或者吃饭不香，饭后反胃，经常腹胀、消化不良？

（12）是否常常情绪不稳定，心情经常不舒畅，爱生闷气，不愉快，因一些小事情都会感到苦恼、沮丧、悲伤？

（13）是否睡眠质量不好，如很早就醒来，而且再也睡不着，或入睡后稍有动静就能察觉，或稍有不顺心的事就彻夜难眠，或整夜做梦，醒来时觉得很累，或者容易失眠等？

（14）是否感觉自己记忆力差、遇事易忘，如钥匙明明拿在手里却四处找钥匙，对文字理解能力下降，总是把电视剧中人物的名字搞混等？

气虚体质的护养法则：补气避寒，忌冷抑热

气虚体质的女性说话语声低怯，呼吸气息轻浅。如果肺气虚，表现为对环境的适应能力差，遇到气候变化，季节转换很容易感冒，且冬天怕冷，夏天怕热；脾气虚主要表现为胃口不好，饭量小，经常腹胀，大便困难，每次一点点。也有胃强脾弱的情况，表现为食欲很好，食速很快。再有就是脾虚难化，表现为饭后腹胀明显，容易疲乏无力。气虚的女人还经常会疲倦、怠惰。

气虚体质由可能因先天因素：母亲怀孕时营养不足，妊娠反应强烈不能进食造成。后天因素，有可能是大病、久病之后，大伤元气，体质就进入到气虚状态；长期用脑过度，劳伤心脾；有些女性长期节食减肥，营养不足，也容易造成气虚；长期七情不畅、肝气郁结也很容易形成气虚体质；经常服用清热解毒的中成药、激素等也会加重气虚体质。气虚体质的女性还易患肥胖症、内脏下垂、排泄不适、慢性盆腔炎等。

中医认为，气虚体质的女性应该遵循补气避寒、忌冷抑热的养生原则对自己进行精心养护，下面我们就来具体讲述一下：

1. 饮食方面：忌冷抑热

气虚体质的女性最好吃一些甘温补气的食物，如粳米、糯米、小米等谷物都有养胃气的功效。山药、莲子、黄豆、薏米、胡萝卜、香菇、鸡肉、牛肉等食物也有补气、健脾胃的功效。人参、党参、黄芪、白扁豆等中药也具有补气的功效，用这些中药和具有补气的食物做成药膳，常吃可以促使身体正气的生长。

气虚的女性最好不要吃山楂、佛手柑、槟榔、大蒜、苤蓝、萝卜缨、香菜、卷心菜、胡椒、荜拨、中指、紫苏叶、薄荷、荷叶；不吃或少吃荞麦、柚子、柑、金橘、金橘饼、橙子、荸荠、生萝卜、芥菜、君达菜、砂仁、菊花。

中年女性是较为常见的气虚症状的人群，平时可常吃大枣、南瓜，多喝一些山药粥、鱼汤等补气的食物，注意摄入各种优质蛋白对补气都大有好处。气虚往往和血虚同时出现，因此在注重补血的时候，更要注意补气，以达到气血平衡。

2. 起居方面：劳逸结合，避免风寒

气虚者最重要的是要避免虚邪风，坐卧休息时要避开门缝、窗缝，从缝隙间吹进来的风在人松懈慵懒的时候最伤人。另外，还要注意避免过度运动、劳作。

气虚体质的女性比较适合慢跑、散步、优雅舒展的民族舞、瑜伽、登山等运动。因为这些都是缓和的、容易坚持的有氧运动，在运动过程中调整呼吸。

3. 药疗方面：固表益气

气虚者适合益气的药物，如大枣、人参、党参、淮山药、紫河车、茯苓、白术、薏米、白果等。药疗食方中比较有疗效的还是四君子汤，由人参、白术、茯苓、甘草四味药组成，也可以把甘草去掉，用其他三味煲猪肉汤。

如果女性面色总是苍白，血压低，还经常头晕，蹲下后一站起来两眼发黑，这种情况可以吃一些补中益气丸；如果一用大脑就失眠，睡不好，脸色蜡黄，心慌，记忆力减退，可以吃归脾丸。

4. 经络方面：中脘、神阙、气海

气虚体质女性养生所用主要经络和穴位有任脉的中脘、神阙、气海，督脉的百会、大椎，足太阳膀胱经的风门、足三里。每次选1~2个穴位，点按、艾灸、神灯照射均可，最好是艾灸。

睡好了是养气，睡多了是伤气

在日常生活中，女性朋友们常有这样的体会，当睡眠不足时，第二天就显得疲惫不堪，无精打采，工作效率低；若经过一次良好的睡眠，这些情况就会随之消失。这正是元气得到了补充。

人们在很早也发现，睡眠是人体恢复元气、体力的主要方式。但对于这种方式的研究，特别是作为内部调理修复系统的研究比较少。现在人们知道，人体进入睡眠状态，就是与外界联系为主的系统暂时停止（吸氧除外），以内部调理为主的系统开始启动。这一系统运行的功能包含解除疲劳、祛除病气、修复损坏的机体、分泌人体所需的腺体激素等。

睡眠有解除疲劳的功能。一觉醒来，精气复原，这是人人皆知的常识。但多数人认为这是由于经过休息，机体处于相对静止状态，能量消耗小，这个认识是不全面的，准确地说应是修整，是转换为另一种以平衡为主要特征的运行状态——平衡供氧、平衡电位、平衡血压……

睡眠有祛除病气的功能。感冒病人大汗淋漓的排毒现象往往出现在病人熟睡时段。重症病人出现昏睡进而从昏睡中醒来，也是睡眠能够祛病的证明。前者是人体自身的复原功能提出睡眠祛病的需求，后者是祛病功能发挥作用的效果显现。

可见，充足、安稳的睡眠对保持身体的健康是必要的，尤其是气虚的女性，

更需要睡眠来恢复精神和体力。但气虚质女性如果不会"睡",不仅不会增加体内的气,反而还会耗损了体内的气。比如,许多女性都发现,如果自己老喜欢赖在床上,即使不睡,也喜欢躺着,结果越躺越懒,为什么会这样呢?

早在《黄帝内经》中,古代的医学家就提出了"久卧伤气"的观点。中医上也有"适卧养气,久卧伤气"的说法。意思是说,如果女性学会睡觉,睡个好觉,才能帮助体内的气增加。那么,怎样才能睡个好觉呢?

《黄帝内经》说"阳气尽则卧,阴气尽则寤",就是说睡觉要与自然界的昼夜变化相呼应。说得具体一点,就是每天晚上11点到第二天凌晨1点,是古代计时中的子时,也是人体和自然界阴气最盛、阳气最弱的时候。如果这个时候女性能进入深睡眠,就能起到养神防病的作用。而错过了这个时间段,则难以保证睡眠的质量。

许多女白领常常在工作日熬夜加班,而到了节假日就狂补睡眠,一整天都赖在床上,却发现尽管自己睡的时间很长,但醒来后却没觉得神清气爽,反而觉得浑身没劲儿。这就是睡眠过多伤气的表现。

从中医理论上来讲,这是因为肺主气,"久卧伤气"。因为卧床日久,肺气的宣发肃降不利:吸入的新鲜空气少了,加重了肺部的负担,也没法养出气来。日久就可以造成气虚。一个人即使没有病,一直在床上躺着,几天之后下床活动就会气短心慌,好像已经到了老年一样。

有专家认为,久坐也容易气虚。也就是说,那些经常伏案或对着电脑的女性也容易气虚,最好每隔1~2小时起来活动活动。

月经量多的女性多半是气虚

有些女性在经期内,一天要换5片以上的卫生巾,而且每片都是湿透的,这就属于月经量过多,这类女性多半是气虚。

气是不断运动着的具有活力的精微物质,是构成人体的基本物质,聚合在一起便形成有机体,气散则形体灭亡。女性身体内的气若亏虚,防御作用减弱,则易感受外邪,影响自己的健康和容颜。气虚的女性生下来的孩子会面黄肌瘦、体弱多病,所以月经量过多的女性一定要注意补气。

下面,我们就为气虚的女性提供几个补气膳食方:

(1)山药薏米茶:淮山药、薏米各9克,水煎代茶饮。常饮山药薏米茶可使中气足、精神好、脸色佳。

(2)香菇泥鳅粥:香菇泥鳅粥对于气虚及胃肠功能差的人极具功效。将泥鳅、大蒜、香菇、大米、葱共熬成粥,不但味道佳,且营养价值高。

(3)玉珍鸡:母鸡1只洗净,鸡肚内放入桂圆、荔枝干、黑枣、莲子、枸杞各30克,加调味蒸食,可补气养精。

(4)四神汤:莲子、薏米、淮山药、芡实煮成汤是适合气虚之人的养生饮食。有人习惯在四神汤中加排骨、鸡肉等,为防止营养过剩、发胖,可以去掉附着的油脂再煮。

此外，气虚还易导致月经提前。许多女白领因为工作繁忙而使得自己饮食失节或劳累过度，这就容易损伤脾气，因为脾是血的"管理者"。"管理者"羸弱，"被管理者"难免趁机兴风作浪，导致月经提前来潮。正如《景岳全书妇人规》中说："若脉证无火，而经早不及期者，乃心脾气虚，不能固摄而然。"

对于气虚引发的月经提前，女性可食用以下两个药膳方来治疗：

1. 黄芪无骨鸡汤

材料：乌骨鸡1只，当归10克，黄芪15克，茯苓10克。

做法：鸡洗净去内脏，再将诸药放入鸡腹内，用线缝合，放砂锅内，煮至烂熟。去药加调味品后食肉喝汤，分1~2日服完，经前每天1次，连服3~6天。

2. 参芪大枣粥

材料：黄芪、党参各30克，莲子15克，大枣10枚。

做法：上药加水适量，用文火煮，去黄芪，吃党参、大枣与莲子，喝汤。

注意，如果感冒了，则不适合吃参芪大枣粥。

女性气虚养生重避风邪

自然界有风、寒、暑、湿、燥、火（热）这些正常的气候现象，而当它们发生异常之时就会侵入人体而致病，称为"六邪"。中医借用"风邪、寒邪、暑邪、湿邪、燥邪、热（火）邪"之名，概括所有的由外界因素干扰人体所致的疾病原因。

对于气虚体质的女性来说，在日常生活中尤其要注重避风邪。由于免疫力低下，她们体内已经没有或者很少有能力来抵御风邪，一遇到大风，或者人体出汗后受风，就会使风邪在体内长驱直入，造成疾病。

那么，对气虚体质的女性来说，风邪致病有哪些特点呢？归纳起来有这些：

1. 浮越

风有上浮外越的特性，所以病在表上，易于散泄。通常感冒引起的头痛、鼻塞、咽痒、咳嗽、恶风、发热、汗出等，就属于感受了风邪。病初起可以用"姜汤"这些普通方剂对早期感冒有很好的疗效。

2. 善行数变

善行，是说风邪致病，病位行无定处。表现为肌肉、关节的游走性疼痛，痛无定处的风湿性关节炎等。数变，则是说风邪致病的变化多，如荨麻疹的皮肤瘙痒，疹块时隐时现，此起彼伏。因蛇肉有很好的祛风作用，故而常为中医用来治疗这些关节与皮肤疾病。

3. 善动

意思是风邪致病，病症表现有摇动的特性，所以人体不由自主的晃动，如突然晕倒、眩晕、手抖、抽搐、面肌痉挛等，都属于风邪致病。高血压引起的脑出血、脑血栓等，表现为发病突然，昏厥不省人事，口眼歪斜等"动摇"的特征，故称为"中风"。治疗时也要用祛风药。

4. 兼邪致病

风邪经常与其他外邪一起致病，如风与寒、风与湿、风与热、风与燥等，形成复合致病因素，病症表现则兼有两种外邪的特点。

风邪的这些致病特点让女性对它防不胜防，所以气虚体质的女性朋友们更应提高警惕，谨慎应对。其实，日常生活中防风邪的办法简单易行。比如春夏风邪最盛的时候，女人不在阳台、树下、露天或有穿堂风的厅堂、凉滑的水泥地上睡觉；而无肩、无领、露背的衣服也会给风邪以可乘之机；紧身衣和透气性差的衣服因为不能散汗，所以汗出当风可能引发肌肉关节酸痛或四肢僵硬而致病。

如果女性不慎感受风寒，引发感冒等症，在症状初期可以采取这种祛风方案：侧卧在床上，左侧或右侧均可，全身放松，手握拳，屈膝。用鼻吸气，直到不能再吸时闭气，坚持片刻直到忍耐不住时，缓缓吐气。然后调匀呼吸，重复前面的动作。如此反复呼吸，至出汗时翻身，姿势同前，重复前面的动作，到身出大汗时停止。这种呼吸方法可以帮助女性祛除体内风寒之气。不过在运作中，女人要注意保持室内温暖，不可受凉。

女人补气血，让食物越细碎越好

对于气虚体质的女性来说，多一些健脾的食物便可以补气，除此之外，在饮食过程中还应当注意把食物弄得细碎些，这样食物的补气功效就更大了。为什么这样说呢？

我们知道，食物的消化和吸收是通过消化系统各个器官的协调合作完成的。日常所吃的食物中，除了维生素、无机盐和水可直接吸收外，蛋白质、脂肪和糖类都是复杂的大分子有机物，都必须先在消化道内被分解成结构简单的小分子物质后，才能通过消化道内的黏膜进入血液，送到身体各处供组织细胞利用，使各个脏器发挥正常的功能，保证身体的生长。食物在消化道内的这种分解过程称为"消化"。

消化道对食物的消化有两种方式：一种是通过消化道肌肉的收缩活动，将食物磨碎，并使其与消化液充分混合，不断地向消化道的下方推进，这种方式称为"机械化消化"；另一种是通过消化腺分泌消化液中的各种酶，将食物中的蛋白质、脂肪、糖类等充分化学分解，使之成为可以被吸收的小分子物质，这种消化方式称为"化学性消化"。在正常情况下，机械性消化和化学性消化是同时进行，互相配合的。

两种消化的目的都是将食物磨碎，分解成小分子物质，顺利通过消化道的黏膜进入血液，而大分子的物质只能通过粪便排出。西医的营养学里有一种叫"要素饮食"的方法，就是将各种营养食物打成粉状，进入消化道后，即使在人体没有消化液的情况下，也能直接吸收，这种方法是在不能吃饭的重症病人配鼻饲营养液时常用到的。由此看来，消化、吸收的关键与食物的形态有很大关系，液体的、糊状的食物因分子结构小可以直接通过消化道的黏膜上皮细胞进入血液循环来滋养人体。

气虚体质的女人，如大病初愈、久病体弱、产后体虚的女性需要补养肠胃时，都应该多吃细碎的食物，这样才能加快气血的生成以及身体的康复。

补气养血，就选"百果之王"——红枣

红枣，又名大枣、干枣、美枣、大红枣等。中医认为，红枣味甘，性温，无毒，归脾胃经。有补中益气、养胃健脾、和血壮神、助十二经、悦颜色等功效。《开宝本草》称红枣"补虚益气，润五脏。久服令人肥健、好颜色"。《名医别录》也说："大枣补中益气，坚志强力，久服不饥神仙。"

现代医学认为，红枣是一种营养佳品，被誉为"百果之王"。因为红枣含有丰富的维生素A、B族维生素、维生素C等人体必需的维生素和18种氨基酸、矿物质，其中维生素C的含量竟是葡萄、苹果的70～80倍，维生素P的含量也很高，所以枣又被称为"天然维生素丸"。

红枣除了补气养血外，还有健脾益胃的功效。脾胃虚弱、腹泻、倦怠无力的女性，每日吃红枣7颗，或与党参、白术共用，能补中益气、健脾胃，达到增加食欲、止泻的功效；也可将红枣和生姜、半夏同用，可治疗饮食不慎所引起的胃炎，如胃胀、呕吐等症状。此外，红枣常被用于药性剧烈的药方中，以减少烈性药的副作用，并保护正气。如十枣汤中，用大枣缓解甘遂、大戟、芫花等泻药的毒性，保护脾胃不受伤害。

红枣还能养血安神，比如对治女性躁郁症、哭泣不安、心神不宁等。红枣和甘草、小麦同用（甘麦大枣汤），可起到养血安神、疏肝解郁的功效。近年来，研究人员还发现红枣中含有治疗高血压的有效成分——芦丁，并有保护肝脏、增强肌力等功效。患高血压和慢性肝炎的中老年女性经常吃些红枣，也是一种很好的食疗方法。

红枣的食用方法有很多，蒸、炖、煨、煮均可。最常用的方法是将红枣煎水服用，这样既不会影响红枣的药效，也可以避免生吃所引起的腹泻。下面，我们就来介绍几种常见的红枣食用方法：

1. 红枣水

材料：红枣10枚（掰开），大麦100克。

做法：将红枣和大麦放入锅中，加入适量水，煎煮后直接引用。可加入生姜更能暖胃驱寒。红枣富含糖分，因此饮用时可不加糖。

2. 红枣蜂蜜茶

材料：红枣（去核）150克，冰糖50克。

做法：将红枣和冰糖加水350毫升煮熟，收干水分，捣成枣泥。再加入蜂蜜250毫升拌匀，盛在干净的玻璃瓶中，饮用时取1茶匙加入温开水即可。大枣、蜂蜜都是温性食材，在寒冷的冬季，女性喝一杯这样的茶可以补充元气，增加热量。

3. 木耳红枣汤

材料：黑木耳10克，红枣50克，白糖适量。

做法：将所有材料放入锅中，加入适量的水，把黑木耳和红枣煮熟后，加入白糖即可。黑木耳可以清肺、益气，红枣补血、养颜。女性从经前1周到月经结束后，隔天食用可以缓解经期贫血，使面色红润可爱。

4. 红枣菊花粥

材料：红枣50克，大米90克，菊花15克。

做法：将所有材料加水适量，煮熟至稠食用。食用红枣菊花粥可使面部肤色红润，起到防病保健、驻颜美容的作用。

需要注意的是，红枣虽好，却并非人人都适合吃，比如，月经期间出现眼肿或脚肿现象的女性就不适合服食红枣，因为红枣味甜，多吃容易生痰生湿，水湿积于体内，水肿的情况就更严重；腹胀的女性也不适合食红枣，以免生湿积滞，让腹胀情况更无法得到改善；体质燥热的女性不适合在月经期间食红枣，这可能会造成经血过多；患有糖尿病的女性也要少吃红枣，因为红枣含糖量高，过多食用容易使血糖增高，造成病情恶化。

控制人体元气消耗，女人可常练静功

阳气是生命活动的原动力，日常生活中的一切活动都会让女性朋友们消耗阳气。如体力劳动，我们知道适当的体力劳动可以促进身体健康，但是过度的体力消耗就会伤阳气而影响健康；如思维活动，适当的思维活动可以有利于大脑的开发，但是如果女人一天24小时不停地在进行思维活动，或者思索一些妄心杂念，就会消耗自己体内的阳气。

总之，不论体力活动或脑力活动，女性都要把握好度，否则就会消耗自己为数不多的阳气。而常练静功是控制阳气消耗最有效的方法。从古至今，人们练习的静功有很多，其功用无非是使形体和思维都安静下来，排除杂念，以保护体内的阳气。我们从中选取了最著名的两种静功法，以供女性朋友们参考：

1. 听息法

这种静功来源于庄子的著作，所以又名庄子听息法。所谓听息法，就是听自己呼吸之气。初下手时，只用耳根，不用意识，不是以这个念头代替那个念头，更不是专心死守鼻窍或肺窍（两乳间的膻中穴），也不是听鼻中有什么声音，而只要自己感知一呼一吸的下落，勿让它瞒过，就算对了。至于呼吸得快慢、粗细、深浅等，皆任其自然变化，不用意识去支配它。这样听息听到后来，神气合一，杂念全无，连呼吸也忘了，渐渐地入于睡乡，这才是神经得静养最有效的时候。这时就要乘这个机会熟睡一番，切不可勉强提起精神和睡意相抵抗。

睡醒之后，可以从头再做听息法，则又可安然入睡。如果是在白天睡了几次，不想再睡了，则不妨起来到外面稍作活动，或到树木多、空气新鲜的地方站着做几分钟吐纳（深呼吸），也可做柔软体操或打太极拳，但要适可而止，勿使身体过劳。然后，回到房内或坐或卧，仍旧做听息的功夫，还可能入于熟睡的境界。即使有时听息一时不能入睡，只要坚持听息就对全身和神经有益处。

2. 胎息法

胎息，是指仿效胎儿的呼吸。胎息法是通过呼吸锻炼和意念控制来增强和蓄积体内阳气，从而达到修养心身、强健祛病目的的一种静功法。古人认为，胎儿通过脐带而禀受母气，以供其生长发育之需。母气在胎儿体内循环弥散，从脐带出入而起到吐故纳新作用，构成了胎儿的特殊呼吸代谢方式，即为"胎息"，也称之为"内呼吸"，与出生后口鼻之"外呼吸"方式相对。脐部作为胎息的枢纽，遂有"命蒂""祖窍"之称。由于胎儿出生之后，脐带剪断，"胎之一息，无复再守"，外呼吸替代内呼吸，从而形成了"虽有呼吸往来，不得与元始祖气相通"的格局。

胎息法并非一朝一夕之功就能练成的。初学行气，必须从浅开始，并且要持之以恒，才能最终练到胎息的境界。初学行气的具体方法是：以鼻吸气入内，能吸多少就吸多少，然后闭气，心中默数从一到一百二十，然后将气从口中缓缓呼出，这样鼻吸气→闭气→口呼气→鼻吸气，反复不已，并逐渐延长闭气的时间，心中默数的数目逐渐增大，最终可默数到上千，即可出现养生的效果。当然这种行气方法的一个重要诀窍是吸气多，呼气少，呼吸时极其轻微，不能使自己听见一点呼吸的声音。有一个方法可以检验呼吸是否合乎标准，即用一根鸿毛放在口鼻前，吐气时鸿毛不动，说明呼吸轻微，合乎要求。这种呼吸方法也就是现在气功锻炼中的基本呼吸方法。这样经过长期坚持不懈的练习，就能逐渐达到胎息状态。

对于很多女性朋友来说，刚开始练习静功时，最不容易做到的就是排除杂念。这时候就需要你进一步坚持下来，久而久之，杂念自然会减少，心平气和，呼吸均匀，情绪稳定，自然舒适。收功后就会感觉到一种美感，好像刚刚沐浴过后一样，心情畅快，充满了活力。

硬熬伤正气，别因好强毁了健康

许多女性朋友因为家庭或是工作的缘故，即使身体已经很疲劳了，还在硬撑着。其实，疲劳是身体需要恢复体力和精力的正常反应，同时，也是人们所具有的一种自动控制信号和警告。如果不按警告立即采取措施，那么就容易损害人体正气，最终积劳成疾，百病缠身。尤其是对于气虚体质的女性来说，本身就经常会感到周身乏力、肌肉酸痛、头昏眼花、思维迟钝、精神不振、心悸、心跳、呼吸加快等症状，如果再不注意休息，"硬熬"下去，可能就离"过劳死"不远了。这绝对不是危言耸听。

为了避免气虚伤身，那些经常加班的女性要多吃些胖头鱼。胖头鱼含高蛋白、低脂肪，还含有胡萝卜素、叶黄素等营养物质。鱼头中含垂体后叶素，对改善记忆、增益智力、延缓衰老十分有益。过劳者可多吃些来补元气。胖头鱼的做法有下面几种：

1. 红烧胖头鱼

材料：胖头鱼1500克，猪肉（肥瘦）25克，青豆25克，柿子椒100克，姜15克，大葱20克，料酒30克，豆瓣酱35克，盐15克，白砂糖5克，味精3克，沙拉油120克。

做法：将胖头鱼制净，由胸鳍处将鱼头、鱼身进行分档处理；瘦肉剁成肉末；将红椒剁碎；姜葱洗净切丝；将鱼头剖开置于盘中。红椒、姜丝、葱丝、加入沙拉油入笼屉蒸熟取出；将鱼身先入七成热油锅中煎至两面金黄色取出；再将净锅置中火，下入沙拉油、姜丝、肉末、豆瓣酱炒香；放入鱼身，加入青豆、精盐、白糖、味精、料酒及适量清水改小火烧焖，至汁浓味透时起锅；将鱼头、鱼身装于一盘，在鱼头上淋入鱼香汁即成。

功效：暖胃补虚，化痰平喘。

2. 胖头鱼炖豆腐

材料：胖头鱼、大豆腐适量，葱段、姜片、蒜末、干辣椒、香菜末、料酒、生抽、糖、醋、盐各适量。

做法：鱼洗净后切成几段，鱼头劈成两半，用料酒和盐拌匀腌制10～15分钟；豆腐切块。锅热倒油，油温九成热时先煎鱼头，煎成金黄色时盛出，再煎鱼段。煎好后把鱼头再放回锅内；放入料酒、生抽、葱姜蒜、干辣椒、糖醋盐，加水，倒入豆腐块（水要没过豆腐）。用大火烧开转中火炖。锅里汤剩下1/3时，加香菜末出锅。

功效：温中健脾，壮筋骨。

此外，在日常生活中，女性朋友们应该注意在以下几个方面不要"硬熬"：

1. **身体患病时不可硬熬**

事实上，气虚体质女性的大脑、心脏、肝肾等重要器官生理功能已经在不知不觉中衰退了，细胞的免疫力、再生能力和机体的内分泌功能也在下降。如果再对头痛发热、咳嗽、乏力、腰酸、腿痛、便血等不适症状不重视，听之任之，强忍下去，终将拖延耽误，酿成重症。

2. **如厕时不可硬熬**

对于气虚体质的女性来说，大小便硬熬也是致命的。大便硬憋，可造成习惯性便秘、痔疮、肛裂、脱肛，除此之外还可诱发直肠结肠癌。憋尿引起下腹胀痛难忍，甚至引起尿路感染和肾炎的发生，对健康均十分有害。因此，要养成定期大便和有了尿意就立即小便的良好习惯。

3. **起居上不可硬熬**

气虚体质的女性，一般到了晚上就会感到头昏思睡，这时千万不要硬撑，不可强用浓咖啡、浓茶去刺激神经，以免发生神经衰弱、高血压、冠心病等。

4. **肚子饿时不可硬熬**

对于气虚体质的女性来说，也不要随便推迟进食时间，否则可能引起胃肠性收缩，出现腹痛、严重低血糖、手脚酸软发抖、头昏眼花，甚至昏迷、休克。经常饥饿不进食，易引起溃疡病、胃炎、消化不良等症。

5. 口渴时不可硬熬

水是人体最需要的物质，气虚体质的女性必须养成定时饮水的习惯，每天饮水6~8杯为宜。渴是人体缺水的信号，表示体内细胞处于脱水状态，如果置之不理，硬熬下去则会影响健康。

控制性生活，减少精气损耗

性生活是一种正常的生理需求，但是中医有句话叫"欲不可早、欲不可多"，就是说欲望是不可以提前的，也不能过度。欲多就会损精，人如果精血受到损害，就会出现两眼昏花、眼睛无神、肌肉消瘦、牙齿脱落等症状。尤其是对于气虚体质的人，更应注意控制性生活。

过早、过度的性生活，对女子来说就会伤血，这样将来对身体的伤害是无穷无尽的。因此古代的养生家一直强调人一定要有理性，能控制自己的身体，同时也要控制住自己的情欲，否则的话，就会因为欲念而耗散了精，丧失掉真阳元气。

另外，一个女人要想保养人体元气，避免阴精过分流失，除了不能无节制地进行性生活外，在行房时还应注意季节、时令、环境等多种因素对身体健康的影响。

春天，女性的生殖机能、内分泌机能相对旺盛，性欲相对高涨，这时适当的性生活有助于人体的气血调畅，是健康的。夏季，身体处于高消耗的状态，房事应适当减少。秋季，万物肃杀，房事也应该开始收敛，以保精固神，蓄养精气。"冬不潜藏，来年必虚"，所以女人在冬季更应该节制房事，以保养肾阳之气，避免耗伤精血。

另外，女性喝醉了不能行房，因为这样特别伤肝；女人在情感不稳定的时候，尤其是悲、思、惊、恐的情绪过重的时候不能行房，否则容易伤及内脏，损耗阴精，还可能因此而患病；行房时间不可选择在早上，以晚上十点为最佳。在戌时，心已经很愉悦了，那么下一步就是要让肉体也能够喜悦，这就是身心不二。中国人讲究身心不二，一个人的心喜悦了，他的身体也要喜悦，所以这个时候人体就要进入到一个男女阴阳结合的时期。

人的精气是有定量的，在长年累月折腾之下必然大量损耗，也许在三年五载内难以感觉到身体有什么大的变化，而一旦发病，想要恢复就很困难了。所以，女性朋友们在性生活方面一定不可过分，要保持一种节制的态度。

女人补气血，千万别陷入误区

对于气虚体质的女性来说，补气血固然重要，主动调养气血本来也是好事，但由于人云亦云，方法不对，也因此导致了不少啼笑皆非的笑话。比如，有位女士就曾经兴致勃勃地对朋友说，她们办公室所有大小女孩都吃统一的补品——乌鸡白凤丸。

人和人之间的体质不同，气血水平不同，补气血怎么可以整齐划一呢？放眼望去，气血养生误区比比皆是：

1. 运动能增加气血能量

运动会打通经络，强化心脏功能，提高清除体内垃圾的能力，但是不会增加人体的气血能量。运动对健康的影响，主要是加快血液循环的速度，可以使一些闭塞的经络畅通，特别是对于心包经的打通有很好的效果。心包经的通畅，可以强化心脏的能力，提升人体的免疫功能，也会加快人体的新陈代谢，加快人体废物的排除。

如果只是单纯的运动，完全不改善生活习惯，增加或者调整睡眠的时间，则运动只是无谓地消耗血气能量而已。

现代许多女性朋友都有夜生活，身体经过了一整天的体力消耗，到了晚上必定已经没有多余的能量可供运动。因此运动时身体必定是调动储存的肝火，加上运动的激发，精神处于亢奋状态，在夜间九十点钟停止运动后，至少需要两三个小时让这种亢奋状态消除，才可能入睡。由于肝火仍旺，这一夜的睡眠必定不安稳。这种运动对身体不但没有任何益处，如果形成长期的习惯，反而会成为健康的最大杀手。有的人以为运动可以创造能量，所以才能在运动之后精神特别好，殊不知完全是透支肝火的结果。

2. 寒凉的食物不能吃

并不是所有的寒凉食物进入肚子里都会对身体产生负面影响，只要与人的体质、吃的季节相适宜，能起到中和、平衡的作用，就可以吃。比如夏天，人体大量出汗，而适量吃些大寒的西瓜，它能除燥热，又能补充人体内因出汗过多而丢失的水分、糖分。这时的西瓜对身体来讲就能起到协调、补血的作用，而天冷时吃西瓜就容易导致血亏。

寒、热食物要搭配着吃，比如女性在吃大寒的螃蟹时，一定要配上温热性质的生姜，用姜去中和蟹的寒凉，这样就不会对身体有任何的伤害，还利于蟹肉的消化、吸收。

3. 黑色食物一定能补血

我们经常看到这样的宣传——黑色食物补肾、补血，如黑芝麻、黑豆、黑米、黑木耳、海带、紫菜、乌鸡骨等。其实并不尽然，温热是补、寒凉是泻。黑米、乌鸡性温，补血、补肾；黑芝麻，性平，补肾、补肝、润肠、养发；黑豆，性平，补肾、活血、解毒；黑木耳性凉，海带、紫菜性寒，夏天可以经常吃，冬天尽量不要吃。

所以，任何食物补还是不补，一定要看食物的属性，而不是根据颜色"论资排辈"。

常念"六字诀",可补脏腑之气

对于气虚体质的女人来说,补气有很多方法,但如果是补脏腑之气,那么念"六字诀"可以说是一种非常简单有效的方法了。女性朋友们在日常生活中不妨经常练一练。

首先做好预备功:头顶如悬,双目凝神,舌抵上腭,沉肩垂肘,含胸拔背,松腰坐胯,双膝微屈,双脚分开,周身放松,大脑入静,顺其自然,切忌用力。

1. 念"嘘"字补肝气

本功法适用于肝气虚,对肝郁或肝阳上亢所致的目疾、头痛以及肝风内动引起的面肌抽搐、口眼歪斜等有一定疗效。

练功时,两手相叠于丹田,女性右手在下;两瞳着力,足大拇指稍用力,提肛缩肾。当念"嘘"字时,上下唇微合,舌向前伸而内抽,牙齿横着用力,呼吸勿令耳闻。当用口向外喷气时,横膈膜上升,小腹后收,逼出脏腑之浊气,大凡与肝经有关之脏器,其陈腐之气全部呼出,轻闭口唇,用鼻吸入新鲜空气。吸气尽后,稍事休息,再念"嘘"字,并连做6次。

2. 念"呵"字补心气

本功法适用于心气虚,对心神不宁、心悸怔忡、失眠多梦等症有一定疗效。

练功时,加添两臂动作,这是因心经与心包经之脉都由胸走手。念"呵"字时,两臂随吸气抬起,呼气时两臂由胸前向下按,随手势之导引直入心经,沿心经运行,使中指与小指尖都有热胀之感。应注意念"呵"字之口形为口半张,腮用力,舌抵下颌,舌边顶齿。亦要连做6次。

3. 念"呼"字补脾气

本功法适用于脾气虚,对脾虚下陷及脾虚所致消化不良有效。

练"呼"字功时,撮口如管状,唇圆如筒,舌放平,向上微卷,用力前伸。此口形动作,可牵引冲脉上行之气喷出口外,而洋溢之微波则侵入心经,并顺手势达于小指之少冲穴,循十二经之常轨气血充满周身。需注意的是,当念"呼"字时,手势未动之先,足大趾稍用力,则脉气由腿内侧入腹里,循脾入心,进而到小指尖端。右手高举,手心向上,左手心向下按的同时呼气,再换左手高举,手心向上,右手心下按。呼气尽则闭口用鼻吸气,吸气尽稍休息做一个自然的短呼吸,再念"呼"字,共连续6次。

4. 念"呬"字补肺气

本功法适用于肺气虚,对于肺病咳嗽、喘息等症有一定疗效。

练"呬"字功时,两唇微向后收,上下齿相对,舌尖微出,由齿缝向外发音。意念由足大趾之尖端领气上升,两臂循肺经之道路由中焦渐起,向左右展开,沿肺的经脉直达拇指端的少商穴内。当呼气尽时,即闭口用鼻吸气。休息一会儿,自然呼吸一次,再念"呬"字,连续6次。

5. 念"嘻"字补肾气

本功法适用于肾气虚，对早泄、滑精等症有效。

练"嘻"字功时，舌向里，微上翘，气由两边出。足跟着力，足心之涌泉穴，随上行之脉气提起，两足如行泥泞中，则肾经之脉气随念"嘻"字之呼气上升，并入心包经。同时两臂撑圆如抱重物，躯干下蹲，并虚抱两膝。呼气尽，吸气之时，横膈膜下降，小腹鼓起，如上述4个字吸气时之动作，连续做6次。

6. 念"吹"字理三焦之气

本功法对由于三焦气机失调所致耳鸣、耳聋、腋下肿痛、齿痛、喉痹症有效。

练"嘻"字功时，两唇微启，稍向里扣，上下唇相对不闭合。舌平伸而微有缩意，舌尖向下，用力向外呼气。两手心向上经由膻中向上托，过头顶，一边托一边呼气后，再由面前顺势下降至丹田。当念"嘻"字之时，四肢稍用力，少阳之气随呼气而上升，与冲脉并而悬通上下，则三焦之气获理，脏腑之气血通调。

女性脾气虚，就用脾腧、足三里两大穴

说起脾气虚，想必很多女性朋友都是一头雾水，其实这种症状很常见：脘腹胀满，食后为甚，口不知味，甚至不思饮食，大便溏薄，精神不振，形体消瘦，肢体倦怠，少气懒言，面色萎黄或苍白，或肢体水肿，舌淡苔白，脉缓软无力。

脾气虚证的治疗以益气健脾为主，在经络治疗方面，应该选用脾腧和足三里两个大穴。

脾腧是足太阳膀胱经的穴位，是脾脏的精气输注于背部的位置，和脾直接相连，所以刺激脾腧可以很快恢复脾的功能。《针灸大成》中说它可治"善欠，不嗜食"，也就是老打呵欠，总是昏昏欲睡。

刺激脾腧最好的办法是拔罐，其次是按揉，也可以艾灸，但是因四季的不同，采用的方法也有所不同。早春和晚秋最好拔罐，夏末和冬季应该艾灸。夏冬两季艾灸不但可以温补脾气，还可以祛湿，尤其是夏末，这时候的天气有湿有寒，艾灸最为合适，其他时候则以按揉为主。

每天晚上8点左右刺激最好，因为这是脾经精气最旺盛的时候，这时，一天的工作已基本结束，而且运转了一天的"脾气"已经有些疲惫，这时补，一来可以缓解白天的劳累，二来可以为第二天蓄积力量。

脾腧在脊柱旁开两指的直线上，平对第十一胸椎棘突（肚脐正对着脊柱的地方为第二腰椎，向上四指处即为第十一胸椎）。

足三里穴是胃经的合穴，"所入为合"，

脾腧穴

它是胃经经气的必经之处,要是没有它,脾胃就没有推动、生化全身气血的能力。古人称"若要安,三里常不干",民间流传"常按足三里,胜吃老母鸡",可见足三里对身体的重要性。

女人一定要每天坚持刺激足三里穴,也可以找一个小按摩锤对它进行敲击,力量要以产生酸胀感为度,每次至少揉3分钟。冬天的时候也可以艾灸。

具体操作方法:每天饭前饭后各半小时的时候按揉两侧足三里穴3分钟,可以左右交替着刺激,然后晚上8点左右再在两侧脾腧穴上拔罐15分钟,起罐之后喝一小杯温开水。

第四节

祛湿清热，女人才能更健美

——湿热女性护养方案

测试：你是湿热女人吗

看中医时，我们常会听医生说"湿热"。那么，什么是湿热，湿热有哪些表现，应注意什么问题呢？要明白湿热，女性先应了解什么叫湿，什么叫热。所谓湿，即通常所说的水湿，它有外湿和内湿的区分。外湿是由于气候潮湿或涉水淋雨或居室潮湿，使外来水湿入侵人体而引起；内湿是一种病理产物，常与消化功能有关。中医认为脾有"运化水湿"的功能，若体虚消化不良或暴饮暴食，吃过多油腻食物、甜食，则脾就不能正常运化而使"水湿内停"。脾虚的女性易招来外湿的入侵，外湿也常因阻脾胃使湿从内生，所以两者是既独立又关联的。所谓热，则是一种热象。而湿热中的热是与湿同时存在的，或因夏秋季节天热湿重，湿与热合并入侵人体，或因湿久留不除而化热，或因"阳热体质"而使湿"从阳化热"，因此湿与热同时存在是很常见的。

湿热体质是以湿热内蕴为主要特征的体质状态。这种体质的女性吃了火锅就容易长痘，最难过的就是夏天，尤其是又湿又热的暑天。因此，湿热体质者应以清消湿浊、散热泻火为原则，常食清热化湿、平性偏甘寒的食物，少食辛辣燥烈温热的食物，宜戒烟限酒。

要想知道是自己是不是湿热体质，女性朋友们可以试着做一做下述的测试。

如果在近一年中，你有以下9种以上的感觉或体验，就属于湿热体质。

（1）皮肤是否较容易生痤疮，多数是脓包质，或者皮肤常出现化脓性的炎症？

（2）面部是否常有不清洁、灰暗的感觉，如面色发黄、发暗、油腻？

（3）面部、鼻部或额头是否经常油光发亮，洗脸后不到30分钟，就觉得脸上油腻？

（4）眼睛是否常出现红血丝，或者眼睑有容易疲劳、出现酸痛、视物不清等现象？

（5）是否有牙齿没有光泽、发黄，牙龈呈深红色或暗红色的现象？

（6）是否经常感到口苦，并且容易有口臭，或者嘴里有异味，如泛酸的现象？

（7）是否经常有身体沉重、浑身无力，即使睡眠充足，也有昏昏欲睡、全身困倦的现象？

（8）是否常有呼吸费力或气不够用的现象，这种透不过气来、严重缺氧的感觉使人非常难受，似乎有块石头压在心口？

（9）是否有口渴不想喝水，一喝就感觉胀肚的现象？

（10）是否有食欲不好，就是饿了也没什么胃口，或者吃饭不香甜，容易反胃、恶心的现象？

（11）是否常有小便发黄、气味异常的现象？

（12）是否经常有大便燥结、便秘或黏滞不爽的感觉？

（13）是否有身体发热、皮肤发烫，用体温计量但不发烧，或者手心、脚心常出汗，然而过一会儿身体、皮肤就恢复正常的现象？

（14）性格是否较急躁，容易激动，易躁怒，容易发脾气、出言不逊？

（15）是否常有失眠、心烦意乱的现象，如睡觉时东想西想，即使很困也睡不着，或者睡着了很快就会醒，或者生活中有不顺心的事就彻夜难眠？

湿热体质的护养法则：疏肝利胆，清热祛湿

湿热体质的女性常常有面部不清洁感，面色发黄、发暗、油腻；舌红苔黄，牙齿比较发黄，牙龈比较红，口唇也比较红；大便异味大、臭秽难闻；小便经常呈深黄色，异味也大；带下色黄，外阴异味大，经常瘙痒等症状。

形成湿热体质一方面是先天因素，后天因素也有很大影响。如果一个女性抽烟、喝酒、熬夜三者兼备，那很容易生成湿热体质；滋补不当也易促生湿热体质，常见于娇生惯养的独生女；肝炎懈怠者也容易导致湿热体质；长期的情绪压抑也会形成湿热体质，尤其情绪压抑后戒酒浇愁的女性多为湿热体质。

中医认为，湿热体质的女性在护养方面要遵循疏肝利胆，清热去湿原则，具体来说可从以下几方面着手：

1. 饮食方面：少吃甜食，口味清淡

湿热体质的女性要少吃甜食、辛辣刺激的食物，少喝酒。比较适合湿热体质的食物，如绿豆、苦瓜、丝瓜、菜瓜、芹菜、荠菜、芥蓝、竹笋、紫菜、海带、

四季豆、赤小豆、薏米、西瓜、兔肉、鸭肉、田螺等，不宜食用麦冬、燕窝、银耳、阿胶、蜂蜜、麦芽糖等滋补食物。

2. 起居方面：避免湿热环境

尽量避免在炎热潮湿的环境中长期工作和居住。湿热体质的女人皮肤特别容易感染，最好穿天然纤维、棉麻、丝绸等质地的衣物，尤其是内衣更重要，不要穿紧身的。

3. 药疗方面：适当喝凉茶

祛湿热可以喝凉茶，但也不能过量。也可以吃些车前草、淡竹叶、溪黄草、木棉花等，这些药一般来说不是很平和，不能久吃。

4. 经络方面：肝俞、胃俞、三阴交

湿热明显时首选背部膀胱经的刮痧、拔罐、走罐，可以改善尿黄、烦躁、失眠、颈肩背疲劳酸痛。上述穴位不要用艾条灸，可以指压或者毫针刺，用泻法，要针灸医生才能做。

三阴交穴、肝俞穴、胃俞穴

内热伤阴，生湿化热，女性饮食不可过度

内热主要表现为肝热。肝气主疏泄条达，调节全身气的运行，就好比我们家里的管道枢纽，枢纽坏了，全家管道都不通。同时肝又是藏血之脏，肝气之疏泄功能是以肝肾之阴血充盈为基础的，前面说了现在肝肾阴虚的人较多，阴虚必生肝热，而热反过来又会伤阴，患病或为肝阳上亢，或为肝火上炎，或为肝气横逆，所以女性平时养生就要注意调肝，让气机顺畅，这样就能减少内热，也能从一定程度上固护阴气。

脾湿主要是脾的运化功能下降造成的。一方面可能是因为肝气不舒，木犯脾土，脾胃受伤，导致脾无法正常运化，那么吃进来的东西排不出去，就成了废物，也就是湿邪。另一方面，因为生活水平提高，食品极大丰富，许多女性为饱口腹之欲，暴饮暴食，运动反而减少，使摄入多于需要，超过了脾的运化能力，也能酿成脾湿。而湿瘀积在体内，迟早都要化热，这样就又和内热联系在一起，成为湿热。

可见许多病是吃出来的，今天常见的富贵病如高血压、冠心病、糖尿病等，都与饮食不节直接相关。而其中湿热为病者十之八九，所以用清利湿热之法，效果就比较好。

我们老提到肥甘厚味或者膏粱厚味,那么肥甘厚味到底是什么意思?肥甘厚味和膏粱厚味,在中医上都是指油腻、精细的食物,用我们现在的话说,就是高糖、高脂肪、高胆固醇的食物。简单点说就是大鱼大肉,吃得太好。

为什么说肥甘厚味会化湿生热呢?我们打个比方,人的身体就好像是一部机器,机器要想正常运转,就必须要有足够的能量,女性吃的食物,经过消化以后就会转化成身体需要的能量,但是人体需要的能量有一个度,每天能转化的食物也有一个度。如果女性朋友们吃太多的肥甘厚味,吃进去的食物超过了身体需要的量,除了正常的需要以外,转化的部分就会变成热量,没有转化的食物在体内瘀积就会化成湿,而湿会生热。所以说,肥甘厚味必然会化湿生热,是饮食养生的大忌。

养脾三法,让湿热体质女人不惧"苦夏"

对于湿热体质的女性来说,最害怕的当然就是湿热天气,而在一年中的长夏(阴历六月、阳历七八月)可以说正是这种"桑拿天"最集中的时节。在这种时候,普通人都可以说是度日如年,更何况温热体质的女性,所以有的人就称之为"苦夏"。那么,湿热体质的女性要怎样来安然度过这个所谓的"苦夏"呢?方法很简单,养脾就可以了。

中医学认为,人体五脏之气的衰旺与四时变换相关,长夏时期应脾,就是说,此时与人体脾的关系最大。长夏的气候特点是偏湿,"湿"与人体的脾关系最大,所谓"湿气通于脾",所以脾应于长夏。因而,要想轻松度过长夏,是养脾是非常关键的。

在夏季,我国大部分地区的天气均为持续炎热,雨水偏多,暑湿偏盛,故极易造成人体脾胃功能下降而厌食困倦。中医认为,夏天人体消耗较大,需要加强脾的"工作",才能不断地从食物中吸收营养。同时,夏天人们大量食冷饮和瓜果,易损伤脾胃。而通过健脾益气则往往能达到开胃增食、振作精神的效果。因此,在酷暑的夏季调理好脾胃功能,对养生防病都很有必要。

针对长夏气候的特点,饮食原则宜清淡,少油腻,以温食为主,可适当食用辣椒,缓解燥湿,增加食欲,也帮助人体排汗。同时,要注意空腹少食生冷食物,切忌冰箱内食物直接食用。另外,在闷热的环境里用空调制造凉爽舒适的环境,对于脾保健也有很大好处,但是切忌长时间待在密不透风的空调房里,这样反而有害健康。

下面,我们给湿热体质的女性朋友们推荐非常有效的"养脾三法",对于夏季健脾益气极有帮助:

(1)醒脾法:取生蒜泥10克,以糖、醋少许拌食,不仅有醒脾健胃之功,而且还可以预防肠道疾病。也可常用山楂条20克,生姜丝50克,以糖、醋少许拌食,有开胃健脾之功用。

(2)健脾法:选用各种药粥健脾祛湿,如莲子、白扁豆、薏米煮粥食,或银耳、百合、糯米煮粥食，或山药、土茯苓、炒焦粳米煮粥食。

（3）暖脾法：人体因食生冷过多，容易寒积脾胃，影响消化功能。此时可用较厚的纱布袋，内装炒热的食盐100克，置于脐上三横指处热敷，有温中散寒止痛之功。

当然，无论是夏季还是日常，调理脾胃还要因人而异。脾胃功能正常者，适量冷饮不会影响脾胃功能，但不宜过量。例如"醒脾法"中提倡经常食用生蒜泥、山楂，此法虽可以减少肠道疾病、消食导滞，但若过食，又有伤胃之嫌，尤其胃炎泛酸患者当慎用。

此外，睡眠时还应注意加强脘腹部保暖，炒菜时不妨加点生姜末，饮茶者选喝红茶等，都不失为护脾的养生上策。

总之，无论在什么季节，调理脾胃都应根据自身实际情况而定：胃热者以清降为主，脾虚脾寒者当温补。但无论药补还是食补，均以服后感觉舒适为宜。

湿热体质易生"痘"，拔火罐可防治

对于湿热体质的女性来说，脸上生痘可能是一个极大的困扰，尤其是对年轻的女孩来说，原本白净光洁的皮肤上时不时冒出一两个白头，或者黑头、粉刺，严重影响了美观。还有的年轻女孩，胸背部惨遭痘痘"毒手"，夏天连漂亮的吊带裙都不敢穿。这可怎么办呢？没有关系，拔罐就可以帮你祛除这些讨厌的家伙。

中医认为，拔罐的作用是逐寒去湿、祛除瘀滞、行气活血、消肿止痛、拔毒泻热等，有解除疲劳、增强体质的功能，从而达到治愈疾病的目的，对颈椎、风湿、腰腿疼痛、关节炎等湿热体质效果明显。

湿热体质的女性要祛痘，可采用"平衡火罐治疗痤疮粉刺法"，平衡火罐是改善湿热体质的一种安全有效的方法，也是湿热体质者养生保健美容的有效方法。具体方法是：用火罐在人体背上脊柱两边，从上到下依次进行拔罐，连拔7天为一疗程。

在中医看来，人体就好比良田，而人体的经络就好比是良田的水渠，水渠淤积了，水流就会不畅通，庄稼就要变得萎靡不振，因此这个拔罐就是起一个疏通经络的作用。而且，人体背部这些背腧穴与相应脏腑位置的高低基本上是一致的。针对背腧穴拔罐就是把对应的五脏六腑里的郁热给吸出来，达到祛风除湿、清热泻火、行气通络的功效。

需要注意的是，拔火罐并非时间越长，效果就越好。其实从点火到起罐，一般15～20分钟就可将罐取下，如果是年老体弱的女性，一般10分钟即可。此外，拔火罐也并非人人适宜，体质比较虚弱、皮肤有炎症、溃疡或者破损的女性就不适合拔火罐疗法。

湿热体质的女性除了可以用拔罐的方法来调理痘痘外，还可以通过按压曲池穴来祛痘，具体方法是：先把肘部弯曲，找到肘部最突出的那个骨头，然后再找到弯曲合上的这个点，突出的那个骨头和这个点之间的中间点就是曲池穴。按压它的时候有一种酸痛感,按压的时候可以用拇指或者是中指指端来按揉,每次1~3分钟,每日按摩1~2次。这样做也有助于改善湿热体质,并且有益于祛除脸上的痘痘。

另外,值得注意的是,女性脸上长了痘,切忌用手挤压局部。可经常用温肥皂水清洗面颊后,换清水滴几滴纯甘油,继续清洗,这样可以保持皮脂腺通畅,因为甘油具有溶解皮脂的作用。在饮食上尽量少吃油腻厚味及辛辣之品,多食蔬菜和水果。可以经常泡麦冬、双花、生地代茶饮。

红豆是湿热体质女性的绝好保健品

"愿君多采撷,此物最相思。"王维的《相思》传诵至今,让人回味无穷。他所咏唱的相思之物——红豆,不仅在精神内涵上承载着丰富的内容,而且也具有众多实际功效。尤其是对于湿热体质的女性,可以说是一种难得的保健品。

《本草纲目》称红豆为赤小豆,说它具有"利小便、消胀、除肿、止吐"的功效。因为它富含淀粉,因此又被人们称为"饭豆",是我们生活中不可缺少的高营养的杂粮。李时珍称红豆为"心之谷",可见其食疗功效。

生活在如今这个快节奏的社会,女性往往精神压力大,饮食不节,运动量少,这会导致心气虚、脾虚,脾虚而生湿,所以既要祛湿,又要补心,还要健脾胃,这非红豆莫属。而且,现代医学也证明,红豆富含维生素 B_1、维生素 B_2、蛋白质及多种矿物质,多吃可预防及治疗脚肿,有减肥的功效。红豆所含的石碱成分可增加肠胃蠕动,防止便秘,促进排尿,消除心脏或者肾病所引起的水肿。

如果将红豆与薏米一起煮粥食用,祛湿除热的功效会更好。中医认为,薏米性味甘淡微寒,有利水消肿、健脾去湿、舒筋除痹、清热排脓等功效,为常用的利水渗湿药。

女性还可以在薏米红豆粥中加一些桂圆同煮,桂圆甘温,能开胃健脾、安神补血,能振奋心阳、温补心气,使人精神饱满,与红豆薏米搭配是心气虚、湿热过剩者的保健佳品,非常适于平日思虑伤神、劳心过度而运动量少、脸上没有血色、精神不充沛,甚至心悸、贪睡,感觉头重如裹,心中空虚的女性服用。

女性也可以在薏米红豆粥中加上百合或莲子同煮,或者两种都加。百合能润肺、养颜,又能清心火、安心神;莲子最能养心、清心火,同时又能健脾、补肾,但是莲子稍有滞涩作用,身体比较瘦弱的女性可以用,但那种体内瘀滞较多的

红豆

胖女性恐怕就不宜用了。这款粥适合年轻女性烦躁、失眠，或者脸上起红疹、痘痘时服用。在薏米红豆粥中加几片生姜食用，因为生姜性温，能温中驱寒、健脾和胃，与红豆薏米搭配适合着凉感冒，或体内有寒、胃中寒痛、食欲不佳的女性。如果去掉薏米，在其中添加大枣，能温中、健脾、养血，是女性产后绝佳的一种保养品。

女性还可以在薏米红豆粥中加上黄豆，一边吃粥，一边外用米汤洗脚，内外同治，能增强祛除湿热的功效，对治疗脚气病很有效果，因为脚气病是典型的湿热下注。

但要注意的是，红豆虽好，却不宜多食。因为红豆含有较多的淀粉，吃得过多会导致腹胀，肠胃不适。所以，一次50克左右为宜。另外，《本草纲目》中说"赤小豆，其性下行，久服则降令太过，津液渗泄，所以令肌瘦身重也"。所以，尿多的女性忌食。

此外，古籍中记载，用红豆与鲤鱼烂煮食用，对于改善孕妇怀孕后期产生的水肿有很大的帮助。但是鲤鱼与红豆两者均能利水消肿，正是因为利水功能太强，正常女性应避免同时食用二者。

玉米是女人清湿热的绝佳武器

许多女性爱吃玉米，认为玉米的膳食纤维含量很高，但大多女性不知道的是玉米还具有刺激胃肠蠕动、加速粪便排泄的作用，可防止便秘、肠炎、肠癌等疾病。这是因为玉米中还含有大量的镁，而镁可加强肠壁蠕动，从而促进了机体废物的排泄。尤其是当女性在节假日暴饮暴食，让肠胃负担重重，出现了不同程度的消化不良、排便不畅等问题时，医生都会建议女性多吃一些玉米，给肠道进行一下大扫除。

中医认为，玉米味甘性平，具有调中开胃、益肺宁心、清湿热、利肝胆、延缓衰老等功能，是女性清湿热的佳品。有医学专家曾指出：常吃玉米确实对水湿停滞，小便不利或水肿的人有一定效果。

不只玉米粒有祛湿的功效，玉米须也是祛湿的佳品。在中药里，玉米须又称"龙须"，性平，有广泛的预防保健用途。女性可把留着须的玉米放进锅内煮，熟后的汤水就是"龙须茶"。龙须茶口感不错，略带甜味，又经济实惠，可以做全家的保健茶。尤其是在暑气重的夏季要多喝，因为龙须茶有凉血、泻热、利水、消肿的功效，可去体内的湿热之气。现代研究也证实，玉米须有利尿作用，可以增加氯化物排出量，其利尿作用是肾外性的，对各种原因引起的水肿都有不错的疗效。

玉米须的用法有很多，除了可以泡龙须茶，女性也可以把它与野菊花、决明子一同泡茶，对改善高血压症状有一定的作用；也可以将玉米须和玉米芯一起煎水喝，对消化不良引起的水泻效果较好。

在这里，我们推荐给湿热体质的女性一款效果很好的食疗方——玉米饮。

材料：老玉米30克，玉米须30克，车前子30克，白茅根30克。

做法：将所有材料放入锅中，加水适量，煎汤代茶饮服。

功效：具有补中利尿的功效，主治慢性肾炎、水肿、小便不利等症。

女人改善湿热体质的良药——绿豆

湿热体质的女性大多性情较急躁，常常心烦易怒。如果湿热体质的女性对饮食不加注意，大量吃辛辣食物和过多的肉食，就容易积蓄体内的湿热，诱发湿疹、痤疮或出现口臭或感到口苦。尤其在夏季，许多女性总是满面油光，脸上容易长痘、生口腔溃疡，自觉口苦口干、身重困倦等，常以为是"苦夏"，事实上，这也是湿热体质的表现。这时，女性可多吃清热利湿的绿豆，它含有丰富的矿物质、维生素，有很好的清热解暑的作用，可谓湿热体质女性的一味良药。

对于湿热体质的女人来说，食用绿豆最好的方法是将绿豆煮成绿豆汤。具体做法很简单：

将绿豆洗净，控干水分倒入锅中，加入开水，开水的用量以没过绿豆2厘米为好。煮开后改用中火，当水分要煮干时（注意防止粘锅），加入大量的开水，盖上锅盖，继续煮20分钟。绿豆酥烂，汤色碧绿。湿热体质的女性也可将绿豆洗净，用沸水浸泡20分钟，捞出后放到锅里，再加入足量的凉水，旺火煮40分钟。注意，之所以要把绿豆煮烂，是因为绿豆的清热之力在皮，解毒之功在内，煮烂后的绿豆汤色泽虽浑浊，但清热解毒作用较强。

当然，如果女性只是要在炎热的夏天消暑，则不必将绿豆煮烂，只要在煮汤时将绿豆洗净，用大火煮沸，再继续煮10分钟左右即可，注意不要久煮。这样熬出来的汤，颜色碧绿，比较清澈，喝的时候也没必要把豆子一起吃进去，就可以达到很好的消暑功效。此外，女性还可以把绿豆与其他食品一起烹调，疗效更好，如防中暑可以喝绿豆银花汤（绿豆100克、金银花30克，水煎服用）。

如果湿热体质的女性平时没有时间给自己煮绿豆汤，也可以多吃绿豆芽。中医认为经常食用绿豆芽可清热解毒，利尿除湿，解酒毒热毒。绿豆芽是祛痰火湿热的家常蔬菜，凡体质属痰火湿热者，血压偏高或血脂偏高，而且多嗜烟酒肥腻者，常吃绿豆芽，就可以起到清肠胃、解热毒、洁牙齿的作用。

绿豆不仅内服可以清热祛湿，嚼烂后外敷也能有效治疗湿热体质引发的皮肤问题——疮疖和皮肤湿疹。比如，如果湿热体质的女性得了痤疮（就是青春痘），可以把绿豆研成细末，煮成糊状，在就寝前洗净患部，涂抹在患处。

需要注意的是，气虚体质的女性不要多吃绿豆。从中医的角度看，绿豆清热去湿，因此寒证的女性不可多吃绿豆。由于绿豆具有解毒的功效，女性在服药期间也不宜吃绿豆。

湿热体质的女人一定要戒烟限酒

湿热体质的女性一定要戒烟限酒，因湿热体质女性的脾胃肝胆已经出现问题了，再有吸烟和酗酒的习惯，只会加重机体的负担，使蕴结在体内的湿热之邪更加严重。湿热体质的女性要养生，就必须要戒烟限酒。

吸烟的危害性相信女性都有所了解，香烟产生的烟雾中，含有4000多种烟草燃烧所产生的物质，其中多是有害的。在卫生部今年公布的2001年中国人十大死亡原因里，占前四位的四种疾病即恶性肿瘤、心脏病、脑血管病、呼吸疾病都与吸烟有关。

医学研究表明吸烟会对人体造成急性和长期两种危害。急性（即刻）危害包括缺氧、气喘、心跳加快；长期（累积）危害包括突发疾病和死亡，包括高血压、冠心病、脑中风、骨质疏松症、不孕症、不育症、恶性肿瘤（口腔癌、喉癌、食道癌、胃癌、肠癌、肺癌、乳腺癌、胰腺癌、胆囊癌、子宫内膜癌等）。生活在吸烟家庭中的孩子更容易患哮喘、中耳炎和厌食症等。

下面介绍一种戒烟五步法，以帮助有戒烟困扰的女性朋友：

（1）增强戒烟动机，写出吸烟的不良后果，不戒烟对家庭的影响。

（2）保持记录，每天吸烟支数、吸烟时间、吸烟场所，什么心境下想吸烟，以找出产生吸烟行为的动机点、吸烟程度及规律，即对自己的吸烟情况进行调查。

（3）制订计划，明确具体目标，如计划在1~3个月内完全戒除，每天、每周逐渐减少的香烟数目，达到目标的奖赏办法，家人支持监督计划。

（4）采取行动，在调查、制订计划的基础上开始改变吸烟行为，如采取回避扳机点，以新行为取代旧行为，用厌恶疗法来取代吸烟，调动意志力和克服困难的决心。

（5）维持新的不吸烟行为，并巩固下去。

古人认为，"酒乃水谷之气，辛甘性热，入心肝二经，有活血化瘀，疏通经络，祛风散寒，消积冷健胃之功效"。李时珍说"酒是百药之长"，适量饮酒对身体有调适作用，酒能疏通经脉、行气和血、蠲痹散结、温阳祛寒、疏肝解郁、宣情畅意。适量饮酒能增加唾液和胃液的分泌，促进胃肠的消化和吸收，促进血液循环，兴奋精神，强心提神，消除疲劳，促进睡眠等作用。

酒的主要成分是酒精，酒精的重要作用，是逐渐使脑部及神经系统反应迟钝，这也是许多女性喜欢适量饮酒的主要原因。少量饮用对人体有镇定或松弛的作用。但是少量的酒精，没有刺激振奋的作用，这跟许多女性的想法正好相反。事实是，酒精有时会使抑制力明显减弱，这会导致创造力的出现，甚至有时候会导致实际的侵略攻击性行为。工作压力大、情绪低落的女性认为饮酒能使自己特别警醒、反应敏捷，事实是她身边的人却并没有这种感觉。

大量饮酒会使血中的含糖量急速降低。这可能会导致（在不停喝酒几小时后）低血糖症状，饮酒的人会觉得头晕、软弱无力、茫然，而且会觉得特别饥饿，此时可吃点或喝点甜的东西缓解症状。

《本草备要》说："少饮则和血运气，壮神御寒，遣兴消愁，辞邪逐秽，暖内脏，行药势。过量饮酒则伤神耗血，损胃烁精，动火生痰，发怒助欲，至生湿热诸病。"可见，过量饮酒会导致湿热的加重，所以湿热体质的女性一定要限酒。

中药疗法对付女性湿热性痤疮

痤疮是困扰湿热体质女性的一个大问题，那到底什么是痤疮呢？痤疮是美容皮肤科最常见的病种之一，又叫青春痘、面疱或粉刺、毛囊炎，多见于青年人的面部及胸、背、肩等部位。通常是圆锥形的小红疙瘩，有的有黑头。多由皮脂腺分泌过多、消化不良、便秘等引起。

痤疮是由于人体内性激素平衡失调引起的，也就是大家平时说的内分泌失调，一般情况下是雌激素水平相对太高，孕激素水平相对过低。中医认为，痤疮是肝火偏旺、湿热过盛所致。针对这个病因，中医采用平肝泻火、清热利湿的中药来治疗，效果比较好，而且不易复发，也没有副作用。下面就介绍一下中医药治疗痤疮的方法。

中医认为皮肤是五脏的镜子，痤疮的产生与五脏六腑关系密切。研究表明，痤疮虽生长在皮肤表面，但与脏腑功能失调息息相关，中医认为引起痤疮的原因分别是肺热、血热、胃热、热毒、湿毒血瘀等。下面是各种痤疮的治疗方法：

1. 肺热痤疮

肺热痤疮，多因肺有宿热，复感风邪，遂使肺热不得外泄引起。具体症状是面部出现丘疹，形状如粟米，可挤出白粉色油状物，丘疹以鼻周围为多，也可见于前额，间或有黑头粉刺，且伴口鼻干燥、大便干结、苔黄、舌红、脉数。肺热引起的痤疮，宜用清泄肺热法。可配合外用药治疗，以龙胆泻肝汤和百肤乐痤疮灵配合使用。

2. 血热痤疮

血热痤疮，多因情志内伤，气分郁滞，日久化热，热伏营血所致。具体症状是，颜面丘疹以口鼻及两眉间的部位较多，面部潮热明显。女性还有月经前后丘疹增多，舌红，脉细数等。血热引起的痤疮，宜用凉血清热法。可配合外用药治疗。外用纯中药百肤乐痤疮灵，还可饮用凉血五花汤（红花、玫瑰花、鸡冠花、野菊花、凌霄花）和桃红四物汤（桃仁、红花、当归、生地、赤芍、川芎）加减治之，效果会很好。

3. 胃热痤疮

胃热痤疮，多是因为饮食不节，过食肥甘之物，使肠胃燥结，中焦积热，郁于面部皮肤而致。具体症状可见面部丘疹，状如粟米，能挤出白粉样油状物，间有黑头粉刺，以口周为多，亦可见于背部与前胸，且常伴有口干口臭、饮食较多、舌燥、喜冷饮、大便秘结、脉沉实有力等。胃热引起的痤疮，最适合的治疗方法是清泻胃肠。用清胃散（黄连、升麻、当归、生地、丹皮、石膏）加减治之，效果会很好。

4. 热毒痤疮

热毒痤疮，多由肺胃蕴热上炎，复感外界毒邪，热毒相结，蕴于面部皮肤引起。具体症状为面部有散在丘疹，以小脓疱为主，周围常有红晕，自觉疼痛，严重时可火欣红肿痛，伴有发热、舌红苔燥、脉实数等。热毒痤疮治疗时应采用清热解毒法。常用智逗祛痘黄金组合和五味消毒饮（金银花、野菊花、蒲公英、紫花地丁、紫背天葵）随症出入，用这种方法治疗，会有很好的效果。

5. 湿毒血瘀痤疮

湿毒血瘀痤疮，多由素体蕴湿，郁于肌肤，复感外界毒邪，致湿毒凝聚，阻滞经络，气血不和而成。具体症状除了丘疹、脓疱外，常以结节囊肿为主，皮肤出油较多。湿毒血瘀痤疮最宜用除湿化瘀的方法治疗。用除湿解毒汤（土茯苓、薏米、萆薢、车前子、大豆黄卷、泽泻、板蓝根、赤芍）加减治之，会有很好的治疗效果。

在民间还流传着许多治疗痤疮的偏方。偏和正相对，偏方一般没有被正式的药物或医学典籍收载，但有时能取得较好的治疗效果的治病的方法。下面介绍一些中医治疗痤疮的偏方：

（1）枇杷叶9克，桑皮9克，苦参9克，赤药12克，丹皮10克，菊花9克，生草9克。水煎服，日服1剂。大便干燥者，可酌加酒军（熟大黄）6~10克；结节性囊肿者，可酌加贝母10克，凌霄花6克。外治可用颠倒散，每晚用茶水调后搽患处，白天洗掉。

（2）白芍3克，细辛3克，通草2克，桃仁3克，加大枣2枚掰开。每日早上7点下午4点开水泡服，8剂1疗程。服到痤疮好转为起效，再继续坚持到皮肤光洁的那一天。此药剂不用熬煮，只要把药放入1个塑料旅行杯（杯口带滤网的那种）用开水冲泡服用即可。

（3）浙贝母、白附子、菊花叶、防风、白芷、滑石粉各15克，研为细末，皂角10克。将皂角蒸熟去筋膜，同药捣为丸，早晚搽面。

（4）赤小豆20克，细辛6克，麻黄3克，银花10克，泽泻8克，茯苓15克，车前子8克，神曲15克，红花3克，甘草6克。煎汤代茶，每日1剂，并用药液清洗患部，早、晚各1次。

（5）胡萝卜1000克，洗净压汁，8片桃树叶煎水取汁400毫升，倒入胡萝卜汁里，用此汁洗脸，每日洗脸3次，坚持洗3天，粉刺既可消除。

（6）在永久花开花时，采摘一把鲜永久花，晚上临睡前先以温水洗脸，取永久花数枚，双手揉搓至出水，在患部反复涂搽，搽到无水时为止，然后上床睡觉，第二天早晨洗脸。

（7）银杏仁适量，切成片，每晚睡前温水洗净患部（不可用香皂、肥皂），取银杏仁片反复搽患部。每次用1~2片，一般7~10次即可见效。

（8）鲜樱桃枝叶、鲜桃树枝叶各50克，鲜槐树枝叶、鲜柳树枝叶各40克，鲜猪苦胆2~3个。将各种枝叶切碎，加水煎沸，加入猪苦胆汁，熏洗患部。每日2~3次。

（9）枇杷叶、夏枯草、桑白皮各15克，金银花、连翘、黄芩各10克，海浮石50克，生甘草7克。水煎2次，药液混合，2次分服，每日1剂。

湿热体质者还有个比较关心的问题就是痘痕的问题，痘痕残留在脸上很影响美观，下面介绍一下中药去痘痕的方法。

对粉刺、炎性丘疹的皮损者，属于邪热积于肺经，宜清肺泄热，佐以降湿，常选用枇杷叶、桑白皮、黄芩、土茯苓、白鲜皮、刺蒺藜、生山栀、连翘、香白芷等药物。如是丘疹红肿疼痛、脓疱、脓肿、破溃流脓为主的皮损者，属于热毒炽盛，湿热壅结，宜凉血解毒，清热燥湿，选用药物如金银花、连翘、野菊花、蒲公英、黄芩、三七、生地黄、山栀子、紫草根、香白芷、龙胆草等。如为结节或囊肿型皮损者，属于湿热瘀滞，宜清热化瘀，化湿散结为主，选丹皮、赤芍药、丹参、蚤休、夏枯草、薏米、三七、生牡蛎、土茯苓等。

第五节

祛痰除湿,气血畅达做苗条女人
——痰湿女性护养方案

测试:你是痰湿女人吗

痰湿体质是以体内痰湿凝聚、黏滞重浊为主要特征的体质状态。由于脾、肺、肾三脏功能失调,致使体内水液停滞,聚集成痰湿。因此,痰湿体质的女性应以健脾燥湿、降浊化痰为调理原则,同时兼顾宣肺、益肾、通利三焦,多食水果和蔬菜,少食肥腻、滋补、甘酸食物。

女性朋友们,要想知道自己是不是痰湿体质,可以尝试做一做下述的测试。如果在近一年中,你有以下9种以上的感觉或体验,就属于痰湿体质。

(1)上眼睑是否有轻微隆起的现象,或者眼睑比一般人肿,容易有眼袋?

(2)嘴里是否经常出现黏黏腻腻的感觉,尤其是早晨起床后?

(3)是否平时痰多,即使没有感冒,还总感觉到咽喉部有痰堵着咳不出来,特别是晚上睡觉时,一躺下痰就多的现象?

(4)经常有舌苔白厚、厚腻或者整个舌苔厚厚的感觉?

(5)是否头发老是油油的,或者额头与鼻子整天总是油油的,特别是每天一大早醒来或到了下午就会觉得脸部油腻,洗脸后不到30分钟,就觉得脸上又泛起了油光?

(6)皮肤是否容易出汗,背部黏黏腻腻的,尤其是腋窝很容易出汗,有异味,不过不是狐臭?

(7) 皮肤较容易生痤疮,多数是脓包质痤疮,或者皮肤经常出现化脓性的炎症?

(8) 是否有体形肥满,并且腹部赘肉较多、常感觉腹部胀满的现象?

(9) 是否容易感到身体沉重不清爽,肢体倦怠无力,懒得动,爱睡懒觉?

(10) 是否常吃非常油腻、甜腻的精细食物,即高糖、高脂肪、高胆固醇的食物,如猪油、肥猪肉、奶油、牛油、羊油、巧克力、糖果、甜点心等?

(11) 是否有用手指指腹按压双臂、大腿或小腿肚后,肌肉过一会儿才能恢复的四肢水肿现象?

(12) 是否容易感到胸闷、喘不过气,或腹部胀满不适,有积滞、消化不良的现象?

(13) 遇到阴郁连绵的阴雨天,或者处于潮湿的环境中,是否感觉有东西噎在气管里,而且很多时候会有一种喘不上来气的感觉,好像是胃里面有气出不来,若打个嗝会舒服一点,可过一会儿又得大喘气?

(14) 性格是否温和沉稳,自我控制能力强,有忍耐力,遇事稳重,对事物有很强的洞察力,能冷静地判断事情,做事有条理,务实谨慎,给人的第一印象是很稳重?

痰湿体质的护养法则:祛除湿痰,畅达气血

痰湿体质的女性大多容易发胖,而且不喜欢喝水,且小便经常浑浊、起泡沫;舌体胖大,舌苔偏后;经迟、经少、闭经;形体动作、情绪反应、说话速度显得缓慢迟钝,似乎连眨眼都比别人慢;经常胸闷、头昏脑涨、头重、嗜睡,身体沉重,惰性较大。此外,当女性进入中年,如经常有饭后胸闷、头昏脑涨的症状,是脾胃功能下降的表现,也是女性向痰湿体质转化的兆头。

中医认为,痰湿体质人群多是多吃、少动的一类人群,易患肥胖、高血压、糖尿病、脂肪肝等。此类女性在养护的过程中应该遵循祛除痰湿,畅达气血的原则,具体来说可以从以下几个方面进行养护:

1. 饮食方面:入口清淡

痰湿体质的女性不要吃太饱,吃饭不要太快;吃一些偏温燥的食物,如荸荠、紫菜、海蜇、枇杷、白果、大枣、扁豆、红小豆、蚕豆,还可以多吃点姜。痰湿体质的女性应该少吃酸性、寒凉、腻滞和生涩的食物,特别是少吃酸的。如乌梅、山楂等。

2. 起居方面:散湿气,振阳气

痰湿体质的人起居养生要注意多晒太阳,阳光能够散湿气,振奋阳气;可以常泡热水澡,最好是泡得全身发红,毛孔张开最好;平时穿衣服要尽量宽松一些,这也利于湿气的散发。

3. 药疗方面:健脾胃,祛痰湿

痰湿体质的女性也可以用一些中药草来调理。祛肺部、上焦的痰湿可用白芥子、

陈皮；祛中焦的痰湿可用陈皮、党参、白扁豆。此外，赤小豆主要是让湿气从小便而走。

4. 经络方面：中脘、水分、关元

改善痰湿体质的主要穴位有：中脘、水分、关元穴等，最适合用艾条温灸，一般灸到皮肤发红发烫。每次腹部、背部、下肢各取1个穴位灸。如果灸后有口苦、咽喉干痛、舌苔发黄、大便干结、梦多或失眠症状明显的停灸即可。

瓜蒂散让女人不再有痰咳不出

痰湿体质的女性可能都会遇到这样的情形：嗓子里经常有痰堵着，无论怎么用力就是咳不出，感觉非常难受。这种情况是非常不利于毒素的排出的，那这时怎么办呢？

朱丹溪在《丹溪心法》中为大家推荐了一种非常有效的方法，就是瓜蒂散。

瓜蒂散是将甜瓜蒂（炒黄）和同样重的赤小豆研成细末，每次用一钱匕（钱匕就使用五铢钱做匙抄药。一钱匕就是抄满一五铢钱或与钱大小相等的匙勺，约相当现代的二厘五分）和香豆豉同煎服食，可以帮助患者吐出壅塞在膈上的痰涎和食滞。

备瓜蒂二钱、母丁香一钱、黍米49粒、赤小豆半钱，把这几种药材碾成末，水煎分2次服下。但是如果服一次后就吐尽痰液了，就不要再服了。

这种方法主要是通过催吐，宣发胸中阳气，自然邪去人安。假如是老年人或者体质虚弱的人，必须要用涌吐剂时，可用人参芦1~2钱研末，开水调服催吐。这是元代吴绶的一张方剂，叫参芦散。朱丹溪后将其改良加入竹沥和服，叫作参芦饮。

假使女性服瓜蒂涌吐不止时，可用少许麝香冲服即止。

茯苓性平和，有利痰湿女性定心神

对于痰湿体质的女性来说，茯苓是一个最好的药食同源的佳肴。茯苓是菌科植物，生长在赤松或马尾松的根上，可食也可入药。中医认为，茯苓利水渗湿、健脾、化痰，而且还宁心安神。《本草纲目》记载，茯苓性平，味甘淡，功能是益脾安神、利水渗湿，主治脾虚泄泻、心悸失眠、水肿等症。如果用牛奶等乳制品调和后食用，能增添它的美味与营养。

北京名小吃茯苓饼就是以茯苓为原料制成的。相传慈禧太后一日患病，不思饮食。厨师们绞尽脑汁，以松仁、桃仁、桂花、蜜糖等为原料，加以茯苓霜，再用淀粉摊烙外皮，精心制成夹心薄饼。慈禧吃后十分满意，让这种饼身价倍增。后来此法传入民间，茯苓饼就成了京华名小吃，名扬四方了。

茯苓药性平和，不伤正气，所以既能扶正，又能祛邪。用茯苓做成的食物都很美味，以下介绍两款：

1. 茯苓栗子粥

　　材料：茯苓 15 克，栗子 25 克，大枣 10 枚，粳米 100 克。

　　做法：加水先煮栗子、大枣、粳米；茯苓研末，待米半熟时徐徐加入，搅匀，煮至栗子熟透。可加糖食用。

　　功效：茯苓可以宁心安神，用于心阴不足，心胸烦热，惊悸失眠，口干舌燥。

2. 茯苓麦冬粥

　　材料：茯苓、麦冬各 15 克，粟米 100 克。

　　做法：粟米加水煮粥；二药水煎取浓汁，待米半熟时加入，一同煮熟食。

　　需要注意的是，尽管茯苓改善痰湿很有效，但茯苓饼毕竟含有砂糖、蜂蜜，痰湿体质的女性不宜多吃，尤其是女性糖尿病患者更不适宜。

多食粗少食细，可改善女性痰湿体质

"食不厌精，脍不厌细"是孔子《论语·乡党》中的话，但从营养学的角度分析，这句话是站不住脚的。我们不仅不能"食不厌精"，还要多食粗粮，这是预防疾病的有效手段。尤其是对于痰湿体质的女性来说，正是太多的细粮造成了体内的痰湿，要想改变体质，必须要逆向而行。

随着生活条件的改善，女性朋友们已经习惯了大鱼大肉、精米白面，岂不知，在你吃精米白面等精细食物的同时，糖尿病、高血脂、高血压等富贵病会追随而来。所以，我们不如多换换口味，吃适量的粗粮。哪些食物称得上粗粮，你知道吗？

玉米、小米、红米、紫米、高粱、大麦、燕麦、荞麦等都属于粗粮。除了这些谷物，还有很多豆类，比如黄豆、绿豆、红豆、黑豆、芸豆、蚕豆等；另外，像红薯、土豆、山药，也属于粗粮。有些蔬菜比如芹菜、韭菜，也都富含丰富的膳食纤维。

粗粮吃起来粗，可营养上一点都不比细粮差。比如，荞麦含有的赖氨酸是小麦的3倍。最可贵的是荞麦还含有丰富的B族维生素。无论热量还是营养丰富程度，荞麦都高于小

（顺时针方向从左上起）燕麦片、燕麦粉、原粒燕麦和燕麦麸皮都可以用来做健康食品。

麦。再比如，小米中的胡萝卜素、B族维生素含量非常高；红薯里有大量的铁和钙；豌豆、绿豆、红小豆里则有大量的氨基酸以及磷等微量元素。

适当吃粗粮有利于排便和减肥，然而，什么东西都过犹不及，吃多了也不是件好事。吃过多的粗粮，不仅仅对消化系统不利，还有一些其他的负面影响。有些女性朋友是不宜吃粗粮，大家应该注意。不宜吃粗粮的女性有：

（1）胃肠功能差的女性。中老年女性的胃肠功能较弱，太多的食物纤维会对她们的胃肠产生很大的负担。

（2）患消化系统疾病的女性。如果患有肝硬化合并食道静脉曲张或胃溃疡的

女性，进食大量的粗粮易引起静脉破裂出血和溃疡出血。

（3）免疫力低下的女性。如果每天摄入的纤维素超过50克，会使人的蛋白质补充受阻、脂肪利用率降低，造成骨骼、心脏、血液等脏器功能的损害，降低人体的免疫能力。

（4）缺钙、铁等元素的女性。粗粮里含有植酸和食物纤维，它们结合形成沉淀，阻碍人体对矿物质的吸收，影响肠道内矿物质的代谢平衡。

薏米粥帮"小腹婆"改善湿热体质

在《黄帝内经》中，把肥胖的人分成了三类，分别是脂人、膏人和肉人。其中脂人一般四肢匀称，脂肪多，肉很松软，走起路来富有弹性，属于我们前面提到的阳虚体质；肉人一般皮肉紧凑，气血充盛，肌理致密，大多属于平和体质；而膏人则专指肚子很大的胖人，这种人一般都是痰湿体质。所以，现实生活中，那些身材相对均匀，却长着小肚子的女性朋友大多属于痰湿体质。

中医理论认为，正是由于体内的津液代谢不够畅通，容易产生痰湿，泛溢肌肤或停滞体内，从而形成肥胖。因此，可以说大肚腩是痰湿体质最明显的标志。中医有句话"津液不归正化"。脾主运化，喝进来的水、吃进来的食物，如不能转化为人体可以利用的津液，就会变成"水湿"，"水湿"停聚过多就成了饮，饮积聚过多，又受热邪煎炼，就成了痰。所以，这类女性往往是脾出现了问题。

湿热体质的女性要想消除小肚腩，可以通过使用薏米粥来改善湿热体质。《本草纲目》里记载了薏米粥的具体做法：用薏米50克，与粳米200克，加水煮成稀粥，每日食1～2次，连服数日，主要就是取薏米补脾除湿的功效。女性还可以用薏米20克，冬瓜子30克，粳米100克煮粥。因为冬瓜子也有化痰利湿的作用，它和薏米合用，化痰利湿的效果会更好。

《本草纲目》中说薏米能"健脾益胃，补肺清热，祛风胜湿"。这就指出薏米能健脾、渗湿、止泻、清浊化痰，是中医里常用的利水渗湿药。此外薏米还具有去除肌肉酸重、消水肿的功效。而且薏米营养丰富，含蛋白质16.2%、脂肪4.6%、糖类79.2%，痰湿体质的女性可以经常食用。

此外，痰湿体质的女性应当注意环境调摄，不宜居住在潮湿的环境里。在阴雨季节，要注意湿邪的侵袭。饮食调理方面少食肥甘厚味，酒类也不宜多饮，且勿过饱，多吃些蔬菜、水果。《本草纲目》上记载了一些具有健脾利湿、化痰祛痰的食物，如荸荠、紫菜、海蜇、枇杷、白果、大枣、扁豆、红小豆、蚕豆等，也应多吃味淡、性温平之食物，如薏米、茼蒿、洋葱、白萝卜、薤白、香菜、生姜等，不要吃豌豆、南瓜等食物。

痰湿女性要多吃枇杷，调节情志

《黄帝内经》中有云："夫百病之所始生者，必起于燥湿寒暑风雨，阴阳喜怒，饮食起居。"是说，女性在生气、动怒时，呼吸加快，肺泡扩张，耗氧量加大，肝糖原大量损失，血流加快，血压升高，心跳加速，周身都会处于正常生理机能的失控状态，这对身体的影响非常之大。如果女性本身是痰湿体质的，还会加重体内的痰，尤其是生闷气，更容易造成体内痰湿瘀积。

另外，还有一种情形是有气无处发的窝囊气，这种女性外表看起来很有修养，好像从来不发脾气，其实心理经常处于生气或着急的状态，这种女性很容易形成"横逆"的气滞，造成十二指肠溃疡或胃溃疡，严重的会造成胃出血。

痰湿体质的女性可多吃枇杷来化痰调气。中医认为，枇杷味甘、酸，性平，有润肺止咳、止渴和胃、利尿清热等功效，用于肺痿咳嗽、胸闷多痰。除果实外，枇杷叶及枇杷核也是常用的中药材，枇杷叶具清肺胃热、降气化痰功能，用于肺热干咳、胃痛、流鼻血、胃热呕秽；枇杷核则用于治疗疝气，消除水肿，利关节。

现代医学也证实，枇杷中含有的有机酸有刺激消化腺分泌的作用，对增进食欲、帮助消化吸收、止渴解暑有相当的作用。枇杷中含有的苦杏仁甙，能够润肺止咳并祛痰，治疗各种咳嗽。枇杷果实、枇杷叶叶能起到抑制流感病毒的作用，常吃可以预防四时感冒，可见枇杷对女人改善痰湿体质大有帮助。

枇杷可以当作水果吃，也可以做成枇杷膏和枇杷粥，下面我们就来介绍枇杷膏和枇杷粥的具体做法：

1. 枇杷膏

材料：枇杷肉500克，冰糖600克。

做法：将冰糖入沸水中煮熬至此，加入枇杷肉继续煮至浓稠的膏状即成。

功效：润肺止咳，止咳化痰。

2. 枇杷粥

材料：枇杷肉250克，粳米50克，冰糖适量。

做法：以水煮冰糖，随后入淘干净的粳米，煮至粥熟放入已加工好的枇杷肉，加煮10分钟即成。

功效：生津止咳，和胃降逆。

面色淡黄暗沉、少光泽，喝冬瓜桂花汤

中国女性健康的肤色，应该是红黄隐隐、明亮、润泽，并夹有血色。而不健康的黄色，往往是淡黄、暗沉，没有光泽的，就像植物缺乏养分或枯萎的样子，没有神采奕奕的感觉。《黄帝内经》中说"黄欲如罗裹黄，不欲如黄土"，是指肤色要像薄薄的绸缎裹着黄、白里透黄，黄的有光泽，而不是如黄土般的干燥、暗沉的黄。

痰湿体质的女性，脸色往往暗黄。因脾气虚衰、湿邪内盛引起面色暗沉、少光泽。脾为人的后天之本，气血生化之源。脾胃功能健运，营养能及时润养皮肤，皮肤就会柔润、有光泽，并保持弹性，防止衰老。水湿困脾，脾失健运，水液不能正常代谢，无法濡养颜面，就会出现面色淡黄而晦暗、不泽的现象。所以，病根在脾，而搽护肤品是解决不了问题的，只有去除脾湿，才能达到标本兼治的效果。

《本草纲目》中记载冬瓜："令人好颜色，益气不饥，久服轻身耐老。"常食冬瓜可养颜护肤、畅通气机、减肥、延缓衰老。现代研究发现，冬瓜中含有丰富的维生素C，对肌肤的胶原蛋白和弹力纤维都具有很好的滋润效果。经常食用可使肌肤柔润、白嫩，并能有效预防皱纹的生成。《本草再新》中说冬瓜："利湿祛风，消肿止渴，解暑化热。"这就指出冬瓜有祛湿消肿、止渴解暑的功效。桂花味辛、微苦，性平，不仅桂香沁人心脾，也可养颜美容、化痰、止咳喘、提神醒脑、润肠通便。陈皮具有通气、健脾、燥湿化痰的功效。因此脸色不好的女性可以每天喝冬瓜桂花汤。具体做法是：取冬瓜100克、桂花30克、陈皮20克，加入1000毫升清水，用小火煮15分钟后即可食用。每天食用一次。

冬瓜桂花汤能健脾燥湿、化痰行气、利水消肿，从而能去除面色淡黄暗沉、无光泽的现象。对于痰湿体质的女性来说，还有一个意外的收获，就是在收获美丽的同时，体重也减轻不少。

痰湿女性患上糖尿病怎么办

我们知道，大肚腩是痰湿体质最直观的体现，但与此同时，不知道大家注意到没有，糖尿病总是与大肚腩脱不了关系。这个道理很简单，糖尿病患者绝大部分其实就是痰湿体质。因此，女性如果患了糖尿病，治疗方面还得从改善痰湿体质上来着手，而不是一味地服用降糖药物。

女人要改善痰湿体质，除了可以多吃茯苓、薏米等化痰祛湿的食物外，还可以运用一些非药物疗法来进行调治。非药物疗法就是指女性通过自我按摩达到调整阴阳，调和气血，疏通经络，益肾补虚，清泄三焦燥热，滋阴健脾等功效。

下面，我们就为痰湿体质的女性介绍几种改善痰湿体质的非药物疗法：

（1）抱腹颤动法：双手握拳，两个小拇指向下，两个大拇指向上，两掌根向里放在大横穴上（位于肚脐两侧一横掌处）。小拇指放在关元穴上（位于肚脐下4个手指宽处），大拇指放在中脘穴上（位于肚脐上方一横掌处）。手掌微微往下压，然后上下快速地颤动，每分钟至少做150次。此手法应在饭后30分钟，或者睡前30分钟做，一般做3~5分钟。

（2）叩击左侧肋部法：轻轻地叩击肋骨和上腹部左侧这一部位，约2分钟，右侧不做。

（3）按摩三阴交法：三阴交穴位于脚腕内踝上3寸处，用拇指按揉，左右侧分别做2~3分钟。

泡脚和泡腿配合按摩效果会更好，可以增强按摩的作用，每天做1~2次。只要长期坚持就能有效防治糖尿病。

另外，患有糖尿病的女性朋友们平时一定要注意控制饮食，忌暴饮暴食，忌高糖、油腻、辛辣之品，适当减少碳水化合物的进食量，增加蛋白质进食量。同时，还要保持良好的情绪，切忌情绪波动，反复无常。

用刮痧板刮掉你的痰湿体质

痰湿体质的女性除了具有本节开篇描述的症状外还比较容易出现各种各样的美容困扰。

中医认为，对于痰湿体质，女性可采用刮痧疗法进行调治，具体操作如下：

（1）用平刮法沿肋骨走形从正中向左刮拭胁肋部脾脏体表投影区。用面刮法从上向下刮拭中府穴，上脘穴至下脘穴，石门穴至关元穴、章门穴。

（2）用面刮法刮拭下肢维胃经足三里穴、丰隆穴至脾经阴陵泉穴、三阴交穴、公孙穴。

（3）用面刮法刮拭肺腧穴、脾腧穴、三焦腧穴、肾腧穴、膀胱腧穴。

一般来说，刮痧对痰湿体质具有以下两点保健作用：

（1）可以振奋阳气，健脾益气，促进代谢，利湿化痰。改善痰湿体质因水湿内停积聚而引起的水湿内盛的症状。

（2）经常刮痧，健脾强壮阳气，预防痰湿体质好发疾病，促进痰湿体质的改善。

不过值得注意的是，痰湿体质不易出痧，只要局部毛孔微张或局部有热感即可停止刮拭。

中府穴、上脘穴、下脘穴、章门穴、石门穴、关元穴

阴陵泉穴、三阴交穴、公孙穴、足三里穴、丰隆穴

肺腧穴、脾腧穴、三焦腧穴、肾腧穴、膀胱腧穴

第六节

调顺气血，让女人彻底告别气郁
——气郁女性护养方案

测试：你是气郁女人吗

在中医看来，气郁体质一般指的是由于长期情志不畅、气机郁滞而形成的以性格内向不稳定、忧郁脆弱、敏感多疑为主要特征的体质状态。由于气机不畅，所以常出现头昏、胸闷、腹部疼痛、不思饮食的现象。因此，气郁体质的女性应以疏肝行气、调理脾胃为原则，多吃理气解郁、消食、疏肝醒神的食物，忌食辛辣燥烈、咖啡、浓茶等刺激性食物。

女性朋友们，要想知道你是不是气郁体质很容易，只有做一做下面的测试。如果在近一年中，你有以下9种以上的感觉或体验，那你就应该是气郁体质。

（1）是否总有咽喉部有异物，卡在那里，吐不出、咽不下的感觉？

（2）是否常有两胁疼痛、月经不调的现象？

（3）是否有体重过轻或形体消瘦的现象？

（4）脸色看起来是否经常很灰暗，如皮肤没有光泽、血色，面色呈暗黄、蜡黄、灰黄、枯黄等？

（5）是否常有胃脘胀满、疼痛，或者没有胃口、食不下咽，或者饭后反胃、泛酸的现象？

（6）是否容易感到精神紧张，常有焦虑不安、坐卧不宁的现象？

（7）是否经常感到害怕、孤独，或者容易受到惊吓？

（8）是否经常有无缘无故叹气，喘不过气来的现象？

（9）是否有容易发愁、易伤感、感情脆弱，遇事敏感多疑、主观臆断严重、心事重重的现象。如身边很小的事情都能引起自己心情的变化，或者似乎憋屈了很久，有心里想哭的感觉，或者说不出什么原因，突然间会担心很多东西？

（10）是否经常发脾气，容易因为一些小事情生气，或者容易激动，常忍住不发火？

（11）是否常感到闷闷不乐或悲痛欲绝、情绪低沉，常感到悲观失望，并且持续至少两个星期以上？

（12）是否常会出现偏头痛的现象，尤其是在情绪波动较大的情况下，如感到苦闷、忧伤，或者火气较大、生气，或者精神紧张、焦虑的时候？

（13）睡眠质量是否差，如很早就醒来，而且再难入睡；入睡后稍有动静就能察觉；稍有不顺心的事就彻夜难眠；整夜做梦，醒来时觉得很累；容易失眠？

（14）遇到阴雨连绵的下雨天，是否情绪常会有程度不同的变化，如总感觉无所适从、心情压抑、情绪低落？

气郁体质护养法则：七情平和，适补肝血

气郁体质的女性经常莫名其妙地叹气，较容易失眠，大便干燥。月经前会有比较明显的乳房胀痛和小腹胀痛，甚至严重到不小心碰到那里的皮肤都感觉疼。

气郁体质的女性往往性格内向，一般分为两种：一种是内向的同时，情绪平稳，话不多，即所谓的"钝感力"，让人感觉比较温和迟钝；一种是内向话少，但是心里什么都清楚，而且非常敏感，斤斤计较。

中医认为气郁体质的女性在养护方面，应该遵循七情平和，适补肝血的原则，并注意以下几点：

1. 饮食方面：适补肝血，戒烟酒

气郁体质女性多吃些行气的食物，如佛手、橙子、柑皮、香橼、荞麦、韭菜、大蒜、高粱、豌豆等，以及一些活气的食物，如桃仁、油菜、黑大豆等，醋也可多吃一些，山楂粥、花生粥也颇为相宜。

2. 起居方面：旅游散心，听听音乐

气郁的女性多出去旅游，多听欢快的音乐，使自己身心愉悦，不会钻牛角尖，就不会郁闷。多交些性格开朗的朋友，保持心情愉悦。

3. 药疗方面：首选枸杞、当归

气郁女性应该多食补肝血的食物，如何首乌、阿胶、白芍、当归、枸杞子等；疏肝理气的一般有香附子、佛手、柴胡、枳壳等，也可以选些中成药来调整，如逍遥丸、柴胡疏肝散、越鞠丸等。

4. 经络方面：中脘、神阙、气海

气郁体质女性可针灸（须针灸医师操作）任脉、新报经、肝经、胆经、膀胱经。这些穴位也可按摩。

还有一个简便的护养方法，即每天晚上睡觉之前，把两手搓热，然后搓胁肋。胁肋部是肝脏功能行驶的通道。通过揉搓促进血液循环，使身体处于一种舒适的状态。

畅达情志为气郁体质者的养生准则

对于气郁体质的女性来说，最重要的莫过于畅达情志了。清代医学家吴尚曾经说过："七情之病，看花解闷，听曲消愁，有胜于服药者也。"近代养生家丁福禄也曾说："欢笑能补脑髓，活筋络，舒血气，消食滞，胜于服食药耳，每日须得片刻闲暇，逢场作戏，口资笑乐，而益身体也。"由此可见，要想身体健康，保持乐观健康的心态很重要，药和营养品只起到外因作用，乐观健康的心态才是健康的内因。

那么，气郁体质的女性朋友该如何做到乐观呢？自古以来许许多多的仁人志士、文人墨客给我们做出了榜样。范仲淹的"先天下之忧而忧，后天下之乐而乐"的忧国忧民思想，让我们感受到旷达者的欢快与潇洒，热情和豪放。近代扬州八怪之一的郑板桥在削官为民，两手空空，穷困潦倒之时，忍受了常人无法忍受的打击，向人们展示了"宦海归来两袖空，逢人卖竹画清风"的坦荡，表现出乐观者的豁达。同是扬州八怪之一的汪士慎不幸一目失明，他却专门刻了一枚"尚留一目看梅花"的闲章，以极大的热情去对待生活。

心理学家指出，以下6种方法可以帮助气郁体质的女性保持乐观的心态：

1. 豁达法

女人有很多烦恼，心胸狭窄是主要原因之一。为了减少不必要的烦恼，女性应该心胸宽阔，豁达大度，遇到事情不要斤斤计较。平时要开朗、合群、坦诚，这样就可以大大减少不必要的烦恼了。

2. 松弛法

被人激怒以后或感到烦恼时，女性应该迅速离开现场，进行深呼吸，并配合肌肉的松弛训练，甚至还可以进行放松训练，采用以意导气的方法，这样就可以逐渐进入佳境，使全身放松，摒除内心的私心杂念。

3. 制怒法

女性盛怒时，要有效地制止怒气是不容易的。就一般情况而言，克制怒气暴发主要依靠高度的理智。比如在心中默默背诵传统名言"忍得一日之气，解得百日之忧"，"将相和，万事休"，"君子动口不动手"，等等。万一克制不住怒气，就应该迅速离开现场，在亲人或朋友面前发泄一番。倾诉愤愤不平的怒气之后，自己应该尽快地平静下来。

4. 平心法

女性应该尽量做到"恬淡虚无""清心寡欲",不要被名利、金钱、权势等困扰。要看清身外之物,还要培养广泛的兴趣爱好,陶冶情操,充实和丰富自己的精神世界。

女性还应该经常参加一些有益于身心健康的社交活动和文体活动,广交朋友,促膝谈心,交流情感,也可以根据个人的兴趣和爱好来培养生活乐趣。

5. 心闲法

有一句话这样说"眼底无私天自高",一个女人只要有闲心、闲意、闲情等,就可以消除身心疲劳,克服心理障碍,保持健康的心态。

6. 健忘法

忘记烦恼,女人就可以轻松地面临再次的考验;忘记忧愁,女人就可以尽情地享受生活所赋予的种种乐趣;忘记痛苦,女人就可以摆脱纠缠,体味人生中的五彩缤纷。忘记他人对你的伤害,忘记朋友对你的背叛,忘记你曾被欺骗的愤怒、被羞辱的耻辱,你就会觉得自己已变得豁达宽容,活得精彩。

十四项规则让女性理气又解郁

气郁体质的女性,一般都会表现出不同的抑郁状态,如果症状轻微的话,可以尝试自己来进行改变。以下将介绍14项规则,只要认真遵守,气郁的症状便会逐渐消失。

(1)遵守生活秩序,从稳定规律的生活中领会生活情趣。按时就餐,均衡饮食,避免吸烟、饮酒及滥用药物,有规律地安排户外运动,与人约会准时到达,保证8小时睡眠。

(2)注意自己的外在形象,保持居室整齐的环境。

(3)即使心事重重,沉重低落,也试图积极地工作,让自己阳光起来。

(4)不必强压怒气,对人对事宽容大度,少生闷气。

(5)不断学习,主动吸收新知识,尽可能接受和适应新的环境。

(6)树立挑战意识,学会主动解决矛盾,并相信自己会成功。

(7)遇事不慌,即使你心情烦闷,仍要特别注意自己的言行,让自己合乎生活情理。

(8)对别人抛弃冷漠和疏远的态度,积极地调动自己的热情。

(9)通过运动、冥想、瑜伽、按摩松弛身心,开阔视野,拓宽自己的兴趣范围。

(10)俗话说:"人比人,气死人。"不要将自己的生活与他人进行比较,尤其是各方面都强于你的人,做最好的自己就行了。

(11)用心记录美好的事情,锁定温馨、快乐的时刻。

(12)失败没有什么好掩饰的,那只能说明你暂时尚未成功。

(13)尝试以前没有做过的事,开辟新的生活空间。

(14)与精力旺盛又充满希望的人交往。

除了以上14项规则以外,女性最好还要学会控制自己的呼吸:舒服地坐在椅子上,或躺在床上,将注意力集中在吸气和呼气上,慢慢将空气吸进肺里,让空气在肺里停留几秒钟,然后缓缓呼出。呼吸时要注意节奏,即有节奏地吸入呼出,一边呼吸一边在心里数数,例如,吸气(一、二、三、四),停留(一、二),呼气(一、二、三、四),也可以同一节奏默念"吸—呼,吸—呼,吸—呼"。

女性远离抑郁,要学会自己找乐

清初医学家陈士铎重视七情致病,他认为郁生诸疾,这里的"郁"指抑郁。一般来说,气郁体质很容易产生抑郁情绪,而反过来心情抑郁对身体也会有很大的影响。心情不好,就中医来说,就是"气滞",则会引起气行不畅,气不行则血不行,气血不行,则会出现"气滞血瘀""气血亏虚"等症状,这些症状出现后就会引起身体各脏器功能紊乱,身体的各种疾病也就产生了。

俄罗斯莫斯科国立鲍曼技术大学健康学教研室副主任谢米金教授说:"健康体现在生理、心理和社会等各个层面。任何一个环节有所缺失,健康都会受损。生活没有目标的人容易得心脑血管疾病,这毫不奇怪。这种疾病属于身心类疾病,主要是由于心情抑郁而引发的。"

抑郁对身心健康不利,所以女性朋友们应该远离抑郁,学会寻找快乐,下面的方法值得借鉴:

1. 读书找乐

古人说:"至乐莫如读书。"通过读书来获得快乐,这是很有效的方法。读书是一种特殊的心灵交流,犹如与圣人交谈。只要能够细心品尝,就一定能回味无穷。

2. 助人为乐

做一件好事,你建了一座桥梁;救助一个失学儿童,你就是在为国家分忧……通过无私奉献,获得社会和他人的认可,从而满足内心被关注的需要,就会快乐绵绵。

3. 运动添乐

无论是工地上的体力劳动者,还是办公室里的脑力劳动者,都应该积极参加体育锻炼。在运动之中,虽然大汗淋漓,却格外酣畅。

4. 交友融乐

与你的朋友分享你的快乐和痛苦,这样痛苦就只剩一半,快乐会成为两倍。没有朋友,你是孤独的,有了友谊,你就会快乐。

用药膳调理气郁,让女性远离失眠

失眠是以心神失养或不安而引起的不能获得正常睡眠为特征的一类病症,是临床常见病症之一。其症状特点为入睡困难,睡眠不深,易惊醒、早醒、多梦,醒后疲乏，或缺乏清醒感，白天思睡，严重影响工作效率或社会功能，属中医学的"不寐""不得眠"等范畴。顽固的失眠会给患者带来较大的痛苦。

失眠的治疗方法很多，药膳也是一种辅助疗法。在饮食上要注意平时少喝酒，特别是烈性酒；少吃鸡肉、羊肉、牛肉，多吃鸭肉、鹅肉和鱼。中医认为，鸡肉、羊肉和牛肉性偏温热，属于补阳之品，吃后易引起兴奋，加重失眠；鸭肉、鹅肉和鱼性平或偏凉，属于补阴之品，吃后可以补益肝肾，帮助睡眠。此外，可多吃蔬菜和水果，睡前还可喝一杯热牛奶。

气郁体质的女性要改善睡眠，除了吃些药膳外，还要学会寻找快乐，保持良好心情。

按压太阳穴，让女人远离抑郁的困扰

我们经常会听到许多上班族女性这样抱怨："太累了""烦死了""郁闷""生活没一点意思"……是的，现代社会竞争日益激烈，生活节奏也逐渐加快，处于生活和事业重压下的职场精英们极容易受到情绪困扰，其中抑郁症最具普遍性，故被人形象地称为"情绪的感冒"。这些疾病的困扰是诱发肿瘤的主要因素之一。

抑郁症高发年龄为 21～36 岁，其中女性患抑郁症的比例是男性的 2～3 倍。喜怒哀乐本是人的基本情绪，每一个女人都经历过伤心、焦虑、沮丧和抑郁等消极情绪，这些消极情绪往往可以随着时间地流逝而得到自我治愈，当然，在消极情绪出现时按压太阳穴可以加快恢复正常情绪的速度。

太阳穴位于眉梢与眼外眦之间向后 1 寸的凹陷处。当女性患感冒或头痛的时候，用手摸这个地方，会明显地感觉到血管的跳动。这就说明在这个穴位下边，有静脉血管通过。因此，用指按压这个穴位，对脑部血液循环会产生影响。不仅是消极情绪，对于头痛、头晕，用脑过度造成的神经性疲劳、三叉神经痛，按压太阳穴都能使症状有所缓解。

按压太阳穴时要两侧一起按，两只手十指分开，两个大拇指顶在穴位上，用指腹、关节均可。顶住之后逐渐加力，以局部有酸胀感为佳。产生酸胀感之后，就要减轻力量，或者轻轻揉动，过一会儿再逐渐加力。如此反复，每 10 次左右可休息较长一段时间，然后再从头做起。

另外，对经常处于萎靡状态，有忧郁倾向的女性来说，每天在上午接受日照半小时，每周到郊外呼吸一下新鲜空气，对缓解抑郁情绪也很有效。

太阳穴

第七节

养阴化瘀,女人排除毒素更靓丽
——血瘀女性护养方案

测试:你是血瘀女人吗

在中医看来,血瘀体质指的是以体内血液运行不畅或瘀血内阻为主要特征的体质状态。通则不痛,痛则不通,血瘀体质者常有瘀斑、疼痛的症状,易患出血、卒中、心脑血管等疾病。因此,饮食应以活血祛瘀、疏利通络为原则,多食活血养血、化瘀散结、疏通经络、养阴理气的食物。

女性朋友们,想知道自己是不是血瘀体质吗?方法很简单,做了下述的测试,你就很快清楚了。一般来说,血瘀体质者具有以下13个方面的特点。如果在近一年中,你有以下9种以上的感觉或体验,那你就属于血瘀体质。

(1)与普通人相比,口唇的颜色是否偏红,或者偏暗?

(2)舌头颜色是否偏紫或暗红,或者有瘀点,舌头下面的脉络颜色暗紫?

(3)与一般人相比较来说,眼睛里总有很多血丝,或者更容易产生黑眼圈,并且不易消退?

(4)是否有头发容易脱落、干枯、分叉,或皮肤干燥,易起皱纹的现象?

(5)是否经常出现牙龈红肿、牙龈出血的现象,如火气大时流血,或者刷牙时出血,或者睡觉时就会流血?

(6)面色是否晦暗、发黄、无光泽,面部容易出现褐斑、色斑?

（7）面部两颧是否经常潮红或偏红，或出现细微红丝？

（8）在秋季和寒冷的冬季，是否常出现鼻子出血或者稍微碰触就会出血的现象？

（9）在不知不觉的情况下，皮肤是否容易出现青紫瘀斑？

（10）是否有四肢稍微碰一下就会出现青紫，或者身体（如腹部、四肢）还会经常莫名其妙地出现青紫？

（11）是否经常有身体无缘无故地出现疼痛的现象，如头部、背部、腹部、腰部或腿膝等部位？

（12）是否容易忘事（健忘），做事丢三落四，常常忘记物品的存放地方？

（13）是否常有莫名其妙就心烦气躁，看什么都不爽，动不动就发火、生气的现象，如听到噪声、工作不顺、天气不好的时候？

血瘀体质护养法则：活血散瘀，忌食寒凉

血瘀体质就是全身性的血液流畅不通，多见形体消瘦，皮肤干燥。血瘀体质者很难见到白白净净、清清爽爽的面容，这对女性美容来说是个很大的问题。血瘀体质者舌头上有长期不消的瘀点。经常表情抑郁、呆板，面部肌肉不灵活，健忘、记忆力下降，而且因为肝气不舒展，还经常心烦易怒。

中医认为，血瘀体质是由于长期七情不调、伤筋动骨、久病不愈而造成的，患者易感肥胖并发症、消瘦、月经不调、抑郁症等。血瘀女性在养护的过程中要遵循活血散瘀，忌食寒凉的原则，具体可从以下几个方面着手：

1. 饮食方面：忌食凉食

血瘀体质的女性宜多吃活血化瘀的食物，如山楂、韭菜、洋葱、大蒜、桂皮、生姜等；生藕、黑木耳、竹笋、紫皮茄子、魔芋等，适合血瘀体质女性夏天食用；适合血瘀体质女性食用的海产品有螃蟹、海参。

这里有一道特别适合血瘀体质女性的佳肴：糯米酒炖猪蹄。具体做法：把猪蹄洗干净，斩块，先用开水焯一下去血水。锅中放糯米甜醋半瓶，去皮生姜若干块、去皮熟鸡蛋若干个、猪蹄1个，然后加入清水。放在火上炖上三四个小时。每天可以吃1~2小碗，喝汤吃猪蹄、鸡蛋。阳虚、血瘀体质有痛经、月经延后、经血暗紫、乳腺增生、子宫肌瘤、黄褐斑的女性，食用整个冬天你会发现脸红扑扑的，痛经也会明显减轻。

2. 起居方面：多运动

血瘀体质的女性，要多运动，少用电脑，工作期间要每1小时左右走动走动，适量的运动能唤起心肺功能，非常有助于消散瘀血。

3. 药疗方面：桃红四物汤

血瘀体质的女性可以适当地补血养阴，可以吃少量的阿胶、熟地、白芍、麦冬等。还可用田七煲猪蹄或鸡肉，如果还想补血，可以放红枣。取一只鸡大腿，放在炖盅里，放3枚红枣，再放一点田七，一起炖，一星期吃上一次，有非常好的活血作用。

血瘀体质常见于女性，女性情感细腻，容易不开心，如果不开心，郁闷，不想吃东西，可以服用逍遥丸、柴胡疏肝散等。

4. 经络方面：神阙、肝俞、委中

瘀血体质的调养，很适合针灸推拿。

如果想改善体质，常用的穴位有神阙、肝俞、太冲、曲泉。它们的作用有点类似当归、益母草、田七、山楂等。

曲泉穴、委中穴、日月穴、维道穴

如果有妇科月经问题，常用的穴位有太冲、维道、血海、三阴交等。

如果有心胸肝胆慢性病，用膈俞、肝俞、内关、日月、曲泉等穴位。

血瘀女人可适当进食行气、活血药物

前面说过，血瘀体质是女性体内血液运行不畅或瘀血堵塞所导致的。一般女性血瘀体质的表现有三种：

（1）疼痛，有瘀血停留在体内，必然会引起脉络不通而致疼痛。血瘀引起的疼痛特点：痛如针刺、痛有定处、疼痛拒按，一般在晚上疼痛加重。

（2）肿块，它是血瘀常见的表现形式，瘀血在局部凝聚，日久不散，即变成肿块。外伤后的血肿即是瘀血形成的。其实现在我们常说的各种囊肿、肿瘤、皮肤瘀斑也是瘀血所致，所以说老年斑并不是什么长寿的标志，而是瘀血的代名词。如果瘀血长时间不能消除，则精血不能濡养肌肤、经络，而致肌肤甲错，或见皮肤肥厚隆起，或见皮肤僵如皮革，面色黧黑无光，胸腹青筋显露，有蜘蛛痣。

（3）面色晦暗，血瘀体质的女性通常面色比较暗，尤其是两个眼圈，鼻和嘴唇暗紫，舌上还有红色或青紫色的瘀点，中医将其称为"瘀斑"。

因此，许多中医师都建议血瘀体质的女性，在平时要多吃些行气、活血、化瘀的食物，比如黑豆具有活血祛瘀作用；黑木耳能清除血管壁上的瘀积；适量的红葡萄酒能扩张血管，改善血液循环；山楂或醋，能降低血脂、血黏度。此外，血瘀体质的女性一定要少吃盐和味精，避免血黏度增高，加重血瘀的程度。

对于血瘀症状较为严重的女性来说，还应适当进食一些有行气、活血效果的药物。近年临床观察证实，行气活血药物有改善记忆力、睡眠，消除疲劳，改善大脑功能，改善免疫功能等作用。《素问·缪刺论》载"人有所堕坠，恶血留内，腹中满胀，不得前后，先饮利药"，所以说气滞血瘀体质的女性非常适宜用行气、活血药疏通气血，达到"以通为补"的目的。

血瘀女人饮食宜忌

项目	宜忌
适宜的食品	白萝卜、油菜、韭菜、洋葱、黑豆、黄豆、慈菇、香菇、黑木耳、大蒜、生姜、茴香、桂皮、丁香、山楂、桃仁、银杏、柑橘、柠檬、柚子、金橘、黄酒、红葡萄酒、玫瑰花茶、茉莉花茶等
不适合的食品	甘薯、芋艿、蚕豆、栗子等容易胀气的食物；肥肉、奶油、鳗鱼、蟹黄、蛋黄、鱼、油炸食品、甜食等会增高血脂，影响气血运行的食物；各种冷饮等
适宜的中药	三七、柴胡、香附、郁金、当归、川芎、红花、薤白、枳壳、桃仁、地黄、丹参、银杏叶、五加皮、地榆、续断、茺蔚子等行气活血药，有助于改善气滞血瘀体质；桂枝茯苓丸、下瘀血汤、柴胡疏肝散、血府逐瘀汤、失笑散等著名的理气、活血化瘀方剂可根据气滞血瘀部位不同灵活选用
不适合的中药	山茱萸、五味子、乌梅、莲子、芡实、肉豆蔻、诃子、桑螵蛸等具固涩收敛功效的药

当归田七乌鸡汤——血瘀女人的良药

中医认为，黄褐斑病发于皮，其病在内，与肝、脾、肾关系密切，气滞血瘀，肝肾阴虚是黄褐斑的基本证型。可见，黄褐斑与气滞血瘀有关。也就是是说，血瘀体质的女性肝郁而气滞，气滞而血瘀，肝气不疏，急躁易怒，相火妄动，消灼肝肾精血，肾阴不足，肾水不上承，精气不足，脉络空虚、瘀阻而发为黄褐斑。因此，女性应通过改善血瘀体质来祛除黄褐斑。当归田七乌鸡汤就能有效地改善气血的运行，消散体内的血瘀，从根本上改善血瘀体质。

材料：乌鸡1只，当归15克，田七5克，生姜1块，盐适量。

做法：当归和田七放进清水中浸泡清洗；把乌鸡择洗干净装进一个合适的炖盅内；然后把洗好的当归、田七、生姜一起码放在乌鸡上；再加适量的清水（注意清水一定要没过乌鸡）和少许的盐。在蒸锅内加水，大火烧开后放入炖盅，隔水蒸3个小时，鸡肉烂熟之后，喝汤吃肉即可。

在当归田七乌鸡汤这道专门调理和改善血瘀体质的药膳中，当归有补血活血的功效，能调经止痛、润肠通便；田七有止血化瘀、消肿止痛的功效，能治一切血病；乌骨鸡有补虚劳羸弱、治消渴的功效，主治女性崩漏以及一些虚损诸病。

注意，当归田七乌鸡汤并非所有的女性都适合服用，那些很容易烦躁、口干舌苦的阴虚火旺体质的女性就不宜食用，感冒、肠胃不好、消化功能差的女性也不宜食用。

山楂红糖汤加全身按摩，改变血瘀体质有奇效

血瘀体质的女性多食红糖、黄酒、葡萄酒、桃仁等食物，少食寒凉食物。下

面给女性朋友们介绍下一种祛除瘀血的良方——山楂红糖汤。

材料：山楂 10 枚，红糖适量。

做法：山楂冲洗干净，去核打碎，放入锅中，加清水煮约 20 分钟，调以红糖进食。

功效：活血散瘀，痛经止痛。

山楂红糖汤加上按摩，对血液流通顺畅会有事半功倍的效果。在《黄帝内经》36 卷 162 篇中，《素问》有 9 篇、《灵枢》有 5 篇论及按摩，由此也可以看出按摩对养生，尤其是老年女性养生的重要性。下面介绍一套全身按摩法。此按摩法通常从开始按摩到最后结束，从整体中分出若干节来进行。既可分用，也可合用。操作顺序由下而上，即从足趾到头部。老年女性则可从上到下。

具体方法如下：

（1）搓手。用两手掌用力相对搓动，由慢而快，到搓热手心。手是三阳经和三阴经必经之处，摩擦能调和手上血液，使经路畅通，十指灵敏。

（2）梳头。十指微屈，以指尖接触头皮，从额前到枕后，从颞颥到头顶进行"梳头"20 次左右。

（3）揉按太阳穴。用两手食指指端分别压在双侧太阳穴上旋转运动，按时针方向顺逆各 10 次左右。

（4）揉胸脯。用两手掌按在两乳上方，旋转揉动，顺逆时针各 10 次左右。

（5）抓肩肌。用手掌与手指配合抓、捏、提左右肩肌，边抓边扭肩，各进行 10 次左右。

（6）豁胸廓。两手微张五指，分别置于胸壁上，手指端沿肋间隙从内向外滑动，重复 10 次左右。

（7）揉腹。以一手五指张开指端向下，从胃脘部起经脐右揉到下腹部，然后向右、向上、向左、向下，沿大肠走向擦揉。可以牵拉腹内脏器，使肠胃蠕动加大，促进胃液、胆汁、胰腺和小肠液的分泌，增加胃肠消化吸收作用。

（8）搓腰。用手按紧腰部，用力向下搓到尾闾部，左右手一上一下，两侧同时搓 20 次左右。

（9）擦大腿。两手抱紧一大腿部，用力下擦到膝盖，然后擦回大腿根，往来 20 次左右。

（10）揉小腿。以两手掌挟紧一侧小腿腿肚，旋转揉动，左右各 20 次。腿是担负人体重量的骨干，是足三阳经和足三阴经的必经要路，浴腿可使膝关节灵活，腿肌增强，防止肌肉萎缩，有助于减少各种腿疾。

（11）旋揉两膝。两手掌心各紧按两膝，先一起向左旋揉 10 次，再同时向右旋揉 10 次。膝关节处多横纹肌和软性韧带组织，喜温怕冷，经常浴膝，可促进皮肤血液循环，增高膝部温度，驱逐风寒，从而增加膝部功能，有助防止膝关节

上下搓腰

炎等难治之症。

（12）按摩脚心。两手摩热搓涌泉穴，再用手搓至脚心发热，先左后右分别进行。

依上各法进行全身按摩可祛风邪，活血通脉，解除腰背病。如果能够长期坚持，就可坐收强身健体之功。

生姜蜂蜜水，让"斑"顺水流走

在生活中，我们发现，很多女性脸上、手上都长了各种各样的斑，其实这就是气血瘀滞的结果。元代名医朱丹溪说过："气血冲和，万病不生。"人身上的气血达到一种平衡、和谐、通畅、有序的冲和平衡状态，就能保持精力充沛，身心舒畅，体魄强健，益寿延年。反之，气血瘀滞就会生病。

在中医学上，"气"是个非常重要的概念，因为它被视为人体生长发育、脏腑运转、体内物质运输、传递和排泄的基本推动能源。气不畅，主要表现为4种情况：

"气滞"——气的运动不畅，最典型的症状就是胀痛，如月经引起的小腹胀痛等。

"气郁"——气结聚在内，不能通行周身，从而造成人体脏腑的运转、物质的运输和排泄都会出现一定程度的障碍，如女性胸闷憋气、冬天经常会感到手脚冰冷等。

"气逆"——体内气上升太过、下降不及给人体造成的疾病。上升作用过强就会使头部过度充血，出现头昏脑涨、面红目赤等。下降作用过弱则会饮食传递失常，如恶心、呕吐等。

"气陷"——与"气逆"相反，上升不足或下降太过。上升不足则会导致头部缺血缺氧或脏腑不能固定在原来的位置，出现崩漏、头晕、健忘、眼前发黑等。下降太过则会导致食物的传递过快或代谢物的过度排出，从而出现腹泻、小便频数等症。

讲完"气"，我们接下来讲一讲"血"。

血对人体最重要的作用就是滋养，它携带的营养成分和氧气是人体各组织器官进行生命活动的物质基础。它是将气的效能传递到全身各脏器的最好载体，所以中医上又称"血为气之母"，认为"血能载气"。

如果血亏损或者运行失常，就会导致各种不适，比如失眠、健忘、烦躁、惊悸、面色无华、月经紊乱等，长此以往必将导致更严重的疾病。

从这个角度来说，斑的产生就是气血津液不流通，未能畅行全身而郁积在上半身所致，发于脸面为色斑，发于体内则形成囊肿、炎症。

根据这一原理，关于斑的防治，我们可以用蜂蜜生姜水进行调理。生姜具有发汗解表、温中止呕、温肺止咳、解毒等功效，其辛温发散的作用可促进气血的运行；蜂蜜具有补中润燥、缓急解毒的作用，通过其补益作用可促进人体气血的化生，维持气血的正常运行，二者"互补互利"。

因此，长斑的女性可长期服用此水。具体做法是：取新鲜生姜片10～15克，用200～300毫升开水浸泡5～10分钟，待水温冷却至60℃以下时，加入10～15克蜂蜜搅匀饮用。需要注意的是，加入蜂蜜时，水温不可过高；有牙龈肿痛、口腔溃疡、便秘等上火症状的女性朋友，不宜过多饮用。

对于有黄褐斑的女性朋友，可常进行脸部推拿。将双手搓热后搽面，从脸部正中→下颌→唇→鼻子→额头，然后双手分开各自摩挲左右脸颊，直到脸部发红微热。这种推拿能够疏通气血，可以在一天中的任何时候做，不过清晨做效果最佳。另外，平时用红枣、薏米、山药煮成粥，早餐或晚餐食用均可，对补充体内气血、调理经络大有好处。

简易净血方，保护姣美的容颜

科学研究表明，人体血红细胞的衰老变异一般都要先于其他组织细胞的衰老病变。人的组织器官发生衰老病变，往往都伴随着血红细胞的衰老变异。而血红细胞的衰老变异又是造成相关循环障碍最直接最根本的原因。所以，从某种程度来讲，万病之源始于血。

人体正常的血液是清洁的，但环境污染的毒物，食物中残留的农药和激素，肉、蛋等酸性食物产生的酸毒，以及人体新陈代谢中不断产生的废物，都可进入血液中形成血液垃圾，使血液污浊，并最终造成血瘀体质。

污浊的血液不仅损害女人姣美的容颜，其蓄积体内还会产生异味使女人臭秽不堪，甚至损伤组织器官，形成多种慢性病，如糖尿病、冠心病及高血压等。更严重的是，毒素还能破坏人体免疫功能，使人体正常细胞突变，导致癌症的发生。可见，血瘀体质的女性想要健康长寿，净血就显得非常重要了。

女性朋友们，你也许想象不到，前面我们提到的蔬果汁，就是净化血液的不二之选。你肯定要问哪种蔬果汁效果显著？应该怎么做呢？在这里向大家介绍一种综合蔬果汁。

材料：胡萝卜1根，番茄1个，芹菜2根，柠檬1个。

做法：胡萝卜与柠檬去皮，与其他材料一起榨汁饮用。

胡萝卜汁内含有大量的胡萝卜素，这种物质在人体内会转化成维生素E，进而清除人体自由基，并阻碍其生成，提高机体免疫能力，预防肿瘤、血栓、动脉粥样硬化以及抗衰老等功能。番茄味甘、酸，性微寒，能生津止渴，健胃消食，凉血平肝，清热解毒，净化血液。两者与芹菜、柠檬合制成汁，可降低胆固醇，净化血液。因此，我们建议女性常喝这种蔬果汁。

脑力型血瘀女性，多吃行气散结的食品

中医认为，从事脑力劳动的女性更易成为血瘀体质。孟子说："劳心者治人，劳力者治于人。"以静息为主的生活方式容易形成血瘀体质，血瘀体质者是高血压症的高发人群。我们都知道血管是用来运送血液的，血瘀体质者经络为瘀血所阻，

使血行不畅，于是就需要更高的压力才能将血液送到全身，所以时间久了就会发生高血压、冠心病等疾患。

从事脑力劳动的女性之所以容易血瘀，是因为她们用脑时间过长，精神持续紧张会产生微循环障碍。正如《黄帝内经·灵枢·寿夭刚柔》所载："忧恐忿怒伤气，气伤脏，乃病脏。"也就是说长期的精神持续紧张会伤气，进而伤损脏腑功能。

所以，从事脑力劳动的女性一定要注意日常的调养，不妨多食黑豆、海藻、胡萝卜、白萝卜、柚子、橙、山楂、米醋、紫菜、李、桃等行气散结、疏肝解郁的食品。还要有充足睡眠，最好养成午睡的习惯，因为午睡是保持良好生物节律的要求，有助于保持大脑清醒。很多人，尤其是脑力劳动者，午睡后工作效率会大大提高。另外，还要多运动、多劳动，动静结合，让身体气血通畅。

女性青筋暴突是气血瘀滞的结果

在生活中，我们偶尔会看到这样一些女性，在她们的四肢上会暴露出一条条青筋。事实上，这些所谓的"青筋"并不是什么筋，而是人体内废物积滞过多的产物，这一条条的"青筋"正是我们的静脉血管。而这类青筋暴突的女性，可能绝大部分都是血瘀体质。

我们都知道，人体的血管有静脉和动脉之分，人体通过动脉把心脏的血液输送到全身，通过静脉把血液回收到心脏。当静脉血液回流受阻，压力增高时，青筋常常在人体表面出现凸起、曲张、扭曲、变色等反应状。如果身体中有各种瘀血、痰湿、热毒、积滞等生理废物不能排出体外，就会导致全身各个系统都会发生障碍，此时在脸部、腹部、脚部，特别在手掌和手背的青筋就非常明显。所以，青筋就是人体的积滞。身体内的废物积滞越多，青筋就越明显。

事实上，根据青筋的分布，我们还可以判断出不同的病情：

1. 手部青筋

（1）手背青筋。手背青筋提示腰背部有积滞，容易导致腰肌劳损，疲劳乏力，常见腰酸背痛，甚至出现肌肉紧张、硬结节。

（2）手指青筋。小孩手指青筋，提示肠胃积滞消化不良。成人手指青筋，不但提示消化系统有问题，且还反映出头部有血管微循环障碍，脑血管供血不足，头部不适，严重者会出现头晕、头痛、中风等。

（3）手掌青筋。手掌到处可见青筋，表示胃肠积滞，血脂高，血黏稠，血压高，血液酸性高，含氧量低，血液容易凝聚积滞，容易出现头晕、头痛、疲倦乏力、身体虚弱等。

2. 头部青筋

（1）当太阳穴青筋凸起时，往往容易头晕、头痛；当太阳穴青筋凸起、扭曲时，表示脑动脉硬化；青筋紫黑时，则容易中风。

（2）鼻梁有青筋，提示肠胃积滞，容易胃痛、腹胀、消化不良、大便不利，青筋呈紫色时则情况更加严重。

（3）嘴角腮下有青筋，往往表示有妇科疾病如带下湿重、疲倦乏力、腰膝酸软、下肢风湿。

3.胸腹部青筋

（1）胸部青筋，多注意乳腺增生。

（2）腹部青筋，即俗话说的"青筋过肚"，这已经是比较严重的积滞，一般是肝硬化的标志。

4.下肢青筋

（1）膝部青筋提示膝关节肿大、风湿性关节炎。

（2）小腿有青筋多是静脉曲张，此病严重者往往发生腰腿疾病、风湿关节痛。多见于久站的老师和久行的农民。

总之，人体任何地方出现青筋，不但影响外表美观，更重要的是身体废物积滞的反映，也是血瘀体质的象征。青筋即积滞的清除关键是平时要学会清血净血。一般来说，消除青筋，达到清血净血的效果，最好是平常运用拍打和刮痧疗法。

以下简单的刮痧法，可以帮助血瘀体质进行调理：

（1）用单角法从上向下刮拭膻中穴至中庭穴。

（2）用面刮法刮拭大椎穴、心腧穴至膈腧穴、肝腧穴、胆腧穴、天宗穴。

（3）用面刮法从上向下刮拭上肢肘窝曲泽、少海、尺泽穴。

膻中穴、中庭穴、少海穴、尺泽穴、曲泽穴、大椎穴、心腧穴、天宗穴、膈腧穴、肝腧穴、胆腧穴

一般来说，刮痧对血瘀体质具有以下两点保健作用：

（1）活血化瘀、清洁、净化血液，改善脏腑器官因血液循环不畅引起的气血瘀滞症状。

（2）血瘀体质经常刮痧，可疏通经络，预防血瘀体质的易发疾病，促进血瘀病症的康复。

不过，值得注意的是，血瘀体质刮痧时不易出痧，痧色浅红，或呈分散的浅红痧点。疼痛性质多为酸痛，有气泡感、砂砾、肌肉松软等阳性反应。

导引，让气血畅行无阻

中医认为，导引是一种肢体、筋骨、关节的活动，能够引导体内气机趋向平和，活动肢体使其柔软，最终使人"骨正筋柔，气血以流"。尤其是对于血瘀体质的女性，具有很好的保健效果，所以血瘀体质的女性朋友不妨学习一下。

"导引"是一项以肢体运动为主、配合呼吸吐纳的养生方式，源于上古的舞蹈动作。春秋战国时期，出现了"熊经""鸟伸"等术势。如《庄子·刻意篇》里记载："吹呼吸，吐故纳新，熊经鸟伸，为寿而已。此导引之士，养形之人彭祖寿考者之所以好也。"马王堆三号汉墓出土的《导引图》有四十多种姿势，便是先秦导引术的总结。早期的导引实际上包括了气功和按摩，隋唐以后，气功、按摩逐渐从导引中分离出来。导引作为一种独具特色的养生方法，历代皆有发展，代表流派如周代王子乔始创的赤松子导引法、唐代高僧鉴真所创的鉴真吐纳术、宋代高僧广渡始创的广渡导引术和清代曹廷栋创设的老人导引法等。

导引属于中国传统的养生运动，它不同于现在的某些以展示人体极限能力为目的的竞技体育项目。竞技必须竭尽全力，因而在运动中难免会受到损伤。因此，竞技体育与养生锻炼并不相同。中国传统的养生原则，讲究"闲心"（精神要悠闲），"劳形"（形体要运动）。

导引的作用之一是"引正"，即"闲心""劳形"而设。就"劳形"而言，又必须"常欲小劳，但莫大疲"，也就是说要轻微运动，不要精疲力竭。在这一点上，导引锻炼与印度瑜伽等锻炼方法有一定的相似之处，两者都是通过缓慢平静的动作，使身体各部分的肌肉、关节得到充分锻炼。高明的瑜伽师，其肢体柔软如婴儿，这完全符合中国古代老子的养生思想，"人之生也柔弱，其死也坚强，万物草木之生也柔弱，其死也枯槁"。可见，柔软意味着生命力旺盛，僵硬意味着机体趋向老化。人体衰老的先兆之一就是关节僵直、活动欠佳，甚至步履蹒跚、老态龙钟。因此，中国的导引、印度的瑜伽，都是为柔筋软体而设，并不追求肌肉发达，力量强大。

导引的作用之二是"骨正"，是为了纠正女性日常生活中形成的躯体"不正"现象。人体就好比一栋房屋，骨骼就是这栋房屋的梁柱，而脊柱就相当于房屋的大梁。人们在日常生活中，常因各自的生活习惯，或外力的因素而产生一些特殊动作。久而久之，人体骨骼就会出现歪斜而导致某些疾病的发生，导引则是最好的矫正骨骼的运动方法。导引的正骨作用，是通过自我舒缓的动作实现的，不需要强大外力的参与。许多民间喜闻乐见的体育活动，如八段锦、易筋经等，都属于导引的范畴。

导引的特点是动作和缓自如，可以最大限度地活动筋骨、肌肉、关节而不易造成损伤；可以促使血液循环平稳和缓（而非处于兴奋状态），促使组织器官大量吸收氧气，却不会使心脏跳动剧烈、血压突然升高、新陈代谢突然加快等。因此，导引是老幼皆宜的运动良方，只要按一定的方法和缓地运动肢体关节，使全身气血流畅，就能够达到导引的效果。

第八节
益气固表,由内到外改善女性过敏体质
——特禀女性护养方案

测试:你是特禀女人吗

特禀体质又称特禀型生理缺陷、过敏,指的是由于禀赋不足或禀赋遗传等因素造成的特殊体质,在遇到一些致敏源时易发生过敏现象。因此,特禀体质者应以益气固表、补脾肺肾为原则,多食清淡食物,远离"发物"。

女性朋友们,你是不是特禀体质呢?做完下述测试,答案就出来了。如果在近一年中,你有以下6种以上的感觉或体验,那么你就可能是特禀体质。

(1)眼睛是否容易出现红血丝、瘙痒或红肿的现象?

(2)是否容易起荨麻疹、风疹、风疹块、风疙瘩等皮肤病?

(3)皮肤是否因过敏出现过紫癜(紫红色瘀点或瘀斑)?

(4)是否有皮肤如果抓一下,就会出现明显的抓痕,或者周围皮肤红一片的现象?

(5)是否不感冒也容易打喷嚏?

(6)是否不感冒也常会有鼻塞、流鼻涕或流眼泪的现象?

(7)是否经常因季节变化、温度变化或闻到异味等情况,出现咳嗽、气喘、气闷的现象?

(8)对花粉、刺激性气味等是否容易引起过敏现象,或者在季节交替、气化

变化的时候是否容易出现一些过敏现象,如鼻塞、流鼻涕、流眼泪,或者皮肤起点状、块状红包?

(9)春季或秋季是否常有咽喉发痒、肿痛、有异物感等不适现象?

(10)服食一些药物、食物,或者接触过油漆、涂料之类的化学物质,或者在新装修的房子里待久了是否会出现一些过敏现象,如皮肤起点状或块状的红包,且伴随着发痒等?

(11)生活中是否经常无缘无故地出现腹痛、恶心、呕吐、腹泻等症状,如吃过东西有恶心、呕吐的现象,吃点凉的就腹泻,或夏天常腹泻等?

特禀体质护养法则:益气固表,防寒保暖

生活中,我们总能遇到这样一类女性:很容易对气味、花粉、季节、药物、食物过敏,即使不感冒也经常鼻塞、打喷嚏、流鼻涕,很容易患哮喘,皮肤很容易起荨麻疹,常因过敏出现紫红色的瘀斑、瘀点,皮肤常一抓就红,并出现抓痕。

其实,上述这类女性就是我们常说的特禀质人群。特禀体质是以先天性因素或遗传性因素形成的一种特殊的体质状态,包括过敏体质、先天及遗传因素体质,以及胎传体质。该种体质表现为一种特异性体质,多指因先天性和遗传性因素造成的生理缺陷,占我国人群的比例约4.91%。由于先天性、遗传性的生理缺陷或疾病,过敏反应(如饮食因素、药物因素、环境因素)各有不同,特禀体质的女性在形体特征、心理特征、常见表现、发病倾向等方面均存在差异。

中医认为,肺主气、主皮毛,所以特禀体质的女性在呼吸系统及皮肤上反映出来的症状,源头往往是在肺脏。也就是说,这种体质养生,需要从肺上下工夫。《黄帝内经》指出,形体受寒,又饮冷水,两寒相迫,就会使肺脏受伤,进而发生喘、咳等病变。

特禀体质的女性一定要离"寒"远一点,不仅在身体防寒保暖方面,饮食方面更需要注意。

《本草纲目》记载猕猴桃性味寒而甘酸,是典型的寒性食物。台湾中医曾经做过一个寒性食物对过敏性体质人的影响的研究。通过观察197名过敏性体质者,发现凉寒性食物吃太多的人,体内过敏免疫球蛋白数值都会比较高,鼻炎状况也相对比较严重。由此说明,特禀体质的女性要慎用猕猴桃等寒性食物。如果女性是过敏性鼻炎患者,或者经常产生一些过敏性反应,就一定要少吃或者忌吃这些寒性食物。

一般来说,常见的寒性食物主要有苦瓜、番茄、荸荠、菱肉、百合、藕、竹笋、鱼腥草、马齿苋、蕨菜、荠菜、香椿、莼菜、黑鱼、鲤鱼、河蟹、泥螺、海带、紫菜、田螺、河蚌、蛤蜊、桑葚、甘蔗、梨、西瓜、柿子、香蕉等。

此外,特禀体质的女性想改善体质还可以多吃鸡和鸭等温补类食物,水果方面像龙眼、荔枝,等等,都有一定的滋补功效。

过敏体质，健康的危险信号

人类几十万年已经形成的和环境相容的基因组已经面临着生存环境剧变的巨大挑战，这一点在医院里表现得特别明显。在近50年中，人类面临的各类疾病——癌症、心血管疾病、呼吸道疾病、消化道疾病等疾病的发病率都呈现出异常的增长。现在变态反应，即过敏——这个能够发生在人体各个器官，累及人体各种组织的疾病已经越来越频繁地出现在女性身上。

现代中医体质学把过敏作为一种独立的体质（即特禀体质），足见其对人类健康的影响有多么严重。那么，过敏能让人体有什么样的症状呢？根据每个人不同的调节状况，过敏源内源性和外源性的不同，过敏能够导致不同的病症。

（1）过敏性鼻炎常年或者季节性发作，一连几十个喷嚏，鼻黏膜分泌物不断、鼻塞，不仅严重影响工作、学习、休息，还有可能发生癌变。

（2）过敏性哮喘。

（3）荨麻疹和湿疹也是让人觉得痛苦的一类疾病，能让人无法正常工作、休息。

（4）食物性过敏源能让人的肠道长期受过敏源刺激，改变肠道黏膜组织结构，使人体处于长期的免疫负担下，极易导致人体各种慢性疾病的发生。

（5）过敏性紫癜也是近年常见病，多见于儿童、妇女。

（6）牛皮癣也是和变态反应关联十分紧密的疾病。

女性朋友，如果你本身是过敏体质，那么就必须知道一些有关过敏的常识。当然，最主要的还是要认识什么是致敏源。在医学上来讲，可以引起过敏反应的物质就叫致敏源。常见的致敏源主要有食物、化学物质或是环境中的某些成分。

（1）食物。任何食物都可能是诱因，但最常见的是：牛奶、鱼、虾、肉、蛋、豆子和干果，因为这类食物中含有丰富的蛋白质。

（2）化学物质。服用了青霉素、阿司匹林、巴比妥、抗抑郁药、疫苗等药物，或食用了被药物污染的肉类，可引起过敏症状。此外，由于食品加工业的发展，大量食品中含有添加剂、保鲜剂、食物色素、抗氧化剂，这些也是不容忽视的致敏源。

（3）环境成分。空气中的花粉、柳絮、尘螨或农田中的农药挥发物可被吸入鼻腔，引起强烈的刺激、流涕、咳喘等症状。

（4）皮肤接触物。某些内衣纤维材料、有刺激性的化妆品、各种射线，包括过强的阳光中的紫外线照射。

虽然过敏的症状变化莫测，来去无常，但许多有过敏症的女性都有类似的经历：休假、旅游时心情轻松愉快，经常发作的过敏就会放你一马，即使偶尔来拜访一下，症状也很轻微，而且很快就会好转。但如果赶上考试、出差、工作忙碌，过敏症就缠上你了，会十分严重而且迟迟不愈。人的情绪变化与免疫系统有着非常密切的联系，因而也会对过敏症状有影响。所以，当过敏症发作的时候，干脆还是好好休息一下，让自己情绪放松，早点痊愈。

特禀体质女性补充维生素要慎重

每个女性的体质都是不一样的,当然对药物的反应也就有所不同。我们知道维生素的种类有很多,由此也就带来了许多女性对不同维生素的过敏。在过敏研究中,B族维生素、维生素C和维生素E易成为引发维生素过敏的罪魁祸首。所以,特禀体质的女性朋友们在补充维生素的过程中一定要慎重,尤其要注意以下几点:

1. B族维生素导致过敏

B族维生素是中国居民普遍缺乏的维生素之一,大概有30%的人都不同程度地缺乏B族维生素。但一些人在补充B族维生素时会出现过敏反应,尤其是那些有药物性过敏经历的人,在服用B族维生素2~3天后,面部及全身皮肤出现弥漫性红色斑样丘疹,局部皮肤可出现瘙痒、发红、轻度肿胀、口唇肿胀、灼热,口腔周围出现红斑等情况,就是B族维生素导致过敏的表现。所以,当女性真的需要B族维生素时,千万不要自己盲目购买和服用复合B族维生素,还是先要征求医生的意见。

2. 维生素E导致过敏

维生素E可以内服,还可以外用,比如许多女孩子就把它直接涂抹在脸部,或者加入面膜中,对皮肤大有好处。但不是所有女性都能"享受"维生素E的美容待遇,有的人使用维生素E后会出现皮肤红肿、白色的小粉粒等不良症状。如果女性要用维生素E美容,最好先把其涂抹在胳膊上,试一试自己是否有过敏反应,然后再使用到脸上。

3. 维生素C导致过敏

在维生素家族中,维生素C是抗过敏效果最好的。但是有些女性会出现维生素C过敏的症状,比如皮疹、扰乱正常呼吸等。

在使用维生素之前,许多女性都不知道自己是过敏体质。当过敏产生之后,立即停用维生素是摆脱过敏的最好办法。为了避免维生素过敏反应,还是尽量采取从食物中摄取维生素的方式。而且,在服用维生素之前,女性朋友们最好去医院检查一下自己是否属于过敏体质,才能避免在补充维生素时出现不良反应。

春季"踏青",特禀体质要防花粉过敏

每到春暖花开时节,有些女性会去郊外踏青,但是这个时候,有一些女性会出现一些不适,如打喷嚏、头疼、流眼泪、胸闷、哮喘等,这是一种特禀体质常见的症状——花粉症,也叫花粉过敏。所以,当特禀体质的女性去郊外踏青、赏花、沐浴春天温暖阳光时,千万要警惕花粉、尘埃等过敏源,以免给自己带来不必要的痛苦和不适。

如果女人出现没有原因的干咳、胸闷,继而出现典型的喘鸣,持续时间数分钟到数小时,随后可咳出少许痰液,哮喘迅速缓解,和正常人一样,就很可能是患了花粉性哮喘。花粉性哮喘与吸入外界的某些过敏源(包括各种风媒花粉、尘埃、

螨类）有关，特点是发病有明显的季节性，尤以春季多见。如果女性不正确有效地避免和预防，轻者可导致哮喘病的复发，重者可危及生命。

对于有花粉性哮喘的女性，一定要给予足够的重视，去医院接受正规治疗，以防延误治疗时机。此外，特禀体质的女性在平时生活中要每天喝点酸奶，这在一定程度上可以缓解花粉过敏症。据东京大学的研究发现，不食用乳酸菌的人在花粉飞散期流鼻涕和鼻子堵塞的情况更严重，因为乳酸菌能增强人体抵抗力，从一定程度上缓解过敏症状。

特禀体质的女性花粉过敏的症状还可表现为春季性皮炎。春季，许多植物开花后，花粉弥漫在空气中，黏附在人体上，与皮肤接触后会产生变态反应。

因此，易在春季发生过敏的女性，一定要注意皮肤保护，以减少过敏性皮炎的产生，特别是因花粉引起过敏者，应尽量减少外出，更不要到树木花草多的公园或野外。遇干热或大风天气，可关闭门窗，必须开窗时应换纱窗，以阻挡或减少花粉进入。外出要尽量避免风吹日晒，防止紫外线的过度照射，以防破坏皮肤的脂质保护层。产生过敏现象后，千万不要依赖激素类药物治疗，以免形成激素依赖性皮炎，造成更大的痛苦。

春季产生的过敏症状特别严重的女性应该在医生指导下进行药物治疗，也可自配一些简单易行的抗过敏敷剂，如将剥了皮的香蕉与息斯敏捣烂后混合搅匀，在面部做半小时的面膜，就可达到抗过敏的效果。

女性皮肤过敏要注意什么

过敏体质最常见的莫过于皮肤过敏。从医学角度讲，皮肤过敏主要是指当皮肤受到各种刺激，如不良反应的化妆品、化学制剂、花粉、某些食品、污染的空气，等等，导致皮肤出现红肿、发痒、脱屑及过敏性皮炎等异常现象。对皮肤过敏的女性来说，就要在生活中加强注意，尽量避开致敏源。因此，过敏体质的女性朋友应当做到以下几点：

（1）要远离过敏源。因为过敏症状会永远存在，不可能根治，只能随时小心防范，避免接触有可能导致过敏的过敏源。

（2）要清楚了解你所使用的护肤品和它们的用法。避免使用疗效强、过于活性和可能对皮肤产生刺激的物质。过度、不当地使用强效清洁用品会破坏皮肤表层天然的保护组织；过于活性、能使血液循环加速的化妆品也会刺激皮肤造成伤害。洗脸不要用药皂等皂性洗剂，因界面活性剂是分解角质的高手，要极力避免。最好使用乳剂，或非皂性的肥皂，可以调节酸碱度，适应肌肤。磨砂膏、去角质剂等产品更应该敬而远之。采用简单的洁肤、爽肤、润肤程序。

（3）平时应多用温水清洗皮肤，在春季花粉飞扬的地区，要尽量减少外出，避免引起花粉皮炎。可于早晚使用润肤霜，以保持皮肤的滋润，防止皮肤干燥、脱屑。

（4）强化肌肤的抵抗力也是有效的基本对策，如睡眠充足、饮食充足均衡、情绪和谐、减少对皮肤的刺激等。轻微的敏感只要处置得当，很快便会恢复，严重时则要迅速就医。

（5）不要擅自用药。未经皮肤科医生诊断，不要自行到药店购买副肾皮质激素软膏使用，这是伤害皮肤的做法。因为它对抑制炎症虽然有效，但长时间使用会产生副作用而危及健康。

（6）在饮食上，要多食新鲜的水果、蔬菜，饮食要均衡，最好包括大量含丰富维生素C的生果蔬菜,任何含B族维生素的食物。饮用大量清水，除了各种好处外，它更能在体内滋润皮肤。平时自制一些营养面膜，如黄瓜汁面膜、丝瓜汁面膜、鸡蛋清蜂蜜面膜等，以逐步改善皮肤状况，获得皮肤的健美。

（7）随身衣物要冲洗干净，残余在衣物毛巾中的清洗剂可能刺激皮肤。

（8）睡眠具美容功效，每天8小时的充分睡眠，任何护肤品都不能代替。

（9）运动能增进血液循环，增强皮肤抵抗力，进入最佳状态。

如何让过敏性鼻炎不"过敏"

每到秋、冬季节，因为天气逐渐转冷，气温开始下降，所以过敏性鼻炎的发生率也大幅上升，那些有着特禀体质的女性就常常成为过敏性鼻炎的受害者。

现代医学认为,过敏性鼻炎主要包括鼻痒、打喷嚏、流清涕、鼻塞四种常见症状，对它们通常采取药物治疗的方法。中医的理论是没有过敏性鼻炎这一说法的，仅仅将其看作身体在排除寒气时所产生的一种症状。

中医认为，当寒气入侵人体时，只要这个人的血气能量足够，他就有力量排除寒气，于是会出现打喷嚏、鼻塞等症状。但这时我们却通常采用药物来强行排除寒气，虽然症状没有了，但是那些寒气还存在于身体里，身体只有等待血气能量更高时，再发起新一波的排除攻势，但是，多数时候患者又用药将之压了下去，就这么周而复始地进行着，很可能反反复复多次所对付的都是同一个寒气。如果这种反复的频率很高，间隔的时间也很短，就成了过敏性鼻炎。

女性在治疗过敏性鼻炎时，首先要使血气能量快速提升。在血气能量提升至足够驱除寒气的水平时，人体自然会开始进行这项工作。这时候最重要的是不应该再用抗过敏的药或感冒药，单纯地将症状消除，将寒气仍留在身体里，而应该让人体集中能量将寒气排出体外。对于病发时打喷嚏、流鼻涕等不舒服的症状，我们只有耐心地忍受，让寒气顺利地排出体外，过不了多久，过敏性鼻炎就会得到治愈。

女性鼻子过敏，芳香疗法就能搞定

繁花时节，人们相约出游踏青，却总有一些女孩子总是不得不留在家里，为能够出游的人送出一丝羡慕之情，因为这些女孩鼻子容易过敏，只能对向往的鸟语花香敬而远之。在这里有一种芳香疗法对鼻子过敏很有效果，过敏体质的女性不妨试用一下：

1. 适用精油

胡桃油、迷迭香、茶树、马郁兰、佛手柑、薰衣草、甜橙、柠檬、安息香、尤加利、香蜂草。

2. 魔法配方

（1）按摩配方

茶树 5 滴 + 迷迭香 5 滴 + 马郁兰 2 滴 + 胡桃油 20 毫升。

（2）熏蒸配方

香蜂草 2 滴 + 尤加利 3 滴。

茶树 1 滴 + 佛手柑 1 滴 + 薰衣草 1 滴。

（3）吸嗅配方

甜橙 2 滴 + 柠檬 2 滴 + 尤加利 1 滴。

3. 使用方法

（1）按摩：全身或者局部按摩皆可，不过应该加强胸口和鼻子部位。这样可以减少过敏发生的概率。

（2）熏蒸：取用于熏蒸的复方精油 3～5 滴，滴入热水中，吸入含有精油因子的蒸汽。

（3）吸嗅：感觉不适时，将精油滴在手帕上直接吸嗅。

4. 使用须知

蒸汽吸入法是缓解花粉过敏最有效的方法。

哮喘，特禀体质最常见的症状

哮喘是一种常见的呼吸道疾病，被世界医学界公认为四大顽症之一，被列为十大死亡原因之最。据估计，目前，全世界有 1.5 亿～2 亿人罹患哮喘病，而且这个数字还在继续增加，每年死于哮喘病的人约达 18 万。我国有 2500 多万人患有此病。它是严重危害人们身心健康、减弱劳动能力的一种疾病，而且难以得到根治。1998 年 12 月 11 日已经被命名为第一个世界哮喘日，借此引起公众对哮喘病的重视。

哮喘是一种慢性支气管疾病，病者的气管因为发炎而肿胀，呼吸管道变得狭窄，因而导致呼吸困难。它可以分为外源性及内源性两类，其中外源性哮喘常见于特禀体质，是患者对致敏源产生过敏的反应，致敏源包括尘埃、花粉、动物毛发、衣物纤维，等等。不过并不是每一个哮喘患者对上述各类致敏源都会产生同样敏感的反应，所以患者应该认清对自己有影响的致敏源。外源性哮喘的病患者以儿童及青少年占大多数。除致敏源外，情绪激动或者剧烈运动都可能引起哮喘发作。

一般来说，对于哮喘的防治，要注意以下 3 点：

（1）要避免接触过敏源，并要严禁吃刺激性强和过冷过热的食物，如烟、酒、茶、葱、蒜、辣椒以及过甜或过咸的食物。

（2）防寒保暖。冬季天气多变、温差大，最容易引起感冒、上呼吸道感染而诱发哮喘。美国科学家进行的一项试验表明，人体在寒冷中自身调节体温的能力有赖于每日从饮食中所摄取的铁的多少。因此，要加强人体抗寒能力，可多吃一些含铁丰富的食物和蔬菜，如瘦肉、鱼、家禽、豆类、叶类蔬菜。吃肉时最好同时饮用橘汁，以增强人体对铁的吸收。此外，还要注意锻炼，要用冷水洗脸或擦身以增强抗寒力。

（3）在哮喘症缓解期，用扶正固本法治疗，有防止复发的作用，一般以补肾纳气、健脾化痰为主，如服用蛤蚧定喘丸等药物。

除此之外，我们再向特禀体质的女性推荐几款哮喘食疗方：

（1）刀豆子焙焦研粉，每次6克，用甜酒送服，每日2次。

（2）无花果捣汁半杯，温开水冲服。

（3）小冬瓜1个，冰糖90克，瓜剖开（不去瓤），填入冰糖合好，蒸熟服，连用7天。

（4）茶鸡蛋1个，煮熟，饭前服，每天1~2次。

（5）鳖蛋数个，用酒煮服。

（6）柿饼和鸡血煮熟常服。

（7）鲤鱼1条，纸裹煨熟，去刺，研末，同糯米煮粥吃。用于治虚喘。

（8）豆浆180毫升，煮开后加0.6克味精及盐少许调味，晨起服，经常服用。具有补虚润燥，清肺化痰的功效。适用于久病体虚、咳嗽痰多者。

（9）核桃仁50克，杏仁（炒）25克，捣碎，每次服5~10克，姜水送下。

（10）苹果1个，挖1个小洞，巴豆1个去皮，装在苹果内，用锅蒸熟，将巴豆取出，吃苹果，每次1个。

第九节

均衡调理,预防偏颇保健康

——平和女性护养方案

测试:你是平和女人吗

平和体质是以体态适中、面色红润、精力充沛、脏腑功能状态强健壮实为主要特征的一种体质状态,又称为"平和质"。平和质所占人群比例,约为32.75%,也就是1/3左右。男性多于女性,年龄越大,平和体质的人越少。

女性朋友们,要想知道自己是不是平和体质,可以尝试做一做下述的测试。只要在近一年中,你有以下9种以上的感觉或体验,那你就是偏颇体质而非平和体质。

(1)头发是否发黄、干枯、分叉,没有光泽,或者经常脱落?

(2)眼睛是否经常出现红血丝,有或者经常有黑眼圈,或者眼袋很严重?

(3)比起一般人来是否口唇的颜色更红,或者唇色偏暗,或者呈现暗紫色?

(4)身体各部位是否经常有无缘无故出现疼痛的现象,如头部、背部、腹部、腰部或腿部等?

(5)脸色是否晦暗、发黄、无光泽,脸上是否容易出现褐斑、色斑,是否皮肤干燥、易生皱纹?

(6)人是否看上去很疲乏,总是精力不足的样子?

(7)是否健忘,做事经常丢三落四,常常忘记东西放在哪里?

（8）说话是否有气无力，声音很低，常常有上气不接下气的感觉？

（9）是否不太耐寒，冬天怕冷，夏天吹空调风扇时觉得寒冷？

（10）是否能适应外界自然环境的变化，如季节转换、天气变化，或者是否能适应新的工作环境、生活环境的变化？

（11）睡眠质量是否良好，如一大早就醒来，且醒后再难入眠；睡眠浅，有任何轻微动静都会立即醒来；稍有不顺心的事就彻夜失眠；整夜做梦，醒来时觉得很累？

（12）每天睡七八个小时，是否在工作两三个小时后就容易感到疲倦，或者做一点事情就觉得很累？

（13）是否常会出现头痛、头晕的现象，尤其在情绪波动较大的情况下，比如感到忧伤、精神不振的时候，或者火气较大、生气的时候，或者感到自己精神紧张、焦虑的时候？

（14）是否经常感到不快乐，总是情绪不佳，每隔一段时间，情绪甚至会陷入低谷？

平和体质护养法则：阴阳平衡，预防偏颇

平和体质的女性，通俗地说就是非常健康的女人。她们不易生病，生活规律，情绪稳定，对于环境和气候的变化适应能力也比较强，即使生病了，也很容易治愈。对于这类女性，"养生之道，莫先于食"。

对于平和质的女性，养生保健宜饮食调理而不宜药补，因为平和之人阴阳平和，不需要药物纠正阴阳之偏正胜衰，如果用药物补益反而容易破坏阴阳平衡。对于饮食调理，首先要"谨和五味"。饮食应清淡，不宜有偏嗜。因五味偏嗜，会破坏身体的平衡状态。如过酸伤脾，过咸伤心，过甜伤肾，过辛伤肝，过苦伤肺。其次，在维持自身阴阳平衡的同时，平和质的女性还应该注意自然界的四时阴阳变化，顺应此变化，以保持自身与自然界的整体阴阳平衡。

平和质的女性还可酌量选食具有缓补阴阳作用的食物，以增强体质。这类食物有：粳米、薏米、豇豆、韭菜、甘薯、南瓜、银杏、核桃、龙眼、莲子、鸡、牛、羊等。平和质的女性春季阳气初生，宜食辛甘之品以发散，而不宜食酸收之味。宜食韭菜、香菜、豆豉、萝卜、枣、猪肉等。夏季心火当令，宜多食辛味助肺以制心，且饮食宜清淡而不宜食肥甘厚味，宜食菠菜、黄瓜、丝瓜、冬瓜、桃、李、绿豆、鸡肉、鸭肉等。秋季干燥易伤津液，宜食性润之品以生津液，而不宜食辛散之品，宜食银耳、杏、梨、白扁豆、蚕豆、鸭肉、猪肉等。冬季阳气衰微，故宜食温补之品以保护阳气，而不宜寒凉之品。宜食大白菜、板栗、枣、黑豆、刀豆、羊肉、狗肉等。

南瓜蒸百合不失为平和体质女性的佳品，可以尝试制作食用：

材料：南瓜250克，百合100克，罐装红樱桃1粒，白糖、盐、蜂蜜各适量。

做法：将南瓜改刀成菱形块，百合洗净；南瓜、百合装盘，撒上调料，装饰红樱桃，

上笼蒸熟即可。

饮食调理，女性体质可以更平和

中医的饮食养生首先指的是应用食物的营养来防治疾病，促进健康长寿。平和体质的女性可以进行适当食补，因为身体各方面的消耗是不可避免的。只有这样，女性的体质才能一直保持在平和状态。

那么，平和体质的女性应该怎样进行食补呢？女人要认识到，饮食是人类维持生命的基本条件，而要使人活得健康愉快、充满活力和智慧，则不仅仅满足于吃饱肚子，还必须考虑饮食的合理调配，保证人体所需的各种营养素的摄入平衡且充足，并且能被人体充分吸收利用。除此之外，还应注意以下4个原则：

1. 饮食有节

这一点对于中老年女性尤为重要，因为随着年龄的增长，生理功能逐渐减退，机体的新陈代谢水平逐渐减弱，加之活动量减少，体内所需热能物质也逐渐减少。因此，女性每日三餐所摄入的热能食物也应减少，这样才能更好地维持体内能量的代谢平衡。

如果到了中老年阶段饭量仍不减当年，摄入能量食物过多，势必造成体内能量过剩，多余能量就会转化为脂肪，使身体发胖，并影响心脏功能。这也是诱发高血压、冠心病、动脉粥样硬化等心血管疾病的主要原因。所以，中老年女性应适当地节制饮食，饮食应当少而精，富于营养又易于消化，多吃新鲜蔬菜、水果，限制高脂肪、高热能食物的摄入量。每餐的食量应适可而止，一般以七八分饱为宜。

2. 三餐有别

这主要指两点，一是在食物选择方面，早餐应选择体积小而富有热量的食物，午餐应选择富含优质蛋白质的食物，晚餐则应吃低热量、易消化的食物。二是在摄入量上，应做到"早饭吃好，中饭吃饱，晚饭吃少"，现在很多年轻女性习惯于早餐吃得很少或不吃早餐，晚餐吃得很多，这对健康是有害的。

3. 合理搭配

饮食合理搭配就是要做到粗细粮混食，粗粮细做，干稀搭配。副食最好荤素搭配，忌偏食或饮食单调。

4. 饮食清淡

古代医学家和养生学家都强调，饮食宜清淡，不宜过咸。据调查，每日食盐量超过15克以上的女性，高血压的发病率约为10%。因此，正常人一般每天摄入盐要控制在10克以下。如患有高血压、冠心病或动脉硬化的女性，必须控制在5克以下。不过饮食清淡也不应该绝对化，比如盛夏季节，人体因大量出汗，会令体内盐分丢失过多，这时就应注意及时补充盐分。

另外，养成良好的饮食习惯也是饮食养生的一个重要方面。比如吃饭时细嚼慢咽，不可狼吞虎咽，以利于消化吸收；吃饭时要专心，不要一边吃饭，一边想其他的事情，或看书、看电视，既影响食欲，也影响消化液的分泌，久之可引起胃病；吃饭时要有愉快的情绪，才能促进胃液分泌，有助于食物的消化。如果情绪过于激动、兴奋、愤怒等等情绪之下勉强进食，会引起胃部的胀满甚至疼痛；饭后不要躺卧和剧烈运动。

平和体质女性也要"防未病"

平和体质的女性日常养生应采取中庸之道，注意摄生保养，饮食有节，劳逸结合，生活规律，坚持锻炼。正如《黄帝内经·素问》所云："是以志闲而少欲，心安而不惧，形劳而不倦，气从以顺，各从其欲，皆得所愿，故美其食，任其服，乐其俗，高下不相慕，其民故曰朴，是以嗜欲不能劳其目，淫邪不能惑其心，愚智贤不肖不惧于物，故合于道，所以能年皆度百岁而动作不衰者，以其德全不危也。"

平和体质的女性在饮食上除采取中庸之道外，在日常生活中也要做到"防未病"。人生病主要有两个原因：一个是内邪，一个是外邪。对于平和体质的女性来说，一般自身不容易生病，但如果不注意生活习惯，感受了外邪，虽然可能比一般人有较强的抗病能力，但还是会生病。

事实上，每个平和体质的女性正常情况下都能活到百岁，但往往因饮食不节、起居失常、寒暑之变、情志所伤等原因造成体弱早衰，甚至夭亡。一般来说，保养方式欠佳是诱发平和体质女性罹患疾病和缩短寿命的根本原因。女性要想延年益寿，首先应在疾病预防上下工夫。如果疾病已经形成才用药治疗，这时候已略显晚矣。因此，平和体质的女性也要有"未病先防"的思想。在日常生活中，除了我们前面提到的，还要注意以下6点：

1. 劳逸结合

劳动和休息是调节人体各器官生理功能的必要条件，过劳则伤气损血，过逸则滞气涩血。因此，平时要注意劳逸结合，保证气血充沛、运行无阻，才能体健身强。

2. 勤动脑

大脑如同机械，用之才能灵活，不用则易生锈。

3. 保养眼部

利用春秋之季，每日早晚到室外望远、看近，并在休息时闭目使眼球上下左右转动，大约10分钟即可。这有利于气血通畅而使眼不花，已花者亦可减轻症状。

4. 调整呼吸

每天早晨起床后到室外，深深吸入外界的清气，缓缓呼出体内的浊气，约10分钟为宜。这对增强肺的功能活动，防止气管炎和肺气肿的发生都是简单有效的方法。

5. 注意气候变化

冷热是调节人体各器官阴阳平衡的重要因素之一，如寒热失调、阴阳不和，则产生偏寒或偏热之病，因此要时刻注意寒暑之变，以防外邪侵袭。

6. 适当运动

工作之余适当进行肢体活动，有利于气血运行，使关节滑利而动作不衰。

总之，长寿是通过养生来实现的，养生的目的就是调养生命机能，有效地预防疾病的发生，从而保持身体机能旺盛不衰，这是延年益寿行之有效的措施。即使是平和体质的女性，也必须外避寒暑、内扬正气、饮食有节、起居有常、勿妄劳作，才能有效地预防疾病。反之，若违背养生之道，则易使百病加身。延年益寿需要理论和实践相结合，切忌空谈理性的认识，而不去施行。

女性要戒烟戒酒，否则体质会偏颇

我们都知道，平和体质是世界上最好的体质，也是健康长寿的根基。然而，拥有了平和体质还要尽心维护，否则就有可能把自己的好体质毁掉。比如吸烟、酗酒，就是伤害体质最大的两种恶习。在生活中，很多女性都有抽烟喝酒的习惯，这些都是容易导致体质偏颇的陋习。下面，我们就来具体介绍一下吸烟、酗酒的危害。

据世界卫生组织估计，全世界有500万人死于吸烟导致的肺癌，其中有100万人发生在中国，远远超过中国矿难死亡人口的总和。烟草已经成为我国人民健康的主要杀手。烟草燃烧后产生的烟气中92%为气体，如一氧化碳、氢氰酸及氨等，8%为颗粒物，内含焦油、尼古丁、多环芳香羟、苯并芘及β-萘胺等，已被证实的致癌物质约四十余种，其中最危险的是焦油、尼古丁和一氧化碳。吸烟对人体的危害是一个缓慢的过程，需经较长时间才能显示出来，尼古丁又有成瘾作用，使吸烟者难以戒除。吸烟可诱发多种癌症、心脑血管疾病、呼吸道和消化道疾病等，是造成早亡、病残的最大病因之一。

另外，酗酒也是危害女性健康的重要因素之一，虽然少量饮酒可活血通脉、助药力、增进食欲、消除疲劳、使人轻快，有助于吸收和利用营养，而长期过量饮酒能引起慢性酒精中毒，对身体有很多危害，具体表现有：

1. 引起体内营养素缺乏

以蛋白质、脂肪、糖的缺乏为主，其主要原因是由于长期饮酒的女性约有一半以上进食不足。酒能使胃蠕动能力降低，造成继发性恶心，使嗜酒者丧失食欲，减少进食量。

2. 损害肝脏

酒精的解毒主要是在肝脏内进行的，90%～95%的酒精都要通过肝脏代谢。因此，饮酒对肝脏的损害特别大。酒精能损伤肝细胞，引起肝病变。过量饮酒的女性易患脂肪肝、酒精性肝炎，进而可发展为酒精性肝硬化或肝硬化腹水，最后可导致肝癌。

3. 损害消化系统

酒精能刺激食道和胃黏膜，引起消化道黏膜充血、水肿，导致食道炎、胃炎、胃及十二指肠溃疡等。过量饮酒是导致某些消化系统癌症的因素之一。

4. 导致高血压、高血脂和冠状动脉硬化

酒精可使血液中的胆固醇和甘油三酯升高，从而发生高血脂或导致冠状动脉硬化。血液中的脂质沉积在血管壁上，使血管腔变小引起高血压，血压升高有诱发中风的危险。长期过量饮酒可使心肌发生脂肪变性，减小心脏的弹性收缩力，影响心脏的正常功能。

5. 导致贫血

酒精等毒性物质被吸收入血液后，能刺激、侵蚀红细胞及其他血细胞的细胞膜，会引起血细胞萎缩、破裂、溶解，从而不断减少。贫血患者体内往往缺乏制造血液的营养物质，而酒精等毒性物质又会破坏摄入的营养素。这样，就会进一步导致血细胞制造障碍，还可使红细胞、白细胞及血小板等越来越少，从而造成严重贫血。酒精还能干扰骨髓、肝、脾等造血器官的造血功能。

6. 降低人体免疫力

酒精可侵害防御体系中的吞噬细胞、免疫因子和抗体，致使人体免疫功能减弱，容易发生感染，引起溶血。久而久之，就可能改变整个人体体质。

事实上，酒精不但是慢性杀手，也可以直接夺人性命。酒精与其他有毒物质不同，它无须经过消化系统就可以通过肠胃直接进入血管，饮酒后几分钟，它就可以迅速扩散到人体的全身。酒精对大脑和神经中枢影响最大，这也是酒精杀人的最快手段。

喝酒的危害人尽皆知，但为什么很多女性还没有戒除呢？不是不戒，是难戒！的确，改掉一个习惯很难，但是为了我们的身体，为了我们的健康，应该对自己要求严格一点。

戒酒期间可以多吃些青笋，笋含有一种白色的含氮物质，具有开胃、促进消化、增强食欲的作用，可用于治疗消化不良、呆滞之症。

青笋的做法有很多种，下面给女性朋友们介绍两种：

1. 青笋炒腊肉

材料：莴笋1根，腊肉1块，大葱5段，蒜5瓣，姜3片，油2汤匙，小辣椒3个，辣椒粉1茶匙，盐1/3茶匙。

做法：莴笋切菱形片，腊肉切片，姜切片，大葱切段；锅烧热，倒入油。放入大葱段、蒜片、姜片、小辣椒和辣椒粉，爆香；放入腊肉，待腊肉的肥肉部分炒成透明色，再放入莴笋片翻炒；出锅前撒入少量的盐炒匀即可。

功效：益气养血，清热利尿。

2. 双菇青笋雪豆腐

材料：内脂嫩豆腐150克，莴笋100克，口菇（即口蘑）100克，金针菇50克，油、酱油、盐、白糖各适量。

做法：将豆腐用水冲洗一下，切成小块，放碗内待用；将口菇的不可食部分除去，清洗干净，切成片，金针菇洗干净，莴笋切片；将炒锅放旺火上，倒入油，待油

热后倒入莴笋片炒2分钟,再加入豆腐、口菇炒片刻,加入盐、白糖、酱油,炒匀,加盖,烧沸数分钟,盛入盘内即可供食。

功效:清热消痰,健脾益胃。

平和的养生环境造就人人羡慕的体质

虽然女性的体质受先天因素影响很大,但也并不意味着它是不可改变的。其中,家居环境就是影响体质重要的后天因素之一。好的体质,在恶劣的环境下生存,也可能变成差的;差的体质,经过适宜环境的调理,也会变成优秀的平和体质。那么,什么样的家居环境才能造就平和体质呢?很多女性都提出了这样的疑问。其实答案很简单,清新舒适、健康宜人的环境当然是最好的了。那么,怎样才能达到这样的环境要求呢?包括以下3点:

1. 室温要适中

人体对生活环境的温度是有一定要求的,不能太高,也不能太低。一般情况下,人体最舒适的环境温度,夏季为25～27℃,冬季则为18～20℃。如果室内温度过高,就会影响人的体温调节功能,由于散热不良而引起体温升高、血管舒张、脉搏加快、心率加速;反之,如果温度过低的话,则会使人体代谢功能下降,脉搏、呼吸减慢,皮下血管收缩,皮肤过度紧张,呼吸道黏膜的抵抗力减弱,容易诱发呼吸道疾病。

2. 空气湿度要适中

在生活中,大多数女性都是关心室内的温度够不够,而很少有女性关注室内空气的湿度。其实,空气湿度与人体健康的关系非常密切。一般情况下,最利于生活的相对湿度应该是在45%～65%RH之间,湿度指数为50～60的环境最好。因为夏天湿度过大,女性会感到闷热、烦躁,冬天则会觉得阴冷、抑郁。湿度太小,空气过于干燥,则会使人体的水分流失,导致皮肤粗糙、皲裂,还会降低人体的抵抗力,容易感染疾病。所以说,不干不湿的空气湿度才是最利于日常养生的。

3. 室内植物摆放有讲究

很多女人喜欢在家里摆放一些花或者绿色植物,不仅可以美化居室环境,还可以增加活力、清洁空气,但是植物花草是不能胡乱摆放的,比如,针叶植物属"阳",可放置在朝阳的房间内;低垂圆叶植物属阴,可放置在背阴的房间;多刺的植物要放在人不易碰到的位置。在女性高血压患者的卧室里放一些艾叶和银花,有降血压的功效;失眠的女性则可以在床头放一些薰衣草,可以加速入眠,等等。

心平气和——平和体质的养心之道

古人的养生观,强调一个"和"字。清代戏曲理论家李渔曾在《闲情偶记》中说:"心和则百体皆和。"和,概括了心理与生理相交相融的深刻内涵。事实上,对于平和体质的女性来说,要想保持优异的体质,在日常生活中就要做到心平气和。

心气平和就是健康的最佳状态。试想,人每日处在浮躁、烦躁甚至暴躁之中,久必情绪失调、脏腑失和。生活中的喜怒哀乐往往无法避免，但用心平气和来达到处事平和，则必须要心胸开阔，宽善待人，遇愁不愁，逢怨不怨，以理智驾驭感情，以平和调节心志。这样不仅可以避免因忧郁而破坏了自身的免疫功能，更会使血流贯通，真气舒达，一和百和，身泰寿延。

"药王"孙思邈活到了一百多岁，最根本的养生秘诀就是他倡导的"十二少"，即"少思、少念、少事、少语、少笑、少愁、少乐、少喜、少好、少恶、少欲、少怒"。同时还提出了他所忌讳的"十二多"，即"多思则神殆，多念则志散，多欲则志昏，多事则形劳，多语则气亏，多笑则脏伤，多愁则心摄，多乐则意溢，多喜则忘错混乱，多怒则百脉不定，多好则专迷不理，多恶则憔悴无欢"。按他的养生理论，他所倡导的"十二少"是养生的真谛，而这"十二多"是丧生之本。只有将两者紧密地结合起来，有所倡又有所忌，才能达到真正的养生境界。

通俗地说，"十二少"与"十二多"的精华就是"心气平和"，从心理上、思想上尽量减少对身体不利的意念。

心气平和，就是保持体内平衡，心顺气畅。这样，紧张、恐惧、焦虑的情结就没有"市场"。这样，就不致过喜伤心，过怒伤肝，过哀伤肺，过乐伤肾。人体的免疫力就能增加，疾病就难上身，自然利于身体健康。

要做到"心气平和"还要戒浮躁之心，遇事要善于克制，自我排遣，淡化小恩小怨，处理好人际关系。

心气平和可平衡阴阳，调和六脉，祛病延年。甲拜衮桑在《西藏医学》中论述说："要维护良好的健康，养成良好的生活习惯，就必须对身体的活动、言语及思想有所节制。正如一个女性不要到有险情的水中游泳，不要坐有危险的船一样。在做任何事情之前，都要想一想再做。"这句话阐明了"心气平和"，一切要从每一细微处做起，毋以善小而不为，毋以恶小而为之。为人处世，心中常存正大光明的意念。浩然正气常存我心，自然"正气存内，邪不可干"，元气充沛，脏腑功能好。

第三章 女性四季养护法

——让女人从春到冬都美丽

第一节

固本培阳，让女性远离春季疾患

——女性春季护养法

春季顺天时饮食，女性才能营养十足

中医认为，春天是阳气生发的季节，所以女性朋友们应该顺应天时的变化，通过饮食调养阳气以保持身体健康，总的饮食养生原则是：

（1）主食中选择高热量的食物。是指主食中除米面杂粮外，适量加入豆类、花生等热量较高的食物。

（2）保证充足的优质蛋白质。是指奶类、蛋类、鱼肉、禽肉等。

（3）保证充足的维生素。青菜及水果的维生素含量较高，如番茄、青椒等含有较多的维生素C，是增强体质、抵御疾病的重要物质。

根据气候特征，春季大致可分为早春时期、春季中期和春季晚期三个阶段。一般来说，三春虽然统属于春季，但饮食还是各有侧重的。

1. 早春时期

为冬春交接之时，天气仍然寒冷，人体内消耗的热量较多，所以宜进食偏于温热的食物。饮食原则为选择热量较高的主食，并注意补充足够的蛋白质。饮食除米面杂粮之外，可增加一些豆类、花生、乳制品等。

早餐：牛奶1袋（250毫升左右），主食100克，小菜适量。

午餐：主食150克，猪牛羊瘦肉（或豆制品）50克，青菜200克，蛋汤或肉汤适量。

晚餐：主食 100 克，蛋鱼肉类（或豆制品）50 克，青菜 200 克，豆粥 1 碗。

2. 春季中期

为天气变化较大之时，气温骤高骤低，变化较大，可以参照早春时期的饮食进行。在气温较高时可增加青菜的量，减少肉类的食用。

3. 春季晚期

春夏交接之时，气温偏高，所以宜于进食清淡的食物。饮食原则为选择清淡的食物，并注意补充足够的维生素，如饮食中应适当增加青菜。

早餐：豆浆 250 毫升，主食 100 克，小菜适量。

午餐：主食 150 克，蛋鱼肉类（或豆制品）50 克，青菜 250 克，菜汤适量。

晚餐：主食 100 克，青菜 200 克，米粥 1 碗。

此外，饮食的宜忌历来被人们养生所重视，春季同样也不例外。下面是春季适宜食用的食物：

（1）山药："温补而不骤，微香而不燥"，具有健脾补胃、补虚弱的作用。

（2）春笋：除了富含蛋白质外，还含有丰富的矿物质，如钙、磷、铁和多种维生素，鲜食尤佳。

（3）豌豆苗：时令性蔬菜，对高血压、糖尿病患者来说，榨取鲜汁饮用，最为适宜。

（4）韭菜：温中行气，温肾暖阳。对腰膝酸软有较好的功效。韭菜温而益人，以初春和即将下市的韭菜最好。

（5）香椿叶：具有消风、解毒、健胃理气之功。春令时菜，食其嫩叶，入馔甚香，常做凉拌豆腐、炒鸡蛋食用。然而香椿叶又是"发物"，有宿疾者勿食。

其他如扁豆、菠菜、菜花、芫荽、大枣、蜂蜜、豆制品、奶制品、禽蛋、瘦肉及水果均适宜春季食用。

依据中医理论，春季也有些应忌食的物品。如阳春三月忌吃羊肉、狗肉、鹌鹑、荞麦、炒花生、炒瓜子、海鱼、虾及辛辣物等。

春天多吃甘味食物，滋养肝脾两脏

按照中医"四季侧重"的养生原则，春季应以养肝益脾为先。《千金方》中也说："当春之时，食宜省酸增甘，以养脾气。"

春季肝气当令，肝主阳气。根据五行学说，肝属木，脾属土，木能克土，所以肝气过旺会影响脾脏的运化功能。同时，脾又与胃密切相关，故脾弱则妨碍脾胃对食物的消化吸收。甘味入脾，最宜补益脾气，脾健又辅助于肝气。所以，女性在春季时应该少吃酸味多吃甘味的食物，这样可以滋养肝脾两脏，对防病保健很有好处。

这里我们具体为女性朋友们列举一些甘味食物：性温味甘的食物首选谷类，如糯米、黑米、高粱、黍米、燕麦；蔬果类，如刀豆、南瓜、扁豆、红枣、桂圆、核桃、栗子，等等；很多鱼肉类也属甘性，如牛肉、猪肚、鲫鱼、花鲤、鲈鱼、草鱼、黄鳝等。人体从这些食物中吸取丰富营养素，可使养肝与健脾相得益彰。

此外，春日时暖风或晚春暴热袭人，易引动体内郁热而生肝火，或致体内津液外泄，可适当配吃些清解里热、滋养肝脏的食物，如荞麦、薏米、荠菜、菠菜、蕹菜、芹菜、菊花苗、莴笋、茄子、荸荠、黄瓜、蘑菇。这类食物均性凉味甘，可清解里热，润肝明目。

春季喝粥，女性可养肝护脾健胃

传统医学认为春季肝气旺，容易损伤脾胃，因此女性朋友们养生要顾肝护脾胃，在饮食上宜清淡，忌油炸肥腻及生冷食物，所以最好经常喝粥。适合春天食用的药粥有：

芹菜有一种独特的口味。

1. 芹菜粥

材料：大米 250 克，芹菜 120 克，清水适量。

做法：将大米入锅，加适量清水，煮至半熟，加入洗净切碎的连根芹菜，煮熟即可食用。

功效：春季肝火旺，是头痛和高血压病的多发时期，食用芹菜粥可以清肝火、降血压、止头晕。

2. 芝麻粳米粥

材料：芝麻 50 克，粳米 100 克

做法：芝麻炒熟研末，待粳米煮成粥后，拌入芝麻末同食。

功效：此粥适合肝肾功能不足、习惯性便秘的女性患者食用。

3. 韭菜粳米粥

材料：韭菜 50 克，粳米 100 克。

做法：先将韭菜洗净切碎待用，将粳米淘净煮沸，加入韭菜同煮至烂，早晚食用。

功效：此粥辛辣，温胃助阳，但阴虚体质、身患疮疡的女性不宜食用。

4. 莲子银耳羹

材料：莲子肉 30 克、银耳 20 克。

做法：将莲子肉、银耳入锅，加入清水适量，文火煮烂，放冰糖少许，每日清晨食之。

功效：莲子肉能补脾胃之虚，银耳能滋养肺胃之阴，女性常食此粥，气阴双补。

5. 枸杞粥

材料：枸杞子 50 克，粳米 100 克，水适量。

做法：将枸杞子、粳米一同入锅，加水适量，同煮成粥，早晚随量食用。

功效：枸杞子性味甘平，是滋补肝肾的药食两用之品。此粥可以补女性肝肾不足。

6. 荠菜粳米粥

材料：粳米100克，荠菜100克。

做法：先将粳米入锅内加水煮沸，再放入荠菜同煮成粥。

功效：此粥可预防女性春季常见病。

祛湿排毒，女人春天这么吃

人体在冬天摄入了不少丰脂食物，而那些消耗不完的丰脂便积存在体内。而春天天气潮湿，身体易积聚水分，造成皮肤松弛。因此古语有"千金难买春来泄"之说。这里给女性朋友们介绍一些祛湿排毒的食疗法：

1. 水

水是最好的排毒载体。不要以为春天潮湿，就不需要补充水分。身体里没有了水分的话，连厕所都不用去了，还怎么排毒？喝水是最简单有效的排毒办法。不要以为每天喝8杯水是件苦差，其实也可以喝果汁、汤水之类，但是不能全喝这些饮料而不喝水。千万别等到口渴才去喝水，在工作的间隙喝杯水休息一下，提提神，接下去也就更有精神做工作，有助于提高工作效率。

2. 海带绿豆汤

海带中的胶质成分能促进体内有毒物质的排出，绿豆性寒凉，可清热解毒。春天饮用海带绿豆汤，毒素自然会随着你的大小便排出。另外，薏米也是很好的祛湿食物，加在一起煲汤饮，又增加了祛湿的功效。

3. 苹果和鲜奶

别一味地相信排毒药物，简单的苹果和鲜奶，已经有排毒的功效了。试试早上起来喝一杯鲜奶，吃一个苹果的。二者温和有益，又有排毒的效果。其他的水果，例如草莓、樱桃、车厘子、葡萄也有不错的排毒功效。

女人养阳气，吃药不如吃荠菜

在我国，吃荠菜的历史可谓是源远流长，《诗经》里有"甘之如荠"之句，可见大约在春秋战国时期，古人就知道荠菜味道之美了。到了唐朝，形成了在立春这天吃荠菜春饼的风俗。许多文人名士也对荠菜情有独钟，杜甫因为家贫，就常靠"墙阴老春荠"来糊口，范仲淹也曾在《荠赋》中写道："陶家瓮内，腌成碧绿青黄，揩入口中，嚼生宫商角徵。"苏东坡喜欢用荠菜、萝卜、米做羹，命名为"东坡羹"。

为什么说春天要多吃荠菜呢？这与民谚"春捂秋冻"有关系。冬天结束，春季到来，天气转暖，但是春寒料峭，"春捂"就是要人们不要急于脱下厚重的冬衣，以免受风着凉。按照中医的观点，春季阳气生发，阳气是人的生命之本，"捂"

就是要阳气不外露。春天多吃荠菜也是一样的道理，荠菜性平温补，能养阳气，且荠菜是在春季生长，也符合中医顺时养生的基本原则。

荠菜的药用价值很高，《本草纲目》记载其"性平，味甘、淡；健脾利水、止血、解毒、降压、明目"。荠菜全株入药，具有明目、清凉、解热、利尿、治痢等药效。其花与子可以止血，治疗血尿、肾炎、高血压、咯血、痢疾、麻疹、头昏目痛等症。荠菜临床上常被用来治疗多种出血性疾病，如血尿、妇女功能性子宫出血、高血压患者眼底出血、牙龈出血等，其良好的止血作用主要是其含有荠菜酸。

下面，给女性朋友们推荐两款有关荠菜的贴心药膳：

1. 荠菜粥

材料：粳米150克，鲜荠菜250克（或干荠菜90克）。

做法：粳米淘洗净，荠菜洗净切碎；锅内加水烧沸后同入锅煮成粥。

功效：对血尿症有食疗作用。

2. 荠菜饺子

材料：面团适量，荠菜500克，猪肉馅400克，绍酒1大匙，葱末、姜末、盐、香油各适量。

做法：荠菜择除老叶及根，洗净后放入加有少许盐的开水内汆烫，捞出后马上用冷水浸泡；猪肉馅剁细，拌入所有调味料后，放入加了油的热锅中煸炒至八分熟；沥干水分的荠菜切碎，放入晾凉的肉馅中拌匀，加入香油；饺子皮做好后包入适量的馅料并捏好形状；水开后下饺子，煮至浮起时，反复点水两次即可捞出食用。

功效：可助女性柔肝养肺。

春天吃韭菜，补肾阳、通乳汁

韭菜的味道以春天时最美，自古以来，赞扬春韭者不计其数。"夜雨剪春韭，新炊间黄粱。"这是唐朝大诗人杜甫的名句。《山家清供》载："六朝的周颙，清贫寡欲，终年常蔬食。文惠太子问他蔬食何味最胜？他答曰：'春初早韭，秋末晚菘。'"《本草纲目》也记载"正月葱，二月韭"。就是说，农历二月生长的韭菜最适合人食用。

韭菜又名起阳菜、壮阳菜，是我国传统蔬菜，它颜色碧绿、味道浓郁，自古就享有"春菜第一美食"的美称。这是因为，春天气候渐暖，人体内的阳气开始生发，需要保护阳气，而韭菜性温，可祛阴散寒，是养阳的佳蔬良药，所以春天一定要多吃韭菜。

韭菜性温，味甘、辛，具有补肾壮阳、温中开胃、散瘀活血之功效。现代医学证明，韭菜有扩张血管，降低血脂，预防心肌梗死的作用。韭菜中含有硫化物和挥发性油，有增进食欲和消毒灭菌的功效；含膳食纤维较多，有预防便秘和肠癌的作用；所含α-胡萝卜素、β-胡萝卜素可预防上皮细胞癌变；所含维生素C和维生素E均能抗氧化，帮助清除氧自由基。总之，韭菜既可提高人体的免疫功能，又可增强人体的性功能，并有抗衰老的作用。

韭菜性温，女性痛经、不孕及产后乳汁不通者也比较适合食用。但是，凡阴虚火旺、疮疡、目疾等患者忌食。而且，韭菜对子宫有一定的兴奋作用，因此准妈妈们最好不吃或少吃韭菜，以防胎动不安。此外，韭菜也不可与白酒、蜂蜜、牛肉、菠菜同食。

下面，为女性朋友们推荐一款贴心药膳——虾仁韭菜。

材料：虾仁30克，韭菜250克，鸡蛋1个，食盐、酱油、淀粉、植物油、麻油各适量。

做法：先将虾仁洗净水发，约20分钟后捞出淋干水分待用；韭菜择洗干净，切3厘米长段备用，鸡蛋打破盛入碗内，搅拌均匀加入淀粉、麻油调成蛋糊，把虾仁倒入拌匀待用；炒锅烧热倒入植物油，待油热后下虾仁翻炒，蛋糊凝住虾仁后放入韭菜同炒，待韭菜炒熟，放食盐、淋麻油，搅拌均匀起锅即可。

功效：补肾阳、固肾气、通乳汁。

春吃油菜，女性可解燥祛火美容

春季，天气干燥，很容易上火，女性朋友们应该经常食用一些富含维生素的蔬菜，如早春的油菜有清热解毒的功效，可防治春天里易发生的口角炎、口腔溃疡及牙龈出血等疾病。

油菜含有钙、铁、维生素C及胡萝卜素等多种营养素，其中所含钙量在绿叶蔬菜中为最高，维生素C比大白菜高1倍多，有助于增强机体免疫能力，且有抵御皮肤过度角质化的作用，适合女性作为美容食品食用。油菜还含有能促进眼睛视紫质合成的物质，起到明目的作用。

油菜为低脂肪蔬菜，膳食纤维丰富，能与胆酸盐和食物中的胆固醇及甘油三酯结合，并从粪便排出，从而减少脂类的吸收，可以降血脂。油菜中所含的植物激素，能够增加酶的形成，从而吸附分解某些致癌物质。此外，油菜还能增强肝脏的排毒机制，对上焦热盛引起的口腔溃疡、牙龈出血也有调养作用。油菜中含有大量的植物纤维素，能促进肠道蠕动，增加粪便的体积，缩短粪便在肠腔停留的时间，从而治疗多种便秘，预防肠道肿瘤。

油菜的食用方法较多，可炒、烧、炝、扒等，油菜心可做配料。在这里给女性朋友们推荐几款食谱：

1. 香菇油菜

材料：小油菜、香菇各适量，盐、酱油、白糖、水淀粉、味精各适量。

做法：小油菜择洗干净，控水备用，香菇用温水泡发，去蒂，挤干水分，切成小丁备用；炒锅烧热，倒入油烧热，放入小油菜，加一点盐，炒熟后盛出；炒锅再次烧热，放入油烧至五成热，放入香菇丁，勤翻炒，加盐、酱油、白糖翻炒至熟，闻到香菇特有的香气后，加入水淀粉勾芡，再放入味精调味；放入炒过的油菜翻炒均匀即可。

功效：解毒消肿、活血化瘀。

2. 凉拌油菜

材料：油菜适量，盐、味精、花椒、食用油各适量。

做法：嫩油菜择洗干净，坡刀切成片，先用开水烫一下，取出，再用凉水过凉，控净水分，放在盘内；炒锅烧热，将沙拉油、花椒放入锅内，待油热且花椒炸出香味时捞出花椒，把油浇在油菜上，加入精盐、味精，拌匀即成。

功效：宽肠通便，降脂降糖。

3. 油菜炒虾肉

材料：虾肉、油菜、姜、葱各适量。

做法：将虾肉洗净切成薄片，用酱油、料酒、淀粉拌好，油菜梗叶分开，洗净后切段，姜切丝，葱切末；锅中放油，烧热后先下虾片煸几下即盛出；再把油锅烧热加盐，先煸炒油菜梗，再煸油菜叶，至半熟时倒入虾片、姜丝、葱末，用旺火快炒几下即可起锅装盘。

功效：提高机体抵抗力。

此外，食用油菜时要现做现切，并用旺火爆炒，这样既可保持鲜脆，又可使其营养成分不被破坏。

春天，桃花养得你美艳动人

春天，正是桃花盛开的季节，《本草纲目》中记载："服三树桃花尽，面色红润悦泽如桃花。"可见，桃花不仅让人赏心悦目，更是女人美容养颜的佳品。桃花有红色也有白色，不仅可供观赏，其美容养颜的功效更是不可忽视。

关于桃花美容还有一个神奇的传说：

相传炎帝（神农氏）为解世人的疾病之苦，跋山涉水，遍尝百草，经常要穿行在荒野之中，有时一天要尝七十多种有毒的草药。有一天，他来到桃花洞神龙谷一带（湖南安仁，今炎帝陵附近），惊见当地村女美若天仙，比比皆是。仔细询问之下，得知当地女子喜欢用山中的鲜桃花、茶树油等草药炮制药液，并浸泡于山泉水中，用于洁面、沐浴。天长日久，这一带的村女人人皆是肤如凝脂、面若桃花。炎帝十分惊异于桃花的美容功效，于是独往桃花洞中，认真比对南北桃花的区别和功效，终于研制出了养颜妙方。用了炎帝的方子，女子不仅容貌美艳，而且肤疗药效也同样神奇。当地村女纷纷使用，感觉比以前自己用的方法美容效果更好，于是，有史记载说："浸用桃花一百日，夫妻相见不相识！"

这个传说虽然夸大了桃花美容养颜的作用，但至少说明，利用桃花美容，古已有之。现存最早的药学专著《神农本草经》里谈到，桃花具有"令人好颜色"的功效。

桃花的美容作用，主要是源于花中含有丰富的山柰酚、香豆精、三叶豆苷和维生素等物质，这些物质能疏通脉络、改善血液循环、增加皮肤营养和氧供给，使人体衰老的脂褐质素加快排泄，防止黑色素在皮肤内慢性沉积，迅速恢复和活化肌肤细胞。不过,《本草纲目》中又告诫人们:"桃花,性走泄下降,利大肠甚快……若久服即耗人阴血,损元气。"所以通过服食桃花末美容的女性,还要根据自身的身体状况理智选择。

下面介绍一款桃花猪蹄养颜粥:

材料:桃花若干,猪蹄1只,粳米、盐、味精、香油、葱花、生姜末各适量。

做法:将桃花焙干,研成细末,备用;把猪蹄置铁锅中加适量清水,旺火煮沸,捞去浮沫,改文火炖至猪蹄烂熟时,将猪蹄里的骨头取出,加入粳米及桃花末,继续用文火煨粥;粥成时加入适量盐、味精、香油、葱花、生姜末拌匀。隔日一剂,分数次温服。

功效:养颜美容。

女性也可将桃花外用敷面,也有很好的美容功效。下面,我们就为女性朋友介绍几种常见的桃花外用美容方法:

(1)用阴干的桃花粉末和蜂蜜调匀涂敷脸部,然后洗净,如此坚持,可使面部红润、有光泽且充满生气。另外,在做其他面膜时,适量添加一点桃花粉,也可增强面膜的美容功效。

(2)取桃花粉、白芷粉各适量,调匀后敷于面部,对黄褐斑、黑斑、面色晦暗等面部色素性疾病有较好效果。

(3)在洗澡时,可以在浴缸中撒入50克桃花粉,可以起到香身美体的作用。

春季养好女人血,菠菜是首选

菠菜是一年四季都有的蔬菜,但是以春季为佳,女人在春季食用菠菜,最具养血之功。中医学认为,菠菜有养血、止血、润燥之功。《本草纲目》中记载:"菠菜通血脉,开胸膈,下气调中,止渴润燥。"菠菜对解毒、防春燥颇有益处。

春季是养肝的好季节,女性朋友们可以选择菠菜。因为菠菜有养血滋阴的功效,对春季里因为肝阴不足引起的高血压、头痛目眩、糖尿病和贫血等都有较好的治疗作用,并且也有"明目"的作用。下面我们先给女性朋友们介绍几款不错的食疗方:

1. 菠菜拌藕片

材料:菠菜、藕、盐、麻油、味精适量。

做法:将菠菜入沸水中稍焯;鲜藕去皮切片,入开水氽断生,加入盐、麻油、味精拌匀即可。

功效:本品清肝明目,能够缓解视物不清、头昏肢颤等症。

2. 凉拌菠菜

材料:菠菜、麻油适量。

做法:将新鲜菠菜用开水烫3分钟,捞起后加麻油拌食。每日可食2次。

功效:对高血压、头痛、目眩、便秘有疗效。

3. 菠菜猪血汤

材料:菠菜、猪血、肉汤、料酒、盐、胡椒粉适量。

做法：先将猪血煸炒，烹入料酒，炒至水干时加入肉汤、盐、胡椒粉、菠菜，煮沸后，盛入汤盆即可。

功效：此汤对缺铁性贫血、衄血、便血等有效。

4. 菠菜羊肝汤

材料：菠菜、羊肝、盐、麻油、味精适量。

做法：将水烧沸后入羊肝，稍滚后下菠菜，并加适量盐、麻油、味精，滚后即可。

功效：此汤养肝明目，对视力模糊、两目干涩有效。

此外，值得注意的是，菠菜虽好，但也不能多食。因为菠菜含草酸较多，有碍机体对钙的吸收，故吃菠菜时宜先用沸水烫软，捞出再炒。由于婴幼儿急需补钙，有的还患有肺结核缺钙、软骨病、肾结石、腹泻等，则应少吃或暂戒食菠菜。

菠菜很适合与鸡蛋搭配，如蛋奶酥和煎蛋。

乏力了，快煲一碗药膳靓汤

一到春天，相信很多女性朋友都有这样的经历，就是总感到疲乏无力。这是春季常有的现象，要消除这种感觉，除了早睡早起、多做户外运动外，女性朋友们还应该着重健脾去湿，进行饮食调理。不妨为自己做碗药膳靓汤，既美味，有可消除疲乏。

1. 淮山芡实煲

材料：淮山药、芡实各50克，笋壳鱼500克，生姜3片。

做法：笋壳鱼文火煎至微黄，加水及淮山药、芡实大火煲滚后慢火继续煲1小时。

功效：可助女性健脾益气去湿。

2. 芡实煲老鸭

材料：芡实100～120克，老鸭1只。

做法：老鸭宰净，芡实放鸭腹内加水大火煲滚后，慢火继续煲2小时，加少许盐服食。

功效：可助女性滋阴养胃，健脾利水。

3. 眉豆芡实煲鸡脚

材料：眉豆80克，芡实60克，鸡脚4对，冬菇8个，猪瘦肉100克，生姜3片。

做法：配料洗净，冬菇去蒂；鸡脚洗净，对切开；瘦肉洗净，切块，一起与生姜放进瓦煲内，大火煲滚后，改慢火煲约2小时。

功效：具有健脾化湿，强筋健骨的功效。

4. 陈皮白术猪肚汤

材料：每次可选用陈皮6克，白术30克，鲜猪肚半个或1个，砂仁6克，生姜5片。

做法：先将猪肚去除肥油，放入开水中去除腥味，并刮去白膜。配料洗净，然后全部放入瓦煲内，煲滚后用慢火煲2小时即可。

功效：可健脾开胃，促进食欲。

5. 粉葛煲水鱼

材料：粉葛1000克左右，水鱼500克左右，云苓50克，白术50克，姜100克。

做法：水鱼收拾干净，甲的部分要刷净，以滚水略烫。粉葛去皮斩件，加入云苓、白术、老姜和水鱼，大火煲滚后，去除浮沫，收慢火，约煲4小时。

功效：可健脾祛湿，止腰酸背痛，适宜春湿时的风湿患者。

香椿，女性春季养阳的好选择

香椿又名香椿芽。椿芽是椿树在早春枝头上生长出来的带红色的嫩枝芽，因其清香浓郁，故名香椿。《书经》上称香椿为"杻"，《山海经》上称"柏"，《唐本草》称"椿"。我国栽培、食用香椿已有几千年的历史。早在汉朝，我们的祖先就食用香椿，从唐代起，它就和荔枝一样成为南北两大贡品，深受皇帝及宫廷贵族的喜爱。

中医认为，凡是向上的、生发的东西都是阳，那么春季要吃香椿的道理就不难理解了。香椿长在椿树的枝头，又在早春就开始生长，这表明它自身有很强的生长力，代表着蓬勃向上的一种状态。中医认为春天是要养阳的，所以女性在春天吃香椿绝对是补阳气的好选择。

关于香椿的药用功能，据《本草纲目》和《食疗本草》记载，香椿具有清热利湿、利尿解毒之功效，可清热解毒、涩肠、止血、健脾理气、杀虫。现代医学研究表明，香椿含有维生素E和性激素物质，有抗衰老和补阳滋阴的作用，故有"助孕素"的美称。香椿是辅助治疗肠炎、痢疾、泌尿系统感染的良药；香椿的挥发气味能透过蛔虫的表皮，使蛔虫不能附着在肠壁上而被排出体外；香椿含有丰富的维生素C、胡萝卜素等，有助于女性增强机体免疫功能，并有润泽肌肤的作用，是保健美容的良好食品。

下面，为女性朋友们推荐两款有关香椿的贴心药膳：

1. 香椿拌豆腐

材料：豆腐500克，嫩香椿50克，盐、味精、麻油各适量。

做法：豆腐切块，放锅中加清水煮沸沥水，切小丁装盘中。将香椿洗净，稍焯，切成碎末，放入碗内，加盐、味精、麻油，拌匀后浇在豆腐上，吃时用筷子拌匀。

功效：润肤明目，益气和中，生津润燥，适用于心烦口渴、胃脘痞满、目赤、口舌生疮等病症。

2. 香椿炒鸡蛋

材料：香椿 250 克，鸡蛋 5 个，油、盐各适量。

做法：将香椿洗净，下沸水稍焯，捞出切碎；鸡蛋磕入碗内搅匀。油锅烧热，倒入鸡蛋炒至成块，投入香椿炒匀，加入精盐，炒至鸡蛋熟而入味，即可出锅。

功效：滋阴润燥，泽肤健美，适用于虚劳吐血、目赤、营养不良、白秃等病症。

此外，由于香椿为发物，多食易诱使痼疾复发，所以患有慢性疾病的女性朋友最好少食或不食。同时，还有两类女性不宜吃香椿：一是得过敏性疾病，也就是过敏体质的女人，比如得过敏性紫癜等的女性患者；二是患过大病的女性，比如得过肾衰的女性。

暖春，做好保养的女人最美

春天与美丽永远是如影随形的。春季万物苏醒，肌肤也处于新陈代谢的旺盛期，正是给肌肤补充营养的好时候。可是恼人的春风，不仅会吹走水分，还裹挟着花粉、灰尘，袭击娇嫩敏感的脸颊。但不少美女却不曾受到过春风的困扰，这是为什么呢？用她们的话说："春天是个特殊的季节，皮肤需要特别的呵护。"显然，她们自有一套春季保养的秘诀。

春天，万物复苏，一切都开始萌动。朱丹溪在《格致余论·春宣论》中说"春，蠢也。阳气生浮，草木萌芽，蠢然而动"，春季阳气生浮，所以要注意滋阴。另外，春季气温忽高忽低、时冷时热，受这些因素影响，皮肤变得敏感而容易受刺激。空气中飞扬的花粉、柳絮与人们分泌旺盛的皮脂相混合，从而容易出现毛孔堵塞、皮肤过敏等症状。为了使自己在春天有个更加闪亮夺目、嫩白水润的肌肤，我们要根据春天的特殊性给肌肤特别的呵护。首先要注意清洁肌肤，清爽洁净是使肌肤健康的重要保证。其次要补充水分，适当补充水分可以使肌肤滋润，并可延缓衰老。所以女性要根据春季的环境特点及皮肤状态正确护理，使皮肤也可以在三四月的天空下自由地呼吸。

对于年轻女性来说，面部的粉刺、痘痘在春天会有加重的趋势。所以，年轻女性在春天每日至少洗 3 次脸，用刺激性小以及香料含量少的香皂，或清爽、泡沫型的洁面乳，用温水彻底清洗。

洗脸后不妨做个深层清洁面膜，最好是含天然成分的面膜，比如矿物泥类的，可以起到深层洁肤的作用，冬天用的一些油脂类的面膜最好别再用。如果觉得市场上的面膜价格太贵，也可以自制，比如用黄瓜敷脸，但是要切记把黄瓜削皮后再用，避免黄瓜皮上的农药沾到皮肤上。

春天给皮肤补水非常重要，因为这时干燥的皮肤需要充足的营养。对全身来说，沐浴对皮肤的保养非常有利，沐浴的时候要彻底清洗膝盖与肘部等关节，沐浴后涂抹一些清透滋润的护肤霜，会令皮肤润滑。在选择护肤霜的时候最好用含天然成分的滋润霜。

另外，选用一些补水的润肤霜，如里面含有松香油脂酸和丰富的维生素 A 的，能加快皮肤血液循环，刺激面部细胞分泌，改善皮肤生理环境，减少气候对皮肤的威胁和危害。

紫外线是皮肤最大的敌人，如果防晒工作做得不彻底，即使用再多美白产品都无济于事。所以，防晒的护肤品3月份就应该用了，不过尽量不要用油性的。晚上临睡前别忘了涂些晚霜，因为晚10点到次日凌晨4点是皮肤自我修复的过程，所以晚霜能起到防斑的作用。

此外，为了减少皮肤过敏的可能，尽量不要使用一些有特殊功效的护肤品，如祛斑、换肤、强效美白等产品，这些产品含有的特殊功效成分，一般对皮肤刺激较大，如多数换肤产品就含有刺激性的果酸成分。果酸是从多种水果中萃取出的成分，含葡萄酸、苹果酸、柑橘酸及乳酸等。一定浓度的果酸能以酸蚀作用促使角质层脱落，达到代谢换肤的作用，但对皮肤来说是一种刺激，浓度过强时，使用者就会产生明显的刺痛感，继而出现红肿、过敏发炎。

"澡"春三月，帮你洗掉皮肤上的邪气

春季是百病丛生的季节，一不留神病毒就会"爬"上身。比如，许多女性到了春天就会在嘴唇下长一块带状的"小疮"，开始时都会以为这是热气引起的"青春痘"，但在发现使用祛痘药膏一点也不见效后，到医院皮肤科就诊时才得知是"疱疹"，是一种由病毒引起的皮肤病。

所以，女性的皮肤如果在春天疏于保养，就会变得敏感，容易发红、长痘痘。所以女人在春天的时候一定要给皮肤来个大扫除，以驱邪气。

现在，给大家推荐一个简单实用又省钱的好方法——自制沐浴药汁。将适量的金银花、野菊花、玫瑰花混在一起煮一锅汤，放在冰箱里，每次洗澡时用一点，这样湿疹、痱子、痘痘就无影无踪了。《本草纲目》中记载，"金银花，善于化毒，故治痈疽、肿毒、疮癣"；野菊花"破血疏肝，解疔散毒"；玫瑰花"和血，行血，理气"。

此外，春天皮肤代谢加快，皮屑、皮癣等常在这时候"崭露头角"，这时女性每次洗澡时应使用40℃左右的温水缓慢浴洗，并且轻轻揉搓周身肌肤，能很好地养护肌肤。40℃的水会使你全身放松，最大限度地消除疲劳，恢复体力，而且揉搓皮肤能使周身血流畅通，使肌肤清爽亮泽。还可在浴缸中加入一些精油，例如天竺葵、迷迭香、杜松、柠檬草，此外使用海盐按摩肌肤也很不错。

女性春燥，合欢花来帮忙

春季是万物生发的季节，阳气上升，易扰动人体肝、胆、胃肠蓄积的内热，出现春燥。

身体上火了，皮肤也会受影响，干燥、脱皮、暗淡、过敏等这些春季皮肤问题也都找上门来了。特别是那些经常在空调环境下工作并不断熬夜加班的白领女

性，这些皮肤问题就更常见了。昂贵的化妆品用了几大瓶，皮肤却不见好。其实，《本草纲目》里记载的食物就可以有效地解决春季皮肤问题。

《本草纲目》中对合欢花也是非常推崇的，说它对强身、镇静、安神、美容都有很好的作用，也是治疗神经衰弱的佳品。女性朋友们可以将它和粳米一起熬成粥喝。做这款粥时，只需要取干合欢花30克（当然用鲜花更好，需50克），粳米100克，红糖适量，加水500毫升，熬至粥稠即可。因为合欢花有镇静、安神的作用，能够促进睡眠，所以这款粥一定要睡前温服，这样效果才最好。

合欢

另外，女人一定要有好的饮食习惯，吃饭不要饥一顿饱一顿，少吃辛辣、油炸、油腻的食物，多喝水。若已经上火了，女人应多喝绿豆汤、菊花茶，适量吃些苦瓜、百合之类的食物，同时注意多休息。女人也可以口服清凉冲剂，如夏桑菊冲剂、金菊冲剂等。

春季女性除皱小秘诀

当皮肤上的第一道细纹出现，就表明衰老就已经光临你了。女人过了25岁，皮肤就开始逐渐衰老；到三十岁左右，最脆弱的眼部皮肤开始出现细纹；40岁后，额头开始产生皱纹；到了50岁以后，整个面部就能明显看到岁月雕琢的痕迹。

尤其到了春天，由于气候干燥等原因，这些最易泄露女人年龄秘密的皱纹，更是猖獗。不过，不用担心，聪明的女人总是有抹平皱纹的办法：

1. 眼角皱纹

眼睛四周的皮肤脂肪含量很少，眼皮是人体最脆弱的皮肤，又易水肿，所以很容易长出皱纹且产生的原因不尽相同。眼角干纹主要是由于皮肤的缺水造成的，它常出现于眼角干燥时，随着面部表情的变化时隐时现。眼部细纹主要是环境因素造成的，如吸烟、熬夜，长期处于密闭空调房间，以及长期在阳光下暴晒等。鱼尾纹是眼角皱纹中最严重的一种，衰老是它最大的原因。

眼部运动可以强化眼部四周肌肤，使之富有弹性。首先尽量睁大眼睛，持续3~5秒钟，然后慢慢闭上双眼，到上下眼皮快要接触时再睁开，动作要缓和，连续重复5次。这个动作早中晚各做1次。

同时要给眼部肌肤供给足够的养分及补充失去的水分，可以选择一些合适的眼霜。涂眼霜的手法要轻柔，正确的方法是：首先以无名指蘸上少许眼霜，用另一手的无名指把眼霜匀开，用"打点"的方式轻轻点在眼皮四周，最后以打圈方式按摩 5～6 次即可。动作一定要轻，而且不可以拉扯眼部肌肤。

2. 嘴角皱纹

皮肤在夜晚不能得到养分和休息，就很容易在嘴角出现弹性下降、松弛及早衰现象。因此，养成良好的作息习惯，避免熬夜、过度紧张、疲劳对改善嘴角皱纹非常重要。同时也要注意日常饮食营养均衡，多吃富含维生素 A、维生素 C、维生素 E 的食物，多喝水。

用番茄汁涂搽嘴部皮肤，不仅能增加嘴部皮肤表皮细胞的水分，还能起营养细胞的作用，从而增加其弹性。涂抹的方式是用中指指腹，由下往上以画圆的方式按摩，做 3～5 次。依照嘴角皱纹分部方向按摩，当皱纹呈横态时，就要纵向按摩；皱纹呈纵态时，就要横向按摩。

3. 法令纹

法令纹出现在鼻子的两旁，像一个大写的"八"字横亘在脸庞上，是衰老最明显的标志。要预防和消除法令纹，可以采用这些办法。

你可以深吸一口气，然后闭紧嘴巴做漱口状鼓张两面颊，就像在嘴里含了一大口水一样。然后用舌头在口内移动并推抵两颊。每天重复这些动作，坚持早中晚各做 1 次。

除了改变不良生活习惯，保持乐观开朗的良好心境外，饮食疗法也可起到较好的防皱、消皱作用。

皮肤真皮组织绝大部分是由具弹力的纤维构成的，皮肤缺少了它就失去了弹性，皱纹也就聚拢起来。鸡皮及鸡的软骨中含大量的硫酸软骨素，它是弹性纤维中最重要的成分。把吃剩的鸡骨头洗净，和鸡皮放在一起煲汤，不仅营养丰富，常喝还能消除皱纹，使皮肤细腻。另外多吃蔬菜瓜果，比如丝瓜、香蕉、橘子、番茄、草莓等瓜果蔬菜对皮肤有最自然的滋润、祛皱效果。

另外，除了年龄增长会产生皱纹，一些习惯性小动作也是罪魁祸首。所以，女性朋友们一定要注意，以下几点一定要引起重视，尽量避免：

1. 用手托脸

把肘撑在桌子上，用手托着脸，把整个头部重量都集中在手脸接触的部位。这个动作对脸部的挤压会造成脸上的皮肤被拉扯，很容易出现皱纹。

2. 偏侧咀嚼

只用一侧牙齿咀嚼食物，长期如此会导致脸型左右不对称。

3. 超时敷面膜

敷面膜时间过长不仅不能对你的皮肤提供保养，还会使它变干、变老。

4. 拉扯眼皮

当眼睛感觉不适时、化妆时、涂抹眼霜时都难免拉扯眼皮，会导致眼部肌肤明显受损。

5. 睡眠姿势

如果你经常采用一侧睡眠，很容易压迫那一侧的肌肤。另外午睡习惯用手臂

春季防感冒，平时多喝蜂蜜

我国古代名医孙思邈指出："春日宜省酸增甘，以养脾气。"意思是说，春季宜适当吃些甜食。这是因为，冬天过后，人们在春天里户外活动增多，体力消耗较大，故需要较多的能量，但此时脾气较弱，也就是胃肠的消化能力较差，还不适合多吃肉食，因此增加的能量可适当由糖供应。

糖的极品是蜂蜜，故蜂蜜是春季最理想的滋补品。春季气候多变，天气乍寒乍暖，因此人就容易感冒。中医认为，蜂蜜味甘，入脾胃二经，能补中益气、润肠通便。

由于蜂蜜还有清肺解毒的功能，故能增强人体免疫力。现代科学分析，蜂蜜含有多种矿物质和维生素，为人体代谢活动所必需。因此，在春季，如果每天能用1~2匙蜂蜜，以一杯温开水冲服或加牛奶服用，对身体有滋补作用，尤其是女性更为适合。

不过，女性朋友们在食用蜂蜜时一定要注意以下禁忌问题，千万不要胡乱食用：

（1）蜂蜜不宜与韭菜同食。韭菜含维生素C丰富，容易被蜂蜜中的矿物质铜、铁等离子氧化而失去作用。另外，蜂蜜可通便，韭菜富含纤维素而导泻，容易引起腹泻。

（2）蜂蜜不宜与豆腐同食。豆腐味甘、咸，性寒，能清热散血。与蜂蜜同食易导致腹泻。同时蜂蜜中的多种酶类与豆腐中的多种矿物质、植物蛋白、有机酸等同食不利于人体的生化反应。豆浆蛋白质含量比牛奶还高，而蜂蜜主要含有75%左右的葡萄糖和果糖，还含少量有机酸，两者冲兑时，有机酸与蛋白质结合产生变性沉淀，不能被人体吸收。

（3）蜂蜜不要与葱、蒜同吃。虚寒体质的人要用热水冲服，火旺的人则应用冷开水冲兑。腹泻的人不要吃蜂蜜，否则会加重症状。

（4）蜂蜜服用量每次最好在25~50克，一般不要超过100克。否则人体将无法吸收过多营养，还有可能引起轻微腹泻。

（5）未经炼制或放置过久的蜂蜜不能吃。因为未经炼制的蜂蜜中有些物质与蜂毒成分相同，进入人体后可引起免疫反应。服用长期放置而出现絮状物的枣花蜜也会出现严重的中毒反应。

（6）蜂蜜的升血糖作用特别明显。从这一点来看，糖尿病人是不能服用蜂蜜的。

（7）蜂蜜中会含有肉毒杆菌，可引起婴幼儿中毒症状，小于6个月的婴儿更容易感染此病。因此医生建议：在孩子满1岁以前，不要给他吃蜂蜜及其制品。

（8）孕妇不要吃生蜜（即未经炼制的蜂蜜），包括普通蜂蜜。

第二节

滋阴护阳，女性平衡不生病——女性夏季养护法

滋阴祛火，女性健康过长夏

朱丹溪在《格致余论》中说："四月属巳，五月属午，为火大旺，火为肺金之夫，火旺则金衰；六月属未，为土大旺，土为水之夫，土旺则水衰。"故夏季应当滋养阴气，以助阳之化生。

那么，具体如何滋阴祛火，才能达到健康养生美容护肤的目的呢？主要可以从以下几方面进行养护：

1. 晚睡早起

夏季养生要顺应自然界阳盛阴衰的变化，也就是说每天早点起床，以顺应阳气的充盈与盛实；晚些入睡，以顺应阴气的不足。由于夏季晚睡早起，相对睡眠不足，因此夏日午睡是夏季养生健身的重要方法。这时午睡既能补偿夜间睡眠的不足，又能顺应人体生理特点的养护需要。午睡时间一般以1小时为宜，并注意睡眠姿势，可平卧或侧卧，并在腹部盖上毛巾被，以免腹部受寒。

2. 重调精神

酷暑，腠理张开，汗液外泄，汗为心之液，心气最易耗伤，所谓"壮火食气"。要做到神气调养，就必须做到快乐欢畅，胸怀宽阔，使心神得养。因此，女性平时应多参加一些文娱活动。

3. 防晒护肤

夏季是阳光照射较强的季节，因而夏季防止紫外线对皮肤的损伤，是防止皮

肤衰老的重要环节。外出时要戴遮阳帽或打遮阳伞,对紫外线敏感的女性最好穿长袖衣服。同时还要注意饮食,如不要吃野菜、香椿、芹菜、香菜等光敏性蔬菜,少吃海鲜及芒果、菠萝等易使皮肤过敏的食物。

仅使用遮蔽阳光的器具,如遮阳伞、遮阳帽等还不足以遮蔽紫外线,因为地面、水面、沙滩等均可以反射紫外线。因此,夏季使用防晒霜非常重要。

防晒还要注意以下两点:一是即使在室内也要注意防晒,因为玻璃只能隔绝紫外线 B 射线,紫外线 A 射线还是能轻松穿过玻璃到达室内;二是阴天也要注意防晒,因为云层是没有办法完全阻挡紫外线的,即使阴天与下雨也有高达 80% 以上的紫外线,让人更容易受伤。

4. 巧运动

夏天天气炎热,人体体能消耗较大,若长时间在阳光下锻炼可能引起中暑,所以最好在清晨或傍晚天气凉爽时,到公园、河岸、湖边,或庭院,选择合适的项目锻炼,如太极拳、太极剑、广播操、慢跑、散步等。

5. 防中毒

夏季养生要注意饮食卫生,防中毒、中暑。盛夏细菌繁殖迅速,70% 的食物中毒发生在夏季。老人、小孩胃肠功能薄弱,抵抗力差,发病后极易发生脱水而危及生命,故应做好预防工作。

盛夏时节,如果吃上一盘用丝瓜做成的汤菜,可去暑清心、醒脾开胃、解毒通便、润肌美容、活血通络,免除苦夏之烦恼。

下面,再教女性朋友们做一道美味的滋阴养颜菜——鸡汤丝瓜烩竹荪。

材料:丝瓜 500 克,干竹荪 50 克,鸡架 1 个,盐、糖适量,姜、胡椒粉少许,淀粉、油、香油适量。

做法:将鸡架洗净,放入砂锅内,放入姜片,加适量水煮开,小火慢煮 30~60 分钟,待用;将干竹荪用水泡开,切成 4 厘米长的段;丝瓜去皮,洗净,切成 4 厘米的长条,备用。将煮好的鸡架汤与竹荪同煮入味,将竹荪捞出待用;炒锅内放入适量油烧热,倒入丝瓜翻炒,再加入鸡架汤、适量盐、少许胡椒粉及适量糖,将丝瓜煮熟,再放入煮好的竹荪同煮两分钟,最后勾芡,淋入香油拌匀即可出锅。

功效:滋阴、滋补、养颜。

夏季均衡营养,女性要选碱性食物

夏至以后,酷暑的脚步近了,饮食自然不能不重视。盛夏之际,天气炎热,身体出汗多,水分和矿物质流失大,同时活动增加,对能量的需求也较多。所以,女性朋友们除了讲究饮食卫生、预防肠道传染病外,还应该注意营养摄入要均衡。

从生理学角度讲,人体正常状态下,机体的 pH 值应维持在 7.3~7.4 之间,略呈碱性。夏天人体新陈代谢旺盛,体内产生的酸性废物较多,较容易会形成酸性体质,容易引发病患。所以,此时女性特别需要注意多进食碱性食物,以保证人体正常的弱碱性。

对于酸碱性食物的区分,许多女性可能都存在错误观念,以为柠檬、醋、橘子、苹果等食物口味偏酸,因此属于酸性食物。其实食物的酸碱性,取决于食物中所含矿物质的种类及含量。碱性食物包括新鲜蔬菜、水果及鲜榨汁,它们除了能增高体内碱性,还供给各种营养素,非常值得女性夏季多多进食。而各色汽水、酒类、牛奶及奶制食品,含糖分的甜品、点心及肥肉、红肉等,大多属于酸性食品,不宜过多食用。

总之,女性朋友要想滋润、清爽一夏,就要注意营养均衡,侧重选择碱性食物。

荷叶——女性夏季养心、祛火的佳品

炎炎酷暑,望着满塘碧绿荷叶,我们心中往往会顿觉一片清凉。其实,荷叶岂止看着顺眼,觉得舒服,它还是夏季女性朋友用来祛火、养心的难得佳品。

荷叶入药首见《食疗本草》。一般六至九月采收,除去叶柄,晒干。新鲜的叶子随时采用。

中医认为,荷叶味苦,性平,归肝、脾、胃经,有清热解暑、生发清阳、凉血止血的功用,鲜品、干品均可入药,常用于治疗暑热烦渴、暑湿泄泻、脾虚泄泻以及血热引起的各种出血症,而荷叶的祛火功能更让它成为当之无愧的养心佳品。

荷叶入馔可制作出时令佳肴,如取鲜嫩碧绿的荷叶,用开水略烫后,用来包鸡、包肉,蒸后食用,清香可口可增食欲。

荷叶常用来制作夏季解暑饮料,比如荷叶粥,取新鲜荷叶一张,洗净煎汤,再用荷叶汤与大米或绿豆共同煮成稀粥,可加少许冰糖、碧绿馨香、清爽可口、解暑生津。荷叶粥对暑热引起的头昏脑涨、胸闷烦渴、小便短赤等症有效。

荷叶具有降血压、降血脂、减肥的功效,因此高血压、高血脂、肥胖症患者,除了经常喝点荷叶粥外,还可以每日单用荷叶9克或鲜荷叶30克左右,煎汤代茶饮,如果再放点山楂、决明子同饮,则有更好的减肥、降脂、降压之效。

荷叶除了食用外,还可以用来泡澡。取荷叶适量,洗净,加水煮半小时,冷却后用来泡澡,不仅可以防止起痱子,而且具有润肤美容的作用。

此外,除了适当利用荷叶外,女性朋友们还可以适当用莲子补脾益肾、养心安神;用藕清热生津、凉血散瘀;用藕粉为产妇滋补开胃;用藕节和莲蓬帮助女性治疗崩漏等;用荷梗帮助女性通气宽胸、和胃安胎、通乳,治疗妊娠呕吐、胎动不安、乳汁不通等。

女性天热便秘,莴笋来解忧

夏季天气炎热,人体排汗频繁,水分流失较多,导致肠道干燥,就容易造成便秘。特别是本来就患有便秘的女性朋友们,在这一季节非常容易加重病情,令人痛苦不堪。

关于便秘的症状，主要表现为排便次数减少、排便周期延长、粪质坚硬、便下困难、出而不畅，同时还会伴有腹胀、腹痛、头晕、口臭、会阴部胀痛、排便带血以及出汗气短、头晕头痛、心悸、皮疹等。

在治疗因炎热引起的便秘的诸多方法中，有一种最简单又无副作用的方法，就是吃莴笋。莴笋营养丰富，是蔬中美食，古人称之为"千金菜"，有语曰："呙国使者来汉，隋人求得菜种，酬之甚厚，故名千金菜，今莴笋也。"

莴笋的药用价值很高。中医认为，莴笋能够利五脏、通血脉。《本草纲目》中记载，李时珍曾用莴笋加酒，煎水取汁，以帮助产妇治疗产后乳汁不通。现代中医认为，莴笋的功效主要有以下几个方面：

1. 开通疏利、消积下气

莴笋味道清新且略带苦味，可刺激消化酶分泌，增进食欲。其乳状浆液，可增强胃液、消化腺的分泌和胆汁的分泌，从而增强各消化器官的功能，对消化功能减弱和便秘的病人尤其有利。

2. 利尿通乳

莴笋有利于体内的水电解质平衡，促进排尿和乳汁的分泌。对高血压、水肿、心脏病患者有一定的食疗作用。

3. 宽肠通便

莴笋含有大量植物纤维素，能促进肠壁蠕动，通利消化道，帮助大便排泄，可用于治疗各种便秘。

下面为女性朋友介绍一款开胃消食的美味菜肴，适当时候可以选用：

材料：蜇皮150克，莴笋1根，鸡蛋1个，盐1茶匙，酱油1匙，糖、醋各2匙，麻油少许。

做法：蜇皮洗净切薄片，用70℃的温水快速氽烫后，再泡冷开水。浸泡一天，中间可隔几小时换一次水，共换水2～3次。莴笋切片加盐1茶匙，腌10分钟后，用冷开水冲去苦水。蛋打匀后做成蛋饼切成块。将所有材料混合放入大碗内，再加上调味料拌匀即可盛出。

不过，需要注意的是，莴笋性寒，产后女性应慎食。另外，莴笋与蜂蜜不宜同食，否则会导致胃寒，引起消化不良、腹泻。

桂圆味美，是夏季补血安神的首选

桂圆，又称龙眼。之所以得龙眼这个名字，是因为它的种子圆黑光泽，种脐突起呈白色，看似传说中"龙"的眼睛。新鲜的龙眼肉质细嫩，汁多甜蜜，美味可口。鲜龙眼制成干果后，即为中药里的桂圆。

《本草纲目》记载，桂圆味甘，性温，无毒，入心脾二经，有补血安神、健脑益智、补养心脾的功效。桂圆还有补益作用，对病后需要调养及体质虚弱的人有辅助疗效。桂圆一般人都可以食用，尤其适合心悸、失眠、神经衰弱、记忆力低下、贫血等患者食用，也适宜老年人气血亏虚及妇女产后虚弱乏力者食用。但桂圆含糖分较高，糖尿病患者当少食或不食；凡外感未清，或内有郁火、痰饮气滞及湿阻中满者忌食桂圆。因桂圆肉中含有嘌呤类物质，故痛风患者不宜食用。桂圆每次食用不可过量，否则会生火助热。

桂圆熬粥煮汤都十分美味，下面是几道桂圆美食：

1. 蜜枣桂圆粥

材料：桂圆、米各180克，红枣10枚，姜20克，蜂蜜1大匙。

做法：红枣、桂圆洗净；姜去皮，磨成姜汁备用；米洗净，放入锅中，加入4杯水煮开，放入所有材料和姜汁煮至熟烂，盛出。待粥温热时再加入蜂蜜即可。

功效：此粥具有补气健脾、养血安神的作用，能使脸色红润、增强体力，并可预防贫血及失眠。

2. 山药桂圆粥

材料：山药90克，桂圆肉1.5克，荔枝3～5个，五味子3克，白糖适量。

做法：先将山药去皮切成薄片，与桂圆肉、荔枝肉（鲜者更加）、五味子同煮粥，加入白糖适量调味即成。

功效：本品可以补益心肾，止渴固涩。适用于心肾之阴不足而引起的消渴、小便频数、泄泻、心悸失眠、腰部酸痛等症。

3. 桂圆肉炖鸡汤

材料：肥母鸡1只，桂圆肉150克，盐、料酒、胡椒面、味精、葱、姜适量。

做法：将鸡宰杀，清洗干净，入开水锅内焯水后捞出，洗去血沫放入砂锅内；再放桂圆肉及辅料，用大火烧开，后改用小火炖2小时左右，除去葱姜，加味精调味即可。

功效：补气健脾，养血安神，适宜心脾虚弱、气血不足、失眠头晕者调补，也可用于久病体虚、产后进补。

不过，女性怀孕后，大多出现阴血偏虚，滋生内热的症状，常有大便干结、小便短赤、舌苔发黄、口苦、咽燥等现象，所以宜滋阴清热、凉血安胎。如果这时为了求补而食用桂圆，非但不能产生补益作用，反会增加内热，发生动血动胎，漏红腹痛，小腹坠胀甚至大伤胎气，导致流产。特别是怀孕初期至7～8个月时，桂圆更属禁食之列。

消暑佳蔬，当然非苦瓜莫属

中医认为，苦瓜"入心、脾、胃三经"，可"泻六经实火，清暑，益气，止渴"。李时珍在《本草纲目》中也说："苦瓜气味苦、寒、无毒，具有除邪热，解劳乏，清心明目，益气壮阳的功效。"《随息居饮食谱》载："苦瓜青则苦寒、涤热、明目、清心。"更有趣的是，苦瓜若与其他食物一起煮、炒，如苦瓜烧肉，苦味却不入肉中，因此有"君子菜"的美名。因此，苦瓜在夏天往往成为餐桌上最常见的一道菜。

现代医学也证实，苦瓜营养十分丰富，所含蛋白质、脂肪、碳水化合物等在瓜类蔬菜中较高，特别是维生素C含量，每100克高达84毫克，约为冬瓜的5倍，黄瓜的14倍，南瓜的21倍，居瓜类之冠。苦瓜还含有粗纤维、胡萝卜素、苦瓜苷、磷、铁和多种矿物质、氨基酸等。苦瓜的苦味，含有抗疟疾的喹宁，喹宁能抑制过度兴奋的体温中枢，起到清热解毒的功效。苦瓜还含有较多的脂蛋白，可促使人体免疫系统抵抗癌细胞，经常食用，可以增强人体免疫功能。苦瓜还具有降血糖的作用，这是因为苦瓜中含有类似胰岛素的物质，从而成为糖尿病症患者的理想食品。

夏季吃苦瓜可以清热解暑同时又可补益元气，可贵的是苦瓜还有补肾壮阳的功效，这对于肾虚的女性来说是很好的选择。

但是，尽管夏天天气炎热，女性朋友们也不可吃太多苦瓜，并且最好搭配辛味的食物（如辣椒、胡椒、葱、蒜），这样可避免苦味入心，有助于补益肺气。另外，脾胃虚寒及腹痛、腹泻者忌食。

这里，再为女性朋友们推荐两款消暑的美味：

1. 苦瓜粥

材料：苦瓜100克，玉米50克，冰糖适量。

苦瓜有着独特的苦味。

做法：先把玉米淘净，再将苦瓜洗净，剖开去子和瓤，切成片。将玉米和苦瓜一起放入锅中加适量水煮粥，粥快好时，放入冰糖搅拌均匀即可。

功效：清热祛暑、降糖降脂。

2. 猪蹄炖苦瓜

材料：猪蹄2只，苦瓜300克，姜20克，葱20克，盐、味精各适量。

做法：猪蹄余烫后切块，苦瓜洗净、去子，切成长条；姜、葱拍碎。锅中油热后，放入姜、葱煸炒出香味后，放猪蹄和盐同煮。猪蹄熟时，放入苦瓜稍煮，加味精调味出锅即可。

功效：猪蹄含有丰富的胶原蛋白，易于消化又滋阴补液。苦瓜清热凉血，有明显的降血糖之功效。本菜补而不腻，咸香爽口，适合女性春夏之交或者夏天胃口不开、心情烦躁时食用。

以热防热，女性夏日养生要凑"热"闹

众所周知，以毒攻毒是一种治病的办法，可是女性朋友们，你们知道吗？在夏天，以热防热也是一种不错的养生方法，要想身体好，不妨来凑凑"热"闹。

1. 用热茶降温

饮一杯热茶可以在9分钟后使体温下降1～2℃，所以盛夏每天喝2～3杯（约2000毫升）、温度在40～50℃的热茶（最好是绿茶），不仅能够刺激皮肤毛细血管扩张，促进散热，还能帮助食物的消化吸收。此外，茶叶中的茶碱成分有利

尿作用，排尿也可带走一部分热量，使人感到凉爽。

2. 三餐要加热

在夏季，吃面条是许多人的所爱。但老年女性要注意以下几点：一是面条煮熟后最好不要过凉水；二是面汤温度要适宜，不能过热以防烫伤食道。另外，夏天还可适量地用些大葱、生姜、花椒之类的调味品，这些性味辛温的调料可以助阳气，除湿邪。

3. 常洗热水澡

夏天洗热水澡虽然会出很多汗，但热水会使毛细血管扩张，有利于人体的散热。老年女性1～2天可沐浴1次，最好不要泡浴，体质较差的可以坐在椅子上洗浴。水温控制在40℃左右，每次10～15分钟即可。少用或不用香皂，可用带润肤成分的沐浴露来清洁皮肤。还可以用柔软的毛巾轻擦胸背部，这样能刺激、活化处于"休眠"状态的人体免疫细胞，提高抗病能力。

4. 用热水泡脚

热水泡脚、按摩等良性刺激，对于神经系统功能失调引起的头昏头痛、失眠，消化系统的腹泻、腹胀、食欲低下等病症，以及泌尿生殖系统的尿频、尿痛、痛经等疾病，能起到良好的治疗作用。

此外，为了顺应夏季的特点，女性朋友们可以进行一些耐热锻炼。具体办法为：每天抽出1小时左右的时间进行跑步、打拳、跳健身舞、散步等体育锻炼，每次锻炼都要达到出汗的目的，以提高机体的散热功能。但要注意，锻炼不可过分，尤其当气温高于28℃、湿度大于75%时，要减少运动量，以防中暑。

夏季自制柠檬水，美白又防辐射

柠檬可以说是天然美容品中，名气最大、最深入人心的。柠檬生食味极酸，口感不佳，但若用得好，实用价值极大。作为日常生活中随处可见的美容水果，柠檬受到越来越多美女的关注，其美容作用可以概括为以下几方面：

（1）减少色素生成，使皮肤白皙。

（2）营养护肤。

（3）消毒去垢、清洁皮肤。

不过，柠檬的美容功效主要集中在美白皮肤上。白嫩肌肤的水果之王，柠檬当仁不让。因为它含有丰富的维生素C，可有效帮助肌肤美白，延缓皮肤老化症状，对消除疲劳也很有帮助。柠檬蕴含的柠檬酸成分不但能防止和消除色素在皮肤内的沉着，而且能软化皮肤的角质层，令肌肤变得白净有光泽。

柠檬，水果中的美白佳品，深受女性喜爱。

尤其是对于白领女性来说，长期对着电脑工作，导致皮肤受到电脑辐射的伤害，使得皮肤越来越干燥，小细纹越来越明显，皮肤开始变得暗沉，斑点开始增多。这时，女性可多喝柠檬水来防辐射，有效美白肌肤。但要注意的是，因为柠檬是感光性食物，即食用柠檬后接触阳光中的紫外线会使皮肤变黑甚至晒伤，因此最好在晚上饮用柠檬汁或使用柠檬美容。

下面推荐几款柠檬美白食谱。

1. 柠檬汁

将新鲜的柠檬榨汁，加冰糖适量饮用。常饮柠檬汁，不仅可以白嫩皮肤，防止皮肤血管老化，消除面部色素斑，而且还具有防治动脉硬化的作用。但是柠檬汁的酸度都很高，空腹喝太多会伤胃，因此不要空腹饮用，也不要大量饮用。

2. 蜂蜜柠檬水

将一个柠檬用水打湿，表面抹上一层食盐，轻轻摩擦片刻，用水冲洗干净，并切去柠檬两头。然后将柠檬切成两半，再切成薄片，以一层柠檬，一层蜂蜜的方式放入干净的玻璃瓶或者是密封瓶中，拧紧瓶盖，放入冰箱中冷藏 5~7 天即可冲水服用。注意，不要用热水，因为蜂蜜中含有酶，遇上热水会释放过量的羟甲基糖酸，使蜂蜜中的营养成分被破坏。

3. 柠檬鸭

材料：煺毛的鸭1只（约750克），上汤750克，柠檬1个，精盐、味精、芝麻油各适量。

做法：将鸭剖腹取出内脏，用开水烫过，洗去血水污物，再用清水漂凉，捞起，装入炖盅，加入精盐、上汤，放入蒸笼隔水炖50分钟后，加入柠檬（要去掉内核），再炖10分钟，加入味精，淋上芝麻油即成。

柠檬不仅可以食用，也可以用来DIY面膜或美白水：

（1）挑选1个新鲜的柠檬，将其洗净，整个去皮（包括内层的白皮），然后切下一半，用手挤出纯果肉原汁，其余切成柠檬片。果肉原汁、柠檬片、柠檬皮都留着备用。

（2）取1小汤匙柠檬汁，以及1勺乳酪、1勺暖蜜糖，在手肘、膝盖、脚跟部轻搽，有软化死皮作用，时间维持10~15分钟，然后用温水洗净。

（3）洗脸后，滴3滴柠檬汁在化妆水的化妆棉上，轻拍面部，可有效改善暗黄的肤色及分解化妆水的化学物质。注意，柠檬中含大量有机酸，对皮肤有刺激性，因此切莫用柠檬原汁直接涂面，一定要稀释或按比例配用其他天然美容品才能敷面。

（4）用2大勺酸乳酪、半勺蜜糖，混合2汤匙（咖啡小汤匙）柠檬汁制成面膜，避开眼部轻敷在脸上15~20分钟，之后用温水清洗，即可以清洁油垢。注意，切忌用整个柠檬来做美白面膜，以免柠檬汁过多损害肌肤，而且在有其他成分混合的情况下，使用的柠檬果肉原汁最多不超过3汤匙（要用咖啡小汤匙）。还需要注意的是，在敷脸前先取少量汁液在耳后或手背测试，以免发生过敏反应。

（5）取半个柠檬皮浸泡在浴缸的水中，可用来浸浴、洗头发。洗柠檬浴则可使毛孔处于通畅状态，利于排汗，对粉刺患者有很好的治疗效果。

（6）将柠檬皮切成细丝，加入适量的清水，放在香薰炉中，然后加热，就能成为不错的香薰。

千年"美容果"，让你的肌肤水嫩光滑

夏日里，颜色鲜红可爱、味道甘美的樱桃一直受到美女们的青睐，其不仅外形非常吸引人，美容功效也备受女性推崇。

自古以来，樱桃就被叫做"美容果"，中医古籍里称它能"滋润皮肤""令人好颜色，美态"，常吃能够让皮肤更加光滑润泽。经现代科学提取发现，樱桃含有减缓衰老的维生素 A；有活化细胞、美化肌肤，令双眼有神的维生素 B_2，有补充肌肤养分的维生素 C，能有效抵抗黑色素的形成，还有果酸，能促进角质层的形成。

樱桃不仅味道鲜美，更是美容产品青睐的对象。

樱桃的美容功效主要是因为其含铁量非常丰富，每百克果肉中铁的含量是同等重量的草莓的 6 倍、枣的 10 倍、山楂的 13 倍、苹果的 20 倍，居各种水果之首。铁是血红蛋白的原料，而女性又以阴血为本，因此樱桃除能美肤红颜外，还有助于治疗孕妇、乳母贫血及月经过多、崩漏等多种妇科病症。

下面是樱桃美容的方法：

1. 补血养肝，护肤养颜

材料：鲜樱桃 60 克，龙眼 20 克，枸杞子 20 克，白糖适量。

做法：龙眼肉切块，樱桃去核，切碎块，在干净的锅中放入适量清水，倒入龙眼肉、枸杞子，旺火烧沸，去浮沫，再用小火煮 30 分钟，再放入樱桃，煮约 15 分钟，待汤汁浓稠后加入白糖搅匀，即可食用。

注意，此羹需用小火煮。

2. 祛雀斑

材料：樱桃、青梅各 30 克，猪牙皂角、紫背浮萍各 30 克，鹰屎白 9 克（鸽屎白亦可）。

做法：共研为细末，早晚用清水调和敷面，15~20 分钟后以温水洗面，约 10 日即可。或霜梅肉、樱桃枝、牙皂、紫背浮萍各等份。研为末，敷脸。

樱桃汁外搽还可以治疗冻疮。在生冻疮的地方，用成熟的樱桃汁涂抹，同时按揉并晾干，24 小时后洗去，坚持 1 个月，冻疮就不会再复发。

除去美容功效，樱桃还有药用价值，其根、枝、叶、核、鲜果皆可入药，

能治疗多种疾病,特别是具有能促进血红蛋白再生的作用,对贫血患者有一定补益。需要注意的是,樱桃性温热,不宜多食,特别是溃疡症状者、上火者、虚热咳嗽者及糖尿病者一定要忌食。

控油兼补水,做一个夏日平衡小美人

夏天是皮肤最爱出问题的季节,所以许多女性会想尽各种办法进行控油和防晒,而忽略了补水。其实,夏季护肤在控油的同时还要注意补水。

这是因为,大部分的油性肌肤都有缺水的现象,而这种旺盛的油脂量往往会掩盖肌肤缺水的事实,给人造成错觉。因为油脂分泌过程中要消耗肌肤内的大量水分,再加上高温导致的大量流汗,都会使皮肤处于缺水状态。很快,脸上就出现了最严重的水油失衡现象。如果只控油、吸油,不补充水分,身体内的平衡系统就会自然启动,不断分泌更多的油脂以补充大量流失的油脂,形成"越控越油"的恶性循环。所以,夏季护肤,女性在控油的同时,更要补水。

想知道自己的皮肤是否属于油性,女性可以自己测试一下:洗脸之后什么都不要涂抹,2小时之后用手掌触摸肌肤,如果这时手掌上油油的,那么就说明你是油性肌肤;如果不是,就没有必要特别在意油脂的问题。

那么,要抑制油脂分泌过剩,保持"水油平衡",女性朋友具体应该如何做呢?

据《本草纲目》记载:"珍珠味咸,甘寒无毒,镇心点目。涂面,令人润泽好颜色,涂手足,去皮肤逆胪,坠痰,除面斑,止泄。除小儿惊热,安魂魄。止遗精白浊,解痘疗毒。"所以女性朋友们可以试试用珍珠粉来美容:

(1)珍珠粉4克,加少量的牛奶和蜂蜜,调匀后敷面,20分钟后洗净。

(2)珍珠粉4克,鸡蛋清适量,调匀后敷面,不但可以补水,还可以祛痘。

(3)将珍珠粉与日常的护肤品调和抹在脸上,可使皮肤滋润、有光泽且自然增白。

(4)一根香蕉去皮捣烂,加入2勺奶粉、适量浓茶和0.3克珍珠粉,调匀后涂面,10~20分钟后用清水洗净,可补水祛皱,保持肌肤光泽。

(5)2勺芦荟汁、2勺面粉和1.5克珍珠粉,调成糊状涂面,干燥时再涂第二层,20分钟后洗净。可防止皮肤松弛,延缓衰老。

(6)珍珠粉与茶叶各等份,以茶水送服珍珠粉,可补水、美容、润肤。适合开始老化的女性肌肤。

(7)橄榄油或者杏仁油1勺与0.15克珍珠粉调匀敷眼,会使眼周肌肤光滑而富有弹性。

常饮夏季清补靓汤,养颜纤体一举两得

炎热的夏季,女性朋友们都换上了凉爽的衣裙,可是,如果肌肤不好、身材欠佳,再好的衣服也穿不出效果来,怎么办呢?不要着急,现在就为女性朋友们推荐几

款夏季清凉滋补汤,一方面可以调理身体,另一方面可以养颜美容还能纤体,一举两得。爱美的你赶快来试试,过一个清凉滋补的夏天吧!

1. 绿豆银耳汤

材料:绿豆60克,银耳15克,冰糖1大匙。

做法:绿豆洗净泡水2~3小时,银耳用水泡发,去掉黄蒂。锅中置600毫升水,放入所有材料,用中火煮开后,改用小火继续煮30~40分钟加入冰糖即可。

功效:消暑解毒、益气补血。

2. 椰子银耳煲老鸡

材料:土鸡半只(约500克),椰子1个,干银耳40克,红枣12枚,姜3片,盐适量。

做法:将椰子去皮,取椰子水与新鲜椰子肉;将鸡余烫后备用;将银耳先泡水15分钟,洗净去蒂备用。将鸡放入锅中,加热水淹过鸡肉,以大火煮沸,转中火继续煮45分钟。再放入银耳、红枣、姜片,一起煮45分钟,然后加盐调味即可。

功效:消暑、降火、健脾胃、纤体。

3. 胡萝卜炖牛肉

材料:胡萝卜200克,牛腱200克,红枣8枚,姜2片,水1500毫升,酒少许,盐适量。

做法:将牛腱洗净,切成条块状备用;将胡萝卜洗净后切块备用;将牛腱余烫后捞起备用。把水煮开后,放入牛腱、胡萝卜、红枣及姜片,以中火炖煮一个半小时,然后再加入调味料调味即可。

功效:活血明目、抗氧防皱。

注意:牛腱一定要选择新鲜的,煮出来的汤味道才会鲜美。牛肉含丰富的脂肪、蛋白质、铁元素。铁元素对女性补血很有助益,而蛋白质则能增强人体的抵抗力。

4. 苹果雪梨煲排骨

材料:排骨250克,苹果3个,雪梨3只,南北杏20克,红枣20克,姜2片,水3800毫升,盐适量。

做法:将苹果、雪梨洗净后切薄片;将排骨洗净后切块备用;将南北杏、红枣泡水清洗;将排骨余烫后捞起备用。将姜、排骨、苹果、雪梨、南北杏、红枣放入水中,以大火煮20分钟后,再以中火煮1小时,起锅前加入盐调味即可。

功效:滋润养颜、生津健脾、祛寒解郁。

注意:姜使用时不要去皮,尤其是老姜的皮具有多种功效,除了祛寒、健胃、消炎外,还能治感冒、胃病等疾病。

5. 莲藕排骨汤

材料:莲藕500克,排骨400克,章鱼干2片,老姜3片,水3500毫升,盐适量。

做法:将章鱼干先用温水泡20分钟;将莲藕去皮,以刀背拍过后切片备用;将排骨余烫后备用。将所有食材一起放入水中,以中火煮一个半小时后熄火,再加盐调味即可。

功效：养颜抗老、活血润肤、促进新陈代谢。

需要注意的是，以刀背拍打莲藕的目的，是为了增加其烹煮后松酥的口感。最好不要中途加水，若是煮到水量过少非得加水时，则可添加热水，以节省烹调时间。

祛除红血丝，还原诱人的白瓷美肌

现实生活中，有些女孩子的皮肤比较薄，跟透明的似的，脸上的红血丝清晰可见，遇冷遇热或者紧张时会变严重，太阳一晒也会变得明显。夏天比冬天要严重，看过医生，吃了很多维生素，也没什么效果。那么，到底该怎样才能消除这些红血丝呢？

红血丝是面部毛细血管扩张性能差、角质层受损或一部分毛细血管位置表浅引起的，一丝丝纵横交错，如蜘蛛网般，发散性分布，严重者会连成片状，变成红脸。这种皮肤薄而敏感，过冷、过热、情绪激动、温度突然变化时脸色会更红。面部红血丝不仅影响外表的美丽，还会给心理造成阴影，给女性正常生活带来极大的不便。

形成面部红血丝的原因是不同的，主要有以下几种：

（1）居住高寒地区或受过冻伤，致使血液循环受阻，血管壁瘀滞，使面部呈现一条条红血丝。

（2）局部长期使用皮质类激素药物，引起毛细血管扩张，导致皮肤变薄、萎缩等，引起面部发红。

（3）经过角质层打磨，使皮肤暂时看起来较白，但因为破坏了保护皮肤的表层，使表皮变薄，红细胞容易渗出，导致面部发红。

（4）经常美容焕肤，因为焕肤品主要含苯甲酸，用苯甲酸反复刺激薄嫩、细腻的颜面部位，使没有受到保护的真皮层暴露于外部，接受强烈紫外线的照射所致。

（5）血管老化、脆弱、缺乏弹性，血管收缩较慢，红细胞容易渗出，致使面部发红。

对红血丝，传统治疗方法多为仪器治疗、中药治疗、外用化妆品等，不仅没有较好的疗效，往往使症状更严重。如果日常采用正确的方法护理，就可以防治和减轻它。具体如下：

（1）温差刺激不要太大，不要吹冷气、烤明火，避免从冷的地方突然到热的地方，或者从热的地方突然到冷的地方，使红血丝加重。

（2）尽量保持情绪稳定，不要吃刺激的东西如辣椒。

（3）夏天别晒太阳，要增加体育运动。其实血管扩张的女性还有可能是因为血管太脆太薄，可以吃点胡萝卜增加其弹性。

（4）增强皮肤锻炼，经常用冷水洗脸，增加皮肤的耐受力。

（5）经常轻轻按摩红血丝部位，促进血液流动，有助于增强毛细血管弹性。

此外，红血丝皮肤比较敏感，一定不要使用含重金属的化妆品，避免色素、毒素残留表皮，可以用些柔和型的护肤品。另外，还要尽量少更换护肤品，如果需要更换，请先做一下实验：可以先把少量外用护肤品搽在耳后，因为耳后皮肤一般不会过多接触外用护肤品，对护肤品比较敏感，一个小时后可以看一下结果，如果在耳后不产生过敏现象，则可以使用，如发现过敏或不适，应立即停用。

姜汤补暖，让女人轻松远离空调病

炎热的夏季，室外气温很高，女性衣着单薄，进入空调房间后处在低温环境中，生物钟的运转突然发生了改变。当冷的感觉传递到大脑体温调节中枢时，大脑便指令皮肤外周血管收缩，分布在全身的汗腺便会减少分泌，以减少热量的散发来保持体温。同时冷的感觉也促使交感神经兴奋，导致分布在腹腔器官上的血管收缩，胃肠蠕动减弱，因而出现了肢体麻木、皮肤干燥、胃肠不适等相应症状。女性更易发生，因为女性对冷的刺激比较敏感。

中医认为，空调病属暑湿证。夏天气候炎热，人体腠理开泄，若长时间处在空调环境中，则容易产生此病。那么，有没有什么既简单又有效的办法来对付空调病呢？

令人意想不到的是，最简便有效的东西竟然是厨房里常用的生姜。研究表明，适量喝姜汤不仅能预防空调病，而且对吹空调受凉引起的一些症状也有很好的缓解作用。针对吹空调引发的症状，我们来看看姜汤是如何对付它们的。

首先，对于因空调着凉引起的胃部和腹部疼痛，大便溏泻，女性可以喝一些姜汤，能驱散脾胃中的寒气，效果非常好。而对一些平常脾胃虚寒的女性，可以喝点姜枣汤（即姜和大枣熬的汤），有暖胃养胃的作用。因为生姜侧重是补暖，大枣侧重是补益，二者搭配服用可以和胃降逆止呕，对治疗由寒凉引起的胃病非常有效。

其次，因空调引起的四肢关节和腰部受寒而导致的酸痛，可以煮一些浓浓的热姜汤，用毛巾浸水热敷患处。如果症状严重，可以先内服一些姜汤，同时外用热姜汤洗手或者泡脚，这样能达到散风祛寒、舒筋活血的作用，最大限度缓解疼痛。

再次，因室内室外温差大引起的风寒感冒，主要体现在恶寒、头疼、发热、鼻塞、流涕、咳嗽等症状，可以喝姜汤，用以减轻感冒症状。

需要注意的是，如果想缓解空调病，姜汤不可过淡也不宜太浓，一天喝一碗就可以起到作用。可以在姜汤中加适量的红糖，因为红糖有补中缓肝、活血化瘀、调经等作用。

此外，再向女人介绍几种措施，对防治空调病也很有效：

（1）恒定空调温度。一般室内外温差不超过7℃，在这个温度范围内，人体的温度调节中枢能灵活自如地进行调节，而温差超过了这个幅度，就会出现失调而产生不适。

（2）定时注入新鲜空气。每隔3～4小时，应关闭空调机，打开门窗，让室内空气彻底流通，然后再闭门开机，这样可使空气的质量相对得到改善，从而减少疲劳与头痛的发生。

（3）采取保护措施。适当添加衣服，少穿短裙短裤，关节部位可以酌加毛巾，或在座位底下放个垫子。时间久了要起身走动走动，以增加末梢血管的血液循环。

（4）为避免脱水，在空调房内要多喝水。

（5）经常走出空调室，多接受自然界高气温的刺激，能够增强人体的适应能力以及抗病能力。

穿露脐装，更要保护好肚脐

古人有"脐为五脏六腑之本，元气归藏之根"之说。在中医上，肚脐是重要的穴位——神阙穴。肚脐内通五脏六腑，为抵御外邪之门户，它具有向全身输布气血的功能，有健脾强肾、回阳救逆、和胃理肠、行气利水、散结消滞、活血调经的作用。然而，肚脐也是最怕着凉的部位，经常保护肚脐，不让它受风寒之邪的入侵，对女性健康是十分关键的。

如今，在炎热的夏季，大多数女士们都希望在穿着打扮上追求时髦、新潮和性感，于是非常喜欢常穿露脐装。从养生保健角度考虑，穿露脐装一定要注意保护肚脐。穿露脐装，腰部和腹部裸露在外，受到冷风或夏季室内空调的冷气侵入，就会刺激腰眼和肚脐，不但使皮肤、肌肉受到侵害，而且还会因受冷热变化的刺激引起胃肠功能的紊乱，使消化系统功能受损，甚至病菌也会侵入。此时，人体就容易出现呕吐、腹痛、腹泻等胃肠系统疾病。同时，脐部肌肉比较娇嫩，很易受损，脐眼袒露于外，容易汇集污垢，如不小心就会引起感染，发生脐炎。

因此，女性朋友们在穿露脐装时，必须注意对脐部的保护：

（1）穿露脐装一定要在夏季天热时穿，不可因为急于展示魅力在天还有些寒冷时就穿上露脐装。深秋和初冬气温变化很大，也不适合穿露脐装，不要因为追求美丽而损害了健康。

（2）要注意脐部卫生。夏日出汗多，身体上的污垢很容易随汗液进入脐眼而沉积，所以平时要对脐部进行清洁，每天用温热的清水加中性沐浴液擦洗脐周及脐眼，以清除污垢，防止病菌滋生。但是，擦洗时不宜用力搓擦，以免搓伤皮肤，发生感染。

（3）要注意防"风"。脐周是胃肠部位，容易受凉，除不要在天寒冷时穿露脐装外，就是在夏季早晚天气比较凉或者阴雨天温度较低时，穿露脐装也会使肚脐和胃肠受凉，所以不宜穿露脐装。电扇、空调的凉风不要正对着脐部吹；晚间睡眠时不要让脐部当风而吹，必要时可在腹部盖上被子。

（4）要防止脐部意外损伤。肚脐周围裸露，缺少衣着的保护，往往容易遭到意外损伤，如划伤、擦伤等，因而日常起居工作中要小心，动作幅度不宜过大、过猛。

（5）胃肠、腰部或肾部有慢性病的女性，不宜穿露脐装，以免加重病情。

芳香浴促循环让女性更有活力

和自然对话,这是芳疗的真谛。女性天生拥有敏锐的感官,透过无数蕴含自然精华的气息,感知来自自然的密语。

盛夏的夜里,女性朋友们如果睡眠质量不好或者加班到深夜,早上起来容易精神萎靡,缺乏活力和工作热情。这时,泡个芳香浴或者用精油做个简单的局部按摩能促进血液循环,有效唤醒你的活力。

1. 适用精油

迷迭香可保持头脑清醒,鼠尾草、杜松则有舒缓压力和振奋精神的功效。此外,葡萄柚、杜松、茉莉、柠檬、洋甘菊、薰衣草、荷荷芭油、浮香、黑胡椒、马鞭草、丝柏都有提神醒脑、振奋精神的作用。

2. 精油配方

吸嗅配方:洋甘菊1滴+薰衣草1滴+葡萄柚1滴。

泡澡配方:鼠尾草3滴+杜松或柠檬3滴。

按摩配方:柠檬2滴+乳香1滴+荷荷芭油5毫升。

3. 使用方法

吸嗅:将调配好的精油滴在手帕或制成小瓶喷剂随身携带,随时吸嗅,能振奋精神,唤醒活力。单方精油亦有此效果。

泡澡:在放满水的浴缸中加入5~6滴调制的沐浴精油,泡澡15~20分钟,有良好的振奋作用。

按摩:取调制好的按摩精油3~5滴,按摩耳后根及颈部,提神、振奋、缓解疲劳的效果不错。如果时间充足,按摩肩膀和背部效果更好。

4. 使用须知

持久充沛的精力来自良好的休息和充足的营养,精油能提神醒脑,但不能代替休息和营养。长期依赖精油而不注意休息对健康不利。

炎炎夏日,女性更容易精神萎靡,变得很容易健忘、注意力不集中。对此,精油中有一支唤醒记忆的生力军,它们能刺激脑神经,帮助你调整情绪,使你即使在炎炎的夏日,仍能保持积极的工作和学习状态。

1. 适用精油

洋甘菊、迷迭香、葡萄柚、罗勒、柠檬、薄荷、茴香、佛手柑、百里香、柑橘、薰衣草。

2. 精油配方

吸嗅配方:迷迭香1滴+柑橘3滴。

熏香配方:百里香3滴+迷迭香2滴。

沐浴配方:葡萄柚3滴+柠檬2滴。

按摩配方:罗勒5滴+葡萄柚8滴+百里香7滴+甜杏仁油20毫升。

3. 使用方法

吸嗅：直接将调配好的精油 1～2 滴滴在手帕或纸巾上，随身携带，随时吸嗅。

熏香：将开水倒入熏蒸台上方的水盆中约八分满，加入 5 滴熏香配方的精油。

沐浴：在八分满的浴缸中倒入 5 滴精油，充分溶解后浸泡约 10 分钟。

按摩：取按摩精油 5～10 滴，按摩太阳穴、颈部与胸部，亦可涂抹全身。

4. 使用须知

精油通过刺激脑神经、促进血液循环达到提神醒脑、增强记忆的功效，有振奋精神作用，睡前不宜适用，否则影响睡眠。

第三节

养阴防燥，金秋女人更滋润——女性秋季养护法

天干物燥，女人秋季补什么

秋季，天干物燥，女性朋友们进补宜贯彻"少辛多酸"的原则。所谓少辛，是指少吃一些辛味的食物。因为，肺属金，通气于秋，肺气盛于秋。少吃辛味，可有效防止肺气太盛。

具体来讲，一方面可食用芝麻、糯米、蜂蜜、荸荠、葡萄、萝卜、梨、柿子、莲子、百合、甘蔗、菠萝、香蕉、银耳、乳品等食物，也可食用人参、沙参、麦冬、川贝、杏仁、胖大海、冬虫夏草等益气滋阴、润肺化痰的保健中药制作的药膳；另一方面要少吃葱、姜、韭菜、辣椒等辛味之品，而要多吃酸味的水果和蔬菜。

同时，根据中医"春夏养阳，秋冬养阴"的原则，虽然进入秋季是进补的大好时节，但进补不可乱补，应注意五忌：

一忌无病进补。无病进补，既增加开支，又损自身。如服用鱼肝油过量可引起中毒，长期服用葡萄糖会引起发胖。血中胆固醇增多，易诱发心血管疾病。

二忌慕名进补。认为价格越高的药物越能补益身体，人参价格高，又是补药中的圣药，所以服用的人就多。其实滥服人参会导致过度兴奋、烦躁激动、血压升高及鼻孔流血。

三忌虚实不分。中医的治疗原则是虚者补之，不是虚症病人不宜用补药。虚病又有阴虚、阳虚、气虚、气血虚之分。对症下药才能补益身体，否则适得其反。

四忌多多益善。任何补药服用过量都有害，因此进补要适量。

五忌以药代食。重药物轻食物是不科学的，药补不如食补。

此外，秋季养生可以分为初秋、中秋和晚秋3个阶段。

初秋之时，欲食之味宜减辛增酸，以养肝气。古代医学家认为，秋季，草木零落，气清风寒，节约生冷，以防疾病，此时宜进补养之物以生气。《四时纂要》说："取枸杞浸酒饮，耐老。"中秋炎热，气候干燥，容易疲乏。此时首先应多吃新鲜少油食品。其次，应多吃含维生素和蛋白质较多的食物。晚秋临近初冬，气候愈渐寒凉，这时秋燥易与寒凉之邪结合而侵袭人体，多见凉燥病症。这时应多吃微温或性平味甘酸的食物，以养肺强身抗凉燥；少吃或不吃寒性之品，以免雪上加霜。

女性秋日进补，脾胃是关键

经过炎热的夏天，机体的耗损非常大，所以当凉爽的秋天来临的时候，女性都会利用各种方法来调补身体，但是在进补时一定要讲究方法，以免适得其反。

有的女性认为，补就是吃补药、补品，所以这类女性不管自己的身体是什么情况，就把许多补药补品，如人参、鹿茸等集中起来突击食用，称之为"大补"；有的女性则认为，夏天天气热，人们不思饮食，所以现在应该好好地吃几顿，把夏天的损失补回来，称之为"贴秋膘"。其实，这些补法都是不科学的，不但浪费财力物力，还对健康无益，甚至可能有损脾胃。

因为夏天气温高，所以女性胃肠功能普遍不好，多不思饮食，因此，日常中吃的大多是瓜果、粥类、汤类等清淡和易消化食品，脾胃活动功能亦减弱。秋凉后如果马上进食大量猪、牛、羊、鸡等炖品，或其他一些难以消化的补品，就会加重脾胃的负担，甚至损害其正常的消化功能。这就好像跑步一样，必须要先经过慢跑后才能逐渐加快，如果一下吃进大量难以消化的补品，胃肠势必马上加紧工作，才能适应这突然的需要，这势必会造成胃肠功能紊乱，无法消化，营养物质不但不能被人体所吸收利用，甚至还会引起疾病。

还有一些女性家里红参、白参、西洋参成堆放着，就是不敢吃，因为一吃补品就拉肚子。其实，这种现象往往就是脾胃差的表现，也是很多人在进补时出现的一大现象。究其原因，是在秋凉时贸然进补，加重了脾胃负担，使长期处于疲弱的消化器官不能一下子承受，导致消化功能紊乱，出现胸闷、腹胀、厌食、消化不良、腹泻等症。所以，女性在秋季进补之前要给脾胃一个调整适应时期，可先补食一些富有营养，又易消化的食物，以调理脾胃功能。

秋夜凉，别让寒气伤了女人身

每年的秋末冬初，都是气温变化无常的时节，通常是一股冷空气过去，晚上的气温骤降，产生的寒气就会进入人体内部。这时，女性朋友们所承受的寒气不重，同时气血充足、经络畅通，身体很快会将寒气从表皮受寒的部位运送到排泄通道。如果受寒的面积很大，或寒气长期积累，就必须消耗大量的能量来驱除寒气，身体必将产生大量的"寒毒"（变质的体液），就容易生病。

现实生活中，很多女性朋友患肠胃疾病都是因为寒气入侵。肠胃也就是中医中所说的"脾"，负责掌管全身血流供应。假如肠胃功能不好，吸收能力也差的话，食物营养便无法化成足够的血液提供身体所需，末梢血液循环自然就会变得很差。

寒气积累在肌肉里，时间长了，人就会觉得肌肉僵直、腰酸背痛，形成肩周炎、关节炎。寒气积累到一定的程度，就会入侵到经络，造成气滞血瘀，影响气血的运行，这就是中医所讲的虚亏，它能够诱发多种难以治愈的病症。

既然寒气的危害如此之大，那么在深秋季节，女性朋友们就应树立正确的养生观念，尽量减少和避免寒气伤身。

1. 不扰阳气，增强肌肤适应能力

所谓不扰阳气，是说不要耗散精气、元气，要护阳益气。冬季夜里寒气重，伤人尤甚，所以女性朋友们一定要早睡，这样才能让闭藏之阳气不受干扰。过度劳累会耗散阳气，因此女性在工作中应做到劳逸结合。比如，加强锻炼，因为秋凉能让皮肤机能受到"冻"的锻炼，随着秋凉逐渐加重，由凉过渡到冬天的寒冷，肌肤的适应能力也会与之相适应。冬天加衣，不宜一次性加衣，应随气温下降而逐步加衣，这样可让肌肤逐步适应寒冷的冬天，提高机体抗寒能力。

2. 增强肺之宣发肃降功能，以抗寒邪侵入

深秋气温低，冷气浓重，寒邪侵入，肺先受害。肺为风寒所束，宣发肃降机能发生障碍，便会咳嗽、气喘，因此增强肺宣发肃降的机能，就能增强肌肤抗寒的能力。在生活中应注意背部、鼻子、双脚的保暖御寒，因为这些部位是肺部受寒的途径。在平时可以一天三次摩擦鼻之两翼至发热或者摩擦双脚的涌泉、丰隆诸穴和背部的肺腧穴，这些都能起到驱寒的效果。

3. 健脾养胃，提高抗寒能力

为了能使人体所需的营养物质得到源源不断的供给，必须健脾养胃，增强胃的消化能力和脾的运化能力，所以在寒冷的冬天不宜吃生冷食物，因为生食、冷食不宜消化，会损伤脾胃。饭后1小时用手掌面在腹部按顺时针方向按摩20次，有助于食物消化吸收；临睡前摩腹，可以健脾胃，帮助消化，并有安眠作用。

麦冬、百合、西蓝花，女性秋燥少不了

由于夏天出汗过多，体液损耗较大，身体各组织都会感觉缺水，女性朋友们在秋季就容易出现口干舌燥、便秘、皮肤干燥等病症，也就是我们常说的"秋燥"。

《本草纲目》里说，麦冬可以养阴生津、润肺清心，适用于肺燥干咳、津伤口渴、心烦失眠、内热消渴及肠燥便秘等。而百合入肺经，补肺阴，清肺热，润肺燥而止，对"肺脏热，烦闷咳嗽"有效。所以，要防止秋燥，用麦冬和百合最适宜。

此外，营养学家提倡，女性在秋季要多吃西蓝花，因为这时西蓝花花茎中营养含量最高。常吃西蓝花有润喉、开音、润肺、止咳的功效，还可以减少乳腺癌、直肠癌及胃癌等癌症的发病率，堪称美味的蔬菜良药。常吃西蓝花还可以抗衰老，

防止皮肤干燥，对女性来说是一种很好的美容佳品。

至于如何用麦冬、百合、西蓝花来滋阴润燥还有一些小窍门，女性朋友们不妨参照下述的建议：

1. 西洋参麦冬茶

秋季需要护气，尤其是肺气和心气，如平时应尽量少说话。不过，那样也只能减少气的消耗，而真正需要的是补气，而补气佳品非西洋参麦冬茶莫属。

材料：西洋参10克，麦冬10克。

做法：泡水，代茶饮，每天1次。

2. 蜜蒸百合

秋天多风少雨，气候干燥，皮肤更需要保养，多食百合有滋补、养颜、护肤的作用。但百合因甘寒质润，凡风寒咳嗽、大便稀溏、脾胃虚弱者忌用。

百合

关于具体的吃法，《本草纲目》中记载了这样一个润肺的方子：

材料：鲜百合200克，蜂蜜适量。

做法：用鲜百合加蜜蒸软，时时含一片吞津。

4. 香菇西蓝花

材料：西蓝花、香菇各适量，盐、味精、胡椒粉各适量。

做法：西蓝花洗净，适当切成小朵，用热水把香菇泡软，洗净挤干水分；将西蓝花、香菇同时放入开水中焯一下，捞出沥干晾凉待用；炒锅置火上，放油烧热，依次放入香菇、西蓝花快速翻炒；待炒熟后，放盐、味精和胡椒粉调味，出锅即成。

功效：防癌抗癌、润燥爽口。

5. 兰花虾球

材料：西蓝花、虾仁各适量，盐、味精、湿淀粉各适量。

做法：西蓝花洗净，切成小朵，用开水焯一下，捞出用凉水过一遍，沥干水晾凉待用；虾仁去背上黑线，洗净；炒锅置火上，放油烧热，倒入西蓝花和虾仁翻炒，待二者熟后，放湿淀粉勾芡，加盐、味精调味即成。

功效：增强免疫力、健脑明目。

6. 凉拌西蓝花

材料：西蓝花适量，黑木耳（干）、小葱、大蒜各适量，味精、盐醋、香油各适量。

做法：黑木耳泡发去蒂洗净，用开水焯一下，切丝备用；将西蓝花洗净分成小块，用开水焯一下，摊开，凉凉；葱切丝、蒜切末；将西蓝花、黑木耳丝、葱丝、蒜末放一起，加适量盐、醋、味精香油，拌匀即可食用。

功效：润肺止咳、滋润皮肤。

另外，值得注意的是，西蓝花中常有残留的农药，还容易生菜虫，所以在吃之前，可将西蓝花放在盐水里浸泡几分钟，能驱走菜虫，还可去除残留农药。还有，西蓝花和猪肝不能同食，猪肝中含有丰富的铜、铁、锌等微量元素，西蓝花中含有大量的醛糖酸残基，同时食用能形成螯合物，影响人体对营养物质的吸收。牛奶与西蓝花相克，同食会影响钙的吸收。

荷莲一身宝，秋藕最补人

秋令时节，正是鲜藕应市之时。鲜藕除了含有大量的碳水化合物外，蛋白质和各种维生素及矿物质也很丰富。其味道微甜而脆，十分爽口，是老幼妇孺、体弱多病者的上好食品和滋补佳珍。

莲藕含有丰富的维生素，尤其是维生素K、维生素C、铁和钾的量较高。它常被加工成藕粉、蜜饯、糖片等补品。莲藕的花、叶、柄、莲蓬的莲房、荷花的莲须都有很好的保健作用，可做药材。

中医认为，生藕性寒，甘凉入胃，可消瘀凉血、清烦热、止呕渴。适用于烦渴、酒醉、咯血、吐血等症，是除秋燥的佳品。妇女产后忌食生冷，唯独不忌藕，就是因为藕有很好的消瘀作用，故民间有"新采嫩藕胜太医"之说。熟藕，其性由凉变温，有养胃滋阴，健脾益气的功效，是一种很好的食补佳品。而用藕加工制成的藕粉，既富有营养，又易于消化，有养血止血，调中开胃之功效。

具体说来，莲藕的功效有以下几种：

（1）莲藕可养血生津、散瘀止血、清热除湿、健脾开胃。

（2）莲藕含丰富的单宁酸，具有收缩血管和降低血压的功效。

（3）莲藕所含丰富的膳食纤维对治疗便秘，促进有害物质排出功效显著。

（4）生食鲜藕或挤汁饮用，对咯血、尿血等症有辅助治疗作用。

（5）莲藕中含有维生素B_{12}，对防治贫血病颇有效。

（6）将鲜藕500克洗净，连皮捣汁加白糖适量搅匀，随时用开水冲服，可补血、健脾开胃，而且对治疗胃溃疡出血效果颇佳。

不仅如此，藕节也是一味著名的止血良药，其味甘、涩，性平，含丰富的鞣质、天门冬素，专治各种出血，如吐血、咯血、尿血、便血、子宫出血等症。民间常用藕节六七个，捣碎加适量红糖煎服，用于止血，疗效甚佳。但凡脾胃虚寒、便溏腹泻及女性寒性痛经者均忌食生藕，胃、十二指肠溃疡者少食。

下面，再为女性朋友们推荐两款贴心药膳：

1. 鲜藕茶

材料：鲜莲藕250克，红糖20克。

做法：把洗净的莲藕切成薄片，放入锅中，加水适量，以中火煨煮半小时左右，再加入红糖拌匀即可。

功效：清热祛火、养胃益血。

2. 藕粉粥

材料：藕粉100克，粳米100克，红糖适量。

做法：将粳米淘洗干净，放入锅中加水煨煮，待稠粥将成时，放适量红糖和已经用冷开水拌匀的藕粉,最后搅拌成稠粥即可。

功效:安神补脑、健脾止血。

秋天消瘦女性多喝粥,美味又滋补

一些在夏天不爱饮食以至于身体消瘦的女性的胃口和精神会在秋天渐渐转好,这时是女性进补的最佳季节。由于气候干燥,美味而滋补的药粥成为不错的选择。

1. 菊花粥

材料:菊花60克,米100克。

做法:先将菊花煎汤,再同米煮成粥。

功效:具有散风热、清时火、明目等功效,对秋季风寒感冒、心烦口燥、目赤肿痛等有较好的治疗功效。同时能防治心血管疾病。

2. 梨粥

材料:梨2只,粳米100克,水适量。

做法:梨洗净后带核切碎加粳米,和水煮粥。

功效:梨具有良好的润燥作用,可作为秋令常食的保健食品。

3. 核桃粥

材料:核桃肉20克,米100克。

做法:核桃肉洗净放入锅中,同米大火煮沸,转用文火熬煮至熟。

功效:常食核桃粥,有补肾健脑和抗衰老的作用。

4. 赤小豆粥

材料:赤小豆50克,米100克,白糖少许。

做法:赤小豆和米同放锅中,大火煮开,改用文火熬煮,食用时,放入白糖即可。

功效:清热、利尿、止渴。

5. 红枣小米粥

材料:红枣50克,小米150克,白糖适量。

做法:红枣用水泡软洗净后,同米下锅大火煮开,然后用文火慢慢熬煮,待黏稠时,放白糖调匀即可。

功效:此粥香甜可口,补血安神,滋养肌肤。

秋天饮茶,滋阴降火保健康

秋天"燥气当令",常使女性口干舌燥。据研究发现,茶叶所含的营养成分及其药理作用,具有很好的保健功能和防治疾病的功效。秋天喝茶可治病,女性如能根据自身体质选用适宜疗方,对增进健康、增强体质大有好处。

下面,教女性朋友们3种可以自己在家操作的天然茶饮,秋天常喝是一种美好又健康的享受:

1. 萝卜茶

材料：白萝卜100克，茶叶5克，以及少量食盐。

做法：先将白萝卜洗净切片煮烂，略加食盐调味（不要放味精），再将茶叶用水冲泡5分钟后倒入萝卜汁内服用，每天2次，时间不限。

功效：有清热化痰、理气开胃之功，适用于咳嗽痰多、吃饭不香等。

2. 姜苏茶

材料：生姜、苏叶各3克。

做法：将生姜切成细丝，苏叶洗净，用开水冲泡10分钟代茶饮用。每日2剂，上下午各温服1剂。

功效：有疏风散寒、理气和胃之功，适用于风寒感冒、头痛发热，或有恶心、呕吐、胃痛、腹胀等肠胃不适型感冒。

3. 银耳茶

材料：银耳20克，茶叶5克，冰糖20克。

做法：先将银耳洗净加水与冰糖（不要用绵白糖）炖熟；再将茶叶泡5分钟取汁，与银耳汤搅拌均匀服用。

功效：有滋阴降火、润肺止咳之功，适用于阴虚咳嗽。

如果女性朋友选择购买茶叶宜选乌龙、铁观音等青茶。青茶性适中，介于红、绿茶之间，不寒不热，适合秋天的气候，常饮能润肤、益肺、生津、润喉，有效清除体内余热，恢复津液，对金秋保健大有好处。

秋日女性养肌肤，先从排毒开始

在夏天转为秋天之后，肌肤的新陈代谢开始转慢，盛夏的骄阳和潮湿让一些毒素潜藏起来，慢慢堆积在肌肤表面排不出去，或者排出的速度较慢。在进入秋天之后，问题就显现出来了，例如肤色暗沉、干燥缺水，甚至出现色斑，皮肤手感也比夏季要粗糙很多，这说明你的肌肤需要排毒了。

在清除了体内大部分的毒素之后，女性才能安心进补保养，肌肤才能安然度过这一年中最干燥的秋季。下面，先自测一下你的肌肤是不是有以下的症状：

（1）肤色不是很黑，但暗沉发黄。

（2）天气转凉，脸部的肌肤更易出油。

（3）坚持用眼霜，但黑眼圈和眼袋依然明显。

（4）皮肤变得干燥，摸上去很粗糙。

（5）皮肤抵抗力下降，容易出现过敏现象。

女性朋友们，如果以上现象中你有3种以上，说明"中毒"的症状在你身上突出，要赶快着手排毒了。

直接食用有利于排毒的水果或蔬菜是美容排毒的关键。《本草纲目》指出，地瓜可以"补虚乏，益气力，健脾胃"，还有"海中之人多寿，乃食甘薯故也"之说，所以排毒要多食地瓜。紫菜含丰富的蛋白质、碳水化合物以及多种维生素、碘和其他微量元素。豆腐则可清热解毒。多喝紫菜豆腐汤可以润体解热，排毒。女性还要多吃些石榴、燕麦片、苹果、胡萝卜、木耳等。当然，在补充排毒食品时，要避免油炸、烧烤、饼干、罐头等容易堆积毒素的食物。

此外，秋季排毒，洗脸、沐浴、运动也是不可少的，女性朋友们一定要做足排毒功夫。

牛奶，唤醒女人的娇嫩肌肤

虽然许多女性都觉得过期的牛奶扔掉太可惜，但很少有女性知道过期牛奶会产生乳酸，可以软化角质，是既经济又有效的护肤佳品。当然，如果牛奶已经结块就不要再使用了。

《本草纲目》中有牛奶可以治反胃热、补益劳损、润大肠、治气痢、除黄疸的记载。对于女性而言，牛奶则可以润泽肌肤、增加皮肤弹性、缓解皮肤干燥。在干燥的秋季，给皮肤做做牛奶保养，效果一定很好。

1. 手部牛奶浴

秋季里除了使用护手霜外，用牛奶洗手也会使双手滋润起来。尤其在忙完家务后双手会变得粗糙、油腻，而牛奶不但能除去油腻，还能滋养手部肌肤。

2. 用牛奶护发可让头发靓丽

牛奶中含有的酶可以促进皮肤表面角质的分解，用热牛奶洗头能够令头发顺滑靓丽、有光泽。也许你会担心牛奶在头发上留下奶腥味，其实不用担心，只要洗后涂抹一些有香气的护发素就好了。但要记住洗头时不要使用过期的牛奶。

3. 用牛奶解决腿部问题

牛奶不仅营养丰富且具有多种美容功效。

我们知道，秋季眼部皮肤是很容易松弛和出现皱纹的，尤其是在熬夜后，眼部疲劳、水肿、黑眼圈等问题都来了。不要发愁，用适量牛奶和醋加开水调匀，然后在眼皮上反复轻按3～5分钟，再以热毛巾敷片刻，就可以缓解眼部疲劳，还能瞬时消除眼部水肿。

最后，再为女性朋友推荐一道牛奶大枣补血养颜汤。先准备牛奶500毫升，大枣25克，大米100克。然后先将大米与大枣同煮成粥，再加入牛奶，烧开即可服用。

此外，秋季想要拥有牛奶般润滑的肤质，女性朋友们还可以敷一些自制的天然补水面膜。下面就教大家一种番茄杏仁面膜的做法。

材料：番茄1个，杏仁粉3茶匙。

做法：先将番茄连皮揉成浆状，再加入杏仁粉搅拌，敷在脸上约15分钟，然后用温水洗净。

功效:番茄含有丰富的维生素C,而且蕴涵丰富的果酸,能有效去除面部死皮及为肌肤补充水分。配合有美白滋润功效的杏仁粉,让肌肤时刻有足够的水分。

秋天,为肌肤锁水保湿最重要

夏秋换季的时候,本来润润的皮肤变得很干燥,还会有紧绷的感觉,更糟的是脸上还有脱皮的现象。

其实,这是季节在提醒你:该好好护肤了!秋天,肌肤的锁水能力大大下降,所以保湿是最重要的功课。

李时珍说:"水为万化之源,水去则营竭。"对秋季护肤来说,多喝水无疑是最好、最简单的方法,不但可以加速新陈代谢的速度,把多余的废物通通排出体外,还能让肌肤随时保持润泽及弹性。所以,从现在起早上一起床,就先喝上一杯水吧。

除了饮水你也可以自制一款补水的化妆水。将新鲜的玫瑰花洗净,加少量的水煮45分钟,放温后滴入少许蜂蜜或精油,搅匀即可。上班时带上一小瓶,再准备几片干净的面膜纸。觉得皮肤干燥时就将自制的化妆水倒少许在面膜纸上,轻轻敷于脸上15分钟,立刻就能感觉脸颊水嫩嫩的。需注意的是,揭下面膜纸后要轻轻拍打面部,直至残留的水分完全吸收。

为了避免身体里的水分在无声无息的空调下流失,建议女性在办公室里放一个小鱼缸,维持房里的湿度,让空调带走鱼缸里的水,而不是你脸上的水。当然女性也可以在桌边放盆小植物,让它充当空气过滤器,这会让你感觉空气更清新。盆里的水分也有助于减弱空调杀手的威力。一整天待在空调房里的女性更要注意。

拯救干燥的肌肤,睡前的功课也相当重要。睡前一定要用热毛巾敷一下肌肤,帮助肌肤的毛孔张开,5分钟之后,在干燥的部位涂上保湿面膜,15分钟以后再洗去面膜。接下来,涂上一层薄薄的保湿精华液,由于精华液是成分浓缩的精华,护肤效果可以直达细胞底部,最后涂上保湿面霜来促进精华素的吸收。一觉醒来的时候,肌肤便会感受到难得的滋润。

依据肤质,女性要打造自己的保湿方案

秋季空气湿度降低,皮肤角质层不能及时调节足够的保湿因子,而油脂腺的活跃能力也在降低,脸上的油分便会减少,因此皮肤就容易绷紧,甚至在眼下及鼻旁出现细纹。于是,秋季保湿就成了护肤养颜的重中之重。

有些女性并不了解自己的皮肤属于什么类型,挑选保养品时很盲目,这样做就有可能使皮肤受到损害。这里就给大家介绍一种简单鉴定皮肤类型的方法。

取一块柔软的卫生纸巾或吸油纸,在鼻翼两侧或前额部位反复擦拭,将皮肤上分泌的皮脂尽量地擦下来。如果纸巾上沾满油,说明皮脂腺的分泌功能比较旺盛,属于油性皮肤;纸巾上无油光且颜色较浅,则是干性皮肤;介于两者之间的,

属于中性皮肤；如果不同部位的油脂含量不同，则属于混合性皮肤。明白了自己的肌肤类型，接下来就可以"对症下药"，选择适合自己的皮肤护理方法了。

1. 干性皮肤

干性皮肤的女性脸部有紧绷的感觉，易起皮屑，易过敏，还可能伴有细小的皱纹分布在眼周围。这类皮肤的抗衰老护理尤为重要，除了要以保湿精华露来补充水分之外，还要每周敷一次保湿面膜。另外，因为干性肌肤本身油脂分泌得就不多，如果频繁洗脸，会让干燥的情况更为严重。因此，每天洗脸最好不要超过2次，且最好以清水洗脸，尽量避免使用洗面皂。洗完脸后应选用含有透明质酸和植物精华等保湿配方的滋润型乳液。干性皮肤随着角质层水分的减少，皮肤易出现细小的皱纹，在给皮肤补水的同时还要适当补充油分，高度补水又不油腻的面霜也是不错的选择。

2. 油性皮肤

许多女性认为油性皮肤不会有干燥的问题，其实不然。这样的皮肤即使有天然丰沛的油脂保护，也可能留不住水分，从而导致皮肤干燥和老化。因此，对于这种缺水不缺油的皮肤，彻底清洁和保湿是延缓衰老最重要的步骤。选择保湿护肤品时，最好挑选质地清爽、不含油脂，同时兼具高度保湿效果的产品。使用亲水性强的控油乳液、保湿凝露，配合喷洒矿泉水或化妆水的方法，能保证水分不易蒸发，保持皮肤长时间滋润，同时也不会给油性的皮肤造成负担。

3. 混合性皮肤

对于混合性的皮肤，由于出现局部出油而又经常干燥脱皮的现象，除了保湿乳液外，保湿面膜也是必不可少的。最好每周使用保湿面膜敷一次脸，或是用化妆棉蘸化妆水，直接敷在干燥部位来保湿。

4. 中性皮肤

中性皮肤既不干也不油，肤质细腻，恰到好处，只需选择一些与皮肤 pH 值相近的保湿护肤品，配合喷洒适度的脸部矿泉水。尽量不要在晚上睡前使用太过滋润的晚霜，以防止过多的油脂阻塞皮肤的正常呼吸而导致皮肤早衰。

新果美味又护肤，让女性肌肤告别秋燥

秋季干燥的气候让美女们损失了大量的津液，肌肤缺水成了大问题。为此，有的美女不惜"重金"购买昂贵的护肤品，其实，这大可不必。因为秋天是水果大丰收的季节，有很多利于肌肤补水的水果，如苹果、梨、柑橘，等等，我们完全可以一边吃美味的水果，一边完成补水的美容功课。

《本草纲目》中记载：梨可以清热解毒、润肺生津、止咳化痰；柑橘有生津止咳、润肺化痰、醒酒利尿等功效；石榴有生津液、止烦渴的作用；荸荠有清热生津、化湿祛痰、凉血解毒等功效。女性可以把梨洗净去核切片，加水煮沸30分钟，然后加少许冰糖煮成梨汤喝，酸酸甜甜，既过嘴瘾又可除秋燥。当然，也可以把梨、

苹果、香蕉混在一起榨成果汁，这样营养元素更多。

对抗秋季干燥不光靠吃，还可以把这些水果捣烂或榨汁后敷在脸上，这样内外兼养，享了口服，也美了容颜，两全其美。

将一个苹果去皮捣烂，加一茶匙蜂蜜，再加少许普通乳霜，敷于洗干净的脸上，20分钟后用温水洗净，再用冷水冲洗一下，然后涂上适合自己的面霜。这个方法很适合皮肤干燥的女性。

另外，用捣烂的香蕉敷脸20分钟，后用温水洗干净，涂上面霜，也能柔化干性皮肤，方便快捷。

对于油性皮肤的女性来说，可将榨好的柠檬汁加少许温水用来搽脸，这有助于去除脸上的角质。

其他一些水果也有独特的护肤作用：西柚汁对毛孔粗大有收敛作用；橙比柠檬温和，对中性肤质特别适合。女性可根据自己肌肤的情况选择适合自己的水果。需要提醒大家的是用水果美容时，水果一定要选新鲜的，不能用催熟的、含有农药的，否则美容效果就会大打折扣。

金秋润唇有方，女性绽放甜美微笑

健康红润的双唇是女人特有的标签。大嘴美女舒淇就是用那双美丽的红唇倾倒了大众，微微一笑，倾国倾城，这就是女人"唇"情的魅力。可是，秋天到了，一些小小的瑕疵就会破坏这道"唇"情的风景，干裂、脱皮的嘴唇会让最甜美的微笑变得干涩。所以，女人们应该在秋天好好呵护自己的双唇，绽放最灿烂的笑容。

事实上，嘴唇表面其实不算皮肤，它只是一层黏膜，表皮非常薄，其中的黑色素含量很少，因此干燥、低温、冷风等环境因素都会损伤到嘴唇。尤其是空气干燥、气温低时，很容易就起"干皮"。因为嘴唇娇弱，我们更要特别地呵护它。

下面，我们就具体介绍几种呵护双唇的方法：

1. 去唇面干皮

第一步：把毛巾用热水沾湿后，轻轻敷在双唇上约2分钟。此步骤用来软化唇面的干皮。注意水温不可过烫，以免让嘴唇受伤。

第二步：用儿童型软毛牙刷刷掉死皮。顺着皮肤纹理的方向，动作要轻柔。这一步可以去除大范围的死皮。

第三步：把卫生棉签沾湿温水，在唇面上滚动，去除残留的细微部位的死皮。

第四步：轻柔地抹上护唇膏。

2. 自制唇膜给你深层滋润

唇膜可以为你的嘴唇补水，也能起到营养滋润的作用，就像面膜一样。唇部发干、脱皮严重时，可以每星期做2~3次，滋润效果可以立竿见影。

第一步：彻底卸唇妆，去干皮。

第二步：将双唇热敷5分钟。

第三部：涂抹含有维生素E的护唇油。

第四步：把一块保鲜膜剪成可以覆盖嘴唇的大小，然后将双唇包裹起来，敷约10分钟，可以使得护唇油上的精华被嘴唇彻底吸收。

3. 唇部上妆之前先涂抹护唇膏

彩妆对唇部的娇嫩肌肤是有伤害的，但为了明艳动人的双唇，女人们又难以舍弃璀璨的唇彩产品，所以要尽量把对唇部的伤害减至最小。在涂抹口红或者唇彩之前，先涂抹一层含有滋润、抗皱成分的护唇膏，这就像为双唇加了一层保护膜，阻隔了外来的直接伤害。

4. 嘴唇也要防晒

抵抗炎炎烈日，嘴唇也需要防晒，否则衰老的速度也会加快，年龄的秘密也就被它泄露无疑了。

可以使用具有防晒系数的护唇膏，避免因为阳光直射而褪去唇色。SPF值在2～4为最低防护效果，6～8为中等防护效果，8～15为高效防护效果，高于15为超高效防护效果。通常情况下，SPF值为8的防晒护唇膏最适宜，既能达到防晒效果，又不会有特别油腻的感觉。

内部调理，女人秋季不再皮肤暗黄

进入秋天，许多女性的皮肤都会变得暗黄，这主要是因为夏天累积的紫外线的伤害会让肌肤出现黯沉和颜色不均匀，而疏于照顾的肌肤会因蒙上厚厚的角质而显得粗糙晦暗，失去通透明亮。压力和疲倦也会导致体内血液循环恶化，使女性肤色暗淡无光，没有活力。要解决这一问题，做表面文章是远远不够的，还要从内部调理着手。

1. 多喝开水，杜绝便秘

便秘是造成女性气色不佳的一大原因，有人甚至说便秘一天等于抽3包烟，虽然有些夸张，但便秘确实会造成体内毒素的堆积，产生很坏的影响。防治便秘最简单有效的方法就是多喝开水。记住一天至少要喝1升水，这样坚持下去，可有效地防治便秘，皮肤也会相应变好。

2. 多吃粗纤维蔬果

一天一个苹果可能是老生常谈，但是食用1周左右，你会觉得身体真的有一些小小的改变，仔细清洗果皮，然后连皮一起吃，效果更好。平时也要注意吃白菜、油菜、油麦菜、番茄等蔬菜。此外，《本草纲目》还记载了很多粮食的功效，如小米"治反胃热痢，煮粥食益丹田、补虚损、开肠胃"；大麦"味甘性平、有去食疗胀、消积进食、平胃止渴、消暑除热、益气调中、宽胸大气、补虚劣、壮血脉、益颜色、实五脏、化谷食之功"；高粱米性味平微寒，具有凉血、解毒之功等，面黄的女性应该经常食用。

3. 每天尽量运动20～30分钟

运动能促进肠胃蠕动，让你的身体增强活力，还能帮助排出废物和毒素，完全没有副作用，效果也很好。如果实在没时间，那么就用按摩法，平躺在床上，双腿弯曲，用双手手掌按摩腹部，顺时针方向50次，逆时针方向50次，交替按摩，注意速度不要太快，坚持500次左右即可。

这些内调的方法见效会比较慢，但是比较彻底，这里我们也提供一些短期就可以实现的改变暗黄肌肤的方法，但是过敏性肤质要慎用。

（1）每隔3～4天，把毛巾浸入加入少量白醋的冷水中，然后敷在脸上。如有刺痛感，且发红发热，则可能是敏感性肌肤，应立即停止。

（2）用一个小型的家庭用热喷机，配合使用含过氧化酶的退黑素。在高温和大量水的条件下，过氧化酶能分解大量的游离氧，可快速漂白表皮的色素。隔天一次，每次20分钟左右，短期内有明显的改善，但不宜长期使用。

（3）口服维生素C和维生素E片，对改善肤色很有帮助。如要长期服用则需要请教医生。

此外，如果女性朋友们的生活、工作、情感方面的压力长时间不能得到排解，会直接影响副肾皮质激素。副肾皮质激素具有加强全身抵抗力，以对抗心理压力的作用。如果心理承受的压力长期不能够得到疏解，则副肾皮质激素的分泌机能就会衰退，于是肌肤就会相应地失去抵抗力，容易产生斑疹，也容易出现雀斑、痤疮，让脸色变得"暗黄"。因此，平时也要学会给自己减压。

女性秋季养发，五大方面要做到

在中国人传统的审美观里，总是比较青睐秀发飘飘的女性，这样的女人显得清灵飘逸又不失柔媚温婉，一头漂亮的秀发真的可以为女人加分不少。可是，到了秋天，随着秋风乍起，秀发开始变得干燥起来，这时女人就要注意头发的保养了。具体可从以下几个方面做起：

1. 每天按摩头皮

头皮上有很多经络、穴位和神经末梢，按摩头皮有利于头发的生长，防止头发变白、脱落。此外，按摩头皮能够通经活络，刺激末梢神经，增强脑的功能，提高工作效率。很多人把按摩想得很复杂，其实按摩很简单，可以在每日的早、晚，用双手手指按摩头皮，从额骨攒竹穴开始按摩，经神庭穴位、前顶穴位到后脑的脑户穴位，按摩数十次，直至皮肤感到微微发热、发麻为止。

其实，梳发也是按摩，但一定要有个限度。调查研究证明，如果连续梳刷50次，甚至100次以上，很容易因梳头过度增加头发负担，而使头发受损，不但不能达到按摩效果，反而更加刺激油脂腺，使发根过于油腻，发尾易于干枯、断裂。这里我们不妨也学学孙思邈的"发常梳"：将手掌互搓36下令

用指腹按摩头皮，可以巩固发根，还有缓解疲劳的功效。

掌心发热，然后由前额开始扫上去，经后脑扫回颈部。早晚做10次。

2. 千万不要像搓衣服一样洗头发

日常生活中，我们可以发现很多长发女性像洗衣服一样洗头发，殊不知，像洗衣服一般扭搓揉洗的手法，很容易使头发绞结、摩擦而受损，甚至在拉扯中扯断发丝。

正确的洗发步骤是，洗发前先用宽齿梳将头发梳开、理顺，用温水从头皮往下冲洗头发，洗发水挤在手心中，揉出泡沫后均匀抹在头发上，然后用十指指肚轻柔地按摩头皮几分钟，再用手指轻轻捋发丝，不要将头发盘起来或搓成一团，保持发丝垂顺。

总之，洗头发的时候一定要用指腹揉头皮，每一寸头皮都要被洗发水的泡沫覆盖，并且用指腹揉过每一寸头皮，这样头皮才会洗得干净。

3. 头发还是水洗的好

干洗头发是发廊流行的洗头方式，直接将洗发产品挤在头发上，然后喷少许水揉出泡沫，按摩十几分钟后冲洗掉。很多人觉得这既享受舒服，又能洗得更干净。但是，这种想法和做法是大错特错的。干燥的头发有极强的吸水性，直接使用洗发水会使其含有的活性剂渗入发质，而这种活性剂只经过一两次简单的冲洗是不可能去除干净的，它们残留在头发中，反而会破坏头发角蛋白，使头发失去光泽。

另外，中医认为洗头发的时候做按摩很容易使寒气入侵。理发师在头发上倒上洗发水，就开始搓揉头发，再按摩头部、颈部。按摩使头部的皮肤松弛、毛孔开放，并加速血液循环，而此时头上全是冰凉的化学洗发水，按摩的直接后果就是使吸收化学洗发水的时间大大延长，张开的毛孔也使头皮吸收化学洗发水的能力大大增强，同时寒气、湿气也通过张开的毛孔和快速的血液循环进入头部。由此可见，洗头发还是水洗的好，同时在洗头时不要做按摩。

4. 护发素要正确涂抹

洗发后使用护发素会让头发变得柔顺，所以很多女性在使用护发素时毫不吝啬，厚厚地涂满头，特别是在发根处重点"施肥"，可是久而久之，头发却出现油腻、头屑多等"消化不良"症状。其实头发不比植物，更何况植物的根吸收过多营养尚且会发育不良，在发根使用过量的护发素只会阻塞毛孔，给头发造成负担。其实，发梢才是最易受损，需加强保护的部位，使用护发素时，应先涂抹在发梢处，然后逐渐向上均匀涂抹，并避开头皮。

5. 把头发散开，让它也休息休息

人工作了一天，晚上要睡觉休息，头发也一样，扎了一整天，晚上一定要散开，而且不管是晚上还是白天，都尽量不要把头发扎成马尾辫，而是要让它散开，这样才能让它的生发之机起来。

这些都是很简单的头发护理方法，也是最基本的头发护理要点。每一个渴望拥有美丽秀发的女人都不能忽略其中的任何一步，只有从最基础的做起，长期坚持下来，头发才会健康靓丽。

秋天养好骨盆，告别妇科疾病

夏季是妇科炎症高发期，由于天热，不少患者未坚持规范治疗，入秋后天气凉快了，症状有所减轻就觉得病好了。其实，这只是表面现象，秋季早晚温差大，一旦感冒抵抗力下降，炎症又会卷土重来。

从生理学角度来看，女性的骨盆除了与前面讲的生育和体态息息相关外，还与诸多妇科疾病密不可分。甚至毫不客气地说，它往往是妇科疾病的发源地。

从脊骨神经角度，女性的子宫主要受骨盆的保护，如果骨盆出现倾斜或畸形等问题，就会间接影响脊神经信息的传达，而神经传达的信息不正确或有偏差，自然就会导致子宫的不正常收缩。于是，痛经等妇科病就顺理成章地发生了。

正如清代著名医家徐灵胎所言："凡治妇人，必先明冲任之脉，明于冲任之故，则本源洞悉，而复所生之病千条万绪，可以知其所从起。"也就是说，一切妇科病几乎都是由冲任二脉受损、失调或阻滞所致。而"冲任二脉皆起源于下元胞内"，即骨盆腔内。所以，如果骨盆养不好，月经不调、痛经、盆腔炎，乃至宫颈癌等妇科病皆可发生。

《黄帝内经》有言："胞宫络于心。"指手少阴心经与胞宫有络脉相连。经血将来，心脉不见，必然是心经之气沉入胞宫，从而导致小腹胀痛难忍。这里的胞宫就是指女性的子宫。因此，针刺、艾灸或按摩手少阴心经原穴神门，可以使离经的心气返回心经，从而解除痛经。不过，穴位分左右，各疗效亦有所不同，通常左升右降。

除了刺激左神门穴外，生姜和红枣对治疗痛经也大有帮助。两者组合熬水，在经期饮服，可引起上行，不仅能帮助下沉胞宫上提，而且有助于解除痛经。

专家还指出，养好骨盆可从生活细节上做起。比如，秋季应勤换内衣，注意清洁，内衣一定要单独洗，防止交叉感染；多吃些鱼类、肉类、蛋类、豆类制品等蛋白质丰富的食物和富含维生素的新鲜蔬菜；平时要多喝水，均衡饮食。

第四节

防寒保暖，让女性健康过冬——女性冬季养护法

冬天"养藏"，和太阳一起起床

"冬三月，此谓闭藏，水冰地坼，无扰乎阳。早卧晚起，必待日光。使志若伏若匿，若有私意，若已有得，去寒就温，无泄皮肤，使气亟夺。此冬气之应，养藏之道也。"

这是《黄帝内经》中关于冬季养生之道的论述。冬三月也就是农历十月、十一月、十二月这三个月，这个季节寒水结冰，地表干裂，一派生机闭塞之象。女性在此时千万不要扰动阳气的收藏，起居生活方方面面都要遵守这一原则。

那么，女性朋友们具体该如何在冬三月里做好"养藏"工作呢？主要应从以下方面着手：

（1）早睡晚起，最好等太阳出来以后再起床。同时，由于寒冷，冬季最好在家里待着，尽量少出门。

（2）保证足够睡眠。俗话说"春困秋乏夏打盹，睡不醒的冬三月"，有些人一到冬天就一副无精打采的样子，这主要是因为冬天天气寒冷，自然界阳气不足，而人与自然界之间相对有一个平衡，人体内随之也会出现阳气不足。阳气不足人就会感到没有精神，所以足够的睡眠就尤为重要，成人每天不应少于8小时，青少年不少于10小时。

（3）多参加体育锻炼，比如跑步、游泳等运动量较大的锻炼，可以让人运动过后感到神清气爽，精力充沛。但运动后大量出汗要注意保暖，以免感冒；晨练时间不宜过早，最好是天气晴好，有阳光初照的天气。

（4）注意保暖，多晒太阳。日常生活中要尽量远离寒气，接近温气，不要让皮肤泄露于风寒之中，使已经收藏的阳气向外散失。特别是脚和腿，不要为了贪恋苗条身材而穿得很单薄。

（5）不宜洗冷水澡，也不提倡冬泳，以免阳气耗损太大。

此外，在冬季，中老年女性朋友可根据自己的体质、爱好，安排一些安静闲逸的活动，如养鸟、养鱼、养花，或练习书法、绘画、棋艺等。如果进行室外锻炼，运动量应由小到大，逐渐增加，以感到身体热量外泄微汗为宜。恰当的运动会让人感到全身轻松舒畅，精力旺盛，体力和脑力功能增强，食欲、睡眠良好。

女性冬季滋补，饮食为先

一般来说，中医会建议女性朋友们冬季进补，为什么要冬季进补呢？因为冬三月，是养精蓄锐的大好时期，这时女性的皮肤肌腠比较致密，汗出较少，摄入的营养物质也容易贮藏起来，况且在冬令季节里，女性的食欲也比较旺盛，所以这时是进补的最好时节，冬至以后尤为相宜。

虽说冬季是女性进补的大好时机，但到底吃什么最好呢？

首先，对于无病但体弱的女性来说，冬补还是以"食补"为主；患有慢性病的女性，则需食补加药补。事实上，有许多食品为"药食两兼"物品，因此食补和药补并无严格区别，关键在于合理调配，对症施补，而且在进补中要坚守以下4个原则：

1. 多补充热源食物

因为冬季比较寒冷，膳食中应多补充产热营养素，如碳水化合物、脂肪、蛋白质，以提高机体对低温的耐受力。尤其应考虑补充富含蛋白质的食物，如瘦肉、鸡鸭肉、鸡蛋、鱼、牛奶、豆类及其制品等。

2. 多补充含蛋氨酸的食物

因为蛋氨酸通过转移作用可提供一系列耐寒适应所必需的甲基。寒冷气候使得人体尿液中肌酸的排出量增多，脂肪代谢加快，而合成肌酸及脂酸、磷脂在线粒体内氧化、释放热量都需要甲基。因此，在冬季应多摄取含蛋氨酸较多的食物，如芝麻、葵花子、酵母、乳制品、叶类蔬菜等。

3. 适量补充无机盐

医学研究表明，人怕冷与饮食中无机盐缺少很有关系。专家建议冬季应多摄取含根茎的蔬菜，如胡萝卜、百合、山药、藕、青菜、大白菜等，因为蔬菜的根茎里所含无机盐较多。钙在人体内含量的多少可直接影响人体的心肌、血管及肌肉的伸缩性和兴奋性，补充钙可提高机体御寒能力。含钙较多的食物有虾皮、牡蛎、花生、蛤蜊、牛奶等。

4. 多吃含维生素 B_2、维生素 A、维生素 C 的食物

寒冷气候使人体氧化功能加强，机体维生素代谢也发生了明显变化，饮食中

要及时补充维生素 B_2，以防口角炎、唇炎、舌炎等疾病的发生。维生素 B_2 主要存在于动物肝脏、鸡蛋、牛奶、豆类等食物中。维生素 A 能增强人体的耐寒力，应多吃些富含维生素 A 的肝脏、胡萝卜、南瓜、红薯等食物。维生素 C 可提高人体对寒冷的适应能力，对血管具有良好的保护作用，应注意摄取新鲜蔬菜和水果。

女人细心，多吃些温热食物可御寒

冬季是四季之中人体进补的最好时节，女性朋友们在冬季，除了应该适当多吃一些五谷杂粮外，还应该注意补充足够的蛋白质、维生素、矿物质及适量的脂肪类食物。因为，这些食物有御寒的作用。

中医认为，冬日养阴。寒冬腊月，身体进入"能源危机"的时期，人体的一切生理活动、能量消耗、基础代谢都需要更多的热能来维持，因此，冬季应该多食用一些偏温热性的食物，特别是能够温补肾阳的饮食，以增强机体的御寒能力。

下面就为女性朋友介绍几种冬季进补大有益处的食物及做法：

1. 当归生姜羊肉汤

材料：当归 20 克，生姜 30 克，羊肉 500 克，黄酒、调料适量。

做法：将羊肉洗净，切为碎块，加入当归、生姜、黄酒及调料，炖煮 1～2 小时，食肉喝汤。

功效：有温中补血、祛寒强身的作用，适用于神疲乏力、面色苍白、畏寒肢冷等血虚及阳虚的女性。

2. 羊肾粥

材料：羊肾（或猪肾）1 只，大米 100 克，调料少许。

做法：将羊肾切开，剔去内部白筋，切为碎末，大米洗净，加入适量水及调料，煮 1 小时食用。

功效：有益气补血、填精补髓的作用，适用于虚弱无力、腰膝酸软、畏寒怕冷等肾阳不足的女性。

3. 核桃仁饼

材料：核桃仁 50 克，面粉 250 克，白糖少许。

做法：将核桃仁研为碎末，与面粉混合在一起，加水适量，搅拌均匀，烙为薄饼食用。

功效：有补肾御寒、润肠通便的作用，适用于腰痛腿软、肺虚咳喘、大便干结等肺肾虚的女性。

同时，狗肉、羊肉、牛肉、鸡肉、鹿肉、虾、鸽、鹌鹑、海参等食物中也富含蛋白质及脂肪，产热量多，中医认为这些都是温中暖下、补气生血的功能，御寒效果也很好。

虽然以上介绍的都是冬季大补的食物，但是不要因为是美食就贪吃，吃多了也会出问题。而且在进补的时候，女性朋友们要针对自己的身体状况有所选择，如果本身阳气就旺，就无需再补，而身体虚弱的也要找到病因再对症而补。

冬季喝御寒粥，女性健康不衰老

冬季是各种疾病的多发季节，女性也不例外，要想更好地保健，达到健康不衰老的效果，最好适当喝一点御寒粥，既方便又营养十足，实在是很好的选择。下面就为女性朋友们介绍几种可防病御寒的保健粥：

1. 鸡肉皮蛋粥

材料：鸡肉 200 克，皮蛋 2 个，粳米 100～200 克，姜、葱、盐各适量。

做法：先将鸡肉切成小块，加水煲成浓汁，取汁留鸡肉待用，用浓汁与粳米同煮。待粥将熟时加入切好的皮蛋和煲好的鸡肉，加适量的调味品。

功效：有补益气血、滋养五脏、开胃生津的作用，适于气血亏损的女性食用。

2. 羊肉粥

材料：精羊肉 200 克，粳米或糯米 200 克左右，姜、葱、盐适量。

做法：精羊肉切片，加入粳米或糯米及水同煮成羊肉粥，早晚均可食用。

功效：此粥可益气养肾、暖脾护胃。

3. 决明子粥

材料：炒决明子 10 克（中药店有售），大米 60 克，冰糖少量。

做法：先将决明子加水煎煮取汁适量，然后用其汁和大米同煮，成粥后加入冰糖即可。

功效：该粥清肝、明目、通便，对于目赤红肿、高血压、高血脂、习惯性便秘等症有显著效果。

4. 桂圆粟米粥

材料：桂圆肉 15 克，粟米 100～200 克。

做法：将桂圆肉洗净与粟米同煮。先用大火煮开，再用文火熬成粥。

功效：桂圆肉性味甘温，能补益心脾，养血安神。适合中老年女性食用。

5. 山药栗子粥

材料：山药 15～30 克，栗子 50 克，大枣数枚，粳米 100 克。

做法：栗子去壳后，与山药、大枣、粳米同煮成粥。

功效：山药性味甘平，能补脾胃、益肺肾，尤其适用于脾肾气虚者。

注意，此粥一次不宜多食，否则容易导致消化不良。

冬天女性多喝汤，驱寒又防病

中医认为，冬天天寒地冻，阴气盛而阳气衰，单纯进补品、服补药不一定可以达到健身壮体的目的。所以，建议女性朋友们冬季多喝汤，因为喝汤不仅利于消化吸收，更能养身健身。冬季气候寒冷，女性朋友们易患感冒，多喝汤是防治感冒的有效方法。鸡汤、骨头汤、鱼汤、菜汤可使人体得到充足的养分，增强人体抵抗力和净化血液的作用，能及时清除呼吸道的病毒，有效地抵御病毒性感冒发生。此外将芝麻、猪排、海带、生姜放在一起烧汤喝，能起到清火、解毒、润肤、健肌的作用，并能增强体力。

下面再为女性朋友们具体介绍几种适宜冬天喝的汤及其功效，大家一定记得对症喝汤。

1. 多喝鸡汤抗感冒

冬季喝鸡汤对感冒、支气管炎等防治效果独到，它可加快咽喉部及支气管黏膜的血液循环，增加黏液分泌，及时清除呼吸道病毒，促进咳嗽、咽干、喉痛等症状的缓解，特别有益于体弱多病的女性。

2. 常喝骨汤抗衰老

50～59岁这个年龄段，是人体微循环由盛到衰的转折期，老化速度快，尤其是中老年女性不注意保养，皮肤常常会变得干燥、松弛、弹性降低，出现皱纹，且常有头晕、胸闷、神经衰弱等不适，这些都是微循环障碍的表现。骨汤中的特殊养分以及胶原蛋白等可疏通微循环，从而改善上述老化症状。

3. 多喝面汤可增强记忆

乙酰胆碱是一种神经传递介质，可强化人脑记忆功能。而补充脑内乙酰胆碱的最好办法就是多吃富含卵磷脂的食物，面条即其中之一。卵磷脂有一个特点，极易与水结合，故煮面条时，大量的卵磷脂溶于汤中，因此多喝面汤可补脑并增强记忆力。

4. 喝鱼汤可防哮喘

鱼汤中含有一种特殊的脂肪酸，具有抗炎作用，可阻止呼吸道发炎，防止哮喘病发作。每周喝2～3次鱼汤，可使因呼吸道感染而引起的哮喘病发生率减少75%。尤其是用大马哈鱼、金枪鱼、鲭鱼等多脂鲜鱼熬汤，防哮喘的效果更好。

5. 喝菜汤可增强人体抗污染能力

各种新鲜蔬菜含有大量碱性成分，并溶于汤中，喝蔬菜汤可使体内血液呈弱碱性，并使沉积于细胞中的污染物或毒性物质重新溶解，随尿排出体外，所以蔬菜汤有"最佳的人体清洁剂"的美称。

鲫鱼汤

6. 喝海带汤可使人体新陈代谢增强

海带是一种含碘非常高的食物，而碘元素有助于甲状腺激素的合成，此种激素具有产热效应，通过加快组织细胞的氧化过程，提高人体的基础代谢，并使皮肤血流加快，从而促进人体的新陈代谢。

需要注意的是，虽然这些汤都很美味很补养，但如果喝得不当，不但起不到补养的效果，还会给身体造成伤害。比如，有的女性喜欢喝比较热的汤，其实太烫的热汤和热饭一样，容易烫伤食道，也很容易致癌。而有的女性喜欢喝炖的时间特别长的"浓汤"，其实鱼汤、骨头汤烧到发白就可以停火食用了，如果再继续炖的话，就会破坏其营养，也就是我们平常所说的过火了。所以，女性朋友们在制作或食用的时候，一定要注意各种禁忌。

腊八粥，女性寒冬离不开的美味

我国自古就有喝腊八粥的习俗，腊八粥的原料没有规定，所有的五谷杂粮都可以入粥。冬天喝腊八粥可畅胃气、生津液，温暖滋补，可以祛寒。日常生活中，还有不少女性喜欢通过喝腊八粥来实现美容的目的。

最早的腊八粥是红小豆和糯米来煮，后经演变，加之地方特色，材料逐渐丰富起来。现在可以根据各人的口味和不同的身体状况做成各种各样的腊八粥。

1. 补脾健胃的薏米腊八粥

主要原料为粳米、糯米和薏米等。粳米含蛋白质、脂肪、碳水化合物、钙、磷、铁等成分，具有补中益气、养脾胃、和五脏、除烦止渴、益精等功用。糯米具有温脾益气的作用，适于脾胃功能低下者食用，对于虚寒泻痢、虚烦口渴、小便不利等有一定的辅助治疗作用。薏米具有健脾、补肺、清热、渗湿的功能，经常食用对慢性肠炎、消化不良等症也有良效。

2. 养心补肾的果仁腊八粥

主要原料为花生、核桃仁、莲子、枸杞、大枣、松子、栗子、粳米等。花生有"长生果"的美称，具有润肺、和胃、止咳、利尿、下乳等多种功效。核桃仁具有补肾纳气、益智健脑、强筋壮骨的作用，还能够增进食欲、乌须生发，核桃仁中所含的维生素E更是医药学界公认的抗衰老药物。对于经常失眠的患者，如果在粥里加点龙眼肉、酸枣仁，将会起到很好的养心安神作用。莲子可补气健脾；枸杞具有延年益寿的作用，对血脂也有辅助的调节作用，是老年人的食疗佳品；大枣也是一种益气养血、健脾的食疗佳品，对脾胃虚弱、血虚萎黄和肺虚咳嗽等症有一定疗效；松子仁能滋润心肺、通调大肠；栗子能补肾益气、治腰酸腿软。

3. 降糖降脂的燕麦腊八粥

主要原料是燕麦、大麦、黑豆、红豆、绿豆、奶花芸豆、粳米等。燕麦具有降低血中胆固醇浓度的作用，对于糖尿病以及糖尿病合并心血管疾病的患者很有好处。腊八粥中的各种豆类，能实现蛋白互补，而且纤维素含量较高。糖尿病人喝腊八粥最好不放糖，如果想吃甜食，可以放些甜菊糖、木糖醇甜味剂。

4. 补充蛋白质的黄豆腊八粥

主要原料为黄豆、红豆、奶花芸豆、豌豆、绿豆、黑豆、粳米等。黄豆和红豆含蛋白质、脂肪、碳水化合物、粗纤维、钙、磷、铁、胡萝卜素、硫胺素、维生素B_2、尼克酸等，营养十分丰富，并且具有降低血中胆固醇、预防心血管病、抑制多种恶性肿瘤、预防骨质疏松等多种保健功效。此外，还具有健脾祛湿、利水消肿之功，对于脾虚腹泻以及水肿有一定的辅助治疗作用。

5. 滋阴益肾的黑米腊八粥

主要原料是黑米、枸杞、大枣、黑豆、糯米、葡萄干等。许多黑色食品都是绝好的美容食品。比如黑米，含有多种维生素和锌、铁、硒等营养物质。黑米能滋阴益肾、明目活血。黑豆蛋白质含量高、质量好，还含有丰富的不饱和脂肪酸和钙、铁、胡萝卜素及B族维生素。

6. 补气血的香软腊八粥

主要原料是大枣、黑豆、花生仁、核桃仁、黄豆、青豆、松子仁、莲子、桂圆肉、粳米等。用这些原料做出来的腊八粥具有补气养血的作用，是准妈妈和新妈妈的理想选择。

女性冬食萝卜可温中健脾、清热解毒

"冬吃萝卜夏吃姜，不劳医生开药方"，说的就是萝卜的养生妙用。女性冬天多吃一些萝卜，温中健脾，对健康大有裨益。

这里的萝卜是指白萝卜。中医认为，冬天阳气向里向内，人的机体容易出现"阳气在里，胃中烦热"的情况，易生痰热，出现咳嗽、哮喘、胃部不适等症状。而白萝卜生吃具有止渴、清内热作用，熟食可消食健脾。随着气温的下降，女性的户外活动减少，热性食物进食较多，比如羊肉等，容易让人体产生内热而引起消化不良。此时多吃白萝卜，也有助于消化。如果女性朋友们每晚睡觉前吃30克白萝卜，不但能消食化积，清热解毒，还可延年益寿。

萝卜含有各种水溶性维生素，尤以钙、钾、镁较多，并含有胆碱、葫芦巴碱、淀粉酶、苷酶等。特别是它富含抗坏血酸和胆碱，能降低血脂和预防脂肪肝。萝卜含膳食纤维也较多，尤其是其中的木质素，能使大便通畅，从而使食物中的毒物提早排出，可起到防癌的作用。而且，萝卜含有能诱导人体产生干扰素的多种微量元素，可增强机体免疫力，并能抑制癌细胞的生长，对防癌、抗癌有重要意义。研究表明，萝卜中所含的微量元素和膳食纤维在生吃时才能发挥最好的效果，所以冬天养生最好最简单的方法就是生吃白萝卜。

此外，萝卜皮含钙丰富，入膳最好不削皮。民间相传萝卜解中药，食用萝卜最好与服中药间隔2小时以上，且一般不与人参、地黄、首乌同食。

大白菜——女性冬季养生美容佳蔬

大白菜又称结球白菜、黄芽菜，古称菘菜，是冬季上市最主要的蔬菜种类，有"菜中之王"的美称。由于大白菜营养丰富，味道清鲜适口，做法多种，又耐贮藏，所以是我们常年食用的蔬菜。

大白菜的营养价值很高，含蛋白质、脂肪、膳食纤维、钾、钠、钙、镁、铁、锰、锌、铜、磷、硒、胡萝卜素、尼克酸、维生素B_1、维生素B_2、维生素C及微量元素钼等多种营养成分。

正因为大白菜营养丰富,所以对人体有很好的保健作用。《本草纲目》中说大白菜"甘渴无毒,利肠胃"。中医认为,大白菜味甘,性平,有养胃利水、解热除烦之功效,可用于治感冒、发烧口渴、支气管炎、咳嗽、食积、便秘、小便不利、冻疮、溃疡出血、酒毒、热疮。由于其含热量低,还是肥胖病及糖尿病患者很好的辅助食品;含有的微量元素钼,能阻断亚硝胺等致癌物质在人体内的生成,是很好的防癌佳品。

白菜,味道清爽,营养丰富,深受人们喜爱。

冬季天气寒冷,女性都会穿得很厚,很多时间待在温暖的室内,人体的阳气处于潜藏的状态,需要食用一些滋阴潜阳理气之类的食物,于是大白菜就成了这个季节的宠儿。

除此之外,大白菜还是一款美容佳蔬,它含有丰富的纤维素,不仅可以促进肠蠕动,帮助消化,防止大便干燥,还可用来防治结肠癌。特别值得推崇的是,大白菜中维生素E的含量比较丰富,而维生素E是脂质抗氧化剂,能够抑制过氧化脂质的形成。皮肤出现色素沉着,老年斑就是由于过氧化脂质增多造成的。所以,常吃大白菜,能防止过氧化脂质引起的皮肤色素沉着,抗皮肤衰老,减缓老年斑的出现。大白菜对女性朋友们来说是一种经济健康的美容美颜蔬菜。

下面给女性朋友们介绍两款关于大白菜食疗的方法:

1. 栗子炖白菜

材料:生栗子200克,白菜200克,鸭汤、盐、味精各适量。

做法:栗子去壳,切成两半,用鸭汤煨至熟透,白菜切条放入,加入盐、味精少许,白菜熟后勾芡即可。

功效:健脾补肾、补阴润燥。

2. 海米白菜汤

材料:白菜心250克,海米30克,高汤500克,火腿6克,水发冬菇2个,精盐3克,味精2克,鸡油6克。

做法:先将白菜心切成长条,用沸水稍烫,捞出控净水,海米用温水泡片刻,火腿切成长条片,把冬菇择洗净,挤干水后,切两半。然后在锅内加高汤、火腿、冬菇、海米、白菜条、精盐烧开,撇去浮沫,待白菜烂时加味精,淋上鸡油即成。

功效:排毒养颜、预防感冒。

虽然大白菜的营养价值很高,但是吃时也要注意。首先,白菜在凉拌和炖煮时最好与萝卜分开,因为混杂在一起可能会相互破坏营养成分。其次,北方地区的居民还经常把大白菜腌制成酸菜,但是,专家提醒,经常吃酸菜会对健康不利,特别是大白菜腌制到第9天时,是亚硝酸盐含量最高的时候,因此腌制白菜至少要15天以后再食用，以免造成亚硝酸盐中毒。再次，有的女性喜欢将白菜炖着吃，而实际上各种蔬菜都是急火快炒较有营养，炖的过程中各种营养素尤其是维生素C的含量会损失较多。最后，有慢性胃炎和溃疡病的女性，要少吃一些大白菜。

冬食鲫鱼，女性可养颜美容补身体

鲫鱼又名鲋鱼，另称喜头，为鲤科动物，产于全国各地。《吕氏春秋》中记载："鱼火之美者，有洞庭之鲋。"可知鲫鱼自古为人崇尚。鲫鱼肉嫩味鲜，尤其适于做汤，具有较强的滋补作用。之所以冬季是吃鲫鱼的最佳季节，自然是因其温补之功。明代著名的医学家李时珍赞美冬鲫曰："冬月肉厚子多，其味尤美。"民谚也有"冬鲫夏鲤"之说。

鲫鱼含有丰富的蛋白质，不仅质优，而且易于消化吸收，是肝肾疾病、心脑血管疾病的良好蛋白质来源，常食可增强抗病能力。

《本草纲目》中记载："鲫鱼性温，味甘；健脾利湿、和中开胃、活血通络、温中下气。"对脾胃虚弱、水肿、溃疡、气管炎、哮喘、糖尿病患者有很好的滋补食疗作用；产后女性炖食鲫鱼汤，可补虚通乳；先天不足，后天失调，以及手术后、病后体虚形弱者，经常吃一些鲫鱼都很有益；肝炎、肾炎、高血压、心脏病、慢性支气管炎等疾病的患者也可以经常食用，以补营养，增强抗病能力。另外，鲫鱼子能补肝养目，鲫鱼脑有健脑益智的作用。

吃鲫鱼时，清蒸或煮汤营养效果最佳，若经煎炸则上述的功效会大打折扣。冬令时节食之最佳。因鱼子中胆固醇含量较高，故中老年人和高血脂、高胆固醇者应忌食。

下面我们具体为女性朋友们介绍几种鲫鱼的食疗做法，可助大家养颜美容，增强抗病能力：

1. 清炖鲫鱼汤

材料：新鲜鲫鱼1尾，生姜、香葱、花椒、蒜片各适量。

做法：将鲫鱼刮鳞、剖肚、去鳃，放入适量沸水中；加诸料慢慢地炖十几分钟，待汤汁白亮浓稠之后，加入适量精盐、陈醋；再稍炖片刻熄火，撒入香菜，滴上少许香油便可食用。

功效：此汤可健脾利湿，促进血液循环，增进食欲，更具有通乳、下奶的功效。很适合顺产和剖宫产的妈妈食用。

2. 鲫鱼砂蔻汤

材料：鲫鱼1尾（约200克），紫豆蔻6克，砂仁、陈皮各3克，生姜3克，胡椒1克，油适量。

做法：将鲫鱼去鳞、鳃及内脏，洗净。将砂仁、紫豆蔻填入鱼腹中，下锅稍煎，加水适量，煮沸后改为小火。起锅前加入胡椒、陈皮、生姜煮1~2分钟即可。

功效：此方具有健脾温胃，行气止痛的功效。适于虚寒型的胃炎、溃疡病。

3. 蛋奶鲫鱼汤

材料：鲫鱼1条，胡椒粒5颗，蛋奶（或牛奶）20克，姜10克，葱10克，盐、鸡精各适量。

做法：将鲫鱼剖腹后，清洗干净待用。把鲫鱼放置3成热的油中过油，以去除鲫鱼的腥味。加入适量水和调料，用小火清炖40分钟。起锅时加入少许蛋奶，能使汤变得乳白浓稠，口感更佳。

功效：健脾利湿，美容除皱。

女性冬季适当饮补酒，滋补强身益处多

药酒自古以来就有"百药之长"的说法。《千金要方》记载："冬服药酒两三剂，立春则止，终身常乐，百病不生。"药酒制作方便，很适合家庭自制。在这里，向女性朋友们介绍几种泡制方法简单、冬令服用有益于滋补强身的药酒，供你根据自己的实际情况泡制饮用。

1. 鹿茸酒

材料：鹿茸3克，白酒500克。

做法：将鹿茸装入纱布袋内，扎紧口，放入盛有白酒的瓶或罐内，密封，浸泡7天即可。

功效：补肾壮阳，适用于肝肾不足诸症。

禁忌：鹿茸味甘、咸，性温，归肝、肾经，为补阳之名贵之品。《本草纲目》说其"生精补髓，养血益阳，强健筋骨，治一切虚损，耳聋，目暗，眩晕，虚痢"，素体阳盛者、阴虚阳亢者忌饮。

2. 海马酒

材料：海马1对，白酒500克。

做法：将海马洗净，放入盛有白酒的瓶或罐中，浸泡半月即可。

功效：此酒温肾壮阳、活血化瘀、散结消肿。适用于肾阳不足及跌打损伤、瘀血痞块等，还可用于各种肿瘤、肿毒等。

3. 虫草酒

材料：冬虫夏草15克，白酒1000克。

做法：将冬虫夏草捣碎，放入瓶中，倒入白酒，密封浸泡半月左右即可。

功效：具有补肺益肾，止咳化痰之功效。适用于肺气虚或肺肾两虚而致的咳喘气短，痨咳痰血，或腰膝酸痛及病后体虚不复等症。

禁忌：冬虫夏草味甘，性平，归肺、肾经。平补肾阳、阴精，尤益肺阴不足。外感风寒或实热咳嗽者忌用。

4. 灵芝人参酒

材料：灵芝50克，人参25克，冰糖500克，白酒2000克。

做法：将灵芝洗净，切成薄片，人参切成薄片，放入盛有白酒的瓶或罐内，

加入冰糖，浸泡15～30天即成。

功效：此酒大补元气、益肺健脾。适用于各种气虚之症，尤适用于脾肺气虚之食欲不振、倦怠无力、脘腹胀满、反胃及呼吸短促、喘促、久咳、肺痨等疾。

5. 黑芝麻核桃酒

材料：黑芝麻25克，核桃仁25克，白酒500克。

做法：将黑芝麻、核桃仁洗净，同放入瓶中，倒入白酒，密封浸泡半月左右即可。

功效：此酒润肺止咳、润肠通便、强壮身体、延缓衰老。适用于肺燥咳喘、肺阴虚的干咳少痰、肾虚咳喘、腰膝酸软、小便频数、大便干燥等症。

6. 人参枸杞酒

材料：人参10克，枸杞子20克，白酒500克。

做法：将人参切片，枸杞子洗净，放入盛有白酒的瓶中，浸泡半月左右即可。

功效：此酒大补元气、养肝明目。适用于一切气虚之症，如肺气虚之呼吸短促，脾气虚之食欲不振，肾气虚之小便频数、不禁，心气虚之心悸、失眠、中气不足之脱肛、胃下垂等。另外，还可用于肝肾不足之夜盲、视物不清等。

7. 西洋参酒

材料：西洋参50克，白酒500克。

做法：将西洋参切片，放入盛有白酒的瓶中，浸泡半月即可。

功效：益气滋阴清热。适用于气血亏虚之少气、口干、咽干、声音嘶哑、干咳、午后潮热、咯血盗汗、肺结核等。

禁忌：西洋参为名贵补药，以益气养阴为主，补而不燥，泡酒常饮是益气养阴、疗虚损之上品，体质虚寒者忌食。有腹冷痛、寒性泄泻者禁饮。

此外，补酒最好在饭前服用，一般每日早晚各服1次，这样有利于药物随酒力为人体吸收。药酒性温偏热，每次饮用宜在10～30毫升，切忌贪杯，伤及肝脾。另外，感冒、发热、妊娠、经期应当停服，高血压、心脏病、肝脏病、严重溃疡病患者也应慎服药酒。

女人冬食葵花子，温暖身心抗衰老

葵花子就是向日葵子，它很有意思，它的花盘总是向着太阳，这也正是它名字的来源。正因为向日葵这种向阳的特性，使得它的果实——葵花子更多地吸收了太阳之气。常吃吸收了太阳之气的葵花子，就能让女人的身心如艳阳高照，温暖和煦。

葵花子含有的维生素 B_1 和维生素 E 非常丰富。据说，每天吃一把葵花子就能满足人体一天所需的维生素 E。而且葵花子对稳定情绪，延缓细胞衰老，预防成人疾病大有益处，还具有治疗失眠、增强记忆力的作用。葵花子对癌症、高血压和神经衰弱也有一定的预防功效，所以男女老少都可以将葵花子作为常吃的休闲食品。

炒制好的葵花子就是人们平时吃的瓜子，爱吃瓜子的应该是女性朋友居多，闲来无事的时候，抓上一把瓜子，边吃边看电视或书，悠闲惬意。不过，很多女性可能根本不知道，常吃葵花子是可以美容养颜的。这是因为葵花子中含有蛋白质、脂肪、多种维生素和矿物质，其中亚油酸的含量尤为丰富，有助于保持皮肤细嫩，防止皮肤干燥和生成色斑。如果你原本就爱吃瓜子，这下又多了一条非常强大的理由。

当然，葵花子的好处不止美容养颜这一方面。中医认为，葵花子有补虚损、补脾润肠、止痢消痈、化痰定喘、平肝祛风、驱虫等功效。葵花子油中的植物胆固醇和磷脂，能够抑制人体内胆固醇的合成，有利于抑制动脉粥样硬化，适宜高血压、高血脂、动脉硬化病人食用；葵花子油中的油酸、亚油酸等不饱和脂肪酸，可以提高人体免疫能力，抑制血栓的形成，可预防胆固醇，是抗衰老的理想食品。

不过，超市或商店里卖的一般都是炒好的葵花子，其中有不加任何调味剂的原味葵花子，还有加了甘草、奶油、绿茶、巧克力等不同配料的多种口味的葵花子，如果只是作为零食吃，那可以依据自己的喜好随意选择；如果是想作为日常保健品，则最好选择没有经过炒制的原味葵花子，这样才能保证好的功效。要注意的是：炒制好的瓜子一次不要吃太多，以免上火、口舌生疮。

另外，在吃葵花子时，尽量用手剥壳，或者使用剥壳器，以免经常用牙齿嗑瓜子而损伤牙釉质，或使舌头和口角糜烂，还会在吐壳时将大量的津液带走，使味觉迟钝。患有肝炎的女性朋友最好不吃葵花子，因为它会损伤肝脏，引起肝硬化。

女性冬季补虚，芡实最体贴

芡实，也叫鸡头米、水鸡头等，味甘，性平，入脾、肾、胃经，具有滋补强壮、补中益气、补肾止泻、开胃进食之功效。芡实含有大量对人体有益的营养物质和微量元素，如蛋白质、铁、钙、B族维生素、维生素C、粗纤维、胡萝卜素等，易消化吸收，是冬季补虚不可或缺的佳品。

古药书中说芡实是"婴儿食之不老，老人食之延年"的粮菜佳品，它具有"补而不峻""防燥不腻"的特点，是冬季进补的首选食物。芡实为睡莲科植物芡的成熟种仁，主产于江苏、山东、湖南、湖北、安徽等省区，其他地区亦有产。以颗粒饱满、均匀、粉性足、无破碎、干燥无杂质者为佳。秋末冬初采收成熟果实，除去果皮，取出种子，洗净，再除去硬壳（外种皮），晒干，生用或麸炒用。有收敛固精等功效，适用于慢性泄泻和小便频数，女性带多腰酸等。

芡实含有丰富的淀粉，可为人体提供热能，并含有多种维生素和碳物质，保证体内营养所需成分；芡实可以加强小肠吸收功能，提高尿木糖排泄率，增加血清胡萝卜素浓度。实验证明，血清胡萝卜素水平的提高，可使肺癌、胃癌的发病概率下降，大大减少癌症发生的概率。白带多、肾亏腰脊背酸的女性，吃芡实会有很好的疗效。但因为芡实有较强的收涩作用，所以便秘、尿赤者及女性产后皆不宜食。

女性朋友们怎么吃芡实才最能发挥其最大的功效呢？下面就给大家介绍几种

吃法，以供参考：

（1）取芡实 50 克，花生 40 克，红枣 10 枚，煎煮，补脾肾、益气养血。对脾胃虚弱的产妇及贫血、体虚者有效。

（2）用炒芡实 25 克，红枣 8 枚，炒扁豆 20 克，糯米 100 克煮粥，每日 1 次。可治老年人脾肾虚弱、便溏腹泻。

（3）芡实、黄精、玄参、龟板、干地黄、沙参、女贞子、麦冬、天冬、白芍各 9 克，水煎服，每日 1 剂。适于肾气不足引起的消瘦、心烦失眠、头昏耳鸣等。

（4）芡实 15 克，薏米 15 克，山药 20 克，党参 10 克，白扁豆 10 克，白术 9 克，水煎服，每日 1 剂。可治脾虚腹泻、消化不良、久泻不止，有良效。

（5）生芡实 40 克，糯米 100 克，金樱肉 15 克，煮粥食用，可治老年人肾气虚弱、夜尿频数。

做个暖女人就是对自己最好的呵护

没有哪个女人不爱美，纵使没有那"一顾倾人城，再顾倾人国"的美貌，也总是希望有"最是那回眸一笑，万般风情绕眉梢"的容颜。美丽是女人穷尽一生所追求的，不仅要拥有好身材和好皮肤，还要内外兼修。

冷是对女人健康和美丽的最大摧残。女性如果受冷，手脚冰凉，血行则不畅，体内的能量不能润泽皮肤，皮肤就没有生气，面部也会长斑，所以很多女性皮肤像细瓷一样完美，却缺乏生机和活力，总是给人不够青春的感觉。更可怕的是，女性的生殖系统是最怕冷的，一旦体质过冷，它就会选择长更多的脂肪来保温，这也是女性小腹部肥胖的成因之一。因而一旦女性的体内暖和起来，这些肥肉没有存在的必要，小腹自然就会平坦健美了。但是女性体质偏冷、手脚易凉和痛经已经成为普遍现象，这是为什么呢？

第一，女性朋友们为了减肥，只吃青菜和水果，而远离肉食。其实，青菜、水果性寒凉的居多，容易使女性受凉，肉类才是女人的恩物，尤其是牛肉和羊肉含大量的铁质，可以有效地给女人补血。

第二，女性朋友们爱美，常穿束身内衣，其实这一点用都没有。束得太紧，容易导致生殖系统供血不足，使身体更冷，就会导致长更多的肉。

另外，女性朋友们不管是春夏秋冬，都爱吃冰冻食品，尤其爱喝凉茶，觉得凉茶可以预防痤疮。其实，很多人长痤疮不是因为阳气太旺，而是因为阴虚，阴不能涵阳，与其损其阳气，不如滋阴更合适。南方喝凉茶多的省份如两广，女人生育之后面部长斑的情形更为严重。甚至古代的妓女，为了有效避孕会服用寒凉的中药，可见这些药对生殖系统的伤害。在凉茶中，有一些滋阴补气的可以服用，但性太寒的就不能服用。比如有的女性喜欢生食芦荟，这很恐怖，因为芦荟中最有效的成分——大黄素，是极其阴冷的。芦荟外用可治烧伤，可想而知它有多冷，还是不吃为妙。

要做暖女人其实很简单，从日常生活中入手就可以：

1. 多吃暖性食物

狗肉、羊肉、牛肉、鸡肉、鹿肉、虾、鸽、鹌鹑、海参等食物中富含蛋白质及脂肪，能产生较多的热量，有益肾壮阳、温中暖下、补气生血的功能，能够祛除体内的寒气，效果很好。

补充富含钙和铁的食物可以提高机体防寒能力。含钙的食物主要包括牛奶、豆制品、海带、紫菜、贝壳、牡蛎、沙丁鱼、虾等；含铁的食物则主要有动物血、蛋黄、猪肝、黄豆、芝麻、黑木耳、红枣等。

海带、紫菜、发菜、海蜇、菠菜、大白菜、玉米等含碘丰富的食物，可促进甲状腺素分泌，甲状腺素能加速体内组织细胞的氧化，提高身体的产热能力。

另外，适当吃些辛辣的食物可以帮助我们防寒。辣椒中含有辣椒素，生姜含有芳香性挥发油，胡椒中含胡椒碱，冬天适当吃一些，不仅可以增进食欲，还能促进血液循环，提高御寒能力。

有一点要提醒女性朋友们注意，除了多吃上面的这些食物外，我们还要忌食或少食黏腻、生冷的食物，中医认为此类食物属阴，易使我们脾胃中的阳气受损。

2. 泡澡暖全身

即使再冷的天，只要泡个热水澡，整个身体都会暖起来，这是因为泡澡可以促进我们全身的血液循环，自然也就驱走了寒意。如果想增强泡澡的功效，还可以将生姜洗净拍碎后，用纱布包好放进浴缸（也可以煎成姜汁），或者加进甘菊、肉桂、迷迭香等精油，这些都可以促进血液循环，让身体温暖。

3. 按压阳池穴

阳池穴在手背部的腕关节上，位置正好在手背间骨的集合部位。寻找的方法很简单，先将手背往上翘，在手腕上会出现几道皱褶，在靠近手背那一侧的皱褶上按压，在中心处会找到一个痛点，这个点就是阳池穴。阳池穴是支配全身血液循环及激素分泌的重要穴位，只要按压这个穴位，促使血液循环畅通，身体就会暖和起来。

按压阳池穴的动作要慢，时间要长，力度要缓。按摩时，先以一只手的食指按压另一手的阳池穴一段时间，再换另一只手。要自然地使力量由手指传到阳池穴内，如果指力不够，可以借助小工具，比如圆滑的笔帽、筷子等。

寒气袭人，女人要对重点部位进行呵护

冬季气候寒冷，机体新陈代谢相对缓慢，体温调节能力与耐寒能力下降，人体易受寒发病，尤其是体质虚弱的女性朋友。因此，要想平安地渡过寒冬，必须重视保暖，而头部、背部、足部则是保暖的重点。

《黄帝内经》上讲："头是诸阳之会。"体内阳气最容易从头部散发掉，所以冬季如不重视头部保暖，很容易引发感冒、头痛、鼻炎、牙痛、三叉神经痛等，甚至引发严重的脑血管疾病。因此，女性朋友们应该在冬天给自己选一顶合适的帽子，不仅能够保暖，而且也很美观。

中医称"背为阳",又是"阳脉之海",是督脉经络循行的主干,总督人体一身的阳气。冬季里如背部保暖不好,则风寒极易从背部经络上的诸穴位侵入人体,损伤阳气,使阴阳平衡受到破坏,人体免疫能下降,抗病能力减弱,诱发多种疾病或使原有病情加重及旧病复发。因此,在冬季里给自己加穿一件贴身的棉背心或毛背心以增强背部保暖,是必不可少的。

俗语说"寒从脚起"。现代医学认为,双脚远离心脏,血液供应不足,长时间下垂,血液循环不畅,皮下脂肪层薄,保温能力弱,容易发冷。脚部一旦受凉,便通过神经的反射作用,引起上呼吸道黏膜的血管收缩,血流量减少,抗病能力下降,以致隐藏在鼻咽部的病毒、细菌乘机大量繁殖,引发人体感冒或使气管炎、哮喘、关节炎、痛经、腰腿痛等旧病复发。因此,冬季要注意保持自己的鞋袜温暖干燥,并经常洗晒。平时要多走动以促进脚部血液循环。临睡前用热水洗脚后以手掌按摩脚心涌泉穴5分钟。

除了头、背和脚以外,人体的颈前部也很容易受寒,冬季也要特别注意保暖。颈前部俗称喉咙口,是指头颈的前下部分,上面相当于男人的喉结,下至胸骨的上缘,有些时髦女性所穿的低领衫所暴露的就是这个部位。这个部位受寒风一吹,不只是颈肩部,包括全身皮肤的小血管都会收缩,如果受寒持续较长一段时间,交感、肾上腺等神经内分泌系统就会迅速做出相应的反应,全身的应变调节系统可能进行一些调整,人体的抵抗能力会有一定下调。因此,在冬季给自己买一条或自己织一条漂亮大方的围巾吧,不仅可以让颈前部不受寒,而且还可以成为你身上美丽的闪光点。

在外做足疗,不如在家用中药泡脚

如今,越来越多的女性朋友认识到"热水泡脚,加点中药"的好处,所以经常去足疗室做足疗。不过,这样一来不仅麻烦而且花费也大。那怎么办呢?其实,女性朋友们自己在家也可以做足疗。

自己做足疗一点也不难,只要把足疗液配好就行了。所谓的配足疗液,就是根据自己的情况,在洗脚水里加点中药。

在这里为大家推荐几种简单易做的足疗液。当归、桃仁、苏木、川椒、泽兰叶制成足疗液,能让你的脚上皮肤变得柔嫩美丽。脚上皮肤干燥的人,可以试试用桃仁、杏仁、冬瓜仁、薏米熬制的药水兑入热水里洗脚。脚累脚疼者,可以用透骨草、伸筋草、苏木、当归、川椒熬制的药水。冬天里,人容易脚冷,特别是女性,可能整夜脚都是冰凉的。这类女性洗脚时,可在水中放干姜或樟脑,樟脑会很快在热水中融化,泡后脚会发热,对改善脚凉很有效。

以上提到的这些材料在中药房很容易买到,而且便宜。熬制时先用大火煮开,然后小火煮5~10分钟,取汁即可。这些药水不用每次现熬现用,可以一次多熬制一些,用容器装好,每天洗脚时兑在水中即可。

另外,如果在泡脚的热水里加入鹅卵石,泡脚的同时用鹅卵石磨脚,则能起到类似于针灸的效果，可治疗长期失眠。热水泡脚，如同用艾条"温灸"脚上的穴位，而在泡脚盆里加入鹅卵石，高低不平的石头表面可以刺激脚底的穴位（涌泉、然谷、太溪等）或脚底反应区，起到类似足底按摩和针刺穴位的作用，从而促进人体脉络贯通，达到交通心肾、疏肝理气、健脾益气、宁心安神的功效。

泡脚用的鹅卵石并没有什么特别的要求，选择圆滑、大小相近的为佳。泡脚用的水应该保持在45℃，水深至少要高过踝关节，脚在鹅卵石上均衡地踩踏，浸泡20～30分钟。有心脑血管病和糖尿病的患者用热水泡脚时，要特别注意水温和时间的控制，以免出现头晕、头痛、乏力、心慌等情况。

越到冬季，女性越要养心气

冬季是万物收藏的季节，要为明年的"春生夏长"做准备，所以对爱美的女性来说，冬季进补很重要。

寒冷的冬天来临了，有些女性朋友们就开始行动，准备补身体。冬天人们食欲大增，脾胃运化转旺，此时进补可谓是投资少、见效快。

李时珍在《本草纲目》中提出，冬季进补应"省咸增苦，以养心气"。这是因为，冬季人体的活动有所收敛，将一定的能量储存于体内，为来年做准备。在饮食调养方面，以温肾阳、健脾胃为主。因为肾是人体生长发育之本，肾主咸味属水，心主苦味主火，水克火。冬季是肾经旺盛之时，在这个季节如果咸味吃得过多会增加肾的负担，因此冬季要适当减少咸味，多吃苦味的食物，以助养心阳。

人的体质各异，冬季饮食亦应因人而异。阴虚之人应多食补阴食品，如芝麻、糯米、蜂蜜、乳品、蔬菜、水果、鱼类等清淡食物；阳虚之人应多食温阳食品，如韭菜、狗肉等；气虚者应食人参、莲肉、山药、大枣等补气之物；血虚者应食荔枝、黑木耳、甲鱼、羊肝等；阳盛者宜食水果、蔬菜、苦瓜，忌牛羊狗肉、酒等辛热之物；血瘀者宜多食桃仁、油菜、黑大豆等；痰湿者多食白萝卜、紫菜、海蜇、洋葱、扁豆、白果等；气郁者少饮酒，多食佛手、橙子、橘皮、荞麦、茴香等。

而关于进补的时间，专家认为，在冬至前后进补为最佳。《易经》中说"冬至阳生"，节气运行到冬至这一天，阴极阳生，此时人体内阳气蓬勃生发，最易吸收外来的营养，而发挥其滋补功效，因此在这一天前后进补最为适宜。当然这不是绝对的，要因人而异。患有慢性疾病又属于阳虚体质的人需长时间进补，可从立冬开始直至立春；体质一般不需大补的人，可在三九天集中进补。

需要注意的是，冬天虽然清爽，但空气过于干燥，容易咳嗽，而此类咳嗽多是燥咳，所以应以润肺生津为主，如煲老糖水，将凉水、陈皮、冰糖放入锅中煲2小时即成。

在冬季药补的人需要注意饮食禁忌，在服用人参等补气药物时，忌食萝卜，特别是生萝卜。进补期间，要少饮浓茶和咖啡，因为它们都是消导之品，会使补品中的有效成分分解而降低功效。

进补时要少吃寒凉滋腻的食品，如冷牛奶、肥肉、糯米点心等，以免败伤胃气，造成积滞，影响补品的消化和吸收。在进补过程中，不能过多食大蒜、辣椒等辛辣食物，因为这些食物不仅与补阴类药物不适合，也会使补气、补阴药的效果降低。

此外，有许多药物制成了补酒形式，患有高血压、肝病的女性或者孕妇要禁服。

胶筋煲海马，女人温补第一汤

真正持久的美丽必须源于健康的身体，否则，这美便是无源之水，逝去得飞快。所以，聪明的女人绝不只会花大把的钱买各种化妆品，用厚厚的脂粉遮盖容貌上的瑕疵。她们会用自己的惠心和巧手为自己做上一款胶筋煲海马，熨帖身体，滋养容颜。

《黄帝内经》早就言明"虚则补之"，每日忙碌的生活常常让我们忽略了自己的身体，偶有闲暇，女性朋友们不妨静下心来，做一锅胶筋煲海马，补补自己虚弱的身体。

材料：鹿筋100克，干花胶50克，上等海马2只，老母鸡半只，盐、味精适量。

做法：先把花胶和鹿筋放入80℃的水中泡软，取出洗净；老母鸡洗净切块备用；将鹿筋、花胶、海马、鸡块一同放入煲内，加清水用大火煲25分钟，再转慢火细熬3小时，加盐、味精调味即成。

关于它的滋补功效我们可以从用料上来分析。其中的花胶就是鱼肚，是"海八珍"之一，与燕窝、鱼翅齐名，由体型巨大的鲟鱼、大黄鱼的鱼鳔晒干而成，因富含胶质，故名花胶。中国人食用花胶，可追溯至汉朝之前。1600多年前的《齐民要术》就有过记载，可谓历史悠久。花胶有相当的滋补作用和药用价值，它含有丰富的蛋白质、胶质等，有滋阴、固肾的功效。另外，还可帮助人体迅速消除疲劳，并能促进伤口愈合。据说以前家中有孕妇的，都会准备一些陈年花胶，怀孕4～5个月后食用，临产前再多食几次，能帮助孕妇产后迅速恢复身体。鹿筋性温，味淡、微咸，入肝、肾二经，有补肾阳、壮筋骨的功效，用于治疗劳损过度、风湿关节痛、子宫寒冷等症。

海马，又名龙落子，是一种珍贵的药材，民间就有"北方人参，南方海马"之说，主要有补肾壮阳、舒筋活络、通血、祛除疔疮肿毒等功效。

鸡肉是我们比较常见的食物，其性平温，味甘，入脾、胃经，可温中益气，补精添髓。有益五脏、补虚亏、健脾胃、强筋骨、活血脉、调月经和止白带等功效。而用老母鸡炖汤之所以受到很多人的推崇，是因为老母鸡生长期长，所含的鲜味物质要比仔鸡多，炖出来的汤味道更醇厚，再加上脂肪含量比较高，炖出的汤更香。

将以上几种食物放在一起煲汤，既可滋阴补肾，又可活血益气，都是从根本上滋补我们的身体，是宠爱自己的最好方式。这款汤尤其适合女性在冬天喝，正好冬天严寒，寒为邪气，易伤阳气，喝这款汤正好温阳补阴。姐妹们赶快给自己煲一锅热气腾腾、营养丰富的胶筋煲海马吧。

冬季活肤术，让女性不再"死气沉沉"

冬天的皮肤，变得泛红、粗糙、紧绷、暗沉……如此"死气沉沉"的皮肤如何见人？要想有"面子"，就必须让皮肤活起来，让皮肤活起来最好的办法就是利用冬日活肤术。

冬季空气湿度很低，再加上肆虐的寒风令人的皮肤变得干枯粗糙、暗淡无光，恼人的敏感、脱皮、起皱纹等问题不断涌现。

严重的"旱灾"实在让很多女性苦恼。那如何让肌肤在冬日里"活"起来呢？

1. 彻底洁肤

冬季天气寒冷、风沙大，瘀积在毛孔中的垃圾很多，如果清洁不彻底，很容易产生角质粗厚、粉刺、脂肪粒等问题，既破坏肌肤美观，又影响对保养品的吸收。因此，冬季里清洁皮肤是呵护皮肤的基础步骤。

油性皮肤的女性可以用凉开水洁面，温度保持在 20～25℃之间，这样的水温与皮肤细胞内的水分十分接近，因此更易浸透到皮肤里，从而使皮肤更加细腻、红润、有光泽。

干性皮肤的女性则可以用蒸气洁面法，蒸气可使面部皮肤毛孔扩张，排除瘀积于毛孔内的污垢，同时补充细胞新陈代谢所需要的水分，使干燥、粗糙的皮肤变得细嫩。

2. 热敷

冬天，肌肤的问题不仅仅是干燥，温度的降低也令血液循环备受阻力，即便用尽化妆水和精华素，也是收效甚微。冬天的抗老化措施不妨加一步"热敷"，保湿效果一定会令你惊讶不已。传统的加热法多为水蒸，但是这种方法耗时长。用温热的水浸湿毛巾，这样不仅更快速，而且也更卫生。

3. 补水 + 防冻

冬季里女性很容易感到面部干燥，痛痒难忍，发生脱皮现象。每天用温水洗手、洗脸、洗脚，可以有效地预防皮肤裂口。补水是抵御冬季干燥的最好方法。冬日里应当经常喝水，这样皮肤才不会干燥。每日晨起空腹喝一杯温开水，让机体循环系统充分活跃起来。如面部易生斑点或肤色易变黄暗，就避免喝茶、咖啡等有色饮料，以清水为佳。

冬吃红肉，女人气血充足更漂亮

《本草纲目》记载："羊肉能暖中补虚，补中益气，开胃健身，益肾气，养胆明目，治虚劳寒冷，五劳七伤。"所以，冬季吃羊肉，对女性养颜会有很好的帮助。

女人气血充足才会漂亮，越红的肉越补血。因为红肉中有丰富的铁，且容易吸收。如果你是素食主义者，或是不吃红肉的人，那就应该多吃含铁丰富的红色食物，樱桃、草莓、红枣等都可以起到补血的作用。血气足了，通畅了，冬季的皮肤才会红润，而且不会长痘痘。

羊肉是女性温补身体的佳品。

羊肉性温热，补气滋阴、暖中补虚、开胃健力，被称为"人类的保健性功能食品"。《本草纲目》认为其为补元阳、益血气的温热补品。"奶茶"刘若英是个很爱吃羊肉的漂亮女人。有一次在演唱会上，刘若英接过主持人递过来的羊肉汤，迫不及待地用勺子舀来喝，一边喝一边点头称好。因为还要继续访问，最后只能依依不舍地放下还没有喝完的羊肉汤，但还是忍不住大呼："我可不可以打包带走啊？"由此可见刘若英对羊肉的喜爱，其中最主要的原因就是羊肉能美容。

羊肉的食法众多，蒸、煮、炒、涮等无一不可。冬季是吃羊肉进补的最佳季节，如果将羊肉与其他食物或药物合并制成膳食，则健身治病的功效更好。

此外，女性朋友们在吃羊肉时，可以搭配一些凉性蔬菜，如冬瓜、丝瓜、油菜、菠菜、白菜、金针菇、莲藕、笋等，能起到清凉、解毒、祛火的作用，既能利用羊肉的补益功效，又能消除羊肉的燥热之性。

然而，茶水却是羊肉的"克星"。这是因为羊肉中蛋白质含量丰富，而茶叶中含有较多的鞣酸，吃羊肉时喝茶，会产生鞣酸蛋白质，使肠的蠕动减弱，大便水分减少，进而诱发便秘。

第四章 女性和谐养生法

——阴平阳秘，平衡的女人最健康

第一节

阴阳协调才是女人的健康之道

阴阳失衡是导致女性疾病的根源

健康长寿是女人共同的美好愿望,也是女人高质量生存的表现。自古以来,追求健康长寿的方法五花八门,而中医认为,阴阳平衡才是健康长寿的基础。

关于阴阳平衡这个问题,《周易》和《黄帝内经》这两部经典都有表述。

中华文化群经之首《周易》提出了一个千古命题叫做"一阴一阳谓之道",就是说,万事万物的运动都是阴阳的运动,阴阳运动是万事万物的原规律。生命活动概莫能外,生命运动是阴阳运动。所以,中医学、养生学都以阴阳为核心。《周易》认为,阴阳相互作用是万事万物运动的根本,八卦和太极图都表明,阴阳运动维持着动态的相对平衡,正常的平衡被破坏就会导致精气神失调而产生衰老。

《黄帝内经》认为,阴阳是万物生杀的根本,阴阳是生命的根本。另外,《黄帝内经·素问》还提出了"法于阴阳,和于术数,食饮有节,起居有常,不妄作劳,故能神与形具,而终其天年,

八卦图

度百岁乃去"的健康长寿之道。意即一个人要想健康长寿，必须把握阴阳，顺应四时调节规律。

中医的阴阳学说还认为，人体的阴阳变化与自然四时阴阳变化协调一致，同时能保持机体与其内外环境之间的阴阳平衡，就能增进身体健康，预防疾病的发生，进而达到延年益寿的目的。中医学主张"治未病"和"以预防为主"的观点，旨在培养人体正气，提高抗病能力，防止病邪侵害。所谓"正气存内，邪不可干；邪之所凑，其气必虚"，就是这个道理。

在正常情况下，阴阳是互根、互补、互制的，说得通俗一点，正常人体的生命功能与物质之间是互补互制的，也就是说阳气与阴精是互根的，一旦出现一方不足或有余，人体的另一方就会来代偿、弥补，目的在于纠正失衡，维持阳气与阴精的平衡。如果阴阳失衡，不能相辅相成，代偿功能失衡，就会呈现阴阳失调而产生种种健康问题。

《黄帝内经·素问·阴阳应象大论篇》：阳盛则阴病，阴盛则阳病。阳盛则热，阴盛则寒。重寒则热，重热则寒。它的意思是人体内若阳气偏旺，阴气就必然受损；相反阴气为主，阳气则受抑制。阳气旺盛会产生热证，阴气至极会产生寒证。寒到极点会生内热，热到极点也会生内寒，即寒证。

当然，阴阳平衡所涉及的面是广泛的。就是说，人要达到健康长寿的状态，身体和心理应保持好各种平衡，如心理平衡、代谢平衡、营养平衡、机体平衡、动静平衡等。如果这些方面处于相对平衡状态，可以说人的身体健康状况和情绪是好的。如果在某一方面或某些方面出现了严重的失衡，就会导致某些疾病的发生，或机体处于虚弱不健康状态。中医认为，女性有着特殊的生理、心理特性，有经、带、胎、产这些特殊的生理过程，而现代女性还要在日常生活中肩负工作和家庭的双重压力。所以女性更容易受到阴阳环境的影响，较为敏感，情绪不稳定，经常出现独特的情绪表现，会由于忧郁、急躁、怒气、思虑过度等内在因素扰乱气血运行，导致身体内的激素分泌失调。所以女性的阴阳失调现象比男性更普遍。如果女性长期处于阴阳失调状态中而不能及时康复，或长期处于虚弱状态，那么生病便是早晚的事。

阴阳平衡的女人最美

在中国的传统文化中，天地万物都是可以分阴阳的，并且只有阴阳处于平衡状况，世间万物才能正常运行。所谓阴阳平衡，就是阴阳双方的消长转化保持协调，既不过分也不偏衰，呈现着一种协调的状态。对于人体来说，阴阳平衡的含义就是脏腑平衡、寒热平衡及气血平衡。其总原则是阴阳协调，实质是阳气与阴精（精、血、津、液）的平衡，也就是人体各种功能与物质的协调。

阴阳平衡的机体特点是：气血充足、精力充沛、五脏安康、容颜发光。也就是说如果女性的身体内部阴阳调和，各个部位正常运转，女性就是健康的、美丽的，而如果女性的身体内部阴阳失调，任何一个方面偏或者太过，女性就会出现亚健康、疾病、早衰等各种症状。所以，女性要想容颜美丽，保持阴阳平衡是最基础的条件。

那么，作为女人，应该如何保持阴阳平衡呢？

首先，如果女性总是感觉疲惫，而且经过休息仍不能缓解，就要警惕疾病的潜在可能，并立即到医院检查身体。

其次，睡眠也是保持阴阳平衡的良方，特别是要睡好子午觉。子时是夜里11点到1点这段时间，这时人体中的阴气最盛，阳气初生，力量很弱小，最应该睡觉，这样有助于体内阳气生发，调和阴阳。如果在这个时间段女性不睡觉，而是继续学习或者工作，阳气就生发不起来，从而导致阴阳失调；午时是中午11点到1点这段时间，与子时正相反，午时阳气最盛，阴气初生，阴阳交合，也应该休息。所以，子时和午时是一天中最重要的两个时间段，在这两个时段女人休息好了，对保持身体的阴阳和合是很有益处的。

再次，在心态方面，女性应该防止焦急、紧张、忧虑、恼怒、抑郁等情绪的蔓延，放慢生活节奏，不要给自己太大压力，享受随心自然惬意的快乐。

最后，女性也不要偏食，五谷杂粮、蔬菜、水果、肉类都要适当摄取，任何一种食物都有对人体有益的营养成分，只有不排斥任何食物身体才能保持营养均衡，这也是调和阴阳的重要方面。

总之，保持阴阳平衡的关键就在于恰到好处，不要太过也不要不足，过犹不及都不是最佳状态，最重要的还是自己感觉舒服，身体时刻感觉如沐春风，这样女性的心情也会感觉轻松舒适，工作中也会更加有创造性，更能体会到生活得美好，这样的女子气血充足、精力充沛，嘴角不自觉就会微微向上，那种发自内心的快乐与幸福就像强大的气场，甚至会影响到她身边的人，这样的女子才最美。

女性"上火"意味着身体阴阳失衡

女性朋友们，你们爱上火吗？嘴里长了小疱、溃疡、牙疼、牙龈出血，咽喉干痛，身体感到燥热，大便干燥……所有的这些都是上火的表现。虽然都是小病，却让你寝食不安。为什么你的火那么大呢？

其实，人体里本身是有火的，也就是所谓的生命之火，如果没有火那么生命也就停止了。当然火也应该保持在一定的范围内，比如体温应该在37℃左右，如果火过亢人就会不舒服，会出现很多红、肿、热、痛、烦等具体表现。从某种意义上说有火则生、无火则死，正常意义上说来火在一定的范围内是必需的，超过正常范围就是邪火。不正常的火又分为虚火和实火，正常人体阴阳是平衡的，对于实火来说阴是正常的，但是阳过亢，这样就显示为实火。另一种情况是正常的阴偏少，显得阳过亢，这样就显示为虚火。

滋阴派大师朱丹溪认为，凡动皆属火，火内阴而外阳，且有君、相之分，君火寄位于心，相火寄位于命门、肝、胆、三焦诸脏，人体阴精在发病过程中，极易亏损，各类因素均易致相火妄动，耗伤阴精，情志、色欲、饮食过度，都易激起脏腑之火，煎熬真阴，阴损则易伤元气而致病。

其实，邪火大部分还是由内而生的，外界原因可以是一种诱因。外感火热最常见的就是中暑，通常都是在温度过高、缺水、闷热的环境下待的时间过长，然后体温也会升高。这就是一种典型的外感火热证。但一般来说内生的火热情况比外感火热多。比如现代人压力变大、经常熬夜、吃辛辣食物等，内生火的因素要大得多。可见邪火还是由身体的阴阳失调引起的。中医认为，人体生长在大自然中，需要阴阳平衡、虚实平衡。而人体的"阴阳"互为根本，"虚实"互为表里。当人体阴虚阳盛时，往往表现为潮热、盗汗、脸色苍白，疲倦心烦或热盛伤津而见舌红、口燥等"上火"的症状。此时就需要重新调理好人体的阴阳平衡，滋阴降火，让身体恢复正常。

很多女性朋友认为上火是小毛病，吃点药或者自我调节一下就可以了。实际上上火有的情况下不太严重，通过自我调节可以让身体状况恢复正常，但是对于中老年女性朋友或者有基础疾病如心血管疾病的人来说还是应该引起注意。

那么，女性朋友们该如何防治上火呢？方法很简单：

（1）阴虚火旺类应滋阴降火，滋阴为本，降火为标。提高睡眠品质、切忌日夜颠倒。饮食清淡也是非常必要的。高热量食物会提供火气，上火时不宜多吃水分低的食物，如饼干、花生等，要以蔬菜、清汤等低热量饮食为主。多做一些中低强度的运动，如散步、八段锦、太极拳等相对静养的运动方式。

（2）如果是实火，就要用清热、降火的泻法。当把火驱逐出身体后，人体阴阳也就平衡了。饮食上，可以多吃苦味食物，多吃利湿、凉血的食物，多吃甘甜爽口的新鲜水果和鲜嫩蔬菜。千万不要吃辛辣食物，酒也尽量不要喝。

女性亚健康是轻度阴阳失衡

"亚健康"这个概念越来越多地出现在女人的生活中，那么，什么样的身体状态是亚健康呢？按照医学界的说法，亚健康是"介于健康与疾病之间的一种生理功能低下的状态"。实际上就是我们常说的"慢性疲劳综合征"。因为其表现复杂多样，现在国际上还没有一个具体的标准化诊断参数。

一般来说，如果女性没有什么明显的病症，但又长时间处于以下的一种或几种状态中，注意亚健康已向你发出警报了：失眠、乏力、无食欲、易疲劳、心悸、抵抗力差、易激怒、经常性感冒或口腔溃疡、便秘，等等。处在高度紧张工作、学习状态的女性应当特别注意这些症状。

亚健康状态下，人体虽然没有发病，但身体或器官中已经有危害因子或危害因素的存在，这些危害因子或危害因素，就像是埋伏在人体中的定时炸弹，随时可能爆炸；或是潜伏在身体中的毒瘤，缓慢地侵害着机体，如不及时清除，就可导致发病。

其实，亚健康和疾病都属于人体内部的阴阳失衡状态，只不过亚健康是轻度阴阳失衡，而疾病是重度的阴阳失衡。但是，如果身体内的"阴阳"长期处于不平衡状态，就会从量变发展到质变，也就是说身体就会从亚健康状态转化成生病状态，这时候再加以调治，就有一定难度了。

按中医的理论，"正气存内，邪不可干，邪之所凑，其气必虚"，就是说在正常的状态下，如果阴阳处在一个很平衡的状态，即使遇见了大风大雨异常的气候变化，也不会得病。但如果外受风、寒、暑、湿、燥、火，内受喜、怒、忧、思、悲、恐、惊，使人体自身的正常状态被打破，这些伺机而动的致病因子就可能从10个变成100个，100个变成1000个……当它达到一定数量时，就可能侵害人体健康了，而此时人体正处于亚健康状况，防御水平很低没办法抵抗，自然就生病了。

当女性朋友们意识到自己处在亚健康状态，就一定要及时调整自己的阴阳平衡，使身体恢复到健康状态，防止疾病的发生。

女性阳虚调养，谨记"五纲要"

在寒冷的气候环境中，有的女性衣着单薄，却精神抖擞，精力旺盛，甚至年过花甲还到江河冬泳，也有的女性年纪轻轻就特别怕冷，刚一入冬，就全身捂得严严实实，却还手脚冰凉，甚至缩手缩脚，冷得发抖。

特别怕冷的女性往往免疫与抗病能力低下，极容易患感冒，并出现头部发沉、肩臂酸痛、全身乏力以及头晕目眩等症状。

中医学认为"阴虚则外寒"，也就是说，人体阳气衰微，气血不足，不能温煦肌肉以抵抗外来寒邪侵袭，人就特别容易怕冷。由此可知，特别怕冷的女性朋友多属于阳虚体质。

阳虚体质的女性多见于形体白胖的女性，主要表现为面色淡白无华、口淡不渴、怕寒喜暖、四肢倦怠、小便清长、大便时稀、常自汗出、脉沉乏力、舌淡胖。其人患病则易畏寒蜷卧、四肢厥冷；或腹中绵绵作痛、喜温喜按；或身面水肿、小便不利；或腰脊冷痛、下利清谷；或宫寒不孕；或胸背彻痛、咳喘心悸；或夜尿频多、小便失禁等。

阳虚质女性的养生原则是温阳祛寒，温补脾肾，因为阳虚者关键在补阳。五脏之中，肾为一身的阳气之根，脾为阳气生化之源，故当着重补之。

具体养生方法如下：

1. 精神调养

《黄帝内经》中说"肝气虚则恐"，意思是肝脏功能差的人，容易恐惧，又指出"心气虚则悲"，这是说心脏功能低下者精神上易出现悲哀的情绪。中医认为，阳虚是气虚的进一步发展，故而阳气不足者常表现出情绪不佳，易于悲哀，故必须加强精神调养，要善于调节自己的情感，去忧悲、防惊恐、和喜怒、消除不良情绪的影响。

2. 环境调摄

此种体质多形寒肢冷，喜暖怕凉，耐春夏不耐秋冬，故阳虚体质者尤应重环境调摄，提高机体抵抗力。有人指出，若在夏季进行20～30次日光浴，每次15～20分钟所得的紫外线将能使用1年。对于年老及体弱的女性，夏季不要在外露宿，不要让电扇直吹，亦不要在树荫下停留过久。

3. 加强体育锻炼

因为"动则生阳",春夏秋冬,每天进行1~2次运动,具体项目因体力而定。

4. 饮食调养

多食有壮阳作用的食品,如羊肉、狗肉、鹿肉、鸡肉,根据"春夏养阳"的法则,夏日三伏,每伏可食羊肉附子汤一次,配合天地阳旺之时,以壮人体之阳。

5. 药物治疗

偏心阳虚者,宜用桂枝加附子汤;偏脾阳虚者,选理中汤;偏肾阳虚者,宜服金匮肾气丸。

阳光美女离不开阳气的温煦

走在街上,最惹人注目的就是那些阳光的女孩子,她们的容貌可能并不令人惊艳,脸上也并没有精致的妆容,但是她们的朝气就是青春最好的注解,那种鲜活的生命力会感染所有人。那么,如何才能成为阳光美女呢?首先是要养阳,就是养阳气。

1. 阳气为人之大宝

人体内的阳气在中医里又叫"卫阳"或"卫气",这里的"卫"就是保卫的意思,阳气就是人体的卫士,它分布在腠理(即肌肤的表层)能够抵制外邪、保卫人体的安全。人类生活于天地之间,"六淫邪气"——大自然中的风、寒、暑、湿、燥、火时时刻刻都威胁着我们的健康。有的人总是爱生病就是因为体内的阳气不足,病邪很容易穿过腠理进入体内,而体内阳气充足的人则能够抵挡外邪的入侵,身体素质也比较好,脸色红润有光泽,整个人显得有精神和朝气。关于阳气,《黄帝内经》中有相关论述:"阳气者,若天与日,失其所则折寿而不彰,故天运当与日光明。"认为阳气对于人体的重要性就好比大自然不能没有太阳一样,自然界的正常运转主要靠太阳的推动,人体生命活动的运行主要靠阳气的推动。故明代医学家张景岳说:"天之大宝,只此一丸红日;人之大宝,只此一脉真阳!"

2. 阳气应该怎么养

阳气如此重要,但是在日常生活中,女性却总是在不经间损耗阳气。比如许多女性都存在痛经、手脚冰冷、宫寒不孕等毛病,但偏偏爱吃冰激凌、爱穿露脐装,导致阳气受损,病邪乘虚而入。那么,女性应该怎样把阳气养起来呢?

《黄帝内经》告诉我们:人为天地所生,天以气养人之阳,地以食物养人之阴。这就提示我们,养阳气应该从调整呼吸和饮食做起。多呼吸那种带着上天的灵气和草木万物的生机的新鲜空气。在饮食方面,要利用食物的特性来帮助阳气生发,比如体内有湿气是现代女性的通病,湿为阴邪,能遏制阳气,那么女人就应该多吃祛除湿气的食物,如薏米、红豆等。另外,动属阳,静属阴。现代女性大部分都是静多动少,缺乏足够的锻炼,导致阴气过剩,因此要多注意运动,并且要选择适合自己的运动方式。

为了养好阳气,这里还建议女性可以经常抽出时间晒太阳,特别是在寒冷的冬季。阳光不仅养形,而且养神。养形,就是养骨头。用西医的说法就是指多晒太阳,可以促进骨骼对钙质的吸收。对于养神来说,常处于黑暗中的女性看事情容易倾向于负面消极,处于光亮中的女性看事情正面积极,晒太阳有利于修炼宽广的心胸。

不过,晒太阳的时间不可以太长,每次半小时左右就可以了,而且最好什么时候的太阳感觉最舒服就什么时候晒。另外,晒太阳的时候最好不要戴帽子,因为当阳光能够直射头顶的百会穴时,阳气才可以更好地进入人体。

3. 湿热长夏尤重养阳

《黄帝内经·素问·四气调神大论》中说:"夏三月,此谓蕃秀,天地气交,万物华实。夜卧早起,无厌于日,使志无怒,使华英成秀,使气得泄,若所爱在外,此夏气之应、养生之道也。"

夏季属火,暑邪当令,人体出汗过多,耗气伤津,体弱者易为暑邪所伤而致中暑。人体脾胃此时也趋于减弱,食欲降低,若饮食不节,贪凉饮冷,容易损伤脾阳,出现腹痛、腹泻等脾胃病症。古人还认为长夏属土,其气湿,通于脾,湿邪当令,易损伤人体阳气。因此,湿热之夏,养生须防损伤阳气,不要过于贪凉,不要在露天及阴冷的地方过夜,饮食要清淡,少吃味道过于浓重的东西。另外还可以选择一些有利于健脾除湿的中药,如藿香、佩兰、荷叶等。

总之,女性一定要知道,我们的身体与容颜跟世间万物是一样的,都需要阳气的温煦。只有把阳气养好,我们的体内才能一直是晴天,我们的容颜才能永远如沐浴在阳光下一般灿烂美好。

阳气旺盛,百病不侵芳颜不老

一个美丽的女人首先应该是健康的,西施捧心般的柔弱之美已经不符合现代人的审美标准,现代美女就是要健康、阳光、充满活力。这就要求女性朋友们一定要养住体内的阳气,只有阳气旺盛,才能百病不侵芳颜不老。

中医认为,阳气就是人体的卫士,能够保证人体安全。现在有的女性体质不好,爱生病,同样是流感,有的女性每次都逃不过,有的女性就能安然无恙,这是为什么呢?体质不好的女性其实就是因为体内阳气虚弱,无法抵御外邪的入侵,而体质健壮的女性就是拥有了充足的阳气。那些患有很多疑难杂病、重病或者慢性病的女性,也基本上都是因为卫阳不固、腠理不密,导致外来的各种邪气不断侵占人体,日积月累而致病。

导致女人生病的原因除了外界的"六淫",还有女人自身的七情,即:喜、怒、忧、思、悲、恐、惊这七种情绪。《黄帝内经》中提到:大喜伤心,大怒伤肝,忧思伤脾,大悲伤肺,惊恐伤肾,激烈的情绪波动很可能导致五脏的病变。这与阳气又有什么关系呢?在生活中,有的女性很乐观,心胸宽广、豁达,对事情比较看得开,这样的女性一般都阳气充足,而阳气不足的女人则容易悲观绝望、忧虑惊恐,所以把阳气提起来，女性的精神面貌也会有一个大的改观，女性的身体也能免受"七情"过度的侵扰，保持一种平和稳定的状态。

对于女性来说，最怕的莫过于衰老，这是自然规律，是谁都无法避免的。但我们可以通过自身的努力延缓衰老。养好体内的阳气就能让衰老来得慢一些、更慢一些，享受身体温暖舒适、容颜青春秀丽的惊喜，任时光流去，犹自美丽无敌。

总而言之，只要阳气旺盛，女人就可以不怕生病、不怕衰老，从容地生活、优雅地美丽着。而这一切的前提就是：你应该学会如何固摄阳气、养护阳气，让自己的体内一年四季温暖如春。做到这些，健康美丽就会与你如影随形。

五谷祛火气补正气，对治内分泌失调

"女大十八变，越变越好看"，但是现在许多女性抱怨自己越长越丑。因为内分泌失调，很多女性发现自己的脸色没有以前红润了，痘痘、斑点也越来越频繁地来"串门"，口臭、牙疼也时有发生。

那么，现代女性为什么容易上火，内分泌失调呢？是因为吃五谷太少而制成品太多。

五谷可以祛火气，补正气，益养护人体阴精，专治内分泌失调。朱丹溪说人常阳有余而阴不足，所以他告诫人们一定要节制饮食，多吃"自然冲和之味"，不贪食"厚味"以养阴敛阳。

朱丹溪所说的"自然冲和之味"就是五谷杂粮，也就是我们平时所说的素食。他在《茹谈论》一书中写道："凡人饥则必食，彼粳米甘而淡者，土之德也，物之属阴而最补者也，唯可与菜同进。径以菜为充者，恐于饥时顿食，或虑过多因致胃损，故以菜助其充足，取其流通而易化，此天地生化之仁也。"

但是，吃什么样的素食才能吃得健康呢？

很多女性把素食和蔬菜联系起来，认为吃素食就是吃蔬菜，所以"少吃饭，多吃菜"的饮食观念也风行起来。其实种子类、根茎类的素食才是最健康的，比如大米、玉米、高粱、地瓜、胡萝卜、土豆等。

为什么这么说呢？我们知道蔬菜要做得可口需要大量的油，现在这不是什么问题。但过去的时候，人们缺衣少食，能吃饱就已经是最大的幸福了，想吃点有油水的东西那简直是难于上青天。所以蔬菜类的制作一般都是用水煮加盐，根本谈不上可口，而土豆、地瓜等根茎类的食物，不需要加油，煮熟后就香气四溢，引人食欲，还容易饱腹，所以几千年来，我们的祖辈们都是用种子类的食物作为口粮的，蔬菜只是辅助。

然而就是这么简单的饮食，那时人们的体质也相当不错，很少有人上火生病。但是看看那些以蔬菜摄入为主的素食者，动不动就上火、生病。

由此看来，吃五谷杂粮的素食主义者还是以种子类食物为主，以"菜为充，果为补"，如果不是绝对的素食主义者当然还要以"禽为益"。

女人气虚阳不足，血虚阴不足

气血，气为阳，血为阴。气虚的女性，首先脏腑功能会低下，精神委顿、倦怠乏力、少气懒言，动不动就会出虚汗。其次，就是抗病能力减弱，什么微小的病毒都可以欺负她，一阵寒风吹来，别人都安然无恙，但气虚的女人却可能大病一场。

其实，气出现的问题，还有气陷、气滞、气逆等情况，但气虚是其中最主要的问题，所以我们主要说说气虚。那么，气虚的女人都有哪些表现呢？

1. 少气懒言、神疲乏力

这是一种懒言懒语的状态，多一句话都不愿意说，这不是性格的问题，是自己总觉得没有多余的力气，总是提不起劲儿来做任何事。

2. 头晕目眩，动辄自汗

这种女性不动弹的时候没有力气，动弹起来，就会出现一些力不从心的表现，比如头晕。《黄帝内经》说："上气不足，脑为之不满，耳为之苦鸣，头为之倾，目为之眩。"就是说，如果气虚的话，女性就会出现头晕目眩和耳鸣的情况，甚至连抬头的力气都不足。

因为气属阳，气虚则阳不足，所以气虚的人往往容易感觉冷，这叫畏寒。

气和血是紧密联系在一起的。如果没有了血，气无所依托，就飞散消失了。同样，如果没有气，血就无法行动，也就没有了任何作用。

要知道，血液是濡养四肢百骸的，我们身体所有的器官，都需要血液带来的营养，如果血液不足，全身的各个部位都会出现问题。

假如女性的心血虚，就会出现心悸、怔忡等情况。因为心藏神，要靠血来养，心血不足，关于"思考"的整个系统都会出现问题：记忆力会变差，思考时会觉得累，晚上梦多，总是烦躁，这都是血不养心造成的问题。

如果肝血亏，那么问题也很大。因为肝藏血，中医认为肝为刚脏，属木，需要濡润，如果血液不足，那就如同一棵树没有浇水，没有水叶就会枯萎，肝缺少血，人就容易发火，会觉得头昏脑涨、目赤肿痛。同时，因为肝开窍于目，目得肝血的濡养才能看清东西，如果肝血虚，视力就会模糊，眼睛容易疲劳，总觉得干涩。

如果肺的血不足，也会出现很多问题。肺中的血如果亏虚，则会出现胸闷、气短、呼吸不利，甚至会导致心悸、胸中憋痛，很多老人心脏出现的问题，其实都和肺血不足密切相关。如果我们对此不加注意，见到心脏病就一味地活血化瘀，往往会导致病情缠绵反复，越来越重。因为本来血不足已无血可通，还通什么呢？就如同河道里面没有水，我们还要不断地挖掘拓宽，这不仅无用，反而还会伤及无辜，正确的做法应该是补血，让河道里的水充足起来。

十招教女性了解自己的气血是否充足

虽然到目前为止，还没有适当的仪器能方便地检测出人的气血水平，但是女性朋友们依然可以知道自己气血水平的高低，具体怎么做呢？女性朋友可通过以下的身体表现来做判断：

（1）如果女性的头发乌黑、浓密、柔顺代表气血充足，头发干枯、脱发、发黄、发白、开叉都是气血不足。

（2）如果女性的眼白浑浊、发黄，有血丝，眼袋很大，眼睛干涩，眼皮沉重，则表明气血不足。如果女性的眼睛随时都睁得大大的，说明气血充足。

（3）女性的唇色变化多端，双唇泛白，属气血亏损，或阳虚寒盛，贫血，脾胃虚弱。唇色深红，并非气血佳而是有热在身，属热证。唇红鲜艳如火的女人，阴虚火旺。唇色深红兼干焦，则内有实热。唇色青紫，多属气滞血瘀，血液不流畅，易罹患急性病，特别是心血管毛病。唇边发黑，但内唇淡白，是有实热且气血亏结。

（4）如果女性发现自己的牙缝变大了，吃东西越来越容易塞牙，则说明身体的衰老在加快。牙龈萎缩也说明气血不足。

（5）皮肤粗糙，无光泽，暗哑、发白、发青、发红、长斑都说明气血不足。皮肤白里透红，有光泽、弹性、无皱纹、无斑代表气血充足。

（6）成年女性看耳朵色泽可知气血情况。如果女性的耳朵呈淡淡的粉红色、有光泽、无斑点、无皱纹、饱满则代表气血充足，而暗淡、无光泽，则代表女性的气血已经下降。如果女性的耳朵萎缩、枯燥，有斑点、皱纹多，则提示女性的肾脏功能开始衰竭。

（7）如果女性的手四季都是温暖的，说明气血充足；如果女性的手心偏热或者出汗或者手冰冷，都说明女人气血不足。

（8）如果女性的手指指腹饱满，肉多有弹性，则说明女人气血充足。如果女人的手指指腹扁平、薄弱，或指尖细细的，则说明女人气血不足。

（9）正常情况下，除小指外，指甲上都应该有半月形。大拇指上，半月形应占指甲面积的1/5～1/4，食指、中指、无名指应不超过1/5。如果手指上没有半月形或只有大拇指上有半月形，说明人体内寒气重、循环功能差、气血不足，以致血液到不了手指的末梢，如果半月形过多、过大，则易患甲亢、高血压等病。

（10）如果女性能快速入睡，并能深度睡眠，睡眠中呼吸均匀，一觉睡到自然醒，则表明气血充足；如果女性入睡困难，夜尿多，易惊易醒，在睡眠中打呼噜或呼吸沉重都是血亏。

以上十点是女性朋友可以用来了解自身气血状况的方法。生活中，女性不妨尝试检测一下，这样在护养自己的时候也能起到辅助作用。

血是保证女性身体运转的营养剂

中医理论认为血是人体最宝贵的物质之一，它内养脏腑，外养皮毛筋骨，维持人体各脏腑组织器官的正常机能活动，是保证人体运转的营养剂。李时珍认为，妇女以血为用，因为女性在月经、胎孕、产育以及哺乳等生理期都会耗损大量血液，所以女性机体相对容易处于血分不足的状态。

女性因其生理有周期耗血多的特点，若不善于养血，就容易出现面色萎黄、唇甲苍白、头晕眼花、乏力气急等血虚症。《本草纲目》记载，严重贫血者还容易过早发生皱纹、白发、脱牙、步履蹒跚等早衰症状。血足皮肤才能红润，面色才有光泽，女性若要追求面容靓丽、身材窈窕，必须重视养血。

那么，养血要注意哪几个方面呢？

1. 食养

女性日常应适当多吃些富含"造血原料"的优质蛋白质、必需的微量元素（铁、铜等）、叶酸和维生素 B_{12} 等营养食物。《本草纲目》记载，动物肝脏、肾脏、血、鱼虾、蛋类、豆制品、黑木耳、黑芝麻、红枣、花生以及新鲜的蔬果等是很好的造血食物。

2. 药养

贫血者应进补养血药膳。可用党参 15 克，红枣 15 枚，煎汤代茶饮；也可用首乌 20 克，枸杞 20 克，粳米 60 克，红枣 15 枚，红糖适量煮粥，有补血养血的功效。

3. 神养

心情愉快，保持乐观的情绪，不仅可以增强机体的免疫力，而且有利于身心健康，同时还能促进骨髓造血功能旺盛起来，使皮肤红润，面有光泽。

4. 睡养

充足睡眠能令你有充沛的精力和体力，养成健康的生活方式，不熬夜，不偏食，戒烟限酒，不在月经期或哺乳期等特殊生理阶段同房等。

此外，中医认为，气血对肌肤、毛发具有润泽的作用。明代医学家王肯堂在其书《证治准绳》中说："血盛则荣于发，则须发美；若气血虚弱，经脉虚竭，不能荣发，故须发脱落。"《医学入门》中有："血盛则发润，血衰则发衰，血热则发黄，血败则发白矣？"

以上都说明，人体毛发的枯荣是由于气血盛衰而决定的：头发属于少阴、阳明；耳前的鬓毛属于手、足少阳；眼上的眉毛属于手、足阳明；两颊上的髯须属于少阳。如果气血盛，则毛发长得又快又好；如果气多血少，则头发虽然黑但长得慢；如果气少血多，则长得又少又差；如果气和血都少，则毛发不生；如果气和血都过盛，毛发就会黄而赤；如果气血皆衰，头发就会发白并脱落。

可见，女性要使自己的秀发又黑又亮，就要使自己的气血充实起来，这是保持秀发魅力的根本办法。

爱上补血食物，女人可健康常驻

唐代诗人白居易在《长恨歌》中有："春寒赐浴华清池，温泉水滑洗凝脂。""凝脂"就是说杨贵妃的皮肤非常细嫩光滑。她为何有令众多女性羡慕甚是嫉妒的肌肤，能集三千宠爱于一身呢？原来她经常吃一些补血食品。

女人要想从根本上唤起好气色，延缓衰老，使健康常驻，还要从内部调理开始，通过补血理气、调整营养平衡来塑造靓丽形象。而补血理气的最好办法就是食疗，如红枣、阿胶、桂圆、山药、生姜、红糖、白果、枸杞子、花生等这些补血、补肾的食物能从根本上解决气血不足的问题，同时改善血红细胞的新陈代谢功能，加强真皮细胞的保水作用，这样就能实现女人自内而外的美丽。

红枣、阿胶这些补血食物，都具有滋阴润燥、补血止血、调经安胎的功效，还能使人面色红润，肌肤细嫩，有光泽、弹性好，正适合女人的美容要求。

红枣是补血最常用的食物，生吃和泡酒喝的效果最好。红枣还可以在铁锅里炒黑后泡水喝，可以治疗胃寒、胃痛，再放入桂圆，就是补血、补气的茶了，特别适合教师、营业员等使用嗓子频率较高的女性。如果再加上4～6粒的枸杞子，还能治疗便秘。常喝红枣桂圆枸杞茶的女性，皮肤会更白皙，精力更充沛。要注意的是，枸杞子不要多放，几粒即可，红枣和桂圆也只要6～8粒就可以，每天早上上班后给自己泡上一杯，不但补气益血，还能明目，特别适合长期对着电脑的女性朋友们。

下面推荐一些补血食物的食法，可供女性朋友们参考：

（1）红枣、花生、桂圆，再加上红糖，加水在锅里慢慢地炖，炖得熟烂，经常吃，补血的效果很好。

（2）红枣、红豆放入糯米里一起熬粥，因红豆比较不易烧烂，可以先煮红豆，再放入糯米、红枣一起烧，也是一道补血的佳肴。

（3）红枣10枚切开去壳，白果10粒去外壳，加水煮15～20分钟，每晚临睡前吃，可以补血固肾、止咳喘、治尿频、治夜尿多，效果很好。

（4）红枣10枚切开去壳，枸杞子10粒，煮水喝，补血补肾，专治腰膝酸软，长年吃，有养颜祛斑的作用。

（5）红枣10枚切开去壳，生姜3片，煮水喝，是开胃的良方。

此外，用黄豆炖猪蹄、甲鱼枸杞汤、猪肝汤，等等，都是补血的好食物。

女人需谨记，多吃补血食物，皮肤才会红润有光泽，才能延缓衰老，让自己的青春常在。

用"五禽戏"来平衡气血生态最有效

形神兼养是中国传统养生学的一个基本特点。倘若说养心的关键重在一个"静"字，那么养形的要务则是"动"。华佗曾经这样说道："动摇则谷气得消，血脉流通，病不得生。"鉴此有了"五禽戏"。

"五禽戏"是华佗总结前人养生的经验，模仿虎、鹿、熊、猿、鹤五种动物的形态发明的。从中医的角度看，虎、鹿、熊、猿、鹤五种动物分属于金、木、水、火、土五行，又对应于心肝脾肺肾五脏。女性朋友们模仿它们的姿态进行运动，可以间接起到锻炼脏腑的作用，还可以使全身的各个关节、肌肉都得到锻炼。

现代医学研究证明，五禽戏是一种行之有效的锻炼方式。它能锻炼和提高神经系统的功能，提高大脑的抑制功能和调节功能，有利于神经细胞的修复和再生。

它能提高肺功能及心脏功能，改善心肌供氧量，提高心脏排血力，促进组织器官的正常发育。同时它还能增强肠胃的活动及分泌功能，促进消化吸收，为机体活动提供养料。

就五禽戏本身来说，它并不是一套简单的体操，而是一套高级的保健气功。华佗把肢体的运动和呼吸吐纳有机地结合在一起，通过气功导引使体内逆乱的气血恢复正常状态，以促进健康。后代的太极、形意、八卦等健身术都与此有若干渊源。无疑，它在运动养生方面的历史作用是巨大的。

通过上面的论述，相信女性朋友们对五禽戏的功效一定有了一些认识，但它的内容及具体操作方法是怎样的呢？下面我们来具体介绍：

五禽戏的内容主要包括虎戏、鹿戏、熊戏、猿戏、鸟戏。

1. 虎戏

自然站式，俯身，两手按地，用力使身躯前耸并配合吸气。当前耸至极后稍停，然后身躯后缩并呼气，如此三次。继而两手先左后右向前挪动，同时两脚向后退移，以极力拉伸腰身，接着抬头面朝天，再低头向前平视。最后，如虎行般以四肢前爬七步，后退七步。

2. 鹿戏

接上四肢着地势，吸气，头颈向左转，双目向右侧后视，当左转至极后稍停，呼气，头颈回转，当转至朝地时再吸气，并继续向右转，一如前法。如此左转三次，右转两次，最后回复如起势。然后，抬左腿向后挺伸，稍停后放下左腿，抬右腿如法挺伸。如此左腿后伸三次，右腿两次。

3. 熊戏

仰卧式，两腿屈膝拱起，两脚离床面，两手抱膝下，头颈用力向上，使肩背离开床面，略停，先以左肩侧滚落床面，当左肩一触床面立即复头颈用力向上，肩离床面，略停后再以右肩侧滚落，复起。如此左右交替各七次，然后起身，两脚着床面成蹲式，两手分按同侧脚旁，接着如熊行走般，抬左脚和右手掌离床面。当左脚、右手掌回落后即抬起右脚和左手掌。如此左右交替，身躯亦随之左右摆动，片刻而止。

4. 猿戏

择一牢固横杆，略高于自身，站立手指可触及高度，如猿攀物般以双手抓握横杆，使两脚悬空，做引体向上7次。接着先以左脚背勾住横杆、放下两手，头身随之向下倒悬，略停后换右脚如法勾杆倒悬，如此左右交替各七次。

5. 鸟戏

自然站式。吸气时跷起左腿，两臂侧平举，扬起眉毛，鼓足气力，如鸟展翅欲飞状。呼气时，左腿回落地面，两臂回落腿侧。接着跷右腿如法操作。如此左右交替各七次，然后坐下。屈右腿，两手抱膝下，拉腿膝近胸，稍停后两手换抱左膝下如法操作，如此左右交替也七次。最后，两臂如鸟理翅般伸缩各七次。

注重粗细阴阳平衡，吐故纳新

合理的营养是健康的物质基础，而平衡的膳食是合理营养的唯一途径。在平衡膳食中，粗细粮搭配十分重要，可又往往被一些女性朋友所忽视，几乎没有养成吃粗粮的习惯。

"粗粮"是相对于稻米、小麦等"细粮"而言的一种称呼，主要包括玉米、高粱、小米、荞麦、燕麦、莜麦、薯类及各种豆类等。

古话说"五谷为养"，意思是粗细粮均有丰富的营养，搭配吃对健康有利。我们知道不同种类的粮食，营养价值也不尽相同，燕麦富含蛋白质；小米富含色氨酸、胡萝卜素；豆类富含优质蛋白；高粱含脂肪酸，还有丰富的铁；薯类含胡萝卜素和维生素C。

人体健康一方面要不断吸收有益的养料，另一方面要不断地排除有害的废料，吐故纳新，生生不息。而排除废料，使胃肠"清洁"起来，就不得不求助于"粗食"。

"粗食"能排除废物，使胃肠道"清洁"起来，因为它含有膳食纤维，包括纤维素、半纤维素、果胶等。由于人体的消化道内没有消化膳食纤维的酶，所以对人体来说，是没有直接营养价值的。但是膳食纤维具有刺激胃肠蠕动、吸纳毒素、清洁肠道、预防疾病等多种功能，是其他营养素所无法替代的。如果长期偏食精细食品，会导致胃纳小、胃动力不足、消化力弱，对儿童影响更大。所以出于健康的考虑，女性要采取粗细搭配，尽可能多吃一些富含膳食纤维的食品，如糙米、标准粉以及纤维蔬菜（胡萝卜、扁豆、韭菜）等。当然，同一切营养素一样，食物纤维摄入量也不应过多，否则会影响矿物质的吸收。

注重生熟阴阳平衡，合理互补

熟食使食物的消化利用率大大提高，日常生活中，女性朋友们可以适当选食。其中，作为主食的淀粉类食品，如米、面等，由于生淀粉外壳不易消化，煮熟后淀粉破裂而成糊状物，就容易被淀粉酶消化。如鸡蛋必须熟食，因为生蛋清含有抗生物素蛋白和抗胰蛋白酶，抗生物素蛋白能与生物素在肠内结合，形成难为人体消化、吸收的化合物，导致生物素缺乏，产生食欲不振、全身乏力、毛发脱落等症状；抗胰蛋白酶能降低胰蛋白的活性，妨碍蛋白质消化。鸡蛋煮熟后，上述两种有害物质因受热而被破坏，就没有负面作用了。

在一些豆类蔬菜中，如菜豆、毛豆、蚕豆等以及土豆中，都含有可使血液红细胞凝集的有毒蛋白质，叫做凝集素，这种有毒蛋白质在烧熟煮透后即钝化失活，毒性消失，所以不可生食，一定要煮熟烧透，方可食用，否则会引起中毒，严重时可致死。

另外，女性朋友每天生吃一些蔬菜瓜果，会摄取对人体有调节功能的活性物质。因为不少活性物质遇到较高温度（55～60℃以上）就会失去活性，丧失调节功能。一些食物必须煮熟才能被机体消化吸收，而另一些食物煮熟则失去很多营养素。因此，能生吃的食物要尽量生吃，以保持食物的维生素等营养素的活性。

注重荤素阴阳平衡，不偏不倚

荤是指含有大量蛋白质、脂肪的动物性食物，常使血液呈酸性。素是指各种蔬菜、瓜果，属碱性食物。女性朋友们要学会对二者进行科学搭配，才可以既饱口福，又不至于因吃动物性食物过多而增加血液和心脏的负担。荤食和素食在营养结构上的互补性具有重要意义。人体血液的pH值要保持在7.4左右，必须荤素搭配才能使酸碱度保持平衡。荤食多了，血管脂肪沉积、变硬变脆，易患高血压、心脏病、脂肪肝；素食则可清除胆固醇在血管壁的沉积。但单纯吃素者，其蛋白质、磷脂、无机盐等明显不足，不能很好地满足肝细胞的修复和维护健康所需。荤食的最大特点是含有人体必需的氨基酸和优质蛋白质，素食中的植物蛋白质除大豆及豆制品外，其他所含必需氨基酸都不完全，蛋白质质量亦较差。此外，动物性食物比植物性食物更富含钙、磷，容易被人体吸收，鱼、肝、蛋类含有素食中缺少的维生素A和维生素D，而素食中的维生素C和胡萝卜素则是荤食中常缺乏的，素食中粗纤维素很丰富，可促进肠蠕动，因此只吃荤食则很容易造成习惯性便秘。

荤食中有糖原（动物淀粉），没有淀粉、纤维素、果胶，而素食中则有单糖、双糖、多糖及食物纤维等。荤食中几乎没有维生素C，素食中没有维生素A，只有维生素A原（即胡萝卜素）。除豆腐乳外，素菜中没有维生素B_{12}，荤菜特别是肝脏中含有丰富的维生素B_{12}。肉类可以提供丰富的蛋白质与脂肪，而蔬菜、水果则是多种维生素、矿物质及膳食纤维的来源，二者缺一不可。

注重酸碱阴阳平衡，少食酸性食物

酸性食物与碱性食物搭配食用，目的在于保持人体血液的酸碱平衡，使之经常处于微碱性状态（pH值为7.4左右），有利于代谢的正常进行。千万不要以为食物的酸碱性就是指味觉上的感觉，这里指的是生物化学性质，如口感酸的葡萄、醋等，都是属于碱性食物。而富含碳水化合物、蛋白质、脂肪的食物在消化过程中形成酸性物质（如碳酸、硫酸等），属于酸性食物。富含钾、钠、镁等矿物质元素的蔬菜、水果等，在消化时形成碱性物质，属于碱性食物。在膳食结构中，酸性食物不能多吃，否则会导致身体酸碱失衡，有害健康。

每个女性都有过这样的体会：吃了过多的鸡、鸭、鱼、肉以后会感到发腻，殊不知，这就是"轻度酸中毒"的表现。富含矿物质、膳食纤维的瓜果、蔬菜是食物中的碱性食物，而富含蛋白质的鸡、鸭、鱼、肉属于酸性食物。无论日常生活或节假日，饮食都应掌握酸碱平衡，不可偏颇。只有平衡方可益补得当。如终日饱食膏粱厚味，酸碱失衡，将严重影响健康。膳食的酸碱平衡早已引起人们关注，大凡鱼、肉、海产品、贝类、蛋类等都是酸性食物，食用过多会使血液从弱碱性转为弱酸性，令人倦怠乏力，重则使人记忆力减退、思维能力下降。故女性欲避免上述状态，就得少食"山珍海味"，增加蔬菜、瓜果、豆类等碱性食物，特别是绝不能忽视菜肴的荤素搭配。

第二节

睡眠养生——女人储备生机的良方

女人好气色的秘密——睡眠

奥黛丽·赫本是很多女人心中的女神,她的高贵、优雅、美丽、浪漫迷倒了全世界。"会睡的女人美到老"是赫本的名言,她的会"睡"是出了名的。

充足的睡眠才能保证肌肤的光鲜。那么,睡眠与美容究竟有哪些关系呢?睡觉有没有什么讲究?女人怎样才能睡得更好睡得更舒适呢?下面,我们将对这些问题一一进行解答。

1. 睡眠与美容的关系

睡眠时皮肤血管更开放,这可给皮肤补充养料和氧气,带走各种排泄物。

睡眠时生长激素分泌增加,可促进皮肤新生和修复,保持皮肤细嫩和有弹性。

睡眠时,人体抗氧化酶活性更高,能更有效地清除体内的自由基,保持皮肤的年轻状态。

如果女人长期睡眠不足或睡眠质量不高,就会精神萎靡,有损健康,提前衰老。反映在面部就是皮肤失去光泽,变得干燥,松弛没有弹性,这就是所谓的"老化"。这种老化随着年龄的增长而加重。25~35岁,眼角开始出现鱼尾纹,40岁左右,皱纹就爬上了额头,等到50岁,整个面部就会出现"人生的年轮"了。

2. 几个小方法助你轻松入眠

虽然很多女性朋友已经很努力地去营造一个好的睡眠环境,却因为生活或工作的压力使得心情紧张,在床上翻来覆去睡不着,或者睡着了也一直做梦,第二天还是感觉很疲惫。有一些小方法可以改善这种状况，大家不妨试一下：

（1）每天上床睡觉前，一定要放下白天的事，带着轻松的心情入睡。

（2）为了让睡前的状态是轻松的、自如的，可以点薰香，利用能帮助人放松的香味让自己入睡。

（3）睡前泡澡也不错，泡完澡之后身体会变得温暖、放松，甚至昏昏欲睡，趁这个机会上床，很快就能熟睡。

（4）睡前不要做激烈的运动，不要看太暴力、声光效果太强的电视节目，不要吸收过多的信息（尤其必须用脑的信息）。

3. 助眠汤让你有个好睡眠

如果试过了上面的方法，还是无法入睡，就来试试下面几款安神助眠的美味汤吧，只要连续喝，就能有效改善夜晚的睡眠质量。

（1）荷叶鱼汤

材料：鲜鱼1条，莲子10克，荷叶半张，生姜1块，盐和料酒各少许。

做法：生姜洗净后去皮切片，莲子洗净用开水泡半小时左右，荷叶洗净，鲜鱼洗净后切块备用；将姜片、莲子及荷叶放入锅中，加水煮滚5分钟后捞出荷叶；再放入鱼块，煮熟后加料酒及盐调味即可。

功效：有助于镇静安眠，尤其在夏天烦躁不安、睡不着时很有帮助。

注意，鱼肉容易煮散，一定要等汤煮滚后再放进去，也可以将鱼块用蛋清和少许盐腌15分钟，能让鱼肉更鲜嫩紧致。

（2）酸枣仁汤

材料：酸枣仁20克，川芎10克，知母10克，白茯苓15克，甘草10克。

做法：将所有药材洗净，将水烧开，倒入所有药材煎煮，入味后当茶喝即可。

酸枣仁汤里的药材都可以在中药店买到，如果没有其他的材料，只有酸枣仁也可以。有时候工作压力太大，就算很累也会失眠，这是因为过于劳累而导致肝血和气血不足。这道酸枣仁汤可以改善失眠、多梦、心悸、浅眠等问题。

酸枣

4. 助眠枕让你枕着清香入眠

在我国唐宋时代，比较流行一种"菊枕"，是用晒干的甘菊花做枕芯，据说有清头目、祛邪秽的妙益。倚着这样的枕头读书、与朋友闲谈，也是很清雅的享受。枕着一囊菊花入睡，连梦境都是在花香的弥漫中绽开，自然神清气爽，睡眠质量提高了，人也会变得漂亮。所以，这种"香花芯枕"，不仅是为了给生活增添诗意，也是养生养颜的一种方式。下面我们就为女性朋友介绍一种"玫瑰花香助眠枕"。

在玫瑰花盛开的季节，趁清晨太阳未出之前，花半开时采集鲜花晒干制成玫瑰花香枕。使用此香枕对头部、颈部的健康大有益处，能有效缓解因睡姿不正确而引发的头痛、颈椎痛、肩周炎、高血压、记忆力衰退等疾病。玫瑰花香枕散发出的清新淡雅的芳香可使人心情沉静，还可缓解紧张烦躁的情绪，起到安神镇静的作用，玫瑰花的香薰作用，可使人健康、美丽。

我们说女人要像公主一样学会宠爱自己，做个"香枕"就是不错的办法。在鲜花盛开的季节，选择自己喜欢的一种花香，多多收集一些花瓣晒干，做成香枕或者抱枕，无论是睡觉的时候枕在头下还是休息时放在手边，嗅着那种淡淡的清香，生活也会变得惬意而美好。

爱美女性，睡前面膜滋养肌肤

女人都知道经常敷面膜可以嫩白肌肤、淡化细纹、延缓衰老。对于上班族女性来说，劳累了一整天，皮肤和身体一样疲惫，那就在临睡前敷个面膜，补充一下皮肤这一天来损失掉的营养吧！

当然，面膜不是敷上就可以达到女人想要的功效，必须要遵照以下的原则来进行才行：

原则一：涂抹型面膜要涂厚

有女人说面膜好贵，还是省着点用吧，于是只涂薄薄的一层。节省的确是个好习惯，但是要省对地方。敷面膜时，薄薄的一层完全没有形成一个封闭性的"护肤场"，所以面膜一定要涂厚一些，才能让皮肤吃够营养，特别是T形区。

原则二：敷面膜的时间一定不要太长

不少女性做面膜时总习惯让面膜敷在脸上的时间长一些，以为这样就能够吸收更多的营养。其实这样的做法是错误的。如果你敷那种撕剥型的面膜可能还好，因为你感觉不舒服，就会赶快撕下来，但要是敷棉布面膜的话，因为它含有很多精华素，所以很多女孩就有想完全"吸干"它的想法，觉得不这样就太亏了。其实，敷的时间过长，皮肤里面的水分反而会被吸到面膜里，一些养分也会被带走，所以千万不要抱着占便宜的心理在敷面膜时时间过长。

原则三：不同面膜有不同的使用频率

涂抹型的面膜一周1~2次，用多了就会营养过剩。另外，美白的面膜比较干，做多了皮肤会变干燥，也会影响皮肤的水油平衡，所以可以适当在中间穿插做补水的面膜。

织布型的面膜其实都是精华素，所以天天做没有什么关系，就相当于你在涂水和乳液之间添加搽精华素这个步骤。

原则四：敷完面膜要"善后"

现在，市场上的面膜大都是带有精华液的面膜，做完后直接揭下即可，这省去了水洗的麻烦，但这也让一些人养成了不知"善后"的坏毛病，殊不知，这样会让面膜的效果打折，所以在敷完面膜后，一定要记得"善后"。

一般面膜拿下来之后脸上会有点湿，你可以轻轻拍一拍脸部，促使皮肤将精华全部吸收。皮肤比较油的女性可以不用再做很多的按摩，直接拍按就行。如果你的皮肤比较干燥、有皱纹，那么就要按摩。另外，你可以再使用一点滋润型的晚霜，这样可以把美容液都锁在肌肤里面。

如果是清洗型的面膜，尤其是清洁作用较强的，用完以后一定要记得做保湿工作，因为此时你的肌肤会觉得干。而营养型的面膜，使用后也要用润肤水来调理一下皮肤，给肌肤补充一些水分或其他营养成分，因为面膜并不能代替一系列的护肤品。

另外，经常去美容院做美容的女性可能会注意到：做面膜时，美容师会在面膜的外面再加一层保鲜膜，这种做法真的是很有必要。虽然不加保鲜膜就可以使肌肤变得很滋润，但是如果在敷膜时再加保鲜膜，就可以更好地促进皮肤对营养的吸收。

汤汤水水助睡眠，晚上睡好美容觉

有些女性到了一定的岁数，面部皮肤就会出现一些细小的皱纹和色斑，慢慢成为挥之不去的隐痛，为此，她们不惜花费高价购买各种高级护肤品，却只能收一时之效。而且皮肤还随着大量化妆品的使用而加速了衰老，简直是"赔了夫人又折兵"。事实上，内养才是留住青春、保持美丽容颜的最好方法。

内养的方法有很多，喝汤水就是其中一种。女人是水做的，女人的一生就是汤水一生，只有身体里有了充足的水分和营养，才能保证皮肤的细嫩光滑和水润亮泽。

下面就为女性朋友们介绍几种汤的制作方法，有时间不妨试一下。

1. 鲜奶炖鸡

材料：土鸡1只，鲜奶1千克，红枣5枚（去核），姜2片。

做法：土鸡洗净，去头尾、切块（约半个拳头大小），放入滚水中煮2分钟左右捞起；将鸡块、红枣与姜放入汤锅中，再倒入鲜奶（盖过鸡块），炖2.5小时左右。

功效：美白。

注意：做这道汤时，千万不能放水，要以鲜奶为汤底才有效果。

2. 红薯芝麻浓汤

材料：红薯1个，洋葱（切薄片）1/4个，高汤400毫升，牛奶100毫升，黄油半匙，盐、胡椒各少许，黑芝麻适量。

做法：把红薯剥皮，切成3厘米的长条洗净；将黄油放入锅中温热。洋葱用中火炒软，加入红薯，炒至半熟；将炒好的红薯与洋葱倒入高汤锅中，用中火煮，等红薯变软后取出捣碎，加入牛奶、盐和胡椒，一起倒入器皿中，撒上黑芝麻。

功效：祛斑。

3. 淮山鸡爪黑枣汤

材料：鸡爪500克，瘦肉250克，淮山2两，黑枣10枚（去核），老姜3片。

做法：所有材料洗净，瘦肉与鸡爪放入滚水中氽烫，去血水后捞起；汤锅中放水八分满，待水滚后加入所有原料，先用大火煮20分钟，再转小火炖3小时完成。

功效：抗衰老。

4. 猪心菠菜汤

材料：猪心150克，菠菜150克，料酒、盐、鸡精、胡椒粉、葱汁、姜汁、清汤各适量。

做法：将菠菜洗净切段；把猪心切成片，在沸水锅中焯透捞出。砂锅内加入清汤，放入猪心，加入料酒、葱汁、姜汁，炖至猪心熟透，倒入菠菜段，加入精盐、胡椒粉，待汤烧开，加适量鸡精调味即可。

功效：补血益气、养心宁神、止渴润肠、滋阴平肝、敛汗通脉，适用失眠多梦、惊悸恍惚、怔忡、心虚多汗、自汗等症。高胆固醇症患者忌食。

5. 黄花菜汤

材料：黄花菜100克，精盐适量。

做法：先将黄花菜用沸水焯半分钟，捞出沥干水分。砂锅内加适量清水，再加入黄花菜，大火煮沸后，改用小火续煮30分钟，滤渣取汤，加入适量精盐。也可以适量加一些小芹菜、豆腐皮、香菇等，味道会更加鲜美。

功效：改善睡眠，适用于健忘、失眠、神经衰弱等症。

6. 冬笋雪菜黄鱼汤

材料：黄花鱼500克，冬笋、雪里蕻各25克，植物油25克，香油、料酒、鸡精、胡椒粉、精盐、葱段、姜片各适量。

做法：将黄花鱼去鳞、鳃、内脏，洗净；冬笋洗净，切片；雪里蕻洗净，切成碎末。锅置火上，加入油烧热，放入黄花鱼，煎至两面略黄，再放入水、冬笋片、雪里蕻末、料酒、精盐、葱段、姜片，再改大火烧开，用小火炖15分钟，去掉葱、姜，撒上鸡精、胡椒粉，淋上香油即可。

功效：健脾开胃、安神止痢、益气填精，适用于失眠、体质虚弱、中老年健忘等症。

7. 栗子桂圆汤

材料：栗子80克，枣15克，桂圆肉20克，红糖30克。

做法：栗子去壳洗净，切成小丁；红枣去核，洗净；桂圆肉洗净，备用。把栗子放入锅内，加入适量清水，火上烧沸，煮至栗子熟透后，加入红枣、桂圆，煮至汤浓出味，加入红糖，再煮片刻即可。

功效：补中益气、补血安神、养胃健脾、补肾强筋、健脑益智、延缓衰老，适用于失眠、健忘、脑力衰退、贫血、心悸、神经衰弱、身体虚弱等症。

8. 桂圆生姜汤

材料：桂圆肉50克，姜、盐各少许。

做法：把桂圆肉洗净放入锅中，加入清水浸泡，再加入生姜、精盐，约煮半小时即可。

功效：补脾、温中、止泻，适用于脾虚泄泻、脾胃虚弱所导致的失眠、精神不振、心悸等症。

9. 桂圆鸡蛋羹

材料：桂圆 60 克，鸡蛋 1 枚，红糖适量。

做法：将桂圆去壳，放入碗内，加入温开水和适量红糖，然后将鸡蛋打在桂圆上面。将碗放入锅内蒸至蛋熟即可。

功效：补益气血、安神养心、补脾暖中、活血化瘀、益脾增智，用于心悸失眠、食少羸弱、健忘、久病体虚、气血不足等症。有痰火者，应慎食。

10. 红枣莲子汤

材料：莲子 60 克，红枣 12 克，白糖 20 克。

做法：先将红枣洗净。在锅中加入适量水，用中火煮开，放入红枣，转为小火煮 30 分钟，再放入莲子，继续煮 30 分钟，最后再加入白糖煮开即可。

功效：养心补脾、降低血压、强心安神、滋养补益，适用于失眠、多梦、健忘等症。熬夜者宜饮用。

11. 橘味莲子汤

材料：橘子 100 克，清汤 600 克，莲子 30 克，红枣 20 克，白糖 25 克，白醋 15 克，糖桂花适量。

做法：将橘子去皮，用刀把橘瓣切成两片。红枣去核，莲子去皮、心，一同放入碗内，加少量水，上锅蒸熟。锅置火上，倒入清汤，放入橘瓣、莲子、红枣，用大火烧开，再加入白醋、白糖、糖桂花，待糖化开，即可出锅。

功效：降低血压、强心安神、滋养补益，适用于睡眠不安、脾虚泻痢等症。

12. 银耳鸽蛋汤

材料：干银耳 50 克，鸽蛋 2 枚，冰糖 20 克，猪油适量。

做法：将银耳用水泡发，去掉杂质，洗净，揉碎，熬成银耳羹备用。分别在 2 个酒盅里抹上猪油，每个酒盅里打入 1 枚鸽蛋，上笼用小火蒸 3 分钟左右，取出鸽蛋，放在清水中备用。将银耳羹烧开，放入冰糖，待其溶化后，撇去浮沫。把鸽蛋放入锅内，大火煮沸即可。

功效：滋阴、安神，适用于阴虚失眠、肺燥干咳、便秘、神经衰弱等。

此外，女性朋友们自行煲汤时还需要注意以下几点：

（1）水温：冷水下肉，肉外层的蛋白质不会马上凝固，里层的蛋白质才会充分地溶解到汤里，汤的味道才鲜美。

（2）肉类要先汆一下，去掉肉中残留的血水，这样才能保证煲出的汤色正。盐不要放太早，出锅前约 10 分钟放即可。

（3）火候：火不要过大，开锅后，以小火慢煲。

正确睡眠姿势让女人一觉到天明

在古代，人们讲究"不觅仙方觅睡方"，良好的睡眠对人体的好处超过了任何灵丹妙药。睡眠对人们的工作、学习和生活具有重要的影响。众所周知，没有良好的睡眠保障，一切日常活动也就无法正常完成。女性朋友该如何获得良好的睡眠，在睡眠的同时达到养生保健的效果，还是有学问的。

《千金要方·道林养性》中指出："屈膝侧卧，益人气力，胜正偃卧。按孔子不尸卧，故曰睡不厌卧，觉不厌舒。"就是说屈膝侧卧胜过正面仰卧。

为什么要侧卧呢？

现代医学研究认为，俯卧会阻碍胸廓扩张，影响呼吸，人体吸入的氧气相对减少，不利于新陈代谢。同时心脏受压，心搏阻力加大，血液循环受到影响。所以心律失常的女性以及患有心脏病的女性应采取侧卧，而不能俯卧。

侧卧时，人体内脏器官受压较小，胸廓活动自如，有利于呼吸，心脏也不会受到手臂、被子的压迫，两腿屈伸方便，身体翻转自如。

中医强调睡眠应"卧如弓"，建议采取这样的标准姿势：身体向右侧卧，屈右腿，左腿伸直；屈右肘，手掌托在头下；左上肢伸直，放在左侧大腿上。

睡眠的姿势以向右侧卧为最好，这是因为胃、肝偏于右侧，右侧卧时，心脏受压小，有助于血液自由循环。向左侧睡时压迫胃，使胃内的食物不易进入小肠，不利于食物消化和吸收功能，还会压迫心脏，对患有心脏病的人尤为不利。

对于那些血液循环差、防寒机能弱、睡觉时怕冷的女性来说，右侧卧可使全身肌肉得到最大限度的松弛，又不致压迫心脏，使心、肝、肺、胃、肠处于自然位置，呼吸畅通，还有利于胃中食物向十二指肠输送，有利于胃肠的消化吸收功能，供给全身更多营养，更有利于一觉到天明。

给身体"缓带"，睡个舒适的"美容觉"

会保养的女人都知道"美容觉"一说。所谓"美容觉"，时间是晚上的10点至次日凌晨2点，这段时间是新陈代谢进行最多的时间，也是调理内部最好的时间，所以一定要珍惜这段时间，睡个舒舒服服的觉，这样身体才会回报给你一份美丽。

《黄帝内经》里提到一种养生方法——"缓带披发"，这其实是在说睡眠时更需要为身体"缓带"，让身体完全处于放松、宽松的状态，"美容觉"才能真正起到美容的作用。

1. 睡觉时摘掉胸罩

女性戴胸罩睡觉容易患乳腺癌。其原因是长时间戴胸罩会影响乳房的血液循环和淋巴液的正常流通，不能及时清除体内有害物质，久而久之就会使正常的乳腺细胞癌变。

2. 睡觉时不戴隐形眼镜

有的女性为了爱美喜欢戴隐形眼镜，但睡觉的时候千万别忘了摘掉。因为眼睛的角膜所需的氧气主要来源于空气，而空气中的氧气只有溶解在泪液中才能被角膜吸收利用。白天睁着眼，氧气供应充足，并且眨眼动作对隐形眼镜与角膜之间的泪液有一种排吸作用，能促使泪液循环，缺氧问题不明显。但到了夜间，因睡眠时闭眼隔绝了空气,眨眼的作用也停止,使泪液的分泌和循环机能相应减低,结膜囊内的有形物质很容易沉积在隐形眼镜上。加上诸多因素对眼睛的侵害,使眼角膜的缺氧现象加重,如长期使眼睛处于这种状态,轻者会代偿性使角膜周边产生新生血管,严重者则会发生角膜水肿、上皮细胞受损,若再遇细菌便会引起炎症,甚至溃疡。

3. 不戴手表睡觉

女人睡觉时一定要把手表摘下来。因为入睡后血流速度减慢,戴表睡觉使腕部的血液循环不畅。如果戴的是夜光表,还有辐射的作用,辐射量虽微,但长时间积累也可导致不良后果。

此外,要想获得一个良好的睡眠,还必须注意以下几点:

一忌临睡前进食。人进入睡眠状态后,机体中有些部分的活动节奏便开始放慢,进入休息状态。如果临睡前吃东西,则胃、肠、肝、脾等器官就又要忙碌起来,这不仅加重了它们的负担,也使其他器官得不到充分休息。大脑皮层主管消化系统的功能区也会兴奋起来,使人常在入睡后做噩梦。如果晚饭吃得太早,睡觉前已经感到饥饿的话,可少吃一些点心或水果(如香蕉、苹果等),但吃完之后,至少要休息半小时才能睡觉。

二忌睡前用脑。如果女性有在晚上工作和学习的习惯,要先做比较费脑力的事,后做比较轻松的事,以便放松脑子,便于入睡。否则,脑子总是处于兴奋状态,即使躺在床上,也难以入睡,时间长了,还容易导致失眠症。

三忌睡前激动。女性的喜怒哀乐都容易引起神经中枢的兴奋或紊乱,使人难以入睡甚至造成失眠,因此女性睡前要尽量避免大喜大怒或忧思恼怒,要使情绪平稳为好。如果女性由于精神紧张或情绪兴奋难以入睡,请取仰卧姿势,双手放在脐下,舌舔下腭,全身放松,口中生津时,不断将津液咽下,几分钟后你便能进入梦乡。

四忌睡前说话。俗话说:"食不言,寝不语。"因为女性在说话时容易使脑子兴奋,思想活跃,从而影响睡眠。因此,在睡前不宜过多讲话。

五忌当风而睡。女性睡眠时千万不要让从门窗进来的风吹到头上、身上。因为人睡熟后,身体对外界环境的适应能力有所降低,如果当风而睡,时间长了,冷空气就会从皮肤上的毛细血管侵入,轻者引起感冒,重者口眼歪斜。

六忌对灯而睡。女性睡着时,眼睛虽然闭着,但仍能感到光亮,如果对灯而睡,灯光会扰乱人体内的自然平衡,致使人的体温、心跳、血压变得不协调,从而使人感到心神不安,难以入睡,即使睡着,也容易惊醒。

其实,说到底最舒服的睡眠方式就是裸睡。没有了衣服的隔绝,通身都有一种通透的感觉,裸露的皮肤能够吸收更多养分,促进新陈代谢,加强皮脂腺和汗腺的分泌,有利于皮脂排泄和再生,而且裸睡的好处还不止这些:

(1)裸睡能祛痛:裸睡的时候身体自由度很大,肌肉能得到放松,能有效缓解日间因为紧张引起的疾病和疼痛。有肩颈腰痛、痛经的女人不妨试试。

(2)裸睡护私处:女性阴部常年湿润,适当的通风透气就能减少患上妇科病的可能性。

（3）裸睡享安宁：裸睡不但使人格外感到温暖和舒适，而且能缩短入睡时间，使人安然入眠。

不过，女性朋友们在选择裸睡的过程中要注意以下几点：

（1）上床睡觉前应清洗外阴和肛门，并勤洗澡。

（2）被子床单要勤换洗。

（3）裸睡时注意不要着凉，人着凉时抵抗力下降容易感冒。

（4）不应在集体生活或小孩同床共室时裸睡。

充足而高效率的睡眠是健康和美丽的强大保证，从今天起，不妨彻底放松身心，享受健康睡眠的自由与快乐，做个睡美人吧。

女性失眠的完美解决方案

睡觉是一件多么美妙的事情，可是有些女性却时常享受不到，每天躺在床上辗转反侧，无法入眠，这简直是一种折磨，娇媚的容颜也因此而变得黯然无光。失眠在《黄帝内经》中又称"不得卧"、"不得眠"、"目不瞑"，之所以失眠是因为阳不交阴，那么女人怎样才能解决失眠的问题呢？

失眠的4种原因是：

（1）胃不和安。《黄帝内经》有"胃不和则卧不安"一说，白天是人体阳气生发的时候，吃的东西会被体内的阳气消化掉，而到了晚上，体内会呈现阴气，任何东西都是不容易被消化掉的。所以古人有"过午不食"，现在虽不主张大家不吃晚饭，但一定要少吃，否则会"胃不和安"，导致失眠。

（2）精不凝神。精为阴，神为阳，精不凝神就是指阴阳不能和谐统一。肾主藏精，精不凝神就说明肾出现了问题，治疗时要从肾经入手。

（3）思虑过度。思虑伤脾，一个人如果事情想太多，脾胃就会不和，人就会失眠。可以在晚上的时候喝些小米粥，可以健脾和胃，有助于睡眠。

（4）心火过旺。中医把心火太盛叫"离宫内燃"，离为南方，属心火。心火太盛的人不仅会失眠，还会出现舌头发红、小便发黄等症状。

以上就是《黄帝内经》中提到的失眠的4个原因。此外，心肾不交、肝火亢旺、胆热心烦等也会导致失眠，失眠患者一定要分清原因，不可擅自服药。对于失眠不太严重的女人，下面几个方法倒是不错的法宝，可以试试：

1. 对抗失眠的小法宝

（1）按摩。每天睡觉前按摩"安眠穴"5分钟，可以帮助睡眠。安眠穴在耳后乳突后方的凹陷处，具有安眠镇静的作用。

（2）泡脚。每晚临睡前用温水泡脚，可以帮助人进入睡眠状态，尤其适合脑力工作者。泡脚时先用温水浸泡，再慢慢加热水，泡到脚热、微微出汗就可以休息了。

（3）从头到脚放松。首先躺在床上要先放松头部，从头发开始，放松头发，然后放松眼眉（当你有意识地注意到这一点的时候，你常会发现，刚才的眉头是紧锁着的）。眼眉放松后做深呼吸，慢慢地深呼吸。然后再慢慢地放松肩膀。肩膀是我们最不容易放松的地方，这个部位经常是抽紧的，现在我们要让自己的肩膀有意识地放松。再然后是心、肾……就这么一直想下去，想到最后，每一根手指头和每一根脚指头就都放松了。一般没等你想到脚，就已经进入睡眠了。所谓的睡眠一定要先睡心，先让心静下来，心能够先睡下，身体才能够听从心的安排，才能够睡下。

（4）食疗。取龙眼肉25克，冰糖10克。把龙眼肉洗净，同冰糖放入茶杯中，冲沸水加盖闷一会儿即可饮用。每日1剂，随冲随饮，再吃龙眼肉。此外，莲藕茶也是不错的促睡眠的茶饮。藕粉1碗，水1碗，入锅不断搅匀，再加入适量的冰糖即可，有养心、安神的作用。

（5）睡前沐浴。最好在睡前2小时用温水沐浴。因为沐浴后体温会升高，2小时后，随着体温下降睡眠才会来临。记住不要洗热水浴，那样会使体温升高，推迟大脑释放出"睡眠激素"。

（6）喝一小杯温热牛奶。睡前喝一杯热牛奶，可以放松肌肉。牛奶中还含有催眠物质，使全身产生舒适感，有利于入睡和解除疲劳。对体虚而导致神经衰弱者的催眠作用尤为明显。

（7）在良好的环境中睡眠。控制室温在20℃左右，而且室内空气要能够流通。

2. 通肝经，失眠不再扰

我们首先看一下肝经的循行路线：肝经起于大脚趾内侧的指甲缘，向上到脚踝，然后沿着腿的内侧向上，在肾经和脾经中间，绕过生殖器，最后到达肋骨边缘止。

肝经出现问题，人体表现出来的症状通常是：腹泻、呕吐、咽干、面色晦暗等。《黄帝内经》认为肝是将军之官，是主谋略的。一个女人的聪明才智能否充分发挥，全看肝气足不足。而让肝气充足畅通，就要配合肝经的工作。

肝经在凌晨1~3点的时候值班，这时是肝经的气血最旺的时候，人体的阴气下降，阳气上升，人应处在熟睡之中。现在有很多人，在这个时间段，因为工作或生活习惯等原因，精神仍处于兴奋状态，日积月累，对肝脏造成了损伤。

有些女性虽然不热衷于夜生活，但是也失眠。中医里讲心主神、肝主魂，到晚上的时候这个神和魂都该回去的，但是神回去了魂没有回去，这就叫"魂不守神"，解决办法就是按摩肝经，让魂回去。如果你经常有失眠的情况，那么建议你在晚上7~9点的时候按摩心包经，因为心包经和肝经属于同名经，所以在这个时间点按摩心包经也能起到刺激肝经的作用。除了可以按摩心包经外，还可以在每晚临睡前刺激太冲穴，只需几分钟，人就会感到心平气和了，自然也就能安然入睡了。

3. 拥有好睡眠的几个小规则

对于非习惯性失眠的女性朋友来说，如果能遵循下列规则，也会对睡眠起到促进作用：

（1）规律睡眠时间。四季睡眠春夏应"晚卧早起"，秋季应"早卧早起"，冬季应"早卧晚起"，最好在日出前起床，不宜太晚。正常人睡眠时间一般在每天8小时左右，体弱多病者应适当增加睡眠时间。

（2）规律睡眠方向。睡觉要头北脚南。人体随时随地都受到地球磁场的影响，睡眠的过程中大脑同样受到磁场的干扰。人睡觉时采取头北脚南的姿势，使磁力线平稳地穿过人体，最大限度地减少地球磁场的干扰。

（3）规律睡觉姿势。身睡如弓效果好，向右侧卧负担轻。研究表明，"睡如弓"能够恰到好处地减小地心对人体的作用力。由于人体的心脏多在身体左侧，向右侧卧可以减轻心脏承受的压力，同时双手避免放在心脏附近，以免因为噩梦而惊醒。

上面提供的小方法都会对失眠起到一定效果，更重要的是，女性朋友们对待失眠要从心境上保持平和，再用其他方法慢慢地调理，这样才能事半功倍，尽快告别失眠。

赶走"瞌睡虫"，做精神伶俐的美女

与失眠的女人相反，很多女性总是睡不够，每天早晨起床的时候很困苦，睡眼蒙胧的，做事也打不起精神，脸上缺少年轻女孩该有的动感与活力，这又是怎么回事呢？

嗜睡与阴气关系最大，《黄帝内经》说："阴气尽则寐"。就是说阴气重易产生嗜睡，也就是说，导致嗜睡的原因是阳衰阴盛，这主要是阳主动，阴主静的缘故。

引起阳虚阴盛的原因很多，60岁以后的女性都嗜好睡觉，大多是因为女人进入老年后肾阳虚弱，阴气偏重。《黄帝内经》就有"六十岁心气衰故好卧"的记载。

对于白领女性来说，容易感觉困倦的时候通常是在下午，尤其是下午2~4点之间。在这两个小时中，会让人感到极度疲乏、沉闷，总是提不起劲工作，工作效率变低，这些都是"午睡综合征"的表现。那么如何对付"午睡综合征"呢？在这里告诉女人几个小绝招。

（1）做双腿下蹲运动，每次50个，每天早晚各1次。

（2）做腹式呼吸5分钟，每天早晚各1次。晚上临睡前做效果最好。

（3）在困倦袭来时，反复按揉位于中指指尖正中部的中冲穴，或用中指叩打眉毛中间部位（鱼腰穴），反复数分钟。

（4）赶走午后瞌睡虫还有一个绝妙的办法，就是顿足，因为足底有很多穴位，站起来，使劲跺几下脚可以振作精神。

只要女人感觉没精神工作的时候，不妨做做这些一学就会、一做就灵的小动作。

有些女性有经期嗜睡的问题，每次来月经的几天都会感觉非常困倦。中医学认为，经行嗜睡多由脾虚湿困、气血不足或肾精亏损所致。有这个问题的朋友平时要注意加强体育锻炼，选择自己喜欢的一种锻炼方式，长期坚持，如慢跑、打球、打太极拳等。在饮食上要少吃甜腻与高脂肪的食品。夏天可适量多吃一点西瓜，冬天可多吃一点甜萝卜，平时也可用赤小豆、薏米煮粥喝。一般说来，有经行嗜睡的女性，只要在生活上注意，并按时在医生的指导下服用药物，都可以取得满意的治疗效果。下面是3种常见的经期嗜睡原因以及解决方法：

1. 由脾虚湿引起的经行嗜睡

由脾虚湿引起的经行嗜睡者，多数形体肥胖，常伴水肿，动则气喘，食欲欠佳，胃脘满闷，白带量多，质黏而稠。经行之际精神疲惫，头重如裹，四肢沉重，困倦嗜睡。舌苔白腻，脉象濡缓。

可用《医方集解》太无神术散治疗。苍术、陈皮各12克，藿香、厚朴、石菖蒲各10克，生姜3片，红枣10枚。水煎服，每日1剂，经前5天开始服药，经至后停服。

2. 由气血不足引起的经行嗜睡

多见于身体虚弱的女性，表现为少气懒言，倦怠乏力，头晕目眩，心悸不安。月经量少，色淡质稀。经行之际昏昏欲睡，每次进餐后尤甚。面色萎黄，舌淡苔白，脉沉细无力。

可用中医传统名方十全大补汤加减治疗。党参、白术、茯苓、甘草、当归、白芍、熟地各10克，黄芪30克，肉桂、川芎各3克。水煎服，每日1剂。于月经前开始出现嗜睡时服药，服至月经干净，一般以每次连续用药5~8剂为宜。

3. 由肾精亏损引起的经行嗜睡

由肾精亏损引起的经行嗜睡，多见于频繁人工流产的女性。主要临床表现有，经行倦怠善眠，耳鸣耳聋，神情呆滞。平日精力不支，腰膝酸软。月经多延后，经量偏少。舌淡苔白，脉沉细弱。

此类情况比较严重，治疗上要长期坚持才能取得效果，多采用河车大造丸进行调理。处方：紫河车30克，熟地24克，炒杜仲、天冬、麦冬、牛膝各10克，龟板10克，黄柏6克。共研细末，炼蜜为丸，每丸重10克，早晚各服一丸。

另外，湿气重，如长夏雨季，或脾虚的女人湿气偏重，也可引起嗜睡，但只要常服薄荷、藿香、荷叶之类辟湿醒脾的药，便可醒脾除湿赶走"瞌睡虫"，让你做个精神伶俐的美女。

睡前保健助女性轻松入眠

中医认为，做好睡前保健工作，不仅可以轻松入眠，而且对防病益寿也有积极的促进作用。下面给女性朋友们介绍8种睡前保健方法，希望可以帮助女性更好地入眠。

1. 甲端摩头

两手食指、中指、无名指弯曲成45度，用指甲端以每秒钟8次的频率往返按摩头皮1~2分钟，可增强血液循环，有助于快速入眠。

2. 双掌搓耳

两掌拇指侧紧贴前耳下端，自下而上，由前向后，用力搓摩双耳1~2分钟。具有疏通经脉、清热安神之功效，还能保护听力。

3. 双掌搓面

两手掌面紧贴面部，以每秒钟2次的频率用力缓缓搓面部所有部位，1~2分钟，可疏通头面经脉，促睡防皱。

4. 搓摩颈肩

两手掌以每分钟 2 次的频率用力交替搓摩颈肩肌肉群，重点在颈后脊两侧，1～2 分钟，可缓解疲劳并预防颈肩病变。

5. 推摩胸腰

两手掌面拇指侧，以每秒钟 2 次的频率，自上而下用力推摩后腰和前胸，共 2～3 分钟，可强心、健腰、疏通脏腑经脉。

用手掌摩擦肩部可缓解疲劳。

6. 掌推双腿

即两手相对，紧贴下肢上端，以每秒钟 1 次的频率，由上而下顺推下肢 1 分钟，再以此方法顺推另一下肢 1 分钟，可解除下肢疲劳，疏通足六经脉。

7. 交换搓脚

右脚掌心搓摩左脚背所有部位，再用左脚掌心搓摩右脚背所有部位。然后用右脚跟搓摩左脚心，再用左脚跟搓摩右脚心，共 2～3 分钟，可消除双足疲劳、贯通气血经脉。

8. 叠掌摩腹

两掌重叠紧贴腹部以每秒 1～2 次的频率，持续环摩腹部所有部位，重点在脐部及周围，共 2～3 分钟，可强健脾胃。

运用上述方法进行保健时需闭目静脑，心绪宁静，舌尖轻顶上腭，肢体充分放松，前七法可采用坐位操作，第八法可仰卧操作。施用八法应紧贴皮肤操作，渗透力越强效果越好。八法操作时间共 12～18 分钟，年老体弱的女性可施法 12 分钟，年轻体壮的女性连续施法 18 分钟。

七步睡前放松操，助女性睡得香

女性朋友们要想睡个好觉，睡前就应该保持放松的状态。下面介绍的睡前放松操不仅能帮助大家减轻疲劳，而且能提高睡眠质量，可适当选用：

（1）旋转颈部：直立，手臂自然下垂，尽可能地向左、右、前、后伸展颈部。如果感到颈部疼痛，应去医院。

（2）转肩：头不动，慢慢地向前、向后转肩。

（3）抬臀：先蹲立，再两手向背后伸出撑地，然后向上抬臀，两手慢慢地向脚后跟靠拢。20 秒钟后恢复到开始姿势。

（4）两臂上举：两手臂置于头上，十指交叉，两臂紧贴耳部，做最大限度的手臂上伸动作，然后十指分开，两臂在空中自然抖动，放松上肢肌肉。

（5）站立：两臂在体前放松甩动并抖动，以放松肌肉。用手捶打、搓动大腿肌肉，使大腿放松。

(6)仰卧：双手托住腰，并努力使臀部和下肢向空中竖起，在空中进行下肢的振动，借以放松大腿肌肉，再屈膝坐于床上，用双手搓动小腿的"腿肚子"，放松小腿肌肉。

(7)滚动：在床上或席上，两手抱膝而坐，然后呈球形前后滚动。可放松背部肌肉、减轻腰痛症状。

永葆健康，女性要知道四季睡眠法则

一年有春、夏、秋、冬四季之分，春温、夏热、秋凉、冬寒是自然规律。生活在自然中的女人，只有顺应自然才能健康地生存。女人的就寝与起床时间同样也是如此，不可违背自然规律，早在《黄帝内经·素问·四气调神大论》中，就论述过一年四季应如何遵循就寝与起床时间，"圣人春夏养阳，秋冬养阴，以从其根……逆之则灾害生，从之则苛疾不起，是谓得道"是说懂得养生之道的人，在春天和夏天保养阳气，秋天和冬天保养阴气，以顺从这个根本。假若违反了这个根本，生命根本就要受到戕伐，就要发生疾病。如果能顺从它，疾病也就不会产生，这就叫作四季睡眠养生法则。

春季：春季3个月，是万物推陈出新的季节。人们应该入夜即睡觉，早一些起床，到庭院中散散步，披开头发，舒展形体，使情志活泼，充满生机。

夏季：夏季是万物繁荣秀丽的季节。人们应该晚些睡觉，早些起床，应该精神愉快，不要发怒，使体内阳气能够向外宣发，这就是适应夏天的调养。

秋季：秋季要早睡早起，像雄鸡一样，天黑就睡，天亮就起，使意志安逸宁静，来缓和秋天肃杀气候对人体的影响，不让意志外驰，使肺气保持清静。如果违反了，就要损伤肺气，到冬天容易生泻泄病。

冬季：冬季是万物生机潜伏闭藏的季节，人们不要扰动阳气，应该早些睡觉，晚些起床。最好等到日出再起，使意志好像埋伏般地安静，避严寒，保温暖，不要使皮肤开泄出汗。否则就要损伤肾气，到来年夏天，就要发生痿厥之病。

总而言之，女性朋友们遵循四季睡眠养生法则有助于拥有良好的睡眠，这样也有助于女性朋友们永葆健康。

女性喝茶可缓解失眠

茶被人类发现和利用，有四五千年的历史。中国是茶的故乡，是世界上最早发现茶树、利用茶叶和栽培茶树的国家。"神农尝百草，日遇十二毒，得茶而解之"，这是茶叶医食合一的真实写照。茶确实有许多医疗功效，尤其是在巴蜀地区，人们"煎茶"服用以除瘴气，解热毒。那么，什么茶可以帮助女性安心宁神、缓解失眠呢？

1. 龙齿安神茶

材料：龙齿9克，石菖蒲3克。

做法：将龙齿加水煎煮10分钟，再加入石菖蒲同煎15分钟，去渣取汁，代茶饮，每日1～2剂。

功效：宁心安神、补心益胆，适用于心神不安、失眠、心悸等症。

2. 百麦安神茶

材料：小麦、百合各25克，莲子肉、首乌藤各15克，大枣20克，甘草6克。

做法：把小麦、百合、莲子肉、首乌藤、大枣、甘草分别洗净，用冷水浸泡半小时，倒入锅内，加水750毫升，用大火烧开后，改用小火煮30分钟。滤出汁，存入暖瓶内，随时饮用。

功效：益气养阴、清热安神，适用于失眠多梦、神志不宁、心烦易躁、心悸气短、多汗等症。

3. 莲心甘草茶

材料：莲子心2克，生甘草3克。

做法：将莲子心、生甘草放入茶杯中，用沸水冲泡后，加盖焖10分钟，代茶频饮。

功效：清心火、除烦躁，适用于心火内积所导致的烦躁不眠等症。

4. 莲心枣仁茶

材料：莲子心5克，酸枣仁10克。

做法：将莲子心、酸枣仁放入茶杯中，用沸水冲泡，加盖焖10分钟，晚饭后代茶饮。

功效：宁心安神，适用于心悸等症。

5. 桑葚茶

材料：桑葚15克。

做法：将桑葚放入砂锅中，加水煎汤，去渣取汁，代茶饮。

功效：滋阴补肾、清心降火，适用于失眠、健忘、心悸等症。

6. 桂圆洋参茶

材料：桂圆肉30克，西洋参6克，白糖适量。

做法：将人参浸润切片，桂圆肉去杂质洗净，一同放入盆内，加入白糖，再加入适量水，置于沸水锅中，蒸40分钟，代茶饮用，每日1剂。

功效：养心血、宁心神，适用于失眠、健忘、心悸、气短等症。

7. 花生叶茶

材料：花生叶适量。

做法：将花生叶洗净、晒干，揉碎成粗末，每次取10克，放入茶杯中用沸水冲泡，代茶频饮。

功效：宁心安神，适用于心神不宁所导致的失眠等症。

8. 合欢花茶

材料：合欢花15克。

做法：合欢花放入茶杯中，用沸水冲泡后，加盖焖10分钟，代茶频饮。

功效：疏郁、理气、安神，适用于失眠、健忘等症。

失眠女性不妨借药酒入眠

中医认为，药酒对于防治失眠及助眠都有一定的作用，但有的女性不能饮酒，下面为适合饮用药酒的女性朋友介绍几种有助眠效果的药酒，大家可适量饮用：

1. 丹参酒

材料：丹参30克，白酒500克。

做法：丹参洗净切片，放入纱布袋内，扎紧袋口，将白酒、纱布袋同放入酒瓶内，盖上盖，封口，浸泡15天即可。

功效：通九窍，补五脏，益气养血，宁心安神，活血祛瘀，可用于血瘀引起的失眠。

2. 徐国公仙酒

材料：龙眼（去壳）1～1.5千克，头酿好烧酒1坛。

做法：将龙眼肉入浸入头酿好烧酒中，日久则颜色娇红，滋味香美。

功效：补心血，壮元阳，悦颜色，助精神。主治怔忡、惊悸之失眠。

3. 长生酒

材料：枸杞子、茯神、生地、熟地、山茱萸、牛膝、远志、五加皮、石菖蒲、地骨皮各18克，米酒2升。

做法：上药研碎，装入细纱布袋内，放入酒坛，加米酒，密封，浸泡15天即成。每日晨起服10～20毫升，不可过饮。

功效：补肝肾，益精血，强筋骨，安神。主治腰膝无力，心悸健忘、须发早白、夜寐不安。

4. 养神酒

材料：大熟地90克，甘枸杞、白茯苓、建莲肉、山药、当归身各60克，大茴香、木香各15克，薏米、酸枣仁、续断、麦冬各30克，丁香6克，桂圆肉240克，白酒10千克。

做法：将上述茯苓、山药、薏米、建莲肉制成细末，余药切成片，一起装入绢袋内，以白酒浸于罐内封固，隔水煮至药浸透，取出静置数日后即成。

功效：安神定志，益肾通阳。主治肾阴阳两虚所致的失眠多梦、健忘。

5. 阳春酒

材料：熟地15克，人参、白术、当归、天冬、枸杞子各9克，柏子仁、远志各7克，酒2.5升。

做法：上药研碎，装入绢袋内，放入瓷罐里，加酒浸10天左右即可。每日早晚温饮20毫升。

功效：健脾和胃，补气养血，安神定志。主治头晕心悸、睡眠不安，或各种肿疡后期，疮口不能收敛。

6. 杞枣酒

材料：枸杞子45克，酸枣仁30克，五味子25克，香橼20克，何首乌18克，大枣15克，白酒1000毫升。

做法：上药加白酒共浸1周后滤出。每晚睡前服20～30毫升。

功效：补肾滋阴、安神清心。主治失眠伴腰膝酸软、五心烦热者，对肝肾阴虚、入睡迟者效佳。

常做安心宁神操，女性将不再失眠

中医经络学称，人体最重要的12条正经中，与手相关的有6条，手部与此相关的穴位有23个。此外，手上还分布着许多经外奇穴、全息穴。也就是说，仅仅在手部就有近百个穴位，按摩或敲击这些穴位，几乎可以治疗全身疾病。下面这套宁心安神操就是通过敲击手部与大脑相关的穴位，起到通经活络，宁心安神，健脑益智的作用。此操无须任何器具，适合患有失眠的女性朋友平日里操作。具体方法如下：

（1）敲大陵穴：大陵穴位于两手腕关节横纹的正中两筋之间。两手握空拳，拳心相对，对敲大陵穴32次。

（2）敲腕骨：两手握空拳，放松，右拳在上，拳心向上，左拳在下，拳心向下，腕骨对腕骨交叉放置，用力敲打16次。换左拳在上，用同样方法，再敲16次。

（3）敲合谷穴：双手握空拳，拳心向下，手臂向前平伸，用右手拇指关节的高处，敲左手合谷穴（拇、食两指张开，以另一手的拇指关节横纹放在虎口边缘上，拇指尖屈曲按下，到达之处就是合谷穴）16次；换左手，用同样方法敲右手合谷穴16次。

（4）敲后溪穴：肘屈，两手握空拳，拳心向里，第五掌骨小头后方的掌横纹头为后溪穴，双手对敲32次。

（5）插虎口：双掌摊平，两手拇指、食指分开，掌心向下，对插虎口，插32次。

（6）插八邪穴：八邪穴位于手背各指缝间，赤白肉际处。两手十指张开，手心向里，互插八邪穴32次。

（7）打劳宫穴：屈指握拳时，中指与无名指之间，即劳宫穴。右手握拳，用拳背高凸处敲左劳宫穴16次；再左手握拳，敲右劳宫穴16次。

睡前做催眠操，女性不再为失眠忧愁

什么催眠操这么神奇？会不会很难学呢？其实这套催眠操和大家做的眼保健操相似，非常简单实用，长期被失眠困扰的女性朋友可一定要学一学！

（1）浴面操。选择安静清洁的环境，平心静坐，闭目，双掌置于鼻两侧，从下巴颏向上搓面部至前发际，再自上而下搓面部50～60次。揉搓力度不宜过大。

（2）眼操。保持静坐姿势，身心放松，闭目，用右手拇、食二指分别轻按右眼，先按顺时针方向揉按30次，再按逆时针方向揉按30次。然后以相同方法按左眼。手法宜轻柔，力度不宜过大。

（3）躯干摆动。做这个动作之前，首先要使身心放松，否则很容易受伤。然后，两脚分开站立，稍宽于肩，双手叉腰，上身向左右各摆动30次。

（4）肩臂绕环。身心放松，保持站立姿势，双手放于肩上，两肘由前向上、向后、向下绕环30次，再反方向绕环30次。动作幅度、速度宜适当，不能太快，以免引起神经紧张和兴奋，也不能太慢，达不到治疗的效果。

（5）深呼吸下蹲。身心放松，双脚稍微分开站立，吸足气后，屈膝下蹲，同时慢慢呼气，头随下蹲而垂于两膝间，双手放于两腿外侧，然后逐渐站起并吸气，还原为站立姿势。反复做12次，动作要缓慢，呼吸要深长。

（6）拍打身体。身体保持站立的姿势，双脚稍微分开，然后再用双掌轻轻拍打全身肌肉，顺序是胸→背→腹→腰→臀→上肢→下肢，要求是从上向下拍打全身。动作力度宜适中，切忌用力过猛，每个部位拍打12次。

睡前催眠操每晚练习1次，10次为1个疗程。一般情况下，1~2个疗程即可发挥疗效。生活中工作紧张、精神压力较大的女性朋友，也可通过做这套催眠操来提高睡眠质量，预防失眠症。

经常梳头可助女性治疗失眠

失眠症是一种常见病症，轻者难以入睡，有眠而易醒，醒后不能再睡；重者则整夜不能入睡，严重影响人的精神和情绪。现在针对此病症的治疗方法已有很多，但是你听说过梳头也能治疗失眠吗？这不是天方夜谭，是确实可以做到的。

中医认为，头为诸阳之会，是人体的主宰，人体的经络或直接汇集于头部，或间接地与头有关，这些经脉起着运行气血、濡养全身、抗御外邪、沟通表里上下的作用，而且在头部还有许多重要的穴位，如有百会、风池、哑门、翳风、太阳、印堂等重要穴位，梳头可以如同按摩一样，刺激穴道，能疏通经络，活血化瘀，改善头皮及颅内营养。用脑过度感觉疲倦时，梳头数分钟便能感到轻松舒适。梳头不只是对失眠症有效，对偏头痛、神经性头痛以及颈部酸痛等症也有一定作用。

梳头也是中国历代养生家推崇的健身方法，如道家有梳头功，慈禧太后用中药梳头等记载，宋代大诗人苏东坡的"黄昏梳头健身法"，更给后人留下了深刻的印象，他还在诗中写道："千梳冷快肌骨醒，风露气入霜逢根。"他主张："梳头百余梳，散头卧，熟寝至明。"可见夜晚梳头百余梳，卧之则能熟睡至天明。

梳头用的梳子，尽量采用木梳或牛角梳，梳齿不要过坚和过密，梳齿易圆滑；梳理用力要适度，不宜太轻也不可过重；梳理速度，不能过快也不可过慢，每次梳理时都要做到快慢适中，用力适度，梳到意到。可以在晚上睡觉前，由前向后，再由后向前；由左向右，再由右向左。如此循环往复，梳头数十次或数百次后，再把头发整理、梳至平整光滑为止。梳头时间一般为5分钟，可根据个人的具体情况而灵活掌握，在《延寿书》中曾提出"发多梳……常以一百二十为数"，这个数目可供参考。

另外，女性朋友们可用手指代替梳子进行按摩也有同样的功效，方法为双手十指自然分开，用指腹或指端从额前发际向后发际做环状揉动，然后再由两侧向头顶按摩，用力要均匀一致，如此反复数十次，以头皮有微热感为度。如此一来，可以很好地帮助女性缓解失眠状态。

刮痧，让失眠不再"恋"上你

刮痧是中医当中传统的自然疗法之一，是以中医的理论为基础，用刮痧板在皮肤相关部位刮拭，从而达到疏通经络、活血化瘀的目的。刮痧的机械作用可以使皮下充血，毛细血管扩张，污浊之气由里出表，使人体内的邪气宣泄，从而使全身的血脉畅通，以起到治疗疾病的作用。失眠多见于神经衰弱，是大脑中枢神经长期过度紧张，致高级神经活动机能障碍的一种疾患。中医认为，气血阴阳失和、脏腑功能失调为失眠的主要病机。"脑为元神之府""心主神"，故本病与心、脑关系密切，同时亦涉及肝、脾、肾。

以刮痧疗法治疗失眠症，一般选督脉、足太阳膀胱经为主，通过刺激体表腧穴，调整机体的阴阳平衡，振奋阳气，达到"阴平阳秘，精神乃治"。百会穴有醒脑开窍，宁心安神，升举阳气之功。背腧穴为脏腑经气所聚，与中枢神经关系密切，刮拭背部腧穴可调节脏腑功能，协调中枢神经的功能活动。方法如下：

（1）患者可以坐着或俯卧，在患者身上抹上刮痧油，刮拭督脉（自上而下）、足太阳经（自下而上），并刮拭身柱、肝腧等穴位，至痧痕出现为宜。

（2）患者端坐，在身上抹上刮痧油，刮拭百会、神门、三阴交、太溪（内踝高点与跟腱之间凹陷中）、照海（内踝下缘凹陷中）、申脉（外踝下缘凹陷中）等穴，至痧痕出现为宜。

（3）待患者失眠症状逐渐消除、睡眠好转后，再刮拭三阴交、太溪、照海等穴15~20次，以巩固疗效。

辨证加减：肝郁化火型加刮行间、太冲、三阴交；痰热内扰型加刮丰隆、足三里；阴虚火旺型加刮三阴交、涌泉，加强刮肾腧、命门；心脾两虚型加刮神门、内关，加强刮心腧、脾腧；心胆气虚型加刮神门、内关、阳陵泉，加强刮胆腧、肝腧、心腧。7日治疗1次，4次为1疗程，连续2个疗程观察疗效。

刮痧对失眠症有较好的疗效，但应在患者临睡前1~2小时施用。值得注意的是，并非所有人都适合用刮痧治疗失眠，以下这些人是绝对不可以刮痧的：

（1）孕妇的腹部、腰骶部，女性的乳头禁刮。

（2）白血病，血小板少慎刮。

（3）心脏病出现心力衰竭者、肾衰竭者，肝硬化腹水，全身重度水肿者禁刮。

（4）凡刮治部位的皮肤有溃烂、损伤、炎症都不宜用这种疗法，大病初愈、重病、气虚血亏及饱食、饥饿状态下也不宜刮痧。

拔罐疗法帮女性欣然入眠

拔罐疗法是传统中医常用的一种疗法，以罐为工具，利用燃烧、蒸汽、抽气等方法使罐吸附于人体相应的部位，产生温热刺激，使局部发生充血或瘀血的现象，具有逐寒祛湿、疏通经络、祛除瘀滞、行气活血、消肿止痛、拔毒清热的功能，而且还可以调整人体的阴阳平衡、解除疲劳、增强体质等。下面就介绍几种治疗失眠的拔罐方法：

1. 火罐法

取穴：心俞、膈俞、肾俞、胸至骶段脊柱两侧全程膀胱经内侧循行线及周荣穴。

用法：以拇指指腹在心俞、膈俞、肾俞上进行往复重力揉按5次左右，然后于两侧膀胱经上各拔罐4个（均匀分布），留罐30分钟，起罐后即在周荣穴的范围内又拔罐30分钟。每周治疗2次，6次为1疗程。

2. 刺络拔罐法

疗法一

取穴：

（1）大椎（第7颈椎棘突下，即颈部最高的颈椎棘突，约与两肩峰相平）、神道、心俞、肝俞。

（2）身柱、灵台、脾俞、肾俞。

（3）中脘（在胸骨下端与肚脐连线的中点处）、关元（脐下3寸）。

用法：局部常规消毒后，用三棱针点刺所选穴位后，立即加拔火罐，使之出血。留罐15～16分钟，去罐后揩净血迹。以上各组穴每次用1组，每日或隔日1次。

疗法二

取穴：肩胛间区到腰骶关节脊柱两侧距正中线0.5～3寸的区域。

用法：在以上区域内常规消毒后，用皮肤针或滚刺筒进行轻刺激，使局部皮肤潮红，然后在其上排列数个罐（排罐法）。留罐10～15分钟。每周治疗2～3次，待病情好转时，可减至每周1～2次。

3. 针罐法

取穴：背部自风门到肺俞，每隔2横指取1处；内关、足三里、三阴交及其上下每隔2横指各取1处；外关、合谷、涌泉、太阳。

用法：将青霉素空瓶磨掉底部后制成小抽气罐，置于以上所选用穴位处，紧贴皮肤上，用10或20毫升注射器将小罐中的空气抽出，罐即紧拔于皮肤上。然后再注入4～5毫升清水，保持罐内皮肤潮湿，避免因负压过高造成皮肤渗血。留置10～15分钟后，将罐取下，擦干局部。7次为1疗程，每次更换穴位。

注意事项：

（1）高热、抽搐、痉挛等证，皮肤过敏或溃疡破损处，肌肉瘦削或骨骼凹凸不平及毛发多的部位不宜使用；孕妇腰骶部及腹部均须慎用。

（2）使用火罐法时，要避免烫伤病人皮肤。

（3）针罐并用时，须防止肌肉收缩，发生弯针，并避免将针按压入深处，造成损伤。胸背部俞穴均宜慎用。

（4）起罐时手法要轻缓，以一手抵住罐边皮肤，按压一下，使气漏入，罐子即能脱下，不可硬拉或旋动。

（5）拔罐后一般局部皮肤会呈现红晕或紫绀色瘀血斑，此为正常现象，可自行消退，如局部瘀血严重者，不宜在原位再拔。由于留罐时间过长而引起的皮肤水泡，小水泡不需处理，但要防止擦破而发生感染，大水泡可用针刺破，放出泡内液体，并涂以龙胆紫药水，覆盖消毒敷料。

药枕在手，谁能偷走你的睡眠

什么是药枕呢？真能治疗失眠吗？药枕，顾名思义，就是将具有挥发性、芳香性的中草药装入枕芯，做成药枕，让失眠者在睡觉时枕用，以达到治病目的。药枕内所用的药物，大多气味鲜香，具有升清降浊、化湿消暑、醒脾开胃、散风明目、健脑调神、避秽杀菌等功效。但是，凡事都没有绝对，失眠者选用药枕也要因人而异，失眠的女性可以根据不同的病情，选用不同的药枕。

1. 黑豆磁石枕

取黑豆100克，磁石100克，将其打碎，装入枕芯，每晚睡觉时枕用，可安神助眠。

2. 灯芯枕

取灯芯草450克，将其切碎，装入枕芯，每晚睡觉时枕用，适用于心烦不眠者。

3. 菊花枕

取白菊花、合欢花、夜交藤、炒枣仁、生龙骨各120克，灯芯草、竹茹各80克，远志、石菖蒲各60克，冰片10克。将以上药物研成粗末，拌匀，装入枕芯，每晚睡觉时枕用。

4. 消暑催眠枕

取青蒿、藿香、菖蒲、薄荷、菊花、茉莉花、白玉兰花、栀子花干品各等量，研为粗屑，拌匀，放入枕芯，每晚睡觉时枕用，夏季使用效果最佳。

5. 决明子枕

取决明子、菊花、朱砂、灯芯草各150克，装入枕芯，每晚睡觉时枕用，可改善睡眠。

以上是5种比较常用的药枕，在治疗失眠的过程中，都有一定的效果。但药枕只是辅助睡眠的一种外在的工具，真正主宰睡眠的恐怕还是人的内心。女性只要让心能够静下来，身体才能够睡下，才能将失眠这个"恶魔"彻底挡在门外。

敷贴疗法帮你炼成"睡美人"

很多都市女性年纪轻轻就已经饱受失眠困扰。那么，怎样才能睡好美容觉，让自己做个"睡美人"呢？失眠的女性朋友不妨试试敷贴疗法。

敷贴疗法又被称为"外敷法"，先将鲜药捣烂，或者先将干药研成细末后，用水、酒、蜂蜜、植物油等调匀，涂敷于正确的穴位。使用敷贴疗法治疗失眠症时，如果失眠者可以根据中医"上病下取、下病上取、中病旁取"的原则，并且按照人体经络走向选择穴位敷药，疗效会比较明显。

（1）吴茱萸、肉桂各10克，安定1片，研为细末后，用酒弄热。晚上临睡前，再用热水洗脚后，贴于申脉、照海、涌泉等穴，每晚1次，10次为1个疗程。适用于肝肾阴虚、肝阳上亢所致的失眠症。

（2）珍珠粉、朱砂粉、大黄粉、五味子粉适量拌匀，每次取3克，用鲜竹沥调成糊状，分成两份，涂于小块的医用胶布上，贴于左右涌泉穴，每晚睡前贴1次，9天为1个疗程。

（3）黄连15克，加热水煎汤后，再加入阿胶9克，烊化后待稍凉时，摊贴于胸部。具有滋阴降火、养心安神的功效，适用于阴虚火旺导致的失眠症。

（4）吴茱萸5克，肉桂5克，适量白酒或蜂蜜。将两味药研成细末。临睡前，取药末10克，用酒弄热，趁热敷于两侧涌泉穴；也可取药末5克，用蜂蜜调成软膏，贴敷于一侧神门穴、三阴交穴，每天换药1次，两侧穴位轮换贴敷。具有镇静安神的功效。

（5）磁石20克，茯神15克，五味子10克，刺五加20克。先煎煮磁石30分钟，加入其他药再煎煮30分钟，去渣取汁，将干净的纱布浸泡于药汁中，趁热敷于患者前额及太阳穴，每晚1次，每次20分钟。具有宁心、安神、助眠的功效。

（6）将朱砂3~5克研成细末，撒到涂有少许糨糊的干净白布上，敷于涌泉穴，用胶布固定，具有镇静安神的功效。

脐疗法，治疗女性失眠的"非常规武器"

如果说按摩、刮痧、药枕等手段是治疗失眠的常规武器的话，那么脐疗法可以说是治疗失眠的"非常规武器"。运用这一方法治疗失眠的比较少，但是脐疗法却并不神秘，它甚至有着较为悠久的历史。

我国现存最早的医学理论著作《黄帝内经》中记载了许多关于脐疗的论述。早在殷商时期，太乙真人就用熏脐法治病，彭祖也用蒸脐法疗疾。晋代葛洪《肘后方》则率先总结和提倡脐疗，开创了药物填脐疗法的先河。此后，脐疗历经各朝代的发展，直至晚清进入了其发展的鼎盛时期。

脐，中医穴位又称"神阙"，它与人体十二经脉相连、五脏六腑相通。中医认为，肚脐是心肾交通的"门户"。所谓脐疗，就是把药物直接敷贴或用艾灸、热敷等方法施治于患者脐部，激发经络之气，疏通气血，调理脏腑，用以预防和治疗疾病的一种外治疗法。脐疗是一种简便易行、安全有效的方法，对失眠症也有很好的疗效。下面就来介绍几种常用的脐疗方法，经常失眠的女性朋友不妨一试：

1. 丹硫膏

丹参、远志、硫黄各10克，研成细末。每次取药末1克，用水调成糊状，敷于脐部，用消毒纱布覆盖，再用胶布固定，每晚换药1次。具有养血、宁心、安神的功效。

2. 交泰丸

黄连、肉桂各等量，研成细末，用蜜调为丸，每丸重1克。每次取1粒药，放入脐内，用纱布覆盖，再用胶布固定。每晚换药1次。适用于心肾不交型失眠症。

3. 酸枣仁糊

酸枣仁10克，研成细末，用水调成糊状，放入肚脐中，用外用伤湿止痛膏固定，每日换1次，连续3～5天。可养心安神，生津敛汗，适用于心肝血虚导致的失眠。

4. 柏子仁糊

柏子仁10克，研成细末，放入肚脐中，用外用伤湿止痛膏固定，每日换1次，连续3～5天。可润肠通便，养心安神，适用于血不养心所致的虚烦失眠。

5. 珠黄散

珍珠粉、丹参粉、硫黄各等量，研成细末，和匀，放入瓶中备用。用时取药末0.5～1.5克，撒入肚脐中，按紧，用胶布固定，每5～7天换药一次，至失眠症痊愈为止。

当然，任何疗法都有"禁区"，脐疗法也不例外。有严重心血管疾病、体质特别虚弱者，处在怀孕期、哺乳期的女性，以及过敏性皮肤者，特别是腹部皮肤有炎症、破损、溃烂者均不适合进行脐疗。除此之外，还要注意有无药物过敏史，避免在用药时引起过敏。

运用脐疗法治疗之时，一定要特别注意保暖。治疗不要在室外进行，或者让脐部对准风口。保持室内温暖，适当覆盖衣被。尤其是腹泻、感冒、体质虚弱的女性患者更要注意保暖。

呼吸疗法，让女性尽享舒眠之乐

失眠的原因形形色色，生理、心理、环境等因素都会导致自主神经功能紊乱，使交感神经和副交感神经之间失衡，从而引发失眠。而呼吸疗法加上意念练习，能使交感神经和副交感神经之间的不平衡得到纠正，改善腹部经络血气运行，自然有益睡眠，尤其对于自主神经功能紊乱导致的失眠疗效明显。现就介绍几种常见的呼吸疗法，供有失眠症的女性朋友参考、试用：

1. 自然呼吸疗法

首先躺在床上先放松头部，从头发开始放松，然后放松眼眉。眼眉放松之后做深呼吸。吸气时让腹部自然鼓起，呼气时让腹部徐徐松下去，吸气时间较短，呼气时间较长，两者时间比例约为1：2。进行呼吸运动时还要有一种意念，即吸气时好像一股气从脚跟往上升，一直到头枕部，呼气时好像一股气从头部慢慢向下推移，最后从足趾排出。这样循环往复地一呼一吸，人就不知不觉地进入了梦乡。

2. 胸腹式呼吸疗法

与生气紧张时以胸式呼吸为主相对，腹式呼吸与放松有关。学习腹式呼吸可以让身体放松，在不知不觉中，进入睡眠状态。而这样的入睡，由浅入深，可达到自然入睡的境界，醒后神清气爽，精神饱满。具体方法如下：

（1）仰卧在被窝中，双手自然放在身体两侧，闭目，用鼻慢慢吸气，将吸入的气运入腹部中央，充满肺下部。将双肋向两侧扩张，以便吸入的气体能渗透到肺部的各个部位。

（2）接下来，徐徐呼气。先轻轻收缩下腹，待下肺部的气体全部呼出后，屏息一两秒钟，再开始下一次吸气动作。

（3）吸气时，慢慢举起双手至头上，手臂举到头顶部位；呼气时，慢慢将手臂沿弧线转回到身体两侧。无论是吸气动作，还是呼气动作，均要缓慢进行。

3. 深呼吸催眠法

深呼吸催眠法，就是通过深呼吸来达到催眠效果的一种方法。这种催眠法延长了呼吸的时间，可使人的身心得到彻底的放松，同时还可调节中枢神经系统，使心率减慢，烦躁、焦虑或忧愁的心情逐渐趋于平静，因而能使人尽快安然入睡。深呼吸催眠的方法要领如下：

（1）失眠者平躺床上，双手放在身体两侧，闭目，全身要自我放松，心中不要有杂念，全身心投入。

（2）呼吸时要闭口，用鼻。吸气时要细、要沉，吸足气后再呼气，呼气时要缓慢，呼出后再吸气，如此循环往复。

（3）掌握好深呼吸的时间，一般宜在15分钟左右，以轻松入睡为度。持之以恒，可显著提高睡眠质量。

不管采用哪种呼吸疗法，女性朋友们都应注意以下几点：保持卧室清新的空气，睡前要开窗换气10分钟左右，否则污浊的空气侵入人体，不但起不到催眠作用，反而对人体造成伤害。有严重呼吸疾病的患者或身体虚弱者不宜用此方法。要注意卧室四周环境，以防光线、噪声影响疗效，使人难以入睡。

第三节

运动养生——打造活力四射的美娇娘

适度运动，女人才能青春靓丽

现在的女性能每天坚持运动的很少，繁忙的生活让她们失去了运动的兴趣和精力，更多的时候她们喜欢窝在床上补觉，也是因为这样，现在大多数女人的脸色多是白皙有余，红润不足，这就是缺乏运动的后果。

关于运动，《黄帝内经》提出了"形劳而不倦"的思想，主张形体既要动，又不要使之过于疲劳，也就是说要掌握运动的适度性。

1. 循序渐进，量力而行

生命在于运动，但是绝不在于过度运动，因此掌握好运动量以及运动强度也很重要。目前，一般是根据运动后即测脉搏来判断，它的计算公式是：

170－年龄＝合适的运动心率

例如，一个40岁的女人，运动后她的脉搏如果是130次左右，表明运动量合适，若明显超过130次说明运动量过大，反之则运动量不足。

2. 持之以恒，坚持不懈

锻炼身体不是一朝一夕的事，要注意经常坚持不能间断。名医华佗那句"流水不腐，户枢不蠹"一方面指出了"动则不衰"的道理，另一方面也强调了经常、不间断锻炼的重要性。因此，只有持之以恒地进行适当的运动，才能真正达到养生的目的。

3. 有张有弛，劳逸适度

所谓一张一弛，文武之道。运动也是这样，紧张有力的运动，要与放松、调息等休息运动相交替。长时间运动，一定要注意适当地休息，否则会影响工作效率，导致精神疲惫，甚至影响养生健身。

4. 协调统一，形神兼炼

在中国传统的运动养生活动中，非常讲究意识活动、呼吸运动和躯体运动的密切配合，即所谓意守、调息、动形的协调统一。意守是指意识要专注，心无杂念；调息是指呼吸的调节，要均匀、有节奏；动形是指形体的运动，要自然、连贯、刚柔相宜。运动养生紧紧抓住这三个环节，使整个机体得以全面而协调地锻炼，就能增强人体各种机能的协调统一性，促进健康、祛病延年。

5. 顺应时日，莫误良机

早在2000多年前，我们的祖先就已经提出了"起居有常"的养生主张，告诫人们要顺应阳气变化，合理安排日常生活。古代养生大家把一日比作四时，朝则为春，日中为夏，日入为秋，夜半为冬。因此，一天中的运动应该遵循早晨阳气始生，日中而盛，日暮而收，夜半而藏的规律。在锻炼、活动时要注意顺应阳气的运动而变化，才能事半功倍。

经常运动的女人显得更有活力，更有青春的朝气，化妆品可能会画出漂亮的腮红，却无法与运动带来的自然红润相比。所以，即使在办公室里，你也可以在工作的间歇做一些小运动，然后再精力充沛地投入工作，既能提高工作效率又能养颜，一举两得，何乐而不为呢？

美女甩手功，轻松甩走亚健康

关于做运动，很多女性朋友可能会觉得每天工作都要累死了，哪有时间和精力去运动？可是缺少运动的后果是：身上的赘肉越来越多、皮肤苍白缺少活力、亚健康也开始找上门来……其实，有些运动非常简单，随时随地都可以做，就看你愿不愿意坚持。这里就向大家推荐一种甩手功，简单的运动就能帮女人轻松赶走亚健康，瘦身养颜的效果更是不用说。

甩手动作相当简单，身体站直，双腿分开，与肩同宽，双脚稳稳站立，然后两臂以相同的方向前后摇甩，向后甩的时候要用点儿力气，诀窍就是用三分力量向前甩，用七分力量向后甩。练功时要轻松自然，速度不要过快，刚开始可以练得少一些，然后慢慢增加次数，否则很容易就产生厌倦感了。

这种甩手功会牵动整个身体运动起来，从而促进血液循环，虽然做起来有些枯燥，但是健康的身体恰恰来源于每天的坚持。

甩手功能活动手指、手掌、手腕、足趾、足跟、膝部的筋脉，使气血能更好地循环，很多健康问题也就迎刃而解了。需要说明的是，练甩手功一段时间后会出现流汗、打嗝及放屁等现象，放屁就是通气，气通了，身体自然就轻松了。如果实在觉得不好意思，就在自己家里做，简单、方便、自然。

甩手功动作并不难，难的是坚持。女性朋友们如果工作比较繁忙，可以在每天晚饭前的几分钟甩一甩手，工作的间隙也可以做一会，如果每天能坚持做10分钟，效果会更好。常练甩手功定能甩掉亚健康，甩出好身体，让你神清气爽、身心通透、容光焕发。

打坐，以静制动的养生美颜功

生命在于运动，亦在于静养，养颜也是如此。在女人寻求了种种方法之后，回过头来才发现：大道至简，《黄帝内经》中便有最简单也最有效的功法——打坐，也就是静坐。《黄帝内经》中讲"恬淡虚无，真气从之；精神内守，病安从来"。如何"恬淡虚无，真气从之"，唯静坐尔。

打坐和瑜伽都强调静，以静制动。《黄帝内经》中说："呼吸精气，独立守神。"这里的神气内收，就是静功的结果。打坐可以安定思虑，保持健康，是修养身心的一种重要方法。现代科学研究证实，打坐可以增强肺功能，提高心肌功能，调整神经系统功能，协调整体机能，对多种疾病均有良好的防治作用，比如神经官能症、头痛、失眠、高血压和冠心病等。此外，静坐还能有效地排除心理障碍，治疗现代极易多发的心身性疾病。静坐尤其适合脑力劳动者，能够缓解因用脑过度而造成的神经衰弱、心悸、健忘、少寐、头昏、乏力等症状。

现在的女人大多白天上班都很辛苦，压力很大，一直处于紧张状态，长期这样下去，对身心健康都不利。所以，女人每天都应该尽量抽出时间来放松一下，而打坐就是松弛身体、调整五脏六腑机能的有效办法。通过打坐，能够使人体阴阳平衡，经络疏通，气血顺畅，从而达到益寿延年之目的。

打坐时，要注意以下几点：

1. 端正坐姿

端坐于椅子上、床上或沙发上，面朝前、眼微闭、唇略合、牙不咬、舌抵上腭；前胸不张，后背微圆，两肩下垂，两手放于下腹部，两拇指按于肚脐上，手掌交叠捂于脐下；上腹内凹，臀部后凸；两膝不并（相距约10厘米），脚位分离，全身放松，去掉杂念（初学盘坐的人往往心静不下来，慢慢就会习惯），似守非守下丹田（肚脐眼下方），慢慢进入忘我、无我状态，步入空虚境界。这时候你会感觉没有压力，没有烦恼，全身非常轻松舒适。

2. 选择清幽的环境

选择无噪声干扰，无秽浊杂物，而且空气清新流通的清静场所。在打坐期间也要少人打扰。

3. 选择最佳时间

打坐的最佳时间是晨起或睡前，时间以半小时为宜。不过工作繁重的上班族可以不拘泥于此，上班间隙，感到身心疲惫，可以默坐养神。

4. 打坐后调试

打坐结束后，打坐者可将两手搓热，按摩面颊、双眼以活动气血。此时会顿感神清气爽，身体轻盈。

打坐可以说是最简单的养生美颜功，它能让我们的身心沉静下来，回到原始自然的状态，经常打坐的女性，慢慢会透出一种淡泊清朗、敦厚温和的气质，这更是非常珍贵的收获。

游泳健身又美体，做一条快乐自在的"美人鱼"

游泳是一项很受女性欢迎的运动，很多明星也把游泳作为休闲运动的方式，它可以放松身心，还能健康美体。就让女人徜徉在水的怀抱中，做一条快乐自在的"美人鱼"吧。

那么，游泳都有哪些好处呢？

1. 增强心肌功能

人在水中运动时，各器官都参与其中，耗能多，血液循环也随之加快，以供给运动器官更多的营养物质。血液循环速度的加快，会增加心脏的负荷，使其跳动频率加快，收缩强而有力。经常游泳的女性，心脏功能极好。一般人的心率为70~80次/分，每搏输出量为60~80毫升。而经常游泳的人心率可达50~55次/分，很多优秀的游泳运动员，心率可达38~46次/分，每搏输出量高达90~120毫升。游泳时水的作用使肢体血液易于回流心脏，使心率加快。长期游泳会有明显的心脏运动性增大，收缩有力，血管壁厚度增加弹性加大，每搏输出血量增加。所以，游泳可以锻炼出一颗强而有力的心脏。

2. 增强抵抗力

室内游泳池的水温常为26~28℃，在水中浸泡散热快，耗能大。为尽快补充身体散发的热量，以供冷热平衡的需要，神经系统便快速做出反应，使人体新陈代谢加快，增强人体对外界的适应能力，抵御寒冷。经常参加冬泳的人，由于体温调节功能改善，就不容易伤风感冒，还能提高人体内分泌功能，使脑垂体功能增加，从而提高对疾病的抵抗力和免疫力。

3. 减肥

游泳时身体直接浸泡在水中，水不仅阻力大，而且导热性能也非常好，散热速度快，因而消耗热量多。就好比一个刚煮熟的鸡蛋，在空气中的冷却速度，远远不如在冷水中快，实验证明：人在标准游泳池中跑步20分钟所消耗的热量，相当于同样速度在陆地上的1小时，在14℃的水中停留1分钟所消耗的热量高达100千卡，相当于在同温度空气中1小时所散发的热量。由此可见，在水中运动，会使许多想减肥的女性，取得事半功倍的效果，所以游泳是保持身材最有效的运动之一。

4. 健美形体

人在游泳时，通常会利用水的浮力俯卧或仰卧于水中，全身松弛而舒展，使身体得到全面、匀称、协调的发展，使肌肉线条流畅。在水中运动由于减少了地面运动时地面对骨骼的冲击力，降低了骨骼的老损概率，使骨关节不易变形。水的阻力可增加人的运动强度，但这种强度，又有别于陆地上的器械训练，是很柔和的，训练的强度又很容易控制在有氧域之内，不会长出结实的肌肉块，可以使全身的线条流畅、优美。

5. 加强肺部功能

呼吸主要靠肺，肺功能的强弱由呼吸肌功能的强弱来决定，游泳运动是改善和提高肺活量的有效手段之一。据测定：游泳时人的胸部要受到12～15千克的压力，加上冷水刺激肌肉紧缩，呼吸感到困难，迫使人用力呼吸，加大呼吸深度，这样吸入的氧气量才能满足机体的需求。一般人的肺活量大概为3200毫升，呼吸差（最大吸气与最大呼气时胸围扩大与缩小之差）仅为4～8厘米，剧烈运动时的最大吸氧量为2.5～3升/分，比安静时大10倍，而游泳运动员的肺活量可高达4000～7000毫升，呼吸差达到12～15厘米，剧烈运动时的最大吸氧量为4.5～7.5升/分，比安静时增大20倍。游泳促使人呼吸肌发达，胸围增大，肺活量增加，而且吸气时肺泡开放更多，换气顺畅，对健康极为有利。

6. 护肤

人在游泳时，水对肌肤、汗腺、脂肪腺的冲刷，起到了很好的按摩作用，促进了血液循环，使皮肤光滑有弹性。此外，在水中运动时，大大减少了汗液中盐分对皮肤的刺激。

游泳好处虽多，但女性朋友们还需要注意一些禁忌：

（1）患心脏病、高血压、肺结核等严重疾病，难以承受大运动量的人一定不要游泳。

（2）沙眼、中耳炎、皮肤病等传染性疾病患者不适合下水，以免给别人带来麻烦。

（3）饭后或酒后不宜立刻游泳，因为胃受水的压力及冷刺激易引起痉挛腹痛，久之会引起慢性胃肠炎。饭后40分钟方可游泳。

（4）月经期不宜游泳，若有保护装置并且有游泳习惯的人可以游，但时间不宜过长。

健美操——时尚女性的爱美选择

现在时尚运动的种类越来越多，瑜伽、舍宾、街舞、普拉提这样的词汇层出不穷，可以让女人在不知不觉中练出好身材。而健美操作为一种时尚健康的运动方式，越来越受到广大时尚、爱美人士的欢迎。

健美操是目前最受女性欢迎的一种体育运动。健美操，尤其是健身健美操，对增进人体的健康十分有益，具体表现在以下几方面：

1. 增强体能

健美操可提高关节的灵活性，使心肺系统的耐力水平提高。与此同时，由于健美操是由不同类型、方向、路线、幅度、力度、速度的多种动作组合而成的，因此常跳健美操还可提高人的动作记忆和再现能力，提高神经系统的灵活性、均衡性,从而有利于改善和提高人的协调能力。

2. 塑造优美的形体

经常练健美操的女性朋友体态优雅、矫健、风度翩翩。还可延缓机体的衰老,保持良好的体态,杜绝中年发福。

3. 缓解精神压力

健美操作为一项充满青春活力的运动,可使女性在轻松欢乐的气氛中进行锻炼,从而忘却自己的烦恼和压力,使心情变得愉快,精神压力得到缓解,进而使自己拥有最佳的心态,且更具活力。

4. 增强女性的社交能力

健美操运动可起到调节人际关系、增强女性的社会交往能力的作用。参加锻炼的女性来自社会各阶层,因此这种锻炼方式扩大了女性的社会交往面,把女性从工作和家庭的单一环境中解脱出来,从而认识和接触更多的人。大家一起跳,一起锻炼,每个人都能心情开朗,解除戒心,互相交谈或交流锻炼的经验,相互鼓励。这有助于增进人们彼此之间的了解,产生一种亲近感,从而建立起融洽的人际关系。

5. 医疗保健功能

健美操作为一项有氧运动,其特点是强度低、密度大,运动量可大可小;容易控制。因此,它除了对健康的人具有良好的健身效果外,对一些身体素质比较差的女性来说,也是一种医疗保健的理想手段。

由上所述,健美操锻炼不仅能强身健体,同时它还具有娱乐的功能,可使女性在锻炼中得到一种精神上的享受,满足心理需要,促进身体健康。

运动不恰当是女性健美的大忌

运动健身美容的功效是毋庸置疑的,但如果运动方法不当就起不到预期的作用,所以女性朋友们一定要注意。

1. 运动要有限度

很多女性还有这样的看法:只有练到大汗淋漓才能健身,才能达到排毒养颜的效果。运动,尤其是大量运动是要耗费人体大量气血的。我们知道大量的精气储藏于人体深处,它持续缓慢地供应着人体的日常生活所需。大量运动在短时间内造成大量气血的损耗,会逼迫人体把原本应该储藏起来慢慢使用的精气在短时间内大量释放出来,以维持人体的需要。年轻时运动过度,可能当时并没有什么不适的感觉,但岁数大了的时候很多疾病就可能找上门来。这在那些专业运动员的身上体现得最为明显,他们中的很多人,年龄稍大后身体出现的问题比常人要多。

运动有益健康,关键在度,不要盲目相信所有的运动都是有益于人体的,一定要把握好适度的原则。每日取平缓之法,活动活动身体,既能促进经络中气血的流通,又不损耗气血,这才是正确的运动之道。

2. 冬天要减少运动

古人有"冬不潜藏,春必病温"之说。冬季是人体阳气潜藏、温养脏腑的好时期,此时尽量减少活动,否则春天就会容易生病。

3. 运动时间要选正确

对于运动时间的选择有很多种说法,那么究竟什么时间锻炼比较好呢?

早晨时段:晨起(日出后)至早餐前。

上午时段:早餐后 2 小时至午餐前。

下午时段:午餐后 2 小时至晚餐前。

晚间时段:晚餐后 2 小时至傍晚(日落前)。

舞蹈让女性形美气质佳

舞蹈,是一门艺术,也是一种运动。作为一门艺术,舞蹈可以让女性朋友别有一番气质与韵味,而作为一种运动,它也可以帮助女性朋友塑造出优美的体形。

舞蹈属于不太剧烈的运动,却能保证充足的氧气(运动时间控制在 30～60 分钟即可)。氧气随着血液流向身体各处,产生生命活动最基本的能量,同时增强肺活量,加强心脏的储备能力。氧气还能加快体内脂肪的代谢,起到减脂的作用。

比如大家比较熟悉的迪斯科,该舞蹈的特点是胯部扭动大,臀部肌肉不断收缩,能有效地减少臀部和大腿的脂肪。据测试,迪斯科的运动量相当于每小时长跑 8～9 千米,每分钟游泳 45～50 米,每小时以 20～25 千米的速度骑自行车的运动量,这样的运动量具有明显的瘦身作用,且身心愉快,容易坚持。跳迪斯科还能让人开朗乐观,对生活充满信心。

很多女性朋友觉得舞蹈很难学,其实,如果只是希望通过舞蹈来塑身或者提升气质,根本不用学一些难度很高的动作,只要举起手来,跟着音乐摇摆,心情感觉愉悦就可以了。即使想尝试某些复杂的动作,也不要苛求自己百分之百姿势到位,只需要全心投入其中,音乐的氛围、舞蹈的愉悦情绪就可以让人"脱胎换骨"。另外,在动作过程中要始终有意识地收腹,这样可以锻炼腹横肌;摇摆的幅度越大越刺激腹肌,还能增加腰背力量;摇摆的方向变换越多,腰腹越能得到均衡的锻炼。

骑自行车帮助女性青春永驻

现在你出门时使用的最主要的交通工具是什么呢?是你心爱的私家车,是满大街随处可见、非常方便的公交车,还是方兴未艾的电动车?你还记得骑自行车外出的日子吗?

现在很多时尚女性肯定对有氧运动不陌生,这种运动方式的运动量不是特别大,但是能够最有效地燃烧体内堆积的脂肪,是很好的瘦身运动。但是在很多女性看来,要进行有氧运动,必须专门到健身中心,在专业人士的指导下进行。其实,完全不必如此，骑自行车就是一项很好的有氧运动，下面我们就介绍一下它的好处。

首先，骑自行车是克服心脏功能问题的最佳方法之一。骑自行车不仅能借腿部的运动压缩血液流动，把血液从血管末梢抽回心脏，还能强化微血管组织，这叫"附带循环"，从而使心脏不受年龄的威胁，青春永驻。

除此之外，骑自行车运动，能逐渐扩大你的心血管。否则血管愈来愈细，心脏愈来愈退化，到了晚年，你就会体验到它所带来的烦恼。

踩脚踏车是需要大量氧气的运动。曾经有位老年人以6天时间，完成了460千米的单车旅行。他说："老年人1周至少要有3次运动，使心脏强化起来，恢复正常功能。你要使心脏激烈跳动，但不可过久。如此它将能适应紧急状况，如抵抗困境。"

骑自行车也能防止高血压，有时甚至比药物更有效。还能防止发胖、血管硬化，并使骨骼强壮。

骑自行车更是减肥的运动，据统计，75千克重的人，每小时以15.3千米的速度，骑约117千米时，可减少半千克体重，但必须持之以恒。

骑自行车不仅可以减肥，还能使女性的身段更为匀称迷人。借运动减肥，或边节食边运动的女性，身材会比单纯依靠节食减肥的人更好更迷人。

适当的运动能分泌一种激素，这种激素使人心胸开朗、精神愉快。从经验中可知，骑自行车就能产生这种激素。

此外，骑自行车压缩血管，使得血液循环加速，大脑摄入更多的氧气，因此骑过一段时间之后，你会觉得脑筋更清醒。

骑着自行车，你会感觉十分自由且畅快无比。它不只是一种运动方式，更是心灵愉悦的放逐。想象一下，踩着自己心爱的自行车，驰骋在安静的小路上，嘴里随意哼着歌，耳边是微风的低吟和鸟儿的歌唱，这是多么美丽的旅程。

玩健身球，女性疏通经络强筋骨

健身球由于运动量小，不受场地、气候的限制，非常适宜在夏天练习。若能坚持练习健身球，对偏瘫后遗症、颈椎病、肩周炎、冠心病、手指功能障碍等疾病均有较好疗效。其原因在于：人体五指之上有许多穴位，是几条经络的起止点，而经络则是联系人脑神经和五脏六腑的纽带。常练习者，可通过这些穴位和经络产生不同程度的刺激，从而达到疏通经络、调和气血的目的。此外，由于铁球与手掌皮肤的频繁摩擦，也会因静电及热效应的产生，起到增进血液循环，治疗周身各部位疾病的作用。

那么，具体如何运用健身球进行锻炼呢？这里就向女性朋友们介绍几种比较简单实用的锻炼方法：

1. 单手托双球摩擦旋转

即置双球于单手掌心中，手指用力，使双球在掌心中顺转和逆转。在旋转时手指要紧贴球体，使双球互相摩擦，而不要碰撞。

2. 单手托双球离心旋转

即在上述动作熟练后，逐步达到双球互相离开旋转。手指动作、旋转方向均与摩擦旋转相同，只是将手指伸开，用力拨弄双球，使双球在掌心中飞速旋转，而不碰撞。其速度一般要求为顺转 150～200 次/分。

3. 双手四球运动

即在单手运动的基础上，逐步锻炼双手四球运动。方法是：两手同时做单手动作，此动作需要充分发挥大脑的作用才能做到。此动作难度大，要求技术高，但效果要比单手运动好。

4. 铁球按摩

用铁球按摩、揉搓、锤击身体的不适部位，可减轻疼痛，也能锻炼手力，对常患肩肿不适、腰酸腿痛的老人大有好处。

5. 握球

用单手或双手虎口使劲握球，或用手掌心使劲握球，有酸热的感觉，经常这样锻炼对提高指力、腕力、握力、臂力均有帮助。

有氧跳绳，女性瘦身美体的最佳运动

每当过完一个炎热的夏季，很多女性便以为可以松一口气，因为不用再穿那些贴身的时装，就可以不用那么拼命锻炼减肥了。殊不知，就是秋冬季的疏忽，让很多懒女人在夏日付出的努力全都付诸东流。一般来说，秋冬的天气更加凉爽，人体的感觉更加舒适，因此往往会吃下去更多的美味，如果再忽视运动，那么脂肪会很快堆积。

到底什么样的运动比较适合秋冬季节进行？答案是跳绳，特别是对女性尤为适宜。从运动量来说，持续跳绳 10 分钟，与慢跑 30 分钟或跳健身舞 20 分钟相差无几，可谓耗时少、耗能大的有氧运动。跳绳除了可以减肥之外，也是最适合锻炼身体的运动之一。加上跳绳花样繁多，可简可繁，随时可做，一学就会，因此成为流行的健身方法。

跳绳运动所消耗的热量非常惊人。以一个体重 55 千克的人来说，跳绳 10 分钟大约可以消耗 90 卡的热量，远高于打篮球（76 卡）和跑步（74 卡）。此外跳绳还可以强化心肺功能，增强肩膀、背部和手脚的肌力，改善身体曲线。想要充分发挥跳绳运动的优势，跳绳的动作非常重要。跳绳时，双脚离地面的高度不可太高，只要让绳子能过就好，约离地面 25 厘米即可。当脚着地时，膝盖必须稍微弯曲，并用脚底前半部轻轻着地，这样不会对脚踝和小腿造成伤害。

但是再简单的运动也有需要注意的细节，跳绳需留心以下几点：

1. 跳绳时间的长短

通常是每次 30 分钟，每周 5 次，但是并非绝对的，这要视个人的体力以及需要量而定。刚开始学跳绳，一次跳 5 分钟也许就气喘吁吁了，那么就不必强迫自已跳30分钟，动作熟练后，运动30分钟，如觉得意犹未尽，便可以增加时间。

2. 必不可少的暖身活动

尽管有些女性认为跳绳很容易伤害膝盖，但根据专家研究报告指出，跳绳对膝盖的冲击力量只有跑步的1/7～1/2。而且只要你能掌握跳绳的技巧，用脚底的前端着地，就能降低对身体的冲击。跳绳不但能强化你的心肺功能，以及身体各主要部分的肌肉，还可训练平衡感和身体的敏捷度。最诱人的是只要你能保证每分钟120～140次的速度，每小时可消耗600～1000卡的热量。

跳绳是一项比较剧烈的运动，女性在练习前一定要做好身体各部位的准备工作，如肩膀、手臂、手腕、脚踝的活动。开始练习跳绳时，动作要由慢到快，由易到难。

3. 选一副好跳绳

跳绳运动只需要很少的活动空间，但活动进行的地面必须平坦，最好在上面铺上地毯和软垫，而且要穿上抗震力强的运动鞋，这样可以缓和膝盖和脚踝与地面接触时的冲撞，否则跳动时的反作用力，可能会影响脊椎、脑部，造成运动伤害。

跳绳运动最重要的工具就是跳绳，在选择时只要长度和重量感觉舒适，无论哪种质地的都可以。但因为材质的不同，会有太粗、太重或太轻的情形，因此还是选择适当材质做的跳绳比较好。建议初学者可以选择较长一点的跳绳，摆动的幅度较大、速度较慢，之后再慢慢提高要求，缩短绳子的长度，同时也增加运动的强度。

现在有一种电子计数跳绳，不但可以自动计数，还可以显示出跳绳次数相当于消耗多少卡热量、相当于行走多少千米的路程，非常方便，也可使跳绳变得不再枯燥。而且还可以在跳绳的同时，听听音乐或看看风景，把跳绳变成一项有意思的运动。

4. 跳绳时的服装

宽松的衣服，最适合跳绳时穿着，这也是跳绳容易被人们接纳的原因之一，最好能在腰间加一条带子，使得衣服不会因为跳动而滑上滑下。值得注意的是，在跳绳时，最好穿上运动内衣，或是选择支撑力较好的棉质内衣，可以保护胸肌，避免拉伤。

5. 跳绳最理想的时间

体态较为丰腴的女性，应该在饭前跳绳，因为饭前的运动可以减少食欲。跳绳是很奇妙的运动，清晨起床，睡眼惺忪，若先跳会儿绳，可以使头脑清醒、精力充沛。但是在睡前跳绳，则有完全不同的效果产生，会促进睡眠，提高睡眠质量。

6. 不能缺少缓和运动

女性朋友初学时不要跳得太快，而且要特别注意小腿肌肉的伸展状况，原则上每跳100～200下就稍事休息。若要达到预期的效果，每分钟最少要跳100次，理想心跳速度约为150次/分钟。

当你越来越熟练，技术和体力都越来越好后，运动的功效会明显很多。若你能每分钟跳到140下，那只要跳6分钟，运动效果就相当于慢跑半小时，而且跳绳后再去慢跑,也会发现自己的肺活量越来越大。

剧烈的跳绳运动后不要立刻停下来,应继续比较慢的速度跳绳或步行一段时间,让血液循环恢复正常后,再停止下来。然后要做一些伸展、缓和的动作。

跳绳可以给女性带来欢乐,也可以美体塑身。当跳绳成为女性生活中不可缺少的一部分时,瘦身美体也就是很自然的事情了。

水中慢跑,助女性减肥瘦身

听说过水中慢跑吗?这是美国新兴的一项健身运动,可减肥瘦身,而且有利于伤病后身体的恢复,因此深受女性喜爱。

所谓水中慢跑,就是选择水深1.5~2米的地方,在腰间系一条漂浮带,以保持身体在水中垂直。运动时要使头和肩膀露出水面,脚离地,手脚模仿跑步的动作:手臂弯曲90度,以肩为轴,前后划动,注意手指不要露出水面;膝盖提到与臀部平行的高度,然后再向下踩。这样,无论朝哪个方向运动,都会遇到水的阻力,从而使全身肌肉都能够得到均衡锻炼。如果加快手脚的划动速度,就可以加大运动量,消耗更多脂肪。

医学专家表示:人的腹部和腿可通过水的阻力得到很好的锻炼,想减肥的女性在水中慢跑,不仅可以除去腹部多余的脂肪,还可以使双腿变得修长。

关于水中慢跑的有益之处,运动学家说:在水中慢跑能平均分配身体负载,比陆地跑有明显的优势。在陆地上,每跑1.6千米,每只脚就得撞击地面1000次左右,脚部、膝部和臀部都受到震荡,容易导致肌肉扭伤或韧带拉伤,而在水中,下肢的震荡为零,不会受伤。

水中慢跑还有助于运动损伤的康复。有些运动员受伤后不得不停止训练。而如果以水中慢跑的方式恢复训练,既可以避免再次受伤,同时又可以不必停止锻炼。

水中慢跑的动作非常简单,还可以自由调节运动强度。需要注意的是:进行水中慢跑时,应视个人身体情况,循序渐进,慢跑5分钟后,心跳速度不应超过每分钟110~130次,并以休息和运动交替进行为宜。

进行水中慢跑时,很多人会选择附近的海域,相比在泳池中进行,海中慢跑会让人心情更舒畅。不过,女性朋友在选择海中慢跑时要注意以下几点:

(1)要在水温比较适宜的季节和时间进行。

(2)每慢跑6分钟后,应稍事休息,且每次运动的时间不宜过长。

(3)不要光脚,应穿凉鞋,以免扎伤。

女性运动健身也要适可而止

节假日在健身房度过是很多女性的时尚选择。而且很多女性还有这样的看法:只有练到大汗淋漓、腰酸背痛,健身才有效果。平日久坐而缺乏运动的办公室白领的确需要锻炼一下,但是无限制的剧烈运动反而对健康有害。

健身房里高强度的健美操和大音量的背景音乐，长期下来可能会损害到你的听力，引起眩晕、耳鸣、耳内胀满等症状。如果你进行的是大强度的力量练习，比如举重等，会对骨盆产生压力，可能造成会阴部肌肉松弛，严重者甚至会引起子宫脱垂等症。而其他健身运动的高强度训练也会不可避免地带来一些肌肉损伤，甚至是韧带拉伤、骨折等严重损害。

所以，女性运动健身时一定要把握好度，要根据自身的体质选择合适的强度和训练时间，最好选择一些以塑形为主的低强度运动。另外，多样化的运动方式比一成不变的运动要好。因为过多重复习惯性动作，对平衡人体机能益处不大。选择不同的运动方式，可以活动到身体的各个部分，使身体各部更加协调。

另外，运动健身的时候，出汗增多，水分大量丧失，要及时补充适当水分。有些人会大量饮水，结果导致腹胀，肌肉力量也下降；另外一些人则直到快脱水的时候才去喝水。这两种补水方式都不恰当。正确的健身补水方式应该是少量多次，在每组训练间隙少量饮水，而且最好是温白开水，可以加少量盐分，一些专门的运动饮料也可以。

起床前小动作让女性精力充沛

中医认为，每天早晨起床之前若能坚持做几个简单的养生小动作，会使女人全天精力充沛，而且有利于增强体质、促进健康。

女性朋友一定很想知道这些小动作是什么吧？别急，下面就为你一一介绍：

1. 搓脸

早晨起床后，先用双手的中指同时揉搓两个鼻孔旁的迎香穴数次。然后上行搓到额头，再向两侧分开，沿两颊下行搓到颏尖汇合。如此反复搓脸20次，有促进面部血液循环、增强面部肌肤抗风寒的能力、醒脑和预防感冒的功效。长期坚持，还能减少面部皱纹，改善容颜。

2. 转睛

运转眼球，宜不急躁地进行，先左右，后上下，各转10次，能提高视神经的灵活性，提高视力。

睁眼　　　　　　　　向左看　　　　　　　　向右看

向上看

向下看

3. 叩齿

轻闭嘴唇，上下牙齿互相叩击 36 次，间宜旋舌，以舌尖舔顶上腭数次。能促进口腔、牙齿、牙床和牙龈的血液循环，增强唾液分泌，从而起到清除污垢、提高牙齿抗龋能力和咀嚼功能等作用。

4. 挺腹

平卧，伸直双腿，做腹式深呼吸。吸气时，腹部有力地向上鼓起，呼气时放松。反复挺腹十余次，可增强腹肌弹性和力量，预防腹部肌肉松弛、脂肪积聚，且能健胃肠、利消化。

5. 提肛

聚精会神地提紧肛门十余次，可增强肛门括约肌力量，改善肛周血液循环，预防脱肛、痔疮、便秘等。

6. 梳头

坐在床上，十指代梳。从前额梳到枕部，从两侧颞颥梳到头顶，反复数十次。可改善发根的营养供应，减少脱发、白发、促进头发乌亮，且能醒脑提神、降低血压。

7. 弹脑

坐在床上，两手掌心分别按紧两耳，用食指、中指和无名指轻轻弹击后脑，反复 3～4 次，可解疲乏、防头晕、强听力、治耳鸣。

8. 猫身

趴在床上，撑开双手，伸直并拢双腿，翘起臀部，像猫拱起脊梁那样用力拱腰，再放下臀部。如此反复数十次，可锻炼腰背、四肢的肌肉和关节，促进全身气血通畅，防治腰酸背痛。

赤脚走路，帮助女性抗病与防病

根据生物全身理论，足底是很多内脏器官的反射区，被称为人的"第二心脏"。赤足行健身法在中国香港、中国台湾地区以及日本、西欧等世界许多国家和地区流行，是人们夏季运动的一大养生项目。

有关专家认为：人体各器官在脚部均有特定反射区，摩擦刺激这些相应的反射区，便能激发潜能，调整人体失衡状态，达到防治疾病、延年益寿的目的。比如它对神经衰弱、近视眼、遗尿、急性扭伤、高血压、胃肠病、糖尿病、偏头痛、肾炎、关节炎等疾病都有较好的疗效。

赤脚走路时，地面和物体对足底的刺激有类似按摩、推拿的作用，能增强神经末梢的敏感度，脚底敏感的部位受到刺激后会把信号迅速传入内脏器官和大脑皮层，调节自主神经系统和内分泌系统，因而可以有效地强健身体，帮助抗病与防病。

另外，经常使双脚裸露在新鲜空气和阳光中，还有利于足部汗液的分泌和蒸发，促进末梢血液循环，提高抵抗力和耐寒能力，预防感冒和腹泻等症。赤足走的另一种功效是释放人体内积存过多的静电。

赤足健身越来越被人们所接受，不论男女老少都喜欢光着脚在鹅卵石路径上走来走去。但是，也有一些不得法者因此伤了身体。据报载，南京一位老人在踩鹅卵石健身时，脱了鞋刚一触地就感到足部有点痛，该老人当时没在意，并坚持踩了几步，最后实在是疼痛难忍、无法行走才停下，后经医生诊断方知足跟骨折，需住院治疗。如此病例，并不鲜见。

赤足健身本是好事，但锻炼方法须讲究。医学专家说：人体有几百个针灸穴位，其中在脚底有60多个，光着脚踩鹅卵石，就好比针灸穴位一样，可以起到按摩和治病健身的作用。但是专家特别告诫：足部有60多个内脏反射区，并非刺激得越多越好。什么穴位需要刺激、需刺激多长时间都是有科学道理的，不能随意。选择鹅卵石路径健身时，要尽量选择鹅卵石头光滑圆润、大小适中的。如果，没有鹅卵石，坐在室内的椅子上，让赤裸的足部踩在一段圆木或一段竹筒上，反复地搓动，其所起的健身作用比起踩卵石效果更佳。所以，生活中，女性朋友不妨经常试一试赤脚走路，这样可以更好地强身健体。

女性练习退步走，身体平衡疲劳消

人都习惯于向前走，但这使肌肉分为经常活动和不经常活动两个部分，影响了整体的平衡。因此，人应适当地练习退步走，恢复身体的平衡。其实早在古籍《山海经》中就有了关于退步走的记载，道家人士也常以此法健身。

退步走与向前走使用的肌群不同，可以弥补后者的不足，给不常活动的肌肉以刺激。退步走可增强反向的活动力量，调节两脚长期向前行走的不平衡状态。倒行或倒跑可改变人体习惯性运动方向，促进血液循环，加快机体内乳酸等造成疲劳的物质的代谢，有利于消除疲劳。退步走可调节两脚运动平衡，达到健身目的。

现代医学研究证实，退步走可以锻炼腰脊肌、股四头肌和踝膝关节周围的肌肉、韧带等，从而调整脊柱、机体的运动功能，促进血液循环。长期坚持退步走对腰腿酸痛、抽筋、肌肉萎缩、关节炎等有良好的辅助治疗效果。更重要的是，由于退步走属于不自然的活动方式，可以锻炼小脑对方向的判断和对人体的协调功能。

对于青少年来说，退步走时为保持平衡，背部脊椎必须伸展，因此退步走还有预防驼背的功效。

女性朋友们每天抽出一些时间来练习退步走运动，可以锻炼身体的灵活性，并有效地增强膝盖的承受力，是有效健身、提高身体抗病力的运动。

在进行退步走运动时，姿势一定要正确，否则会造成不良后果。具体而言，退步走的姿势要求是：挺直脊背，腰中放松，脚跟要和头成直线，膝盖不要弯曲，双手轻握，用4个手指包住大拇指，手臂向前后自由摆动，也可将双手反握，轻轻叩击腰部，步子大小可依个人习惯而定，但不要太大，放松自然，意识集中，目视前方，缓慢进行。

此外，女性朋友们在进行退步走运动时，要注意以下3个方面：

第一，进行退步走要注意安全，不要跌倒。

第二，锻炼时不要一直向后扭着头，否则，不但达不到锻炼的效果，有可能会损伤颈椎。

第三，可以前后走交替进行。

练习空抓，改善全身血液循环

很多女性朋友都有这样的经历，白天忙了一整天，晚上想停下来活动活动，却发现手臂酸得根本抬不起来。不仅如此，慢慢滋生的赘肉也破坏了原本完美的线条。

对此，在这里为女性推荐一种最简单的夏季"轻运动"——空抓。这项运动非常容易掌握，且不受场地限制，每天练1次，不仅可以缓解疲劳，对手臂也有很好的塑形效果。

从生理学角度讲，手上的骨关节、肌腱和韧带都很多，它们的活动可以牵扯到上半身。

双手在空中反复抓捏，不仅能使手灵活，而且能带动臂肌、胸大肌和颈部肌肉群都参加运动，从而改善上半身的血液循环，还可缓解肩周炎、颈椎病和偏头痛，尤其对肩周炎的效果更为明显。

空抓的方法很简单，挺胸抬头（站姿或坐姿均可），伸直双臂呈水平状，目视前方，然后双手以每秒钟1次的节奏反复抓捏，像抓捏极有弹性的东西那样。同时，双臂慢慢上抬，双手不断往上抓，直至超过头顶。

空抓时要保持呼吸均匀，捏时用力不要太大，速度最好不要太快或太慢，也不要时快时慢，而且手捏和手松时十指都要到位。手捏时，双手像拉扯什么东西那样向胸前轻拉一下，以活动肘关节和肩关节，扩展胸腔，增加肺活量。空抓在直角范围内反复进行，以不疲劳为度，肩周炎和颈椎病患者则以能忍耐为度。

很多脑出血患者中，近70%的人是右脑半球的微血管破裂出血。专家认为这与患者的生活习惯、运动行为方式有关。人的大脑左半球控制右半身，在生活中人们右手的使用明显多于左手，大脑左半球得到的锻炼也就多于右半球，所以缺少锻炼的右脑半球的脑血管壁就显得脆弱，容易发生破裂。因此，右利手的女性平时应多活动左手，可采用空抓手的方法，每天早、中、晚各做几百次，以达到锻炼右脑半球血管的目的。

女性常爬楼梯，促进新陈代谢

爬楼梯对于女性朋友来说应该是最简便的运动方式，根据医学研究证实，人平均每爬一层楼，就可以增加10秒钟的寿命。经常爬楼梯锻炼，能够有效地增强体力。爬楼梯时，不仅双脚与双臂都得到锻炼，全身的肌肉也都会产生运动感，因此爬楼梯是一种全身性的运动。

经常爬楼梯的人比乘电梯的人心脏病发病概率要低1/4，每天上下6层楼3～5次，比那些不运动的人死亡率低1/3。每天爬楼梯不但能增强心肺功能，而且能增强肌肉与关节的力量，还能提高髋、膝、踝关节的灵活性。这是由于爬楼梯时加强了心肌的收缩，加快了血液循环，促进了身体的新陈代谢。另外，爬楼梯时静脉血液回流加快，可以有效防止心肌疲劳和静脉曲张。爬楼梯时腰部、臀部、大腿部用力较大，从而使这些部位的脂肪消耗加快，有利于减肥。

爬楼梯能够增强人体细胞的新陈代谢，有效地增强肌肉的活力。这种有氧运动可以改善血液循环与呼吸系统，还可以提高骨髓的造血功能，使人体内的红细胞与血红蛋白数量明显增多，有助于提高人体免疫力。

爬楼梯锻炼时应注意以下几点：

（1）爬楼梯是一项比较激烈的有氧锻炼形式，锻炼者须具备良好的健康状况，并严格遵守循序渐进的原则。

（2）爬楼梯的速度与持续时间应掌握好，初始锻炼者，应采取慢速度、持续时间长的方式。随着锻炼水平的提高，可以逐步加快速度或延长持续时间，当自己的体力能在1分钟内爬完5～6层楼或能持续10分钟以上时，即可过渡到跑楼梯。

（3）锻炼过程应以适中强度为宜，以不感到吃力为度。

（4）爬楼梯锻炼应与步行、慢跑等健身锻炼相结合，不要以此取代其他锻炼。

网球：女性排毒养颜的好选择

网球是近年来新流行的运动，不过对于女性来说还是有许多的疑问产生，常有一些女孩子会担心打网球胳膊会变粗，或者经常一只胳膊挥拍，会打得两只手臂不一样粗。如果你也是这么想的，那你就错了。

首先，虽然打网球看上去是用手打，但实际上是用腿打，所以网球运动很锻炼下半身，尤其是健美小腿。同时，打网球对塑腰很有好处，女子业余网球运动的强度并不大，正适合健身强度，还有利于减脂。

其次，网球被称为"球场上的芭蕾"，很讲究美感和韵律感，女性打网球不需要用多大的劲，但可以培养动作的节奏感和身体的协调能力。气质、风韵、美感都可以源于网球运动,如果你不相信,看看网坛美女莎拉波娃、库尔尼科娃吧。

再次,打网球对美容很有好处,想想经过1小时的运动,出汗是难免的,而出汗是排毒美容的好方法。

最后,打网球可以愉悦身心,增强自信,在运动中把最真最自然的一面释放。

中医还认为,女性打网球可以起到很好的养生作用,具体来说有以下几个方面:

(1)网球是一种户外有氧运动,网球运动能促进血液循环系统的改善,消耗多余热量,使心肺功能得到提高,也可以增强人体免疫能力,提高抗病能力和病后康复速度,达到增进健康、增强体质、强化身心的目的。

(2)网球运动是疏解压力、调节免疫力的最佳运动之一。在网球运动中,要全神贯注,排除一切杂念,快速地奔跑击球、大力扣杀,这样可以把一天的疲劳、困扰等挥洒得干干净净,使身心得到放松,特别是在打出了一个好球时,你可以大吼、跳跃、丢拍子等,释放你的压力和情绪。

(3)网球有助于培养人的综合素质。业余活动中的网球比赛大多是无裁判下的信任制比赛,运动员一定要诚实,把好球说成出界或把出界说成好球都是不诚实的表现。诚信品质的体现贯穿于整个网球运动的全过程。此外,网球运动还有助于培养人乐观、团结、自信的素质。

此外,女性朋友们打网球前应做好热身运动,具体如下:

第一,事先充分做好头部的绕环及前后左右各个方向的低头、抬头、侧头动作,可以防止颈部肌肉拉伤或扭伤。

第二,做好肩部附近的肌肉、韧带的伸展和牵引,可以提高肩关节的灵活性及周围肌肉、韧带的弹性,对预防肩部的损伤能起到积极的作用。

第三,练球前应做各种绕环动作及大幅度的身体前屈、后仰、左右侧屈动作,使腰部得到充分"启动",更可以使背部及身体侧部的大面积肌肉得到伸展,从而提高动作弹性。

第四,练球之前做一做大腿的拉抻运动,各种形式的压腿、踏脚都可起到一定的作用。拉抻大腿时不能骤然用力,应在腿部肌肉能承受的范围内做动作且用力柔和,否则易造成人为拉伤。

第五,让疲劳的小腿得到充分的伸展,促进血液循环及废物的代谢,能有效地避免运动后小腿的酸痛。

仰卧起坐怎样做减肥效果最好

许多女性朋友在家里做仰卧起坐减肥时,常强迫自己1分钟内必须做完规定数量的动作,以为这样可以增强腹部力量,其实这样做很容易造成腹部肌肉拉伤。过快的频率并不能提高锻炼效果,只有适当放慢运动节奏,才可以避免过度疲劳所导致的身体不适,增强腹肌的训练效果。

练仰卧起坐,速度要因人而异。女性朋友初学时要控制住节奏,避免一开始就做很多次数的仰卧起坐，导致肌肉酸疼。最初可以尝试 1 分钟做 5 次，此后慢慢增加，直至达到 30 次左右。30 岁以下的女性，很多是出于防止妇科病而选择练习仰卧起坐，这种情况频率最好控制在每分钟 45~50 个，随年龄的增加而递减，50 岁以上的每分钟做 25 个就可以。对于那些有一定健身基础的练习者，更多的是想通过练习达到增强腹部力量的目的，这种情况要保证每分钟做 60 个左右。

仰卧起坐正确的做法是，仰卧在床上，双腿正常弯曲，双手半握拳放在耳朵两侧，尽量展开双肩。做动作时，让腰部发力，上身径直起来，注意腰部不要离开地面，然后缓慢下降使身体恢复原位，重复做以上动作。当腹肌把身体向上拉起时，应该呼气，这样可确保处于腹部较深层的肌肉都同时参与工作。练习过程中，腿一定不要伸直，否则不仅浪费时间，甚至有害无益。

此外，女性朋友若利用健身球做仰卧起坐，将健身球置于腰部，不但保护了背部和腰部，还使腹部得到了充分锻炼，有助于提升运动时身体的稳定性。身体素质好的人，可以增加负重，头朝下躺在斜板上，头部低于重心，运动效果更好。

第五章 女性特殊部位养护

——私密部位需要细心呵护

第一节
美丽易逝，养好卵巢女人不老

测试：你的卵巢还好吗

女性的卵巢是女性的生殖器官，功能是产生卵以及类固醇激素。卵巢位于子宫底的后外侧，与盆腔侧壁相接。卵巢作为女性的性腺，其功能的正常发挥，对于女性的健康至关重要。女性30岁以后，卵巢功能开始衰退，一旦性激素正常周期被打乱，则会造成月经失调。周期不准，超前，落后，无定期，经量过多、过少，色泽紫黑或淡红，经血浓稠或稀薄等。

女性朋友们，你的卵巢还好吗？做完下述的测试，你将了解到自己的卵巢功能是否有衰退现象，并且衰退到什么程度也是可以知晓的。

（1）月经不调
A.无（0分）
B.经常，量少或量多，经期缩短或延长（2分）
C.闭经（3分）
（2）失眠
A.无（0分）　　　　　　　　　　B.偶尔（1分）
C.经常，服安眠药有效（2分）　　D.影响工作、生活（3分）
（3）易激动
A.无（0分）　　　　　　　　　　B.偶尔（1分）
C.经常，能克制（2分）　　　　　D.经常，不能克制（3分）

（4）感觉障碍
A. 无（0分） B. 与天气有关（1分）
C. 平常有冷、热、痛、麻木感（2分） D. 冷、热丧失（3分）

（5）皮肤改变
A. 无（0分） B. 失去光泽、皮肤干燥（1分）
C. 色斑、皱纹（2分） D. 皮肤干瘪，黄褐斑（3分）

（6）潮热出汗
A. 无（0分） B. 少于3次/日（1分）
C. 3～9次/日（2分） D. 多于等于10次/日（3分）

（7）抑郁及疑心
A. 无（0分） B. 偶尔（1分）
C. 经常，能控制（2分） D. 生活无信念（3分）

（8）眩晕
A. 无（0分） B. 偶尔（1分）
C. 经常，不影响生活（2分） D. 影响日常生活（3分）

（9）疲乏
A. 无（0分） B. 偶尔（1分）
C. 上四楼困难（2分） D. 日常活动受限（3分）

（10）骨关节痛
A. 无（0分） B. 偶尔（1分）
C. 经常，不影响功能（2分） D. 功能障碍（3分）

（11）头痛
A. 无（0分） B. 偶尔（1分）
C. 经常，能忍受（2分） D. 需要治疗（3分）

（12）心悸
A. 无（0分） B. 偶尔（1分）
C. 经常，不影响生活（2分） D. 需要治疗（3分）

（13）皮肤蚁走感
A. 无（0分） B. 偶尔（1分）
C. 经常，能忍受（2分） D. 需要治疗（3分）

（14）泌尿系感染
A 无（0分） B. 少于3次/年（1分）
C. 多于3次/年（2分） D. 多于1次/月（3分）

（15）性生活状况
A. 无（0分） B. 性欲下降（1分）
C. 性交痛（2分） D. 性欲丧失（3分）

评分方法：以上15项选项后的分数相加得到总评分。

结果分析：
（1）0～8分，表明卵巢很健康。
（2）9～20分，表明卵巢功能开始衰退。
（3）21～30分，表明卵巢功能衰退严重。
（4）31分及以上，表明卵巢功能衰退的症状非常严重。

女性卵巢的结构和功能

女人身体内的卵巢有两个，输卵管的下方，位于子宫两侧，输卵管的下方，呈椭圆形，约核桃大小，外侧以漏斗韧带连于骨盆壁，内侧以骨盆卵巢固有韧带与子宫相连。成熟女性其卵巢外观呈灰白色，组织柔软。卵巢表面无腹膜，由生发上皮覆盖，其内有一层纤维组织即卵巢白膜。白膜下的卵巢组织可分为皮质和髓质两部分。皮质在外层，其中有数以万计的始基卵泡及致密的结缔组织；髓质在卵巢的中心部分，内无卵泡，含有疏松结缔组织及丰富的血管、神经、淋巴管及少量与卵巢悬韧带相连接的平滑肌纤维，平滑肌纤维对卵巢的运动具有作用。

卵巢作为女性主要的性腺器官，其主要功能在于排卵和分泌女性激素。排卵大多发生在两次月经中间，在每一个月经周期里，可以同时有8～10个卵泡发育，但一般只有一个卵泡达到成熟程度，而其余卵泡先后退化，形成闭锁卵泡。成熟卵泡突出在卵巢表面，卵泡破裂而使卵子从卵巢内排出。

卵巢排卵后，卵巢内残存的卵泡壁塌陷，血管壁破裂，血液流入腔内结成血块，称为血体。卵泡壁的破口很快被纤维蛋白封口，留下的卵泡壁细胞增生，这些细胞体内出现许多黄色颗粒，从而形成了黄体。它分泌孕激素和雌激素。这时，如果卵子和精子结合形成受精卵，黄体在绒毛膜促性腺激素的支持下发育成妊娠黄体，以提供妊娠所需的孕激素和雌激素，并一直维持到妊娠4～6个月后，才逐渐退化。如果排出的卵子在48小时内没有受精，黄体则在排卵后的第9～10天开始萎缩纤维化，变成白体至消失，卵巢分泌女性激素的功能也随之减退，从而使月经来潮，而卵巢中又有新的卵泡发育。于是，又开始了下一个新的周期。

除产生生殖细胞外，卵巢的功能还有分泌性激素，包括雌激素、孕激素和少量的雄激素。这些激素水平的正常对保持女性生殖系统功能正常起决定性作用。卵巢发育不良以及自身的疾病均可影响性激素的分泌和排卵，导致不孕和其他各种妇科疾病。

保养卵巢，让女人更年轻、更健康

卵巢虽然给女人带来一些烦恼，但如果好好保养，它还能给女人带来年轻和漂亮，因为卵巢有分泌雌激素的功能，能促进女性第二性征的发育和保持，可以说女性能焕发青春活力，卵巢功不可没。卵巢保养得好，可使皮肤细腻光滑，白里透红，永葆韧性和弹性，还能调节并分泌雌性激素，使胸部丰满、紧实、圆润，有利于身体健康。

首先我们来看一下导致卵巢"早衰"的原因，以便女性有针对性地进行保养。

1. 卵巢与月经初潮年龄

民间的说法是，女人的月经会持续30年，也就是说如果月经初潮的时间是在15岁，那么绝经的时间就是45岁。女子绝经就代表卵巢已经衰老。

2. 卵巢与生育状况

第一次怀孕的年龄越大，绝经就越早，哺乳时间越长，绝经越晚，这也是现代女性多见卵巢早衰的原因。现代女性忙工作忙事业，认为把婚姻大事和生孩子的事推得越晚越好，三十多岁才生第一胎的大有人在，而且生完孩子后为了保持体形和尽快工作，拒绝给孩子母乳喂养的人也越来越多，这都是造成卵巢早衰的原因。

3. 卵巢与生活习惯

每周吃2～3次鱼、虾的女性，绝经年龄较晚；喝牛奶的女性，喝牛奶量较多、坚持时间越长，绝经越晚；从不锻炼身体的女性，绝经年龄早；受到被动吸烟侵害越多、时间越长，绝经越早。

从上述导致卵巢早衰的原因中我们得出结论：保养卵巢主要是从生活方式上多下工夫。比如产后提倡母乳喂养，哺乳时间尽量延长；在生活习惯方面，女性要坚持经常喝牛奶，摄入鱼、虾等食物及经常锻炼身体，特别要注意在公共场所、家庭减少被动吸烟，从而避免早绝经给女性健康带来的危害。另外应合理安排生活节奏，做到起居有常、睡眠充足、劳逸结合，这些对健康都是很有好处的。

护巢三步走，让"后花园"祥和安定

有人曾比喻女性拥有两座"花园"："前花园"是脸，"后花园"是卵巢。每个女人都渴望花园的花季，期待花季不败，更加追求永远的保鲜。然而，身体曲线变形、局部脂肪堆积、妇科问题多多、情绪易于波动、精神状态欠佳、睡眠质量差等一系列问题却总是不断困扰着爱美的女人们。而卵巢衰退则是造成这些问题的重要原因之一。

卵巢分泌的雌激素，能让女人更靓丽、更青春、更健康……女人保养好了卵巢，也就留住了美丽。下面就为你介绍"护巢三步走"：

1. 饮食保养卵巢

《本草纲目》里记载了很多食物，如胡萝卜、牛奶、鱼、虾、大豆、红豆、黑豆等，它们都可为卵巢提供充足的营养物质。

2. 拒绝久坐，不穿紧身内衣

现代办公室女性，上班时间多是处于坐的状态，平常又缺乏锻炼，导致气血循环障碍，痛经严重；气滞血瘀导致淋巴或血行性的栓塞，使输卵管不通；因久坐及体质上的关系，形成子宫内膜异位症，这些都是不孕的原因。

此外，要少穿塑身内衣，否则会导致卵巢发育受限，使卵巢受伤。

3. 保持良好的生活习惯

良好的生活习惯是健康的保证，对卵巢保养来说也一样。保证睡眠、饮食得当是最基本也是最有效的方法。

想让自己永远年轻，脐下三寸之地就是美丽的后花园，所以女性朋友们要尽早保养卵巢，让美丽的"后花园"不再有残枝败叶落花。

卵巢怕寒冷，女人需悉心呵护

卵巢是装着珍珠一样的卵子颗粒的白色囊袋，表面高低不平，重量只有3.5克，两面加起来不过7克，但这里是女人一生创造和产生智慧的永不干涸的源泉。排卵时，卵泡中的卵子如脱离豆荚般蹦出，只留下白色痕迹。女性进入青春期后，身体不断积累脂肪，卵巢分泌出使人体发生变化的激素，骨盆变宽，长出阴毛，皮肤看起来非常细嫩有弹性，乳房也开始发育。然后开始排出卵子，并形成黄体，黄体继而分泌孕激素、雌激素等，排卵和月经开始在女人一生中扮演重要的角色。这些激素以月为周期循环，要在女人体内活跃地执行35年左右的任务。

卵巢在女性的一生当中扮演着重要的角色，并充满无限的智慧和能量，但是它是个极怕寒冷的地带。所以我们可以经常用温热的装有红豆的面袋热敷卵巢位置，使腰部后面到骨盆方向都能感受到温暖。

下面介绍一下做红豆袋的方法：准备500克红豆，放入面口袋中，把装有红豆的面口袋放入微波炉中，调到中档温度，转3~4分钟即可。

红豆有消除瘀血和水肿，治疗炎症的功效。用红豆袋在下腹部做卵巢按摩，可以化解肚脐周围、卵巢、以及子宫周遭的瘀血或积血。对下腹部有瘀血或盆腔积血，容易生成囊肿或炎症的女性疗效显著。

其他呵护卵巢的方法：

（1）避免穿长筒袜、紧身衣等紧包身体的衣服。内裤要穿得温暖些。长时间站着或坐着也容易引起骨盆瘀血，要多走动。

（2）避免过劳。对于脑和卵巢而言，充足的营养和睡眠是最好的礼物。给自己更多的时间休息，才能自然恢复激素周期。

（3）请清理一下身心上的不快或者有负担的人际关系，特别与男人之间单方面付出的关系。认识自己的愤怒情感，坦诚地表现出来。要做到内心的要求和情感表现一致，表里如一。

做好月经期间的保养，养护卵巢健康

女性拥有正常的生理周期才是卵巢健康、青春美丽的标志。女性一生大约要排卵400~500次，排卵期卵子不能受精，内分泌就会减少，促使子宫内膜脱落，引起出血，这样就形成了月经。

一般来说，经期来临时，有些女性肌肤就会出现异常，这些问题大多可通过食物来解决：

（1）由于激素减少，月经前一周肌肤会变得粗糙，也容易过敏。油脂分泌也开始增多，容易长暗疮。有这种症状的女性要经常补充肌肤水分，不要吃太咸的食物，否则会出现水肿。

（2）月经期时，有些女性皮肤会变得极为干燥，毛孔粗大。这时女性要注意保湿，并加强营养，多吃一些含铁、蛋白质的食物。《本草纲目》记载："豆腐之法，始于汉淮南王刘安。"海鲜豆腐汤便是一道经期保养皮肤的绝佳食谱，其富含蛋白质和维生素，能够及时补充经期流失的养分，促进皮肤润滑，其做法如下：将豆腐过水切5块备用；贝类洗净用沸水略焯待用。蒜切末。锅置火上烧热，倒入适量的油，炒熟蒜末，放入适量的开水，然后将沸水焯过的贝类放入锅中，水开后加豆腐及适量的盐，熄火前打入1枚鸡蛋即可。

另外，从女性月经的情况可以看出她的身体状况，因而女性需要根据自身情况，选择具有针对性的适当的经期卵巢保养方法：

1. 月经量多是气虚

月经量多的女人多为气虚体质。判断标准是：如果一个女人在月经周期内，一天要换5次以上的卫生巾，而且每片卫生巾都湿透了，这就是气虚导致月经量过多的典型症状。

气是不断运动着的具有活力的精微物质，是构成人体的基本物质，聚合在一起便形成有机体，也就是说，气聚合在一起形成了形体，同样，气散则形体灭亡。可见，如果女人身体内的气若亏虚，则身体的防御作用就会减弱，则易于感受外邪，从而影响自己的健康和容颜。气虚的女性生下来的孩子也会面黄肌瘦、体弱多病。所以，月经量过多的女性一定要注意补气，可多吃牛肉、鸡肉、大豆、糯米、鲫鱼等补气食物。

2. 月经量少是血虚

月经量少的女性一般是血虚，也就是平常人们所说的贫血。血虚的女性，生下来的孩子也会体弱多病，因此女性平时一定要多吃菠菜，它可以有效治疗缺铁性贫血。

3. 月经总是提前或推后的女性一般都肾虚

一般来讲，正常的月经周期应该是28～30天，提前或推后一周被称为月经提前或月经推后。月经经常提前或推后的女性一般都肾虚，肾虚不但会导致机体精、血及微量元素的全面流失，使体质变得更加虚弱，还会加速机体细胞的衰老。这表现在机体的各个系统、各种功能，包括免疫功能的紊乱失调。因此女性宜多吃芝麻、豇豆、狗肉等补肾食物，还应多做补肾操之类的养肾运动。

4. 痛经的女性多是体内寒湿太重

痛经的女性，一般来说是体内寒湿过重。对痛经女性来说，姜是极好的保健食品，它可以帮助女性摆脱痛经的困扰。

常用的生姜治疗痛经的方法是：用小刀把姜削成薄片，放在杯子里，尽量多放几片，越辣越好，加上几勺红糖（不要怕热量高，女人在月经期间可以大量吃糖而不用担心发胖），可以再加上一点红枣和桂圆，用沸水泡茶喝。如果不够烫，可以在微波炉里热一下，姜茶越热越有效（热度要在人体能承受的范围内）。

此外，经期正是女性身体免疫力低下的时候，所以经期的女性一定要注意保持清洁，禁止性生活，少吃冷食，还要进行一些柔和的运动，比如散步等，可以加快血液循环，利于经血的排出。总之，女性只有月经周期正常，卵巢才能正常分泌雌激素，帮助女性留住青春和美丽。

女人白带过少，就要当心卵巢早衰

白带，即阴道排液，由阴道黏膜渗出物、宫颈腺体及子宫内膜腺体分泌物混合而成，内含阴道上皮脱落细胞、白细胞和一些非致病性细菌。

正常情况下，阴道排液的质与量随月经周期而变。一般来说，月经净后，阴道排液量少、色白，呈糊状。在月经中期卵巢即将排卵时，由于宫颈腺体分泌旺盛，白带增多，且色透明，微黏似蛋清样。排卵2～3天后，阴道排液变混浊，黏稠而量少。行经前后，因盆腔充血，阴道黏膜渗出物增加，白带往往增多。女性性生活频繁，也自然激发白带分泌增多。

若女性白带明显减少或缺乏，则会出现阴道干涩、灼热疼痛、性欲减退、性交不适或困难等症状，还可伴有头晕耳鸣、下肢酸软无力、烦躁不安、毛发稀疏等。长期白带过少，阴道自我防御功能减弱，女性容易感染阴道炎，且容易导致卵巢早衰，加速女人身体的衰老。

一般来说，白带过少是由卵巢功能失调或减退、性激素水平低下引起的，常见于流产较多、哺乳时间过长、长期有精神创伤及各种慢性疾病的女性，如慢性肝炎、慢性肾炎、糖尿病、甲状腺功能减退症等患者，进入更年期后由于卵巢逐渐萎缩、失去功能也可使白带缺乏。

另外，白带过少也可能是性激素水平低下的表现。有些女性平时白带就少，在月经中期也没有白带增多的现象。这是由于体内雌性激素水平低下，一般为无排卵月经。特殊情况下，如果出现宫颈电灼、宫颈激光或宫颈冷冻时，由于破坏宫颈柱状细胞会减少白带量，但并不一定代表无排卵。

白带分泌过少要警惕由慢性疾病引起的分泌过少，在治病的同时增强体质，注意补充蛋白、维生素，以增强激素分泌。其他原因引起的白带减少可采用阴道局部间歇使用雌激素软膏等方法进行治疗。

别担心，卵巢囊肿是普遍现象

卵巢囊肿可分为肿瘤性和非肿瘤性两类。通常人们说的卵巢囊肿是指非肿瘤性这一类。

肿瘤性卵巢囊肿一旦确定，即使是卵巢的囊性肿瘤，如浆液性囊腺瘤、黏液性囊腺瘤、良性囊性畸胎瘤等。虽大多为良性，但都有转化为恶性的可能，一旦真的恶化，就成了卵巢癌，因此均需早期手术切除。

医学资料显示，卵巢癌是所有妇科肿瘤中死亡率最高的一个。听起来似乎非常可怕，其实卵巢癌并不是一种恐怖的顽疾，对卵巢健康知识的缺乏才是死亡率过高的原因。

非肿瘤性卵巢囊肿又称非赘生性卵巢囊肿，大多是卵巢的功能性囊肿，包括卵泡囊肿、黄体囊肿、黄素囊肿、炎症性卵巢囊肿、多囊卵巢以及子宫内膜异位囊肿（即卵巢巧克力囊肿）。卵巢囊肿大多属于非肿瘤性囊肿，直径也很少超过5厘米。这些囊肿并不是肿瘤，大部分是良性的，能自行消退，无须手术。但如果囊肿较大或进行性增大或破裂，则应该手术切除。

多吃含钙的食物可降低卵巢癌的威胁

人体中的钙元素主要以"羟基磷酸钙"晶体的形式存在于骨骼和牙齿中。人身体中的矿物质约占体重的5%，钙约占体重的2%。身体的钙大多分布在骨骼和牙齿中，约占总量的99%，其余1%的钙以游离的或结合的离子状态存在在软组织、细胞间液及血液中，统称为血钙。而且，谷物、蔬菜中的草酸和膳食纤维会组织人体对钙质的吸收，因此人很容易缺钙，这就需要额外补钙，比如多吃一些含钙食物。

有研究显示，摄入低脂牛奶、钙或乳糖可能减少患卵巢癌的危险，饮食中钙摄入量最多的女性比钙摄入量最少的女性，患卵巢癌的概率要低54%。

夏威夷大学的古德曼和他的同事们认为：女性每日摄入1000～1200毫克的钙，能有效降低女性罹患卵巢癌的危险。这个结论是古德曼和他的同事收集了558名卵巢癌患者和607名健康女性的饮食、生活习惯、激素使用、生育和疾病史等多项资料后，经过整合分析得出的。他们发现：消费奶制品包括低脂和脱脂奶最多的女性，不论什么种族，患卵巢癌的可能性最低，但饮用全奶者没有降低危险。而且消费酸奶、奶酪或冰淇淋的量也与卵巢癌危险无关。钙和乳糖摄入较多者——奶制品的主要成分，似乎患卵巢癌的危险也较小（乳糖可能增加了钙吸收，促进了抑癌细菌的生长）。同时，古德曼他们也发现，脂肪、碳水化合物和蛋白质的总热量摄入与卵巢癌无关。

尽管结论非常有趣，但古德曼他们也表示："不能排除是钙和乳糖代表了奶制品中没被发现的其他成分的可能。"如果这一结论在其他研究中得到进一步的证实，就可能为女性找到预防卵巢疾病尤其是卵巢癌的绝佳方法。因此，女性不妨多摄入一些含钙食物，如每天坚持喝牛奶，常吃一些奶制品、虾皮、鱼、海带及荠菜、豆腐等食物，这不仅有益于骨骼健康，也能在一定程度上养护卵巢健康，有效延缓衰老。

晚育可预防卵巢癌、子宫内膜癌

美国南加州大学的研究人员对477名卵巢癌患者和660名同族、同年龄和同一地区的健康女性进行调查后发现,晚育的女性患卵巢癌的危险较低。且35岁以后生育的女性患卵巢癌的危险要比同年龄段未生育的女性低58%,比早生育的女性患卵巢癌的危险也要低得多。

晚育还能预防女性患子宫内膜癌。研究人员认为,由于女性怀孕时会产生大量的黄体酮,而黄体酮对这两种癌症具有一定的抑制作用。因此,高浓度的黄体酮能在癌症早期杀死癌症。另外,生育过程中随着胎盘的娩出,子宫被"清理",那些可能致癌的老化细胞也被清除出去,在一定程度上也保持了女人的美丽和健康。

尽管晚育对女人的健康有益,但过晚生育,也会对女人的身体造成一定的损害。因此,女人最好在生育的最佳年龄生育。那么,女性生育的最佳年龄到底是多少?英国的专家给出了答案:34岁。英国专家曾仔细研究了3000名年轻母亲的健康问题与她们第一次生育年龄之间的关系,结果表明,首次生育时间在青春期的女人面临更多的健康问题。

该研究还发现34岁是女人首次生育的最佳年龄。正如该研究的领导人约翰·米罗斯基指出:"不管在哪个年龄段,在34岁第一次生育的女人都要比18岁就开始生育的女人看上去年轻。"也就是说,只要女人不超过34岁,第一次生育年龄越晚,健康问题就越少。因此,在22~34岁之间生育可以给女人的健康带来诸多好处。

英国皇家妇产学院的发言人梅勒尼·艾夫瑞也同意女性晚育更有利于健康,但她的观点是:"推迟生育的职业女性往往具有高收入,受过良好的教育,拥有健康的饮食习惯和更好的住房条件,这些因素都很重要。如果单纯从健康问题考虑,稍微年轻一点生育会对女性更好一些,但是,如果综合考虑社会保险、经济和孩子的健康与发展等社会因素,年龄稍大一些生育反而会更好一些,女性的预期寿命也更长。"

第二节

如何养护生命的摇篮——子宫

测试：你的子宫还好吗

女性的子宫，是孕育生命的摇篮。子宫如此重要，却又非常脆弱。据统计，与子宫有关的疾病竟占妇科病的 1/2，即每两个妇科病人中，就有一人的子宫在生病。

你想知道自己的子宫现在的状态吗？做一做下面的测试吧！子宫疾病的信号：

（1）经期是否伴有下腹或腰背痛，或是月经量多、出血时间延长或不规则出血？

（2）是否有小便困难的现象，当大笑、咳嗽、腰背痛时经常出现尿外溢症状？

（3）是否在月经周期间出血或者绝经后出血？

（4）是否出现慢性、不正常的绝经前出血症状？

（5）是否出现下腹急性或慢性疼痛症状？

（6）是否因为月经量过多，导致贫血？

上述测试中，如果回答都为肯定，则说明你的子宫已经患病了。第一题回答为肯定，则说明可能有子宫肌瘤；第二题回答为肯定，则说明可能有子宫脱垂症状；第三题回答为肯定，则说明可能有子宫癌；第四题回答为肯定，则说明可能为功能失调性子宫出血；第五题回答为肯定，则说明有子宫肌瘤或者严重的盆腔疾病，例如急性盆腔炎或子宫内膜异位症，应立即去看医生；第六题回答为肯定，则说明可能是子宫肌瘤、功能失调性子宫出血、子宫癌或其他子宫疾病。如果回答皆为否定，那么，说明你的子宫是健康的。

了解你自己的子宫

子宫是以肌肉为主的器官。子宫壁有3层，外面一层由腹膜覆盖为浆膜层；中间为肌层，是主要的也是最厚的一层；最里面的一层是内膜层。

子宫的形状上宽下窄，像个倒置的鸭梨。上部宽，隆突，称为子宫底，子宫底两侧为子宫角，与输卵管相通。子宫下部较窄，呈圆柱状，称为子宫颈。子宫体与子宫颈的比例，在婴儿期为1:2，成年期为2:1。

子宫体和子宫颈之间有个最狭窄的部分，称为子宫峡部。未妊娠时峡部仅1厘米长；妊娠后就可随着子宫的增大逐步变长，慢慢形成子宫下段；到足月妊娠时可达7~10厘米。所以，子宫峡部对妊娠、分娩来说，是很重要的部分。

子宫内膜为粉红色的黏膜组织，受卵巢激素的影响而发生周期性变化，形成月经。子宫肌层为最厚的一层，非孕时只有0.8厘米厚；妊娠后肌纤维增生，子宫壁增厚，可达2~2.5厘米。

子宫颈主要由结缔组织构成，亦含有肌肉和血管。子宫颈管黏膜有许多腺体，能分泌黏液，为碱性，这种黏液形成黏液栓，有防御疾病的作用。

子宫依靠韧带、盆底肌肉和筋膜的支托作用，以维持其正常位置。

子宫的主要功能有以下几点：

（1）产生月经。

（2）性交时精子经子宫达输卵管与卵子结合。

（3）受孕后子宫为胚胎发育、成长的场所。

（4）分娩时子宫收缩使胎儿及附属物娩出。

生育——变化中的子宫

女性在怀孕期间，由于体内激素分泌的影响，子宫会随着胎儿的成长而逐渐扩张。子宫由怀孕前犹如小梨子的形状扩张成犹如西瓜那么大，而其重量也由大约60克增至1000克。

在怀孕最初的3个月里，子宫的增大并不明显，一般要到3个半月至4个月时才能从外观上看出肚子变大。在怀孕第三个月，子宫刚好出盆腔，直径为8厘米左右，如拳头般大小。肌肉质的子宫壁就像一个正在充气的气球一样逐渐被拉伸，子宫内膜腔随之扩张到能容纳下一个3~5千克的胎儿的程度。在分娩过程中，子宫壁将不断地扩张和收缩而迫使胎儿离开子宫，经过子宫颈和阴道来到母体外的世界。

生产以后，随着胎盘的排出，子宫也变得相当小了。但是，它还是需要大约6周的时间，才能完全收缩至最初的大小与重量，收缩的过程称为复旧。当子宫复旧时，子宫内部不需要的东西会排出。这些排泄物称为恶露，大约持续3~4周。最初，是由胎盘处排出红色的血来，过了几天便呈褐色，数周以后，则呈黄白色。

颜色的转变是不可预期的,因为在这期间,血的流失会有所变化,最常见的是小小的血凝块。一般的恶露不会有恶臭。

女性如何防止子宫损害

子宫的重要意义已经不言而喻,所以女性朋友一定要把子宫的保健纳入日常保健的内容中,对其精心呵护。

1. 切忌早婚早育

女性过早婚育,由于子宫发育尚未完全成熟,不但难以担负起孕育胎儿的重任,不利于优生,而且易使子宫不堪重负,进而罹患多种疾病。

2. 注意性生活的卫生

不洁的性交,最容易引起子宫内膜炎、宫颈糜烂。女性性生活放纵或早孕,将会对自己的身心健康造成损害,常是宫内感染、宫颈糜烂以及子宫癌发病的直接原因。不洁的性生活,包括男性龟头包皮垢对宫颈的刺激,也是导致子宫损害的因素之一。

在妊娠最初3个月和临产前2个月,最好禁止性生活,否则会引起流产或早产,对子宫有很大的损害。

3. 注意生育期保养

进入生育期后,子宫亦随之进入"多事之秋"。定期进行产前检查是母子平安的重要保障。若产后不注意休息,经常下蹲劳动或干重活,使腹压增加,子宫就会从正常位置沿着阴道向下移位,医学上称为子宫脱出,简称"宫脱"。病人有下腹、阴道和会阴下坠感,出现腰酸背痛、局部肿胀、溃疡、白带增多等,严重者可终日脱在外面,需用手托方能回纳,非常痛苦。

4. 选择健康科学的分娩方式

子宫的受损与分娩不当有着密切的关系。因此,必须要做到"三不",即一不要私自堕胎或在无行医执照的小诊所进行手术;二不要滥用催产素;三不要用旧法接生,少数农村仍沿用旧法接生,包括在家自接,这对产妇和胎儿是一种严重威胁。

5. 绝经期的子宫保健

女性进入绝经期,表明子宫已经衰退,但此时的保健工作依然不可松懈。故老年女性仍须注意观察来自生殖系统的癌症警号,如"老来红"、性交出血等。

同时,女性要注意合理进餐,坚持适度体育锻炼,戒烟忌酒,防止肥胖。因为,肥胖与吸烟也可增加子宫颈癌的发病危险。

保养子宫,要注意饮食均衡

保养子宫平时还要注意均衡的饮食,尤其要摄取富含蛋白质及铁质的食品,如蛋、瘦肉、菠菜、猪肝等。要注意生产后不可立即服补酒，如麻油鸡酒、人参、当归药酒都宜在一周后才食用，因为可能影响子宫收缩，增加出血的问题。平时生活中，多吃蔬菜瓜果，保持大量维生素 E、维生素 B_2 的吸收，像莲子、黑木耳等都是很好的进补食物。

保养子宫，注意饮食均衡，女性应注意以下饮食禁忌：

（1）少吃糖、巧克力，少饮用饮料。动物性脂肪、肉类、牛奶、油炸制品会引起筋肿、囊肿、纤维肿等，因此要尽量少食用。进口肉类内有激素，食用有机肉类更好。为了防止生成筋肿，请多食用可以调整雌激素分泌量的西蓝花、卷心菜、芥菜叶、芜菁等十字花科蔬菜。

（2）饮食偏素，会导致雌性激素的分泌量减少和子宫出血。油炒蔬菜或拌沙拉食用都不如焯或蒸着吃对身体好。

（3）豆类和大酱有抑制癌生成、调整女性激素的作用，还有多喝粥类也对身体好。

（4）饮料、果汁易生痰。每天食用一两个应时水果，多喝些无糖的荞麦茶、生姜水、大麦茶等没有刺激的茶水。

注意保养阴部，关爱子宫健康

阴部是女人的重要性特征，其中的阴道是女人身体上很重要的一个器官，它是女性的性交器官及月经血排出与胎儿娩出的通道，关系着女人一生的幸福。只要女人平时注意保持阴部的清洁，就能有效预防细菌侵袭阴道及子宫，有效养护子宫健康，也能有效延缓衰老。

1. 日常阴部保养

（1）注意保暖。按照《黄帝内经》中的阴阳观，女性属阴，所以女人的生殖系统最怕冷。女人的很多阴部疾病及宫颈疾病都是由于受寒导致的，特别是下半身的寒凉会直接导致女性宫寒，不仅造成手脚冰凉、痛经，还会引起性欲淡薄。而宫寒造成的瘀血，也会导致白带增多，阴道内卫生环境下降，从而引发盆腔炎、子宫内膜异位症等。另外，中医还常说"暖宫孕子"，很多女人的不孕症就是宫寒造成的，只要子宫、盆腔气血通了，炎症消除自然就能怀上宝宝。

（2）保持下半身血液循环畅通。紧身的塑身衣和太紧的牛仔裤会让下半身的血液循环不畅，也不利于女性私处的干爽和透气，而私处湿气太大，则容易导致真菌性阴道炎。

（3）不要久坐。下半身缺乏运动会导致盆腔瘀血，对心脏和血管也没有好处，还会导致女性乳房下垂。坚持锻炼，加强腰腹肌力量对保持身材、预防盆腔炎等各种妇科病都有很大作用，还可以提升性生活质量。

（4）适度的性生活。适度的性生活能适当滋润阴道，可以看做是给私处最好的 SPA。

（5）健康饮食。女人在饮食上要当个"杂食动物"。每天 4 种以上水果和蔬菜，每星期吃 2 次鱼。另外在早餐时摄取各类谷物和奶制品，适当补充纤维素、叶酸、维生素 C 和维生素 E。

2. 房事前后的阴部保养

女性的外生殖器黏膜外都有皱褶，这很容易滋生细菌。每次房事时，女子阴道分泌的黏液，都会粘在外生殖器上，阴道口的污物还会被带入阴道内，引起炎症。因此房事前后，男女双方都应该清洗外生殖器，这是防止生殖道炎症，阻断各种传染病的重要措施之一。女性清洗外阴要注意大小阴唇间、阴道前庭部，阴道内则不需要清洗。

房事前后，女性还应各排尿一次。房事前排尿，可防止膨胀的膀胱受压带来不适，影响性生活质量。房事后也应排尿一次，让尿液冲洗尿道口，可把少量的细菌冲刷掉，预防尿路感染。女性因尿道比较短，一旦感染，容易上行引起肾盂肾炎。

五行子宫保养术，给女人最健康的子宫

都说子宫是生命的摇篮，因为它是每个新生命孕育的宫殿，身为女性，你的青春、你的美丽，都与子宫的健康息息相关，甚至由子宫及其附件掌握着。子宫是我们第一个温暖舒适的家，当我们长成一个女人后，它又帮我们诠释了女人的特殊——引起月经、孕育胎儿。对于它，应该特别优待。

子宫也是个非常脆弱的器官，经常会发生病变，子宫疾病除了卵巢囊肿、子宫肌瘤，还有宫颈炎、子宫糜烂、子宫内膜异位症、宫颈息肉等。下面就给女性朋友介绍五行子宫保养术：

1. 子宫肌瘤的调治方法

如果你不幸患上了子宫肌瘤，不要害怕，还有调治的方法：每天下午 5～7 点，胞宫里气血最足，在合谷和三阴交涂上五行养生油，用力按揉。每个穴位按揉 15 分钟左右，揉到穴位发酸发胀最好。

每次按揉穴位时，配合听琵琶曲《乾章扫》《月下欢舞》，曲子的节奏能推动气血有力运行，将营养输送到子宫，给子宫以滋润。

这样坚持一个月左右，病情就会得到缓解。

合谷五行属金，是大肠经的原穴，是人体十大保健要穴之一。子宫归胞宫和肾管辖，五行属水。五行中，

子宫肌瘤是子宫生长的一种非癌性肿瘤，高达 30% 的妇女一生中某个年龄段可能有的肌瘤。

金能生水,按揉合谷,能让气血滋养子宫,祛除子宫肌瘤,防止子宫的其他病变。

三阴交五行属土,是脾、肝、肾三条阴经相交会的穴位。脾化生气,肝藏血,肾精生血。三条生血的经脉都在三阴交会合,使此穴生血活血的功能十分强大。当气血归拢于子宫后,子宫的营养会特别充足。

如果你在按揉这两个穴位时,感觉非常疼,或者穴位的皮下有结节,则说明穴位所属的经脉不通。这时候,每次需要将按揉时间延长5分钟。建议女性朋友们坚持每天按揉,直到经脉畅通,子宫才能被气血喂得饱饱的。

年满24岁的女性,都应该经常按揉合谷和三阴交穴,保持子宫的活力,由内而外延缓衰老。

2. 宫颈炎的调治方法

患宫颈炎的女性不用害怕,建议每天6点后,用艾药汤坐浴熏洗阴部20分钟。然后,在晚上7点肾经当令之时,按揉小腹部的大赫穴和横骨穴。这两个穴位都是成对的,因此实际上是4个穴位点。每穴按揉15分钟,揉到穴位发热。每天坚持做,会有意想不到的效果。

按揉大赫和横骨穴时,配合听巴乌曲《多情的巴乌》《阿里山的姑娘》等欢快的曲子,能让你的手指随着曲子的节奏,按揉得更均匀。

另外需要注意的是,在治疗慢性宫颈炎期间,一定不要同房,否则炎症难以治愈。

孕期女性自我调理防止子宫受伤

子宫是女性重要的性器官,是宝宝最初的摇篮,决定着女人如花似玉的容颜。然而,一旦女性患有子宫疾病,便会很容易失去如花般的鲜艳,似水般的盈柔,往日娇艳的容颜也不复存在。所以,女性要想留住这似水年华,就一定要保养好子宫。

其实,只要女性体内的雌激素正常,没有其他病变,子宫自身就可以保持健康。但是孕期的女性,由于体内胎儿的压坠,支撑子宫的韧带不断被拉长。分娩后,要想保证子宫和韧带都收缩到原来的水平和位置,就需要女性细心地自我调理了。

女性分娩后如果能做些恢复体操,就可以增强骨盆筋力,也可以预防子宫脱垂。

动作一:跪在地上,胳膊向前、向下伸展,接触地面。然后整个胸部和肚子接触地面,将臀部高高翘起。保持这个姿势10秒后,两腿交换向后做最大限度的伸展。

动作二:平躺在地上,膝盖弯曲,用脚掌蹬地,使臀部上提。坚持10秒后放下臀部休息5秒钟,然后重复这一动作。

动作三:平躺在地上,臀部垫一个枕头,然后两腿向上伸直,使其与身体成一个直角。然后两腿可小幅度交叉摆动。

值得提醒的是,保养子宫一定要尽量避免人流。同卵巢养护一样,人工流产也会给子宫带来一系列健康隐患,所以暂时没有生育计划的女性一定要做好避孕措施。如果你意外怀孕又没有做好要孩子的准备,就要注意在人流后一个月内禁止盆浴,禁止性生活。给子宫一个复原的时间,也让身体有一个复原的机会。

另外,在饮食上保证蛋白质的摄入,如鸡蛋、牛奶、鱼、禽、肉类等,多吃蔬菜和水果,少吃生、冷、硬的食物。《本草纲目》说:"乌骨鸡补虚劳羸弱,治女人崩中带下虚损诸病。"所以,刚生完孩子,或者做完流产手术的女性要多喝点乌鸡汤。乌鸡汤对产后亏虚、乳汁不足及气血亏虚引起的月经不调、子宫虚寒、行经腹痛、崩漏带下、身体瘦弱等症,均有很好的疗效。做法:把乌鸡洗净用开水焯一下,然后捞出放入砂锅,加清水,放入葱姜,慢火炖2小时,出锅前放一点点盐,一道美味又营养的汤即成。

小心不正常出血,关心子宫要及时

如果女人月经经期不定,且在经期间、经前后出现不规则阴道出血、出血量增多、绝经后出血等症状,则可能是子宫出了问题。

轻微的不正常出血,可能是排卵功能失调引起的,如不排卵性的周期、黄体功能不足、多囊性卵巢、情绪障碍等原因,也可能是全身性疾病所引起,如血液凝固发生问题从而造成月经时间长及量多、甲状腺机能不足或亢进、脑下垂体发生肿瘤分泌过多的泌乳激素时造成无月经。其他如抗癌药物、抗凝血剂、类固醇、精神科药物、口服避孕药及女性激素等药物的服用也可能导致子宫不正常出血。

如果不正常出血较为严重,如出血量大、出血持续时间长等,就可能是功能失调性子宫出血、子宫内膜癌、子宫颈癌,或是子宫肌瘤及腺肌症等,其中以功能失调性子宫出血最为常见。

功能失调性子宫出血,简称功血,是指内外生殖器无明显器质性病变,由于神经内分泌系统调节紊乱而致月经周期紊乱、经量过多、经期延长,甚至不规则阴道流血,属中医学"崩漏"范畴。经血量多,暴下如冲者为崩;经血淋漓不尽,持续出血者为漏。该疾病主要表现为月经周期紊乱、经期延长、出血量多。

中医认为功能失调性子宫出血病因为虚、热、瘀。青春期女性先天不足,肾气稚弱;更年期肾气渐衰,房劳多产或不当手术伤肾;久病及肾,肾气虚则封藏固摄功能失职,从而导致冲任损伤,不能约制经血。这时,女人可根据不同病症表现选取组穴,进行按压疗法。

对于功能失调性子宫出血,可采取穴位按摩的调养方法:

(1)对气不通血引起的功能失调性子宫出血,可取任脉、足太阴脾经穴,选关元、隐白、脾俞、足三里、三阴交穴按压,力度逐渐加大,动作平稳和缓,抵患处或穴位深处,每穴按压时间要稍长,可持续按压30~60秒,并可逆时针揉动,穴下刺激感要小,以达补虚祛病之效。

(2)对肾阴亏虚引起的功能失调性子宫出血,可取任脉、足少阴肾经穴,选肾俞、关元、三阴交、太溪、阴谷、内关、次髎穴按压，力度逐渐加大，动作平稳和缓，抵患处或穴位深处，每穴按压时间要稍长，可持续按压30~60秒，并可逆时针揉动，穴下刺激感要小，以达补虚祛病之效。

（3）对血热内扰引起的功能失调性子宫出血，可取任脉、足厥阴肝经穴，选关元、太冲、血海、水泉穴按压，血热甚者、发热恶寒者，加大椎、曲池穴泻热，用力略大，时间要稍短，每穴按压时间约持续5~30秒。浅表处穴位可采用间歇按压法，即一压一放，隔2~3秒钟，穴下要有较强的刺激感，可顺时针点压揉动。

（4）对瘀滞胞宫引起的功能失调性子宫出血，可取任脉、足阳明胃经经穴，选关元、气冲、太冲、地机、交信穴按压，腹痛拒按者，加合谷、中极、四满穴，用力略大，时间要稍短，每穴按压时间约持续5~30秒，浅表处穴位可采用间歇按压法，即一压一放，隔2~3秒钟，穴下要有较强的刺激感，可顺时针点压揉动。

活血化瘀，治疗子宫内膜异位症

子宫内膜异位症是指具有生长功能的子宫内膜，在子宫被覆面以外的地方生长繁殖而形成的一种妇科疾病。子宫内膜异位症发病率占生育年龄女性的5%~20%。其主要症状表现为痛经、月经过多、性交疼痛、尿痛、大便坠胀、不孕等。不过，随着现代医学的发展，子宫内膜异位症已经不是什么疑难杂了，治疗的方法有很多，下面就给女性朋友们介绍一种活血化瘀法，此方法可用来治疗气滞血瘀、热郁血瘀，至于寒凝血瘀或者肾虚血瘀，还得配合温中祛寒或滋补肝肾的治疗方法。

子宫内膜异位症

异位的子宫内膜组织碎片在盆腔器官如膀胱、卵巢和输卵管组织中生长。这些异常组织碎片每个月能像正常的月经期中子宫内膜一样出血，反复出血所致的持续刺激可导致瘢痕粘连形成，并可能会对盆腔内的组织、脏器等形成压迫。粘连可以使输卵管发生扭曲，造成不育症。

活血化瘀法，选取桃仁12克，桂枝、枳壳、芒硝各9克，鳖甲15克，田三七粉、土鳖虫各10克，大黄、甘草各6克，益母草20克。本配方可随证加减。如为气滞血瘀型，就应加入三棱、莪术、香附等理气行滞药；如为热郁血瘀型，就应加入败酱草、蒲公英之类清热解毒药，大黄也可以加至10克，以除郁热；如为寒凝血瘀型，就应该减少芒硝，加吴茱萸和干姜，桂枝易肉桂，温里以除寒凝；如为肾虚血瘀型，不但要减去芒硝，还应该加入适量的杜仲、续断或者女贞子。

女性在使用活血化瘀法治疗子宫内膜异位症时，应该在经前7～10天时开始用药，服至月经的第5天可以停服。每天服用1剂，水煎2次，早晚分服，连服2个月经周期为1个疗程。病情较轻者服1个疗程即可痊愈，病情稍重者需要服2～3个疗程。用药后，患者的痛经、性交痛、肛门坠胀等症状都会逐渐消失。

但是，在这里还是要提醒女性朋友们，子宫内膜异位症类型多样，症状也各有不同，加上每个人身体素质有别，在患病期间用此方进行治疗时还是应该遵医嘱，在医生的建议下效果才会更好，也可以避免一些不必要的麻烦。

子宫脱垂——足三里、百会和关元让你轻松摆脱

子宫脱垂是妇科的一种常见病，指的是子宫从正常位置沿阴道下降，宫颈外口达坐骨棘水平以下，甚至子宫全部脱出阴道口以外。子宫脱垂常合并有阴道前壁和后壁膨出，病人感觉会阴处有下坠感，阴道有肿物脱出。中医称之为"阴挺""阴颓""阴菌""阴脱"等，因其多发生在产后，故又有"产肠不收""子肠不收"之称。产生子宫脱垂的主要原因包括：

（1）分娩时子宫盆底肌、筋膜、韧带受到严重的损伤和伸展。在产褥期未得到恢复、过早参加体力劳动致使子宫承受不住腹腔的压力而脱出。

（2）产妇在产后经常仰卧，致使盆底肌等组织由于松弛造成子宫后位，子宫轴线与骨盆（阴道）线相一致，成水平线。当腹压增加时，子宫就沿阴道下垂。

（3）产妇长期哺乳（应该断乳时不断）使卵巢功能恢复不足、雌激素低，因而体质虚弱，造成子宫支持力不够，加之腹压增加的因素出现，如体力劳动，体虚咳嗽等。

大部分医院往往对子宫脱垂束手无策，其实只要每天坚持按揉足三里3分钟，艾灸百会、关元15分钟，3个月以后，就可以消除此病带来的痛苦和不便。

患者在自疗过程中还要注意以下事项：

（1）注意卧床休息，睡时宜垫高臀部或脚部，以两块砖的高度为宜。

（2）产后不要过早下床活动，特别不能过早地参加重体力劳动。

（3）避免长期站立或下蹲、屏气等增加腹压的动作。

（4）保持大小便的通畅。

（5）及时治疗慢性气管炎、腹泻等增加腹压的疾病。

（6）哺乳期不应超过两年，以免子宫及其支持组织萎缩。

（7）适当进行身体锻炼，提高身体素质。

（8）增加营养，多食有补气、补肾作用的食品，如鸡、山药、扁豆、莲子、芡实、泥鳅、韭菜、大枣等。

（9）节制房事。

守护子宫，谨防女性习惯性流产

流产是谁都不愿意看到的，习惯性流产带来的痛苦就更多了。好不容易有机会做妈妈，却眼睁睁看着机会一次次地溜走，且不说身体上的伤害，心中的痛苦也是无法用语言来形容的。

自然流产是生物体在种族繁衍过程中的一种自我保护。为什么会这么说呢？一般来讲，如果胎儿的质量不够好，物竞天择，就会被大自然淘汰，因此就出现了流产。但是有的人却每次怀孕之后都会流产，甚至就是每天都在床上躺着，胎儿也很难保住，这时候可能就不是胎儿的问题了，而应该从妈妈身上找原因。

习惯性流产多发生在怀孕3个月以内，此种情况的出现多与孕妇卵巢黄体功能不全、甲状腺功能低下、先天性子宫发育异常、宫颈内口闭锁不全等原因有关。

对于习惯性流产，一定要做好预防工作。在受孕前，男女双方都应到医院做仔细的检查，包括生殖器检查及必要的化验。有条件的可以做染色体检查，找到原因，进行有针对性的治疗。已经妊娠者也要按照医生的指导针对原因进行不同的安胎处理，比如选择有安胎作用的药物，对于子宫内口松弛所致之妊娠晚期习惯性流产，采取子宫内口缝扎术，维持妊娠至后期甚至足月。总之，不怕有问题，只要找到根源，采取相应的措施，问题就一定能解决。

其次，对于习惯性流产者，要重视调理，可以从以下几个方面入手：

（1）生活规律，避免劳累，但也不可过于安逸。这是因为劳则耗气，习惯性流产者本来就中气不足，如果过度活动，很容易导致流产。为什么也不能过于安逸呢？中医讲久卧伤气，长时间躺着，也会使身体没有劲，而且容易使气血运行不畅，如果胎儿得不到足够的营养，也很容易发生流产。

（2）合理饮食，最好选择富含各种维生素及微量元素，而且易于消化的食品，如各种蔬菜、水果、豆类、蛋类、肉类等。胃肠虚寒者，要慎用绿豆、莲子等性味寒凉的食品；体质偏阴虚火旺者，慎服牛肉、羊肉、狗肉、辣椒等易使人上火的食品。多吃粗纤维食品，防止便秘。因为当肠道强烈收缩的时候，很容易诱发宫缩，从而增加流产的危险。一定要避免不洁饮食。

（3）保持心情舒畅，注意调节自己的情绪，避免各种不良刺激，消除紧张、烦闷、恐惧心理，尤其不能大喜大悲大怒大忧，否则对胎儿的生长发育是非常不利的，也有可能因此而引发流产。

（4）定期做产前检查，以便及时发现和处理妊娠中的异常情况，确保胎儿健康发育。如有腹痛、腰酸、下腹坠胀、流血、流液等情况要及时就诊。

（5）慎房事，对有自然流产史的孕妇来说，妊娠3个月以内、7个月以后应避免房事，习惯性流产者此期应严禁房事。

（6）孕妇应尽量避免到流行性感冒、伤寒、肺炎等流行病区活动，也不应去人群拥挤的公共场所，以减少受感染机会。此外，还要注意不要主动或被动吸烟，也不要接触宠物。

怀孕后，也可以根据自身情况，选择适当的药物和食材，在家中自制安胎食品。比如说紫苏可以理气安胎，黄芩、苎麻根可以清热安胎，桑寄生、菟丝子、杜仲、续断可以补肾安胎，砂仁、石菖蒲可以祛湿安胎，艾叶可以温经安胎，白术可以健脾安胎，阿胶可以补血安胎，竹茹可以化痰安胎。在选取的时候，可根据个体的气血阴阳情况来选择有针对性的，效果更好。

第三节

呵护乳房，让女人更秀挺

测试：你的乳房还好吗

女性的乳房是女性重要的性器官，发育的乳房是女性的第二性征之一，在产后哺乳期有泌乳功能，用以哺乳下一代。健康的乳房应该饱满傲人，充满活力，失去活力的乳房就像干枯、凋零的花朵，让人感叹青春易逝、芳华不再，成为威胁女性美丽、自信的一大障碍。女性朋友们，想知道自己的乳房还好吗？做一做以下的测试吧！

（1）是否每次来月经前感到胀痛？
（2）月经来临前胸部是否有边界不清的肿块？
（3）乳房上方是否可以摸到肿块？
（4）乳房胀痛是否为周期性发作？
（5）哺乳的乳房上是否出现皮疹？
（6）浅表处是否有边界清楚的肿块？
（7）乳头附近是否有可推动的肿块？
（8）乳房肿块是否出现"橘皮样"改变？

如果上述8题答案为否，那么，你的乳房很健康。如果答案为是，那么请看下面的分析：

第1题答案为是。每次月经来临前都会出现乳房胀痛，甚至连戴胸罩都会难受，还伴有头疼、乏力、紧张、失眠、便秘等症状。月经来潮后，胀痛感逐渐消失。

这说明你可能患有经前综合征。月经前后还有可能出现痤疮、情绪烦躁等症状，此时只要控制饮食，保持良好的心理状态即可得到缓解。

第2题答案为是。月经前乳房开始出现间断性胀痛或钝痛，还有一些边界不清的肿块，这说明你可能患有乳腺小叶增生。此病症大多与女性内分泌失衡有关，只要保持乐观、平和的心态，注意饮食调节，即可得到缓解。

第3题的答案为是。乳房上方有边界清楚的肿块，很可能是乳房纤维腺瘤。患有此病症的女性应该积极就医，以防止癌变的可能。

第4题的答案为是。乳房的胀痛时轻时重，具有周期性发作的特点，月经前会加重，这可能是乳房囊性增生病，鉴于可能有癌变的危险，所以患有此病症的女性要积极就医，并且要密切关注病情。

第5题的答案为是。女性乳房上出现一些皮疹，可能是患有乳房湿疹。女性应该注意调整饮食结构，严重者要积极就医。

第6题的答案为是。乳房的肌肤上出现浅表的肿块，有可能是乳房脂肪瘤。患有此病症的女性应该早日就医，避免病情加重。

第7题的答案为是。乳头附近出现可被推动的肿块，这有可能是乳管内乳头状瘤。此病症也可能发生癌变，所以患有此病症的女性朋友一定要及早就医。

第8题的答案为是。乳房上的肿块出现"橘皮样"的改变，很有可能是乳癌的征兆，一旦发现此症状一定要立即就医。

女性乳房的结构和功能

丰满的乳房是体现女性魅力的重要标志。人类关于乳房美的标准随着地理位置、种族、个人修养以及价值观的不同而有所差异，其中东方人和欧美人的观点差别最大。欧美人崇尚硕大饱满，一定程度下垂，有弹性的乳房，这与西方文化、体格、膳食习惯有关；而东方人则以丰满、柔韧、匀称、大小适度的半球形乳房为美。

正常乳房位于胸前两侧，乳房呈半球形，或为轻度下垂的半锥形。其上缘起自第二肋骨，下达第五肋骨水平，外侧缘至腋前线，其外上方向腋部伸延，呈一尖形突出，称为乳房"尾部"。乳腺后面与胸大肌筋膜之间的疏松结缔组织连接，使其得以相对固定但又能移动。

乳房中心是乳头。正常乳头呈筒状或圆锥状，表面呈粉红色或棕色。乳头直径约8～15毫米，上面有许多小窝，是输乳管开口。乳头周围皮肤色素沉着较深的环形区是乳晕。乳晕的直径约3～4厘米。色泽各异，青春

乳房结构图

期呈玫瑰红色，妊娠期、哺乳期色素沉着加深，呈深褐色。

乳房部的皮肤在腺体周围较厚，在乳头、乳晕处较薄，有时可透过皮肤看到皮下浅静脉。女性自青春期乳房开始发育，腺导管和脂肪组织显著增生，形成复管泡状腺。以后随月经周期变化，妊娠期急速生长，哺乳期达最高峰，如乳房增大、乳腺增生、血管和淋巴管扩张，乳头和乳晕有色素沉着而变黑。停止哺乳后，乳房萎缩变小。

乳房对于女性来说有着以下几种功能：

1. 判断少女发育状况

女孩子进入青春期的第一个特征就是乳房发育。9~13岁时，在乳头下面的乳蕾首先开始生长，此时可见到乳头初隆，并在其下面可触及豌豆大小的硬块，继而不断增大。

2. 参与性活动

在性活动中，乳房是女性除生殖器以外最敏感的器官。在触摸、爱抚、亲吻等性刺激时，乳头勃起，乳房胀满、增大等。因此，可以说乳房在整个性活动中占有重要地位。无论是在性欲唤起阶段还是在性兴奋已来临之时，轻柔地抚弄、亲吻乳房均可刺激性欲，使性兴奋感不断增强，直至达到高潮。

3. 判断胎儿健康

妊娠后乳房受胎盘等分泌的雌激素、孕激素的刺激，即开始不断增大，乳头胀大变黑，孕妇感到胀满，觉得原来胸罩太紧、太小，必须换大号，此过程持续整个孕期，这表示胎儿发育良好。反之，如乳房胀满感停止，反而缩小，提示胎儿可能不正常。

4. 催产

预产期已过，尚未临产，可按摩乳房激发子宫收缩，启动分娩。分娩过程中，如宫缩微弱，产程进展缓慢，亦可按摩乳房加强宫缩，缩短产程。这是由于按摩乳房可刺激垂体分泌催产素，而引起宫缩。

5. 哺乳

哺乳是乳房最基本的生理功能。乳腺的发育、成熟，为哺乳活动做好了准备。产后，在大量激素的作用及婴儿的吸吮刺激下，乳房排出乳汁，供哺乳之用。

6. 预示更年期来临

女性四十五岁左右，乳房突然变得饱满、滑润并呈体态丰满，这显示更年期脂肪沉积。此时需要注意饮食，做适当的运动，以防过度肥胖，并为更年期症状的出现做好思想准备。

7. 发现早期肿瘤

乳房是人体恶性肿瘤最易发生的部位，女性需随时关注乳房的变化，经常看一看乳房皮肤的光滑度，挤压一下乳头，用手掌触摸乳房，如发现原来光滑的皮肤呈橘皮样，或挤压出血性分泌物，或触及小硬块，或手掌平压乳房某一点有痛感等，都提示有肿瘤可能。

检测乳房，女人不要羞答答

对于大多数东方女性来讲，触摸自己的双峰似乎是一件极其尴尬的事情，因此很少有人会养成这样的习惯。其实，进行乳房自检，绝对是保障乳房健康的第一步。

你可以选择有镜子的、温暖的、光线柔和的洗浴间，脱去上身的衣服，站在镜子前面，仔细打量乳房并触摸。

（1）抬起一侧手臂，看另一侧乳房是否正常随之抬起。检查乳房上部与腋下结合部有无异常。

（2）双手举过头顶，身体转向一侧反复观察乳房的侧面。用同样的方法观察另一侧。双手平稳地放在胸部，用力按压觉得胸部的肌肉紧张起来，然后进行观察，看乳房是否有不同以往的线条（如有异物突起）。

（3）上身前倾，继续寻找皮肤的凸痕或皱纹、乳房轮廓的变化或者乳头的回缩。先摸乳房，再摸腋下，用中指和食指的指腹，顺着一个方向全面检查乳房。

（4）将右臂放在头底下，胳膊下面的乳腺组织会移向胸部的中央，用左手检查右侧的乳房是否有肿块，触摸时稍微用力，这样你的手将更接近乳腺组织并更容易进行触摸。用同样的方法检查左侧的乳房。如果你的乳房过大，可在肩下垫一个枕头。

在自我检查的过程中，应当仔细观察每一侧乳房的外观、大小、皮肤颜色和乳头颜色的变化，乳房是否有湿疹，或者皮肤是否出现凸痕，两个乳头高度的差别，乳头有无液体或者血液流出。如果乳房有明显变化，你就要注意了。

乳房自我检查的时间应在月经来潮后的第 9～11 天，淋浴时也可进行，因皮肤湿润时更容易发现乳房问题。对于初学乳房自我检查的女性，可在一个月内几个不同的时间进行检查，这样你就会了解乳房的硬度，皮肤肌理会发生怎样的周期性变化。之后再改为每月一次例行检查。如果发现两侧乳房不对称，乳房有肿块或硬结，或质地变硬，乳房皮肤有水肿、凹陷、乳晕有湿疹样改变，应立即去医院请专科医生检查。

除自检外，30 岁以上的女性最好每年请专科医生检查一次；40 岁以上的女性，每半年请医生检查一次，以便及早发现病变，防患于未然。乳房自检常存在两个极端，有的女性自检出肿块后，就异常紧张，容易造成紧张情绪，反而对自身健康不利。另有一些女性，发现肿块后没有及时就医，最终延误治疗，造成遗憾。所以，女性应重视乳房自检，发现异常肿块后应立即到医院进行专业检查。

平躺，肩下垫一个枕头。

让乳房变形的三大错误坐姿

很多女性站着的时候挺胸收腹,但一坐下,整个人就像散了一样,弯腰驼背,脊椎好像也失去了支撑身体的作用。其实,女性要想保护乳房的健康,防止胸下垂,就应该注意调整自己的坐姿,防止不良坐姿影响自己的乳房健美。特别是长期对着电脑的女性,三大错误坐姿是乳房健美的最大敌人,因此这些女性要想拥有挺美的胸型,就必须注意谨防三大错误坐姿:

错误坐姿1:靠在桌前

很多女孩在对着电脑的时候,为了能将电脑屏幕上的内容看得更加清楚,喜欢身体前倾,上身倚靠在办公桌上,觉得这样省力又舒服。但事实上,靠在桌前的姿势正好压迫到女性的胸部,会将本收拢在乳罩内的多余脂肪又在压力的作用下向两边腋下挤去,容易让胸部变形。

对策:让上身离开桌面

时刻提醒自己,端正地坐于桌前,身体离桌一拳距离,才能防止胸部受到挤压变形。

错误坐姿2:歪斜倚坐

在坐下时,很多人都不会有完全端正的坐姿,身体不是向左倚就是往右靠。其实,身体轻微的向一边倾斜是可取的,但如果对于那些在电脑旁工作的女性,每天都要坐于电脑桌前工作很长时间,这时候如果一直让身体向一边倾斜,会让肌肉"记住"这个姿势,脊椎也会被拉出侧面的S形,并导致高低肩的形成,这样也会导致乳房也会一上一下,一眼看上去就好像有一侧的胸部发生下垂一般。

对策:运动松解

长时间歪斜的坐姿,不仅影响体形,而且长时间的肌肉扭曲,会造成肌肉酸痛不适。这时候,就需要一点点小运动,来帮助你放松紧张的肌肉。瑜伽中的"树式"姿势就是很有效的放松肌肉的运动,它有助于我们控制好身体两侧的肌肉,并维持平衡,该姿势中向上延伸的动作还能将身体拉长。

错误坐姿3:驼背

驼背容易引起胸部下垂,原因是驼背的人,身体重心比较靠前,而且整个上身是窝起来的,胸部会被完全地"笼罩"在这个窝起来的曲线中。而且,驼背的人往往也是"圆肩",这导致双肩向前松懈,失去了对胸部皮肤有效的牵拉力,更不能有效地抵抗重力对胸部的影响。

对策:加强背肌

驼背的人一定要加强对背部肌肉的锻炼,锻炼背肌不但能美化背部曲线,同时还能帮助人自然地挺胸扩肩,从而提升胸线,防止胸部下垂。在背肌的训练项目中,尤其推荐攀岩运动,它对于肩背肌肉的训练和手臂曲线的塑造非常有效,而且攀岩时动作以伸展为主,不会导致肌肉块的形成。在攀岩时,一般都是抬头的,因此还顺便对颈椎进行了保养。

已经为美胸付出了这么大努力的你,不要让整个美胸计划毁在平时的坐姿上。作为爱美的女性,无论从美胸的角度讲,还是从体态的角度上讲,拥有良好的坐姿都是非常重要的。

女人怎样喝酸奶既丰胸又减肥

酸奶是国际卫生组织推荐的六大健康食品之一,还具有"长寿食品"的美誉,并以其独特的口感和保健作用受到不少女人的喜爱。

酸奶由纯牛奶发酵而成,发酵过的酸奶更易消化和吸收,发酵后产生的乳酸,可有效地提高钙、磷在人体中的利用率,所以酸奶中的钙磷更容易被人体吸收。另外,酸奶中的脂肪酸可比原料奶增加2倍,在发酵过程中乳酸菌还可产生人体营养所必需的多种维生素。

营养专家认为,女性朋友们正确地喝酸奶,可以起到丰胸和减肥的双重效果。下面我们就来给大家介绍几种正确的酸奶食用方法,不但可以让你拥有苗条身材,也可以让美胸一起"成长"。

(1)喝酸奶一定要适量,不可喝太多,否则容易发胖。

(2)选择脱脂和低热量的酸奶,它们虽然味道不那么浓郁醇厚,但是热量低,不会使热量在体内很快堆积而发胖。

(3)喝酸奶的时候可以适当配合吃木瓜。木瓜中的木瓜酶和维生素A能刺激女性激素分泌,起到丰胸的作用,木瓜酶还可分解蛋白质,促进人体对蛋白质的吸收。

(4)早上起床后喝一杯牛奶,晚上临睡前喝一杯酸奶,可补充营养,调节肠道菌群,对身体健康有利。

(5)把酸奶温热(宜用45℃左右的温水加热)后饮用,会增加乳酸菌的活性,其特有的保健作用会增大。

女人乳房的救护天使——肝经

在中医经络学看来,女性乳房属足厥阴肝经,通过冲、任、督三脉与子宫相联系。所以如果肝经发生问题,女性的乳房就会出现问题。

女性肝经出问题,就很容易肝郁气滞。肝郁气滞的主要表现为:烦躁、抑郁、乳房胀满等,郁久化热就会导致心烦急躁、易怒、口干、头疼等。如果肝经气郁不疏时间过久,还容易使足厥阴肝经所过的部位出现病变,比如,会出现乳腺增生、子宫肌瘤等病症。这也就是说,当女性肝郁气滞时,就容易导致乳房胀痛、子宫肌瘤、乳腺增生等疾病。而乳房胀痛是最初的症状,一旦疏忽大意,时间长了,就会出现子宫肌瘤、乳腺增生等其他的妇科病症。所以,女性朋友们千万不要对一些小病症不在意,否则会很容易招致大病。

通过以上介绍,我们了解到,女性肝经出问题,就很容易肝郁气滞,并出现乳房胀痛等病症。那么，怎样做才能起到预防作用呢？中医认为"药补不如食补，食补不如神补"，这句话强调了调神的重要性。也就是说，女性朋友们在日常生活中只要保持乐观的心态，不生气、不着急、不上火，做事情心平气和，就可以从某种程度上预防肝郁气滞，这样一来乳房也就不会生病了。当然，神补也不是万能的，而且相对需要时间。如果女性朋友们已经出现了最初的胀痛现象，也可以在医生的指导下用药物治疗。

总而言之，在中医看来，肝经是女性乳房的救护天使，女性朋友们在生活中要对其多加关注，不仅要避免肝郁气滞，还应该从饮食、起居等方面加以注意。饮食宜清淡，起居宜有常，避免熬夜等不良生活习惯。这样就可以从多方面着手杜绝肝郁气滞的发生，从而减少乳房疾病的发生。

不同时期，给予乳房不同的呵护

女人在不同的年龄段，乳房会有不同的状态，因此要采取不同的乳房养护方法：

1. 少女时期的乳房呵护

从 9～10 岁开始，乳房因卵巢分泌激素的刺激，出现乳核，并慢慢增大，到 15 岁时基本成形。不过刚开始，乳房因为脂肪细胞含量较少，所以比较有韧性，有些人可能两侧乳房大小不同，随着身体的发育，这种差别会自然消失。

呵护方法：抓住时机，协助发育。

乳房的大小虽然和遗传有很大关系，但后天保健并非无能为力。我们可以在两方面努力：一是多做胸部运动，例如俯卧撑、游泳及各种球类运动，随时保持挺胸收腹；二是注意均衡营养，不偏食，特别是补充足够的脂肪和水分，并且一定要穿合适的内衣。

2. 成年女性的乳房呵护

（1）月经时：乳房在月经前 7～10 天，受体内雌激素影响开始增大，直到月经来潮激素水平下降，乳房逐渐复原，至月经后 7～8 天恢复正常。

呵护方法：月经前一周内，远离辛辣刺激的食物，尽量吃清淡高纤维食物，以免激素过于活跃，加剧经期乳房胀痛。

（2）怀孕时：怀孕期乳腺发育的程度是决定乳汁分泌多少的重要因素之一。正常乳房重约 200 克，妊娠后皮下静脉曲张，腺体管腔扩大，乳晕颜色变深，乳房体积增大，孕期末乳房可达 400～800 克。

呵护方法：孕期乳房按摩。在怀孕满 6 个月后进行，方法是用手托住乳房，自乳房底部开始向乳头方向按摩，同时揉捏乳头以增加韧性。

（3）哺乳时：产后 2～3 天内，在催乳素的作用下，各乳腺小叶分泌活动增加，交替分泌乳汁，乳房迅速胀大而坚实。随着规律哺乳的建立，乳房会规律地充盈、排空、再充盈、再排空。

呵护方法：产后乳汁容易瘀积，造成乳腺小结，甚至急性乳腺炎。每次哺乳前，揉一揉或热敷一下乳房，有助于疏通乳汁通路。哺乳时让婴儿多吸不适的乳房，可以促进乳房疾病好转。

3. 中年以后的乳房呵护

中年以后的女性,由于卵巢分泌的激素开始减少,乳房缺乏雌激素的刺激逐渐萎缩,腺体逐渐被脂肪组织代替,乳房体积变小,即使增大也是脂肪在增加。

呵护方法:此时乳房疾病发生率增高,应该定期做专业检查。若突然出现异常感觉、乳房体积形态的改变、乳头溢液等情况,要立即就诊。

用对丰胸套餐,才能拥有挺拔美胸

能天生拥有好身材的女人,实在是少之又少,想隆胸,又觉得不安全,吃丰胸丸,花了大钱又没效果,营养师特别推荐几款美味又容易下厨的"丰胸料理",相信你照着以下的菜单烹调,交替享用美食,身体也会慢慢挺秀起来。

当然,不同年龄的女性要采用不同的丰胸食谱:

1. 青春期女孩的美胸套餐

可以多吃一些富含维生素 E、B 族维生素、蛋白质以及能促进性激素分泌的食物,从而达到乳房健美的目的。此时不妨食用下列药膳:

菊蛋:肉苁蓉、杭菊、松子仁各 10 克,鸭蛋 2 枚,共煮;等蛋熟,敲开一头再煮,弃渣食蛋。每日服 1 次。

羊肝焖黄鳝:羊肝 10 克,黄鳝 150 克。羊肝切片,黄鳝切段,加味料腌 20 分钟,然后用油爆羊肝及黄鳝,加入黑枣 20 克,花生 30 克,生姜片 10 克,调味酱油等,焖熟即食。每晚食 1 次。

2. 青年女性的丰胸套餐

有些成年女性体形偏瘦,乳房中脂肪积聚也较少,故乳房不够丰满。此时应多吃一些热量高的食物,如蛋类、肉类、豆类和含植物油的食品。此种食疗方有:

豆浆炖羊肉:淮山 150 克,羊肉 500 克,豆浆 500 克,油、盐、姜各少许,合炖 2 小时。每周吃 2 次。

人参莲子汤:人参 5 克,莲子 20 克,冰糖 10 克,炖 1~2 小时。隔日 1 次。

3. 中年女性的丰胸套餐

35 岁以上的女性,两侧乳房大小不均者,除了注意睡姿、采取按摩等方法纠正外,可用食疗方为:

海带煨鲤鱼:海带 200 克,花生 150 克,鲤鱼 500 克,葱、姜、油、盐、酒各少许。先用姜、葱煎鲤鱼,煮后放入配料,即可服食。

荔枝粥:荔枝干 15 枚(去壳取肉),莲子、淮山各 150 克,瘦肉 250 克,同粥煮。每周吃 2 次。

肾气足,乳房才能发育良好

中医学认为,女性进入青春期后,由于肾气逐渐充盛,从而"天癸至,任脉通,太冲脉盛，月事以时下"。"肾气"在这里主要是指人体的生长发育和主生殖的生理功能；"天癸"是一种类似西医所说的性激素的物质；任脉和冲脉则是两条下与内生殖器官相接、上与乳房相连的经脉，同时冲脉还有存贮血液的作用，因而称之为"血海"。当血海满溢的时候，则上可化为乳汁，下可形成月经，并按时来潮。

因此，乳房的正常发育是与肾气和血是否充足密切相关的。如果肾气不充沛，天癸不足，则任脉不得通，冲脉不能盛，最终导致气血不足，乳房便不能充分发育，以致停留在青春期前的幼稚状态。懂得了女性乳房生长的原理，也就懂得了如何才能使乳房发育好。现在市场上的丰胸产品五花八门，令人目眩，但大多是治标不治本，并不能从根本上解决女性乳房发育的问题。其实，要让自己的乳房发育得更好、更美，方法很简单，即做到以下三点：

1. 补肾

根据中医理论，白色食品润肺，黄色食品益脾，红色食品补心，青色食品补肝，黑色食品补肾。而"肾为人先天之本"，通过以"黑补肾"，即可达到强身健体、补脑益精、防老抗衰的作用。

那么，什么是"黑色食品"呢？"黑色食品"包含两方面的内容：一是黑颜色的食品；二是粗纤维含量较高的食品。常见的黑色食品有黑芝麻、黑豆、黑米、黑荞麦、黑枣、黑葡萄、黑松子、黑香菇、黑木耳、海带、乌鸡、黑鱼等。

2. 补血

根据女性乳房发育的原理，可以知道血对于乳房发育的重要性，而血又依赖于脾胃。脾胃为人的后天之本，人体能否健康发育是由脾胃来决定的。如果脾胃的消化吸收功能强，吃了食物之后，生化出的营养物质就多，血也就多。

3. 充分休息

良好的生活习惯是人体发育的保障，只有休息好，血气才能充足，元气才能充足，乳房才可以良性发育。

按摩可让女人的胸部"挺"起来

女人为什么会有乳房？中医理论认为冲脉起于会阴，然后分出一个叉沿着中线的任脉顺着两边往上走。女人由于气不足，而血足，所以冲脉散于胸中，于是长乳房，所以女人的乳房其实是血的储备仓库。

年轻时担心胸部不够丰满，而过了一定的年龄尤其是哺育过的女性就又开始担心乳房松弛、胸部下垂的问题。生育多胎、哺乳时间过长、年龄增大等原因都可能让你原本坚挺迷人的乳房失去过去的活力而变得松弛、下垂。其实选对护养方法，同样能保持挺拔美胸。

恢复乳房弹性和紧致度最有效的办法就是按摩：

1. 抚摸法

用手轻轻抚摸对侧乳房，每侧做3分钟。抚摸方法既可以旋转，纵向和横向的抚摸，也可以交替进行。

2. 持刷按摩法

单手持刷，将刷面以乳头为中心旋转按摩；双手托住乳房，将乳房向胸骨拢推，从乳头稍下位置往腋下用力推擦，再由腋下向上用力推擦；由乳房上方开始至中间的胸骨柔和地反复按摩，两侧各10次。

3. 涂油按摩法

按摩前，将按摩油脂在乳房上均匀地涂一层。接着用右手掌托住右侧乳房，手指并拢，左手轻轻放在右侧乳房上。右手沿着乳房的纹理用掌心向上托；左手覆着乳房轻轻按下。反复做此动作10次。再将右手放在左乳房上，以同样方法做10次。

4. 关元按压法

将四指的指面均匀用力按压在以关元穴（脐下4.5厘米）为中心的下腹部。多次按压不但能使松弛的腹肌恢复弹性，还能促进乳腺发育。按压前要排空小便，避免对膀胱的刺激。临睡前半小时进行按压效果最佳，按压时间以15分钟为宜。

5. 叩击按摩法

取坐姿，仰卧均可。用弯曲的中指或食指叩击乳房。力度由轻变重，再由重变轻，但是不可过重。从乳房底部四周开始，边叩击边移动，直到乳晕，但不能叩击乳头。

此外，在沐浴的时候还可用冷热水交替刺激胸部，这样可加快血液循环，也能使乳房更加有弹性。

女人用香皂洗乳房有损健康

现代医学认为，乳房上有皮脂腺及大汗腺，乳房皮肤表面的油脂就是乳晕下的皮脂腺分泌的。尤其在女性怀孕期间，皮脂腺的分泌增加，乳晕上的汗腺也随之肥大，乳头变得柔软，而汗腺与皮脂腺分泌物的增加也使皮肤表面酸化，导致角质层被软化。此时，如果总是用香皂类的清洁物品，从乳头上及乳晕上洗去这些分泌物，对妇女的乳房保健是不利的。

有关专家指出，经常使用香皂类的清洁物品，会通过机械与化学作用洗去皮肤表面的角化层细胞，促使细胞分裂增生。如果经常不断去除这些角化层细胞，就会损坏皮肤表面的保护层，使表皮层肿胀，这种肿胀就是由于乳房局部过分干燥、黏结及细胞脱落引起的。每晚重复使用香皂等清洁物品，则易碱化乳房局部皮肤，而乳房局部皮肤要重新覆盖上保护层，并要恢复其酸化环境，则需要花费一定时间。而且香皂在不断使皮肤表面碱化的同时，还促进皮肤上碱性菌丛增生，更使得乳房局部酸化变得困难。

因此，要想充分保持乳房局部的卫生，最好还是用温水清洗。

乳头、乳晕变色,健康有隐患

你有注意过你的乳头、乳晕的颜色吗?乳头、乳晕由于黑色素的堆积,颜色较肤色要深。一般来说,女性的乳头、乳晕颜色为淡红色或粉褐色。乳头、乳晕的颜色发生变化,可以揭示出女性体内的内分泌系统发生的某些生理性变化或者病理性变化。

1. 生理性变化

很多女性开始妊娠后,乳头、乳晕的颜色就会慢慢加深的现象,从之前的淡红色逐渐变成深褐色,这种颜色的变化主要是因为女性开始妊娠后,体内雌激素和孕激素的分泌增加而导致的,是正常的生理变化。

还有一些女性,年龄多为30~45岁,即使没有妊娠,也会发生乳头、乳晕的颜色加深的现象,而且去医院做乳房检查,未发现任何病变。其实,这种颜色的加深可能是因为女性此时有暂时性的体内雌激素分泌增多,有可能过一段时间后,通过自身的调节,雌激素的分泌又恢复到正常水平,这时候,乳头、乳晕的颜色也会恢复正常。

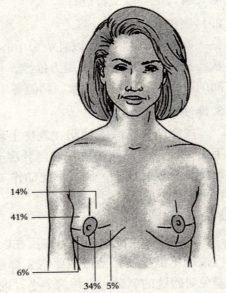

癌性肿瘤发生的百分比

乳腺癌更易发生在乳房的某些特定部位。大多数乳腺肿瘤发生于乳房的上侧、外侧(朝向腋窝)或者乳头的后面。检查你乳房的各个部分,尤其要特别注意以上部位。本图显示的是乳房的各个部位发生癌性肿瘤的百分比。

2. 病理性变化

当女性的乳头、乳晕颜色变深后,乳头和乳晕周围还伴有奇痒,这时候去医院检查乳房时,会发现乳房的双侧或单侧,里面已经发生了增生性病变或囊性增生病变。

当女性的乳头、乳晕的颜色加深,已经呈深褐色或黑褐色,而且仔细观察,还会发现乳晕腺的周围长有很多小结节的突起,这时候在医院检查未发现病变,但要考虑是否有比较严重的肝病存在。因为患有肝病的女性因为肝功能下降,雌激素在肝内不能正常分解,才导致乳头、乳晕颜色加深,这和很多男性在患有严重肝病时,会出现的"蜘蛛痣""朱砂掌"是同一个原理。

还有的女性因为在卵巢上生有一些良性肿瘤,也会导致卵巢雌激素的分泌量增加,加深了乳头、乳晕的颜色,而且伴随出现的是乳晕腺周围长出很多小结节。这时候,患者应该及时去医院进行检查治疗。

乳头、乳晕的颜色变化能够有效地给予女性身体内部发生的生理性与病理性变化的提示,因此当女性在进行乳房检查时,一定不要忘记观察乳头、乳晕颜色的变化。而且要弄清导致乳头、乳晕颜色的变化到底是生理性的还是病理性的,如果是病理性的,就要及时找出病因,并进行治疗。

看完上述内容，相信你已经对此有了足够的重视了。经常观察自己乳头、乳晕颜色的变化，才能及早地发现乳房疾病，防患于未然。

乳房"酒窝"，警惕乳房病变

酒窝不仅会长在脸上，也可能长在乳房上，脸上出现酒窝能让人更加妩媚，可是如果长在了乳房上，那就要引起注意了。

乳房上出现了凹陷，因形状酷似酒窝，故人们形象地称之为"酒窝征"。这是由于乳腺癌发生时，乳房内部出现圆形或椭圆形无痛性单发小肿块而形成的。之后，随着病情的发展，瘤体周围的组织出现反应性增生。当癌瘤组织浸润到连续腺体和皮肤的纤维韧带时，便会引起韧带的收缩。但是，这种韧带并不随癌瘤一起增大，而致使肿瘤表面的皮肤受到牵拉出现凹陷，这样所形成的浅表性的皮肤凹陷，即是"酒窝征"。

"酒窝征"虽然也是肿瘤侵犯皮肤的结果，但并非都是乳腺癌晚期的表现，如发生在末端导管和腺泡上皮的乳腺癌，与皮肤较近，较易出现这种现象，可为乳腺癌较早期的临床表现之一。当肿瘤较小时，引起极轻度的皮肤粘连，由于轻微而常常被忽略，此时需在良好的光照下，用手轻轻托起整个乳房，使乳房皮肤的张力有所增加，并可轻轻移动乳房肿块，在病灶的上方即可见到轻微的皮肤皱缩、牵拉引起的微小凹陷。这种早期乳房部出现的轻微皮肤粘连，常常是鉴别乳腺良、恶性肿块的重要依据之一。

有的病变乳房不是出现单个的小酒窝，而是像橘皮一样出现许多小点状凹陷。这是因为乳房皮下的淋巴管被癌细胞堵塞，或位于乳腺中央区的肿瘤浸润而引起乳房浅淋巴液回流障碍时，皮肤的真皮层会出现水肿，由于皮肤在毛囊处与皮下组织紧密联结，就会在毛囊处出现多个点状凹陷，毛孔清晰，使皮肤出现橘皮样外观，即"橘皮征"。乳房皮肤淋巴水肿形成的"橘皮征"，是比较典型的乳腺癌晚期的表现，说明乳腺癌的癌组织已呈浸润性生长。一般情况下，此时肿块已很大，"橘皮征"也非常明显，已不难作出诊断。

所以，在乳房上不论是出现单个的凹陷，还是多个点状凹陷，都说明乳房已经存在着严重的病变，应及早去医院诊治。

女性严防的九种乳房疾病

生活节奏的加快，周遭环境的恶化，致使乳房类疾病呈逐年上升趋势，严重威胁着女性的健康。

一般说来，女性比较容易得以下10种乳房方面的疾病：

1. 乳腺炎

乳腺炎是指乳腺的急性化脓性感染，是产褥期的常见病，当产妇抵抗力降低或乳汁郁积时就容易发病。常见于哺乳期女性，以初产妇最为常见。患病症状表现为乳头破裂、乳房红肿、热痛、有硬块状结集物、稍有搔痒,并伴有发烧、寒战、食欲不佳、胸闷烦躁等,早期可用抗生素进行治疗。

乳腺炎和细菌入侵相关,在生活中只要及早预防还是可以避免的。所以女性朋友要注意以下几点:

(1)不要穿过紧的内衣,以免影响乳房发育及乳头凹陷。

(2)怀孕后应注意保持乳头乳房的清洁,经常用温热水擦洗,这样既有清洁作用,又能增强局部抵抗力。有乳头凹陷的孕妇,可用手将乳头向外牵拉、按摩,以防产后婴儿吸奶困难,形成乳汁瘀积。

(3)当乳头凹陷或乳头表皮缺乏韧性时,新生儿吸奶发生困难或吮吸力大时间长,乳头表面可出现裂口或者如溃疡状,裂口较深时可有出血,细菌容易侵入。这时可用奶罩给婴儿吸奶,同时用消毒纱布保护乳头,损伤处用复方安息香酸酊外涂,下次喂奶前洗净。损伤严重时应停止哺乳,将乳汁抽尽,待炎症消退后再给婴儿哺乳。

(4)防止乳汁郁积。最主要的是要掌握母乳喂养知识和正确的母乳喂养技巧,定时喂奶,每次喂奶后尽量使排空乳房。如已有郁积,要及时给予按摩,以促使乳汁排空,或用吸奶器吸空,也可以服用中药通乳以通畅乳腺管道。

(5)增强产妇抵抗力,注意营养与休息。产妇在哺乳期,加强营养,适当运动,以增强抵抗力。另外,要注意卫生,每次喂奶前洗净双手再给婴儿喂奶,以免把手上细菌带到乳房、乳头上,引起乳腺感染。

2. 乳腺增生

乳腺增生,俗称"乳痛症",主要症状是乳房出现肿块和胀痛,它既不是炎症,也不是肿瘤的增生性病变。症状表现为大小不一,用手可推动;肿块有时在一侧乳房,有时双侧都有,甚至会分散于整个乳房;腋窝、肩背部偶有酸胀感觉;偶尔乳头会分泌体液,可能是黄色、黄绿色或无色;在月经前期痛感较重,月经过后痛感减轻或者消失;乳腺增生与过于劳累也有关。乳腺增生常发于未婚、未育的中青年女性。

在生活中做到以下几点,可有效避免乳腺增生:保持心情舒畅,情绪稳定,如果情绪起伏大,会抵制卵巢的排卵功能,使雌激素增高,导致乳腺增生;避免使用含雌激素的面霜和滋补品,否则久而久之,这些东西可能会诱发乳腺增生;其他类妇科疾病,如月经周期紊乱、附件炎、子宫肌瘤等病引发乳腺增生的概率较高;积极防治妇科疾病,也是减少诱发乳腺增生的一个重要环节。

3. 乳腺增生瘤

乳腺增生瘤,多发于30~45岁的女性。肿块可见于一侧或双侧乳房。它的发病有规律可循,一般在月经前一周感到乳房胀满肿瘤、睡眠差,肿块外形不规则,大小不一,呈圆形或椭圆形,月经来潮后自会消失。增生瘤不会发生

乳腺囊肿

癌变，无须治疗，一般在女性绝经期后自愈，故无须担忧。

4. 乳腺导管乳头瘤

多见于40～45岁女性。肿瘤体小而质软，疼痛不明显，乳头有血性分泌物流出。这种病易恶变为乳头癌，一旦怀疑自己有乳腺导管内肿瘤时，可进行乳腺管X线造影，确诊后应及早施行手术。

5. 乳腺囊肿

常见于五十岁左右女性，多为乳房受到暴力冲击后，乳房小血管破裂出血形成血肿，血液被吸收和破坏掉后形成囊肿。患者感到乳房钝痛和不适，肿块用手触及时与皮肤无粘连，质地较软，有活动感。患者应及时去医院检查治疗。

6. 乳房脂肪瘤

多发生于中年女性，呈单边生长，生长较慢，肿块为圆形或不规则分叶状，边缘清楚柔软，治疗以手术摘除为主。

7. 乳腺癌

这可是乳房类疾病中的"恐怖分子"，多见于中老年女性。肿块生长较快，质地坚硬，边界清楚，表皮呈橘皮样改变，早期疼痛较轻，晚期加剧。癌肿块破溃后形成茶花样溃疡。所以在早期发现后，应及时去医院进行乳房根治切除手术，配合化疗及放疗。因此，30岁以上的女性一定要每年检查一次乳房，40岁以上的女性每半年检查一次乳房，这样可以防患于未然。

8. 乳疼症

在月经前一周开始发生。表现为乳房胀疼活动量加重，甚至乳头不敢触碰，而月经来潮后逐渐消失，下一月经周期重新出现，乳房检查无明显肿块。多数女性2～3年内也可自行消失。

9. 乳房纤维瘤

乳房纤维瘤是一种良性肿瘤，又称为乳房上的小地雷。年轻女性有时会发现自己乳房上有樱桃大小、表面平滑、质坚、边界清楚、易推动而无痛的疙瘩，这便是乳房纤维瘤。20～30岁间的女性乳房内有小疙瘩，大多是乳腺纤维瘤，如果婚前没有引起足够重视，那么婚后由于妊娠、乳房增大等因素，乳房纤维瘤也迅速增大，此时再治疗就会比较麻烦。发病后一般无任何症状，月经过后也不消失。癌变机会较少。可在早期进行手术切除，愈后良好。

什么样的女人易患乳腺癌

患乳腺癌对于女人来说是非常可怕的事情，而且乳腺癌的发病率一直在不断上升。那么，什么样的女人易患乳腺癌呢？

1. 反复做人工流产手术

人工流产突然中止妊娠，致使卵巢分泌激素骤然下降，乳腺突然停止生长，腺泡萎缩。这是一种逆生理状态，除了卵巢功能失调外，还可能造成乳腺瘀滞，引起肿块，导致多种乳腺病，乳腺癌发生的概率就会增大。因此，人工流产手术对身体健康是有害的，应该注意避免多次人工流产。

2. 乳腺增生多年不愈

乳腺增生是一种慢性病，尽管不是每一例乳腺增生都会恶变，但两者之间的诸多联系，提示人们要积极保健与治疗。乳腺增生中年龄较大、病史较长、肿块较大、肿块与月经关系不明显者，容易发生恶变。鉴于乳腺增生有可能恶变，建议患者尽早调理改善，不可拖延大意。

3. 常用激素类药品或化妆品

研究证明：滥用含雌激素类保健品，可能导致乳腺癌。这是因为滥用雌激素或者含雌激素的化妆品，会引起体内雌激素水平升高。雌激素是一种生理性激素，一旦水平升高，会增加雌激素对乳腺上皮的刺激，改变体内内分泌环境，导致细胞恶变，引起乳腺癌的发生。

另外，有乳腺癌家族史（除去遗传原因和环境因素）；未哺乳或哺乳期过长；肥胖或过多摄入脂肪；精神抑郁，经常生气，心情不好；长期反复接触各种放射线；独身未育或婚后不育的女性患乳腺癌的概率比较高。

五味护乳汤是乳腺癌患者的福音

据报道，乳腺癌是女性最常见的恶性肿瘤之一，近年来发病率已跃居女性恶性肿瘤首位，严重威胁女性健康。尽管乳腺癌的病因至今尚未彻底查明，但研究发现，许多因素与乳腺癌发病有关，例如，遗传、生活方式、是否哺过乳、体内激素水平等。

乳腺癌早期多无明显症状，偶有发现乳房硬结，大部分为无痛性，少数有疼痛，容易误认为是炎症或经前期的乳房变化而延误诊治。乳癌肿块最常见于乳房的外上方及中心部位（约70%），有时可发现单侧性乳头有血性溢液，遇此情况应立即就医。有时乳房肿块不明显，但腋窝处发现有肿物时也应就医，因腋窝淋巴结是乳癌最早的转移部位。

中医在治疗乳腺癌方面，采用祛邪扶正、祛邪增效、扶正减毒的原理。对此，提供了一款简单有效的食疗秘方——五味护乳汤。

材料：龙葵、黄毛耳草、白英、大蓟根、凤尾草各30克，猪瘦肉适量。

做法：将上述材料共同置入瓦煲，加水煲至瘦肉熟烂即可。每周服1~2次。

功效：能有效预防及辅佐治疗乳腺癌。

第六章 女性特殊时期养护

——特殊时期给身体特别的关爱

第一节

经期保健，让你每月轻松度过

女性气血失和，月经容易失调

月经失调，也称月经不调，为妇科常见病，表现为月经周期或出血量的异常，或是月经前、经期时的腹痛及全身症状。女性月经失调，不仅身体不舒服，严重者甚至可致不孕。

那么，到底是什么原因导致女性月经失调呢？中医认为，女性月经失调主要是由于气血失和。所谓气，就是人体的动力。气对于人体，就相当于动力之于汽车、轮船，必须要依靠这种动力，它们才能正常运行，所以气就是生命的根本与精髓。血，是人体内循环往复流动的红色液体。

月经的主要成分是血，血的生成、统摄、运行有赖于气的调节，气又依靠血的营养，所谓血为气之母，气为血之帅。血表现在女性的生理作用上就是上为乳汁，下为月经。由此可见，气血是相辅相成的一对平衡体，若是气血协调，血脉通畅，血海按时满而后溢，月经就能如期来潮。但若是气血之一发生了变化，打破了这种均衡状态，就可能导致月经循环周期的改变，引发各种类型的月经失调病。

气血又和人体五脏关系密切。其中，肝为藏血之脏，由脏腑化生的血，除营养周身外，都藏于肝中，其余部分下注冲脉。冲脉下出会阴，络于乳头；肝经之脉自足上行，沿大腿内侧，循行至阴毛中，环绕生殖器，故肝经与冲脉相连，肝血注入冲脉而产生月经。另一方面，肝具有疏通、调畅全身气机的作用，喜欢舒畅柔和的情绪，肝气畅达，血脉自会流通，则月经按时来潮。反之，肝气郁结，气血失和，则可导致月经紊乱。脾的作用是生血、统血和摄血。脾主运化水谷，输送精微，上注于心肺，乃化为血，故脾是血的生化源泉。女子以血为本，月经、乳汁为气血所化。脾气旺，气血充足，则月经如期而至，否则气血生化之源不足，则必然月经失调，或血虚月经过少，或气不摄血而月经过多等。肾为先天之本，主藏精气，包含肾阴、肾阳，是天癸的物质基础，是人体生长发育和生殖的根本。故肾气旺盛才能"天癸至"，月经来潮，并能受孕。所以说，女性肾气的盛衰决定了其月经和孕育功能。

总之，中医在治疗月经失调病时常以调理气血为主。病在气治气，辅以养血活血的方式；病在血，则以活血为主，辅以补气行气的方式。从肝、脾、肾三脏着手，也是为了使气血调和，从而使得月经更为自然和调顺。

月经不调，食物疗法自有妙招

月经周期不准，超前、落后、无定期，经量过多、过少，色泽紫黑或淡红，经血浓稠或稀薄等，统称为月经不调。

月经不调可发生于自月经初潮到绝经间的整个生育阶段，通常情况下，如果出现了以下这种情况，可诊为月经不调：

（1）月经周期提前或错后7天以上，或先后无定期。

（2）月经量少或点滴即净。

（3）月经量过多或行经超过8天以上。

（4）伴有其他全身症状。

针对月经不调，除了要生活规律、心态平和之外，运用食疗方法效果比较明显。以下几种食疗方可用来治疗月经不调：

1. 鲤鱼羹

材料：鲤鱼500克，黄酒250克。

做法：将鲤鱼切片，放入锅内，倒入黄酒煮食。鱼骨焙干研成细末，早晨用黄酒冲服。

功效：适用于月经不调。

2. 黑豆红花汤

材料：黑豆50克，红花5克，红糖适量。

做法：将黑豆、红花加水适量煮汤，至黑豆熟透，放红糖溶化即成。食黑豆，饮汤。每日2次。

功效：适用于血虚气滞型闭经。

3. 桃仁牛血羹

材料：桃仁12克，鲜牛血（已凝固）200克，精盐少许。

做法：桃仁去皮、尖，研细，与鲜牛血同放入锅中，加水500毫升同煲成汤后，调入精盐即可。

功效：适用于血瘀型闭经症。

4. 桃仁红花粥

材料：桃仁 10~15 克，红花 6~10 克，粳米 50~100 克，红糖适量。

做法：先将桃仁捣烂如泥，与红花一并煎煮，去渣取汁，同粳米煮为稀粥，加红糖调味。温热服。每日 1~2 次。

功效：适用于气滞血瘀型闭经。

5. 调经茶

材料：绿茶 25 克，白砂糖 100 克。

做法：用沸水将上 2 味浸泡 1 夜，次日温热炖服。每日 1 剂。

功效：适用于月经骤停等症。

女性月经不顺吃丝瓜调理

许多女性有月经不顺的问题，月经不顺包括月经经期及周期不规律，经量异常，生理期间身体不适等。丝瓜可以烹饪成各种美味的菜肴，同时丝瓜络、丝瓜子和老丝瓜也是宝。

平时饮食上注意多吃丝瓜，对调理月经不顺有帮助。

《本草纲目》中记载，丝瓜性平味甘，有通经络、行血脉、凉血解毒的功效。古人认为老丝瓜筋络贯穿，类似人体的经络，故可借老丝瓜之气来导引人体的经络，使经络通畅、气血通顺，月经自然也通顺了。

通过丝瓜来调节月经不顺问题的具体方法：

（1）用丝瓜络 1 个，加水 1 碗煎服，常喝可调理月经不顺。

（2）把丝瓜子烘干，加水 1 碗煎服，水开后加入少量红糖，冲黄酒温服。早晚各 1 次，对调理月经不顺有效。

（3）老丝瓜 1 个，烘干后研成细末，每次服 9 克，盐开水调服。可治疗月经过多。

丝瓜不但能治疗月经不顺，还能美容养颜。从丝瓜茎中提取的汁液具有祛斑、增白、抗皱的功效，是不可多得的天然美容护肤品。

最常见的丝瓜身上有纵向的褶皱，外皮是深绿色的。

补对维生素，愉快度过月经期

据统计，有近 80% 左右女性在来月经前都会感觉这样或那样的不适：腹痛、胸闷、烦躁、长痘痘……各种讨厌的症状群起而攻，叫人不胜烦恼。这种情况下，不妨充分补充维生素来解决这些麻烦。

维生素是人体营养需求中必不可少的一个部分，在人体能量代谢中起催化剂的作用，是人体维持正常活动所必需的物质之一。尽管需要量少，但它们在机体的代谢生长发育过程中，起着重要作用。很多著名的营养专家都曾指出，经前不适与营养素的缺乏有关，只要补充相应的维生素，女性朋友就能轻松愉快地度过这段时间。

由于维生素存在于食物中，人体自身不能合成，所以需要我们通过外界进行补充。下面，就根据具体的问题，为大家介绍一下各类维生素的功效。

有的女性朋友总是会在经前一周发胖，因为在这段时间此类女性特别容易有饥饿感，而且对甜食有强烈的渴望。这表明女性体内比较缺乏钙元素。经前摄入钙的女性，饥饿的感觉会降低48%。因为这时雌激素的分泌增加，阻碍了钙被溶解在血液中。因为缺钙，女性的情绪也更容易起伏，情绪不好的女性容易通过暴饮暴食来发泄不快。通过补充含钙高的食物，如奶酪、豆类食品或者钙质丰富的鱼干等，可以缓解经前饥饿的症状，同时还能缓解经前头痛，消除身体水肿。

有的女性朋友来月经前脸上会准时长出"小痘痘"。一项研究表明，不长痘痘的女性体内锌的含量明显比易长痘痘的女性高。所以这类女性大多体内缺乏锌元素。锌能阻碍一种酶的生长，这种酶能够导致发炎和感染。此外，锌还能减少皮肤油脂分泌，减少感染机会。所以要消灭经期性小痘痘，可以通过补锌来解决，应多吃些牛肉、小羊肉、虾或者南瓜等含锌较高的食物。

有的女性朋友在经前的一周就会感觉到断断续续的腹痛，当临近经期的2~3天，这种疼痛就变得更加剧烈，有的甚至疼痛难忍。其实腹痛是最为常见的经前问题，如果这类女性在每天的饮食中多摄入一些Ω-3脂肪酸就能缓解40%的腹痛。Ω-3脂肪酸能减少女性体内一种激素的分泌，而这种激素可能在经前期加剧子宫收缩而引起腹痛。不仅如此，Ω-3脂肪酸还能缓解因经前综合征引起的焦虑。深海鱼类含Ω-3脂肪酸较高，如三文鱼、金枪鱼等，有经期腹痛症状的女性朋友可以多摄入些这类食物。

有的女性朋友每次月经前都会变得喜怒无常，容易哭泣、抑郁，情绪波动很大，有时连自己都不明白为什么会这样。研究表明，那些摄入了足够B族维生素的女性，在经前就能够保持情绪的稳定，这是因为B族维生素能帮助合成提升情绪的神经传递素。如果和镁制剂一起服用的话，B族维生素还能缓解经前焦虑。所以，这类女性朋友经期可以多吃些含B族维生素较高的食物，如菜花、胡萝卜、香蕉等。

有的女性朋友一临近经期，就会发现自己的胸部变硬，乳房胀痛到一点都不能碰。其实这也是经前综合征的常见症状之一，这是体内缺乏维生素E引起的。摄入足够维生素E的女性，胸部不适会降低11%。这种营养物质能减少前列腺素的产生，而前列腺素是一种能引发一系列经前疼痛的物质。维生素E也能缓解腹痛。所以，此类女性在经期多吃些植物油、菠菜、谷物等富含维生素E的食物。

有的女性朋友从经前一周就开始失眠，即使睡着了也很容易惊醒，失眠质量很差。这段时间，她们会觉得疲惫不堪，体力不支。因为激素的变化，大约有60%的女性在经前一周都不容易入睡。不过色氨酸能有效提高睡眠质量，因为身体会利用色氨酸来产生一种化学复合胺帮助人体安然入睡。所以经期睡不好觉的女性朋友，可以多吃些富含色氨酸的食物，如鸡肉、牛肉、山核桃等。

总之，作为一名女性，维生素摄入得全面均衡，经期就可以避免很多不必要的痛苦。

吸纳玫瑰花的力量，让月经风调雨顺

生命是一个过程，开始，发展，结束。而在这个过程中，虽然每个阶段都需要能量，都具有能量，但其能量的多少、盛衰却大有分别。对于植物而言，花是它们的生殖器官，更是其能量的制高点。因为如果没有完成足够的营养积累和能量蓄积，即使有再合适的环境条件，植物也无法成花。而玫瑰花，可以毫不夸张地说，它是女人一生的贵人。

《本草纲目拾遗》记载：玫瑰花能"和血行血，理气。治风痹、噤口痢、乳痈、肿毒初起、肝胃气痛"。因此，玫瑰不仅展现出一种隐藏于坚韧中的绝代风华，更是一味养血调经的良药。

下面为女性朋友们介绍几种关于玫瑰花的调经食疗方：

1. 玫瑰花酒

材料：玫瑰花100克，冰糖50克，白酒1000克。

做法：将玫瑰花与冰糖一同浸于白酒中，封瓶密贮10天即成。每次可饮用20克，1日可饮2次。

功效：酒香味甘，疏肝通经，缓解疼痛。

2. 玫瑰月季茶

材料：干玫瑰花、干月季花各9克，红茶3克。

做法：干玫瑰花、干月季花、红茶一起研粗末，沸水冲泡，焖10分钟即成。在行经前几日服用为宜，不拘时温服，连服数日。

功效：治血调经，理气止痛。适用于治疗气滞血瘀所致的痛经、量少、腹胀痛、经色暗或夹块或闭经等症。

3. 玫瑰膏

材料：鲜玫瑰花300克，红糖500克。

做法：玫瑰花扯瓣，放入砂锅，加清水适量，用小火煎取浓汁，去渣。待玫瑰花浓缩后，加入红糖，用小火熬成稠膏即成。

功效：胸肋内伤、月经不调、经前腹痛者常食有效。

4. 玫瑰豆腐

材料：玫瑰花2朵，嫩豆腐300克，蘑菇100克，辣酱油、啤酒、油、精盐、味精、高汤各适量。

做法：玫瑰花扯瓣，切丝；蘑菇切片。炒锅放油50毫升，烧热后放入豆腐块煎至两面金黄；然后放入啤酒、酱油、盐、高汤，烧沸；最后放入蘑菇片、玫瑰丝，焖烧至汤汁浓稠，加味精即成。

功效：调经活血。

5. 玫瑰花粥

材料：玫瑰花 50 克（或干品 30 克），粳米 60 克。

做法：玫瑰花扯瓣入锅，加适量清水煮沸 3~5 分钟后，将花瓣取出；然后粳米与花汁同煮成粥。可适量加糖，宜热服。

功效：治血，舒郁。适用于脾虚肝郁型的胃、十二指肠溃疡及抑郁易怒、口苦多梦等症，有和血调经作用。在月经期服食，对有经行腹痛、经血色紫有块者更为适宜。

6. 玫瑰樱花粥

材料：玫瑰花 5 克，樱花 50 克，西米 50 克，白砂糖 100 克。

做法：西米用水浸泡 30 分钟；锅中倒入适量水煮沸，加入樱花、西米、白砂糖一起煮粥；最后加入玫瑰花即成。每日 1 碗，温热服用。

功效：调中益气，祛风除湿。适用于体质虚弱、风湿痹痛等症。

7. 玫瑰樱桃粥

材料：初开白玫瑰花 5 克，糯米 100 克，樱桃 10 克，白糖适量。

做法：玫瑰花扯瓣；糯米加水煮粥，粥成时加入玫瑰花瓣、樱桃和白糖，稍煮即成。每日 1 碗，温热服用。

功效：女性月经过多、赤白带下、肝胃气痛、肠炎下痢、痔疮出血、风湿痛者常食有疗效。

玫瑰花是女人一辈子的贵人，即使你月经正常，平时用它来泡水当茶喝，也有百利而无一害。它可以为你理气解郁，缓解疲劳，改善体质，总之能赋予你很多积极的正能量。

女性月经量过多，需预防缺铁性贫血

月经来潮时，不要只注意月经是不是按时而至，还要看一下月经量的多与少。若是月经量出现了问题，那可马虎不得。

月经来潮持续的时间一般为 3~7 天，正常的出血量为 20~60 毫升，以第 2 至第 3 天时最多，如果出血量超过 80 毫升就属于月经过多。月经血一般呈暗红色，不会凝固，除血液外，还含有子宫内膜碎片、宫颈黏液及阴道上皮细胞。

也许你会说：我又没有容器，怎么测量出血量呢？就是有，似乎也不可能将月经血拿来测量，那怎么知道自己是不是月经过多了呢？这个很好办，可以用使用的卫生巾作参照物来估量。正常情况下，经期内卫生巾平均一天换四五次，每个周期不超过 20 片。但如果一次月经期内，用了 30 片卫生巾还不够，而且换下来的每一片卫生巾都是湿透的，这就可能是月经过多了。

如果女性经常有月经过多的毛病，很可能会罹患缺铁性贫血，导致全身不适的出现。我们知道，铁是构成血液中血红素的主要成分之一，而月经又是个流失血液的过程。月经量过多，流失掉的红细胞就多，而身体所造红细胞的速度又跟不上节奏，那就会很容易贫血了，于是月经过多就成了缺铁性贫血的"温床"。

因此女性遇上月经过多的情况，应马上针对性的做相关检查，明确是否已经出现缺铁性贫血。如果有相关迹象，如皮肤黏膜逐渐苍白或萎黄、食欲减退、精神不振、疲乏无力等，就应进行系统治疗。而自己在平时，也应注意多补充有利于改善贫血症状和补充造血功能的食物，为身体增加"铁"及相关营养。既然是缺铁性贫血，多补充一些"铁"就是有必要的。

日常生活中，富含铁的食物有鸡肝、猪肝、牛羊肾脏、瘦肉、蛋黄、海带、黑芝麻、黑木耳、黄豆、蘑菇、红糖、芹菜等，可注意选择食用。

维生素C有参与造血、促进铁元素吸收利用的功能。因此多吃些富含维生素C的食物也有好处，这类食物有新鲜水果和绿色蔬菜，如酸枣、杏、山楂、苦瓜、青椒、生菜、青笋等。

矿物质中，铜的生理功能也可参与造血，所以女性朋友也可多吃一些虾、牡蛎、海蜇、鱼、番茄、豆类及果仁等富含铜的食物。

同时，月经量过多的女性要注意自我调养，消除恐惧心理，避免不良刺激，树立战胜疾病的信心，保持愉快的心情和乐观的情绪，要注意经期卫生，保持外阴部清洁，防止感染，平时少吃辛辣刺激性食物，以保证月经正常运行。

按揉足三里、太阳穴和印堂穴，告别经期头痛

经前期出现头痛，为经前期紧张综合征的症状之一。经前期紧张综合征的常见表现有：经前期头痛、乳房胀痛、手足或面部水肿、注意力不集中、精神紧张、情绪不稳，重者有腹胀、恶心或呕吐等症状。症状可在经前7～14天开始出现，经前2～3天加重，经期内症状明显减轻或消失。

中医认为，经期出现头痛的原因是气血亏虚、经络不畅，因为本身体质较差，经前或经后气血会更虚，头脑营养跟不上，所以就会出现头痛。要想避免经期头痛，最根本的办法就是补充气血。而补充气血最好是按揉足三里、太阳穴和印堂。

足三里是阳明胃经的合穴，其矛头直指头痛，只要每天坚持按揉足三里就能达到消除头痛的目的。除了按揉足三里，还要按揉太阳穴和印堂部位。

如果女性患有经期头痛，建议每天早上7～9点按揉或艾灸两侧足三里3分钟。月经前7天开始，分别推前额，按揉太阳穴和印堂2分钟，直至月经结束。还需要注意的是，按摩是促进气血流通，而寒气能阻碍气血运行，所以在这段时间内最好不要吃生冷食物，否则按摩的努力会大打折扣。

此外，公鸡、螃蟹、虾等食物能动风而使肝阳上亢加剧头痛发作，患有经期头痛的女性，除了注意按摩调理外，在饮食上还要力求清淡、新鲜，避免辛辣、刺激之品。学会控制自己的情绪，保证充足的睡眠，防止过度劳累，这对预防该病的发作有重要作用。

取穴按摩,抚平你经期的疼痛

女人如花,月经是花期的标志,也是健康的晴雨表,伴随着女人一生中最美好的年华。如期而至的月经让人感觉踏实、身心舒服,但是痛经也令众多女性承受着难以言说的痛苦。凡在行经前后或在行经期间出现腹痛、腰酸、下腹坠胀和其他不适,影响生活和工作的症状称为痛经。疼痛一般位于下腹部,也可放射至背部和大腿上部。痛经分为原发性和继发性两种,前者是指生殖器官无实质性病变引发的痛经,后者是由于生殖器官某些实质性病变引起的痛经。一般认为子宫过度收缩是原发性痛经的关键所在。对于前一种痛经,目前还没有理想的治疗方法,而通过按压穴位却能缓解痛经带来的痛苦。

气海穴、关元穴、中极穴

当痛经发作比较剧烈,疼痛难忍时,应按压气海穴。气海穴在肚脐正下方1.5寸的地方,再下边是关元穴、中极穴。这三个穴位对于痛经都有抑制作用。

待疼痛感有所缓解后,可按如下方法进行腹部按揉。

自上腹部至下腹部,又从下腹部至上腹部来回抚摸。当将腹壁抚摸得有明显的松弛度时,转入对下腹部做倒三角形按摩:以手掌从右下腹开始—左下侧腹—下腹最下端中点—右侧腹。如此反复按摩。

在进行上述按摩的同时,或在此之后,可以拳或掌有节奏地敲击骶部,使震动力传至骨盆区内的脏器,以缓解疼痛。

当然,不止按摩气海、关元和中极穴有缓解痛经的作用,其他相关穴位也能达到同样的功效,具体如下:

1. 手部按摩疗法

头部顺时针按揉59次,卵巢相对按揉72次,子宫离心推按36次,腹腔神经丛离心刮64次,肝逆时针按揉49次,脾顺时针按揉64次,腰椎、骶椎、尾骨向心推按59次(加牵引)。在月经来潮前两天做效果最佳,平时注意腰、腹部不要受凉。

2. 足部按摩疗法

下腹部推按3分钟,子宫、卵巢各推按3分钟,脑垂体点按3分钟,骶椎、髋、尾骨、骨盆各推按1分钟,肝、脾各推按1分钟。

3. 耳压疗法

取子宫、肝、胆、肾、腹、内分泌、肾上腺、降压沟、耳迷根、皮质下,分别进行按摩。

4. 经穴疗法

三阴交、次髎、太冲、关元、内关、血海等穴，每穴指压3～5分钟，每天1次。

除了上面这些方法，痛经患者还要在平时注意保持情绪稳定，避免生气，注意保暖，不要穿衣太少，或者进食过多冷饮，尤其在经期前及经期更要注意。

女性经期发热，可向太溪、照海穴求救

女性在月经期间，会流失大量的血液，此时阴虚体质的女性还可能出现手心脚心发热的情况，并伴有心浮气躁、月经偏少等症状。阴在身体内就是血液，阴虚的人火旺，加上月经期间流失血液，阴虚就更厉害，体内的火就蹿得更高，于是就容易出现五心发热的情况。五心指的是两个手心，两个脚心，还有心口。《甲乙经》说"热病烦心"，就是指阴虚火旺引起的虚热。同时，阴虚则热盛，火热煎熬阴血，于是又有了月经偏少的状况。虚了就要补，既然是阴虚，那女性朋友们就要补阴，并且配合降虚火。

中医认为，补阴要选太溪穴，太溪穴是肾经的原穴，也就是肾脏的元气居住的地方。太溪穴的"太"是大的意思，也就是说它是肾经上最大的溪流，因此太溪穴是一个大补的穴，刺激它能很好地起到补阴的作用。那么太溪穴在哪里呢？在足内侧，内踝后方与脚跟骨筋腱之间有个凹陷处，这就是太溪穴。

降虚火要选照海穴，照海穴既是肾经的穴位，又是八脉的交会穴，上连脑下连肾。孙思邈在《千金方》中称照海穴为"漏阴"，就是说这个穴位出了问题，人的肾水就会减少，进而造成肾阴亏虚，引起虚火上升。所以按揉照海穴，可以引上蹿的虚火下行。照海穴的位置在内脚踝下的凹陷处。

找到了太溪穴和照海穴，女性朋友们就可以按揉这两个穴来处理经期发热。操作方法很简单，每天下午5～7点按揉左右两侧太溪穴和照海穴各3分钟，再用手指从太溪穴经照海穴推10次左右。值得一提的是，春秋季天气干燥的时候，按揉太溪穴可以时间长一点，既可补阴，又能防燥伤阴。夏季的时候可以短一点，因为湿气比较重，要防止女性体内阴气过重。

太溪穴、照海穴

经期腹泻，驱除脾虚是关键

经期腹泻多是由体内虚寒造成的。这在年轻女孩子的身上比较常见，因为处于这个年龄段的很多女孩子都常常节食减肥，常吃一些青菜水果之类的食物，而远离肉类和主食，时间长了就会使脾虚寒。当来月经的时候，气血就会充盈冲脉、任脉，脾气会变得更虚。因为脾是主运化水湿的，脾不能正常工作了，那么水湿也会消极待工，所以就会出现腹泻，如果波及皮肤就会出现脸部水肿。

从中医的角度来看，脾虚引起经期腹泻的原理主要有以下3种：

1. 脾气虚弱

脾司运化，脾气主升，脾能统血。当经行之时，则血注于冲脉，以为月经。如因脾气素虚者，经行时而脾气更弱，以致运化无权，清气下陷，导致水湿停滞于肠，而为经行泄泻。

2. 肝旺脾弱

肝主藏血，其性喜疏泄条达，如因肝气郁结，肝郁横逆，克制脾气，则运化乏力，而脾气益虚冰温下流，亦可引起经行泄泻。

3. 脾肾两虚

脾之运化有赖于肾阳的温运以助消化，肾阳不足，则导致脾阳不振，湿浊内聚，经行脾肾更亏，湿困脾阳而致经期泄泻。

可见，治疗经行泄泻，应以健脾止泻为主，调经为辅。脾虚为主的女性可服用健脾丸或参苓白术丸，还可用白扁豆60克，红枣60克，黑糯米适量，煮粥；肝郁型的女性可服用痛泻药方；肾虚的女性需服用四神丸，同时配以一些食疗的方子，在经前期食用，如可用淮山药50克，糯米适量，煮粥。

在调经方面，女人可通过灸脾俞穴来补脾气。脾俞穴位于人体的背部，在第十一胸椎棘突下，左右旁开两指宽处。每天坚持灸此穴就能缓解经期腹泻的症状。灸此穴最好在上午7~9点进行。

如果一个女性经期总是腹泻，则可能是患上了盆腔炎。从医学原理上来说，盆腔炎之所以会引起腹泻，是因为子宫位于直肠的前面，患盆腔炎时，子宫后位盆腔充血（经前充血比较重），变软，会更贴近直肠，压迫骶神经产生下坠感，子宫压挤直肠，刺激直肠黏膜收缩而引起排便。

如果女人在怀孕时患有盆腔炎，会使得盆腔与子宫充血更明显，炎症波及直肠，就会刺激直肠而发生腹泻。而这类腹泻比较难以确诊为盆腔炎，只能初步判断为反复的慢性腹泻。如果腹泻原因不明的话，就应该进行妇科检查，如果确诊患盆腔炎后就要积极地治疗，注意纠正子宫后位。

避免"祸不单行"，治疗经期便秘、烦躁有高招

月经期间，除了月经本身带来的关于周期、量等方面的问题以外，往往还会带来其他的问题，比如痛经就是最常见的问题之一。那么，还有什么常见的问题呢？应该怎么解决呢？下面是为女性朋友归纳的几点问题，一起来了解一下吧。

1. 经期鼻子出血

有的女性每逢月经来潮前后，或正值经期的几天中会伴有鼻出血，这是怎么回事呢？这种与月经来潮同时发生的鼻出血，医学上称为"代偿性月经"。这样的女性常伴有月经量少或闭经，时间长了，会引起月经周期紊乱，或贫血。

倒经产生的原因有两种：一是在鼻中隔前下方有一个血管丰富而脆弱的区域，该区域对雌激素较为敏感。月经期女性体内雌激素增多，受激素影响，这个区域

会出现鼻黏膜血管增生，肿胀充血症状，最后破裂流血；二是子宫内膜异位症的病灶在鼻黏膜处，这种情况比较少见。

当鼻出血较多时，应先止血，可让病人坐在椅子上，头向后仰，用冷水毛巾敷于前额和鼻梁骨上，也可用力压鼻唇沟的顶点位置，帮助止血。

要调理这个问题，关键在于平日患者要保持心情舒畅，避免精神刺激，忌食辛辣或者生冷食品，多吃些蔬菜水果，多喝水，避免用力捏鼻子。

2. 经期烦躁

有相当一部分女性，在月经前期和经期会出现不同程度的情绪不稳定，心情烦躁，学习和工作效率下降明显，也有的人会莫名其妙发脾气，有时甚至莫名其妙地想哭。这就是典型的经期烦躁。

其实月经期间情绪的烦躁有时是正常的，因为在月经期间，性激素的分泌发生了改变，从而使身体出现了这些变化。月经来前如果吃了过咸的食物，会使体内的盐分和水分潴留增多，很容易发生头痛、情绪激动等症状。另外月经前期最好不要减肥，因为刻意压抑食欲，也会容易造成情绪的低潮、焦虑等情绪。

月经流出去的有一部分是血，血液对人体来说有着重要的濡养作用，不仅仅是滋润，其中也含有营养作用。所以当人体失血以后，阴阳就不平衡了。血属阴，失血也就意味着身体会出现阴虚阳亢，所以容易出现情绪激动、烦躁、失眠等问题。

女性要是出现经期烦躁，可以尝试着放松心情，调理好自己的饮食和睡眠等。另外还要多喝开水，多吃蔬菜水果，饮食清淡。

3. 经期便秘

有的女性会在月经期间出现便秘，这种症状和烦躁产生的原因是一样的。体内阴血不足的话，肠道就会比较干燥，从而导致便秘的发生。

经期便秘应避免吃泻药，虽然泻药能解决一时的问题，但是很可能会损伤身体的阴液，而且还可能会伤阳气。最好的解决办法是按揉足三里、阴陵泉、三阴交、照海、厉兑、天枢、腹结等穴位。饮食宜清淡一些，不要吃太多辣椒、花椒、姜、茴香等辛辣刺激性食物，以免消耗更多阴液。要多喝水，多吃蔬菜水果等富含纤维素的食物，促进胃肠蠕动，有助于缓解便秘。

女性崩中和漏下，按摩来解决

"崩漏"是中医学的一个名词，虽然崩和漏的出血情况不同，但是在发病过程中两者常互相转化，如崩血量渐少，可能转化为漏，漏不断发展又可能变为崩，因此临床上多以崩漏并称。

西医中的功能性子宫出血、女性生殖器炎症、肿瘤等所出现的阴道出血，都属于崩漏的范畴。崩漏是女性月经病中较为严重而且复杂的一种病，常见的并发症有贫血、虚脱以及感染等。这个病多发生在青春期或者更年期的女性身上，中医认为多是由于血热、血瘀、气虚、阴虚等引起的冲任二脉受损，导致崩漏的发生。在治疗调理的时候，首先要做的就是止血，以防止晕厥虚脱。等到出血少或者血止住以后，再仔细研究病因，然后做进一步治疗。

对于由于气郁、寒凝、血热、血瘀等引起的崩漏，在治疗的时候可以选择足太阴脾经以及任脉穴为主，以行气活血、通经止痛为治疗大法，比如三阴交、中极、次髎、归来、地机、太冲等穴位都可以选择。按摩的方法也非常简单，只要用手指按压或者按揉这些穴位即可，每天早晚各按摩一次。如果腹胀比较明显的话，可以加上按摩天枢穴；胁痛明显的话，可以加上期门、阳陵泉、光明穴；胸闷者，可以加上内关；对于怕冷明显者，可以用艾条灸这些穴位。

次髎穴

对于阴虚、血虚、气虚等引起的崩漏，治法为调补气血，温养冲任。治疗取穴以足太阴、足阳明经穴为主。一般选取三阴交、足三里、气海、太溪、脾腧、胃腧、肝腧、肾腧等。对于头晕耳鸣者，可以加上悬钟穴。

月经提前有原因，血热气虚分型治疗

月经之所以被称为月经，就是因为每个月来一次，大部分女性的月经周期都在28天左右，不过一般认为21～35天都是正常的，周期处于这个时间段的就不用担心。但有的女性月经还没到21天就来潮了，这就是经期提前。如果超过35天还没来，就是月经错后。不管是提前还是错后，都是不正常的，需要进行调理。

月经能否正常来潮，与肝、脾、肾以及冲任二脉关系最为密切。而导致月经提前的原因，主要与以下两种因素关系最为密切：一为血热：素体阳气盛，或过量食用辛辣食物和补品，或情志抑郁，或久病失血较多的人，都容易血热。热盛使得血流速度加快，以致经期提前；二为气虚：饮食失节或劳累过度的人最易损伤脾气。中医讲脾主血，脾虚的时候，使得血液妄行，所以会月经提前来潮。对不同因素引起的月经提前，就要有针对性地进行治疗，方法如下：

1. 实热型

症状：月经提前，量多，颜色深红或紫红，质地黏稠；心胸烦闷，面红口干，尿黄便秘，舌红苔黄。

治法：清热凉血。

药膳：

（1）地黄粥：鲜生地洗净切片，煮浓汁滤出，粳米煮粥加蜜（或冰糖）适量，加入地黄汁100毫升，调匀。每日服2次，每次250毫升左右，经前连服4～6天。

（2）大蓟速溶饮：鲜大蓟250克，洗净切碎，加水适量，中火煮1小时，去渣，以文火浓缩。停火待温，加入白糖50克，搅拌均匀，冷却晾干。每次10克，沸水冲服，每日3次，经前服用。

2. 虚热型

症状：经期提前，量少，颜色红，质地黏稠；手足心热，两颧潮红，舌红少苔。

治法：养阴清热。

药膏：

（1）两地膏：取生地、地骨皮各30克，玄参、麦冬、白芍各15克，加水煎取浓汁300毫升。阿胶30克，加水60毫升烊化，兑入药汁内，再加白蜜40毫升，放文火上调匀。每次服20毫升，每日3次。

（2）冬地膏：天冬、麦冬、生地各250克，水煎去渣，加蜜适量收膏。每次服10毫升，每天3次，经前3～5天开始服用。

3. 肝郁化热型

症状：经期提前，经血量或多或少，颜色或红或紫，或夹有血块；乳房、胸胁、小腹胀痛，心烦易怒，口苦咽干，苔薄黄。

治法：疏肝清热。

药膳：

（1）取青皮6克，山楂肉15克，当归10克，白芍12克，加水适量，煎15分钟，温服。经前每天1剂，服3～5天。

（2）取当归10克，白芍15克，益母草30克，鸡蛋2枚，加水适量同煮，鸡蛋煮熟后去壳，再煮数分钟，吃蛋，喝汤。经前每天服1次，连服3～5天。

4. 气虚型

症状：经期提前，量多，色淡，质稀；心悸气短，精神疲倦，小腹坠胀感，舌淡苔薄。

治疗：补气摄血，健脾固冲。

药膳：党参20克，黄芪15克，大枣10枚，大米100克。先水煎党参、黄芪，慢火煮40分钟后，去药渣留汁，加入大米、大枣共煮成粥。每日1剂，分1~2次服食，7天为一疗程。

对于血热型患者，饮食宜清淡，可适当吃苦瓜、西瓜、黄瓜等，最好不吃辛辣刺激性食品、温燥性香料如胡椒、八角以及羊肉、狗肉等。肝郁化热型患者，还要特别注意保持平和的心态，尽量避免生气。

经期提前是月经不调中很常见的一种病，一般比较容易康复，女性朋友没必要为此烦恼。只要根据自己的情况，从上述调理方法中找到最适合自己的那一个，假以时日，一定会好起来。

月经推迟有虚实，按摩、耳疗来解决

月经推迟在中医学中被称为"月经后期"，或称"经迟""经行后期"等，是比较常见的月经失调之一,是指月经周期超过 35 天,有的时间可能还会更长,同时还可能伴有痛经、量少等其他问题,不过月经的经期时间一般比较正常。如果遇到平时月经规律,月经周期推迟 7 天以上,且有性生活者,应首先检查是否为怀孕。月经后期经行量少时,应该和妊娠出血相鉴别,尤其是宫外孕出血(未破裂期),及早做相关检查,以免出现意外情况。

下面几种情况,也不能算作是月经推迟,如月经周期仅延后三五天,而且没什么不舒服的感觉;偶尔一次月经后期,但是没有什么不舒服的感觉;青春期初潮之后半年内,月经推迟,但是也没有什么不适的感觉;更年期月经失调,不过也没什么不舒服的感觉。这些情况,都可认为是正常情况。

对于月经推迟,中医一般认为有实有虚。

对于实证,多是因为受凉或者是因为平时抑郁,造成气血运行不畅,冲任气血不通畅,使得血海不能如期满溢,所以导致月经推迟。受寒引起的月经推迟,多表现为月经推迟,经量少,而颜色暗,可能还夹有血块,小腹又冷又疼,热敷腹部后症状会减轻。气滞类型的,一般表现为量少色暗,小腹胀痛,胸胁及乳房也会有胀痛等。

对于虚证,多是由于身体虚弱,或者劳累过度,或者饮食不当损伤脾胃,造成体内气血不足,血海无法按时满溢,因此导致月经推迟。血虚的患者,一般会有经量少,颜色一般是淡红的,小腹隐隐疼,可能还会有头晕眼花、心悸、失眠、面色萎黄等。虚寒型的,则会有经量少,颜色淡,质地清稀,小腹也隐隐作痛,热敷能有所缓解,可能还伴有腰酸乏力,小便清长,大便稀等症状。

调理月经推迟可以选择按摩穴位的方法。受凉型月经推迟,取血海、三阴交、肾腧等穴位,如果有条件,可以选择艾灸的方法,效果更好。气滞型月经推迟,可以选择内关、阴陵泉、归来等穴位。血虚型月经推迟,选择血海、足三里、脾腧、胃腧等穴位比较好。虚寒型月经推迟,则应该选脾腧、肾腧、气海、关元等穴位。

月经推迟用王不留行子贴压耳穴也是不错的选择。这种方法很简便而且有效,更可以随手时时按摩,所以效果更好。一般在月经前 10～14 天,在耳朵上埋豆,取子宫、卵巢、内分泌区、内生殖区为主穴,在结合自身症状,选择配穴。比如说怕冷明显的,可以选脾、肾;肚子胀明显的,可以加腹胀区;平时情绪比较抑郁低落的,可以加肝;便秘的可以加上大肠等。

针对月经失调应以预防为主,首先,平时注意经期卫生,平衡饮食,不要贪食饮冷,也不要用冷水洗手、洗衣服、洗澡等,以免寒邪乘虚而入。其次,饮食要有节制,不可

归来穴

暴饮暴食，也不可过度节食，注意不要过度劳累，以免损伤脾胃。再者，情绪要保持稳定，心情舒畅，精神愉快也能减少本病的发生。最后再提醒女性朋友一点，如果您已经出现了月经后期，一定要及早调理，以免发展成为闭经。

月经先后无定期的治疗调理

月经失调除了月经提前、错后外，还有一种表现，那就是月经什么时候来潮根本没准，也可能提前，也可能错后，这就是医学上的"月经先后不定期"。

对于月经先后无定期，最常见的原因就是肝郁气滞。虽说肾为先天之本，但在中医中也有女性以肝为先天的说法。这是因为，肝主藏血，主疏泄，有着储存和调节血量的关系。肝就好像是一个大水库，当外面的水少的时候就开闸放水，如果外面水量充足，这里就蓄积水量，以备不时之需。按照五行理论，肝为肾之子，所以如果出现肝郁，肾必然也会受影响。冲任二脉对月经来说也是很重要的，冲脉附于肝，所以肝出现问题的时候，会发生一系列的变化，从而导致月经病的发生。

肝郁气滞型的月经先后不定期，往往表现为月经周期及经血量变化不定，月经颜色多较暗，质黏稠，夹有血块，伴有经前和经期痛经较明显。除此之外，还会有心情低落，胸胁及两乳胀痛，总是叹息，口苦，食欲下降等。肝郁气滞型月经先后不定期，可以按摩气海、间使、行间、肝俞、肾俞、关元、三阴交、血海等穴位。对于伴有胸胁乳房胀痛的患者，可以加膻中、支沟、阳陵泉，心情抑郁的加神门、太冲、少海，腰骶疼痛的加委中、次髎等穴位。每天按摩1次，每个穴位3～5分钟。按摩时以局部有酸麻胀痛的感觉为好。

月经先后不定期，除了肝郁气滞型之外，还有肾虚型，此类型患者常表现出头晕耳鸣、腰膝酸软等症状。在按摩的时候，可以选肝俞、肾俞、脾俞、气海、归来、三阴交等穴位，来达到补肾益肝调经的作用。

影响月经的因素有很多，比如说内分泌失调，妇科疾病，情绪波动，环境改变，药物影响，压力过大，过度劳累，营养过剩或营养不良等，都会影响到月经。长期月经不调的话，轻者会影响身体健康，严重的还会对生育造成影响，所以女性一定不要忽视。

第二节

关爱自己，孕育健康宝宝

想宝宝健康，五类准妈妈需"停工"

生一个健康的宝宝，几乎是每一个女人的愿望。然而，随着社会的不断发展，当今的女性已经加入到各行各业，其中有些工作环境存在很多有害物质或不利条件，影响了女性的生殖机能，从而影响胎儿的健康发育。

那么，从事这些职业的女性应在考虑受孕时暂时离开相应的工作岗位，尤其是以下五类工作岗位女性更要注意：

1. 接触电离辐射的岗位

研究表明，电离辐射可对胎儿产生严重损害，甚至会造成畸胎、先天愚型和死胎。所以，接触工业生产放射性物质，从事电离辐射研究、电视机生产以及医疗部门的放射线工作的女性朋友，均应暂时调离工作岗位。

2. 密切接触化学农药的岗位

农业生产离不开农药，很多研发工作也涉及农药。而许多研究已证实，农药可危害女性及胎儿健康，引起流产、早产、胎儿畸形、弱智。因此，从事相关工作的女性，应从准备受孕起就应远离农药。

3. 高温作业、振动作业和噪声过大的岗位

研究表明，工作环境温度过高，或振动剧烈，噪声过大，均对胎儿的生长发育造成不良影响。因此，从事这类工作的职业女性怀孕时也应暂时调离工作岗位。

4. 医务工作者

这类人员在传染病流行期间，经常与感染各种病毒的病人密切接触，此时病毒就会对胎儿的健康造成危害，如风疹病毒、流感病毒、巨细胞病毒等。因此，临床医务人员在计划受孕或早孕阶段若正值病毒性传染病流行期间，一定要注意加强自我保健，严防病毒危害。

5. 特殊岗位

经常接触铅、镉、汞等金属，会增加妊娠女性流产和死胎的可能性，其中甲基汞可致畸胎；铅可引起胎儿智力低下；二硫化碳、二甲苯、苯、汽油等有机物，可使孕妇流产率增高；氯乙烯可使女性所生的婴儿先天痴呆率增高。因此，从事这些工作的女性，应在孕前调换岗位。

在妊娠期，保证营养是第一位

怀孕，表明一个生命即将诞生，也代表着一个女人的真正成熟。一个将要做母亲的女人是美丽的，一个怀孕的女人，她脸上那种对新生命的惊喜与期待，以及随时流露出来的母爱足以为这个女人增添圣洁的光辉。现在很多女人既想生一个健康漂亮的宝宝，又想保持均称健美的身材，固而总是在吃与不吃之间犹豫徘徊。下面我们就给孕中的准妈妈们准备了一些贴心提醒，希望她们能够顺利地孕育宝宝，做健康美丽的准妈妈。

妊娠期，因为胎儿血液循环、胎儿器官和骨骼生长发育、胎盘生长及其正常功能等，母体对营养的需求量大大增加。所以，妊娠期间，饮食的质比量更为重要。另外，生产后很难恢复正常体形是大部分孕妇所顾忌的，因此既保证妊娠期的营养，又尽量不破坏美好的形体，是每一个孕妇所希望的。其实，只要了解妊娠期不同阶段身体对营养的需求，保证营养充足就可以了，饮食量可根据自己的食欲而定。

妊娠期，正是胎儿器官形成的阶段，此时孕妇一定不要偏食，应多吃些粗制的或未精加工的食品，不要吃有刺激性的东西和精制糖块。妊娠4～6个月期间是孕妇重点摄取营养阶段，胎儿此时生长迅速，需要大量营养，孕妇应适当提高饮食的质量，增加营养，但不要吃得太多。最后3个月接近分娩和哺乳的阶段，孕妇需要良好的营养，平衡饮食，注意减轻过重的体重有助于晚上的睡眠，为分娩和哺乳做好准备。此时应注意少吃不易消化的或可能引起便秘的食物。

具体来讲，孕妇应少吃的食品包括：油条、糖精、盐、酸性食物、咸鱼、黄芪等。孕妇应少吃的果品包括：山楂、桂圆等水果。孕妇应少喝的饮料包括：茶、咖啡、糯米甜酒、酒精型饮料、冷饮等。

妊娠期适当的体育活动能促进机体新陈代谢与血液循环，可增强心、肺功能，有助于消化，还能增进全身肌肉力量，减少分娩时的痛苦。所以女性在妊娠期不要一味地安胎静养，在妊娠早中期，身体尚灵活的时候，可以根据自己的身体素质和爱好，适当地参加一些体育活动。如打太极拳、散步、做简单的体操等。

妊娠一月，养好身体，顾好情志

《脉经》中强调女人怀胎十月期间，每个月都有一条经脉在养胎过程中起最重要的作用。在妊娠第一个月时，足厥阴肝经的作用最为明显和突出。事实上，孕妇喜欢吃酸性食物，就与肝经有着密切的关系。肝主藏血，女性刚怀孕的时候，特别需要用血来滋养孩子，所以此时肝阴就会略有不足。五脏与五味相对应，肝在五味里对应的就是酸，所以就有了一些女性怀孕后偏爱酸食的情况。

对妊娠一个月的女性来说，饮食上要"精熟酸美"。"精熟酸美"的意思首先是食物要做得很精致，色香味俱全，好引起孕妇的食欲，同时要易于消化吸收，不要人为地造成脾胃的负担；其次不要吃生冷的食物，比如日本料理、绿豆等寒性比较大的食物；再有就是"酸美"了，既然妊娠一月为肝经所养，那孕妇就多吃些酸味的美食，养好肝经，以便给肚子里的胚芽提供更多的血来滋养其茁壮成长。

现在西医比较强调女性怀孕初期补充叶酸（一种B族维生素），认为叶酸缺乏会导致胎儿神经管畸形。其实叶酸在绿叶蔬菜、水果中储量很丰富，比如油菜、甘蓝、小白菜、豆类、香蕉、草莓、橙子等都是叶酸的优质来源，在动物的肝脏中也有大量叶酸，每天适量食用，再配合着吃些谷物，就是很好的养肝血的方法了。

大麦是怀孕第一个月的孕妇最应该吃的食物。因为大麦具有很强的生发之力，而胚芽的成长也属于生发阶段，所以此时吃大麦十分有益于胎儿的发育。孕妇可以根据自己的喜好，选择各种面食来吃，既满足了食欲，还能促进胎儿的发育，两全其美。

此时的孕妇尽量不要吃偏腥味的食物，比如鱼类、海鲜等。腥味对应的是肾。腥味对胚胎的发育不好。胎儿生长在母体的下焦之中，此处血腥气较多，再吃腥，会加大对胚芽的刺激，影响其正常发育。

妊娠一月，孕妇在日常生活中要注意以下两点：

（1）在怀孕的第一个月，孕妇不可以太用力，太过用力容易导致流产。

（2）一定平心静气。因为心情不静就调气血上头，下焦的气血就会不足，这样就会影响胎儿的生长，所以孕妇此阶段一定要控制自己的情绪，放松心情，保证好睡眠等。

妊娠二月，打造孩子的"面子工程"

"妊娠二月，名始膏"，意思是怀孕第二个月时，妈妈肚子里的小生命就像膏脂一样精美。这个时期，足少阳胆经的作用最为明显。

胆经主人体之精的生发。《黄帝内经》讲"凡十一脏取决于胆"，此阶段是血脉生发而生成胎儿重要苗窍的时机，此时要想让胎儿能够很好地生发，最重要的原则就是为胎儿创造一个安静的生长环境。同时，饮食上仍然是避免吃一些腥臊味食物，比如卤煮。

女人怀孕第二个月最重要的是要打造孩子的"面子工程"。道教医学认为，受精卵在母体里受到血腥气的熏染，最先生出的器官是鼻子。所以中国人称祖先或创始人为鼻祖。鼻子主嗅，在五官的正中，任督二脉又恰恰在鼻下方的人中交接，后天以土主之，土者万物之母，位居中，其他各器官相继始生。鼻子是肺的窍，肺金生肾水，肾的窍就是两耳。耳朵就像两个定盘星一样，在两边保持平衡稳定，主听。肾水中有真阳，真阳在脸上表现为额颅，因此额颅不怕冷。眉秉清阳之气，为五官最高者，形如半环，呈穹隆之变而无穷，故为乾天之象，清轻而上浮，象天之变化无穷，故喜怒哀乐藏于眉。眉和眼的关系最密切，所以有个词叫"眉目传情"。

道教医学认为所有这些的生成需要一百天左右。用月来表示，差不多为3个月，所以怀孕的头3个月特别重要。脸上的一切问题都是孕期的头100天造成的。比如，有的孩子生出来就是兔唇，这就很有可能是母亲在怀孕的头3个月内，情绪上曾受到过强烈刺激。

由上可知，怀孕前3个月是孩子五官的主要生成阶段，五官为人体最"清灵"的器官，所以它们对食物的味道也很挑剔。此阶段，孕妇最好少吃肉，多吃素。

此外，在五官的形成时期，五脏六腑的构造也基本建立起来了，只不过一切都还很脆弱而已。然而，这也使得这一时期成了流产和畸形的高发期，准父母一定要谨慎，别让孕妇沾烟酒，准爸爸最好将有辐射的电器搬离孕妇周围，以免其受影响，使得胎儿出现什么意外。

妊娠三月，呵护胚胎发育

前面我们提到过，如果胚胎发育不好，怀孕到第三个月时很容易导致流产。如今，这一问题显得越来越严重，主要有以下几点原因：

（1）现代社会各式各样的污染愈发严重，吃的用的都常出现问题，受精卵由胚转胎的时候如果受到污染，就有可能导致流产。

（2）孕妇的气血不足也会保不住胎儿，再加上年轻的孕妇由于缺乏经验，在日常生活中不注意一些细节问题，比如不按时休息、不好好吃饭、过度劳累等都有可能导致流产。

（3）孕妇受到化学药品侵害也会导致流产。

（4）如果孕妇有过人工流产史，甚至多次流产过，也会导致无法固摄胎儿而流产。

（5）准爸爸的精子质量本身就有问题，也会导致孕妇流产。

此外，怀孕第三个月，正是胎宝宝全身器官和骨骼的发育时期，因而对钙的需求特别强烈。吸收钙质除了通过日常饮食和少量的药物补充外，晒太阳也是一个很好的方式。准妈妈多晒太阳，不仅能够有效吸收维生素D，以利于体内钙质的合成吸收，而且阳光中的红外线还可透过皮肤到皮下组织，起到加温的作用，从而使血管扩张，促进血液循环和全身的新陈代谢。

怀孕第12周

晒太阳除了有利体内所需营养元素吸收之外，还能够有效防止准妈妈产生情绪波动，帮助准妈妈保持稳定良好的心情。怀孕时由于体内激素失调，加上这一时期仍然有妊娠反应，会给准妈妈的身体和心情都造成诸多不适，准妈妈很容易出现情绪波动和情感障碍，而若长期处于这种波动的情绪状态下，一是不利于胎宝宝的健康发育，二也可能使准妈妈患上妊娠抑郁症或妊娠期其他心理问题。而多晒太阳由于能够改善准妈妈的新陈代谢，能有效减轻准妈妈身体上的不适，进而能帮助准妈妈主动调节自己的情绪，保持良好的身心状态。可以说，常晒太阳是防治准妈妈妊娠抑郁症等心理疾病的一个有效办法。

但是怀孕第三个月，准妈妈的身体上开始慢慢长出难看的妊娠斑，于是随之就会担心多晒太阳会使体内黑色素沉积，从而生出更多的妊娠斑，影响形象。虽然阳光中的紫外线的确有可能使皮肤上的黑色素沉着，但只要控制好晒太阳的时间、做好防晒措施，这种影响还是很微弱的。准妈妈可以挑选阳光最好的午后，一次晒太阳的时间不超过15分钟，也可以涂一些适合孕妇用的防晒霜、隔离霜，减少紫外线对皮肤的伤害。

妊娠四月，静形体、和心志、节饮食

孕妇怀孕四个月的时候，胎儿的血脉贯通了。在中医看来，此时对于母体，是手少阳三焦经在滋养胎儿。这时胎儿的五脏六腑都开始初具规模，为了养胎，孕妇一定要静形体、和心志、节饮食。

妊娠4个月的母亲在行动方面还是要很小心，同时要保持心情的愉悦，这样才能保证三焦经的通畅。此时，孕妇在饮食方面应注意3点：

（1）多吃水稻和粳米。与面的湿热的特性相比，水稻偏凉性。因为胎儿在母腹中是个阳物，属热性，如果热上加热就不好，但也不要因此去喝冰水，吃些当令的水果就好，比如柠檬汁、山楂汁、土豆泥等，还可以止呕。所谓粳米，就是陈粮。陈粮的特性为生发之力不强，这时一切以舒缓生发为宜。

（2）多吃一些容易消化吸收的食物。比如，多喝点羹汤、菜粥等。

（3）这个时期孕妇可以吃些适量的肉类，比如可适量吃鱼，海鱼污染小，尽量吃海鱼。

妊娠五、六月，孕妇应该适当运动

怀孕五个月时，胎儿赖以生长的胎盘已经形成，羊水的体积也在不断地增大。此时的孕妇要注意以下几点：

（1）在生活起居上要早卧晚起。因为只有睡眠最养气血和恢复体力，妈妈气血足，宝宝才能更多地吸取营养。而且要规避寒凉，尤其不要做艾灸。因为胎儿是一团阳气，在母亲肚子里相当于一个火盆，这个时候再做艾灸的话，就是火上加火。而且孕妇还比较忌讳闻艾草的味道，因为艾草的味道太通窜了，对保胎不利。

（2）这时孕妇的妊娠反应基本结束，饮食上，孕妇食欲大增，但也不要吃得过饱，也不要怕胖而少食。这时可以多吃一些牛羊肉和面食，以帮助五脏来养气，补精血，血足则濡养筋脉。

孕妇怀孕六个月时，胎儿开始长筋，此时胎儿最需要养的是力气和背脊，而这些主要依靠的就是足阳明胃经。胃，生气生血，就是说气血都从胃来，血足则能濡润筋骨。

筋连缀着四肢百骸，它的特点是柔韧。自古中国就有句俗语：筋长一寸，寿延十年。可见筋与人寿命的关系。

为了孩子的筋长得柔韧强壮，孕妇要适当运动，要从头五个月安安静静地养胎阶段，过渡到进行适量活动的阶段。比如，此时孕妇可以出去逛公园、郊游，多呼吸些新鲜空气，这样对胎儿筋的发育会很有好处。

妊娠七、八月，感受生命律动

中医认为，妊娠第七个月时连缀四肢百骸的筋已经生成，所以从这个月开始，胎儿在母体当中表现得比较活跃，在动作上开始伸屈手臂与腿，也就是俗称的胎动。

胎动对于母亲来说，是件特别欣喜的事情，终于可以切切实实地感受到宝宝在肚子里的活动了，他的每一次踢腿伸脚，都是那么的真切和有趣。很多母亲都是在这个时候，才明白了生命的伟大和神奇，也体味到一种前所未有的幸福。此时，准妈妈不要大声说话、不要号啕大哭，少洗浴，不要吃寒凉的食物，因为这些都会伤肺。而伤了母亲的肺经，就等于伤害了孩子的肺气和皮毛。所以即使是在炎炎夏日，孕妇体热难耐，也不要喝冷饮、吹空调，可以多喝白开水，扇扇扇子。

此外，妊娠八月也是养胎儿皮肤的，此时主要靠手阳明大肠经来养。这个时候，胎儿皮肤的柔韧度都已经长成，而且非常光滑，身体开始变得肉乎乎的。在饮食上，孕妇要注意不吃味道特别腥膻的东西，因为对孩子官窍的发育不好。在饮食上要少摄入高盐高热的食品，多吃谷物和富含纤维素的蔬菜，比如芹菜等。

怀孕第 40 周

在此期间，胎儿发育的很快，也就会掠夺母亲不少气血，这就很容易使得准妈妈出现腰酸背痛、气虚贫血、代谢变慢、水肿便秘等现象，不过无须担心，这些在孩子出生后都会痊愈的，只要在怀孕期间适当调理，避免出现危险即可。

妊娠期的天然消肿药——陷谷穴

有些孕妇，在妊娠中、晚期会出现下肢水肿。轻者限于小腿，先是脚踝部，后来慢慢向上蔓延，严重的可引起大腿、腹壁或全身水肿。

这种妊娠水肿，多被认为是凹陷性水肿，紧张性水肿甚为少见。按体表能否觉察，又分为显性水肿和隐性水肿。按水肿部位及其程度可分为四级：足部及小腿有明显的凹陷性水肿，经休息不退者为一级；水肿累及大腿、皮肤肿如橘皮样为二级；水肿涉及腹部及外阴，皮肤肿得发亮为三级；全身水肿，有时伴有腹水者为四级。

中医里称妊娠水肿为"子肿""子胀"。之所以出现这种情况，完全是由于怀孕后盆腔血液回流到下腔静脉的血量增加，而增大的子宫又压迫了下腔静脉，使下身和下肢的血液回流受阻，因而下肢静脉压力升高，以致小腿水肿。所以，要想消除水肿就要使血液流通顺畅，而要使血液上下顺畅就要按揉陷谷穴。

陷谷穴在脚背上第二、三趾骨结合部前方的凹陷处，按压此处可以消除脸部水肿、脚背肿痛。如属全身性水肿，那就应尽快找医生查明原因。在积极进行治疗的同时，也可以用其他方法进行辅助治疗，比如以中等力度手法，做全身按摩，以促进全身血液循环。或是对腰背部进行热敷。

施行以上方法后，就可以促进肾脏血流量的增加，从而起到利尿消肿的效果。

孕妈妈常按三穴，轻松摆脱呕吐之苦

女人怀孕后发生恶心、呕吐等现象称为"妊娠呕吐"或"妊娠反应"。多数妇女怀孕6周以上都会出现这种现象，多在早晨起床后数小时内发生，可以全天发生。症状轻者仅会食欲下降，晨间恶心或偶有呕吐。少数人症状明显，吃什么吐什么，不吃也吐，甚至吐出胆汁，出现脱水或酸中毒。此外，有些孕妇还有饮食习惯的改变，如喜欢吃酸性食物，厌油食，嗅觉特别灵敏，嗅到厌恶的气味后即引起呕吐。

那么，要想不呕吐，吃得香，睡得好，最好健脾胃，把胃气拉下来。而足三里是胃的下合穴，跟胃气是直接相通的，按揉这里可以将胃气往下导。所以，平时可用手指按揉足三里来缓解呕吐的症状。内关是手厥阴心包经的络穴，按揉它能使身体上下通畅。内关穴位于前臂内侧正中，腕横线上方两横指、两筋之间。公孙穴是足太阴脾经的络穴，位于脚内缘，第一跖骨基底的前下方，顺着大脚趾根向上捋，凹进去的地方就是。按揉此穴能调理脾胃，疏通肠道，肠道通畅了，胃气也就跟着往下走了。同时，跟它相通的冲脉正是妊娠呕吐的关键所在。因此，健脾胃最好的办法就是按揉足三里穴、内关穴和公孙穴。

想顺利生产，孕期宜忌需注意

对于任何一个家庭来说，孕妇可谓是绝对的重点保护对象。然而，就算是全家齐心协力，有些宜忌还是容易被忽视。

1. 睡姿

对于一些平时体质尚好但血压有点偏低的女性来说，因为没有重视自己偏低的血压，往往容易在怀胎7个月时患一种"怪病"，一到睡觉病就发作：如果仰卧位，不一会儿就出现头晕、恶心、呕吐、胸闷、面色苍白、出冷汗、脉搏加快、心悸不安，大有虚脱之势，这便是"仰卧位低血压综合征"。

由此可见，女人在怀孕时的睡觉姿势是马虎不得的。妊娠早期，躺在床上采取什么卧位都可以，只要觉得舒服就行。但妊娠12周以后，必须采用侧卧位，尤以左侧卧位为好。此外，怀孕30周后，部分正常女性下肢更易出现水肿，严重者并发高血压综合征或低血压综合征，造成水肿延及腹壁，甚至全身。这类孕妇，尤其是患高血压综合征者，妊娠晚期必须侧卧。

2. 起居劳逸

许多女性在怀孕后就成了家里的重点保护对象，过上了"衣来伸手，饭来张口"的生活，还会有各种补品吃，这往往使孕妇过于胖，难产的概率也大大升高。明代《万氏女科》中有言："太逸则气滞，太劳则气衰。若劳逸失宜，举止无常，攀高负重，其胎必坠，甚而导致难产。"即受胎之后，适当活动，使气流通，百脉和畅，自无难产；若好逸恶劳，好静恶动，贪卧养娇，使气停血滞，临产多难。通常，孕妇在妊娠5个月以前宜稍逸，5个月以后宜小劳。

现代医学研究还发现，孕妇在怀孕中后期运动，新生儿心脏比一般新生儿心脏大，这样的婴儿心肌收缩力强，血液供应充足，有利于婴儿各器官和组织的发育。同时，孕妇适当运动还可以加强婴儿的脂肪代谢，预防胎儿出生后的"肥胖"现象。所以，怀孕后也要坚持适当的户外运动，经常呼吸新鲜空气，并获得充足阳光。但是，不能运动量过大，尤其不能参加球类活动以及跑、跳运动。

妈妈要学会正确分娩

分娩对女性来说，是人生一件大事，因为它不仅关系到女性自身的健康，也影响着胎儿的健康。所以，如果你希望自己的孩子健康，就一定要学会正确地分娩。

一般来说，分娩分为三个连续的产程：

第一产程是从有规律的子宫收缩开始，至宫颈口完全扩张达10厘米，能使胎头娩出为止。这一过程对于初产妇来说需要4～24小时。在此期间，孕妈妈要做到以下几点来配合医生：

（1）尽量保持镇静乐观的情绪。
（2）按时进食，补充足够的营养。
（3）按时排尿，每2～4小时一次，排空膀胱，以免阻碍胎头下降。
（4）如果胎膜未破，经医生同意，可在待产室内行走活动。
（5）宫缩时也可做一些辅助的减痛动作。

第二产程是从宫颈口完全扩张到胎儿娩出为止，这个过程一般需半个小时到两个小时的时间。孕妈妈需要做的是：

1. 调整呼吸

第二产程的呼吸特点为屏气呼吸。未宫缩前吸气，宫缩高峰时屏气用力，切莫呼喊。宫缩过后要给自己打气，以迎接下一次宫缩。呼吸的频率不宜过快，以 10～15 次/分钟为宜。快而深的呼吸易出现过度通气状态，使血中二氧化碳急剧排出，从而引起脑血管挛缩、脑缺血，导致头晕，甚至四肢末端麻木。

2. 学会分娩呼吸法

分娩呼吸法是临产及分娩过程中所采用的呼吸法，练习分娩呼吸法可以缓解分娩疼痛，增加血液中的氧气，产妇和胎儿都会感到舒服。将注意力都集中到呼吸上，可以避免腹部或其他肌肉白费力气，且有助于宫颈口扩张。

在产程中的不同阶段，分娩呼吸法的要点如下表：

产程中的不同阶段，分娩呼吸法的要点表

阶段	分娩呼吸法的要点
第一产程	（1）宫缩来临时，先深呼吸1次 （2）用鼻子吸气，以嘴巴缓缓吐出 （3）宫缩终了时，深呼吸1次，务必放松全身 （4）尽量以平常心态度过这一时期，将体力留着以后用
第二产程	（1）宫缩来临时深呼吸 （2）不要吸气太多或吐气太多，吸气与呼气的呼吸量相等 （3）轻吐时1次、2次或3次均可，选择最容易做到的方式深吐气，就像要吹熄蜡烛一样，将气完全吐出来 （4）注视一个点，仔细听自己的呼吸声。集中注意力，让呼吸有节奏感，与子宫收缩节奏相配合 （5）在宫缩间歇期，一定要全身放松休息
第三产程	（1）首先做2次深呼吸，第3次时屏住气，向肛门方向用力，像解干大便一样，用力时间愈长愈好 （2）很难过时，中途可以休息一下，一次宫缩应用力2～3次 （3）收缩终了时，深呼吸1次

3. 正确用力

正确地用力以增加腹压对分娩至关重要，即要在宫缩时用力。有时会阴部撕裂的疼痛会影响你用力，这时你要放松，接生人员已做好接生准备，会尽量保护会阴，帮助你的宝宝顺利娩出。

第三产程是从胎儿娩出后到胎盘娩出为止。初产妇需10分钟到一个半小时。胎儿娩出后，仍会有宫缩促使胎盘娩出，只是这时的宫缩相对来说是无疼痛的。随后，医生会替你收拾整洁，如外阴有裂口，则会做局部的缝合。

了解了分娩的流程，我们还要了解一下产妇分娩前，家人在饮食上需要做的一些准备，这样会给产妇分娩时以至月子里带来很多益处。

子宫收缩的宫内监测

如果出现并发症,宫内监测通常在产程中用来评价子宫的收缩和胎儿的健康。在宫内监测时,一个电极通过阴道被插入,紧接着胎儿的头皮来测量胎儿的心率。通常,一个长的薄的导管(一个敏感的压力导管)通过阴道被插入到宫腔内来测量实际的收缩强度、持续时间、频率。

会阴切开术

在会阴正中切开术中,切口通常是从阴道直向肛门。而会阴中侧切开术的切口是在侧边,与肛门有一个角度。中线的切口是最常见类型的会阴切口,因为它与中线外侧的切口相比,损伤的组织少且引起的不适也较少。如果小孩很大或如果产钳被用来辅助分娩的话,中线外侧的会阴切口可能是很必要的。

1. 莲藕干贝排骨汤

做法:干贝于前一天晚上用10倍的水浸泡至第2天,浸泡的水留着备用;莲藕不削皮也不切片,留下两头的节,以整节的方式下锅;排骨氽烫过后,将所有食材放进锅里,加进6倍的水(含浸泡干贝的水)及少许盐,开大火煮滚后,改用小火炖两个小时即可食用。

此汤可以帮助孕妇改善体质,增进产力。孕妇体重每千克需要10克莲藕,即一个体重50千克的孕妇,需要取500克莲藕,依此类推。莲藕最好选大一点的,排骨重量与莲藕相同,干贝取莲藕的1/10,一般以7颗为平均分量。最好用土锅或陶锅来炖煮,吃时注意把莲藕、干贝、排骨以及汤全部吃掉。

2. 鱼头汤

做法:五花肉、香菇切丝,鱼头用油煎到半熟;锅里放少许油加热后,放进五花肉、香菇丝、姜丝爆香;再放入大白菜、豆腐、鱼头及水,蒸煮2小时后放进少量盐即成。

这道汤很香,完全不必加味精。如果要吃饱,亦可加入粉丝或面条,最好用土锅或陶锅来炖煮。鱼头里钙质含量非常丰富,如果和大骨汤、鸡骨汤轮流食用,可以更好地帮助孕妇增加体力。

3. 红枣羊肉汤

做法:优质羊肉350克,红枣100克,红糖100克,15~20克黄芪,15~20克当归,加1000毫升水一起煮,在煮成500毫升后,倒出汤汁,分成2碗,加入红糖。

在临产前3天开始早晚服用。这个方法能够增加孕妇的体力,有利于顺利分娩。

同时还有安神、快速消除疲劳的作用。对于防止产后恶露不尽也有一定作用。

4. 养肝汤

做法：取红枣 7 枚洗净，在每枚红枣上用小刀划出 7 条直纹，帮助养分溢出，然后用热开水 280 毫升浸泡 8 个小时以上，接着再加盖隔水蒸 1 个小时即成。

喝了养肝汤，生出来的宝宝皮肤都很好，准妈妈们不妨一试，特别是对剖宫产者。因为养肝汤既可帮助产妇排解麻醉药的毒性，还可减轻刀口疼痛。

不论是自然生产，还是剖宫产，需在产前 10 天开始喝，每天喝 280 毫升，冷热皆可，一日分 2～3 次喝完。产后仍需持续喝两个星期，不过要把滚水换成煮过、酒精完全蒸发的米酒水。养肝汤虽好，但不能太早喝，以免上火。同样，红枣数量也不能多，7 枚刚刚好，吃多了也会上火。

针刺乳根穴，让你产后乳汁充盈

新妈妈都希望能给孩子最天然、最安全、最营养的食品，母乳自然是最好的选择，但也有不少新妈妈会因为奶水少而烦心，该怎么办呢？

产后缺乳是指产妇分娩 3 天后，乳汁稀少或全无分泌。主要是由于母体体质虚弱、乳腺发育不良，或产妇厌食、挑食以及营养物质摄入不足，使乳汁分泌减少，或产妇过度恐惧、忧虑，通过神经系统影响垂体功能。气血虚弱者，可伴乳房松软、胃纳不馨、神疲乏力、头晕心悸等；肝郁气滞者，可伴乳房胀痛、胁胀胸闷、烦躁易怒等。

乳根穴

可见，女人要想解决产后缺乳的问题，就要注意疏肝理气，这时可针刺乳根穴。

乳根穴属足阳明胃经，位于乳下 1.6 寸，即第五肋间隙乳头直下。该穴名意指本穴为乳房发育充实的根本，因此此穴是治疗缺乳的要穴。针刺该穴可通经活络，行气解郁，疏通局部气血，促进乳汁分泌。不过，为安全起见，实施针刺疗法时一定要借助医师的帮助才行。

具体操作方法：患者端坐，全身放松，医者用左手捏住患者右（或左）侧乳头，把乳房轻轻提起，取乳根穴。消毒后用 2.5 寸毫针，沿皮下徐徐向乳房中央进针 1 寸，用导气手法行针 1 分钟；使针感向四周放射后，退针至皮下，再将针尖向乳房内侧徐徐进针 1 寸，行针 1 分钟；再进 1 寸，行针 1 分钟，针感直达膻中穴，此时出现全乳房沉胀、满溢感，即可退针。用上法治疗 1 次后，乳汁分泌即可大增，2 次后即可不添加牛奶哺乳，3 次后，乳汁够吃有余。

为了有效预防产后缺乳，女人还应注意以下几点：

1. 要尽早喂奶，也要勤于喂奶，让宝宝多吸吮乳头

建议新妈妈们，不要因为刚开始没有乳汁就不让孩子吸吮奶头，应该让他多多接触乳头，渐渐地宝宝就会学着靠自己的力量去吸吮。妈妈的奶水越少，越要增加宝宝吮吸的次数。由于宝宝吮吸的力量较大，正好可借助宝宝的嘴巴来按摩乳晕。

2. 要均衡饮食，补充水分，不要急于减肥

妈妈们要注意营养的摄取，做到均衡饮食，糖类、脂肪、蛋白质、维生素、矿物质等5大营养元素都应摄入。哺乳妈妈要特别注意钙质与铁质的吸收，这方面可从奶类或豆制品中摄取。民间食疗，如猪蹄、鲫鱼汤等，也都是下奶的不错食谱。产妇除了要饮食均衡以外，还要注意补充水分，多喝鲜鱼汤、鸡汤、鲜奶及开水等汤汁饮品，还可减轻口渴的症状。但是，水分补充适度即可，这样乳汁的供给才会既充足又富营养。还有就是新妈妈不要着急减肥，其实喂奶已经消耗了很多热量，只要妈妈们饮食不过量，再配合着做一些产后运动，就能避免脂肪的囤积。

3. 足够的休息、愉快的心情对于奶水充足也用着很重要的作用

有些妈妈会因产后激素的大量改变而引起产后忧郁症，如果再加上母乳喂养的疲倦及压力，很可能会使奶水量减少。因此新妈妈要多休息，保持心情愉快，才能产出更多的奶水，宝宝才能吃得饱。许多新妈妈不相信只靠自己的乳汁就能喂饱宝宝。其实，不论女性乳房的形状、大小如何，都能制造出足够的奶水，所以新妈妈一定要树立信心，坚持到底。

4. 坚持自我按摩乳房

用干净的毛巾蘸些温开水，由乳头中心往乳晕方向成环形擦拭，两侧轮流热敷，每侧各15分钟，同时配合下列按摩方式：

（1）环形按摩：双手置于乳房的上、下方，以环形方向按摩整个乳房；

（2）螺旋形按摩：一手托住乳房，另一手食指和中指以螺旋形向乳头方向按摩；

（3）指压式按摩：双手张开置于乳房两侧，由乳房向乳头挤压。

仙人掌、蒲公英，缓解乳腺炎

有的新妈妈在生完宝宝的两天后，可能乳房就会发红发胀，出奶量很少，有时候就算请了催乳师按摩，效果也并不明显。这种情况在很多新妈妈尤其是第一次生育的女性身上很常见，医学上将这种症状称为急性乳腺炎。

产后1~4周是急性乳腺炎的多发期，由于乳汁排通不畅瘀在乳房内，新妈妈会出现乳房疼痛、发烧等症状。中医认为乳腺炎大多是肝郁胃热引起的，很多新妈妈在生了小宝宝后，进行大补急切地想出乳汁，但是这反而会导致胃中积热，乳汁分泌不出。乳汁分泌不畅通，乳房随之就会出现局部的肿胀和疼痛，用手摸还能摸到硬块，还有可能出现发热、头痛等症。

除了乳汁的瘀积外，细菌感染也会引起乳腺炎。如果哺乳期护理不当，细菌就会从乳头的皲裂处或者破口处侵入引起感染，乳房也会因此而变形，影响母乳的喂养。

生活中常见的一些药草对于新妈妈的乳腺炎有不错的调理作用，仙人掌和蒲公

英就是不错的选择。仙人掌在我国作为药用首载于清代赵学敏所著的《本草纲目拾遗》。书中认为，仙人掌性寒味淡，具有行气活血，清热解毒，消肿止痛的功能。《陆川本草》载仙人掌具有"消炎解毒，排脓生肌，主治疮痈疔肿"的功效。用仙人掌外敷，能够消炎止痛，疏通瘀滞的经络，令乳汁畅通，消除肿块。下面介绍3种仙人掌调治急性乳腺炎的常用方：

（1）仙人掌2块，去刺后捣烂，加入50毫升的95%的酒精调匀后，外敷于乳房的结块处，每天敷2次。

（2）仙人掌适量，先用钳子拔去仙人掌的尖刺，捣碎后均匀的外敷于患侧乳房，然后用干净的塑料薄膜做垫衬后通过胸罩固定，穿好内衣正常工作或休息。一次外敷24小时，7天为1个疗程。

（3）新鲜仙人掌100～150克，去刺后捣成泥，加入明矾30克，与适量鸡蛋清调匀，抹于患处，外面可以用清洁的纱布覆盖固定，每天2次，直到乳房肿块消失，乳腺管通畅，无局部疼痛为止。

另外，也可以用蒲公英调治乳腺炎。根据《本草纲目》的记载，蒲公英性味甘平微苦，有清热解毒、消肿散结及催乳作用，对治疗新妈妈出现的乳腺炎效果很明显。不管是煎汁口服，还是捣成泥外敷，都有不错的效果。

新妈妈在采用仙人掌和蒲公英治疗的同时，还可以用艾灸的方法辅助治疗。方法是，用两根葱白捣烂后敷在患处，然后点燃艾条开始悬灸，每次灸上15分钟，每天灸2次，连续灸3天也能起到一定的作用。

做漂亮妈妈，赶走讨厌的妊娠纹

怀胎十月，女人享受着准妈妈的快乐，也承受了更多常人难以想象的痛苦。宝宝降生以后，许多妈妈在喜悦中发现肚子、大腿等处出现了难看的粉紫色条状纹路，然后渐渐变白，十分影响美观，这就是妊娠纹。

人体的腹部从外到内有许多层，它们是皮肤、皮肤弹性纤维和腹部肌肉组织等。当女性怀孕超过3个月时，腹部开始膨隆，皮肤弹性纤维与腹部肌肉都开始伸长。当超过一定限度时，皮肤弹性纤维发生断裂，腹直肌腱也发生了不同程度的分离。腹部的皮肤就会出现粉红色或紫红色的不规则纵形裂纹。产后，虽然断裂的弹性纤维逐渐得以修复，但难以恢复到以前的状态，而原先皮肤上的裂纹便渐渐退色，最后变成银白色，就留下了难看的妊娠纹。

根据统计，约70%～90%的孕妇在首次怀孕时会出现妊娠纹，而妊娠纹一旦出现就很难消除，要经过很长的时间才会淡化，所以预防妊娠纹，就显得极为重要。

准妈妈们在孕前就要注意锻炼身体，经常做按摩，坚持冷水擦浴，增强皮肤的弹性。同时也要注意营养，多吃富含蛋白质、维生素的食物，增加皮肤的弹性。

怀孕期间，准妈妈们要适当控制体重，在保证均衡、营养膳食的基础上，应避免过多摄入碳水化合物和过剩的热量，以免体重增长过多。怀孕期间每个月的体重增加不宜超过2千克，整个怀孕过程中体重的增长应控制在11～14千克。

孕妇可在怀孕初期选择适合体质的乳液、按摩霜,在身体较易出现妊娠纹的部位,如肚子、大腿等处勤加按摩擦拭,以增加皮肤、肌肉的弹性以及血流的顺畅。不过需要注意的是,千万不可采用按压的按摩方式,而是动作轻柔,以打圈的方式进行。所选用的乳液不要含有过多的化学制剂,一般的儿童霜就可以了。

产妇在分娩6个月之后,就可实施塑身计划了。洗澡时用毛巾对腹部、腿部进行揉洗,再将温热的牛奶涂在肚皮上,用双手从里向外揉。最后再涂上纤体紧致霜,能收紧皮肤,并促进皮肤新陈代谢。此时应多吃富含维生素C的食物,如柑橘、草莓等。

准妈妈为了孩子的出生已经付出了很多,千万不要再让妊娠纹夺走自己的美丽。所以从孕前开始,就要防微杜渐,让妊娠纹没有可乘之机,从而做一个漂亮妈妈。

产后总动员,恢复完美体形

生孩子、做妈妈是女人的宿命,但生完孩子后能否恢复少女时的体形是每个女人都关注的。生完孩子后,女性皮肤很容易变得松弛,尤其是乳房,由于肚子无情地拉扯,乳房向下向外分开,真是很难看。所以,女性朋友在怀孕时就可以经常将婴儿用的按摩油涂搽在腹部、乳房、腰、腿上进行打圈按摩,这样的按摩非常有效。按摩小腿的时候,还可以加上一小勺浴盐,这样可以去掉腿上潴留的水分,让小腿不会肿起来,看上去很纤细。

此外,以下两个部位也是需要特别注意的:

1. 会阴保健

在分娩的时候,会阴会被拉伸,变得很薄,有些人还会因会阴没有足够的韧性而导致撕裂。如果从生宝宝6周前就开始按摩会阴,可以减少撕裂的危险。

每次洗完澡后将甜杏仁油(如果有旧的伤疤的话可以使用维生素E油)抹在会阴上,将手指放在阴道里,然后轻轻向着肛门方向按摩,记住要用力均匀,轻柔地向前按摩后在退回来,手法要稳,可按照U字形来回按摩5～10分钟,直到有轻微的灼热感、发麻或有些刺痛感为止(在生产过程中,当婴儿的头出来时就和这种感觉类似)。

2. 阴道收缩

自然生产后,阴道一般都会变得松弛,如果做做下面这些锻炼可促进阴道弹性的恢复。

在小便的过程中,有意识地屏住小便几秒钟,中断排尿,稍停后再继续排尿。如此反复,经过一段时间的锻炼后,可以提高阴道周围肌肉的张力。

在有便意的时候,屏住大便,并做提肛运动。经常反复,可以很好地锻炼盆腔肌肉。

仰卧,放松身体,将一根手指轻轻插入阴道,后收缩阴道,夹紧阴道,持续3秒钟,然后放松,重复几次。时间可以逐渐加长。

走路时,有意识地绷紧大脚内侧及会阴部肌肉,然后放松,重复练习。

经过这些锻炼，可以大大改善盆腔肌肉和阴道周围肌肉的张力，帮助阴道恢复弹性。

3. 注意补血

孕育和分娩会消耗掉母体部分血液，所以建议在孩子断奶后还没有及时恢复体形的妈妈们，注意吃补血补肾的食物，尽量少吃凉性水果，保证体内有足够热量，这样可以暖肾，又有助于燃烧脂肪，调理几个月下来，体重就会慢慢减轻。

相应的食疗方法就是常吃海虾、鳝鱼，多吃固元膏和黑米糊、当归粉，都能及时补充气血。

其实，产后补血还有一个很简单的方法，就是每天一杯红糖水，这不仅可以补血，还可以加快血液循环，促进身体杂质尽快排除，美白肌肤。

缓解产后腹痛，就找葡萄柚

不少刚生过宝宝的新妈妈都有这样的感受：产后的头几天里子宫仍在一阵阵收缩，但宫缩间隔的时间会越来越长。一般产妇对这种产后宫缩痛感觉不出来，但有些产妇特别是经产妇和急产妇，在产后仍感到一阵阵腹痛，哺乳时更明显，甚至难以忍受，可伴有阴道流血增多，同时腹部摸到变硬的子宫，这种疼痛称为产后子宫收缩痛。

产后宫缩痛可在产后1～2日出现，持续2～3日自行消失，不需处理。如果疼痛剧烈难忍时，可给予下腹部热敷，必要时服用止痛片，疼痛可以缓解。另外，还可以选择下面的葡萄柚紫苏果汁，相信会有不错的效果。

做法：先准备葡萄柚2个，紫苏叶少许，蜂蜜适量。然后将葡萄柚去皮并切为几块，紫苏叶洗净，然后将2味一起放入果汁机中榨汁，最后放入蜂蜜搅匀即可。

功效：此方具有补益气血的功效，可为月经失血的女性和孕妇补充大量的维生素和铁。

为什么葡萄柚在这里能发挥这样的药用功效呢？

柚子，又名文旦、象皮果、泡果，是医学界公认的最具食疗效果的水果。含有丰富的B族维生素、维生素C、水分、蛋白质及铁、钙、磷等营养成分。另外还含有有机酸、黄酮类、固醇类、香豆精类、挥发油、果胶等。

柚子具有健胃、润肺、补血、清肠、利便等功效，可促进伤口愈合，对败血病等有良好的辅助疗效。由于柚子含有生理活性物质皮苷，所以可降低血液的黏滞度，减少血栓的形成，故而对脑血管疾病，如脑血栓、中风等也有较好的预防作用。

葡萄柚是一种大个儿的柑橘类水果，它的直径可达10~18厘米。

预防产后腹痛,除了需要使用正确的调养方之外,还要做到三个注意:保持心情愉快,避免各种精神刺激因素;注意保暖防风,尤其要保护下腹部,忌用冷水洗浴;注意随时改变体位,适当活动。

产后怕风身体疼,女人该怎么办

产妇由于分娩时出血多,加上出汗、腹痛等,非常耗损体力,气血、筋骨都很虚弱,这时候身体虚弱,很容易受到风寒的侵袭,易致感冒、怕风、关节酸痛、腹泻等病。需要一段时间的调补,因此产后必须坐月子才能恢复健康。坐月子的目的是在这段期间内做适度的运动与休养、恰当的食补与食疗,使子宫恢复生产前的大小,气血经过调理也都能恢复,甚至比以前更好。如果这时不加注意,有的人很快就会出现怕风吹,怕冷,身体疼痛等许多症状。

由于在哺乳期婴儿边吃奶边睡,喂奶时间长,妈妈维持坐姿太久。且许多婴儿有日夜颠倒的状况,晚上哭闹不休,严重的,要父母整夜抱着走来走去,因此一个月下来腰背部、手肘及手腕疼痛不堪。要避免这些筋骨酸痛的现象产生,妈妈要注意抱宝宝的姿势,腰背最好要有依靠的地方。平时多休息,少走动,下床时间最好不要超过1小时。食疗方面,可炖煮杜仲猪腰汤,恶露干净后可吃十全大补汤,对解除筋骨酸痛都有不错的效果。

产后新妈妈在屋里屋外都要避风寒,沐浴洗头、衣着被褥应注意保暖,就是夏天亦不能过于贪凉或者当风坐卧,以免风寒邪气侵入机体,产生疾病。如产妇有面色苍白,怕冷或四肢冰冷,口淡不渴,大便稀软,频尿量多色淡,舌苔白,易感冒等症状,说明阳气不足,肠胃虚寒,气血循环不良,应该吃较为温补的食物,如麻油鸡、烧酒鸡、四物汤或十全大补汤等,原则上不能太油,以免腹泻。食用温补的食物或药补可促进血液循环,达到气血双补的目的,而且筋骨较不易扭伤,腰背也较不会酸痛。但要忌吃寒凉的蔬果,如西瓜、木瓜、梨子、杨桃、橘子、番茄、香瓜、哈密瓜等。

产后恶露不尽宜用的食疗方

胎儿娩出后,胞宫内遗留的余血和浊液,称为"恶露"。在正常情况下,一般在产后20天以内,恶露即可排除干净。但如果超过这段时间仍然淋漓不绝者,即为"恶露不尽"。如果不及时治疗,拖的时间久了,会影响产妇的身体健康并引发其他疾病,应该予以重视。中医认为,本病病理主要是气血运行失常,血瘀气滞,或气虚不能摄血,以及阴虚血热,而导致恶露不尽。

要是产后恶露淋漓不止,量少,色紫黑或夹血块,小腹疼痛拒按,胸腹胀痛,舌质正常或紫暗。这是由瘀血引起的恶露不尽,对症的食疗方是:制山楂香附茶。将山楂30克,香附15克,制成粗末,再加红糖15克,一同放入保温杯中,冲入沸水,加盖焖30分钟,代茶饮用。每日1剂。可以活血化瘀,理气止痛,治疗血瘀型恶露不尽。要是身体比较虚弱的，可以把香附换成当归。

如果产后恶露日久不止，淋漓不断，色淡红，量多，质稀，小腹下坠，精神倦怠，舌质淡，苔正常，脉缓弱。这多是由于气虚不能统摄血液引起的恶露不尽，治宜益气摄血。对症的食疗方是：取当归10克，生黄芪12克，党参10克，焦白术10克，茯苓12克，升麻炭6克，川断10克，熟地12克，橘皮6克。将上药水煎2次，取汁混匀，每日1剂，早晚分服。可以补中益气摄血。平时可喝鸡汤、桂圆汤、大枣汤等，来益气补血。

血热引起的恶露一般颜色红，质稠而臭，面色红，口干舌燥，舌红，脉细数。治宜清热益阴止血。对症的食疗方是：制栀子败酱。取栀子、败酱草各15克，制成粗末，与白糖20克一同放入保温杯中，冲入沸水，加盖焖30分钟，代茶饮用。平时可适当吃鲜藕、黄瓜、西瓜、番茄等水果。但一般应慎食生冷、辛辣之物，以免病情变化加重。

不论是何种类型的恶露不尽，产妇都应该早日起床活动，这样有助于气血运行，使积滞在胞宫内的余瘀尽快排出。另外，寒温要适宜，气虚证和血瘀证要注意保暖，避免寒邪入侵。血热证者则衣被不宜过暖，以免症状加重。饮食清淡而富于营养更适合产妇。

第三节

女人更年期要调阴阳、补气血

更年期是女性"第三个回春的关键"

更年期,对女性来说,是指卵巢功能从旺盛状态逐渐衰退到完全消失的一个过渡时期,包括绝经和绝经前后的一段时间。一般提到更年期,很多女性会想到"神经过敏""歇斯底里""过度焦虑""黄脸婆"等词,其实这完全是对更年期的误解。中国台湾地区著名的女医师庄淑旗博士,长期致力于女性健康的研究。她有一个著名的理论叫做"女人第三春",她认为"女人的一生有3个健康关键期,一是月经生理期,二是怀孕生产期,三是停经更年期。只要掌握这3个生理的重大变动期,通过妥善的饮食调养与作息规范,就可以获得永久的健康和美丽"。

庄淑旗博士认为更年期是女性"第三个回春的关键"。在她看来,更年期对女人来说不是磨难,而是一个审查自己身体的好时机,只要悉心去调养,就能使体内的新陈代谢在一个新的基础上达到平衡的状态。

那么,具体来说,进入更年期的女性除了在心理上积极调试以外,还需要从哪些方面调理自己呢?

1. 拒绝骨质疏松

骨质疏松症是女性进入中年后常见的一种病症,其防治的关键是保持足够的钙的摄入。补钙最好是通过食补来进行,更年期女性尽量食用含钙量高的食物,并长期坚持,就能收到很好的补钙效果。平常可以多喝些骨头汤、牛奶、豆浆,多吃些豆腐、豆制品、虾皮等含钙丰富的食物。多吃绿色蔬菜,同样能够补充钙质,而且吸收与利用率也高，胆固醇又少，比如海带、紫菜、木耳、雪里蕻等也都是含钙丰富的食物。

这里尤其要说的是豆制品，《本草纲目》中说豆类具有健康和美容多方面的功效，是一种上等食物。大豆对女性健康的影响主要取决于其所含的大豆异黄酮。大豆异黄酮是一种结构与雌激素相似，具有雌激素活性的植物性雌激素，能够减轻女性更年期综合征症状，延迟女性细胞衰老，使皮肤保持弹性，减少钙流失，促进骨生成、降血脂等。更年期女性在日常生活中不妨多吃些豆类和豆制品，每天更应保证喝一杯浓豆浆或是吃一块豆腐，对于补充雌激素很有帮助，能使女性更顺利地度过更年期。

如果服用钙片，正确的服用时间是在餐后1~2小时。服用钙片前后不要喝浓茶、咖啡、酒，不要生食蔬菜。

2. 应对头晕目眩

这是更年期较为常见的一种症状，这种头晕往往是非旋转性的，表现为头沉、头昏等症状，眩晕程度因人而异。头晕目眩并不可怕，只要应对有方，完全可以有效防止。易发生眩晕症状的更年期女性，日常生活最好避免太强烈的光线，避免太嘈杂的环境，保持生活中环境的平和安静。当眩晕发作时，要尽快平躺休息，避免头部活动，以免摔倒造成其他身体伤害。眩晕症状好转后，要慢慢做一些头部和肢体的活动，逐渐摆脱虚弱的身体状态。在饮食上宜以清淡为主，忌食高盐食品，以及酒、咖啡、浓茶、辛辣食品等。

女性更年期的情绪似乎很难控制，但也要靠自己慢慢调节。饮食、睡眠、工作都要有节奏；少思索悲伤、忧愁之事；多阅读书报，培养兴趣爱好，分散注意力等。只要自己协调得当，更年期并不是那么难熬的。美丽的"第三春"依旧可以和谐绽放。

气血养足，让你回归到30岁的柔嫩容颜

气血的盛衰和运行畅通与否直接影响到女性的容颜状况，关系到女人一生的美丽和健康。气为血帅，血为气母，气足则血行畅顺，血足则气行健旺，气血失，则肤色暗淡、眼圈发黑、花容失色。

女人谁不想青春永驻，永远健康，可是苦于岁月不饶人，从25岁起，女人的健康状况就开始走下坡路，所以一定要善待自己，早做预防，才能使自己的青春延展。

中医认为，气血在于流动，气血瘀滞不仅会加速人体衰老，而且容易使人脸上生斑。因此，想要保住年轻的容颜，就要注重活血化瘀。

中医指出，气血瘀滞是导致女人衰老的主要原因之一，因为气血欲发挥其正常的生理功能，就必须始终处于一种运行状态。只有这样，它们才能到达相应的脏腑组织，发挥其濡润、滋养、推动的作用，所以气血以流通为和。一旦气血运行受阻，就会因气血不能供养人体而发生各种病症，同时人也很容易衰老。

那么气血为什么会瘀滞呢?

一般说来,血要在气的推动下才能把血中的营养送达全身各处。一旦气虚,血就会缺乏动力,从而导致血停于某处,或者运行不通畅,就会形成气血瘀滞。

对此,怎样才能预防气血瘀滞呢?比较关键的一点是要避免容易出现的一种恶性循环。人体中的垃圾越多,越需要更多的血气来清除它们,但人的血气又会因为体内垃圾的增多和血脉的阻塞而减少,这就形成了恶性循环,这也正是人体衰老的原因所在。所以,人要想健康不老,就要做到以下三点:减少体内的垃圾;增加血脉经络的畅通;增加体内的气血。

《本草纲目》中曾指出:粳米、红花、鸭蛋有养气补血之功效。粳米粥:利小便,止烦渴,养肠胃。炒米汤:益胃除湿。红花:活血,又治惊悸。

综上,这里给女性朋友们推荐一款美颜方:将30克红曲米、100克粳米分别去杂质,用清水淘洗干净。将锅置于火上,放入适量的清水、粳米,煮沸后再加入红曲米,用文火煮至粥状,最后加少许红糖调味。这一道红曲粳米粥能活血化瘀、健脾消食,可以帮助女性朋友回归到30岁的柔嫩容颜。

内调外养,吹弹即破的肌肤你也可以轻松拥有

你是不是觉得自己老了?吹弹即破的肌肤已成往事?是不是脸部皮肤的皱纹清晰可见?别担心,这些问题都是可以得到解决的。只要女性注意内调外养就可以了。

下面,女性可以先做下面的小测试,检测一下自己肌肤的紧致程度。

方法:早晨起床洁面后取一面小镜子,分3个角度观察自己的脸。

(1)抬头举起镜子观察面部容貌。

(2)低头观察镜中面部容貌。

(3)最后平视镜中容貌。

如果你在(1)中的皮肤明显比(3)中的皮肤紧致许多,而(2)中的皮肤与(3)相差不多的话,说明你已经有了明显的肌肤松弛现象。而如果(1)、(2)、(3)中的皮肤状态相差比较小,说明皮肤的紧致度较好。

此外,毛孔增大也是肌肤松弛的征兆。为什么这么说呢?因为女人随着年龄的增长,皮肤血液循环开始变慢,皮下组织脂肪层也开始变得松弛而欠缺弹性,从而导致毛孔之间的张力减小,使得毛孔彰显。所以当女性过了25岁,发现自己的毛孔越来越明显的时候,就要开始警惕肌肤的松弛问题了。

解决皮肤松弛问题,外部保养方法是选择适合的化妆品。首先要选择具有保湿功效的产品,从而提升皮肤的保湿度与角质层抵抗力,让肌肤组织结构饱满有弹性。其次,要控制肌肤衰老速度,使用含高营养滋润成分同时兼具收紧面部松弛功效的抗衰老精华,配合按摩促进吸收;另外,滋润、清爽而无刺激的毛孔紧致爽肤水是必不可少的。

解决皮肤松弛问题,内部调养就要在日常饮食方面多加注意。如多摄取含抗

氧化物的蔬果，如胡萝卜、番茄、葡萄等。葡萄是一种抗衰老的水果，而且它味道甜美，深受一些女性的喜爱，多吃一些葡萄也能为你的肌肤上一道锁。

适当的按摩也能有效缓解脸部肌肤松弛的状况，下面便是一套很有效的按摩操。

（1）用拇指按在两边太阳穴上，食指弯曲，用第二节侧面分推上下眼眶。上眼眶从眉头到眉梢各1次；下眼眶从内眼角到外眼角各1次。先上后下，每圈各2次共做20次。可以消除眼睛的疲劳，预防眼部产生皱纹，预防眼袋的出现，也有助于预防颊部皮肤松弛。

（2）用两手的中指沿着嘴唇边缘动作，分别由中间向两侧嘴角轻抹。上唇由人中沟抹至嘴角，下唇由下颏中部抹至嘴角，抹至下唇外侧时，两手指略向上方轻挑。重复20次。可以预防嘴角表情皱纹，防止嘴角下垂。

（3）轻轻吸一口气含住把面颊鼓起来，然后用两手轻轻拍打两侧颊部数次。可以使面颊肌肉结实，不易松弛。

（4）抬高下颏，用两手由下向上轻抹颈部。重复20次。可以防止颈部皱纹产生，防止因肌肉下垂而产生的双下巴。

总之，女性通过内调外养，可以缓解肌肤松弛，长时间坚持，吹弹即破的肌肤也可以很轻松地获得。

肾气足，中年女人容颜也可嫩似水

中医认为"肾为先天之本"，主要生理功能是"藏精、纳气、主水"，为全身阴阳之根本。中医范畴的肾远远大于现代医学所指的肾脏，而更倾向于整体的生殖生长机能。肾脏是让我们保持青春永驻的一个重要器官，是美丽的根本，保养好肾脏，就好像一棵树有了强壮的根须，就会枝繁叶茂。

直至壮年、中年，肾气始终起调节生殖生长机能的作用。最后，随着激素分泌的自然减少，女性的月经停止，也不再有生育能力。可见，无论是从肾气角度调理阴阳来讲，还是从控制女性的生长发育及内分泌调节和生育能力来讲，肾都是女性的重要脏器之一。肾有多好，女人就有多年轻。只要科学补肾，让女人肾气充足，那么，即使是人到中年，女性朋友们依旧可以保持健康，容颜似水。

下面为女性朋友们介绍几种科学补肾的药物和食物：

1. 补肾药物

（1）六味地黄丸：此方既补肾健脾，又有平肝的作用。

（2）知柏地黄丸：如果肾阴虚出现头晕、耳鸣、潮热、盗汗的症状时，在六味地黄丸方剂中加上知母、黄柏，叫知柏地黄丸。

（3）麦味地黄丸：如果出现夜晚口干、渴欲饮水的肾阴虚症状时，在六味地黄丸方剂中加上麦冬、五味子，叫麦味地黄丸。

（4）杞菊地黄丸：如果出现头晕目眩、视物昏花的现象时，在六味地黄丸方剂中加上枸杞子、菊花，叫杞菊地黄丸。

六味地黄丸是女性一大补肾法宝，以上几个方剂都是治疗肾阴虚的常用方剂。但中医补肾是很有学问的，补肾前需弄清是肾阴虚还是肾阳虚，所以要在医生的指导下服用。

2. 补肾食物

（1）山药：中医"上品"之药，除了具有补肺、健脾作用外，还能益肾填精。凡肾虚之人，宜常食之。

（2）干贝：能补肾滋阴，故肾阴虚者宜常食之。

（3）鲈鱼：既能补脾胃，又可补肝肾、益筋骨。

（4）栗子：除有补脾健胃作用外，更有补肾壮腰之功，肾虚腰痛者，最宜食用。

（5）枸杞子：补肾养肝、益精明目、壮筋骨、除腰痛，久服能益寿延年。尤其是中年女性肾虚之人，食之最宜。

（6）何首乌：有补肝肾、益精血的作用。

总而言之，只有肾脏健康，肾气充足，让肌肤衰老、心烦易燥、内分泌紊乱远离身边，女性朋友们都可以成为"肾气足"的俏佳人。

女性更年期综合征的饮食调理方案

在医学上一般把女性45～55岁这个年龄阶段，称之为更年期。更年期是人生中的一个重要阶段，这个阶段在人的生理上变化较大，抵抗疾病的免疫功能降低，神经内分泌系统的功能逐渐衰退，激素水平降低，常常带来一系列的躯体疾病和情绪上的变化，如头晕、乏力、水肿、心慌、失眠等。

更年期的女性通过饮食调理可以收到很好的效果。

更年期女性可以多吃富含铁质的食物，如瘦牛肉、猪肉、羊肉及海鲜等；多吃富含钙质的食物，如牛奶、大豆、羊；多吃富含维生素的食物，如全麦面包、玉米饼、苹果、草莓、西蓝花等；多吃疏肝理气的食物，如莲藕、萝卜、山楂、茴香等。

更年期女性还要补充优质的蛋白质和必要的微量元素，注意用大枣、龙眼、红豆、糯米、莲子制品作为食补佳品。对水肿的更年期女性，要限制主食，适量饮用绿茶，以利消肿降压。对发胖的更年期女性，要选食茄子、菠菜、瘦肉、鱼虾、豆类及植物油。

下面为处于更年期的女性朋友们推荐几款不错的饮食调理方：

1. 胡桃莲肉猪骨粥

材料：猪骨200克，胡桃肉50克，莲肉50克，大米100克。

做法：将胡桃肉、莲肉、大米洗净，猪骨洗净斩小块。先把胡桃肉、猪骨、莲肉一起入锅内，加水用武火煮开，改用文火煮30分钟，再加大米煮至粥成，调味温热服食。

功效：适用于更年期综合征脾肾两虚所致的头昏耳鸣、腰膝酸软、夜尿频数、面浮肢肿、月经紊乱等。

2. 核桃粥

材料：核桃仁 20 克，粳米 75 克。

做法：先把核桃仁捣烂如泥，加水研汁去渣，然后将洗净的粳米加水同入锅中，用小火烧至稠浓成粥即可。喜食甜者也可加入冰糖。

功效：中医认为核桃仁味甘，性温，具有补肾固精、滋润肌肤的作用，对于体质虚弱、肾虚喘嗽、腰痛脚弱等有一定作用。粳米有补中益气的功效。本食谱适用于女性因瘀血停滞而引起的闭经症状。

3. 人参猪腰子

材料：人参 15 克，猪腰子 1 只，当归 15 克。

做法：将猪腰子洗净，用水 750 毫升煮至 500 毫升，将腰子切细，与参、归同煎，用文火炖至腰熟烂即可。吃腰子，以汤汁送下，连用数日。

功效：对女性更年期综合征心脾两虚、气血不足、心悸怔忡、自汗频出者有效。

4. 红枣白果炖乌骨鸡

材料：乌骨鸡 1 只，红枣 50 克，白果 50 克，姜、葱、盐、味精、料酒少许。

做法：将白毛乌骨鸡宰杀去内脏洗净，放入大锅中，放水 500 克，红枣、去壳白果、生姜块、葱结、料酒同入锅，用旺火烧沸后撇去浮沫，改用小火长时间炖煮（约 1 小时），至鸡骨肉分离，加入盐、味精、拣去葱、姜即成。

功效：乌骨鸡具有补肾强肝、补气益血等功效。含有激素和紫色素，对人体血细胞和血红蛋白有一定增强作用，能治疗女性绝经期体弱及月经不调等症。红枣有补脾和胃、益气生津、养血安神的功效，特别适合于绝经期的女性心悸、失眠、多梦等症状。

集合补血食物，让更年期丰韵犹存

女人以血为用，养颜的根本就是滋阴补血，所以补血应该伴随女人生命的大半时间，可以说一个女人从开始来月经以后就应该经常补血。现在有很多人已经认识到了补血的重要性，于是很多保健药品就打着补血的旗号大行其道。其实补血是很简单的事，我们家庭常见常吃的食物中很多就有补血的功效，比如下面的几种食物：

1. 花生——补血乌发

花生是全世界公认的健康食品，中医认为花生的功效是调和脾胃，补血止血，降压降脂。

其中补血止血的作用主要就是花生红衣的功劳。现代医学认为，花生红衣能抑制纤维蛋白的溶解，增加血小板的含量，改善血小板的质量，改善凝血因子的缺陷，增强毛细血管的收缩功能，促进骨髓造血机能。所以对各种出血及出血引起的贫血、再生障碍性贫血等疾病有明显效果。

女性朋友，尤其是处于经期、孕期、产后、哺乳期和更年期的女性更应该常吃、多吃，因为这些时期的女性失血和消耗营养较多，花生红衣对于她们养血、补血很有好处。同时，花生红衣还有生发、乌发的效果。中医认为，脱发、白发是因为血亏，使发不得滋养所致。而花生红衣养血、补血，能使人的头发更加乌黑靓丽。

2. 大枣——气血双补

大枣富含蛋白质、脂肪、糖类、胡萝卜素、B族维生素、维生素C、维生素P以及钙、磷、铁和环磷酸腺苷等营养成分。其中维生素C的含量在果品中名列前茅，有"天然维生素丸"的美誉。

枣能气血双补，而且含有丰富的铁元素。对于女性来说，在月经期可以补血补气，平时还能延缓衰老，所以有"一日食三枣，红颜永到老"的说法。古典名著《红楼梦》中就提到用大枣枣泥做成点心做贡品，送进皇宫让皇帝及嫔妃们享用。

3. 红豆——益气补血

红豆含有多种营养成分，尤其是维生素C含量丰富，另外还含多种矿物质。李时珍称红豆为"心之谷"，可健脾益胃，通气除烦，益气补血，还有很好的利尿作用。

红豆富含铁质，能使人气色红润，多吃红豆还可补血、促进血液循环、增强抵抗力等，同时还有补充经期营养、舒缓经痛的效果，是女性健康的良好伙伴。

4. 黑木耳——补血养颜

黑木耳营养丰富，质地柔软，味道鲜美，是现代营养学家极力推荐的黑色食品，有"素中之荤"和"素食之王"的美誉。

现代研究表明，黑木耳含有能清洁血液并具解毒作用的物质，能帮助消除体内毒素，故有健身、美容、乌发等作用。因此对于女人来说，黑木耳是很好的排毒、补血养颜食物。

此外，黑木耳还可增强人体免疫功能，并具有抗氧自由基和抗衰老的作用。

5. 驴肉——滋阴补血

驴肉营养价值相当高，蛋白质含量比牛肉、猪肉都高，而脂肪含量比牛肉、猪肉低，是典型的高蛋白、低脂肪食物，还含有碳水化合物、钙、磷、铁及人体所需的多种氨基酸，能为体弱、病后调养的人提供良好的营养素。

中医认为，驴肉性味甘凉，有补气养血、滋阴壮阳、安神祛烦功效。享誉中外的著名滋补药品阿胶，就是用驴皮熬制的，是女人常用的补血佳品。

6. 桃子——补血养阴

中医认为，桃味有甜有酸，属温性食物，具有补气养血、养阴生津、止咳杀虫等功效，可用于大病之后气血亏虚、面黄肌瘦、心悸气短者。

桃子含铁量较高，在水果中几乎占居首位，是缺铁性贫血病人的理想辅助食物。桃中所含的丰富果酸具有保湿功效，还可以清除毛孔中的污垢，防止色素沉着，预防皱纹。另外，桃子中还含有大量的B族维生素和维生素C，可促进血液循环，使面部肌肤健康、红润。

蜂王浆茶饮，女性更年期的好伴侣

女性45岁以后，卵巢功能逐渐减退，体内雌激素含量降低，重者会引起内分泌功能失调及自主神经系统功能紊乱，出现脾气暴躁、肩沉、腰痛、头晕眼花、容易疲劳等症状。这一系列的症状统称"更年期综合征"，症状严重程度因人而异。

虽然更年期出现的许多不适症状最后都会消失，但如果能适当地辅以治疗，可以使患者减轻痛苦，更顺利地度过人生的这个时期。

35岁左右的女性也有可能出现更年期症状，这大概和社会压力大有关。更年期症状可以持续10~20年。对于大多数女性来说，更年期的过程较漫长，出现症状的女性除了及时让医生确诊，配合治疗外，饮食调理也很重要。

蜂王浆中含有极为丰富和综合平衡的营养素，含蛋白质、氨基酸、脂类、维生素、激素、酶类、核酸、矿物质和糖类等。现代药理研究证实，蜂王浆能增强机体的抵抗力和耐受力；促进组织再生和机体生长发育；能兴奋肾上腺皮质，促进肾上腺分泌固醇类激素；所含的铜、铁元素和丰富的B族维生素能为血红蛋白的合成提供原料，能增强造血系统功能；含多种胰岛样肽类、多种微量元素和维生素，能降低血糖，修复受损胰岛β细胞；对动脉粥样硬化和高脂血症有良好的防治作用；具有抗菌、消炎、镇痛、促进肠道蠕动、促进子宫收缩、抗癌、延缓衰老等作用。

蜂王浆中所含的多种成分有益于更年期综合征的治疗。更年期妇女必须补充雌性激素才能维持年轻的活力与弹性的皮肤，但是长期服用合成的激素会有不良反应，而改吃含天然激素的蜂王浆便不会有这种顾忌了。如谷氨酸可活跃大脑功能，对中枢神经系统的活动有良好作用；泛酸是神经系统和内分泌系统功能正常发挥不可缺少的成分；乙酰胆碱是记忆和信息传递的必需物质，对思维能力、记忆能力的提高和改善有重要作用；B族维生素对治疗中枢神经系统损伤有效；天然的雌激素和孕激素以及少量的睾酮可作为人体激素的补充，增强对人体自身停止分泌激素的适应性，以减少因更年期综合征引起的不适症状。

蜂王浆最好在早、晚空腹时服用，此时容易吸收，效果也最好，并且只有坚持服用才有效果。

通过食物调节的方法，可以使患者最大限度地平复心理波动，保持良好的精神状态。食物调节不但方法简单，并且易于坚持。如发生女性更年期脾气暴躁，患者只需将有益食物融入日常饮食中即可。但如果症状严重，则还需积极接受治疗。

永远光彩照人，轻松化解更年期综合征

对于女性更年期综合征，我们都不陌生，然而很多人并没有意识到，所谓的更年期综合征恰恰就是气郁体质造成的。

女性性腺卵巢，大约35岁就开始生理性退化，使雌激素的分泌逐渐减少，这一时期医学称作围绝经期。随后，女性开始进入更年期，并出现更年期综合征，主要表现是女性因卵巢功能逐渐衰退或丧失，以致雌激素水平下降引起以自主神

经功能紊乱代谢障碍为主的一系列症候群，例如易激动、易流泪、焦虑、消沉、抑郁、多疑、失眠、记忆力减退、注意力不集中等，而这些正是气滞、气郁的结果。

花开花谢自有期，新陈代谢是不以人的意志为转移的客观规律，更年期是人生的必然一站，宛如列车的一次转弯，发生点颠簸、不够平衡是不足为怪的，没有必要害怕更年期出现的种种变化。女性只要在心理上做好充分的准备，就能顺利地度过更年期，永远光彩照人。

具体该怎么做呢？首先，要注意乐观开朗、情绪疏导、动静结合。同时，对更年期的生理与心理异常反应，要及时就医，求得答案，在医生指导下进行调整。否则，郁郁寡欢，疑心重重，可能会削弱机体的抵抗力，影响身心健康。对于处在更年期的女性，家人的关怀和理解非常重要。做儿女的，不妨用自己的青春气息感染母亲的情绪，帮助缓解其心中的抑郁情绪。在某件小事上遇到矛盾，或是老人唠叨的时候，千万别顶嘴，不妨让着点，或者避开矛盾的锋芒，说点高兴的事情转移一下她的注意力。

另外，值得注意的是，更年期综合征并不是所有更年期女人所共有的，而仅是在一部分女人身上出现。对于这些女人，最重要的就是要正确认识更年期所出现的这些情绪变化和心理问题。更年期的某些情志、生理与心理的失调是暂时性的、功能性的，因此女人不要惊恐不安。精神乐观、情绪稳定是顺利度过更年期最重要的心理条件。心理决定生理，当女人的心理健康了，发生疾病的机会也就少了。

运动健身，带给你持久的健康和美丽

现如今，很多刚刚步入更年期的女性，虽然没什么大毛病，但无论是体力还是情绪，都明显不如过去，常常会感到力不从心。其实，这个年龄段的女性，要么工作繁忙，要么为家庭劳碌，平时很少有时间出去活动，所以更年期女性可以适当做一些室内运动，对保持健康和美丽都很有帮助。

女性到更年期后，下半身容易堆积脂肪，使得腿部线条比例显得失调。下面，就为处在更年期的女性朋友们介绍两套动作舒缓的室内健美操，若长期坚持，不仅能促进下半身的血液循环，有效防止赘肉出现，在一定程度上还能改善更年期的不良状态。

1. 美腿操

操作方法：搬一把椅子，站在椅子前面，全身放松，两脚自然分开，好像要坐到椅子上，边吸气边蹲下去，当臀部快要接触到椅子时停下，以膝盖不要超过脚的前端为宜，否则会给腿关节造成压力；保持半蹲的姿势，两手伸出，平行向前推出。吐气时把手收回，重新恢复到站立的状态。重复这个动作15次即可。

2. 美臀操

操作方法：搬一把椅子，人站在椅背后大约30厘米的地方，把胳膊伸直，放松，两手平直地放在椅背上面；上身挺直，把臀部的肌肉夹紧，边吐气边抬起左腿，平行向左边抬高，抬到尽可能高的位置；左腿抬起停留约5~10秒钟，边吸气边把左腿收回，恢复站立姿势；用相同的方式再抬起右腿，双腿交替。重复这个动作 15 次即可。

全面防御，令"三高"病望而却步

女性步入更年期后，因为不能像以前那样受卵巢激素的保护，心血管比较容易出问题。尤其是职业女性，再加上工作压力和生活上的琐碎事情烦扰，很容易患高血脂、高血压与高血糖，也就是我们常说的"三高病"。对此，处于更年期的女性应当做好积极的日常防御。

1. 预防高血脂，先掐断肥胖导火线

高血脂是指血液中的胆固醇及甘油三酯数值偏高，容易导致动脉粥样硬化及心脏病。此症多发生于肥胖人群，女性到了更年期容易"发福"。

对此，平时应限制脂肪的摄入，首先要减少动物性脂肪的摄入，少吃畜肉类和动物性油脂；限制胆固醇的摄入，少糖和甜食，以及动物内脏、蛋黄、鱼子、奶油等食品。同时，多吃有降脂作用的食物，如酸奶、大豆、山楂、洋葱等。此外，新鲜的水果和蔬菜富含维生素 C，无机盐和纤维素，能降低甘油三酯，促进体内胆固醇的排泄，也有助于防止血脂升高。

2. 防止高血压，饮食宜清淡

高血压是一种慢性病，会带来许多并发症，还会损害心、脑、肾等器官。更年期女性患高血压，既与体内的雌性激素急剧减少有关，又与精神压力、过于肥胖或遗传等多种因素有关。所以，这期间出现高血压症状要及时到医院诊断，检查出是由什么原因引起的，然后对症下药。

除了及时就诊外，更年期的职业女性在日常生活方面也要注意预防高血压。首先是饮食要以清淡为主，脂肪和胆固醇含量高的食物要尽量避免食用。炒菜时要少放油、盐、味精等调味品；避免饮食咖啡等对神经有刺激作用的食物；多吃新鲜的水果和蔬菜；多喝水，每天 2500 毫升左右；生活要有规律，保证充足的睡眠，避免情绪有较大波动，最好每天出去散散步，做一些不激烈的运动。

3. 远离高血糖，要会科学饮食

高血糖也是慢性疾病，典型的特征是吃得多、喝得多，但体重不断减少。可引起心血管，肾脏等并发症。更年期女性由于体内雌性激素的下降和脂肪含量的升高，也属于高血糖的高危人群。

高血糖者首先推荐非药物控制，在开始药物治疗前至少应进行 2 ~ 4 个月的改善生活方式的尝试。即使进行药物治疗，这种改善生活方法的努力也不能放弃。

饮食上要坚持低脂肪为主，以含复合碳水化合物和可溶性纤维的蔬菜水果为主，严格限制精制糖，如蔗糖、葡萄糖等的摄入。三餐热量应合理分配，定时、定量、定餐，忌甜食、油炸食品及瓜子、花生、动物内脏。餐后如有饥饿感，可进食低热量高纤维食物，如食用含糖少的蔬菜，用水煮后加一些佐料拌着吃。

更年期脏躁，离不了甘麦大枣汤

中医理论认为，女性精神忧郁，烦躁不宁，无故悲泣，哭笑无常，喜怒无定，呵欠频作，不能自控者，称脏躁。这种现象发生在更年期，就称为"更年期脏躁"，实际上就相当于我们平常所说的更年期综合征。对于这种病，严重者，很多人会认为她是精神病，但实际上就是气郁的一种表现。

关于脏躁一词，最早见于《金匮要略·妇人杂病》篇："妇人脏躁，喜悲伤欲哭，象如神灵所作，数欠伸，甘麦大枣汤主之。"这里提到了甘麦大枣汤，它的做法如下：

材料：淮小麦、枣、炙甘草各适量。

做法：水煮炙甘草，取汁。用炙甘草汁煮小麦、大枣，先用武火煮，沸后用文火煨至小麦烂熟成稀粥即可。

用法：每日1剂，早晚空腹各服1碗或代茶随意饮用。

为什么这个甘麦大枣汤能治脏躁呢？在这个方子里，小麦性甘平，入心经，善心气，养心神，能够除热解渴；甘草可补中益气，甘缓和中；大枣甘平，补中益气。三味合煎汤饮用，则有养心安神、和中缓急的作用。

在服用甘麦大枣汤的同时，配合家庭推拿治疗，缓解更年期脏躁效果会更加明显。下面这套推拿手法有兴趣的朋友不妨一试。需注意的是，这套方法需要丈夫的配合，在施治过程中还可以增加夫妻间的感情。

（1）妻子取坐位，丈夫用拿法帮其放松颈肩部的肌肉，约3～5分钟。

（2）妻子自己点按印堂、太阳、内关、神门，丈夫帮妻子点按百会、四神聪、风池穴，每穴各半分钟。

（3）妻子取卧位，丈夫用两手掌擦其肾俞、命门，以发热为度。

（4）妻子仰卧位，自己用双手交替沿腹正中，自上而下推腹部10～20遍。

（5）妻子自己按顺时针方向摩腹，大约3分钟，力量由轻到重，以腹部发热为佳。

（6）丈夫帮妻子点揉中脘、天枢、气海、关元穴，每穴各半分钟。

（7）丈夫用双手帮妻子拿腹部肌肉，3～5遍。

（8）丈夫帮妻子点按足三里、三阴交穴，每穴各半分钟。

（9）妻子自己用手掌小鱼际穴侧擦足底涌泉穴（左手擦右足，右手擦左足），以发热为度。

除此之外，更年期脏躁女性在饮食上要多选富含B族维生素的食物，如粗粮（小米、麦片）、豆类、瘦肉和牛奶等。牛奶中含有的色氨酸，有镇静安眠功效；绿叶菜、水果含有丰富的B族维生素。这些食品对维持神经系统的功能、促进消化都有一定的作用。同时，要少吃盐（以普通盐量减半为宜），避免吃刺激性食品，如酒、咖啡、浓茶、胡椒等。

女人不要忽视更年期耳鸣

耳鸣常被认为是老年人易出现的疾病，实际上进入更年期之后，女性也常会出现耳朵"嗡嗡"作响的情况。有些耳鸣在经过休息或治疗后明显好转，但是时间不长又会复发，而且症状比以前还要严重，像蝉鸣、波涛一样的声音持续不断地在耳内作响，使人心烦意乱。事实上，这种更年期耳鸣现象是机体衰老的征兆。面对无法左右的生理变化，女性唯一能做的就是通过自己各方面的调养，延缓或者减轻耳鸣的发生。

更年期耳鸣的主要原因是随着年龄的增长，机体逐渐衰老，鼓膜变硬，导致振动功能下降。同时，耳内螺旋器的毛细胞和神经节发生变性，从而导致听力减退。不过，有些中年女性的耳鸣是由紧张、焦虑、忧愁、烦躁等更年期神经精神症状引起的。不管是什么原因引起的耳鸣，都会同时伴有头晕目眩、腰膝酸软等症状。尽管耳鸣对于人的生命没有直接的威胁，但是如果这种现象长期得不到治疗，情况轻的可能只是听力下降，严重者还会引起耳聋的发生，甚至还有可能预示有其他疾病的发生。比如，早期心脏病，因此，当女人在更年期出现耳鸣现象时，万不可掉以轻心。那么，如何避免听力下降，保护好自己的耳朵呢？常用的方法如下：

1. 坚持体育锻炼

适当的体育锻炼能调节和改善大脑兴奋与抑制的过程，改善情绪，使自主神经的调节功能增强，不仅能够起到延缓衰老、养生保健的作用，还能够增强人体的免疫力，避免或延缓耳鸣现象的发生。

2. 保证充足的睡眠

睡眠有助于机体的放松，还能够缓解身心压力，减轻焦虑、抑郁等更年期症状，所以睡眠有助于机体对耳朵的保护，从而起到避免或减轻耳鸣现象发生。

3. 保持乐观的态度

更年期综合征是一种功能性疾病，如果自身能够进行很好的调整，神经体液就会形成新的平衡，从而减轻机体功能紊乱的症状。所以，要养成乐观、积极的心态，预防更年期耳鸣现象的发生。

4. 中西医治疗

更年期女性出现耳鸣后，可以适当地借助药物治疗，如口服维生素 B_1、维生素 B_2 等，都是更年期女性可选的药物，但应在医嘱下进行。

总之，步入更年期的女性一定要保护好自己的听力，因为只有当你身体的各个器官都健康的时候，你的机体免疫力才会增强，才能达到延缓衰老、养生保健的目的。

别让尿道炎困扰更年期女性

更年期的到来会给女性带来很多身体上的小毛病，比如有的女性就会发现自己不知从何时起，出现了尿频、尿急、夜尿、尿失禁等现象，这些都属于更年期泌尿系疾病。患有这种病症后，轻者可能只是频繁上厕所，让人产生焦虑、不安、烦躁等情绪不稳定状况，情况严重的则会威胁女性的身体健康，加重更年期综合征的症状。

为什么进入更年期后,女性容易患上尿道炎类的泌尿系统疾病?原因在于这段时间内,随着女性的卵巢功能的衰退,体内雌激素的分泌也受到了影响,从而令阴道上皮出现萎缩变形,导致尿道黏膜外翻,一旦感染,就会发生尿道炎。另外,年龄的增长、卵巢的衰老,也使女性患子宫颈炎、滴虫性阴道炎的概率增大,从而继发慢性尿道感染。

不管是什么样的疾病,都有其病因,这就需要女人们在日常生活中针对其病因做好各方面的预防措施,以减少疾病的发生。常见的预防更年期女性泌尿系疾病的措施如下:

1. 需要进行合理的饮食调理

食物上要多选择新鲜蔬菜、水果、谷类食物,以减少便秘的可能性。因为当女人在出现便秘时,人们用力排便的动作会增加腹部的压力,令骨盆的肌肉受到压迫,从而发生尿失禁。

2. 保证足量水分的摄入量

不仅是更年期女性,其他年龄段的女性也要在日常生活中养成多喝水的习惯,因为水对尿道具有一定的冲洗作用,因此每天补充充足的水分,能够增强尿道的自身清洁度。正常情况下,每天至少要摄取2000毫升的水。

3. 注意个人卫生,养成良好的生活习惯

在生活中应经常用清水清洗外阴,还要养成不憋尿的习惯。另外,有规律的运动也是防止尿道炎的方法。

4. 衣着宜宽松

在衣服的选择上,更年期的女性适宜选择宽松舒适的服装,过紧的衣服或裤子会增加腹部的压力,加重尿失禁的症状。内衣内裤应该以棉质为主,以免因透气性不佳,增加细菌繁殖的机会。

5. 肥胖者要注意减肥

肥胖是引发更年期女性尿失禁的因素之一,所以更年期女性应该合理地控制自身的体重,避免因为过度肥胖而引发尿失禁。

更年期女性出现不适症状时,要及时去医院就诊,以免因为各种疾病诱发泌尿系疾病。只有做好各方面的预防措施,才能有效地避免泌尿系疾病的侵袭。

第七章 女人28天身体维护日历

第一节

生理期：生命宠爱女人的方式

第1天：准备充分，欢迎"好朋友"

快乐迎接月经这个"好朋友"

月经又称为例假、月事、月水、月信、见红等，因多数女性是每月出现一次而称为月经。很多女性都有"痛经"的经历，所以觉得没有月经这个麻烦，日子会好过得多。真的是这样吗？如果你也是这样想的那你就错了，其实月经对于女性来说是有着很多好处，比如：

1. 可避免过量铁的伤害

在医学中，有一种被称为血色素沉着症的遗传性疾病，它容易引起患者铁元素代谢失调，导致身体内的铁元素过多，铁过量会缓慢地致使皮肤、心脏、肝、关节、胰岛等病变。这种病的治疗方法就是定期排放一定量的血液。而这种疾病很少会发生在女性身上，为什么呢？主要是因为女性每月都会有一次"放血"的经历——月经，月经的周期性失血恰到好处地消耗掉了过量的铁。

2. 可促进造血功能

月经引起机体经常性地失血与造血，使女性的循环系统和造血系统得到了一种男性所没有的"锻炼"，它使女性比男性更能经得起意外失血的打击，能够较快制造出新的血液以补足所失血液。实践证明，体重、健康状况相同的男女，因意外失去相同比例的血，男性会因此而致死，而女性则有抢救成功和最终康复的可能。

3. 女性判断自己是否怀孕的第一信号

育龄期已婚女性，以往月经规律，此次月经超过10天以上未来，首先要考虑是否怀孕了。确定妊娠以后，不准备生育的要尽快采取补救措施；想生育的，则要更加注意营养，避免接触烟、酒、农药、有害化学物质、射线等，避免服用可以引起胎儿畸形的药物。根据月经还可推算预产期，对孕期保健和孕期心理都是非常有益的。

4. 可使女性早期发现疾病

如果女孩已过18岁仍无月经来潮，或者女性既往曾有过正常月经，现停经3个月以上（不包括因妊娠、哺乳、绝经所致），就要检查是否有生殖道下段闭锁、先天性无子宫或发育不良、卵巢肿瘤、脑垂体肿瘤或功能低下、内分泌或消耗性疾病。除此以外，月经的时间、量、伴随症状等的变化也是发现和诊断许多疾病的重要线索。

月经的形成过程

既然月经已经在无形中帮助女性朋友们这么多，大家应该要正确地认识这个"好朋友"，高高兴兴地迎接它的到来，从而在其帮助下成为更加健康自信成熟的女性。

经期护理计划

有女性把月经看成是上帝的惩罚，也有女人并不把它当回事。不管你是如何看待它的，只要是女性，你每个月都得度过这3~7天特殊的日子。然而，随着年龄的增长，月经也会随着体内激素的变化而变化。这时候，月经的形态、时间、对人体的影响力都可能会发生这样那样的变化，而你如果依旧用不变的态度和方式对待它，就很可能会给自己的健康招来麻烦。

不同年龄阶段的女性为自己制订的经期护理计划应当是不同的。针对性越强，越有利于自身健康。

对于二十多岁的女性朋友而言，在这个如花似锦的年纪，青春期的不稳定生理状态已经过去，月经已经变得有自己的规律和节奏，卵巢和子宫在此阶段内的状态是女人一生之中最好的。这也是为什么这年龄段是最佳受孕时间的原因。

二十多岁的女性，大部分人月经周期在25~35天，平均为28天。行经的长短期间因个人的体质而有所不同，但大都在3~7天之内，且有一到两天是普遍量大的日子。在月经第一天，即新周期的开始，雌激素和黄体酮处于最低水平。当要排卵时，雌激素开始增加，由此开始了排卵的程序。在这个周期的后半时期，黄体酮还会增加，导致子宫内层发生变化，以便产生一个卵子。如果你没有怀孕的话，体内的雌激素和黄体酮又会下降，部分子宫内膜脱落，在此形成月经。

同样也是二十多岁，生育高峰期的同时也是痛经症状的高发期，腹部的疼痛和坠胀感都难以避免成为女性生活的一部分。大部分痛经是由前列腺素引起的，这是一种能导致子宫收缩、肌肉痉挛的脂肪酸。前列腺素是脂肪的副产品，这也是为什么大多数肥胖女性痛经状况更为严重的原因。所以，在这期间，建议女性为自己制订一个低脂食谱，注意是低脂而不是脱脂。

如果痛经已经让你无法忍受，你可以服用一些非甾体抗炎镇痛药，但必须遵照医嘱，绝不能随意增加剂量。这种药能抑制前列腺素的分泌，而且缓解疼痛的效果很快，但副作用也不小。所以，女性可以在月经来临前一两天服用。注意，最好是在不得不服用的时候服用。如果非甾体抗炎镇痛药对你的痛经不起作用，而且痛感和以往行经时候也不一样的话，就需要及时就医，因为子宫可能被细菌感染或有其他方面的疾病。

另外，痛经还可以试试一些自然疗法。针灸就可以减轻痛经，但也不是所有人都有这个勇气。当然如果不采取任何缓解痛经的方法，随着年龄的增长，经历了生育过程之后，痛经就有可能减轻。

到了三十多岁的时候，出血量更多，出血周期也变得更长，可能会达到6~7天，且经前期综合征在此年龄段频发。因为出血量增加让人感觉头晕目眩，情绪烦躁、容易沮丧、焦虑。想要摆脱经前期综合征的困扰，可以选用某些抗抑郁病药物来缓解症状。不过，这些药物大多治标不治本，而且因为副作用问题在服用之前要严格遵循医嘱。

其实，改善不良症状有多种方法。如果你想要减轻对食物的渴望以及缓解悲伤情绪，可以试试5-羟色胺酸，一种组成复合胺的化学物质。要缓解坠胀，可以多摄入些镁。要应付头痛、容易发怒，可以试试草本疗法：银杏能激发黄体生成激素，这种激素能激发黄体酮的生成，从而促进排卵。此外，多摄入些钙也能缓解经前综合征的不适症状。

当女性到了四十多岁的时候，可能已经接近绝经期。从有到无这一段相对较长的过程，一般会有3～7年。在此期间，经期会变得很不规律。此时，月经次数变少，不过，也可能次数增多，但每次月经量都非常少。你不可预测的生理情况可能会让你有生以来第一次经历经前综合征，或加剧这些症状。如果你属于雌激素分泌过多的情况，那么乳房胀痛、变软都可能在你月经前的两周发生。

对于因此产生的困扰，可以通过服用低剂量的口服避孕药来缓解。但具体服用的方法和剂量，还需要咨询医生，并且只适合服用一次。

此外，女性朋友们不仅要制订好自己经期的护理计划，还要注意对基本护理用品的选择，避免误入以下几点误区：

（1）使用卫生巾之前不洗手。卫生巾拆封、打开、抚平、粘贴的全程都可能会沾染上手部细菌。

（2）将卫生巾放在卫生间里。卫生间内多潮湿且自然光线不充足，很容易滋生真菌，污染卫生巾。

（3）无视保质期只求量不求质。卫生巾贮藏过久，即使不拆封也会受到污染。因此，在购买卫生巾时，不要贪便宜，一次别买太多，更不要储藏过久。

（4）卫生巾更换的间隔时间太长。经血中有丰富的营养物质，易成为细菌大肆滋生的"培养基"，所以卫生巾一定要勤换。

（5）因为价格或者好奇心理不断尝试新产品。新品牌、新品种、新面料、新概念满天飞，再加上促销，往往导致冲动消费。比如流行的干爽网面，有许多过敏体质的人用后会出现红肿、发痒的过敏现象。皮肤敏感的人最好少用干爽网面而多用棉质网面，干爽网面吸收快，但棉质网面更柔软舒服，对皮肤的刺激小。另外，夏天更容易发生过敏，这是因为湿气在局部聚集的缘故，所以更要注意常常更换。

（6）单纯依据卫生巾外观选择产品。不少女性认为卫生巾的颜色应该是洁白的。殊不知，因为不同品牌的卫生巾，其原材料的不同，颜色上存在差异。卫生巾的颜色并不是越白越好。有的品牌卫生巾本身就有非常洁白的色泽，不需再漂；也有卫生巾用了荧光增白剂。不过我们也用不着闻荧光增白剂而色变，目前世界上有几千种荧光增白剂，其中有几种被怀疑对人体健康有害，但都不用于造纸行业。换句话说，目前用于造纸的荧光增白剂，并没有证据说明有害。

由此可见，卫生巾的选择和使用都不能随心所欲，还要看多个方面是否符合卫生要求。这也是国家质量监督管理部门对卫生用品做出的具体要求，主要涉及的几个方面有：

（1）卫生巾的长宽、重量与标准误差不大。

（2）吸收性能好。

（3）渗透性好，包括渗入快、渗透宽度窄、不反渗。

（4）pH值中性偏碱，皮肤无不舒服感觉。

（5）背胶剥离无痕迹，不移位，不损伤内裤。

（6）手感柔软，质地洁白细腻，无硬质。

（7）卫生巾的巾身两头封口无破损。

了解了这些内容之后，对比自己现在正在使用的卫生巾，很容易判断出它是否是真正适合你的。

不要忽视内裤的选择

不少女性都认为，纯棉质地的内裤比较舒服，但纯棉质内裤不适合痰湿体质的女性选用，因为它易吸汗，但透气性并不好，所吸的汗水并不能很快散发，从而造成湿内裤黏附在皮肤上，这样很不舒服。如果出汗较多，可以选择易干的丝面料，吸水力不错，质感也滑爽。另外，也可以选择其他易吸汗，也比较容易干的面料。

如果你穿纯白棉质内裤仍然有外阴问题，可以考虑是其他因素的影响。这些因素可能包括内衣清洗剂性质不温和，还有烘干衣服时用的衣物防静电纸，使用这些产品，化学物质会包住内裤的纤维，同样可能引起身体的不适。而且，白色内裤还有一个最大好处，就是可以在排卵期内明显观察到白带的情况，针对异常状况及时采取相应的措施。

还有些女性在月经期时会选择穿紧身内衣，她们认为这样不但可以避免侧漏的尴尬，还能在一定程度上缓解腹痛，其实这样是不科学的，女性在月经期间最好选择穿一些稍微宽松的内衣才是正确的。

国外医学研究表明，很大一部分妇科疾病是由穿塑身内衣造成的。如果女性常穿紧身内衣，尤其在月经期，易使经血流出不畅，而且在脱穿时还会使盆腹腔压力突变，很容易造成经血逆流，最终出现经期腰疼、腹痛症状，甚至导致不孕症。长期紧身束腰，还会挤压腰部脂肪，使腰身成为葫芦形，有碍腰部血液循环，容易导致慢性腰肌劳损，还会使胃肠受压而影响血氧供应和正常蠕动，导致食欲不振，消化不良。

如果不管你什么样的内裤，都不能明显地消除外阴的不适症状，那么不穿内裤也可以。当然，是在家里的情况下，而且这并不是说你就不必担心任何问题了，因为缺少了内衣的保护，在选择坐姿的时候要格外注意阴部卫生。这里建议的不穿内裤只是针对有外阴不适症状的女性而言的，而且只能在非经期内进行，对一般女性并不适用。

疏肝解郁，严防偏头痛的侵袭

随着月经的开始，许多女人遭受偏头痛的折磨也由此开始，这种头痛也被称为"经期偏头痛"。医学专家们认为，女性经期偏头痛与体内雌激素神经化学作用有着密切关系，进一步研究证实，月经来临时，女性体内雌激素含量猛增，会大量产生一种叫"血清基"的神经化学物质，而"血清基"能有效地刺激大脑神经，导致心情烦躁不安、情绪激动，从而引起偏头痛。

如果女性不能采取有效措施，及时缓解疼痛，经期偏头痛的症状还会加重，原因主要有两点：患偏头痛的女性月经期前后血液中会释放大量前列腺素，它可松弛平滑肌，扩张血管，使血管的舒缩功能紊乱。女性体内的"血清基"会导致安多啡在人体内的分泌减少，而安多啡的作用恰恰是镇痛和具有麻醉剂样效果。这样两个"帮凶"一增一减，使偏头痛明显加重。

通常女性的神经在此时都变得十分敏感，在感觉头疼欲来的时候，女性应独自在幽暗而安静的卧室内静卧，还可以点燃带有舒缓镇定功效的精油香薰灯，薄荷、薰衣草、洋甘菊、鼠尾草精油，这样能减缓偏头痛的发作症状。还可以多按摩头部，尤其是按摩太阳穴：可以用食指来按压，可以用拳头在太阳穴到发际处轻轻来回转动按摩，是缓解偏头疼的有效方法。

中医认为，经前期出现偏头痛，为经前期紧张综合征的症状之一。经前期紧张综合征的常见表现有——经前期头痛、乳房胀痛、手足或面部水肿、注意力不集中、精神紧张、情绪不稳，重者有腹胀、恶心或呕吐等症状。中医认为这种头痛多是因为"肝郁"造成的。女性的情绪相对男性而言，更加敏感和脆弱，所以也是"肝郁"的高发人群。对付这种偏头痛，中医在治疗上以疏肝解郁，活血调经为原则。

下面是两种中医常用方：

（1）遥散加减：柴胡15克，当归、赤芍、川芎各10克，茯苓、白术、白芷各15克，香附、元胡各20克。水煎服。

（2）调经止痛合剂（自制）：益母草40克，茴香30克，五灵脂20克，生蒲黄10克，赤芍15克，元胡10克，当归20克，川芎10克，乌药20克，郁金10克。煎服，每日1剂，应该在月经前5～7天开始服用，直到月经来潮。每月1次，连续2个月疗效比较明显。

当归

第2天：轻松应对女人的私房痛

你的痛经属于哪一种

痛经是女性经期内最为常见的困扰。不少女性在每个月都经受疼痛折磨。

当痛经来的时候我们经常只关注于怎么去减少它的伤害，却较少去探究它形成的原因。可能是之前的不良生活状态，才造就了后来的痛苦，也可能是天生体质上的缺陷让你比别人更容易发生痛经。

古语云"知己知彼百战百胜"，要想减轻或祛除经痛首先要知道它从哪里来，又为何会来。痛经不是一种独立的病，而往往是多种妇科病的共有症状。因此，要想有效治疗痛经，还得首先分清其病因。

痛经一般分为原发性和继发性两种。前者多是在有排卵的月经期内发生的痉挛性疼痛。后者是由不同疾病引起的痛经，又称为继发性痛经，是指生殖器官发生病变后引起的疼痛。虽然都叫"痛经"，但疼痛却有不同的特点。

先来看原发性痛经，大多开始于月经来潮或在阴道出血前数小时，在剧烈腹痛发作后，转为中等度阵发性疼痛，持续半天到一天，最多不会超过24小时。经血外流畅通后逐渐消失，亦偶有需卧床2～3天者。疼痛部位多在下腹部，重者可放射至腰骶部或股内前侧。一半以上的女性伴有胃肠道及心血管症状。如恶心、呕吐、腹泻、头晕、头痛及疲乏感，偶有晕厥及虚脱。原发性痛经常在分娩后自行消失，或在婚后随年龄增长逐渐消失。

再来看继发性痛经。继发性痛经比较常见的病因有以下几种：

1. 慢性盆腔炎

由此病产生的痛经范围大有持续性但痛感并不十分强烈。盆腔慢性炎症形成的瘢痕粘连以及盆腔充血，常引起下腹部坠胀、疼痛及腰骶部酸痛，月经前后加重。痛经部位为双侧上腹，可放射至腰部，有时还会有肛门坠胀感。这种感觉会随着炎症的发展情况而发展。

2. 宫颈病

宫颈或宫腔粘连引起经血流通不畅，而诱发痛经。多见于反复人流、子宫内膜结核等。这类痛经属于顽固性痛经，因发病原因多不可逆转而使得改善难度增加。所以说，有人流经历的女性朋友首先要尽快核查这种病因，以免延误治疗。

3. 生殖道畸形

这是由于宫体过分前倾、处女膜闭锁等机械性阻塞，使经血流出不畅、积血，诱发子宫平滑肌不正常收缩，从而发生痛经。一般是出现逐渐加重的周期性下腹痛，下腹可能出现逐渐增大的包块。

4. 子宫内膜异位症

由此病症引发的痛经，疼痛多随局部病变的加重而逐年加剧。多位于下腹部及腰骶部，可放射至阴道、会阴、肛门或大腿，常于月经来潮前1～2日开始，经期第一日最为剧烈，以后逐渐减轻，月经结束时消失。疼痛的程度与病灶大小并不一定成正比。病变严重者如较大的卵巢子宫内膜异位囊肿，可能疼痛较轻，而散在盆腔腹膜的小结节病灶反可导致剧烈痛经。

5. 子宫黏膜下肌瘤

因肌瘤向子宫黏膜方向生长，突出于宫腔，影响经血排出，故可引起子宫异常收缩，发生痛经，表现为下腹坠胀、腰酸背痛，并伴有经量增多及周期紊乱。淋球菌等所致宫颈炎，常导致宫颈管闭锁或狭窄，引起经血逆流，导致痛经。

6. 盆腔瘀血综合征

这是由于盆腔内静脉血液流出不畅造成的。表现为范围广泛的慢性瘀血性痛经，并有下腹痛、低位腰痛、经期乳房痛等症状。疼痛往往在月经前数天加重，来潮后第一或第二天减轻，也有少数持续痛。疼痛在患者站立一段时间后及跑、跳或突然坐下时加重，下午比上午重。

如果你的疼痛特征与上述描述十分契合，那么就要引起注意了。至少，这样的结果可以说明，你的生理健康确实存在问题。至于程度怎样，如何调养就要到正规的医院查治才能知晓。

痛经了，就推拿足底反射区

中医认为，人体脚底上的穴位反射区能够直观地反映全身的健康状况。临床实践中证实足底推拿可以有效缓解月经不调、痛经、更年期综合征等女性相关的疾病。

那么，足底发射区推拿法究竟是怎样的一种技术呢？

足底反射区推拿疗法，是中医学中独特的治疗方法之一，也是中医的宝贵遗产。它运用不同的手法，刺激双足反射区（人体各组织器官在其双足相应的位置），产生神经反射作用，来调节机体内环境的平衡，发挥机体各组织器官潜在的原动力，从而达到治疗和保健的目的。足部反射区推拿疗法，简单易学，不受时间、地点、条件所限，适合各层次人员学习掌握。对某些系统的疾病，特别是功能性疾病，疗效好，见效快，有时可收到意想不到的效果。

但有一点需要注意的是：对出血性疾病如吐血、便血、尿血等，以及在妇女妊娠时应慎用。对肺结核活动期、急性心肌梗死、严重心力衰竭、肾衰竭、肝坏死等病人禁用。

足部反射区推拿治痛经，就是用推拿的方法刺激足的特定部位，而达到防病治病目的的一种方法。人体的各个脏腑器官在足部均有其对应的反射区，运用推拿的手法刺激这些反射区，可以反射性地调节人体各组织器官的功能，从而起到防病治病自我保健的效果。有人曾用推拿足部反射区法治疗痛经，取得了较好的临床效果。该方法简单、易掌握、效果好。

针对女性痛经症状的推拿分为以下几个步骤：

1. 找到相应的反射区及穴位

首先要对基本反射区有一定的了解。基本反射区包括大脑、垂体、甲状腺、甲状旁腺、肾上腺、肝、胸腺、子宫、生殖腺、腹股沟、下腹部、胸部、胸部淋巴结、上、下身淋巴结、膈等反射区。

涉及的主要穴位有：三阴交、阴陵泉、地机、足三里等。

2. 按照一定的推拿程序进行

（1）用指关节刮压基本反射区1～2分钟。

（2）拇指点按或刮压大脑、垂体、甲状腺、甲状旁腺、肾上腺、肝反射区各30～50次。

（3）拇指指腹按揉或推按子宫、下腹部反射区各3～5分钟。根据病情需要也可延长推拿时间。

（4）拇指指腹按揉或推按胸部、胸腺、生殖腺、腹股沟、胸部淋巴结、上下身淋巴结、膈反射区各20～30次。拇指指腹推按下腹部、腹股沟各3～5分钟。

拇指点按足三里、三阴交、地机、阴陵泉等穴位各30～50次。重复刮压基本反射区1～2分钟。

当然，上面的方法也不是必须每日都要做的。如果你没有足够充裕的时间每日坚持做这样的足底推拿，可以买一台足底穴位按摩仪。虽然按摩仪不如自己动手更有针对性，效果更好，但是同样可以起到一定的保健作用。

吃维生素E，消灭原发性痛经

原发性痛经多发生在未婚女性身上，那么原发性痛经到底是什么状况呢？原发性痛经到底由哪些因素引起的呢？所谓的"原发性痛经"就是指从经期前1～2天至经期后1～2天，出现的小腹疼痛、下腹坠胀等情况，严重影响生活，但经医生检查后又无器质性病变，即痛经不是由于子宫内膜异位症、子宫腺肌病、盆腔炎等妇科疾病引起，而是由其他因素引起的月经问题。

原发性痛经主要是因为痛经患者的体内"不良前列腺素"含量明显较高。人体内有很多种前列腺素，其中大部分前列腺素对人体是有益的，但有两种前列腺素——$PGF2\alpha$和$PGE2$却是对人体不利的。这些"不良前列腺素"会刺激女性子宫平滑肌发生强烈收缩，造成剧烈的疼痛。吃维生素E就是为了降低并清除"不良前列腺素"，因为"不良前列腺素"在体内合成、产生，需要磷脂酶A_2和环氧化酶进行加工，而维生素E恰恰能够抑制这两种酶的活性，减少不良前列腺素的产生，降低其含量，从而防止痛经发生。

吃维生素E的具体方法是：在月经来潮前两天开始吃，一直到月经第三天结束，一共五天的时间，每天都吃1粒维生素E，若病情严重也可以吃2粒。

女人也可服用维生素B_6来治疗原发性痛经。疼痛较轻者，在月经来潮前7天开始服药，每次服用2片维生素B_6（20毫克），每天服药3次，连续服药7天至月经来潮停药；疼痛较重者，服药方法同上，只是服药剂量加至每次4片（40毫克）。对于月经来潮时才发生腹痛的女人，可采用维生素B_6即时服药法治疗：当月经来潮时，口服4片维生素B_6（40毫克），4小时后再服用4片（40毫克），共服用2次即可。一般连续治疗4个月，即可有效缓解或消除原发性痛经。

女人也可以通过口服止痛药和避孕药来治疗原发性痛经，这与用维生素E、维生素B_6治疗的原理相同。痛经患者可以根据自己的实际情况选择药物进行治疗。

为了更好地预防原发性痛经，女人在月经前一周左右饮食方面要注意，不要吃奶制品和肉类，最好以素食为主。因为"不良前列腺素"是由"花生四烯酸AA"这个原料加工而来的，而"花生四烯酸AA"主要存在于奶制品和肉类中，所以应提前在饮食中避免或减少这类食品。

此外，原发性痛经还可能由以下因素引起，也应引起女人高度重视：

第一，遗传因素，患有痛经病的女人，其染色体中有特定的基因，可以遗传给个别女儿。

第二，精神心理因素，情绪不稳定、经常有厌恶情绪的女人容易患此病。

第三，体质因素，营养不良、过度疲劳、贫血可引起痛经。

第四，阻塞性或解剖因素，宫颈内口狭小或子宫极度曲折等，可影响痛经。

女人不可放过的丰胸良机

在月经的第2天，不仅是女性月经量最多、最容易痛经的一天，也是女性丰胸的好时机。

现代医学认为，月经第1～3天是女性丰胸的最佳时段，因为在这3天内，影响胸部丰满度的卵巢动情激素会24小时等量分泌，因此这3天是乳房脂肪囤积的最佳时段。而从中医看来，月经期间身体内气血变化急剧，只要调理得当，确实能够很好地补血养气，调养身体。而第2天具有月经量最多、最容易痛经的症状，就充分说明了第2天是女人体内气血变化最剧烈的日子，因此也就是最有益于调养气血、丰胸的日子。

在这一天，女性应多吃一些有益于丰胸的食物，如黄豆、花生中含有大量的卵磷脂；杏仁、核桃、芝麻含有丰富的蛋白质；菜花、甘蓝菜、葵花子油等食物含维生素A，有利于激素的分泌，也能促进乳房的发育。另外，海参、猪脚、蹄筋等富含胶质的食物也是丰胸的理想食品。

对于工作繁忙的女人来说，很难抽出时间来烹饪丰胸食物，也可以冲泡葛根粉来喝，同样能起到丰胸的效果。在西医看来，葛根中所含有的异黄酮能够促使乳腺、腺泡新陈代谢的速度加快，促使乳房增大，而且异黄酮能够对体内脂肪进行合理的导向排序，也就是让身上其他部位的脂肪转移并积聚在胸部。此外，葛根中的异黄酮还具有滋润皮肤、恢复皮肤弹性的作用，能够帮助和支持乳房再现挺拔。日本的科学家曾对100位20～45岁的女性进行了食用野葛根的效果跟踪调查，发现90%的女性的乳房都得到了改善，效果最好者2个月内胸围增加了4.6公分。由此可见，葛根粉确实是平胸女人的福音。

此外，女性还可以通过一些小按摩来丰胸，比如，在看电视时可做的丰胸运动是：盘腿端坐、两脚底并拢；两膝尽量向下，上半身尽量向上伸展，两臂尽量向上伸直；用鼻吸气，控制双肩不上抬，使胸廓充分扩展；同时上半身前倾，腹部尽量下压，上半身倾至最大限度，屏住呼吸，等到憋不住气时，边用嘴吐气边抬起上半身，两臂不要用力；起身呼吸5次稍做调整后，重复此动作5～10次。

两腋夹书来丰胸，具体方法是：分别在两腋下夹书，双手往前抬至平举，坚持到手臂发酸或书掉落为止，每日多次练习。书的厚度因人而异，以不感到难受为宜。腋下夹书、双手前举能迫使人挺腰、挺胸，有助于锻炼胸肌、挺拔胸部。此外，女人经常按摩膻中、乳头、三阴交穴也能起到一定的丰胸效果。

治疗念珠菌阴道炎的好时机

因为月经第2天气血变化最为剧烈，因此是补养气血、调养身体的好时机，同时也是治疗"念珠菌性阴道炎"的好时机，因为这时用药最有效。

念珠菌阴道炎也被称为真菌性阴道炎，是一种常见的妇科阴道炎症，有研究证实：75%的女性都曾有过真菌性阴道炎的经历。

念珠菌是真菌中最常见的条件致病菌，常寄生于人的皮肤、口腔、阴道和肠黏膜等处，当机体免疫机能低下或正常寄居部位的微生态环境失调，容易引起念珠菌病；引起皮肤黏膜浅层或全身系统性感染，感染不同部位可引起不同的疾患，除皮肤念珠菌病外，还有念珠菌性口腔炎、阴道炎、膀胱炎、肾盂肾炎、脑膜炎、菌血症和胆道感染等。

女性在月经期第2天，因为体内失血较多，导致人体免疫力低下，念珠菌就会趁机作乱，大肆繁殖，使得原本很"太平"的阴部出现瘙痒、灼痛、白带黏稠，呈凝乳状或豆腐渣状等症状，甚至还会引发月经推迟、月经周期短、月经变色等月经问题。

女性在月经期间，不能像平时治疗念珠菌阴道炎那样选用达克宁栓等药物，因为在月经期身体非常敏感，最好不要给阴道用药，以免将阴道细菌带入盆腔等器官。这时，女性可用苏打水清洗外阴，操作方法是：用2%～5%的小苏打兑水冲洗阴道，每天1～2次，冲洗后要擦干外阴，保持外阴干燥。小苏打可改变阴道酸碱度，对真菌的生长繁殖有抑制作用，可有效缓解念珠菌阴道炎。

为了更好地防治念珠菌阴道炎，女性还要远离甜食，因为甜食易引起阴道内血糖增高，破坏阴道内酸碱性，导致念珠菌大量繁殖，让经期过得更加不顺畅。内裤、毛巾一定要单独清洗，且洗好的内裤应放在开水中烫10分钟左右，然后放在阳光下晾晒，切忌放在卫生间晾干。

女性更要避免使用公用坐式马桶和公用毛巾，尤其是大便以后，手纸应从尿道向肛门方向擦拭，或向肛门两边擦拭，而不是由肛门向尿道方向，否则很容易将肛门处的念珠菌带入阴道，引起念珠菌阴道炎。

此外，女人在平时不用护垫，也是预防念珠菌阴道炎的有效手段之一。因为护垫不透气，易滋生细菌，容易导致阴部瘙痒、过敏等现象。

第3天：女人休息好，就能美到老

很多女性都有过这样的体验：一到月经的第3天，身体碰到床就再也不想起来。这是因为到了月经第3天，女性身体内所生产的褪黑激素比以往任何时候都多，还会出现脾气暴躁、小腹坠胀、头发失去光泽、面色苍白等现象，这些都容易导致女性睡眠失常，影响人的正常精神状态。

中医学认为，经行嗜睡多是由于脾虚湿困、气血不足、或肾精亏损导致的。但无论什么原因引起的经行睡眠的问题，只要调养方法科学合理，必能迎刃而解。

想睡好，遵循经期饮食原则

要解决经期的睡眠问题，让身体从休息中得到调养与恢复，经期的饮食规则要记牢：

1. 富含色胺酸的食物

奶制品中就富含色胺酸，这是一种能够帮助人睡眠的有益物质，因此这也是为什么很多人有睡眠问题时都会被建议在睡前喝杯温热的牛奶，以改善睡眠状况，促进睡眠的原因。

但是,并不是任何人都适合睡前喝热牛奶助睡眠,有些人在喝了牛奶后,不但没有改善睡眠状况,反而会出现胃胀气等不适症状,加重了睡眠问题。因此对于喝牛奶不适合的人,可以试试其他富含色胺酸的食物予以代替,这些食物包括坚果、香蕉、蜂蜜、芝麻、高纤饼干,以及动物性食物,像猪肉、牛肉、鳕鱼等。但在晚餐食用肉类时要注意,因为肉类属高蛋白质的食物,消化比较难,因此吃的时候一定要适量,吃太多不但不能有助于睡眠,还会因消化不了堆积在体内,让入睡更难。

鳕鱼口感鲜嫩滑,营养丰富。

2. 碳水化合物

乳制品搭配富含碳水化合物的食物,能够增加血液中的色胺酸浓度,从而达到帮助人睡眠的功效。所以临睡前,如果感到肚子饿,又怕进食太多引起失眠,不妨试试给自己制作一碗混合了牛奶、优格、饼干的麦片,既美味又有助于安眠。还可吃一些面包,也能增加色胺酸的浓度,提升睡眠质量。

但在吃这类食品时不要偏好高糖分的淀粉类点心,以免增加血液中的血糖浓度,影响睡眠。

3. 睡前吃小点心

虽然说过饱不利于安眠,但空着肚子同样会让人很难进入睡眠状态。因为空着肚子产生的饥饿感会让人睡不着,有些研究还表示,正在节食减肥的人,晚上极容易因为饥饿感而导致睡不安稳,更常醒来。所以,当你受到失眠困扰时,不妨睡前吃点东西,能够更好地帮助你进入睡眠。当然只是吃一点分量和糖分都不大的小点心,吃太多会给肠胃系统造成压力,让身体不舒服,难以入睡。

4. 少摄入脂肪

摄入脂肪的量与睡眠质量也有关系。有研究发现,如果一个人在白天的饮食中摄入太多高脂肪、油腻的食物,那么到了晚上就更难睡得好。

5. 躲开咖啡因

很多人为了能睡好觉,都会戒掉晚上喝咖啡的习惯,但他们发现,即是戒掉晚上喝咖啡的习惯,还是不能很好地入睡,这是为什么呢?事实上,咖啡之所以让人难以入眠,是因为咖啡中含有的咖啡因有提神、保持精神亢奋的作用,但除咖啡以外,其实还有很多别的食物也含有咖啡因,同样也会干扰人的正常睡眠,像巧克力、可乐、茶等。

因此,要想拥有一夜安眠,就应该少碰含咖啡因的食物,在午饭过后,就要远离咖啡因。另外,还有一些中成药或处方药中也含有咖啡因的成分,像很多止痛药、感冒药、减肥药、利尿剂等。这些药物中含的咖啡因也许能等同于一杯咖啡的咖啡因含量，甚至更多。因此用药时，要注意看药物说明上是否表示该药物会影响睡眠，必要时可以让医生给自己换药或停药。

6. 睡前别贪杯

人们常觉得睡前小啜能够让人很快就进入睡眠状态，但事实上，却是让人夜晚常常醒来，睡得很不安稳，也不舒服，身体得不到充分的休息，还会产生头痛、肠胃不舒服、流汗、做噩梦等现象。因此，对于那些无酒不欢的人来说，如果你睡前非得喝点酒，可以多喝些开水来冲淡酒精作用。

此外，睡眠专家提醒到，有失眠问题的人绝对不可以喝酒，但却有很大一部分人误以为喝酒有助于睡眠，其实喝酒能成瘾，会让人愈喝愈多，对睡眠的损害越大。而且那些既吃安眠药又喝酒的人，因为两者都会对脑部最主要的抑制性神经传导物质产生作用，可能让病人一觉不醒。

好的饮食规律才能助人安眠，经期的女性应该注重晚餐的食谱，注重饮食的调节，才能让自己做漂亮的睡美人。

经期侧卧入睡，最有益健康

虽然女性经期内的睡眠舒适度不高，但是还是无法抵挡天生对床的依赖感。有的仰面朝上躺着，也有的侧身躺着。其实，睡眠姿势对睡眠质量以及健康也会造成一定影响，好的睡眠姿势能让人拥有更加安稳的睡眠，对健康也更为有利。

我国自古以来就对人们起立坐行卧的姿势有严格要求，要"站如松，坐如钟，卧如弓"。还有一些谚语说道："坐有坐相，睡有睡相，睡觉要像弯月亮。"这些都表明躺下来的时候身体要呈弓形侧卧，这样对人体健康最为有利。

最佳的侧卧姿势是身体朝向右侧卧于床上，弯曲右腿并保持左腿伸直；右手肘弯曲，让右手掌托在头部下方；左手伸直，自然放在左侧大腿上，这样的睡姿看起来就像一轮弯月亮。之所以说这种睡姿是最佳睡姿，原因是：

首先，侧卧能让人体内的各个脏器官受压最小，让女性的胸部能自如地随着呼吸扩张收缩，不会发生呼吸受压迫的尴尬局面，心脏也免遭手臂、被子的压迫，而且侧卧能让两腿活动自如，可屈可伸，身体也可自由翻转。

其次，中医也认为朝右侧卧入睡不会损伤心气，而且像弯月亮一样蜷卧后能最快速地让大脑静下来，从兴奋状态迅速转为抑制状态，帮助女性更快地进入睡眠。

而且侧卧时朝右是最好的，但人在入睡之后不可能保持一定的姿势，因此可配以左侧卧及适当的仰卧。向右侧卧之所以说是最好的，是因为人体中最重要的器官——心脏，位于两肺间偏左的部位，因此当睡觉时向右侧卧，能让心脏受到的压迫最小，并能帮助血液循环畅通。而向左侧入睡时，会压迫到胃，导致胃内部的食物难以进入小肠，不利于食物被消化和吸收，而且压迫了心脏，导致心脑供血受阻。气血不畅，睡得自然不会舒服。

最后，侧卧对于那些血液循环不畅通，自身的防寒机能较弱，而且在睡觉时尤为怕冷的体质偏寒的女性来说很有好处，因为侧卧可让他们全身的肌肉获得最大限度的松弛，保持血液循环的畅通。相对于仰卧来说，很多人习惯把手交叠于胸口上，对胸部造成压迫，容易让人晚上做噩梦，影响睡眠质量。

因此右侧卧是睡眠的最佳姿势，对于经期内的女性来说尤为如此，因为女性在经期时，身体内的各脏器处于相对比较脆弱的状态，胃肠蠕动的速度也大大减慢，因此选择右侧卧，不但不会压迫脏器，还便于胃部的蠕动，帮助把食物推向十二指肠，从而有利于食物的消化吸收，保持身体的营养供给。当然，一个睡姿也不宜过久，右侧卧一段时间后，可转而为仰卧。让双手伸直，自然地平放在大腿两侧，但采取仰卧的睡姿时，不要让手臂压迫到胸部，也不要头枕手臂睡，双腿不要交叠或弯曲，让全身肌肉放松，使气血通畅，并保持自然平和的呼吸。

睡眠姿势也是要慢慢养成的，再次入睡时，摆好正确的睡眠姿势，久而久之，就能养成右侧卧入眠的习惯。帮助自己获得一个更加安然平和，对健康更有利的睡眠，是安然度过经期的主要环节。

经期重调养，一觉睡到自然醒

在经期内，不少女性都在抱怨自己的睡眠质量越来越差，失眠或者睡不安稳变成常见的现象。睡眠质量不高对每个处于经期内的女人而言都是一种煎熬，但往往又没有良策来应对。

为了不让自己睡觉时迟迟不能入睡，或者睡不安稳，就必须找到影响睡眠质量的病因。其中，肠胃问题就是导致睡眠质量差的主要原因之一。肠胃不好或有肠胃疾病的人会出现神经系统症状，导致人焦虑不安、失眠、心悸，会大大影响人的睡眠质量，而睡眠质量不好反过来又进一步加重了胃肠疾病，结果是造成恶性循环。解决这类肠胃引起的经期睡眠质量问题，有秘招。这就是在临睡前拔罐。

你可以准备6个真空罐，在临睡前给自己做个拔罐。首先一个拔在距离肚脐上方7厘米左右的中脘穴，一个拔在距离肚脐下方3厘米处的气海穴，另外剩下的4个罐都拔在任意一条大腿的正面即可，并使其均匀排列。拔上10分钟后，再正常入睡，便能让你感到心境平和，易于入眠。因为通过在中脘穴、气海穴和大腿正面胃经这些地方拔罐，能够加强肠胃的供血量，使肠胃不会因为供血不足消化无力而引起浊气瘀积，增加肝脏的负担，并进一步影响到对心脑的供氧，结果使得"胃不和而寝不安"。

对于肠胃问题引起的睡眠质量问题，除了上述的拔罐方法外，平时还要注意从内在调理入手，更应该从饮食上调理，解决睡不安稳等情况。平时饮食要有规律，不要暴饮暴食，会加重肠胃的负担。而且睡前避免食用各种会对肠胃造成刺激的食物，像烈性酒、浓咖啡、浓茶、生蒜、芥末等，也不要吃辛辣、过酸、过咸、过热、过冷及过分粗糙的食品，最宜吃清淡食品，可选用温和的食谱，为胃黏膜的修复创造有利的条件。而且晚餐的食物最好是细、碎、软、烂。在烹制时，多采用蒸、煮、炖、烩与煨等方法制作晚餐菜肴，这样可以让食物更容易消化吸收，防止睡觉时食物还大量堆积在胃部。此外，进食还要注意酸碱平衡。可以多喝牛奶或豆制品以及带碱的馒头等来中和胃酸，防止胃酸分泌过多。

此外，对于少数吸烟的女性来说，经期内吸烟无异于慢性自杀。因为吸烟会大大影响血液对胃黏膜的供应，妨碍胃黏膜细胞的修复和再生。这对于经期内本就失血的女性机体而言，无异于雪上加霜。

第4天：血液要温，流得才顺

女性健康的关键在于保暖。对于女性而言，温度适宜时，血流畅通，才会感觉温暖舒适，经期不适等症状自然不会出现。当温度降低时，血液流速减慢，就会出现潴留，这时第一感觉就是"冷"。当温度进一步降低，血液就会凝固，人就面临死亡。所以说，使血液流动起来的动力就是温度，温度可以决定人体的气血盛衰。

吃对食物，不怕女人"火力差"

生活中，有不少女性特别畏寒，常被人说是"火力差"，没有抵抗力。畏寒是指肢体怕冷的一种临床症，常伴手脚发凉，腰凉背酸难以入眠等。

畏寒的程度因人而异，这种寒凉是由体内向外发出的，所以不管外界的温度如何，人体的舒适度还是一样的糟糕。症状严重的人，即使是在高温的季节还是要穿厚袜子，并且仍旧能感觉到腰部顺着脊椎骨有凉气，出汗出的也是冷汗、虚汗。

那么，究竟要怎么做才能有效地消除这种难受的感觉呢？

对此，我国古代医书中早有记载。总体上是建议这样的人多吃一些温和的食物。比如李时珍的《本草纲目》中就记载了用人参来进补的方法。人参的作用在于补五脏，益六腑，安精神，健脾补肺，益气生津，大补人体之元气，能增强大脑皮质兴奋过程的强度和灵活性，有强壮作用，使身体对多种致病因子的抗病力增强，改善食欲和睡眠，增强性功能，并能降低血糖、抗毒、抗癌，提高人体对缺氧的耐受能力等作用。

用人参和白酒配制的药酒能治虚劳羸瘦，气短懒言，脉软而无力，四肢倦怠，脾胃不健，面色萎黄，喜暖畏寒，自汗乏力。这些症状大多与经期内虚寒体质的女性症状相吻合。所以，女性如在经期内有上述症状的，可在医生的嘱咐下适当尝试人参和白酒配制的药酒。此药酒的配制方法如下：

材料：人参30克，白酒1200毫升。

做法：用纱布缝一个与人参大小相当的袋子，将人参装入，缝口；放入酒中浸泡数日；之后倒入砂锅内，在微火上煮，将酒煮至500～700毫升时，将酒倒入瓶内；将其密封，冷却，存放备用。

用法：每次10～30毫升，每日1次（上午服用为佳）。

研究发现，女性在寒冷环境中调节体温或保持体温的能力，与她们每日从饮食中摄取铁元素的多少有关。所以多摄入含铁量高的膳食对女性经期内畏寒也有显著的疗效：

1. 赤豆黑枣粥

材料：赤豆50克，黑枣5枚去核，糯米适量。

做法：先将赤豆煮软，再加入黑枣、糯米煮成粥。食用时加适量白糖，每天吃一小碗，可长期服食。

功效：可治疗老年畏寒。

2. 参芪清蒸鸡

材料：人参10克，黄芪15克，童子鸡1只。

做法：将鸡宰杀洗净，去内脏，再将人参、黄芪放入鸡内缝合，入锅加葱、姜、料酒、盐及少量清水清蒸。以饮鸡汁为主，可连续蒸2~3次。

功效：具有滋补之功效，提高人体免疫力。

经期的保暖重点在腰

女性在月经期很容易损伤肾气，因此女性应时刻注意腰部的保暖。肾气有温煦全身阳气的作用，而全身的正常工作正是靠阳气。一旦腰部受寒肾气受损，人就会感到怕冷、无力、饮食少，大便呈溏稀状。

下面，为大家简单介绍几款市面上比较常见的高腰护腰产品，以及其功能与穿着时要注意的几个小细节：

1. **普通高腰棉质内裤**

高腰位设计，前放保暖贴片，增加腰腹部的保暖性。

2. **含竹炭纤维具有塑形功能的高腰内衣**

新型炭纤维能释放远红外线，增加血液循环，不仅温暖足部还能有效保护易受凉的小腿，即使在寒冷的冬天也能秀出你双腿的亮丽风采。更有温暖腹部之效能，可以暖宫止痛。

3. **专业理疗型护腰带**

热疗带以天然矿物质电气石为核心，与纳米生物功能材料形成一体组成本产品。在温度、压力变化的情况下，可连续释放远红外、负离子，并给人体带来微电流的热电刺激效应，能有效改善血液循环、缓解肌肉疲劳、激活细胞促进新陈代谢、疏通经络、祛风除湿、镇痛祛寒、增强机体抗病能力。适用于腰肌劳损、腰椎病、胃寒、痛经、小腹坠胀、身体畏寒等症的温热理疗。

经期保暖，别忘了暖脚

俗话说，脚为根，而脚跟连心。所以，经期女性千万不可光着脚到处走，让脚受寒，寒气凝重后，极易攻心，后果不堪设想。

以下几种利于脚部取暖的方法，女性朋友不妨一试：

（1）身体直立，用双脚的脚尖支撑自己身体的重心，但身体尽量保持平衡，双手在身体两侧自然抬起，抬到什么位置都行，把手掌张开，五指尽可能地用力伸展，然后再用力握紧手拳。站立10分钟，可配合手指操。

（2）拖泥带水操。这个动作比较适合在家里做。想象自己很累，又渴又饿，如在泥浆中行走，弯着腰，身子向前努着，腿窝弯曲，动作迟缓，用力深呼吸。身体完全放松，双手自然下垂，甚至还可以更形象地左右摇摆着往前走，保持这个姿势,在屋子里慢慢地行走,大约不到10分钟就能感觉身子发热了。

(3)沙发操。坐在沙发上,把腿用力伸直,双脚面绷紧,就像跳舞人的脚面,保持10秒,再把脚尖用力向上往自己身体方向勾,也保持10秒。反复5次,脚部的血液循环就会通畅,脚就能慢慢暖起来。

其实人体脚部有36个穴位,集中着人体各内脏器官的反射区和反射带,与大脑和脏腑器官有密切关联,因此经期的脚部保暖就尤为重要。

第5天:驱除月经不调的烦恼

细心观察,看你月经是否正常

月经是每个月都会和女性见面的"朋友",就像人要了解待客之道一样,如果能及时了解到朋友的秉性,那么就不会做出失礼的事。如何判断月经是否正常,一般可从以下几点观察。

1. 最主要的是看月经周期是否规律

一般说来,女性月经周期是28~30天,但是也有人经期较长或者较短。25天来一次月经和30天来一次月经都不少见。所以说,只要有规律性,均属于正常情况。另外,月经容易受多种因素影响,提前或错后7天之内均属于正常现象。

经期周期长短具有特殊性,但是比此更重要的是规律性。如果这次月经周期很短,下次周期很长,而且经常出现这样的情况,这就属于经期规律失常,或者说是月经不调。当然,对于月经初潮的女孩子而言,由于卵巢刚发育,功能还不完善,所以会出现功能紊乱和不规律,这不是病理现象。

2. 看经期的行经时长

一般行经的规律是第一天经血不多,从第二天开始增多,晚间通常比白天要多。以后逐渐减少,直到经血干净为止。这是因为第一天子宫内膜脱落刚刚开始,第二三天子宫内膜脱落增多,出血量也随之增多,子宫受到刺激,加强收缩,把大量经血排出的缘故。

有的人经血干净了以后,过一两天又来了一点,这种情况不用惊慌,因为这是一种正常现象。但是,有的女性经期长达10天以上,量都不多但淋漓不尽;有的经期极短,当你刚刚发现它的到来它就快结束了。这两种都是不正常的现象。

3. 检查自己的经血量

女性月经量的多少因人而异,平均在70毫升。一般每天换3~5次卫生巾,属正常。如果经血量过多,换一次卫生巾很快就湿透,甚至经血顺腿往下淌,这就不正常了。

经血过多,可能是精神过度紧张、环境改变、营养不良以及代谢紊乱等因素引起的功能性子宫出血。经血长期过多会引起贫血,应查明原因,进行治疗。当然,如果因为子宫、卵巢不正常或全身性疾病,引起月经量过少,这种情况也不正常,也应及时就医。

青春期的少女以月经量过多较为常见。其主要原因是在青春发育期，卵巢功能尚未完全成熟，这时候的月经一部分属于无排卵性的。没有排卵就没有黄体，没有黄体就缺少孕酮。因此，子宫内膜只能处于增殖期而不能达到完善的分泌期，以致子宫内膜脱落不完全而影响子宫的收缩，造成经血过多。此种情况如不引起注意，久而久之，可出现面色苍白、乏力、头晕等贫血症状，也应就医治疗。

4. 看看经血颜色是否正常

正常的经血颜色应该是暗红色的，一般在经期的第二天或者第三天会出现脱落的子宫内膜碎片排出。一般不会出现血块。如果经血稀薄如水，仅有点粉红色或发黑发紫，则属不正常。如果经血完全是凝血块，也不正常，可能另有出血的部位，应及早就医，保证身体健康。

第6天：预防妇科病的关键时期

经期第六天，预示着此次月经即将结束，但女性此时不能过分松懈，因为此时正是预防妇科病的关键时期。

关爱自己，避免经期性行为

医生之所以不主张月经期性行为，是因为在月经期，女性的身体抵抗力降低，子宫颈较为张开，微生物或病毒借性交进入子宫引起感染的可能性较大，具体说来，经期不能性交的原因有以下4点：

1. 预防生殖系统感染

女性月经来潮时子宫内膜一块块地向下剥离脱落。经期性交时，很容易将外阴及会阴（阴道口与肛门之间的部位）周围的病菌带入阴道、子宫颈以致进入子宫，并在此生长和繁殖，继而发生炎症，叫做子宫内膜炎，出现发烧、下腹痛，月经流血增多，月经期延长等症状。如果感染的细菌毒力很强，还可能通过子宫内膜的淋巴管扩散到子宫外边，进入盆腔，引起急性附件炎（包括输卵管及卵巢）及盆腔腹膜炎，除了上述症状外，还可能影响到以后的生育。

2. 预防子宫内膜异位症

如经期性交，当女方兴奋达到高峰的时候，子宫要发生收缩，此时已脱落在子宫腔的内膜碎块即可随子宫收缩的压力而进入输卵管，沿输卵管进入腹腔、盆腔，无论落到哪一个地方就地生长，均可能发生子宫内膜异位症。此病可以引起输卵管与子宫、盆腔发生粘连，也能引起卵巢表面肥厚以及发生血液贮留，既可破坏正常的卵子的发育成长，也影响排卵，所以最后也会造成不孕。

3. 预防月经不规律

行经的时候，女性子宫内膜广泛充血，如果发生性行为，由性生活的刺激冲动带来的一系列神经反射，会引起子宫不同程度的收缩，更加重了性器官的充血，可能会引起月经变得不规则，表现为经血量增多，月经延长或月经淋漓不尽，还会加重经期的不适现象，例如烦躁不安，乳房胀痛，腰酸也会更加显著。

4. 预防性冷淡

月经期受内分泌的影响,女性大脑兴奋性降低,常伴有轻度疲倦、郁闷或烦躁的情绪,不易得到快感,时间长了,会导致女性的性冷淡。

经期女性最健康的洗澡法

女性月经期可以洗澡吗?答案是肯定的,只不过要看采取怎样的方式洗澡。目前一致公认的是采用淋浴或擦浴。而经期女性最完美的洗澡方式应该是这样的:

(1)全身放松,浸入色彩斑斓,芳香四溢的泡泡浴中,唤醒你所有的感觉。

(2)将等量的按摩油和无味的清洗液相混合,倒入手中,将这种混合物涂在你的胳膊上,做一次迷你芳香疗法按摩。过敏性体质的女性除外。

(3)用薰衣草盐擦洗身体,然后用热水冲洗,这会使女性肌肤柔嫩,睡眠充足。

(4)把热水倒入碗内,再放一点浴胶。把双手浸入其中,手心要朝上,这时你会感觉体内的压力正在向外释放。

需要注意的是,女性一定不要在月经期间用冷水洗澡。女性特殊时期遇到冷水的刺激会引起女性内分泌失调、闭经、腹痛,而且许多细菌也会进入阴道易引发阴道炎等妇科疾病,严重的对女性以后怀孕、生理健康都有一定的影响。

此外,许多女人在认识上存在一个误区,认为清洗阴道可以防止怀孕和染病,而用清洗液冲洗阴道,以防止受孕和避免传染上性病。然而,清洗液一般都是由一些化学成分混合而成的。而阴部是女性较为脆弱的部位,有的女性对化学清洗液的刺激较为敏感,使用的溶液浓度过高就会引起外阴红肿、瘙痒、破溃。尤其是老年女性绝经以后,由于卵巢功能衰退,阴道黏膜变薄,阴道杆菌相对减少,更易诱发老年性阴道炎。而且,有医学调查证实:经常使用清洗液进行阴道冲洗的女性患性病的危险性反而会增加,在性生活后用清水冲洗阴道则没有危险性。

可见,女性朋友月经期间最健康的清洗阴部的方式就是用温开水洗涤外阴,这样既可保证阴部的清洁卫生,还不会刺激到阴部,不会破坏阴部的自我防卫系统。

自查外阴,严防妇科病

为了便于女性朋友的自查,大家应当简单了解一下女性外阴的一般解剖名称。外阴是指生殖器官外露的部分。

阴阜是女性外阴长阴毛的部位,这里是耻骨联合前面隆起的脂肪垫。从阴阜往下依次为阴唇前连合、阴蒂系带、阴蒂、尿道外口、阴道前庭、处女膜、阴唇系带、阴唇后连合、会阴和肛门。

大阴唇是靠近两侧大腿内侧的一对隆起的皮肤皱襞,起自阴阜,止于会阴。在阴唇前连合与阴唇后连合之间的两侧,有小阴唇;小阴唇的外侧则是大阴唇。大、小阴唇之间

女性阴部结构图

有一条唇间沟。大阴唇与阴阜、会阴相连，它们之间并无界限。只有掰开大阴唇，才能看见小阴唇、阴蒂、尿道外口和阴道口。所以在自查的时候，要分开大阴唇，否则看不清楚它所遮挡的结构。

自查外阴的方法，可以用三个字来概括，即"望、闻、触"。

1．"望"

检查时可以在自己的外阴下面放一面小镜子，借助镜子的帮助，前后左右移动镜子观察自己的外阴部。另外，还可以通过观察阴道分泌物来发现一些蛛丝马迹。比如观察白带和经血的颜色、清浊、稀稠，正常的白带是清白颜色的稀薄液体，正常经血是鲜红色或浅红色，有人还会有少许血块。异常的情况可能就是身体发出的疾病信号。

2．"闻"

所谓的"闻"，顾名思义就是用鼻子嗅一下分泌物、经血或外阴部散发出的气味。一般健康的气味是清淡的腥味、汗酸味或者无味。如果出现了腥臭味、腐臭味或特殊的气味，就可能是身体出现了问题。

3．"触"

在进行"触"的时候，首先要把手清洗干净，然后用食指和中指两个指头的指腹，从阴阜部位开始触摸，由上至下，顺序按触外阴，直到肛门。正常的触感应是光滑、柔软的，不应当摸到小的结节或肿块。而且，用力去按，不会有疼痛感，反之则可能有病。

女性在自查外阴的过程中，可能会发现私处的某些异常情形，这时就要引起自己的高度注意，并应及时去医院的妇科详细检查。

生活中，较常出现的女性外阴疾病主要有下面几种：

1．外阴损伤

外阴损伤在妇科病例中时有所见，这类损伤大概分为两类：一类为骑跌伤，一类为性交所致。女性阴唇的皮肤很松，皮下血管丰富，骑山地车或者受到其他撞击时容易击破皮下血管，形成血肿，很难自行退去，所以对于阴部的撞击伤应高度重视。

在性交中一般不至于让外阴受伤，除非有炎症或者畸形等情况时。当准备工作未做足就仓促性交时，小阴唇偶尔可能会被卷入到阴道内，虽然疼痛但不会造成损伤。幼女的性器官尚未发育成熟，在遭遇强暴后，外阴的皮肤黏膜可见擦伤、裂伤。

2．尖锐湿疣

尖锐湿疣属于性传播疾病，通常与不洁性交有关。女性在患上这种病时，会出现外阴瘙痒，分泌物增加的症状。早期患病时，外阴的皮肤及黏膜粗糙不平，之后能摸到小结节或肿块，样子为毛刺状，或者像大小不等的菜花状、鸡冠花状的灰白色肿物，大多分布于小阴唇的内侧、大小阴唇之间的唇间沟、会阴和肛门。

3. 假性湿疣

假性湿疣同尖锐湿疣不一样，它并非性传播疾病。发病时，可在阴唇内侧看到有小米粒大小的淡红色疹子，在两侧对称分布。

4. 外阴肿瘤

女性外阴的良性肿瘤并不多见，比如乳头瘤、纤维瘤等，它们大多是生长在大阴唇外侧的单个肿瘤。

常见的恶性肿瘤是"外阴鳞状上皮癌"，发病时可在外阴部摸到硬结或肿物，且常伴有疼痛或瘙痒感，有的病人在外阴部位，还会有经久不愈的溃疡。

5. 外阴白色病变

外阴白色病变，也称为"慢性外阴营养不良"。有一种病变，主要发病年龄在 30～60 岁，主要症状有：外阴奇痒难忍，抓破以后还伴有局部的疼痛。外阴的皮肤增厚，多为暗红色或粉红色颜色，夹杂着界限清晰的白色斑块。

如果发现自己的外阴处有白斑，应当去医院进行详细的检查和治疗。过去，人们曾经认为它可能会造成癌变，因此主张早期切除。现在尽管医生们已经不主张早期切除，但是，还是需要病人的积极治疗。

女性私处用药的注意事项

妇科疾病常常会困扰女性，不仅在于它会给女性带来病痛，更主要的是，这常被视为是一种"难以启齿"的疾病。很多女性朋友得了妇科病之后，羞于颜面，不敢去看医生，或者任其自生自愈，或者自己胡乱用药，这些都是不正确的方法。其实，妇科病非常常见，女性朋友们要敢于面对它。如果一定要自己在家中自行用药治疗，一定要注意选择正确的时间和方式，注意以下几点：

1. 选择正确的时间为自己的私处用药

为了达到更好的治疗效果，阴道内用药一般宜选在晚上临睡前，这样药物能够充分溶解、吸收。

2. 私处用药的正确步骤：先清洗后用药

妇科疾病严重时可能需要用药，用药前一定要先清洗私处。白带多的病人用药前应用医生配制的洗液冲洗阴道，以减少分泌物，清洁阴道，使药物更好地被吸收，从而提高疗效。

3. 保证外阴清洁、干燥后再给自己的私处用药

用药前一定要先做好私处的卫生工作，这样才能避免感染，很好地发挥药效。每天用药前要清洗外阴，内裤宜宽松透气，每天更换。清洗外阴的盆、毛巾要与洗其他东西分开，毛巾与换下的内裤宜每天消毒。

4. 塞入式私处药物要避免药物脱落

塞入式私处药物的一个弊端就是容易脱落。阴道内用药一般药物要尽量送至深一些的地方，药物不易脱落及流出，能够充分溶解、吸收，提高药效。

5. 生活上要配合治疗，必要时丈夫亦需治疗

治疗期间应禁欲，或者使用避孕套。如果丈夫也同时患病，应一起接受治疗。

6. 私处用药治疗要彻底

私处用药要坚持。有的病人自我感觉症状消失，便擅自停药。其实，病原菌可能并未完全杀死而导致病情反复。

女性私处用药一定要注意方法，否则不但起不到治疗的效果，反而会给身体带来意想不到的损害。最好不要擅自用药，要经过医生的诊断。经诊断后用药的过程中也要注意上述事项，这样才能起到好的治疗效果。

第7天：干干净净告别"好朋友"

防治经后感冒的食疗方

说到经后感冒，这是很常见的现象，很多女性都有这种情况。女性每次来月经时，因失去一定量的血液，以及体内激素水平的变化，身体抵抗力自然较平时下降，尤其是平时体质较弱且月经量又较多的女性，更为明显。此时若不注意保健，很容易患感冒。那么，如何预防和治疗这种情况呢？最好的方法就是选用食疗方。

1. 阿胶猪瘦肉汤

材料：阿胶10克，党参10克，枸杞子10克，葱白3根，猪瘦肉50克。

做法：先将阿胶打碎，将猪瘦肉洗净切成小块，连同葱白、党参、枸杞子同时放进砂锅内煮汤食用。食用时，可加盐调味。适用于月经量多的女性。

2. 当归红枣汤

材料：当归10克（宜用头或身，不宜用尾），红枣6枚，黄精15克，鲜鸡蛋1枚。

做法：先将当归洗净，隔水蒸软，切薄片待用。红枣洗净去核，黄精洗净。然后将当归、红枣、黄精同放入砂锅内煮汤。汤煮成后，加入鲜鸡蛋（去壳），再煮5分钟便可。可饮汤食鸡蛋。本方适用于平时体质较弱，并易头晕者。

3. 加味当归生姜羊肉汤

材料：当归30克（宜用头或身），生姜15克，北芪15克，鲜羊肉250克。

做法：先将当归进行彻底的清洗，然后再将其放在蒸屉上蒸软，切成薄片。生姜切成薄片，鲜羊肉洗净切小块。将上述4物同放入炖盅内，隔水炖1个半小时，然后调味饮汤食肉。本方尤其适合于有贫血现象而月经量少的女性。

如果患上了经后感冒，就应及时治疗，不要拖延时间影响身体。治疗经后感冒可用药物为：柴胡12克，玉竹10克，桔梗9克，薄荷（后下）6克，淡豆豉9克，黄芩9克，法半夏9克，生姜3片，生葱白3根，炙甘草6克，红枣2枚，苏叶12克，白微9克，党参9克，煎水内服。可复煎。

在食用药物治疗感冒的同时，女性还应搭配进食以下几种药膳：

1. 红糖茶

材料：红糖30克，茶叶6克，荆芥10克，苏叶10克，生姜3片。

做法：先将荆芥、苏叶、生姜、茶叶同放入砂锅内，加入清水500毫升。先用武火煮开后改用文火煎煮20分钟，然后加入红糖，待糖溶化后即可。每日饮2次。

2. 防风粥

材料：防风15克，生葱白3根，大米100克。

做法：先将防风、生葱白同放入砂锅内煎取药汁，然后去渣取汁待用。同时将大米洗净放砂锅内煮粥，待粥将熟时加入药汁煮成稀粥。趁热服食，每日2次，连服2～3天。

3. 葱蒜饮

材料：葱白250克，大蒜250克。

做法：将葱白及大蒜洗净，切碎，放进砂锅内，加清水2000毫升，用中火煎煮半小时，待温饮用，每次内服250毫升。每日服3次，连服2～3天。

此外，还要注意，经期内感冒了，千万不要随便吃感冒药。月经正在行而感冒，用抗生素消炎易导致经行不止。经行不止实因消炎伤心脏，致子宫无力收缩造成，中医称心虚不能摄血，用归脾汤加阿胶、艾叶，热加黄连，寒加炮干姜，腰痛加杜仲，无须几服药即可痊愈。

女人要持久呵护阴蒂健康

女性的隐私处保健是不受生理期的约限的，即使生理期过去了，女性阴蒂部位的卫生保健一样要足够重视。

阴蒂位于女性外阴部的尿道口上方，是女性生殖器官中最敏感的部位，对女性性兴奋的唤起有着举足轻重的作用。阴蒂也会患上疾病，一旦发生，可直接导致性兴奋降低，影响夫妻生活的和谐。

呵护阴蒂要注意阴部清洁。以往强调的生殖器官卫生，往往指外阴及阴道。由于阴蒂包皮与阴蒂之间的囊中会分泌出一种白色的脂肪性分泌物，分泌量适宜时会散发出淡淡的清香，对异性有一定的引诱力。但是，分泌物过多聚积乃至肉眼能看到时，则会发出臭味，久而久之会形成白色的薄片或豆渣样物质。所以，阴蒂也要经常清洗。尤其在性生活后，阴蒂易被精液、分泌物污染，清洗不及时或不彻底，易遭细菌滋生。清洗一般用温清水即可，在无疾情况下，没有必要使用药皂、高锰酸钾等。

要慎防外来的损伤。由于阴蒂头很小，又较隐蔽，一般情况下不会受损，但在做激烈的体育运动时须加注意。尤其是阴蒂肥大时，阴蒂受内裤和自行车坐垫之类的摩擦，容易受伤而遭受病毒、细菌等微生物的侵袭，发生出血、糜烂和感染，并进一步引起阴蒂疼痛，有害于身心健康。

呵护阴蒂还要戒除一些不良的生活习惯，例如有的女孩子常穿尼龙化纤内裤或牛仔健美裤。殊不知，这样紧裹臀裆，会使阴部密不透气，使细菌成倍滋生。也有的女孩用洗涤剂和肥皂水过度清洗，或因白带的异味，在会阴部过量喷洒香水和使用化妆品，这都是掩耳盗铃的举动。

还有的人自己在清洗方法上没有问题，却喜欢与他人共用浴盆等，这也会使阴蒂受到不同程度的损害，发生感染、疼痛甚至坏死。

特别需要指出的是，当今流行的不少性传播疾病，如梅毒、淋病、软下疳、生殖器疱疹等病变常常"光顾"阴蒂。洁身自爱，平日里注意卫生保健，是女性呵护阴蒂不可少的举措之一。请在经期内守卫好自己的"花园"大门，这样才能顺利将危险与自身相隔离。

周期后，善做经量统计

如前文所说，大多数女性的月经周期约28天。且一次月经的时长也不会超过7天。那么，如何判定经血量的多少？

一般说来，如果经血量多于80毫升，称为经血过多，如果经血量少于20毫升称为经血过少。

月经过多对不少女性而言都是一种困扰。

首先，经血过多可能是器官性疾病。全身性疾病引致的，包括罹患血友病、血小板缺乏、紫癜、脾功能亢进、甲状腺功能低下、肝硬化等，这些病症都会造成经血过多，甚至引起贫血，还有生殖道疾病，当生殖道持续有出血现象时，首先应排除怀孕造成的流产出血，其次要考虑是否罹患子宫颈癌或子宫内膜癌，特别是年龄大于35岁的已婚女性更应提高警惕。在良性肿瘤方面，如：子宫肌瘤、子宫颈或子宫内膜息肉、子宫腺体肌瘤，也是已婚女性经血过多的常见原因。此外，异物、避孕器及生殖道疾病引发的炎症，也会造成女性经血过多。

除此之外，内分泌功能性失调也可能会引起经血过多。功能失调性经血过多是指因激素分泌失调所导致的出血，有排卵型及无排卵型功能失调子宫出血两种。前者大都发生在生育期，原因是黄体期子宫内膜不规则剥落出血，后者常发生在月经刚来2～3年与更年期，原因是子宫内膜长期在雌激素的刺激下持续增生，造成血管得不到养分供应而剥落。

经血量过多一般要先进行血液检查，看是否会有贫血或血小板缺乏的情形，并检验是否因甲状腺功能过低而引起出血。如果怀疑是功能失调造成经血过多，则可检查促卵泡素、黄体生成素、雌激素、催乳素、黄体酮来确定是卵巢抑或是脑垂体的激素失调。另外，可通过妇科内诊和四维彩超检查，看是否有宫颈糜烂、子宫肌瘤、卵巢瘤或子宫内膜增生。

在确诊没有器官疾病的情况下，可以用雌激素来达到止血的目的，出血停止后再以雌激素加黄体酮治疗7～10天，停药后大约3天，月经会正常来潮。大多数的人会选择服用避孕药，或在月经来潮后第16～25天使用10天的黄体酮来止血，消炎药也有减少经血量的效果。

经血量过多或过少都属于"乱经"的现象之一，除了子宫肌瘤、息肉等病理因素外，生活紧张、过度劳累、不当减肥、心理压力大及失眠都会导致这些症状的出现。

因此，维持均衡的饮食、多摄取绿色蔬果、不抽烟酗酒、养成规律的生活作息、保证充足睡眠、保持轻松愉快的心情，是避免量异常的最好方法。

第二节

安全期：魅力绽放的女人性感周

第8天：不可错过的补血最佳时机

经后气血不足，多喝补血的四物汤

在血液大量流失的月经期后，女性身体比较虚弱，有时甚至会出现轻度贫血，因此，在月经后，女性首要的任务是补血。

四物汤是由当归、川芎、白芍和熟地四味中药组成，其中又以当归、熟地为主药。当归的主要功效是补血调经，养颜润肤，在保护女性健康方面有着举足轻重的作用。熟地含有甘露醇、维生素A等成分，与当归配伍后，可使当归补血活血疗效增强，能治疗女性脸色苍白、头晕目眩、月经不调、量少或闭经。川芎也是妇科的主药，还是治疗头痛的良方，能有效调节女性内分泌系统，帮助女性减轻焦虑感。白芍也有养血的功效，还能柔肝，对月经不调有很好的疗效。

中医认为，四物汤主要调理肝血，而女性血虚，应该注重调肝，因为肝和血密切相关：肝脏具有贮藏血液和调节血量的功能，就像一个人体"血库"一样，当人体因为疾病或者生理活动，需血量增加时，这时肝脏就把贮藏的血液排出来，以供机体活动的需要。如果肝脏有病，藏血的功能失常，就等于"血库"枯竭了一样，根本不能满足人体的各项功能，比如，不能滋养眼睛，则两目昏花、干涩、夜盲；不能充盈血海，则女性月经量少，甚至闭经；若是肝失疏泄，就像"血库"漏水一样，则藏血不固，易引起出血病变，如衄血、月经过多或崩漏等。

因此，女性可从月经完结后的第一天开始喝四物汤，连喝3天，就能帮助女性的身体活血化瘀、排除血块，还可以帮助女性减轻月经期间出现的不适感，比如温暖四肢、改善贫血状况等。

四物汤的神奇之处还在于随着四味药物的比例不同，此汤发挥的功效也不同。如重用熟地、当归，轻用川芎，则是一个补血良方；当归、川芎轻用或不用时，可以帮助孕妇保胎；重用当归、川芎，轻用白芍则能治疗月经量少、血瘀型闭经，等等。

此外，四物汤衍生出的无数"子方""孙方"在治疗妇科病方面也功不可没。较著名的有桃红四物汤，该方剂是由四物汤加桃仁、红花而成，专治血虚血瘀导致的月经过多，还能对付先兆流产和习惯性流产；四物汤加艾叶、阿胶、甘草后取名为阿艾四物汤，用来治疗月经过多，是安胎养血止漏的要方；四物汤加四君子汤后，名"八珍汤"，能气血双补；在八珍汤的基础上再加上黄芪、肉桂，则成为老百姓非常熟悉的十全大补汤。

必须强调的一点是，尽管四物汤是补血调经的基础方，但最好请中医师根据自身情况把握好剂量和比例。还要注意的是，高度贫血、口唇苍白、肠胃不佳、容易腹泻的女人不适合饮用四物汤。

经期后，多喝南瓜汤补补血

现代营养学认为，南瓜的营养成分较全，营养价值较高，不仅含有丰富的糖类和淀粉，更含有丰富的维生素，如胡萝卜素、维生素 B_1、维生素 B_2、维生素 C、矿物质、人体必需的 8 种氨基酸和组氨酸、可溶性纤维、叶黄素和铁、锌等微量元素，这些物质不仅对维护女性机体的生理功能有重要作用，其中含量较高的铁、钴，更有较强的补血作用，所以被认为是经期后补充恢复体能的首选佳品。

嫩南瓜维生素含量丰富，老南瓜则糖类及微量元素含量较高；南瓜嫩茎叶和花含丰富的维生素和纤维素，用来做菜别有风味；南瓜子还能食用或榨油。南瓜还含有大量的亚麻仁油酸、软脂酸、硬脂酸等甘油酸，均为优质油脂，可以预防血管硬化。因此，南瓜的各个部分不仅能食用，还有一定的药用价值。

中医学认为南瓜性温味甘，入脾、胃经，具有补中益气、消炎止痛、化痰止咳、解毒杀虫的功能。《本草纲目》说它能"补中益气"，《医林纪要》记载它能"益心敛肺"。南瓜可用于气虚乏力、肋间神经痛、疟疾、痢疾、支气管哮喘、糖尿病等症，还可驱蛔虫、治烫伤、解鸦片毒。

俗话说"药补不如食补"，常吃南瓜，可使大便通畅，肌肤丰美，尤其对女性，有美容的作用。

随着国内外专家对蔬菜的进一步研究，发现南瓜不仅营养丰富，而且长期食用还具有保健和防病治病的功能。

据资料显示，南瓜自身含有的特殊营养成分可增强机体免疫力，防止血管动脉硬化，具有防癌、美容和减肥作用，在国际上已被视为特效保健蔬菜，可有效防治高血压、糖尿病及肝脏病变。不过，其驱虫作用主要在瓜子，治疗糖尿病作用主要在嫩南瓜、嫩茎叶与花。防治高血压、冠心病、中风可炒南瓜子吃，每日用量以 20 ~ 30 克为宜。

每个人女人都要掌握两大补血良方

补血的方法有很多，女性应该结合自己的喜好、身体的特点，选择其中一两种，长期坚持下去，这样才能确保气血充足、身体安康。

1. 食疗法补血

补血理气的首选之食就是阿胶。古人云，阴不足者，补之以味，阿胶味甘，以补阴血。中医认为阿胶滋阴养血、补益肝肾，对贫血的女性来说是最好不过的滋补食物。而且，阿胶所具有的促进钙吸收的功能，还能有效改善更年期女性面临的骨质疏松问题。女性可以将阿胶捣碎，然后和糯米一起熬成粥，晨起或晚睡前食用一碗，也可以将阿胶同鸡蛋一起煮成蛋花汤服用。

生姜红糖水也是补气血的不错选择，《本草衍义补遗》中有："干姜，入肺中利肺气，入肾中燥下湿，入肝经引血药生血，同补阴药亦能引血药入气分生血，故血虚发热、产后大热者，用之。止唾血、痢血，须炒黑用之。有血脱色白而夭不泽，脉濡者，此大寒也，宜干姜之辛温以益血，大热以温经。"生姜补气血，还能治痛经，食用时把姜削成薄片，放在杯子里，加上几勺红糖，然后加开水冲泡后，放在微波炉里热得滚烫后再喝，这样最有效。需要注意的是，最好不要在晚上喝生姜红糖水，因为生姜能调动人体内的阳气，让人处于亢奋状态以致影响睡眠，危害健康。

鲜姜有一股清新浓烈的香味。

2. 穴位法补血

补气血也可以用穴位按摩法，最重要的补血穴位是血海穴。

血海穴属足太阴脾经，屈膝时位于大腿内侧，用掌心盖住自己的膝盖骨（右掌按左膝，左掌按右膝），五指朝上，手掌自然张开，大拇指下面便是此穴。

四种干果，补出经期后好气色

女性是最易贫血的人群，如果不善于养血，就容易出现面色萎黄、唇甲苍白、肢涩、发枯、头晕、眼花、乏力、气急等血虚症。下面我们就为经期后的女性朋友们推荐四种补血干果，补出女人好气色。

1. 桑葚干

桑葚干是目前水果及其制品中含天然铁最丰富的，每 100 克含铁

鲜桑葚有着美妙的口感，但会把碰到的物品染成紫色。

42.5 毫克，无愧于水果中"补血果"的称号。一般建议将桑葚干煮粥吃，每日食用一碗桑葚粥不但可以补血，还可以美容，但孕妇慎用。

2. 紫葡萄干

紫葡萄是很好的补血水果。将葡萄晒制成干后，每 100 克含铁量在 9.1 毫克。而且葡萄在晒制过程中，最大限度地保留了葡萄皮（葡萄皮的营养含量远远高于果肉），也有利于葡萄中一些稳定营养素的保留，如铁、锌、锰、蛋白质、抗氧化物质等。

3. 桂圆肉

桂圆肉中每 100 克含铁量大约是 3.9 毫克，在水果中也属含铁量相当丰富的水果，可用于贫血的食疗中，一般煲汤、煮粥为宜。但桂圆肉属于温热食物，孕妇、儿童不适合。

4. 黑枣

干枣里最为推崇的补血佳品是黑枣和蜜枣，它们每 100 克含铁量在 3.7～3.9 毫克，也算是补血食物中的佳品。黑枣中还含有丰富的维生素 C，是促进铁离子吸收的重要因子，让机体对铁的吸收事半功倍。但黑枣含有丰富的膳食纤维，不利消化，所以每日不宜多食，而且最好是煲汤、煮粥食用。

第 9 天：燃脂瘦身就在今天

窈窕纤细的魔鬼身材是每位女性都追求的。现在，实现追求的时间已经到了，爱美的女士们行动起来吧！

每天少吃一口零食

女性减肥最大的敌人是零食，特别是一些制作精美口感极佳的甜食，因为甜食通常是高脂肪、高热量的食品，因此减肥第一戒就应该戒掉吃甜食的坏习惯。

很多女性都明白零食对于减肥的危害，但就是控制不住对零食的欲望。有些女性对零食有一种依赖性，就像看小说的女人着迷于小说一样，如果一天不碰零食，便会觉得今天的生活不完整。还有的女性是因为心情郁闷而吃零食。经研究发现，含糖分高的甜食确实有抑制消极情绪产生的功效。

女性要让自己每天少吃一口零食，就要注意在进行的过程中掌握正确的方法。

（1）不再专注于食物的量，在食用的时候享受食物的香甜味道。食物在食用的过程便是一种美的享受，每天只需要一颗巧克力，记住巧克力在舌尖慢慢融化的香甜滋味，便足够让人回味一整天。

（2）用其他香甜的水果代替甜食。像苹果、芒果、葡萄等，这些水果不仅有香甜可口的味道，而且它们也是低热量的食物。

（3）禁止暴饮暴食，每天减少一小口的零食摄入量的精髓就在于潜移默化中改变你的饮食结构，期间一旦出现暴饮暴食的情绪，不但不能形成良好的饮食习惯，也会严重的影响你的减肥情绪，产生消极的思想。因此，放松心情，保持乐观开朗的心态，每天减一点点，坚持下去，你就会发现日积月累的效果是如此显著。

爱吃零食的朋友们，把"无甜不欢"的说法抛在脑后吧，从现在开始，和零食做长期性对抗，每天减少一口零食的摄入量，坚持不懈，终有一天，你会不经意地发现，完全抛弃对零食依赖的你已经成为了别人眼里的瘦美人。

吃对蔬菜，女人自然会变瘦

许多女性都知道蔬菜是减肥的最佳食物，是餐桌上的天然"降脂药"。因此减肥的女性每天会选择食用一两种蔬菜，希望达到减肥的目的。但她们都忽视了身体对营养的需求。身材虽瘦下来了，却最终失去了健康。所以，选择食用蔬菜进行减肥的女性，要掌握正确的食用方法。吃对了，不仅能达到减肥的目的，而且还会拥有一副健康的体魄，两全其美，何乐而不为！

下面是营养学家根据蔬菜所含营养成分的高低进行的分类，减肥的女性可根据自己的身体状况，搭配合理的蔬菜减肥套餐。

1. 甲类蔬菜

这一类蔬菜的营养成分中有大量的维生素 B_2、胡萝卜素、维生素 C、纤维、钙等，营养价值最高。菠菜、小白菜、韭菜、芥菜、苋菜、雪里红等均属于甲类蔬菜的范围。在食用蔬菜时，应多食用这类营养价值高的蔬菜。

2. 乙类蔬菜

该类蔬菜所含营养成分不及甲类蔬菜所含营养成分丰富，营养价值次于甲类蔬菜。通常该类蔬菜又被分为 3 种小类型：第一类是含有维生素 B_2 的，主要有新鲜豆类和豆芽；第二类含有较丰富的胡萝卜素和维生素，主要有胡萝卜、大葱、青蒜、芹菜、辣椒等；第三类主要是指含有较多的维生素 C，主要包括大白菜、包心菜、菜花等。

3. 丙类蔬菜

这类蔬菜含有较少的维生素，但热量比较高，主要指含淀粉较高的，像土豆、芋头、山药、南瓜等。

4. 丁类蔬菜

这一类蔬菜由于只含少量的维生素 C，营养价值较甲、乙、丙三类蔬菜都要低，主要有冬瓜、竹笋、茄子等。

知道了科学合理的蔬菜分类，了解了各类蔬菜所含营养成分的高低、营养价值的大小，女性就可以合理的安排自己的蔬菜食谱了。但在食用蔬菜时，为保持蔬菜的营养价值不流失，最大限度地摄取蔬菜的营养价值，因此，在食用蔬菜时还需注意以下几个方面：

（1）对于刚买回来的新鲜蔬菜，不要放在冰箱或厨房里，等到第二天再吃，最好买回的当天就吃掉，因为蔬菜存放时间一长，维生素等营养物质便会慢慢流失，那么人体所能摄取到的营养就会减少。因此，新鲜蔬菜要现买现吃。

（2）食用蔬菜时，应该明确蔬菜的营养部分。像有些人在吃芹菜时，喜欢把芹菜叶子摘掉，只吃芹菜茎，但如果这些人知道了芹菜中至少有一半的营养都在叶子里，他们应该就不会那么轻易地扔掉芹菜叶子了。另外，在制作饺子馅时，把切碎的菜叶分泌出来的菜汁挤掉，这会使蔬菜的维生素损失70%以上。因此，做素馅饺子时，如果担心菜汁出汤，正确的方法是将切好的菜用油拌好，再加盐和调料即可。

（3）根据测试，用大火炒出来的菜，维生素C损失仅17%，但先炒后焖的炒菜方法，蔬菜里的维生素C则损失严重。因此，炒菜时用旺火，这样制作出来的菜，既有诱人的炒菜香味，又能保证其营养成分不至流失过多。另外，如果在炒菜时加少许醋，更有利于维生素的保存。

（4）有些人在做菜时，喜欢提前把菜炒好，然后放在锅里或有盖的碗里温着，过一段时间再吃，或者一次做两顿的量，第二顿就把第一顿时的蔬菜热热再吃。其实，蔬菜中所含的B族维生素，在炒好后温热的过程中会损失。因此，吃蔬菜应该现炒现吃。

蔬菜是减肥不可缺的食物，经常食用蔬菜的人比经常食用肉类的人较少遇到肥胖问题的困扰，所以还等什么，今天就制作一盘精美可口的蔬菜端上自己的餐桌吧。

女人都爱美肤、瘦身的牛奶浴

现在，越来越多的人在家泡牛奶浴，但你知不知道，其实无论中外，在很早的时候，人们就发现了牛奶的美肤养颜的功效。明代著名医学家缪仲醇在其书《本草经疏》中就说过："牛乳能悦泽肌肤，安和脏腑，益颜色。"

宋代的《寿亲养老新书》也提到了牛奶补血脉，强身健体，润泽肌肤，延缓衰老的功效。但牛奶浴确是从古罗马帝国尼禄的皇后开始的。随着科学的进步，人们更是发现了牛奶作为"完美食品"的神奇功效，它含有数十种人类需要的天然营养，因此非常适合人类食用，每人每天只要饮用牛奶500毫升，便能满足每日大部分的营养需要。牛奶是上天赐给人类最完美的礼物，学会正确使用牛奶的方法，可以达到不一样的美肤功效。

1. 用牛奶和面粉制作优质面膜

牛奶含有丰富的乳脂能有效改变皮肤干燥的现象，将牛奶与面粉调和便能制造出一款非常优质的面膜，且尤其适用于中性肌肤。而对于油性肌肤的使用者，就需要把牛奶换成脱脂乳，再与面粉调和，去脂的牛奶面粉面膜有极大地改善肤质的功效。对于处在20～40岁这个年龄段的人来说，不用再对牛奶进行任何加工，可直接制作面膜。

2. 食盐牛奶浴告别皮屑

牛奶和盐的混合，可以有效地改善粗糙的肌肤，并去掉困扰你的皮屑，让肌肤更加光泽嫩滑。制作方法是，先将适量的食盐融化在一个小罐子，将融化好的食盐水倒入已经放好温热水的浴缸里，随后只要再加入4杯等量的脱脂牛奶便制作完成了。在使用时，你只要安心舒适地躺在这个加入了牛奶和食盐水的浴缸里浸泡半个小时，再按照你日常的沐浴步骤进行便可以了。这种食盐牛奶浴最好一周使用一次，可有效地防止皮屑，让你享有滑嫩肌肤。

3. 燕麦调牛奶去掉斑点

人们都讨厌肌肤生痤疮、黑头、面疱、雀斑等破坏肌肤洁净的东西。但只要这类肌肤问题不是特别严重，你就可以通过每天敷10分钟燕麦调牛奶面膜就能简单地去掉它。方法是将2汤匙的燕麦与半杯牛奶调和均匀，之后将调和好后的牛奶燕麦用小火煮，煮熟后待其晾至温热，便可以使用了。

4. 牛奶调和醋消除眼睛水肿

牛奶不仅让肌肤滑嫩如新生，还具有紧致肌肤的功效。对于晚上熬夜，早晨起床后发现眼皮水肿的人士，便可以用醋和开水再加适量牛奶调匀，将调匀后的牛奶醋在水肿的眼皮上反复轻按5分钟，再用浸过热水的毛巾敷眼，很快就能让眼皮消肿。如果早上时间不够，可以简化以上方法，用两片浸了冰镇牛奶的化妆棉，敷在水肿的眼皮上约10分钟，再清水洗净即可。

5. 冻牛奶舒缓晒伤

牛奶放在冰箱里冰镇过后，基于酶的作用，除美肤外，还有消炎、消肿及舒缓皮肤的功效。因此，夏日外出时间长，肌肤被阳光灼伤出现红肿时，便可以用冰镇牛奶来对付晒伤肌。首先，可以用冰镇牛奶来洗脸，然后用浸过牛奶的化妆棉或薄毛巾敷在发烫红肿的晒伤处。但如果身体大面积被晒伤产生灼痛感的话，可以浸一浸牛奶浴或给身体敷牛奶体膜等，从而有效地治愈日光所损伤的皮肤。

牛奶含有丰富的乳脂、维生素与矿物质，具有天然保湿功效，而且牛奶极易被皮肤吸收，冰镇牛奶更是可以起到消炎、舒缓肌肤的功效。因此，当你在家休息时，想要拥有一次全新的美肤体验，让自己拥有婴儿般白净嫩滑的肌肤，不妨泡一个简单的牛奶浴，感受一下肌肤被牛奶包裹的美好感受。

从功夫操开始完美瘦身

将要介绍的这套功夫操具有很强的针对性，对于那些局部肥胖的女性来说实用性很强。

1. 让你练就紧俏结识的美臀操

首先是后踢运动。膝盖先并拢，四肢着地跪在健身垫上，保持双掌着地与肩同宽，同时支撑身体的大腿、手臂要与地面垂直。然后提胯，将右腿向后伸展开，右脚脚背弯曲。在右腿向后伸展的同时尽量收缩臀肌，感觉到腿部肌肉被绷紧后稍稍往外伸展腿。运动中，要始终保持胯部平衡，将身体的重心置于双掌和左脚上，保持数秒，然后收回右膝并尽量向胸部靠紧。右腿重复以上运动15～20次后，换左腿做。以上动作重复2遍。

其实是，抬举臀部。仰卧于软质材料上，保持朝上，微微弯曲双膝，并将双足放置在比背部稍高的不稳定物体上，像软枕、折叠起来的毛毯（8～16厘米高）、瘪皮球等。准备好后，伸直左腿，同时收紧臀肌，然后尽量向上抬起胯部，再将抬起的胯部慢慢放回原位。重复该动作12～15次，再换右腿。

2. 练就笔直修长的双腿操

平时走路要尽量扩宽步伐，加快双腿交替频率，这样的走路方法可以使腿上的所有肌肉得到充分的锻炼。

在看电视的时候，端正坐于椅子上，将一条腿绷直，使之与地面保持平行，并停留5秒后放下，重复这个动作8～10次。然后换另一条腿做以上运动，整组动作重复2遍。可有效减少大腿上的赘肉。

在爬楼梯的时候尽量踮起脚尖，并将脚跟抬高，保证身体重量由腿部承担，这样的上楼方法能消除大腿内侧和臀部的赘肉。

临睡时，平躺于床，将双腿向上伸直与床面垂直，双手执一条长形毛巾跨过脚底，并伸直两手，两脚要尽量往上蹬，而两手同时尽量用力下拉毛巾，保持手部与脚部尽量伸展5分钟，使小腿有明显的酸胀感即可停下。

3. 练就平坦迷人的美腹运动

首先是，呼吸收腹操。端坐于椅子上，将两腿并拢慢慢往上抬。将两手轻轻放置在小腹上，然后慢慢地将肺部空气吐出，同时慢慢收紧腹部肌肉。吐气时速度从慢到快，小腹也随之越收越紧，保持肩膀放松。直到小腹已经完全收紧的时候，气全部吐出。然后放松肩膀与小腹，并慢慢吸气。直到空气充满肺部，不用刻意收缩小腹，转而换成将腹部往下压的方式。

其次，扭转腰。笔直站立，双手抱于脑后，然后迅速向左右两侧分别扭转上体，扭转时要注意不是以膝盖为扭转轴心，而是保持扭转轴在骨盆以上的部位，像这样重复扭转30次。

4. 练就挺拔身姿的贴壁美体法

随便找一处光滑的墙壁，双脚并拢，以背紧贴墙壁，是头、肩膀、臀部、小腿、脚跟与墙壁尽量贴实站立，然后保持贴墙站立姿势20～30分钟。之所以这样做，是因为当头、肩、臀、小腿、脚跟这几点保持在同一个垂直平面时，才是脊椎的生理曲线正常应有的姿势，所以长期坚持贴墙站立姿势，可以矫正不良姿势。

只要针对你想要重点减肥的部位，坚持局部瘦身功夫操，就能逐步改善自己的身形。轻松拥有模特身材。还在等什么，今天下班就来选定自己想做的局部瘦身功夫操吧！

女人必知的减肥误区

很多热衷减肥的女性们都会发现，在看了一些减肥方法后依照其减肥，不但最后不能瘦身，反而发现自己越减越胖，然后产生消极抵抗的情绪，暴饮暴食，最后完全走上了一条和瘦身相反的道路。如果对这类女性们的减肥方法做一下研究，就会发现，她们在减肥的过程中，存在很多误区，导致减肥的失败甚至是越减越肥。因此，减肥一定要以科学的眼光看待，避免自己陷入误区，影响减肥效果。下面，介绍一些常见的减肥误区：

1. 减肥即是要消灭脂肪

大部分人在减肥过程中都认为，只有与脂肪"绝缘"，才能获得窈窕的身形。

其实,脂肪并不是总是让人长胖的原因,对于食用的脂肪来说,它们不仅不会在体内转化为脂肪储存起来,而且这类脂肪进入人体后的分解还能在一定程度上抑制脂肪在体内合成。其中,玉米油和橄榄油所含的脂肪,不但不会让人长胖,还具有降低低密度脂蛋白的作用,因此被当做是减肥的绝佳食用油。另外,脂肪类食品有耐消化、抗饿的功效,因此食入后容易产生饱腹感,可减少对淀粉类食物以及零食的摄入量,这也能有助于减肥。可见,摄取适量的脂肪不但不会长胖,而且还对健美有益处。

2. 营养丰富会造成肥胖,因此减肥就不能太营养

这样认为的人是没有认识到人体肥胖的真正原理,而以肤浅的眼光认为营养过剩导致了肥胖。其实,营养积累过多有可能引起人体肥胖,但肥胖的主要原因还是因为饮食中缺乏能使脂肪转变为能量的营养素。只有当人们的身体中获得的脂肪转化成能量释放出去,脂肪才能真正地变少,而体内脂肪在转化成各种能量释放的过程中,需要很多营养素的参与帮助。这类营养包括维生素 B_2、维生素 B_6 及烟酸等。富含这些营养素的食物包括奶类、各种豆制品、坚果、蛋类及动物肝脏和肉类,这类食物通常被看做含有高脂肪,因此被很多减肥人士列入减肥食品的黑名单之中,导致人体摄入的脂肪不能转化为能力支出,即使脂肪摄入量少,日积月累也会让人长胖。

3. 胖子喝水也长胖,所以减肥时水也要少喝

当人体摄入水分过少,导致体内水分不足时,人体便会不断积储水分作为补偿,同时导致体内脂肪更容易积聚,从而引起肥胖。而且,饮水不足还可能损害身体健康,导致人体新陈代谢功能紊乱,让人吸收能量多,释放能量少。因此,绝不要在减肥时把水也一块减掉。

4. 辣美人=瘦美人,所以吃辛辣食物可以减肥

人们都注意到泰国、印度等地的人很少出现肥胖,大多都拥有纤细的身姿,特别是印度美女的腰,如水蛇一般直诱惑人心。据推断这是与他们平日爱吃辛辣食品有关。因为吃辣容易流汗,加速新陈代谢,而且辣味食品只要吃一点点便可以让人产生饱腹感,所以有减肥的效用。但其实,吃辛辣食品也有副作用,长久采用辛辣食品减肥的女性容易让胃部机能受损,更甚者出现胃痛或胃出血的症状。并且吃太多刺激性食物会让皮肤变得粗糙不光滑,易产生暗疮。

5. 慢跑可减肥,所以应该每次坚持30分钟慢跑

慢跑确实是一项极受推崇的有氧运动,其有利于身体健康,但对于减肥来说收效甚微。科学研究表明,只有持续运动时间超过40分钟,人体内的脂肪才能被动员起来与糖原一起供能,并且运动时间越长,脂肪消耗就越多,最高可达总消耗量的85%。

6. 减肥时要减少食物摄入量,因此不应该吃早餐

这种想法是非常错误的,早餐是一天最重要的一餐,人体一天活动所需能量的接近一半都是早餐中获得的,不吃早餐不但不能达到减肥的目的,还会让人一

天精神萎靡，无法工作或学习好，最后因为早餐不吃太饿，导致中晚餐摄入过多的食物，与减肥背道而驰。

减肥一定要科学合理，盲目的减肥不但不能达到瘦身的目标，反而会越减越肥。现在就对照以上所诉，看看你有没有走进减肥的误区。

第10天：妇科体检的最佳时机到了

定期做妇科检查，为健康护航

妇科检查这个词应该在女性月经初潮之后就让其接触到。虽然，现实中，能做到这一点的人很少。但是，随着健康养生意识的提高，越来越多的女性开始主动定期的接受妇科检查了。妇科年检已日益成为女性朋友们珍爱生命，善待自我的一种自觉行为。只不过，据调查，自觉到医院接受妇科体检的绝大部分为已婚女性，尤其以中年知识女性群体居多，年轻女性相对较少。

女性在不同时期有不同的生理特点，一旦生殖系统和内分泌系统发生了故障，就会出现一些临床症状，如白带增多、有异味或白带呈豆腐渣状，还有一些会出现不规则的阴道出血，经常肚子疼等。出现上述情况后，就应该及时到医院进行检查，以免错过最好的治疗时机。

因此，专家指出，定期的妇科检查是女性健康的一道健康保险。有性生活的女性应每年接受2次妇科检查，可以及早发现疾病，进行预防和治疗，将疾病消灭在萌芽状态。此外，年满18岁的女性不管结婚与否，各方面的发育基本成熟，各种妇科疾病都有可能发生，所以每年进行1次妇科体检也是必要的。

如果只是做一些常规性质的检查，在经期结束后一周就可以进行。此时旧的子宫内膜已经脱落干净，新的子宫内膜刚刚开始生长，子宫内膜的厚度适中。这时进行操作，不至于损伤子宫内膜而引起多量出血。其他时间都不太适宜做妇科检查。月经期检查容易使阴道宫颈内的病原菌进入宫腔，造成感染，一些盆腔里的检查也会引起子宫内膜异位症。而月经后的8～10天，子宫内膜生长肥厚，影响检测的准确性。超过8～10天，可能已过排卵期，如果经后有过性交，则有妊娠的可能，如果这时进行宫腔操作，会导致流产。

所以说，女性不仅要有定期妇检的意识，也要有基本的妇检知识。盲目妇检往往无法取得最好的检查效果。

妇科检查前，女人要注意什么

健康体检，是保证身体健康的第一步，是预防疾病的有效手段之一。要保持健康状态，早期发现疾病的蛛丝马迹很重要，定期体检就是最佳途径。通过健康体检，可以了解自身健康状况，发现一些不易察觉的早期疾病，以便及时干预、终止疾病的发生发展，收到事半功倍的效果。

如何帮助大家选择健康体检，专家要求你要牢记"八项注意"，走出误区：

一是没有疾病不用查。有的人往往身体不错，能睡能吃，从来没有觉得不舒服，于是不主动检查，或者干脆就不去体检。这样做对自己十分不负责任。

二是身体不好不敢查。有的人身体比较虚弱，一到体检，往往担心会查出这样那样的疾病，从而对工作、家庭造成不良影响。因此体检时躲躲闪闪，不愿检查。这样只会导致原有疾病加重。

三是害怕麻烦不想查。有些人工作忙，该体检了，自己还有许多事情做，想到身体也没什么大病，干脆走走形式，有的甚至形式也不走，干脆找个理由一推了之。这种做法，很有可能延误疾病的治疗。

四是抓大放小不全查。有人只做自己认为重要的检查，而对于眼、耳鼻喉、血压等检查，觉得无关紧要。这样会使身体健康信息遗漏，导致医生无法得到全面系统的信息。

五是发现问题不复查。体检时发现了问题，应该及时到医院进行复查。而有的人，体检发现了问题，复检时间拖得太久，有的甚至不去复查，对健康十分不利。

六是担心费用不细查。一部分人为了省钱，该检查的不检查，同样也会漏掉许多信息，影响医生的正确判断。

七是隐瞒情况不实查。有的人平时就患有某种疾病，体检时不加说明，甚至当医生问到时，还隐瞒不报，这样医生就很难判断是体检中查出的健康隐患，还是既往疾病。

八是不求甚解过度查。有的人过分担心自己的健康，体检时不论是否需要，全部都做，这样也是不可取的。

为了保证体检的质量，除了要注意以上几项外，充分做好体检前的准备工作，也是不可忽视的环节。

（1）体检前几天，要注意饮食。不饮酒，不要吃过多油腻、不易消化的食物，以及对肝、肾功能有损害的药物，还要注意保持血压的稳定。

（2）体检前一天最好能洗个澡，要注意休息，避免剧烈运动和情绪激动。保证充足睡眠，以免影响体检结果。

（3）体检当日的早晨应当禁食、禁水。

（4）体检当日，女性要避开经期，不要化妆，不要穿连裤袜，以方便检查。

（5）戴眼镜的人，一定要戴着眼镜去体检中心。

（6）曾经动过手术的人，注意携带相关病历和有关资料，以便医生查阅。

有不少受检者由于对体检的一些关键环节重视不够，或认识偏差，出现种种疏漏，使体检的目的难以达到。所以在体检时，要遵循以下三忌：

一忌采血时间太晚。体检化验要求早上7：30～8：30采空腹血，最迟不宜超过9点。太晚会因为受体内生理性内分泌激素的影响，使血糖值失真（虽仍为空腹）。所以受检者应该尽早采血，不要轻易误时。

二忌体检前贸然停药。采血要求空腹，但对慢性病患者服药应区别对待。如高血压病患者每日清晨服降压药，是保持血压稳定所必需的，贸然停药或推迟服药会引起血压骤升，发生危险。按常规服药后再测血压，体检医生也可对目前的降压方案进行评价。服少量降压药对化验的影响是轻微的，可以忽略不计。所以高血压患者应在服完降压药后再体检。对糖尿病或其他慢性病患者，也应在采血后及时服药，不可因体检而干扰常规治疗。

三忌轻视体检结论。体检结论，是对受检者健康状况的概括和总结，是医生根据各项体检结果，经过综合分析对受检者开的健康处方，对纠正不良生活习惯，预防和治疗疾病有重要的指导意义。有些受检者对体检过程较为重视，却忽视了体检结论，没有仔细阅读和认真实施，使健康体检失去了意义。

妇科检查的常规项目

定期做妇科检查预防妇科炎症，妇科检查最好每年1次。如果有任何不舒服的话，那就半年一次。

专家说每次年度妇科检查，应该安排在月经周期的合适时间里，一般最合适时间是在当月月经结束之后的3~7天。

育龄期女性1~2年做一次妇科检查，同时要做常规宫颈防癌刮片，筛查宫颈病变或宫颈癌。

如宫颈防癌刮片异常则酌情进一步行阴道镜检查。那么妇科检查都有哪些项目呢？主要有以下几项：

（1）血常规检查：血常规检查包括白细胞、百分比、绝对值、红细胞、血小板、血红蛋白等18项检测，主要是检查有无感染、贫血、止血异常等情况。

（2）尿常规检查：尿常规检查包括尿蛋白、尿糖、酮体、胆红素、红细胞、白细胞、pH值等项，主要目的是检查肝肾胰的功能及有无尿路疾病。

（3）血脂检查：血脂检查包括甘油三酯、脂蛋白2项，载脂蛋白2项和血流变检查，此项检查能够反映出血液在体内的输送状况，测定胆固醇的情况，并且对心脑血管病做出风险评估。

（4）血糖检查：空腹血糖检查，检查体内的葡萄糖总量水平，监控血糖，对糖尿病做出风险评估。

（5）肝肾功能检查：包括肝功检查、乙肝表面抗原、肾功3项的检查，全面检测肝肾功能是否正常。

（6）内分泌功能检查：此项检查主要是通过雌二醇的检查，来监测体内的雌激素水平，能够全面反映女性骨质状况，检测出骨质疏松的原因。

（7）妇科检查：包括妇科基础检查和妇科B超超声检查，对外阴、阴道、宫颈、子宫及附件做全面的检查。

（8）心电图和X射线检查：心电图检查的目的是观察心肌电活动，了解有无心律不齐、心肌缺血、心绞痛、心肌梗死等心肌疾病，全面反映心脏的功能是否正常，并对疾病做出一定程度的预测。胸部X射线检查主要是检查心脏的大小形态、主动脉弓形态、肺野和支气管纹理等胸部脏器的健康状况。

女人必做的五项妇科检查

妇科检查主要是用窥器检查盆腔的情况，其中包括阴道、宫颈、子宫、附件，附件包括输卵管、卵巢。观察宫颈的形态，子宫有无增大、质地软硬度，附件有无增厚及包块。妇科常规检查，分为妇科专科体检及相关辅助检查。妇科专科体检又称盆腔检查。其内容包括：

1. 外阴部检查

正常外阴，阴毛呈尖端向下，三角形分布，大阴唇色素沉着，小阴唇微红，会阴部位无溃疡、皮炎、赘生物及色素减退，阴蒂长度小于2.5厘米，尿道口周围黏膜呈淡粉色，无赘生物。已婚女性处女膜有陈旧性裂痕，产妇处女膜及会阴处均有陈旧性裂痕或会阴部可有倒切伤痕。必要时医生会嘱患者向下屏气，观察有无阴道前后壁膨出、子宫脱垂或尿失禁等。如有病变，医生在描述时多为"已婚式"或"已产式"，如有异常会详细记录。

2. 阴道

常规检查方法：视诊、内窥镜、实验室检查

阴道的检查主要看外阴有无肿瘤、炎症、尖锐湿疣等，其次是阴道检查，看看有无畸形、炎症、白带异常。电子阴道镜可将外阴、子宫颈、阴道等下生殖道放大40～120倍，可发现某些肉眼不能发现的微小病变。阴道炎主要依靠实验室检查白带进行化验，检测各种病原微生物导致的阴道炎，如真菌、滴虫、线索细胞、pH值、清洁度、衣原体、支原体等。

注意：女性在体检前的24小时内，不要冲洗阴道，更不能因为脏或有异味而用高锰酸钾等消毒液清洗。因为水或消毒液很容易把引起疾病的病原微生物冲掉，影响医生做出正确的诊断。

阴道炎的自检：正常的白带应是无气味、少量半透明或白色的略显黏稠的分泌物。如果白带出现不正常增多，呈现泡沫状，或是血性白带、淘米水样白带，并伴有腥臭或其他异味，产生阴道红斑，严重的甚至有烧灼感和阴部瘙痒、性交疼痛，这都是不正常的表现，不同的发病原因可能产生真菌性阴道炎、淋菌性阴道炎、滴虫性阴道炎等。

对策：美国真彩电子阴道镜是目前最为先进的阴道检测诊断设备，可准确、清晰地观察阴道、宫颈等部位的有关病变，进行病理分析。为后期有效治疗提供了有力的保障。然后配合光谱、水循环微波治疗进行立体式全方位的综合治疗，使炎症不再复发。

3. 乳腺

常规检查方法：触诊、X射线或彩超

目的：筛查疾病

乳腺检查有助于及早发现可能出现的乳腺疾病。由于乳房的特殊性，很多女性在受到乳房疾病困扰的时候，往往很难早期发现。特别是那些有乳腺增生的女性，有时尽管平时定期自检，也会由于自身医学水平的匮乏而漏诊。

注意：乳房的自我检查应当每月做1次。检查的最佳时机是月经结束后9～11天。30岁以上女性，最好每年请专科医生检查1次；40岁以上的女性，最好每半年到医院检查1次，以便及早发现病变，防患于未然。

乳房的自检：仔细观察每一侧乳房的外观、大小、皮肤颜色或者乳头颜色有无发生变化，乳房处的皮肤是否有湿疹、凸痕，两个乳头高度是否一致，非妊娠状态下，乳头有无液体或者血液流出。一旦发现乳房异常，要立即去医院检查。

对策：乳腺增生并不可怕，正常女性体内有性激素即雌激素和孕激素支配乳腺导管和腺泡的发育，而性激素在正常女性的一个月经周期中是不断变化的，因此乳腺的结构也会随月经周期的变化而发生变化，患者同时伴有胀疼的感觉，为乳腺增生。瑞士红外乳腺检查仪对乳腺炎、乳腺小叶增生、乳痛症、良性肿块均可准确诊断，特别对乳癌的早期发现独具慧眼。

值得注意的是，一旦发现乳房有短期内迅速生长或质地变硬的肿块，应高度怀疑其癌变可能，必要时进行活检或患乳单纯切除，术中冰冻切片查到癌细胞者，应按乳癌处理。

4. 子宫及附件检查

常规检查方法：触诊、内窥镜、实验室检查、彩超

目的：筛查宫颈疾病和子宫肌瘤

宫颈的检查就是要看一看有没有宫颈炎症、宫颈糜烂等。为了防止宫颈癌，还要做宫颈涂片细胞学检查。子宫体检查包括子宫的大小、形态以及子宫的位置是否正常。此外，子宫体检查的目的就是筛查子宫肌瘤，患有子宫肌瘤后，很多情况下是完全没有症状的，所以要定时体检才能发现。

注意：女性做子宫检查时，如果有尿意，不要不好意思，一定要先去卫生间。否则膀胱充盈会直接影响检查效果。30岁以上的女性，建议每年定期做这项检查。

对策：治疗宫颈糜烂并不困难，根据宫颈糜烂病理表现的不同，在治疗上也不同，应选择不同的治疗方法进行针对性治疗。对于轻度、中度宫颈炎、宫颈糜烂，可采取水循环微波进行治疗，对于重度宫颈炎、宫颈糜烂，则要通过射频消融进行治疗。

对于子宫肌瘤的治疗，现在出现了一种高科技粉碎子宫肌瘤，能保全子宫的射频消融法，这种方法其最大的优势在于它可以在不开刀、不切除子宫的前提下将肌瘤消除。

子宫疾病的自我检查：子宫出血、乳房胀痛、小腹部有隐痛、邻近器官的压迫症状、白带增多、不孕、月经量增多或淋漓不断、眼圈发黑、面黄肌瘦、贫血，等等，这些都是子宫肌瘤的临床表现。

另外，白色增多和异常是宫颈炎最常见的症状，有的人白带多还呈现乳白色黏稠样或黄脓样，有时稍微带血。同时，还伴有下腹部和腰骶部的疼痛。

5. 卵巢

常规检查方法：彩超

目的：筛查卵巢疾病

卵巢是女性体内较小的器官之一，却是多种肿瘤的多发地带。广义上的卵巢囊肿属卵巢肿瘤的一种，卵巢肿瘤可发生在任何年龄段，但高发于20~50岁。未婚女性患卵巢囊肿后主要症状有月经失调、经量少、腹痛，重者可有腹部剧烈

疼痛。

卵巢癌是生长在女性盆腔内的一种恶性肿瘤，发病年龄分布最广，七八十岁的高龄老太太、未婚或已婚的青年女性，甚至儿童和女婴都在卵巢癌的罹患之列。因此，女性应通过定期妇科体检的方式进行肿瘤筛查。

注意：一年1次的卵巢彩超检查，是早期发现卵巢癌的唯一方法。对于有妇科肿瘤家族史的女性，应当积极进行卵巢体检。

女性生殖系统

对策：以往治疗卵巢囊肿多采用开腹手术。随着医学科技的进步，功能性微创疗法治疗卵巢囊肿的技术已经很成熟。该治疗系统由声像、影像综合导航仪、微电极探测吸引仪、因子介入系统组成，手术时将一根细如发丝的微电极送入卵巢囊肿囊腔内，吸出囊内积液，再通过电离作用、因子介入，使囊肿病灶组织细胞核抑制失活，囊壁上皮组织失活，达到治愈囊肿的目的，并使卵巢结构和功能恢复正常。

第11天：唤醒未知潜能，做智慧女人

今天是忙女人的养脑日

女性工作强度大，经常加班加点，大脑就容易感觉疲劳，就会对工作产生抵触，这时应该停止工作。此时若强制大脑继续工作，则会加重心理疲劳，造成脑细胞的损伤，或使脑功能恢复发生障碍。

那么如何科学用脑呢？

1. 多活动

我们的大脑只占体重的2%，但是却要消耗摄入氧气的20%。这就是为什么长时间坐办公室用脑过度的人，会觉得特别容易疲倦的原因。想要改善这种长期坐姿带来的慢性疲倦，除了增加身体的摄氧能力，做到每周至少30分钟的运动之外，还可以试试下面的办法：每15～20分钟小小伸展15～30秒。你可以站起来转转腰，做几个扩胸动作，或者让眼睛离开电脑，全身放松，看着远处做几个深呼吸。

2. 不要在饥饿时和饭后工作

人在饥饿状态下工作，脑细胞正常活动所需的能量不能得到满足，大脑的神经细胞就逐渐走向抑制，再加上空腹造成的饥饿刺激不断作用于大脑，使注意力分散，而影响工作效率。一般说来，饭后半个小时左右再工作为好。

3. 要保持良好的工作情绪

工作时精神过度紧张、忧郁、焦躁，会引起脑细胞能量的过度消耗，并且使注意力无法集中、工作活动被抑制。所以在工作时，要调节好自己的情绪，以最佳的状态投入到用脑工作的活动中去。

4. 保证大脑的营养需求

大脑的神经细胞在进行工作时，要消耗大量的能量，除需要大量的氧气外，还需要大量的葡萄糖、蛋白质等营养成分。可多吃一些坚果，如松子、核桃等，多吃鱼、动物肝脏、深色的蔬菜等。

多用脑是件好事，但有个限度问题，要保证大脑的休息，不能无限制地用脑，睡眠是大脑休息的最好方式。此外，不要抽烟、喝酒，因为抽烟、喝酒会使脑细胞受到损坏。

女人在今天要为大脑充电

女人要常给自己充电，不仅仅是出于社会竞争的压力，更是自身幸福的需要。这一点是所有女性朋友的需要，是没有年龄差异的。

未婚女性，要想当好爱侣的管家婆，就必须充电。当好管家婆可不是件容易的事。管家不是只把家里的财政大权牢牢掌控在手这么简单。这关系到你的家在你的"管理"下是否很快会"繁荣、富强"起来。请个理财顾问给家里又增加了一份支出，多听一些理财专家讲座和一些成功人士的成功秘诀也就足够了。

已婚女性，要想成为一个称职的、丈夫永远离不开的妻子就必须充电。女性在一个家庭里所处的角色在某些方面应该比男人要重要得多。如何把家庭氛围打造的欢快祥和而不是平淡无味，使漫长的婚姻生活多姿多彩，温馨浪漫，这也是一门学问。千万不要把自己看成是一个家庭主妇，每天面对柴米油盐酱醋茶，看好孩子，搞好家务就是个好妻子，就是个好主妇。也不要只为事业而忙碌，当人们称你为"女强人"时，不要自以为是。看看你身上还有几分女人味？无论何时都不要失去自我。想在丈夫心中扩大"根据地"抢占地盘，要想达到这个目的你就要不断充电。

要学会包装自己。多了解一些时尚信息，一定要常关注几本时尚杂志，关注时下流行趋势。当然这不是说让你花费太多精力和财力去包装自己，刻意修饰反而会弄巧成拙。千万记住你的服饰一定得体、大方，适合你的年龄、职业，找出最适合你的风格和色彩。如果自己没把握做好这些的话，可以到专业形象设计工作室花上三五百元钱，几分钟就为你提供几套适合你的风格和色彩的形象设计方案。不过有一点还是要记住，外在的包装固然重要，但内在修养、气质可不是能包装出来的。因此你要常给自己充电，无论是天文地理、实事杂谈、时尚趋势等，不能做到了如指掌也要略知一二，千万不要两耳不闻窗外事，跟不上时代的步伐。女人与人交往时千万不要海阔天空像个万事通，但也不能让人家感觉你孤陋寡闻。做个有内涵、有修养、有气质、可爱的人。

有孩子的女性，为了成为一个称职的母亲而充电。作为一个母亲教育子女所担负的责任要比父亲更重要。如今的孩子头脑比较活跃，过去的传统教育已经不为他们所接受，所以和他们相处首先要读懂他们的心，了解他们的需求。想法和他们拉近距离并成为朋友，不能强行让他们接受你的思想，否则会事与愿违。平时可参加专家讲授的"亲子教育课""如何和孩子沟通""如何用同理心对待孩子""沟通的技巧"等。学习这些东西虽然会花费不少精力和财力，但会让你受益匪浅。它能帮你与孩子像朋友一样交流、沟通。在"和平相处"的氛围中孩子各方面就会有很大的进步。无论是学习还是生活，孩子总是能自主的、独立的去完成。

可见，充电能让女人更有竞争力，有效激发女性对生活的积极态度。

吃补脑餐，为大脑加油

现代女性除了料理家务，教育子女外，还要忙于自己的工作。每天大脑都在高速运转的状态下，因此女性补脑势在必行。补脑又营养的各种套餐便成为日常餐桌上的"宠儿"。

1. 早餐

一日之计在于晨。早餐的重要性在于唤醒大脑活力，令女性们精力充沛地开始一天的工作。

餐单示例：

鲜牛奶1杯+全麦面包1片+火腿炒蛋（1根火腿和1枚鸡蛋）+炝拌黄瓜（1根）

红豆粥（1小碗）+西芹豆干（100克）

营养点评：

（1）粗杂粮含丰富的B族维生素，具有保障脑部供血的作用；大豆、蛋黄内含有磷脂，有益于智力发展，而红豆中赖氨酸和B族维生素的含量，在各种豆类中名列首位。

（2）蔬菜中的维生素能提高脑细胞蛋白质的功能，如西芹所含的挥发油能刺激人的整个神经系统，促进脑细胞兴奋，激发人的灵感和创新意识。

（3）脂肪则是构成人体细胞的基本成分，如果脂肪不足，会引起人脑退化，所以早餐中不妨加些肉类食物。

（4）奶类含有丰富的钙、磷、铁、维生素A、维生素D、B族维生素等，是传统的健脑食品，可维护大脑的正常机能。

2. 午餐

通常上午是用脑高度集中的时段，思维活动加强，细胞内物质及神经递质消耗增多，新陈代谢也加快，大脑对各种营养素需求量增大。因此，午餐应增加优质蛋白质、不饱和脂肪酸、磷脂、维生素A、B族维生素、维生素C及铁等营养素的供给量。

餐单示例：

焖大虾（100克）+香菇菜心（50克）+紫菜豆腐汤（1小碗）+米饭（1小碗）

胡萝卜炖牛肉（100克）+清炒豌豆苗（50克）+麻酱花卷（1～2个）

营养点评：

（1）牛肉、豆腐都是蛋白质丰富的食品，海虾含有丰富的脂肪酸，可为大脑提供能源，使人长时间保持精力集中。

（2）胡萝卜能加速大脑的新陈代谢，具有提高记忆力的作用。

（3）紫菜含碘丰富，能缓解紧张心理，改善精神状态。

（4）菌菇类食物能清除体内垃圾，保证大脑供氧充足。

3. 晚餐

一天的工作结束之后，晚餐应以安心宁神为主，从而调整大脑状态，帮助人体尽快放松、休息，顺利进入梦乡。

餐单示例：

酒糟溜鱼片（50克）+蒜蓉西蓝花（100克）+小米稀饭（1小碗）或馒头（半个）

鱼香肝尖（50克）+肉丝炒莴苣（50克）+莲子银耳羹（1小碗）+米饭（半小碗）

营养点评：

（1）动物肝脏有丰富的卵磷脂，鱼虾类和深水海鱼，含有DHA（俗称脑黄金）、EPA，均能维护脑细胞的正常机能。

（2）小米、莲子可补血养心、补中养神、治疗夜寐多梦，帮助大脑获得充分的休息。

4. 餐间小点

芝麻饼干（1~2块）、阿胶贡枣（6~8个）、蜂蜜核桃仁（3个）、香蕉（1根）、草莓（150克），以上所列食物任选2种。

营养点评：

（1）核桃含有极丰富的亚油酸，可帮助脑部血液畅通，适合长时间精力集中和用脑过度的女性食用。

（2）大枣含有蛋白质、脂肪、糖类、钙、磷、铁、胡萝卜素等，具有良好的养血安神、补益中气作用，还能提高智力，经常服用能使头脑清醒，提高记忆力。

（3）芝麻不仅有增强脑髓神经功能的作用，还能畅通血液。

（4）草莓酸甜味美，含有丰富的维生素C和果胶，每天吃150克草莓，能消除紧张情绪。

（5）香蕉富含血清素、多种维生素和微量元素钾，可向大脑提供酪氨酸，使人精力充沛、注意力集中、精神稳定。

总之，女性要做好补脑的功课，让自己由内向外散发出耀眼的智慧，做一个魅力无穷的漂亮女人。

倒立，给大脑输送新鲜血液

据报道，英国伦敦一家头发护理所主持人史宾沙发现，勤做倒立动作，可防秃顶，他说："每日以头触地倒立5分钟左右，是防止秃顶的最佳办法。"以头顶触地倒立，不仅能按摩头部，而且还能很好地促进头皮的血液循环，从而刺激头发生长。

倒立还有助于改善脑细胞老化和内脏功能，有利于给大脑输送新鲜血液，有利于头发的生长，可预防脑血管硬化、增强记忆力。

倒立时全身各关节、器官所承受的压力减弱或消除，某些部位肌肉松弛，可对因站立引起的各种病痛起到缓解作用，并且能改善血液循环，增强内脏功能，起到松弛机体的健身效果。

思考是智慧，反思也是智慧，倒立是反思的一种体姿。倒立时不仅有机会锻炼身体，还有机会反思自己的健康和人生。

一般来说，倒立的方法如下：

倒立时可以利用墙壁，可在床上或地板上，放上一块枕巾，头顶贴在枕巾上，在离墙10厘米的地面上，两手搭地成三角形，将两脚举起靠在墙上，颈部挺直。如姿势正确，就是从来没有做过倒立的人也能立起来。

此外，倒立时还应注意以下几点：

第一，开始时可以请家人协助。

第二，实在难以完成时不要勉强。

第三，注意手部不要受伤。

倒立后会使血压、眼压升高，因此患有动脉硬化、高血压、中风、脑出血、青光眼等疾病的病人，不宜做倒立运动。

第12天：和谐性爱让女人更美

安全期也不可任"性"而为

安全期到来，意味着你的"性"福来敲门了。但是千万要注意节制，切勿任"性"而为。

女性的阴道也具有自然防御能力，可防止病菌的侵入。但在月经期，盆腔充血，子宫颈口微开，阴道内的防御系统被经血破坏，使抵御病菌的能力下降。如在月经期发生性行为，在性兴奋、性冲动时，一方面会使女性盆腔充血更盛，另一方面性交时子宫会产生收缩，有可能使经血倒流入腹腔内，极易引起一系列不良的后果。例如，局部及全身抵抗力下降，易致细菌感染，造成生殖系统炎症；盆腔充血更盛，使月经淋漓不尽，可致经期延长；一旦经血倒流入腹腔，可发生子宫内膜异位症而影响生育，严重者可导致不孕症。

此外，还可能会导致的不良后果有：

（1）由于性兴奋，阴茎的插入会使女性生殖器充血，致使月经量增多，经期延长。

（2）经血是细菌等微生物的良好培养基地，当阴茎插入时可能会把细菌带入阴道，细菌在阴道内滋生，并沿子宫内膜的微小伤口和破裂的小血管扩散，很容易感染子宫内膜，甚至可累及输卵管和盆腔器官，造成女性患阴道炎、子宫内膜炎等，增加患宫颈癌等疾病的风险。

（3）女性的经血易引起男性尿道感染，也可能会导致尿道炎的产生。

（4）由于精子在子宫内膜破损处与溢出的血细胞相遇，容易进入血液，这会诱发女性体内抗精子抗体的产生，从而导致女性患免疫性不孕不育症。

（5）女性由于性冲动时子宫收缩，可将子宫内膜碎片挤入盆腔，容易引起子宫内膜异位症，导致不孕症的发生。

因此，为了双方的身心健康，在女性经期应停止性生活。专家建议，最好在月经停止3天后再同房。

女人要幸福，常按摩五大穴

夫妻间和谐的性生活能提升彼此间的感情，提高家庭生活的幸福额度。因此，有效地改善性生活最显著、最简单的方法就是按摩。所谓的五穴按摩法就是通过按摩身体的肩井穴、膻中穴、大赫穴、肾腧穴、三阴交穴来促进和改善夫妻生活。

1. 肩井穴

按摩肩井穴有利于提高性欲望。肩井穴位于肩膀之上，颈到肩端的中部位置，和子宫的收缩息息相关。

具体的按摩方法：用右手的食指、中指、无名指按摩左肩的肩井穴，用力按压5秒之后慢慢放开，重复10次，再用左手的食指、中指、无名指按摩右肩的肩井穴，依然是重复10次。

肩井穴的按摩不仅可以提高性欲望，对肩周炎、眼睛疲劳也很有效。

2. 膻中穴

按摩膻中穴有利于提高乳房的敏感度。膻中穴位于2个乳头连线的中间点。

生活中很多女性都知道按摩这个穴位可以促进乳房生长，却不了解按摩这个穴位可以提高乳房的敏感度，提高性欲望。

具体的按摩方法：两手做护胸状，用两手的食指、中指、无名指的指肚由下至上按摩膻中穴17回。按摩膻中穴对心绞痛、哮喘病也有一定的治疗效果。

3. 大赫穴

按摩大赫穴有利于提高性器官活力。大赫穴位于人体的下腹部，从肚脐到耻骨上方画一线，将此线五等分，从肚脐往下五分之四点的左右一指宽处。

具体的按摩方法：双手的食指、中指、无名指分别按摩两侧的大赫穴，持续30秒。

大赫穴的按摩可以促进性器官的血流速度，提高腹腔的收缩力，提高夫妻的快感。

按摩此穴对膀胱炎、尿道炎也有一定的效果。

4. 肾腧穴

按摩肾腧穴有利于提高性能力。肾腧穴位于人体的腰部，第二腰椎棘突下，左右两指宽处。按摩肾腧穴可以促进人体激素的分泌，提高肾功能，促进性能力。

具体的按摩方法：两手的大拇指按于肾腧穴，其他四指包住腰部。用力按压5秒之后，慢慢减压，5秒之后再按压，反复按摩20次。

对肾腧穴的按摩还可以提高人体免疫力，对高血压、腰痛、失眠也有一定的效果。

5. 三阴交穴

按摩三阴交穴有利于防止性生活老化。三阴交穴位于小腿内侧，足内踝上缘三指宽，在踝尖正上方胫骨边缘凹陷中，又称"妇科三阴交"，对生理不顺等妇科疾病的治疗有奇效。

具体的按摩方法：坐立，竖起右腿，用右手拇指按摩右腿的三阴交穴，逐渐加压，按摩7秒之后慢慢减压放开，反复15次之后换左手拇指按摩左腿的三阴交穴。

三阴交穴的按摩可以预防子宫和卵巢的衰老，对闭经之后女性出现的干涩有一定的效果。此外，对糖尿病、胃炎也有一定的治疗效果。

膻中穴、大赫穴、肩井穴、肾腧穴

女人须知的几种性爱姿势

二人成为一体，性生活的协调是十分重要的。不同的性交姿势可帮助夫妇带来性的欢愉，也能令性生活更和谐，促进夫妻间的感情。

性交姿势其实对男女双方的性反应和强度都有很大影响。若是一成不变、墨守成规，双方都会感到厌烦，最终可导致婚姻关系的淡漠和破裂。

1. 男上式

女性认为她们在软床和男方强壮躯体之间，被紧紧包围起来时，能给她暖和、舒适、安全的感觉。

特点：女方难于主动及阴蒂受直接刺激的机会减少。

2. 女上式

女上式有助于女性控制性活动的进程。女性在上使子宫下降，阴道口变宽，阴茎也容易与子宫接触，能给女方带来强烈刺激。

特点：由于男方处于被动位置，他的性兴奋的程度就较为迟缓，这将有助于早泄患者掌握射精的进程。

3. 侧位

双方骨盆向各个方向的活动都不会受限,有助于自由活动,灵活掌握节奏,并有利男方控制射精,以及用手来刺激女方乳房和阴蒂等部位。

特点:侧位时双方都不必负重,故时间稍长也不致劳累。

4. 后进入式

女方以膝、胸和肘支撑于床上,男子跪于其后,手扶女方臀部插入以抽动。可在坐位或站位时采用。

特点:变化较多,也容易造成对G点的更直接的撞击和给予更大的压力。

激情后,女人一定要排尿

有许多女人都有这样的苦恼:在结婚前,从来没有得过尿道炎;可是结婚后,尿道炎几乎就成了她们身体的常客。这大多数与女人的性生活有关。

女性的尿道口周围有许多细菌,在性生活过程中由于碰撞挤压,这些细菌可能会通过尿道口进入尿道,进而沿尿道上行,引起膀胱炎等疾病。同时,在男性的阴茎龟头,特别是冠状沟处积存的包皮垢里,也生长着许多细菌,在性交时也会趁机进入女人的尿道,引起尿路感染。

因此,女性不仅要在性生活前做好私处的清洁工作,还要在性生活后马上排尿,以便有效预防尿路感染。这是由于女性尿道短而直,性生活中受到挤压可使外阴部的细菌逆行进入尿道,引起膀胱炎等疾病。女性在性生活后排尿,尿液冲刷的确能有效冲洗掉细菌,减少尿道感染机会,还可有效预防尿路结石。而且,女性排尿时的下蹲动作会压迫腹部,有助于排出进入阴道的精液,这对未采取避孕措施又不想怀孕的女性也是一种间接的避孕方法。当然,想要怀孕的女性,性生活后不应急于排尿,而应适当垫高臀部,让精液在体内多停留一段时间。

而为了保证女性在性生活后有足够的尿意能排尿,女性在性生活前要喝一两杯水。假如女性患上了尿道炎,则最好在尿道炎治好后一个月过性生活,这对防止尿道炎的再次发生有好处。

第13天:不可错过的绝佳丰胸期

完美胸型的五大黄金标准

每个女人都想拥有完美的胸型,对于胸部的要求她们一般是要挺和大,但其实完美的胸型可不只是这两个形容词就能全数道尽的,它是有着完美的比例,动人的曲线,细腻的触感。

所以,在打造自己完美胸型的时候,先来看看国际丰胸美学中,对于完美胸型的5大黄金标准。

标准一：傲人形态

傲人的双峰永远都是最具诱惑力的，没有人希望自己的双乳下垂。而"米洛的维纳斯"半球形水滴状双乳应是当之无愧最完美的胸型。通常完美的胸型乳轴高度为5厘米，能与胸壁几乎呈90度角挺立，而且大概为乳房基底的半径长度。

标准二：理想位置

乳房不但要长好，还要长对位置。一般乳房应该在第2～6根肋骨间，乳房的基底直径保持在10～12厘米之间，基底面到乳头的高度应为5～6厘米，且乳头的位置应该正对着第4肋间，即约平行于上臂1/2处，从两根锁骨中间的凹陷处到两个乳头之间的连线要等长，两乳头的距离保持在20厘米左右。

标准三：诱人乳沟

女性都明白乳沟的诱人度，从时尚美学的视角看来，乳沟不仅彰显着乳房的丰满、健康与完美，而且也是视觉的聚焦点和展现自我的标志。

标准四：青春动感

垂坠的乳房让你有衰老的感觉，那么年轻漂亮又性感的乳房当然要具有良好的充盈度，很好的弹性，会伴随着身体的运动而产生极强的韵律性动感。当笔直站立或静卧的时候，乳房要有如"水滴"般的三维形态之美。

标准五：细腻手感

完美的乳房当然离不开乳房肌肤的细腻柔嫩。人说"天生的美乳触之若羊脂，温婉细滑"，也就是要求美乳的皮肤具有张力大、弹性好、不软不硬，有光泽的特性，当乳房正常挺立的时候，要丰满、匀称、柔韧适度、大小适中。

要想拥有完美的乳房，就必须了解什么样的乳房才算完美，看完上述介绍，你就可以对着镜子，看看自己乳房的不足之处，有针对性地打造出一对维纳斯般的诱人双乳。

简单又实用的瑜伽丰胸术

从月经到来的那天算起，其后的第13天是女性丰胸的第二次良机，因为这个时间段是女性体内雌性激素分泌的高峰期，而雌激素是驱动乳房从平坦到丰满的重要动力因素，此时乳房囤积脂肪的能力最强，如果能抓住时机，多对胸部进行按摩：在睡前轻轻抖动乳房，并用指腹按摩胸部周围肌肉，或是练习丰胸瑜伽，如眼镜蛇式、骆驼式等，往往能让"太平公主"拥有丰满傲人的胸部。

下面，我们就来介绍两种简单有效的瑜伽丰胸术：

1.眼镜蛇式瑜伽

女性在这个时间段练习眼镜蛇式瑜伽，不仅可促使胰脏、肝脏等器官的活动，增强脊柱的柔韧性，缓解背痛，还能有效活动胸部、肩部、颈部、面部和头部，促进血液循环，具有柔韧肌肤的功效。此外，眼镜蛇式瑜伽对女性的月经不调也有辅助治疗的作用。

眼镜蛇式瑜伽的具体做法是：

（1）预备姿势：额头贴地俯卧在地面，手臂在体侧伸直，掌心向里，手指指向脚部，两脚脚跟并拢，夹紧臀部和大腿肌肉。

（2）将双手屈肘放在肩膀正下方，手与双肩同宽，双肘弯曲立起，缓慢吸气，从上背部开始将上身慢慢向后弯曲，收紧臀部，向前推髋，同时将头部和胸部轻轻向后上方仰起，目视天空，如眼镜蛇昂首弄姿般，闭气，保持姿势30秒。

（3）呼气，头部和胸部依次回到地面，一侧面颊贴地，恢复正常的俯卧状休息，并轻轻按摩胸部，稍事休息，然后重复这个练习3～5次，直到胸部有微微发热的感觉为止。

注意，在做眼镜蛇式瑜伽时，女性的双腿一定要绷直，始终不要弯曲，也不要分开，以免达不到应有的运动效果，或下背部受伤。

2. 骆驼式瑜伽

女性还可通过骆驼式瑜伽来丰胸，能使整个脊柱都会得到充分地伸展和增强，对肩部下垂和有些驼背的女性有很好的作用。骆驼式瑜伽的动作相对比较简单，也适合老年女性练习。

骆驼式瑜伽的具体做法是：

（1）跪在垫子上，两大腿和两脚靠拢，大腿和上半身呈直线，与小腿垂直，脚趾朝上放在地面上，手掌放在臀上或将双手放在盆骨后方叉腰，让手肘和肩膀朝向后方。

（2）吸气时，从上背部开始将上身慢慢向后弯曲，收紧臀部，向前推髋，使得脊柱后弯，肋骨延展，直到腰部不能弯曲时，放开双手握住两脚跟，手臂伸直，再将上身向下压。也可把右手手掌放在右脚跟上，左手手掌放在左脚跟上，如果可能，把双手手掌尽量的放在脚底上。这时，女人要尽量向上挺胸收腹，均匀地呼吸，眼睛看向天花板，感觉胸部有明显的拉扯感，保持这个姿势半分钟的时间，正常呼吸。

（3）呼气时，将身体慢慢回归（1）的姿势，然后坐在垫子上，进行放松。然后重复这个练习多次，直到胸部有微微发热的感觉为止。

牛角松筋的丰胸法

从月经到来的那天算起，其后的第13天是女性丰胸的第二次良机，因为这个时间段是女性体内雌激素分泌的高峰期，而雌激素是驱动乳房丰满的重要动力因素，此时乳房囤积脂肪的能力最强。中医认为，人们可以通过牛角松筋术来对手部和身体正面上焦部位的经络进行点穴按摩，来疏导经脉，开通闭塞，引导阴阳，利用人体自身机能提供胸部所需的营养，促使胸部的第二次发育，从而达到丰胸的目的。

1. 手部经络

手部经络主要是手三阴经和手三阳经，因为血液流向是由心脏流向手指末梢，因此宜从手指末端开始先松筋，也可以采用经络顺补逆泻法则，即逆经络走向松筋为泻，顺经络走向松筋为补，但这必须由能准确辨证脏腑的专业人士来操作，而且还要参照受术者的个人体质来决定。鉴于手部经络是整条线，为方便操作者手法操作，将手部分为三部位松筋，但每一部位松筋手法必须彼此衔接。

手背部反射区图

（1）手掌：以双爪牛角在每一手指筋膜间隙与掌面处进行划拨。在掌面划拨时，加强劳宫、少府、鱼际等穴点。在手掌背面骨间筋膜划拨，加强合谷穴、阳池、中渚、液门、阳谷、腕骨、后溪等穴位。

（2）手下臂：手关节掌面横纹沿心经、心包经、肺经路径划拨至手肘窝横纹处，此部位可在前述松筋常用重要穴位处加强。手腕关节背面沿大肠经、小肠经、三焦经划拨至手肘横纹外端，此部位可在前述松筋常用重要穴位加强。

（3）手肘：手肘窝横纹沿心经、心包经、肺经松筋至肩关节处、心经松至腋窝极泉穴，重要穴点处加强。手肘关节外侧沿大肠经、三焦经松筋至肩关节处肩髃、肩髎二穴加强，小肠经松至腋窝后肩贞穴。

此外，在进行完上述松筋法后，应进行筋膜放松，可一手按压重要穴位与筋膜，另一手配合转动，运用动力学原理，使深层筋膜加强放松。在肱二头肌长头、短头附着部位,与天府、侠白穴位区加强;在尺泽穴一手按压穴位,另一手朝外侧转;一手按压少海穴,一手朝内旋转;手腕关节部位也要进行拔伸与整复美容放松手法。手法结束时,再以顺气按摩排毒至手指末端带出。

但要注意的是,为加强心肺功能保养与胸形美化,故手法着重对手三阴内侧手臂的松筋。而在对手三阳外侧手臂松筋时,应选在受术者俯卧进行背部松筋时一同操作。

2. 身体正面上焦

要想达到更有效的心肺功能保养与胸型美化功效,不仅要对手部经络松筋,还应对身体正面胸廓部位的任脉、肾经、胃经、心包经、肺经、脾经同时松筋开穴。

（1）从天突自鸠尾部位由上而下,来回划拨胸骨,每天约10分钟。
（2）锁骨下缘以胸骨柄、胸骨体（任脉）为界线基准,沿每一胸肋间隙（肾经路线）做划拨手法。
（3）自锁骨下缘沿胃经气户、库房、屋翳,划拨至乳根穴。
（4）锁骨下肺经中府、云门处加强松筋。
（5）乳房外侧沿脾经、心包经处划拨。

需注意的是,当上胸部位松筋结束,要施行舒缓放松按摩手法,从胸部外围引气至乳中穴排毒带出,并注意同时舒缓按摩引气,至腋下排出。

只要坚持操作以上松筋活络法,自然能获得丰胸塑形的功效。

女人不可不知的丰胸要穴——乳四穴

中医认为,乳房的发育与气血有十分密切的关系。如果女性身体的气血不足,就会影响身体的发育,使乳房发育不健全。当女性过了30岁,身体会出现一系列的衰老症状,稍不注意,就容易出现面色发青、口唇发白、头晕、失眠、月经量少等症,乳房的下垂也是其中一个重要的衰老表现。其实,这都是体内气血不足引起的,因此女性在平时要注意补充气血。

当体内气血充足时,女性就可以开始自己的丰胸大计了。现代医学证实,女性要想保证胸部丰满的程度,除了与自身的脑下垂体相关以外,卵巢雌乙醇激素的分泌量也大有关系。只有最大限度地把雌乙醇引流到乳房上,才能让乳房变得丰满而挺拔。此时女性可以通过按摩乳四穴来达到将雌乙醇引流到乳房上的目的。

乳四穴,顾名思义,有4个穴位,分别分布在以乳头为中心的垂直和水平线上,分别距乳头2寸的距离。经常按摩这4个穴位可以疏通局部气血经络,改善乳房的循环。

那么,什么时候才是按摩乳四穴的最佳时间呢?一般来说,女性雌乙醇分泌的最高峰是在从来月经算起的第11～13天。也就是说这3天才是丰胸的最佳时期;到了第18～24天,雌乙醇的分泌量减少了一些,此时丰胸仅次于第11～13天。

如果你能在这10天内,每天坚持按揉乳四穴（每穴仅需按摩5分钟就可以）,或在乳四穴上用艾条施温和灸,就可以打通乳房周围的经脉,将雌乙醇最大限度地引向乳房。持续一段时间后,你就会惊喜地发现,你的乳房变得挺拔而丰满了。

此外，想要拥有丰满挺拔胸部的女性还可以尝试"三步丰胸按摩法"。

第一步：十指并拢，用指肚由乳头向四周呈放射状轻轻按摩乳房1分钟。在操作时动作要轻柔，不可用力过猛。

第二步：用左手掌从右锁骨向下推摩至乳根部，再向上推摩回至锁骨下。共做3遍，然后换右手推摩左侧乳房。

第三步：用右手掌从胸骨处向左推左侧乳房直至腋下，再返回至胸骨处。共做3次，然后换右手推右侧乳房。

只要坚持做胸部按摩，不但可以使胸部丰满，凸现女人的曲线美，还能达到清心安神、宽胸理气的目的，最终令人气血通畅、精神饱满、神清气爽。

另外，提醒乳房发育不够丰满的女孩，吃一些含热量较多的食物，如蛋类、肉类、核桃、豆类等富含植物油类的食品。通过热量在体内的积蓄，不仅使瘦弱的身体变得丰满，而且同时乳房也会由于脂肪的积蓄而变得挺拔而富有弹性。

第14天：女人补肾正当时

女人长期黑眼圈是肾虚的表现

如果你顶着一双"熊猫眼"出现在同事朋友面前，他们多半以为你是熬夜睡少了。其实，出现黑眼圈的原因并不是这么简单，它是健康状况不佳的征兆，还可能预示着某些疾病的出现。

一般来说，黑眼圈的形成有4个原因：一是不良生活习惯。长期熬夜、喝过量咖啡、烟酒过量、不注意眼部保健、过度用眼、性生活过度等均可造成眼眶周围发黑。二是精神压力。工作压力过大、精神紧张也可出现黑眼圈。从中医角度讲，长期压力过大，会影响肝气的疏泄，以致气滞而血瘀，出现面色发暗，眼眶发黑。三是妇科疾病导致。女性月经不调、功能性出血等病可导致黑眼圈。从中医角度讲这与气血运行失常有关。另外，寒湿所致的带下病（表现为白带量多，无明显臭味，可伴有四肢乏力）也可造成黑眼圈。四是一些慢性病，如长期消化、吸收功能不良的慢性胃炎患者，或肝功能长期不正常的患者往往存在黑眼圈。

但所有上述原因，从中医角度来解释都可以最终归结为一点：肾虚。肾为先天之本，内藏元阴、元阳，为水火之源，阴阳之根。肾主黑色，如肾虚，则其色外现于皮肤。肾虚又有肾阴虚和肾阳虚的不同，肾阴虚的表现以腰痛、眩晕耳鸣、失眠、经少或者崩漏、心烦、手脚心热等为主；肾阳虚以腰痛、怕冷、精神萎靡不振、眩晕、不孕等为主要表现。

可采用以下方法缓解或消除黑眼圈。首先是培养良好的生活习惯，保证充足的睡眠，戒烟限酒，注意合理的饮食结构。其次，可多吃芝麻、花生、黄豆、胡萝卜、鸡肝、猪肝等富含维生素A的食物，有助于消除黑眼圈。再次，适时调整紧张情绪，可选择曲调优雅、舒缓的轻音乐缓解紧张情绪，也可采取一些传统的健身方法，如八段锦、太极拳等。最后，可将用过的绿茶用纱布包裹后直接敷在眼睛周围5～10分钟，或用生土豆皮直接敷在眼眶上，也都有缓解黑眼圈的作用。

当然，长期眼眶周围发黑，应该及时去医院诊治，通过中药从身体内部进行调理。

肾虚更青睐更年期女性

对于女性而言，从幼儿开始，到成年，再到更年期的各个阶段都会出现肾虚的症状。女性一旦出现肾虚的情况就会给健康带来很大的危害，更会影响到女性的气色与容貌。在人生的各个阶段中，女性在更年期更容易发生肾虚的情况。女性在更年期本身就存在着一些精神和生理方面的不适症状，再加上肾虚，可谓是雪上加霜。所以，更年期的女性更要注意保护好自己的肾，避免出现肾虚。

肾虚是指人体肾的气血阴阳失衡而产生的一系列症状。肾亏者普遍皮肤状态很差，面部极易出现皱纹，大多数人看起来都会比实际年龄显得苍老。

根据中医的研究，肾脏主要的生理功能是藏精和主宰身体的阴阳之气，肾虚会使机体老化。中医中认为的精是人体生命中活动的基本物质，而肾中所藏的精也是促进人体生长、发育和生殖的重要物质。肾精之外的肾气，可以有效帮助人体进行代谢，辅助呼吸功能。也就是说，一个人如果肾虚的话，人的精和气都会不足，人体以上的功能都会变差，这就会加速人体衰老，包括精气不足、机体衰老、内分泌失调、肾气不足、体弱无力等，而这些都是女性健康和美丽的杀手。

更年期的女性会有种种的更年期不适症，殊不知这种种更年期不适症状多属于"肾阴虚"的表现，而不仅仅是更年期带来的。如失眠多梦、烦躁易怒、脱发、口干咽燥、出现黑眼圈与黄褐斑等，这些现象都是肾虚的结果，都会加速女人走向衰老，因此更年期的女性更应该密切关注自己的肾。

虽然肾虚比较青睐更年期的女性，但是随着女性社会角色的改变和人们社会生活习性的改变，肾虚也逐渐走向了二三十岁的年轻女性。与更年期女性不同的是年轻女性更易患上"肾阳虚"，这种情况多是因为体质原因造成的，改善和保养上都需要加大耐心。再加上现代女性除了承受着较大的生活压力外，也承担着较繁重的工作负担，精神长期处于紧张状态，情绪受到压抑等，这些就更容易造成女性的脾胃功能转弱，久而久之就会出现脾阳虚症状，伴随有怕冷、无胃口、消化不良、无精打采等症状。

对于更年期女性而言，如若出现肾虚的症状，不必急躁担心，要采用一定的方法对肾进行调理和保养。中医比较推崇食用黑色食物养肾的方法，因此更年期的女性可以多食用像黑芝麻、黑豆、黑枣、乌鸡等食物，以达到补气养肾的效果。此外，还可以通过按摩足心等方式来强身健肾。肾虚的症状不是一日之间形成的，是慢慢积累的结果，因此年轻的女性平时也要注意养肾保肾，这样才会安全地度过更年期。对于上述补肾的食物，年轻的女性平时也要注意多多食用，尤其是在安全期内，会有更好的吸收效果。

女人补肾，可选三款药酒

现在很多人都能意识到，补肾不只是男人的事情，而是所有人都需要注意的事情。我们之中不论男女老少，或多或少都有肾虚的表现，所以在日常生活中，我们要学会随时随地为自己的补肾工作做准备。下面介绍几个补肾的药酒疗法，特别适合爱好中医的朋友使用。

1. 调补冲任酒

材料：淫羊藿、桑寄生、当归、熟地各10克，白芍、桑葚子、女贞子、阳起石各15克，蛇床子4.5克。行经腹痛、性欲淡漠者加鹿角霜、肉桂、紫石英，输卵管不通者加穿山甲、皂角刺、路路通。

做法：上药用米酒1000毫升浸泡。半个月后饮用。

用法：每天早晚各服30～60毫升。

功效：温阳补肾，调补冲任，调经养血。用于肾阳亏虚，冲任不调引起的性淡漠、不孕症、腰膝酸软等。

禁忌：脾虚泄泻、外感发热者不宜服。不会饮酒或有其他病不能饮酒者，可改用汤剂治疗。

2. 仙灵脾酒

材料：仙灵脾60克，白酒500克。

做法：将仙灵脾切碎，放入洁净的瓶子或瓦罐中，加入白酒，密封置于阴凉处，经常摇动，7天后饮用。

用法：每天早晚各服1次，每次20～30毫升。

功效：补肾壮阳，生精健骨，祛风除湿。用于肾阳虚引起的宫寒不孕、腰膝酸软、筋骨挛急、风湿痹痛等。

禁忌：阴虚火旺、性功能亢盛者不宜服。

3. 五子酒

材料：覆盆子、菟丝子、楮实子、金樱子、枸杞子、桑螵蛸各60克，白酒2500克。

做法：将上药捣碎，装在绢袋或布袋中，扎紧袋口，置于坛中，倒入白酒，密封，置于阴凉干燥处。每日摇动数次，14日后启封，将药酒过滤，盛入洁净的瓶中，盖严，备用。

用法：每天早晚各服1次，每次20～30毫升。

功效：补肝肾，益精髓，明目。用于肝肾虚损引起的腰膝酸软、小便频数、视物不清、带下不止等。

注意，此方有较强的收涩功能，不可久服，病预后即应停饮。

女人补肾，多按揉四个穴位

"男怕伤肝，女怕伤肾"，古话说得一点没错。补肾就是女人美容的新革命，只有肾健康了，才能拥有"气血两旺，容颜焕发"的状态，胜过你频繁地去美容院，或是买名贵的化妆品。

现在很女性有尿频的毛病，最明显的特征就是"量少次多"。中医学认为，这是由于身体素质下降，尤其是冬天的时候，女性肾气出现虚亏，膀胱会表现出气化无力，膀胱平滑肌的肌纤维张力就会下降，使得膀胱的伸缩性降低，肾关不固，就像大门关不严，所以会出现尿频和尿失禁现象。简单地说，女性尿频也是肾虚惹的祸。要治好尿频的毛病，补肾是关键。

祖国传统医学认为，肾为先天之本，生命之源，有藏精主水、主骨生髓之功能，所以肾气充盈则精力充沛，筋骨强健，步履轻快，神思敏捷；肾气亏损则阳气虚弱，腰膝酸软，易感风寒，生疾病等。冬季肾脏机能正常，可调节机体适应严冬的变化，否则会使新陈代谢失调而引发疾病。所以，冬季注意对肾脏的保养是十分重要的，女人更应注意。

补肾说起来简单，做起来却并不那么容易，特别是对上班族女性。如果采用食补，会让她们担心身材发胖；如果让她们运动，她们会告诉你没时间，在这种情况下该怎么办呢？幸好，还有按摩穴位这一招。特别是丹田、关元、太溪和肾腧这四穴，更是女人护肾的法宝。下面就介绍按摩方法：

1. 揉按丹田

丹田，分上、中、下三处，这里指的是下丹田，在肚脐附近。丹田乃人之真气、真精凝聚之所，为人体生命之本。两手搓热，在腹部下丹田处按摩30～50次。此法常用，可增强人体的免疫功能，提高人体的抵抗力，从而达到强肾固本的目的，有利于延年益寿。

2. 按揉关元、太溪和肾腧

每天晚上临睡前，先泡脚1小时，然后按揉两侧太溪穴（在足内侧，内踝后方，当内踝尖与跟腱之间的凹陷处），每穴5分钟，然后艾灸关元（在前正中线，脐下3寸处）5分钟，再艾灸两侧肾腧（在腰部，第2腰椎棘突下，旁开1.5寸）5分钟。

坚持以上介绍方法进行按摩，可去乏护肾，解决痛经、尿频等问题，还可让女人气色红润、皮肤有光泽，更能摆脱"熊猫眼"。

丹田穴、关元穴

第三节

排卵期：身体撒娇的女人保鲜周

第15天：创造最优宝宝的最佳时机

备孕最佳时期——排卵期

每个想当妈妈的人都想生一个健康的小宝宝，而宝宝的健康绝不是从宝宝出生时开始的，精子与卵子的健康、成熟是宝宝健康的先决条件。

男性精子在睾丸里生成，精子的形成过程是十分规则的，由精原细胞到成熟精子要经过7次分裂，为期64天。成熟精子包括含有 X 染色体的精子和含有 Y 染色体的精子。在射精完成进入女性生殖道后，生命期为1～3天。若这段时间未能遇到卵子，精子就失去了受孕能力。

女性的生殖特点是有周期性的，一般每个周期只排一个卵。而卵子成熟的周期只有14天左右。卵子排出须在24～48小时内受精才能受孕，因此在排卵后1日之内受精是怀孕最基本的条件，此时卵子新鲜、健康是保证胚胎健康的先决条件。测算排卵期可以通过很多方法，下面介绍几种常用的办法。

1. 基础体温测量

女性基础体温有周期性的变化，排卵一般发生在基础体温上升前由低到高上升的过程中，在基础体温处于升高水平的3天内为"易孕阶段"，但这种方法只能提示排卵已经发生，不能预告排卵将何时发生。

正常情况下排卵后的体温上升0.3～0.5℃，称双相型体温。如无排卵，体温不上升，整个周期间体温平坦、无变化，称单相型体温。

2. 经期推算法

对于月经周期正常者，推算方法为从下次月经来潮的第 1 天算起，倒数 14 天或减去 14 天就是排卵日，排卵日及其前 5 天和后 4 天加在一起称为排卵期。

对于月经不正常者，排卵期计算公式为：排卵期第一天等于最短一次月经周期天数减去 18 天，排卵期最后一天等于最长一次月经周期天数减去 11 天。

3. 白带观察法

在一个月经周期中，白带并不是一成不变的。大多数时候的白带比较干、比较稠、比较少，而在两次月经中间的那一天，白带又清、又亮、又多，像鸡蛋清，更像感冒时的清水样鼻涕，出现这种状态的白带时就意味着已进入排卵期。

4. 乳房观察法

女性可以通过乳房的反应来预测排卵，如果女性在月经中期时乳头变得非常敏感，在洗澡、换内衣时受到碰擦、挤压的时候会感到疼痛，这多是在排卵的象征。因为乳头和乳腺管对雌性激素很敏感，在排卵期产生的雌性激素作用下，乳头会变大、变红、颜色变深，还会更加敏感，同时乳腺导管会变粗、变大、变长，把乳头往外顶。

5. 排卵试纸法

女性预测自己的排卵期还有一种好用的方法——排卵试纸。正常的女性每月都会排卵，在女性每个月经周期，尿液中的黄体生成激素（LH）会在排卵前 24～48 小时内出现高峰值，排卵期试纸能准确地检测出黄体生成激素的峰值水平，使女性能预知最佳的受孕时间。

排卵试纸的具体使用步骤：

（1）用洁净、干燥容器收集尿液，一定不可使用晨尿。

（2）收集尿液的最佳时间是早 10 点至晚 8 点。

（3）尽量采用每一天同一时刻的尿样。

（4）收集尿液前 2 小时内应减少水分摄入，因为稀释了的尿液样本会妨碍黄体生成激素高峰值的检测。

（5）持测试纸将有箭头标志线的一端浸入尿液中，液面不可超过 MAX 线。约 3 秒钟后取出平放，10～20 分钟观察结果，结果以 30 分钟内阅读为准。

（6）最好是在月经干净后的第 3 天开始测，要天天测，一直测到两条杠一样深或第二条杠比第一条杠还深，就说明将在 24～48 小时内排卵。在排卵前 3 天（精子等卵子）至排卵后 3 天（卵子等精子）内同房都有怀孕的可能。测到两条杠，就可以在排卵当天同房，然后隔一天再同房一次就可以。这是因为精子能存活 48～72 小时，所以无需担心。

如果显示区出现两条线颜色是否接近难以判断，使您对是否测得 LH 峰值有怀疑，可以在 6 小时后再测试一次，如果在排卵期，检测线颜色会比上次检测结果更深，更易于判断；如果检测线颜色仍明显浅于对照线，则仍未到排卵期，应再坚持每天做测试；如果测试后显示窗口无任何线出现，表明测试结果无效，需要用另一测试条（笔）重新测试，注意接取到足量的尿液。

需要注意的是，检测的最佳时间是每天早 10 点至晚 8 点，尽量采用每天差不多同一时刻的尿液，注意不可使用早晨的第一次尿液，因经过一夜的积累，尿液中所含 LH 不能代表实际的值。另外测试前 2 小时避免摄入太多的水分，以免使尿液中的黄体生成激素受到稀释影响检测。

一般抗生素和止痛消炎的药剂都不会影响测试的准确性，但若注射或服用含有 HCG 的助孕药物则会影响。一般服用避孕药也不会影响测试结果的准确性，但若 LH 的分泌受到避孕药的影响而失调，则会影响测试。另外，服用避孕药一般会使月经周期不规则，使测试开始日的确定受影响，因此建议停用避孕药后待月经周期正常后再使用排卵测试纸（笔）做测试。

十个不能省略的孕前检查

当你想成为一个妈妈之前，要为未来宝宝做很多准备。这样才能够帮助你给未来宝宝一个人生中的最佳开端。如果可以的话，你最好提前 1 年左右做好身体准备，以便在饮食和生活方式上的改变能有时间发挥作用，把自己的身体调理到最佳状态。

如果你患有某种疾病，应该在怀孕前的至少 3～6 个月找医生咨询你的健康问题，并根据需要调整治疗方式。即使你没有任何健康问题，也最好做一个全面的孕前健康检查，这种检查可能包括以下内容：

1. 疾病史

除了现有疾病外，还应该让医生了解你家庭中的任何遗传问题（比如唐氏综合征或囊性纤维化病等）。同时，你还要告诉医生你正在使用的避孕方法，是否有任何排卵或月经问题，以及是否有过流产史等。

2. 宫颈防癌涂片检查

回忆一下你最后一次做宫颈涂片检查是什么时间，如果准备下一年要宝宝，你还需要再去做一次。在怀孕期间或是宝宝出生后 6 个月内，医生通常不会给你做涂片检查。

3. 验尿

如果你有可能患尿路感染的风险，医生或许会让你去验尿。尿路感染与流产、低体重出生儿、早产等问题有关。

4. 验血

验血是为了检查你是否有贫血或其他异常情况。根据你的家族疾病史，医生也许还要检查你是否有镰状细胞贫血病和地中海贫血病等。广东、广西、福建等南方地区的地中海贫血病要比北方多见。

5. 血压检查

患有慢性高血压的准妈妈更容易出现先兆子痫和胎盘问题，所以在孕前控制好血压很重要。

6. 筛查

你可能需要做乙肝、梅毒、艾滋病等疾病的筛查。在怀孕前就进行筛查和治疗（如果是艾滋病，则需要对疾病进行控制），有助于你顺利度过孕期。医生可能还会让你做衣原体、细菌性阴道炎、念珠菌阴道炎等筛查。

7. 免疫接种

很多可能导致流产或出生缺陷的感染实际上都能够预防。快速验血能够告诉你是否接种过如风疹等疾病的疫苗。尽管没有任何证据表明，孕期接种风疹疫苗与婴儿出生缺陷有关，但为谨慎起见，如果你需要接种风疹活毒疫苗，还是应等到接种1个月后再尝试怀孕。这样你的身体能有时间排出疫苗中的病毒。说不定还需要考虑注射水痘疫苗，如果你怀孕时第一次得水痘，可能会给未出生的宝宝带来问题。如果你已经得过这种儿童期常见的疾病，那你就有免疫力了。另外如果你有患乙肝的风险，可能还要注射乙肝疫苗。

8. 寄生虫疾病检查

像弓形虫病那样的寄生虫疾病对成年人来说不会造成危害，但却可能对新生儿和胎儿有危险。弓形虫病大多是通过猫的粪便或没有煮熟的肉传播的。

只要通过验血就能确定你是否得过或是否已具有免疫力。如果没有，你就要多加小心了，避免吃没煮熟的肉，在处理生肉或没煮熟的肉时，也要多加注意。在家里做园艺时，要戴上手套，猫的粪便要让别人去处理。不过，如果你养猫，很可能已经有免疫力了，但也要在准备怀孕前检查一下你是否有免疫抗体。

9. 服用叶酸

服叶酸补充剂并确保你的饮食中包括富含叶酸的食物，能够预防宝宝神经管缺陷，比如脊柱裂。中国营养学会2007年的《中国居民膳食指南》中指出，育龄女性应从孕前3个月开始每日补充叶酸400微克，并持续至整个孕期。如果你有神经管缺陷的家族史或癫痫等其他慢性健康问题，可能需要加量，每天服用5毫克叶酸补充剂。

10. 戒烟、戒酒、戒毒

大量证据表明，抽烟、吸毒、酗酒无论对你还是未来的宝宝来说，都没有任何好处，最理想的是在你怀孕前就戒掉这些嗜好。医生可能会为你提供一个戒烟计划，帮助你在怀孕前把烟戒掉。如果你酗酒或吸毒，医生或许还会建议你寻求其他辅助治疗，帮助你孕育一个健康宝宝。

除此之外，女性朋友们不要忘记与医生讨论一下自己的健康问题。如果你需要长期服用药物，一定要咨询医生。你可能需要换药，并在怀孕前适应另一种新的治疗。举例来说，怀孕期间使用治严重粉刺的药物就不安全。像有些非处方药最好不要在孕期服用，所以，要向医生咨询一下你的常用药是否安全。而且，如有遗传病家族史，最好提前向医生咨询。

最佳受孕时间要这样算

要想拥有一个健康活泼的宝宝，不仅要懂得计算自己的排卵期还要了解什么时候是受孕的最佳时间。

不知未做妈妈的女性朋友是否发现，每年一到四五月份，生宝宝的女性就很多。这是因为单从季节上来说，5～7月是受孕的最佳时间。首先，从新生儿方面来说，准妈妈在5～7月怀孕，到来年的3～5月生育，这样可以有效避开最冷和最热的时段，让宝宝一出生就能在较为安全与舒适的环境生活。对宝宝的护理相对也比较容易。

其次，从准妈妈的角度来说，怀孕早期比较重要，稍不留神，细菌和病毒就有可能侵入体内，造成流产、胎儿畸形。特别在北方，常出现准妈妈因叶酸不足而导致胎儿神经出现情况。如果准妈妈选择在5～7月受孕，这时正值春夏交替，各种水果、蔬菜比较充足，将有利于预防这种疾病的发生。

一般来说，从每月排卵前3天至排卵后1天，是准妈妈最容易受孕的时期。这个时期也在医学上称为易孕阶段，准爸爸和准妈妈如果抓住这个时机，就可以成功受孕。

最佳的受孕年龄，女性一般为24～30岁，男性为27～35岁。因为这一年龄段，男女双方不仅精力比较充沛，而且身体各方面的健康状况都比较好，生殖器官发育也比较完善，精子和卵子的质量比较好，有利于优生优育。女性尽量避免在35岁以上怀孕，因为在这个年龄段流产、死胎、畸形儿的概率比较高。在最佳受孕年龄内的最佳受孕季节里选择最佳的受孕时间，得出的时间点就是最佳受孕时间。

当然，对于女性而言，也不是任何情况下都适合受孕的。一般说来，如果出现以下情况都是不宜怀孕的。这是出于未来宝宝的健康考虑，也是为女性自身的健康考虑。

1. 女性已经属于高龄产妇

之所以这样无情地指出高龄产妇这一点，是因为从医学的角度来讲，35岁以上女性发生染色体畸变而导致畸形胎儿的比例呈增高的趋势，因此不建议女性在超过35岁之后还要小孩。

2. 不顾及避孕药副作用

避孕药具有抑制排卵、干扰子宫内膜受精卵着床环境的作用。长期口服避孕药的女性，至少在停药两个月后才可受孕。放置避孕环的女性在取环后，应等来过2～3次正常月经后再受孕。

3. 刚刚流产经历的女性

女性在早产、流产后子宫内膜受到创伤，立即受孕容易再度流产而形成习惯性流产，所以首次流产或早产后至少要过半年后再受孕。

4. 情绪不好的时候

情绪可影响精子或卵子的质量，即使受孕后也会因情绪的刺激而影响母体的激素分泌，使胎儿不安、躁动，影响生长发育，甚至于流产。

5. 蜜月里很疲劳的时候

过于劳累，会降低精子和卵子的质量。性生活频繁，也会影响精子和卵子在子宫着床的环境，降低胎卵质量。而且，生活起居不规律，过度疲劳，会影响胎卵生长或引起受孕子宫收缩，导致流产或先兆流产。

6. 忌在患病期间受孕

患病期间服用的药物可能对精子和卵子产生不利影响。

7. 已经受到放射或毒害威胁的女性

生殖细胞对 X 射线和剧毒物质的反应非常敏感。女性如果照 X 射线，特别是腹部经过照射，需要等 4 个星期后才比较安全。如果曾反复接触农药和有毒化学品，也需等一个月受孕才较为妥当，以免生出畸形胎儿。

如果你已经是一个很想要宝宝的人，那么不仅要关注自己的健康状况，也要和准爸爸商量，从计划受孕的日子开始往前推 3 个月，禁洗桑拿。因为过热的温度会影响睾丸的精子质量，导致受精卵质量下降，影响宝宝的健康。

女人孕前的准备工作

当你已经做好要孕育一个小生命的时候，需要做的准备有很多。当然，这个特殊的事情，不仅仅是女人自己的事，在很多事项的准备上都需要有爱人的配合。下面，就来看看如何给自己做出完整的备孕计划吧！

1. 调整生活方式

现代人已经习惯了快节奏的生活方式，但过分的紧张焦虑会降低女性的生殖能力。因此，希望怀孕的女性在日常生活中要学会做"减法"，留些时间享受生活。准爸爸、准妈妈首先要戒烟禁酒。酒精对男性及女性生殖系统均有毒害作用，会使精子不正常或使排卵异常。喜欢喝咖啡的准妈妈，也要把量限制在一天一杯之内，至于可乐等饮料最好让它从准爸爸的食谱中彻底消失，因为可乐有杀精子作用。

准妈妈还应保持合理的体重。研究发现，女性要保持正常的生殖内分泌功能，应使体脂含量达到 20%，否则会影响怀孕。因此，维持合理的体重对于怀孕是必须的条件之一。换句话来说，过分纤细或过分丰满的女性，都很容易出现怀孕能力低下的问题。为了顺利地怀上宝贝，需要女性通过合理的膳食与适当的运动，使体重保持在正常的范围内。

2. 夫妻双方做好检测

准备怀孕的女性，应该关注自己的月经情况，比如末次月经的时间、月经的周期等，测量基础体温是一种有助于了解和记录月经情况的良好方法。基础体温是指女性清晨睡醒尚未起床活动时的口腔温度。从月经期到排卵前的这段时间，基础体温比较低。临近排卵期，多数女性会出现阴道黏液分泌旺盛，这表明是受孕的好时机。当排卵后，体温急剧升高（大约较排卵前升高 0.3℃）。连续进行几个月经周期的记录，可以大概估计排卵情况。

另外，让丈夫也去医院，采集精液样本，让医生进行精液分析，检测精子的数量、活动性和活力，判断是否有足够的、高质量的精子。

3. 去看一次专业的牙科

牙齿健康与否对怀孕的进程是否顺利有着特别重要的关系，尤其是当你的牙齿本来就有龋齿等问题的情况下，在怀孕期间可能加重。而整个孕期，做X射线的检查、应用麻醉药和止痛药等都有可能对胎儿不利。所以应在孕前做个口腔检查，进行相关的治疗（治疗龋齿及牙周炎等），确保牙齿健康，以免后患。

4. 按照正确的方法计算你的排卵日

大多数女性每月排一次卵。为了提高受孕率，许多人希望算好排卵日，以提高命中率。但是，排卵问题是大自然控制人口增长的一个"秘诀"，没有人能够精确地控制排卵。

5. 停止服用避孕药

虽然新型的短效避孕药对母亲和意外妊娠胎儿的损害已大大降低，有些避孕药还称停药后马上就能按计划妊娠，但如果你有提前生育的打算，医生还是会建议你提前3～6个月左右停止使用避孕药，而改用避孕套等屏障式避孕方法。目前，常用的避孕方法没有一种能达到100%的避孕效果，因此计划外怀孕的情形时有发生。有些女性服用了孕妇禁忌的药物，大多数女性会选择到医院咨询。一般情况下，医生不会做出肯定的答复。因为医生也没有确切的资料证明用药是否会对胎儿造成影响。如何避免这种情况发生呢？首先，应记录月经情况，尽量避免在月经周期的后半期（月经周期的14天以后）做X射线的检查；如果患病需要治疗，也应主动告知接诊医生你准备怀孕，医生会选择相对安全的药物。还有一种情况值得注意：有些女性在早孕期患病，因为担心药物对胚胎产生不良影响而拒绝用药。实际上，有时疾病本身对胚胎的影响远远超过药物本身。应接受医生的建议，进行治疗。一旦患病就应该严格避孕，避免患病期间怀孕。

6. 合理调整性生活频率

在计划怀孕的阶段里，要适当调整性生活的频率。性生活的频率过多或过少均是不利于怀孕的，过频会使精子密度不足，过少会使精子偏于老化，不利于成功怀孕。同时，准爸爸应通过健身，以保证精子的数量和质量。

7. 受孕时机的选择

虽然越来越多的年轻人认为，孩子是一种天赐的缘分，一切都可以顺其自然，但专家的建议还是可以听听的。专家认为5~7月受孕比较科学。初秋天气凉爽，瓜果蔬菜及肉鱼蛋奶制品为女性摄取并储备多种营养创造了有利条件。等到寒冬时节，准妈妈平安度过了胎儿最易感染病毒的敏感期，临产时又正是凉热适宜的春末夏初，有利于新妈妈的饮食调理和身体恢复。由于社会生活条件的改善，其他月份怀孕也越来越方便。但尽量不要把受孕期选在流感等病毒感染的高发季节。

当你做好了上述几点准备工作之后，你已经基本具备了一个准妈妈的条件。

第16天：保养子宫卵巢的好时光

子宫自检，维护自身健康

子宫既是孕育胎儿的器官，又是内分泌器官，它会分泌多种激素来维持女性内分泌的稳定。子宫健康的女性，体内存在的雌激素水平影响其一生的健康状况，并能决定进入更年期的时间。

子宫影响着女人的一生，它需要细致的关心呵护，否则许多疾病就会在不知不觉中乘虚而入。女人对于自己的私密处一定要多多关心，因为这些敏感的部位将会直接关系到你的健康问题。关注她们也就是等于关心你自己。

首先，自己观察白带。正常的白带是少量的白色略显黏稠的分泌物，随着月经周期会有轻微变化。但是脓性白带、血性白带、水样白带等都是不正常的。一旦发现白带长时间有异常现象，最好及时去医院进行检测。

在日常生活中，如果女性经常感觉下腹部、腰背部或骶尾部等疼痛，都要引起注意，这些都是一些疾病的前兆。面对这些症状，一方面是坚持自我健康保健，多参加一些体育运动，维护自己的健康。另一方面，保持良好心态，使自己生理状态能够调整到最佳。

观察出血是女性进行自检子宫类疾病的又一做法。即阴道出血，如月经增多，周期紊乱，接触性出血等。阴道出血是女性生殖道癌最常见的症状，被称为妇科癌症的"信号"。因此，除正常月经以外的出血都要究其原因后对症诊治。

专家认为，子宫自检如果发现异常，最好及时到正规医院接受正规检查。否则一旦子宫类疾病恶化，将会对女性的身心健康带来极大危害，而治疗也需要更长时间。

适当吃点药膳，预防卵巢早衰

如果说子宫影响着女人的一生，卵巢则决定着子宫的健康与否。卵巢如果出现了疾病，势必会影响到其功能的正常发挥。其中最为常见，带给女性痛苦最多的就是卵巢早衰了。

那么，造成卵巢早衰的原因有哪些呢？

首先，细胞遗传学因素。先天性生殖细胞数量少，卵泡闭锁加速，X染色体异常。

其次，免疫方面的疾病也可能会引发卵巢早衰。常见的免疫方面的疾病有风湿性关节炎、甲状腺疾病等。这些疾病本身会导致卵巢功能早衰，治疗这些疾病所使用的药物的某些副作用也会导致卵巢早衰。

再次，卵巢早衰还与生育状况有关。女性的年龄越大，绝经愈早。另外，哺乳时间越长，绝经越晚。还有，口服避孕药时间越长，绝经越晚。最近的研究还发现流产次数过多，也是导致卵巢早衰的重要原因。

最后，物理因素的影响。如手术、化疗等导致促性腺激素分秘缺陷中促性腺激素受体或受体后缺陷。

中医认为，卵巢功能的正常与否，关系到肾、肝、脾三脏，而肾在其中又起着举足轻重的作用。若肾阴不足，肝失涵养，则疏泄失职；肾阳不足，导致精血气虚，子宫失养，引发卵巢早衰。预防卵巢早衰的中医药膳如下：

1. 鱼鳔瘦肉汤

材料：鱼鳔 50 克，猪瘦肉 100 克，枸杞子 20 克，西洋参 30 克，生地 15 克，食盐适量。

做法：将鱼鳔用清水泡软切成小条状。猪瘦肉洗净切丝，其余用料洗净。将全部用料放锅内，加清水适量，文火煮 1~2 小时，加食盐调味。饮汤吃鱼鳔、枸杞子及猪瘦肉，一天之内服完。

功效：滋阴降火。

2. 甲鱼玫瑰汤

材料：甲鱼 1 只（200~300 克），枸杞 30 克，玫瑰花 5 克，姜、葱、糖、料酒各适量。

做法：甲鱼去内脏，腹内填入枸杞子、玫瑰花及姜、葱、糖、料酒等作料，清蒸至肉熟。连汤服食，每晚服 1 次。

功效：补益肝肾，解郁。

3. 二仙羊肉汤

材料：仙茅 15 克，仙灵脾 15 克，生姜 15 克，羊肉 250 克，盐、食油、味精少许。

做法：羊肉切片，放砂锅内，入清水适量，再将用纱布包裹的仙茅、仙灵脾、生姜放入锅内，文火煮羊肉至烂熟，入佐料即成。食时去药包，食肉饮汤。

功效：滋肾调冲。

4. 人参鹿肉汤

材料：人参、黄芪、熟地黄、肉苁蓉各 10 克，鹿肉 250 克，生姜 2 克，葱、酒、盐各适量。

做法：上述中药煎汤，去渣取汁，再加入经洗净切块加工后的鹿肉，适量加入葱、酒、盐等调料和水，以文火炖煮 2~3 小时，待鹿肉熟烂后即成。

药膳虽补，但是只有对症食用才会有效果，并不适合于普通女性的养生，所以不可抱着好奇的心理轻易尝试，以免过犹不及，伤及自身。

第 17 天：防治水肿从今天开始

恼人的水肿从哪儿来

从这天开始，大多数女性会感觉自己身体的轻快感越来越少，甚至有可能出现水肿现象。许多临床实践也证实，在月经前的 7~14 天，许多女性都有不同程度的水肿问题。这是因为这段时间内，女性体内的雌激素的分泌量在增加，这使得肾脏减少了排水，导致全身水肿，体重会增加 4~6 斤，再加上水会流向神经末端，所以四肢末端的水肿会比较明显。如果女人不及时解决身体水肿的问题，就会使得女人体内的毒素不能顺畅地排出，这将影响肾脏的健康，还会引起假性肥胖等问题。因此，在今天，女性的首要任务是防治水肿。

水肿又称浮肿，是由于过多的水分积聚在身体的某个部位而导致的。对于水肿，许多女性是既厌恶又头疼，它不仅让女性玲珑有致的身材变了形，还带给女性难看的鱼泡眼、包子手、萝卜腿，让人不胜其扰。

其实从中医角度来说，水肿是血液循环不畅的结果。根据水肿的发生原因，可将水肿分为病理性水肿和生理性水肿。病理性水肿的女性，除了体型会变得比以前大一号外，还会伴随有许多其他身体上的不适。患者最好去医院做检查，尽快确定病性。而生理性水肿可能是因为月经期的到来，或者是血液回流不畅，又或者是遭遇过敏或药物刺激。

总而言之，对水肿，女性既不要置之不理，也不要太过紧张。查明原因，如果是某种疾病所致，就要积极治疗；如果是生理性水肿，只要改变生活方式或饮食习惯，采取适当方法即可解决问题。

如果要确认自己是否是经前水肿，可观察自己小腿的变化：在月经后的第7天，小腿最瘦，可以用软皮尺测量小腿脚踝部位的腿围，作为测量标准。然后每隔7天测量一次小腿腿围，每次测量的时候要注意观察小腿的变化，如果月经周期第14～28天的腿围超过经期第7天的腿围0.5厘米，且并没有因为暴饮暴食变胖，那就说明出现经前水肿现象了。

一旦确认有经期水肿现象，就要注意清淡饮食，多吃车前子、绿豆等有助于身体排水的食物，减少盐的摄入。此外，不可以饮酒，因为酒精会加重经期水肿问题。如果非喝不可，则限制在1～2杯。千万不可以使用利尿剂。很多女性以为利尿剂能减轻月经周期的肿胀不适，但利尿剂会将重要的矿物质连同水分，一起排出体外，对身体不利。

下面再向女性朋友们推荐一款利于消除经期水肿的小偏方——红豆汤。用小火煮红豆汤，熬到汤的重量只有原来净水的一半即可饮用。每天1次，7天为一个疗程。红豆可以除湿、利尿，红豆汤对女性经期脸部、脚部水肿有很好的改善效果。

去除水肿做佳人，多喝点鱼汤

有些健康的女性在月经来潮前一周或半个月内，出现眼睑、手背、脚踝甚至双下肢轻度水肿，或伴有乳房胀痛、盆腔部沉重感，以及烦躁、易怒、失眠、疲乏、头痛等症状。这种症状属于经期水肿，一般会随着生理期的结束而消失。

也有的女性因为想减肥而挑食，造成营养不良引发水肿，弄巧成拙，不瘦反而肥肿了。

不管是上述哪一种水肿，都可以从食疗方中得到解决。这也是中华美食博大精深的地方，美食食疗也许是世界上最为舒适的治疗方了。

我们向大家推荐以下几种鱼汤，希望患者能早日去除水肿变回清瘦佳人。

1. 鲤鱼冬瓜汤

材料：鲤鱼1条，冬瓜100克，葱白20克，黄酒、食盐各适量。

做法：鲤鱼去鳞及内脏，冲洗干净，斩去鱼头、鱼尾，顺脊背劈成两半，切成细丁备用。冬瓜、葱白冲洗干净，切碎备用。鱼肉放入锅中，加清水、冬瓜、葱白、黄酒及食盐,煮熟即成。

功效:利水消肿。适用于水肿,小便不利。

2. 鳝鱼汤

材料:鳝鱼 500 克,红糖 100 克,醋、植物油适量。

做法:将鳝鱼去骨及内脏、头、尾,洗净,切成肉丝,放入锅内煸炒,备用。将铁锅烧热,放入植物油烧至六成热,将鳝鱼丝倒入翻炒,把醋、红糖加入炒和,加水煮熟,再加豆粉汁适量,翻炒即成。

功效:补气血,利水肿,适用于营养不良性水肿。

此外,还可以每天保证食入一定量的畜、禽、肉、鱼、虾、蛋、奶等动物类食物。这类食物含有丰富的优质蛋白质。因为营养不良性水肿已经属于病理性水肿,所以注意饮食是很有必要的。另外,一定要避免食用高盐、加工、腌渍或罐头食物。这些食物会加重你的水肿程度。

消除水肿,运动来帮忙

要想消除水肿现象,女人除了要多吃有利于消肿功效的食物外,还应注意身体锻炼,尤其要多做一些有益于消肿的运动。下面,我们就为女性朋友介绍两种消除水肿的运动。

1. 腿部消肿法

四步快速按摩消肿法的具体操作方法如下:

(1)按摩小腿的腿肚子上的肌肉:用两手一边捏小腿的腿肚子上的肌肉一边从中间向上下按摩,并不断变化按捏的位置,重复 5 次。

(2)拧小腿腿肚的肌肉:像拧抹布一样左右拧小腿腿肚的肌肉,从脚踝到膝盖不断改变拧的位置,重复 5 次。

(3)按摩小腿前面的腿骨肌肉:两手握住小腿,大拇指按住小腿前面的腿骨,从下往上按摩,重复 3 次。除了拇指,其他手指也要相应加大力度按摩肌肉。

(4)按摩大腿肌肉:把拇指放在膝盖上面,两手握住大腿的肌肉边按压边按摩,重复 5 次。

2. 手臂消肿法

(1)手臂消肿:双手各持一个小哑铃,提起手臂使它与肩膀呈 90 度,双臂向上推直,直到手臂微曲,然后返回原来位置,做 10 ~ 12 次。

(2)前臂消肿:双手臂向前伸直,双手摊开掌心向上,手腕慢慢拉高,直到感觉手臂肌肉拉紧,然后返回原来位置,做 15 ~ 20 次。然后在原动作基础上将掌心向下,做 15 ~ 20 次。

第 18 天:肠道健康,美丽常在

女人时刻美丽的关键:肠道健康

在这一天,女性的身体受内分泌影响,体内的孕激素分泌增加,子宫处于放松充血的状态，同时胃肠蠕动减慢：平时4个小时就能消化完的食物，现在却需要5～6个小时才能消化完。

现代医学专家指出，人体90%的疾病与肠道不洁有关。肠道每天不停地消化、吸收食物，以保证身体养分充足，是身体最劳累的器官。此外，它还是人体内最大的微生态系统，共有400多种菌群，掌管着人体70%以上的免疫功能，成为维护人体健康的天然屏障。但是，长期以来，人们对胃肠营养健康问题的认识非常有限，很多人对肠胃方面的不适都不太在意，认为只是一些小毛病而已。其实，肠道的作用非常重要。现代医学认为，肠道和卵巢一样，也有使用寿命，因此女人要想抗衰老，不仅要懂得保养卵巢，也要注重保养肠道，保持肠道年龄和生理年龄同步，避免其提前老化，就不会对身体构成大威胁。

微生态学家指出，保持肠道年轻的一个关键因素就在于保持肠道清洁，大便畅通。而膳食纤维就能促进肠道蠕动，加快粪便排出，从而抑制肠道内有害细菌的活动，维护体内微生态环境平衡。

膳食纤维含量丰富的主食类食物包括米、大麦、玉米、燕麦、小麦、荞麦、稞麦（青稞）、薏米等。但粗粮并非吃得越多越好。另外，黄豆、黑豆、红豆、绿豆等豆类及豆制品，对维护肠道微生态环境平衡起着至关重要的作用。但油炸豆腐、熏豆腐、卤制豆腐等加工豆制品，营养物质遭到破坏较多，应少吃。膳食纤维含量丰富的蔬菜主要有：芹菜、南瓜、莴苣、西蓝花、豆苗、洋山芋及荚豆类。膳食纤维含量丰富的水果主要包括：橘子、葡萄、李子、无花果、樱桃、柿子、苹果、草莓等。膳食纤维含量丰富的根茎类包括：红薯、土豆、芋头等。

除此之外，花生、腰果、开心果等坚果类，瓜子、芝麻等种子类，食物膳食纤维的含量也都较高。洋菜（琼脂）、果冻、魔芋也是高纤维食物。

当然，女性在进食对肠道有益食物的同时，还应减少对破坏肠道平衡环境的食物的摄取量。例如，肉类如果没有充分咀嚼就不易消化，容易成为肠内腐败的元凶；主要存在于动物脂肪和人造奶油中的饱和脂肪，如果聚集会打破肠道内的菌群平衡，增加那些促使胆汁酸盐变为致癌物的细菌含量；白糖有利于细菌，特别是大肠杆菌在肠道内的迅速繁殖，摄入过量的白糖将对肠道微生态环境平衡产生致命的危害。

女人衰老大多从肠道开始

说到衰老，大多数女性认为它与肾虚、卵巢功能减退等因素有关，却很少想到它与肠胃也有十分紧密的关系。要知道，肠道是引起女性衰老的第一个部位。因为肠道是人体重要的消化系统，它负责吸收外来营养，排出内在毒素、垃圾等，可谓人体"对外贸易的关口"。

中医上常说："欲无病，肠无渣，欲长寿，肠常清。"也说明肠道对人体健康和寿命有着十分重要的作用。而这里的"渣"，是指附着在肠壁上的食物残渣。人体内的肠道有5～6米长，但迂回缠绕，平均每隔3.5厘米就会有一弯折。这样一来，像自来水管壁会积累水垢一样，肠道长年累月地运输废弃物，总会有一些食物残渣留在褶皱的角落。食物残渣在细菌的作用下干结、腐败、发酵，日积月累，就形成了厚实的"毒物"牢牢地粘在肠壁上，渐渐就形成了"宿便"。

宿便对人体危害极大，主要可概括为以下几个方面：

1. 破坏女人的美丽

宿便长期堵塞在肠道里，就会导致人体内毒素、垃圾无法及时排出，甚至还会被肠道当做"营养"重新吸收，这将使得女人体内各脏腑器官被毒素侵袭，破坏器官功能作用。内部器官受损，会通过女人的外表反映出来，比如肤色暗沉、斑点丛生、强烈的口臭、小腹突起等，加速了女人的衰老。

2. 引发习惯性、顽固性便秘

宿便具有一定的重量和厚度，对肠壁具有压迫性，从而导致肠道功能紊乱，肠道蠕动变慢，排泄系统失调，最终使得女性患上习惯性、顽固性便秘，不仅危害身体健康，还会使女人美丽的身形逐渐走样。这时，女人除了要多吃富含膳食纤维的食物来促进排便外，还应适量吃点泻药通便排毒，但不宜长期食用，否则会加剧药物对肠道的冲击，使肠道更加脆弱，导致宿便加重，从而引发女性痔疮、肛裂等情况。

3. 引发女性痛经

宿便对女人的危害还表现在痛经上，因为宿便堵塞在体内，会导致女性体内气血不畅，刺激盆腔，从而引发女性痛经。

此外，宿便还会干扰女性中枢神经系统，导致内分泌失调，引发女性月经异常，注意力分散，头疼失眠等症状。

养护肠道，就要顺应肠道的情绪

肠道的健康除了与摄取的食物相关外，还受人体情绪的影响，是人体内最大的"情绪器官"。比如一个人心情愉快时，就会胃口大开，而当她心情抑郁时，很可能"茶不思，饭不想"，就算是吃得再好也会觉得索然无味。

医学认为，人的肠道之所以会和情绪一样激动起伏，是因为肠道不仅仅是消化器官，也是大脑以外最为复杂的神经系统，肠道内有上亿的神经细胞，算得上是人的"第二大脑"，也叫做"腹脑"。

通常来说，人体吸收消化食物的过程，是由大脑和腹脑同时控制的，口腔、食道及部分胃的功能受大脑控制，而肠道则可脱离大脑控制，享有完整"自主权"，只是到了最后的肛门处，才又由大脑控制。

引起肠道激动的原因很多，总结出来就是以下几个：体内激素水平变化刺激了肠道；进餐不规律导致肠道蠕动"起伏不平"；吃了导致肠道不适的过敏性食物；压力过大导致人的神经系统刺激肠道激动等。所以，在生活中就应该对肠道多加爱护，做到以下几点：

1. 减少不必要的情绪起伏，保持平稳愉悦的心情

人的情绪不仅对饮食的量有影响，还会影响肠道蠕动的频率，所以日常生活中要注意减少大喜大悲的情绪，尤其要避免焦急、紧张等负面情绪，学会放松自己，

保持舒畅愉悦的心情，才能保证肠道的正常运转。

2. 多吃谷物等粗粮，少吃刺激性食物

人在感到自己的肠道"激动"时，应顺应肠道的情绪进食，多吃豆芽、芹菜等富含粗纤维的食物，少吃生姜、辣椒等刺激性食物，以刺激肠道运动，减缓肠道的衰老速度。

3. 注意腹部保暖，多做暖腹运动

有些女性有贪吃冷饮的习惯，冬天也不例外，这绝对是个坏习惯，因为冰冷的食物刺激子宫、引发痛经的同时，也会刺激肠道，引起腹泻等情况。所以，女性平时还要注意腹部温暖。尤其是在冬季，可以用热水袋来温暖腹部，或是多按摩腹部，或是做些简单的腰部扭转运动，都能促进腹部血液循环，从而大大减少肠道闹"情绪"的情况。

给你的肠道顺顺气

女人尽管明白放屁是正常的生理现象，但还是很忌讳提及自己的"屁"，更不愿意当人排泄这股"尴尬气体"。

人为什么需要"放屁"呢？古人说，屁为五谷杂粮之气。用现代医学来解释，就是大肠内居住着数以千万计的细菌，它们在帮助消化，对食品残余物进行分解的同时，会产生不少有害气体，必须及时排出体外，这就是我们通常所说的屁，所以适当的放屁对身体是有利的。健康的人每天都要有不等次数的放屁现象，其频率一般为6～20个。肠道里细菌分解残留食物后产生的氮、硫化氢、氨等废气主要都靠放屁排出体外，这对人体是有好处的，也是人体自我调节的一个法宝。

医学证明，通过放屁能够了解肠胃的情况，无屁、多屁、臭屁都体现了身体不同的状况。

1. 无屁不一定健康

如果连续几天都不放屁、不排便，并有阵阵腹痛，就要考虑是不是肠梗阻的前兆。特别是春节过后的一段时间里，这种症状比较常见。

这时，女人要注意对自己的消化系统进行调节，比如多喝水，多吃粗粮。如果觉得腹胀严重，就要尽快去医院检查，以便对症治疗。女人也可以通过积极活动身体，用手轻轻按摩小肚子，多多按摩支沟穴和大肠穴来促进肠胃蠕动，帮助身体排泄废气。

2. 多屁也要注意

正常人每天要放6～20次屁，约排出500毫升气体。当肛门排气量大大地超过平时就为多屁现象。多屁的原因很多，如消化不良、胃炎、消化性溃疡等胃部疾病，肝、胆、胰疾病等。消化不良有功能性和器质性之分，前者与肠胃蠕动功能障碍有关，后者与肠道炎症、癌症等疾病有关。多屁也可能是由于摄入的淀粉类、蛋白质类的食物如豆类、土豆、蛋类等过多，或狼吞虎咽、习惯性吞咽动作过多，经常吞咽口水而摄入较多的空气等造成的。

这时可多吃点蔬菜和水果，中和肠道内气体，以维持身体平衡。

3. 臭屁要找原因

屁的主要成分是咽下的空气中所含的氮及肠内细菌制造的氢、甲烷、二氧化碳等气体。一般情况下，屁是不会特别臭的。如果屁奇臭难闻，原因可能有：

（1）消化不良或进食过多肉食的结果。细菌分解肉制品时能产生硫化氢、吲哚、粪臭素等恶臭气体。

（2）患有晚期肠道恶性肿瘤时，由于癌肿组织糜烂，细菌在捣鬼，蛋白质腐败，经肛门排出的气体也可出现腐肉样奇臭。

（3）消化道出血时，血液在肠腔内滞积，或肠道发生炎症时，排出的气体往往比较腥臭。

（4）进食大蒜、洋葱和韭菜等含刺激性气味食物引起。

这时，女人要注意减少食量，特别是要减少含蛋白质类食物的量，并要多喝水。

另外，"忍屁"也是不可取的。因为忍下来的气体会积存在大肠里，与来到肠黏膜的血液进行气体交换，并随血液流动。这样不但增加了身体负担，还可能会造成机体慢性中毒，引起腹部鼓胀、肠吟声声、精神不振、消化不良、头晕目眩，甚至产生腹膜炎、肠梗阻等疾病。

第19天：别让白带成为你的烦恼

时刻注意自查带下健康

白带是阴道分泌物的统称，是从输卵管、子宫、子宫颈及阴道等处排出及渗出的液体，主要成分是阴道上皮的渗出液，子宫内膜及子宫颈腺体分泌物，输卵管内膜上皮等处的分泌物，以及该处剥脱的上皮细胞和少量白细胞、微生物等。正常阴道内，可有少量白色稀糊状、无气味或略带腥味的白带存在。平时随着年龄和月经周期雌激素水平的高低不同而有多少之分。

评价白带是否正常，要从量、色、质地、气味几方面观察。正常的白带应该是乳白色或无色透明，略带腥味或无味；其分泌量、质地受体内雌、孕激素水平高低的影响，随月经周期而有量多量少、质稀质稠的周期性变化。

一般月经期后白带量少，至排卵期前，由于体内雌激素水平升高，促使宫颈腺体的上皮细胞增生，宫颈黏液的分泌量增加，黏液中氯化钠含量增多，能吸收较多的水分，使排卵期时白带增多，质稀，色清，外观如鸡蛋清样，能拉长丝。排卵期后，雌激素水平渐低，孕激素水平升高，宫颈黏液的分泌受到抑制，黏液中氯化钠的含量也减少，使这时的白带质地稠厚，色乳白，延展性变差，拉丝易断。

另外，也有些生理现象如妊娠、口服避孕药时，会出现白带增多，其原因也与体内雌、孕激素水平的变化有关。

上述为白带正常情况。如果平时白带无原因地增多，或伴有颜色、质地、气味的改变，就应该提高警惕。一般来说，白带病变主要有下列几种情况：

（1）乳酪状白带或豆腐糟样白带：为真菌性阴道炎的典型现象，常伴有严重的外阴瘙痒。

（2）脓性白带：色黄或黄绿，黏稠或呈泡沫状，有臭味，大多为阴道炎症所致，其中以滴虫性阴道炎最为常见，多有外阴瘙痒。亦可见于慢性宫颈炎、老年性阴道炎、子宫内膜炎、宫膜积液或阴道内异物等情况。

（3）血性白带：白带中混有血，应警惕宫颈癌、子宫内膜癌等恶性肿瘤的可能性。但宫颈息肉、宫颈糜烂、黏膜下肌瘤、功能失调性子宫出血病、尿道肉阜、老年性阴道炎等良性病变也可导致血性白带，而且宫内节育器也会引起少量血性白带。

（4）黄色水样白带：多发生在持续阴道出血后，阴道流出大量脓性恶臭白带，应首先考虑晚期子宫颈癌，子宫内膜癌或黏膜下肌瘤伴感染。阵发性排出者应注意有输卵管癌的可能。

（5）排尿障碍伴白带增多：典型淋菌感染症中白带与尿道分泌物一样为量增多，黄色脓性，呈现激烈的炎症反应状。衣原体引起的宫颈炎白带，黏性较低，并且白色浆液性宫颈分泌物增多。

（6）白带过少：如果育龄期女性白带减少到不能满足人们的生理需要，使患者经常感到外阴干涩不适，则为一种病态，常因卵巢功能减退、性激素分泌减少引起。绝经后女性常感觉外阴干涩、阴道无分泌物，这是正常现象，是因为卵巢萎缩，性激素分泌明显减少所致。

（7）白带颜色改变：一般因炎症所引起者白带多色黄；赤带是指白带中夹有血丝或呈淡粉色，可能出现在宫颈炎、阴道炎、带环出血或宫颈癌等疾病中。

女性白带常规检查有哪些

白带常规主要检查的有阴道清洁度、真菌与滴虫、胺试验等。女性需要定期做白带常规检查，了解自身有无感染致病菌，然后及时治疗。

对于有性经验的女性，妇产科医生就会采用内诊，即请女患者躺在检查台上，必须把内裤脱下，然后将脚跨在一个特定的支架上，医生再利用戴着手套的食指和中指，轻轻插入你的阴道，触摸子宫颈的地方，同时利用另外一只手按压腹部，就可检查出到底子宫有无增大，或是输卵管、卵巢有无肿大或肿瘤的现象。这个步骤对于已经有性经验的人比较合适，没有性经验的人因有伤到处女膜的顾忌，医生一般就不会做。

白带是阴道黏膜渗出物、宫颈管及子宫内膜腺体分泌物等混合组成，其形成与雌激素的作用有关。

一般的白带常规化验单有如下几个检测项目：

（1）阴道内pH值测定。

（2）阴道清洁度测定。

（3）真菌与滴虫白带经过处理后在显微镜下可以根据其形态发现有无滴虫或真菌，如存在滴虫或真菌不论其数量多寡均用"+"来表示，"+"这一符号只说明该女性感染了滴虫或真菌，并不说明其感染的严重程度。

（4）胺试验：患细菌性阴道病的白带可发出鱼腥味，它是由存在于白带中的胺通过氢氧化钾碱化后挥发出来所致。

（5）线索细胞：线索细胞是指细菌性阴道炎患者有许多杆菌凝聚在阴道上皮细胞边缘，在悬滴涂片中见到阴道上皮细胞边缘呈颗粒状或点画状致使模糊不清者即为线索细胞，它是细菌性阴道病的最敏感、最特异的体征，临床医生根据胺试验阳性及有线索细胞即可做出细菌性阴道病的诊断。

对照以上症状，如果发现白带有异常，应该及时上医院检查，积极地进行治疗。

除了去医院接受治疗外，女性还应在饮食上少食辛辣和油腻生冷之食品，多食用一些益脾补肾和清热利湿的食物，如莲子、大枣、山药、薏米、冬瓜仁等。如为脾虚和肾虚所致的白带质稀、量多，可选用扁豆、白果、蚕豆、绿豆、黑木耳、胡桃肉、淡菜、龟肉、芹菜、荠菜、乌鸡、乌贼骨、鸡冠花、马齿苋、石榴、赤小豆等进行食疗。

以下是针对女性白带异常配制的食疗方法，有此类烦恼的你可以选择食用。

（1）墨鱼100克，瘦猪肉200克，淮山药10克，莲子4克。将墨鱼、猪肉切碎，与山药、莲子同炖。食肉饮汤。适用于阴道炎引起的白带异常。

（2）鲜马齿苋200克，生鸡蛋2枚。将马齿苋捣烂滤汁，生鸡蛋去黄，用蛋白和马齿苋汁搅匀，开水冲服，每日1次。适用于真菌性白带异常和白带过多。

（3）冬瓜子90克，冰糖90克。将冬瓜子捣烂，加入冰糖，开水炖服，早晚各1次。适用于细菌性白带异常。

（4）藕汁半碗，红鸡冠花3朵。水煎，调入红糖服用，每日2次。适用于白带过多。

（5）韭菜根适量，鸡蛋1枚，红糖10克。将韭菜根洗净，水煎，调红糖煮熟后共食用。每日1剂，连服7天。适用于脾虚和肾虚引起的白带异常。

（6）白扁豆250克。将白扁豆炒黄，研末，每日2次，每次6克，米汤送服。适用于白带过多。

治带下病，常敲带脉

正常情况下，处于婚育期的女性阴道内会有一种无色、黏稠、无臭的液体，量也不多，这就是正常的白带。如果带下的量明显增多，或者颜色、质地、气味出现异常，或者伴有全身或局部的其他症状，那就说明有问题了，中医把这称作"带下病"。至于月经前后、排卵期和妊娠期白带量稍微有些增多，属于正常生理现象，不必担心。

西医认为，带下异常可见于阴道炎、宫颈炎、盆腔炎等疾病。中医认为，带下病是由于冲任二脉受损，带脉的约束功能减弱，以致水湿浊液下注，形成白带。其发生多是由于以下几种原因：饮食损伤脾胃，情绪抑郁，年老体衰，肾气不足，房劳过度，多产伤肾，久病体弱，房事不洁，感染邪毒等。这些原因导致脾肾不足，冲任受损，带脉失约，从而发为带下病。

治疗带下病的法则是健脾利湿，补益肾气，固摄带脉。选取带脉、白环俞、气海、三阴交这几个穴位为主穴进行按摩。其中，带脉穴可以固摄本经经气，白环俞帮助膀胱气化，使湿邪有出路，气海穴能够通调任脉，补益肾气，三阴交则健脾利湿，调理肝肾而止带。如果带下色黄量多，属于湿热比较盛，可以加阴陵泉、丰隆。如果带下色白质稀，说明体内寒湿较盛，配合关元穴一起按摩。如果带下色白质稀，淋漓不断，腰膝酸软，说明肾虚明显，配合肾俞、八髎穴一起按摩使用，效果更好。

除了穴位按摩的方法之外，敲带脉治白带也是一种不错的方法。简单地说，带脉就是腰带那一圈，它是人体唯一一条横向运行的脉络，有约束纵行诸经的作用。如果带脉的约束力量减弱了，就会引起许多疾病，带下病就是其中之一。敲带脉的时候，要握空心拳，沿着带脉的走行方向敲打，每天100次以上就可以，没有什么严格的要求，关键要能坚持下去，做到持之以恒。敲带脉除了能治白带不正常以外，还有减肥、控制食欲、治疗便秘的功效。

在平时，女性朋友也要注意保持外阴干燥清洁，勤换内裤，注意经期卫生，经期禁止性生活。而且情绪要保持稳定，心情愉悦，生活规律，注意饮食卫生等，这些也都是平时应该注意的。

第20天：安全避孕正在进行时

没有一种避孕方法能达到百分百的避孕效果。女性朋友在不同时期，应该根据自己的情况"对号入座"，选择最佳的避孕方式。

1. 新婚时期

新婚期的避孕措施应以简单、容易掌握、不会给今后的妊娠带来影响为原则，口服短效避孕药是最佳选择。好的避孕药不仅能避孕还有美容功效。

2. 探亲阶段

短暂相会容易使女性正常的排卵规律被打乱，再加上探亲时间不能根据月经周期安排，所以使用探亲避孕药最"应景儿"。此外，也可以使用避孕套、避孕栓、避孕药膜等外用避孕方法。如果是计划好的探亲，或者探亲时间超过半个月，可于当月的月经来潮第5天起服用短效口服避孕药。

3. 怀孕及哺乳期

为了不影响幼儿发育及乳汁分泌，这个时期的避孕最好选择一些物理方法，如在产后6周检查时放置宫内节育器（俗称"上环"），或者宫内节育系统。使用避孕套、女用避孕膜、阴道药环、皮下埋植剂等也是不错的选择，且产后42天就可以开始使用。

4. 女性剖宫产恢复期

剖宫产对女性身体的伤害较大。产后不哺乳者可选用口服避孕药。《中国计划生育操作常规》指出，需要哺乳者在剖宫产后6个月左右，等子宫肌壁上的疤痕大部分软化后，可放置宫内节育器或者宫内节育系统来避孕，此外使用避孕套也是最适合此类女性的避孕方法。

5. 女性流产后恢复期

做人工流产手术时，如果孕期在7周以内，术后子宫收缩比较好，可同步放入宫内节育器或者宫内节育系统，以进行长效避孕。但对于因避孕环脱落而意外妊娠的女性来说，应改用其他避孕方法，最好的是口服短效避孕药，这种避孕药不但能帮助子宫内膜修复，还可以帮她们恢复规律的月经。

6. 生育过的年轻女性

十月怀胎后，很多夫妻在以后的生活中需要长期避孕，这时女性可首选放置宫内节育器的方法。不过，有生殖道急性炎症、宫颈口过松或月经过多的女性不宜使用。

7. 更年期

更年期女性月经逐渐出现紊乱，排卵没有规律，避孕方法首选放置宫内节育系统。它在实现避孕目的的同时，还可以配合更年期的治疗，即口服雌激素，以避免女性诸多更年期反应。

8. 特殊患病期

很多慢性病对女性避孕措施提出了较高要求。例如糖尿病患者不宜服用避孕药；患有急慢性盆腔炎、重度宫颈炎等疾病的女性不宜放置宫内节育器，这类女性最好在医生推荐下选择避孕方法。

避孕膜的使用
在使用避孕膜之前，先在膜的边缘和中央抹一些杀精剂（上图）。当避孕膜被正确置入后，它能完全覆盖住宫颈，膜的边缘恰好位于耻骨后面（下图）。

身为女性，无论什么时候都要保护好自己，以免让自己受到伤害。为了防止避孕的过程中受到伤害，一定要注意以下几点：

1. 服用避孕药时，不要同时服用会使避孕药"失灵"的药物

有些药物会加速口服避孕药的代谢，降低避孕药的药效，所以在服用避孕药期间，要避免服用此类药物。如果患了感冒、脚气、风湿等疾病，服用药物时也要先向医生咨询，或暂时不要服用，以免对避孕药造成干扰。

2. 在使用避孕套时，不要让避孕套前端有残留的气体

在使用避孕套时，许多人会忘记将避孕套前端的气体挤出，以至于气泡产生压强避孕套，致使避孕套破裂，因此女性有时也可主动准备高质量的避孕套，且在同房前对避孕套进行仔细地检查，以免发生意外。

3. 不要尝试避孕失败率极高的体外射精法

很多男性不喜欢戴避孕套，所以提出体外射精，身为女性，一定要拒绝。因为就算精子没有进入女性体内而残留在阴道口，也仍然有怀孕的可能。

在这里需要特别提出的是，虽然口服避孕药简单而有效，但是不适合长期服用。否则会对健康造成一定的伤害。常见的情形有以下几种：

1. 阴道出血

不少女性在服药期间，会发生持续性的点滴出血，或者如同月经量的突破性出血。这与漏服、迟服避孕药或者避孕药药量不足有关。如果阴道流血发生在月经周期的前半期，表明雌激素剂量太小，如发生于后半周期，则表明孕激素剂量不够，不足以维持子宫内膜。

前半周期出血时，每日可加用炔雌醇 5~10 微克，直至该周期结束。在后半周期出血时则每日可加用 1 片避孕药；若出血时间接近月经期或出血量多如月经时，则可停药，于出血第 5 天再服用下一周期药物。

2. 月经过少或闭经

很多女性服用避孕药后月经量会变少，甚至发生了闭经。因为避孕药可以使子宫内膜发育不全，腺体分泌不足，子宫内膜不能正常生长而变薄，致使月经量减少。个别女性因避孕药的抑制作用过度，在停药后不发生撤退性出血，出现闭经。

这对本来月经量大的女性不啻是一件好事，一般无需特殊处理。如果尿妊娠试验阴性，停药 7 天后仍可继续服用下周期的药物。若连续闭经 2 个月，则要立即停药观察。大多数人停药后月经会复潮。

3. 体重增加

避孕药物中某些成分可以引起体重增加：雌激素可以引起食欲亢进或痤疮等，尤其是在服用口服避孕药的最初 3 个月内；雌激素水平升高引起水、钠潴留，因此导致月经后半个周期体重增加；孕激素促进合成代谢，导致体重增加。其实，体重增加的发生率仅为 15% 左右。

食欲亢进、出现痤疮者，可以适当节食并更换 17-羟孕酮类制剂如避孕药 2 号；月经后半期体重增加者，则要减少食盐的摄入；短期内体重增加过多，应停药。

4. 面部色素沉着

一些服药时间较长的女性的脸颊部可能出现怀孕时那样的蝴蝶斑，这是雌激素引起的色素沉着。妊娠期已有色素沉着的人用避孕药后容易发生，且与日光照射有关。

避免面部色素沉着，可以在饮食中增加一些富含维生素 C 的新鲜蔬菜和水果，如番茄、橙子、猕猴桃，等等。有色素沉着倾向的女人，可选用雌激素含量比较低的避孕药，比如单纯孕激素制剂。

长期服用避孕药对女性伤害很大，多次服用紧急避孕药也会对女性造成很大的伤害。所以，在选择避孕方式时，要有适合性、针对性，以对身体伤害最小的方式为最佳选择。

第21天：多些情趣让他更爱你

营造性爱气氛的小技巧

虽然很多女性喜欢在卧室以外的地点进行造爱活动，但大多数造爱活动还是在卧室内进行。遗憾的是，很多夫妻的卧室性感气氛不足，对做爱的情绪有不利的影响。所以，女性要费些心思、花点精力，营造卧室的性感气氛。

1. 灯光

可为卧室营造特别的气氛。喜在强光下做爱的人，毕竟不多，因此为了营造性感气氛，可将主灯的光线调暗。在床头或墙上装几盏小灯。烛光不错，是传统的性感照明。

2. 暖炉

如果你的卧室在冬天很冷，利用暖炉使室内迅速变暖，是很重要的。做爱时两人赤裸身体，寒冷抑制欲火，而温暖则点燃欲火。

3. 床垫

当然，床是卧室的重点。尽可能购置大的床。床垫的选择也很重要。硬的床垫，较适合做爱。很多床垫在使用几年后便松软下陷。如果女方的骨盆下陷较深，是件令人困扰的事，因为这可改变插入的角度，降低性的乐趣。

4. 床单

缎质床单显得豪华性感，但是对大多数人来说难购置这一用品。因为它的价钱太贵，而且不易洗涤。多纤棉质床单虽然性感程度不如缎质床单，却是大多数人办得到的。法兰绒的床单柔软、舒适，性感程度不低，加上价钱适中，不少人采用。

5. 床罩

要想使床性感、浪漫，给它加天篷，或以华丽的床罩罩住，都很不错。当然，有天篷、帷帘的四柱床，更能达到这样的效果。

6. 镜子

很多人喜欢通过镜子观看自己做爱的情况。在卧室中的适当地方装饰镜子，即可达到目的。不过，要效果好，预先设计是必要的。应该记住：一些人不喜欢看到自己做爱，装饰镜子事先征求伴侣的意见。

7. 香味

弥漫着香味的卧室，可促进做爱的气氛。香味蜡烛、香枝、室用香剂、香水等，均可营造卧室的性感气氛，增强性的感觉。当然，最重要的性感香味是伴侣的体香。因此注意，其他的香味勿淹没了体香。

应当远离的五种败性食物

性功能在很大程度上依靠于心血管系统和神经系统的传送。健康食物让它们保持畅通，而垃圾食品则让"线路"堵塞，所以选择食物要"上下兼顾"。

1. 要性福就别多吃黄豆

黄豆除了富含蛋白质，还有降低胆固醇的功效，对身体很有益。但相关研究表明：黄豆是一种含有雌激素特质的食品，过量摄入会提高机体雌激素水平，因而影响到男性性征。不过不要矫枉过正，要注意量，只要不是每天大量的摄入，是不会有影响的。

2. 油炸食物最会败坏兴致

在植物油中加氢，可将油转化成固态，其所含脂肪即为反式脂肪。要论破坏度，反式脂肪比饱和脂有过之而无不及。薯条和其他油炸类食物、饼干、曲奇中都含反式脂肪。美国食品药物管理局已着手要求所有含有反式脂肪的食品需在标签上注明。这些食物我们还是少吃为妙。

3. 高脂牛奶不是人人都适合喝

牛奶和乳制品堪称最佳蛋白质来源，但它们中间也有区别。如果是全脂产品，那么还是敬而远之为好。事实上，高脂牛奶及乳制品的危害不亚于肥肉，最糟的是将两者混合，其破坏性效果也许会立竿见影。所以，对于有性生活的女性而言，高脂牛奶并不适合。一般的牛奶就可以了。

4. 精面粉影响性欲

白面包、糖果吃起来味道不错，可如果从营养角度来看，就不是这回事了。在全麦加工成精面包的过程中，锌元素会损失四分之三，而对于性欲的培养和生殖的健康，锌恰恰是至关重要的。人体中锌储量最高的部位是在前列腺，一份高锌含量的饮食有助于防止前列腺增生。

第四节

经前期：放松心情的女人气质周

第22天：女人不能不关心的激素

女性从青春走向成熟、走向衰老的过程中，一直有一只神秘的手，掌控着女性的健康和容颜，它就是激素。激素是人体内分泌系统分泌的能调节生理平衡的激素的总称，它对人体新陈代谢内环境的恒定，器官之间的协调以及生长发育、生殖等起调节作用。

激素的种类有很多，对于女性来说，比较重要的有6大类：

第一个是雌激素和孕激素。它们和性感、美丽有关，这一对激素失衡的时候，女性会得乳癌和子宫肌瘤等；

第二个是雄激素。雄激素指数过低的话，女性体重增加、赘肉增多、无性欲；

第三个是胰岛素。它是机体内唯一降低血糖的激素，是非常关键的一个激素；

第四个是血清素。血清素主要控制我们的情感和情绪；

第五个是压力激素。压力大的女性，如果不及时减压的话，就会老得很快；

第六个是甲状腺。甲状腺主管新陈代谢，年龄的增长和环境的毒素都会让甲状腺激素分泌过多，引起疲劳、肥胖等问题。

有研究证实，体内激素浓度高的女性比激素浓度低的同龄女性可以年轻8岁之多。在一份医学的研究报告中，美国反老化医学院院长朗诺·克兹博士曾说道："人类在21～22岁是青春的巅峰时期，也是分泌系统功能最顶峰的时期，之后激素分泌以每10年下降15%的速度逐年减少。激素的减少影响到其他系统的运作，使身体所有器官的功能下降。30岁之前，人体内分泌系统可以自动调节，激素的微量减少不足以影响到其他生理机能，但到三十岁左右时，体内激素的分泌量只有巅峰期的85%，缺失15%的激素分泌量，从而引起其他器官功能衰退，人体各器官组织开始老化萎缩，皮肤明显暗淡、精神不佳，生理机能的缺失会引起容颜上的衰老及心理失落。50岁时，已经大约有40%的功能丧失了。到60岁时，激素分泌量只有年轻人的1/4左右，到80岁时，只余下1/5不到了。"由此可见，激素浓度决定女性的青春。

女性在缺乏激素后，身体主要会表现出以下几种衰老症状：

1. 失眠头痛

表现为血管痉挛性头痛、忧郁不安、心悸失眠、易惊醒、表情淡漠、易疲劳、记忆力衰退、阵发性潮热、精神过敏等症状，已严重影响了日常生活。

2. 烦躁胸闷

表现为心慌气急、易激动、紧张、多疑甚至狂躁，可因一件小事与同事或家人争吵得脸红脖子粗，难以控制自己的情绪。夜间睡眠时易胸闷憋醒，严重者出现一次性血压升高。

3. 月经不调

表现为月经紊乱、无规律或月经量多，经常有大血块，或月经淋漓不断，严重者导致失血性贫血。

4. 皮肤衰老

表现为皮肤松弛、皱纹、色斑、暗淡无光泽、毛孔粗大。

女性发现自己经常出现以上症状，就可能是体内激素缺乏，就应该适当调养身体，刺激体内激素的分泌，从而维持身体的正常运转。

为什么激素的种种变化总是在女性身上表现得特别突出？究竟是什么原因导致了女性这么多的困扰？以下几类不当行为都可能引发女性的健康困扰：首先是随意减肥。不适当的减肥方法使体重下降迅速而身体各方面机能无法适应，从而导致激素失调。其次是运动过度。运动过度会改变身体的脂肪和肌肉组织的比例，影响激素的分泌，因而出现月经不规则，甚至导致闭经最后滥用精神类药物。服用抗癌药物以及酗酒等，都会扰乱激素分泌。

总之，精神过度紧张、恐惧、忧伤、环境和气候改变、长期过劳、过度瘦身节食、营养不良、贫血、某些疾病、药物，都可能导致女性激素失衡。激素失衡会导致女性出现皮肤暗淡、月经不调、闭经甚至生育障碍、更年期症状、骨质疏松、功能性子宫出血、乳腺增生等。下面我们就来注意排查：

失眠、多梦、疲倦、头痛。晚上催眠的方法皆用尽，还是无法入眠。白天注意力不集中，困倦嗜睡，严重影响了日常生活。

心慌气急、易激动甚至狂躁，会因一件小事与同事或家人争吵，总是摆出一副"不高兴"的样子，有时很难控制自己的情绪。夜间睡觉时会因为胸闷而被憋醒，严重时血压会快速升高。

月经总是不按时出现，不是提前就是推后。提前还好说，最多就是弄个措手不及，但推后就不安了，疑神疑鬼地掰着手指头算日子，或是怀疑安全套是否出问题了。好不容易把它盼星星盼月亮似的盼来了，却发现在它该离开的时候，拖拖拉拉地不肯走。

皮肤出现松弛，白皙的肌肤也日渐粗糙，毛孔也膨胀粗大起来，甚至连色斑也跳出来捣乱，镜子中呈现出来的是标准的"黄脸婆"。

激素是可以从食物中获取的，女性可以从外界获取50%甚至更多的激素。因此，女性尤其是出现激素失衡的女性，要多吃水果、蔬菜、燕麦、黑米、全麦面包、豆类、坚果等。同时要增加纤维的摄入，饮用足够的液体。同时少摄入含有添加剂、防腐剂、咖啡因、酒精等食物。

激素失衡，就需要对其进行调节，从而保证让身体处于健康状况。下面是促进内分泌协调的7个小秘诀：

1. 能不熬夜就不熬夜

睡眠不足会导致新陈代谢失调。经常熬夜或作息不正常的人不仅老得特别快，健康也会严重受损，每晚睡眠4小时或不足4小时的人，身体新陈代谢会出现问题，所以能不熬夜就尽量别熬夜。

要提高睡眠质量，可以在上床睡觉之前的2～3小时内进行锻炼，可使睡眠保持平稳。同时，在睡前喝杯热牛奶也有好处。

2. 多食豆类食品

豆和豆制品中含有大量植物雌激素，在预防乳腺癌方面扮演着重要角色，尤其是黄豆，可以改变体内激素的分泌。临床医学研究显示，黄豆及其制品具有平衡体内雌激素的作用，当体内雌激素太低时，食用黄豆或其制品会使它增加，但当雌激素太高时，食用黄豆或其制品也会使它减少。

黑大豆和白大豆富含大量维生素和矿物质，是所有豆类中营养最丰富的。

3. 泡澡

泡澡是维持身心平衡最简单的方法之一，利用高温反复入浴的方式，可以促进血管收缩、扩张。每次泡澡3分钟，休息5分钟再入浴，重复3次，就能在不知不觉中消耗大量能量，效果相当于慢跑一公里。

4. 随时随地做按摩

体内淋巴液与血液循环是否通畅，会影响身体对于废物、毒素等物质的排出速度。正确的按摩手法，能维持血液循环的顺畅，加速代谢，顺利处理体内废物。

从四肢末梢朝心脏方向按摩，可以推动淋巴液及血液的流动，能使肌肉的代谢更加旺盛，提供给细胞更多促进代谢的营养素和帮助脂肪燃烧的氧气，同时加速排出废物。每天看电视的时候顺便做做按摩，轻轻松松就能更健康。

5. 333 法则

有氧运动能促进人体新陈代谢，调节内分泌，但必须要做到：每周3次，每次30分钟，运动后每分钟心跳达130下的有氧运动才能有助于健康。千万别小看这短短30分钟的运动量，它除了可以帮助消耗热量、减轻体重外，还能将氧气带到全身各部位，提升新陈代谢率、有效燃烧脂肪、促进消化、预防便秘，效果会持续数小时之久。

6. 少吃快餐，远离毒素

长时间饮食快餐会引发心血管系统疾病和生殖系统肿瘤的高发病率。摄取过多的饱和脂肪会刺激雌激素过度分泌，脂肪中的类固醇可以在体内转变成雌激素，促使乳癌细胞形成。

摄取人工激素过多，而又长期积存在体内，也会造成内分泌失调。少用塑料制品（包括保鲜袋）盛装微波食物，因为容易溢出有毒物质。

7. 献血

献血不仅是良好的社会公德，还可以大大促进自身代谢的能力，不但不会损害健康，定期献血还是维持健康的方法之一。

女性在通过上述秘诀调节体内激素的时候，还要慎用激素补充疗法，以免给身体造成伤害。

一般说来，停经后的女性都应该适当补充女性激素，这样不仅能减轻更年期情绪上的波动，同时又能预防心脏病和骨质疏松。不过过量补充激素可能会增加乳癌与子宫内膜癌的发病概率。医生建议应该定期做乳房自我检查与抹片筛检，尤其是阴道有不正常出血情况时，应该立刻就诊。对于乳癌或子宫内膜癌高危险群（例如有家族病史者），则应该和医生讨论接受激素补充疗法的利弊。手术切除卵巢、子宫的女性，更应该补充激素。

根据研究，这些人在手术后的8～9天，体内的女性激素几乎降到和更年期时一样低，所以其危险概率提早大增。但是，最新的研究却也对已经有心脏病的人是否要补充激素提出警告。研究认为，已经有冠状动脉疾病的女性，则不应该接受激素治疗，因为这样做可能没有好处，反而增加血栓（血液中可能产生小血块，随着血流运行全身，然后阻塞小血管）及胆囊疾病的概率。

一般更年期及停经女性的激素补充疗法可分为2类，包括周期性疗法与连续性疗法。周期性疗法是雌激素每天吃，黄体素周期性的使用时间为12～14天，让女性有规律的月经，黄体素停用期间会有子宫出血情形，这个现象是所谓的人工月经。

连续性疗法是每天使用雌激素及黄体素，而且黄体素的量可以减少，这样就不会造成出血。当更年期女性不再希望有人工月经时，建议使用连续性疗法，而且更年期症状不会再出现，这也是目前治疗的新趋势。子宫还存在的女性如果未加黄体素服用，恐会有增加子宫内膜癌的机会，因为只服用雌激素，可能会增加子宫内膜刺激机会，进而造成癌症概率增加，因此要加黄体素服用。子宫已经切除者，不需要加黄体素服用，黄体素主要是保护子宫，缺点则是会降低雌激素作用。

使用激素补充疗法的好处包括有：

（1）可以减缓或完全消除潮红、盗汗、失眠、心悸等症状。

（2）可以降低黄斑性视网膜退化的发生率，并可以改善眼睛干涩症状。

（3）可以预防阴道萎缩、干涩、避免性交疼痛的困扰。

（4）可以预防尿道萎缩、尿失禁及预防尿道感染。

（5）可以增加股骨密度5.5%、几椎骨密度10.6%，并降低骨折危险性达50%～60%。

（6）可以降低60%心脏血管疾病的死亡率。

（7）可以降低50%～60%罹患阿兹海默症（俗称老人痴呆）的危险性。

（8）可以降低结肠癌的危险性达40%～50%。

至于禁忌则包括：

（1）曾经患有乳癌及子宫内膜癌患者禁用。

（2）不明原因阴道出血，经查出原因非恶性者才能服用。

（3）急性肝炎，经治疗好且肝功能正常时才可服用。因为这些药会经由肝脏代谢，肝功能不好的可以使用贴剂或擦剂。

（4）血栓静脉炎或血栓栓塞者禁用。

（5）罹患不易控制的高血压病患禁用。

虽然激素治疗有这么多好处，但医生建议，服用女性激素之前一定要与妇产科医师好好讨论，对激素补充疗法及副作用加以衡量后才能放心服用。

第23天：稳定情绪是首要任务

女性在月经周期中的第23天时，更容易出现一些不良的身体和精神反应，从而导致经前综合征。

在现实生活中，女性的情绪时时刻刻受到各方面的影响而发生着变化，有时候好的情绪处主导地位，有时候差的情绪处主导地位，但只要不让不良的情绪一直控制着女人，适当的坏情绪并不会对人体产生什么危害，但如果情绪恶劣超过一定程度，则会严重影响人体生理激素的分泌。有些女性则会表现为易激动、抑郁、过度敏感、易哭等，这些都是经前综合征的表现。因而在这一天稳定情绪显得尤为重要。

很多女性都会选择食物来发泄不良情绪。虽然情绪得到了缓解，却加重了身体负担，肠胃不适、肥胖等问题便接踵而来。因此，掌握正确的饮食发泄法，才能实现通过食物达到调节情绪的目的。

1. 压力过大时的食物：一杯低脂酸奶或两汤匙混合坚果

酸奶中富含赖氨酸，是获取赖氨基酸最好的食物之一，而坚果中含有丰富的精氨酸。因赖氨酸和精氨酸混合食用时在消化、吸收、代谢和利用上存在颉颃关系，能大大减少你的担忧。

不该饮用的饮料：碳酸饮料。《美国公共卫生杂志》上刊登的一篇研究报告称，每天只要喝上2罐碳酸饮料人感到抑郁和焦虑的情绪会增加3倍。

2. 感觉悲伤时的食物：菠菜和甜菜

血清素是属于"好感觉激素"中的一类，这种激素能让人自我感觉良好，在悲伤的时候能缓解悲伤的情绪，因此适合人在悲伤失意的时候食用。而蔬菜中的甜菜和菠菜等绿叶蔬菜就是B族维生素的丰富来源之一，因此感觉悲伤时，多吃这两类蔬菜。

不该进食的食物：白巧克力。实际上，白巧克力根本不能称作真正意义上的巧克力，因为白巧克力中并不含有固体可可粉。这也就使得白巧克力根本不能和黑巧克力一样，刺激人体产生"好感觉激素"。

3. 感觉愤怒时的食物：瓜子和蓝色食物

瓜子因其含有丰富的可以帮助人体消除火气的B族维生素和镁，同时还能降低血糖，使血糖平稳，从而达到平复心情的目的。

蓝色食物对人体能够产生镇静的作用，当人的情绪亢奋，或者太过亢奋的情绪难以控制时，食用蓝色食物能使人获得平静宁和的情绪。生活中常见的蓝色食物有：蓝莓、淡水鱼、海藻类等海洋食品。

4. 感觉到焦虑时的食物：燕麦

当你感觉焦虑时，应该多吃燕麦。因为燕麦含有丰富的B族维生素，能够帮助人体平衡中枢神经系统，让亢奋的神经逐渐平静下来。而且，燕麦中富含的胆碱和烟酸可以相结合而形成乙酰胆碱，这种物质能够有效的缓解焦虑不安的情绪。

5. 注意力不集中的食物：鸡蛋、碳水化合物

鸡蛋含有丰富的胆碱，胆碱属于B族维生素复合体的一种，它能够帮助人们提高记忆力，提高人们集中注意力的能力。而碳水化合物可以刺激胰岛素的释放，胰岛素在人体内经过一系列化学反应后，有镇痛，帮助人体放松和让情绪平静的作用。

6. 失恋时的食物：巧克力豆

失恋是一件非常伤心的事，特别是对一份感情真正付出过的人来说，失恋甚至有可能让他一蹶不振。这时候不妨吃点巧克力豆。因为巧克力中含有的PEA化学物质，能够让人兴奋，从而抑制因失恋产生的消极情绪。

其实生活中有很多方法都能帮助人们调节情绪问题，但依靠食物来帮助人们调整情绪，无疑是非常吸引人的，能让人在享受美食的同时，缓和或消极或激烈的情绪。

除了食物能缓解人的消极情绪外，瑜伽中的冥想也能达到同样的效果。瑜伽冥想能帮助你抛开繁华尘世的干扰，让你完全放松自己，在舒缓的冥想音乐或大自然的声音中透彻生命的意义，获得宁静平和的心态。而现实中，很多人都很难管住自己的脾气，总是动则发怒，还把怒气牵引到身边人身上，虽然知道自己心里很清楚这样发脾气是没有道理的，可就是没法将愤怒的心情平静下来，最后只能是事后后悔，但后悔又有什么用，当你发脾气时给家人、朋友或者其他有联系

的人带去的创伤怎能是简单的后悔就能弥补的，所以人必须懂得管住自己的情绪。

现代的冥想来源于英文 meditation 的翻译，meditation 的意思是"心灵的药物"，也可翻译成静心、静修等意思。对于冥想是什么，一直以来都很难解释，甚至有书上认为，冥想是不可以说出来的，就像古代的老子对"道"的阐述："道可道，非常道。"冥想只能意会不可言传，你必须用心去体会，去感知，便能实现冥想。

冥想能够帮助人体将生命系统的能量释放出去，并进行重组、修复、优化，经过冥想可以让人的身体完全放松下来，让你能够从大自然的风吹草动中感知生命的真谛，获得自身心灵的宁静。

要管住自己的情绪，关键是要管住自己的负面情绪。当人开始产生迷惑、气愤、嫉妒等心情时，就是负面情绪开始作祟了。那么，怎么让这些令人令己都不愉快的体验赶快离开你的生活呢？冥想就是一个非常有效的方法。通过定期的练习冥想，能让你更好地成为你自己的情绪主宰者，防止你被负面情绪控制，使经前的情绪处于稳定缓和状态。而且通过冥想，你能获得生命的真谛，拥有博大的胸怀，开朗乐观的心态。

当心灵平静下来，才能让如脱缰的野马一样肆虐的情绪得到平复。现代美国的心理学家就提出用冥想的方法帮助人们解决情绪控制问题。他们认为，冥想训练可以帮助人们集中注意力，稳定情绪，更能理解其他人的感觉并且实现自我的完全放松，从而获得身心愉悦。

事实上，我们的大脑并不完全是天生形成的，还是可以被后天重新塑造的。就算你是天生的暴躁脾气，神经科学也有充分的证据证明，人脑是可塑性物质，可以被后天改变。人们可以通过人生中的每一次经历对大脑进行重组。同样，如果我们对自己集中注意力的能力进行训练，冥想者便可以对自己的大脑进行重组与塑造，从而让自己获得超越常人的聚精会神的能力，注意力的集中可以帮助你提高工作效率，让你更有保障获得成功。

当你觉很生气，已经快要控制不住自己怒气的时候，试着稍稍平复一下，将自己的注意力转移到生气本身上，而不是集中在生谁的气上。不要让自己的意识屈从于生气这种情绪，而是要不断培养自己超脱出这种情绪的能力。

冥想除了能帮助你创造出高度集中的注意力，还可以提高你的创造能力，并让你获得更好的人际交往能力。想象一下当你变成万人迷时，该是多么的吸引人啊！

特别是经前期的女性，当你的情绪不稳时，当你感觉自己要控制不住呼之欲出的怒气时，不妨试试冥想的办法，你会发现心灵慢慢地恢复平静，一切引起情绪发生狂风暴雨的问题，都能让你用平和的心态一一化解。

第 24 天：小心！此刻的乳房最脆弱

很多东方女性都不太注重对乳房的保养，对于乳房的了解也很少，除了洗澡的时候，平时基本上不会触摸自己的乳房。其实，进行乳房自检，才能很好的保障乳房的健康。

特别是经前期的女性，更要注重乳房健康，在自己检查乳房的时候，首先要选一个有镜子的、温度适宜的、光线柔和的房间，可以是洗浴间也可以是卧室或其他房间，然后除去上身所有的衣服，站在镜子前面，仔细的观察自己的双乳并用手触摸。具体操作方法如下：

一看：面对镜子站立，双手自然下垂，仔细观察左右乳房是否同样大小，两乳房的曲线是否相对称，皮肤上有没有凹陷的地方，乳头是否有变平、变宽或凹陷的情况发生，乳头上有没有溢出液体，乳房表皮有没有破皮溃疡的地方。完成上述步骤的检查后，再向前倾，继续检查皮肤表面是否有凸痕或皱纹，以及乳房的曲线变化或者乳头的回缩情况。然后高抬双手过头，面对镜子仍然做上述检查。之后将双手放下，平稳地落在臀部上，用力按压时会觉得胸部的肌肉开始紧张起来，再仔细观察一遍，看乳房的曲线是否和以往不同。最后，抬起一边手臂看与之相对的那一边的乳房会不会跟着抬起，再侧身站立，反复观察乳房的侧面，然后换个乳房继续观察。

二摸：先自摸双乳，再摸自己的腋下，用一侧手检查相对的一侧乳房。将五指并拢并伸展，让自己的手掌和手指在同一个平面上，然后触摸乳房。可以按象限外上、外下、内下、内上的顺序触摸，注意用自己的指腹而不要用指尖触摸乳房，更不可以用手大力抓捏乳房，对乳房进行完初诊后再用同样手法触摸锁骨，检查锁骨上是否存在肿大淋巴结或肿块。检查的时候，还要记住检查腋尾及副乳。再让自己平躺下来，在检查左乳的时候，将自己的左臂弯曲枕在自己的头下，也可以使用一个小枕头垫高，然后右手手指平伸，置于左乳内侧，然后按着从上而下的顺序轻轻按、摸检查。也可以从接触的地方起按顺时针的方向由外向内一圈一圈地检查，最后是乳头。左乳检查完毕后，再以同样的方法检查自己的右乳。

三挤：用拇指和食指轻轻地挤压乳头，看看乳头有无溢液情况。如果乳头溢液，则必须去医院做进一步检查。如果两边的乳房不对称：乳房内有肿块或硬结，乳房的质地变硬，乳房皮肤有凹陷，乳晕上存在湿疹样的改变，遇上这些情况的话，也必须去乳腺科医生那做进一步的检查。

其实，随着女性的年龄增加，女性患乳腺病的概率也会增大。因此，在对乳房自检时还要注意一点，35岁以上的女性在平卧睡觉或洗澡时，可以自己检查一下乳房，看看自己的乳头、皮肤有没有异常的变化，然后触摸自己的双乳，还要注意日常穿戴的文胸上有没有异常的分泌物染在上面，有的话就应立即到医院检查。

虽然乳房自检可以让你更清楚乳房的健康状况，及时查处乳房疾病，但专业的医院检查是不能替代的。30岁以上的女性最好一年去医院妇科室检查一次；40岁以上的女性，最好半年就去医院检查一次，只有专业的医生检查，才能更早地发现乳房病变，及时治疗。

女性要懂得爱护自己，特别是张扬着女性特征的双乳，不要等到疾病已经发生的时候才去医院治疗，防患于未然才是健康生活的首选。

乳房疼痛不一定是乳腺癌

在我国，有一大部分女性对自己乳房的相关问题了解得很少，从而疏忽了对自己乳房的养护。加之近几年乳腺癌的发病率越来越高，当女性出现乳房胀痛时，便会处于一种恐慌的状态，认为自己很可能得了乳腺癌。其实，乳房疼痛也可能是由以下几种因素引起的：

1. 青春期乳房胀痛

女孩最早的乳房疼痛，一般在 9～13 岁发生。这时女孩乳房开始发育，先是乳头隆起，乳头下的乳房组织出现豌豆到蚕豆大的圆丘形硬结，有轻微的胀痛。初潮后，随青春期乳房的发育成熟会自行消失。

2. 经前期乳房胀痛

半数以上的女性，月经来潮前有乳房胀满、发硬、压痛，重者乳房受轻微震动或碰撞即可胀痛难受，原有的颗粒状或结节感更加明显。这是由于经前体内雌激素水平增高，乳腺增生、乳腺间组织水肿引起的。月经来潮后，上述情况可消失。

3. 孕期乳房胀痛

一些女性在怀孕 40 天左右，由于胎盘、绒毛分泌大量雌激素、孕激素、催乳素，使乳腺增生、乳房增大，而产生乳房胀痛，重者可持续整个孕期，不需治疗。

4. 产后乳房胀痛

产后 3～7 天常可出现双乳胀满、硬结、疼痛。这主要是乳腺淋巴潴留，静脉充盈和间质水肿及乳腺导管不畅所致。防治方法是产妇尽早哺乳。有硬结时可在哺乳前热敷并按摩硬结，也可用吸奶器吸出乳汁，促使乳腺导管通畅。

5. 人工流产后乳房胀痛

人工流产后，有些女性出现乳房胀痛，并可触及肿块。这是由于妊娠突然中断，体内激素水平急剧下降，使刚刚发育的乳腺突然停止生长，造成乳腺肿块及乳房疼痛。

6. 性生活后乳房胀痛

这与性生活时乳房生理性变化有关。性欲淡漠或者性生活不和谐者，因达不到性满足，乳房的充血、胀大就不易消退，或消退不完全，持续性充血会使乳房胀痛。因此，女性应重视良好的性生活，无性高潮或性欲淡漠者应去就医。

乳房经常胀痛的女性朋友，可以从经络方面调养，使之消于无形。

太冲穴是肝经的原穴，是排解郁闷，能让人心平气和的重要穴位。太冲穴对于爱生闷气、郁闷焦虑、乳房经常发胀的女性特别有用，有人十分形象地称它为"消气穴"。揉太冲穴时，从太冲揉到行间，效果更好。

足三里是胃经的重要穴位，用拇指端按揉，每次 1～3 分钟，可以治疗神经衰弱、忧郁症、慢性胃炎等。作为一种保健方法，按揉足三里穴，不仅能健脾和胃，促使饮食的消化吸收，增强人体的免疫功能，而且还能消除疲劳，恢复体力，使人精神焕发，青春常驻。

在进行穴位按摩的同时，女性朋友可以配合适当的饮食调理，可使效果更明显。且饮食调理是非常温和又有效的调理方式。在乳房胀痛时，饮食上要注意的地方是：

（1）在胀痛期间，注意饮食要以清淡为主，但一定要补充足够的营养，应该多吃蔬果以及鱼类。

（2）在乳房胀痛时，绝对不能吸烟喝酒，饮食上要忌辛辣助阳之物，像辣酱、芥末、大蒜、大葱、羊肉、狗肉等，这些食物都会影响乳房胀痛的康复。

（3）在乳房胀痛的时候，为了让肝经得到调理，使之舒畅，可以多吃些帮助理气的食物，像橘皮、青皮、柿饼、金橘饼、佛手、绿萼梅花、玫瑰花、桂花、青果、荔枝核等。

（4）常吃化痰降浊的食物，能够有效地帮助人体消除乳房痰核及结块，这类食物包括芋艿、山慈姑、海带、荸荠等。

下面是两种药膳，对症食用，能帮助乳房恢复健康。

（1）对于因肝郁气滞而引起的乳房胀痛，宜选用具有疏肝解郁、理气止痛等药效的药草制作药膳：

准备柴胡、制香附、白芍各12克，甘草6克，陈皮10克，大米50克，红糖适量。将前5味药材水煎，滤渣取其药汁，然后将大米倒入药汁中煮成粥，粥煮好后加入红糖调味既可以服用。每天最好吃1剂，分为2餐服用。在月经之前7天开始服用，一直到乳房胀痛消失为止。

（2）对于因肝肾阴虚引起的乳房胀痛，最好是选择具有滋养肝肾的药材，再配合疏肝理气的药材制作药膳：

①首先取生地黄30克，北沙参、炒川楝子各12克，麦冬10克。用水煎煮，滤渣取汁，然后再在药汁内加入60克血米，一直将血米煮化为止，然后加入10克枸杞熬煮成粥，食用前加适量红糖调味。该药膳每日服用1剂，分为2餐服用，一直服用到乳房胀痛消失时便可停止。

②取女贞子15克，玉竹12克，陈皮10克。水煎后滤渣取汁，然后再在药汁内加入小麦、粳米各30克，将小麦、粳米煮化，最后加入10枚大枣熬成粥，做好后加入适量红糖调味即可。该药膳也是每日1剂，分为2餐服用，服用至乳房胀痛停止时为止。

经前期乳房胀痛不能忽视，应积极去医院做检查防治乳房胀痛是否乳房病变引起的。

第25天：别让辐射伤害你

我们每天都要面对各种各样的辐射，家用微波炉、电脑、电视、空调、电热毯等都会放出电磁波。电磁辐射会对人的身体产生不同程度的危害，如头痛、失眠、心律不齐、视力下降、皮肤病等。

而在生活中对女性伤害最大的辐射来源，非电脑莫属。其伤害主要表现在女性的脸部，如皮肤干枯、毛孔变粗、小痘痘外冒、眼睛干涩、黑眼圈形成并不断加重……

那么，对于电脑辐射，可以用以下八招来搞定：

1. 保证荧光屏清洁

每天开机前，用干净的细绒布把荧光屏擦一遍，减少上面的灰尘。

2. 隔离最重要

要学会使用隔离霜，薄薄的一层，就能够让肌肤与灰尘隔离。比如使用美白保湿隔离霜、防护乳。另外，用点具有透气功能的粉底，也能在肌肤与外界灰尘间筑起一道屏障，但不要用油性粉底。

3. 经常清洁

坐在电脑前脸部皮肤极易吸附灰尘，所以一定要养成勤洗脸的习惯，并按肤质选用不同系列的洁面乳清洗，让皮肤保持清洁。下班后也要及时洗澡。

4. 经常补水

电脑辐射会导致皮肤发干。身边放一瓶水剂产品，如滋养液、柔（爽）肤水、精华素等，经常给脸补补水。也可在自己的护肤用品中添加一些水分高的护肤霜和抗皱霜。

5. 每星期做一次深层清洁面膜和保湿面膜

对皮肤进行深层清洁和保湿，助于收缩越来越粗大的毛孔。最好按肤质使用个人专业护理品，同时注意配以正常的作息、饮食。不过，想要收缩变得粗大的毛孔，改善肤质，绝非一朝一夕的事情，任何方法都必须长期坚持才会显露出效果。

6. 经常喝绿茶

绿茶中的茶多酚具有很强的抗氧化作用。不但可以消除体内的自由基，还能分泌出对抗紧张压力的激素。绿茶中所含的少量咖啡因可以刺激中枢神经，振奋精神。不过最好在白天饮用，以免影响睡眠。

7. 经常喝新鲜果汁和生菜汁

不经煮炒的鲜果汁和生菜汁是人体的"清洁剂"，能排除体内堆积的毒素和废物。体内的毒素少了，皮肤也会光洁许多。

8. 甘油和白醋涂搽皮肤

用1∶5比例的甘油和白醋涂搽皮肤，既能让肌肤变滑嫩，又能省钱。

以上是针对电脑辐射提出的解决妙方，但在日常生活中还有一个主要的辐射来源——手机。为了使手机对人体的危害降至最低，专家提议女人在使用手机时，应该注意以下几点：

1. 睡觉时别放枕边

专家介绍，手机辐射对人的头部危害较大，它会对人的中枢神经系统造成机能性障碍，引起头痛、头昏、多梦等症状，有时还对人的面部产生刺激感。

2. 不要挂在胸前

手机挂在胸前，会对心脏和内分泌系统产生一定影响。即使在辐射较小的待机状态下，手机周围的电磁波辐射也会对人体造成伤害。

3. 不要在拨通瞬间接电话

手机在被拨通的那一瞬间的辐射是最强的，所以铃声刚响的时候不要去接，响过几声之后再接听。

4. 不要忽视充电器的辐射

充电器在工作的时候所产生的辐射也会对人体造成伤害。所以，最好离充电器远一点，电充足后，也别忘顺手把插头拔掉。

5. 使用免持听筒

使用免持听筒能减少电磁波辐射的伤害，因为辐射不会沿着耳机线传递到身体里。使用耳机的时候最好让耳机线自然下垂，机子不要靠近身体，这样便可以减少辐射。

6. 雷雨天气不要接打电话

当人被雷击中时，皮肤的高绝缘性通常会产生一种屏蔽现象，使电流顺皮肤流过而不会通过身体内部。但是当皮肤直接接触液体或金属等导电材料时，例如手机，就会打破这种屏蔽，导致内伤，而且致命性很高。

7. 最好不要在车上打电话

由于车厢都是金属外壳，所以大量的手机电磁波在车内来回反射。这些电磁波密度远超过国际安全标准，会严重影响人的健康。

8. 手机信号弱时少听电话

在弱信号环境下拨打手机，辐射会明显增大，人体对天线辐射的吸收也可能增加，所以在手机信号不好的时候也要尽量避免打手机。

以下几类女性最好不要用手机：

（1）孕妇和产妇，严重的电磁波辐射有致畸作用。因此，孕妇及产妇不宜使用手机。

（2）未成年的小孩，强大的电磁波长期在脑边释放会影响小儿大脑发育，严重者会诱发脑瘤。

（3）60岁以上的老年女性，电磁波会妨碍老年人大脑功能的正常发挥。

（4）癫痫病患者、严重神经衰弱者、白内障患者、心脏病患者、甲亢和糖尿病患者等使用手机容易使他们的病情加重。

（5）大病初愈的女性。

上述内容中是针对电脑和手机列出的应对策略，但生活中的辐射不止源于这二者，还有其他辐射源不断侵袭着人的健康。因而让机体本身提高抗辐射能力就更加重要了，而健康饮食就能做到这一点。下面是一些能提高人体抗辐射的食物，女性朋友在日常饮食中可多进食：

1. 蔬菜、水果

多吃新鲜的水果、蔬菜，能摄取大量的维生素A、B族维生素、维生素C、维生素E。这些富含维生素的食物能减轻电磁辐射对人体产生的细微影响，避免神经系统发生紊乱。

2. 猪血

猪血的血浆蛋白丰富，血浆蛋白经消化酶分解后，可与进入人体的粉尘、有害金属微粒发生反应，变成难以分解的新物质沉淀下来，然后排出体外。

3. 黑木耳

黑木耳的最大优势在于可以帮助机体排出粉尘、纤维素物质，使有害物在体内难以立足。

4. 海带

海带是放射性物质的"克星"，含有一种称作海带胶质的物质，可促使侵入人体的放射性物质从肠道排出。

5. 紫苋菜

紫苋菜能抗辐射、抗突变、抗氧化，与其含硒有关。硒是一种重要的微量元素，能增强机体免疫功能，保护人体健康。常吃含硒丰富的紫苋菜，可提高人体对抗辐射的能力。

海带也是防癌抗癌的最佳食品之一。

第26天：盆腔也要好好疼爱

在女性最反感也最头痛的妇科病中，盆腔炎的排名很靠前。如果你哪天发现自己因为慢性炎症形成的疤痕粘连以及盆腔充血，下腹部坠胀疼痛及腰骶部疼痛，并且这种症状常在劳累或性交后加重的时候，就要注意了。你很可能已经换上了盆腔炎。具体的自我检查方法如下：

（1）看月经是否规律：由于盆腔充血，带有月经提前、经期延长、经量上升、痛经等。

（2）看白带状况：多为黄色黏液状，有时为脓性，或水样血性。

（3）出现不孕：输卵管粘连阻塞导致。

（4）全身症状：多不明显，有时低热，易感疲倦乏力。病程长时，部分患者有神经衰弱症状，如精神不振、周身不适、失眠等。当患者抵抗力下降时，易有急性或亚急性发作。

妇科检查，子宫多呈后位，活动受限或粘连固定；如为输卵管炎，子宫一侧或两侧可触及增粗的输卵管，呈条索状，并有轻压痛；如有输卵管积水或输卵管卵巢囊肿可在盆腔的一侧或两侧摸到囊性肿物,活动多受阻；如为盆腔结缔组织炎，子宫旁一侧或两侧触及片状增厚，压痛，子宫骶骨韧带增粗，变硬，有压痛。

盆腔炎的预防及日常护理

盆腔也是需要女性多加护理的部位，如护理不周则极易患盆腔炎。盆腔炎可分为急性和慢性两种，如果急性期未能彻底治愈，可转为慢性盆腔炎，所以在急性期应积极彻底治疗，不应以症状暂时缓解作为治愈的标准。在日常生活中可以通过以下几方面进行调护：

（1）杜绝各种感染途径，保持会阴部清洁、干燥，每晚用清水清洗外阴，做到专人专盆，切不可用手掏洗阴道内，也不可用过热的水、肥皂等洗外阴。盆腔炎时白带多，质黏稠，所以要勤换内裤，不穿紧身、化纤质地的内裤。

（2）月经期、人流术后，上、取环等妇科手术后，一定要禁止剧烈活动，禁止游泳、盆浴、洗桑拿，要勤换卫生巾，因此时机体抵抗力下降，致病菌易趁机而入造成感染。

（3）被诊为急性或亚急性盆腔炎患者，一定要遵医嘱积极配合治疗。患者要卧床休息或取半卧位，以利炎症局限化和分泌物的排出。

女性盆腔脏器排出管水平切面

慢性盆腔炎患者也不要过劳累，做到劳逸结合，节制房事，以避免症状加重。

（4）发热患者在退热时一般汗出较多，要注意保暖，保持身体的干燥，汗出后要更换衣裤，避免吹空调或直吹对流风。

（5）要注意观察白带的量、质、色、味。白带量多、色黄质稠、有臭秽味者说明病情较重，如白带由黄转白（或浅黄），量由多变少，味趋于正常（微酸味）说病情有所好转。

（6）急性或亚急性盆腔炎患者要保持大便通畅，并观察大便的性状。若见便带脓或有里急后重感，要立即到医院就诊，以防盆腔脓肿溃破肠壁，造成急性腹炎。

（7）忌用抗生素。因慢性盆腔炎，而长期服用抗生素可出现阴道内菌群紊乱，引起阴道分泌物增多，白带呈白色豆渣样，此时应即到院就诊，排除真菌性阴道炎的可能。

（8）加强营养。发热期间宜食清淡易消化食物，对高热伤津的病人可给予梨汁、苹果汁、西瓜汁等饮用。但不可冰镇后饮用。白带黄、量多、质稠的患者属湿热证，忌食煎烤油腻、辛辣之物。小腹冷痛、怕凉，腰疼的患者，属寒凝气滞型，则在饮食上可给予姜汤、红糖水、桂圆肉等温热性食物。心烦热、腰痛者多属肾阴虚，可食肉蛋类血肉有情之品，以滋补强壮。

（9）多饮金银花茶饮。因为金银花抗菌消炎的功效显著，所以可以有效缓解盆腔炎症状。下面为2种金银花茶饮：

①金银花连翘汤

金银花24克，连翘24克，丹参24克，蒲公英15克，土茯苓15克，赤芍10克，黄芩10克，丹皮10克，车前子10克，败酱草30克，当归12克，甘草3克。上药用水煎服，每日1剂。有清热解毒、化瘀利湿的功效。

②金银花养生茶（也叫清心养生茶）

一般在中型及以上超市中均有出售。主要成分是乌龙茶、金银花、贡菊和莲子心。金银花清热解毒、凉散风热；贡菊气味芳香，消暑生津、祛风润喉；莲子心清心泻火、安神降压；乌龙茶降脂减肥、消炎抗菌、抗疲劳，几种茶相互作用，有消除炎症，延年益寿的养生作用。特别适合女性盆腔炎患者饮用。

其实,应对各种疾病贵在预防,而最好的预防方法就是运动。如:游泳、打网球、跳有氧操、练瑜伽、学普拉提、跳肚皮舞……

下面是一套盆腔操,能够帮助女性提高盆底肌肉的弹性,改善血液循环,并提高骨盆底部的支持力。

第一节:腹肌训练操

平躺在床或垫子上,两腿并拢,保持双腿笔直并缓缓向上抬起20～30厘米高度,持续5秒后,再将双腿缓慢放下,重复此动作3～5次。

第二节:臂髋配合操

平躺在床或垫子上,两腿并拢,抬起左臂,同时弯曲右侧髋部和膝关节,令右侧大腿尽量靠紧腹部,保持几秒钟后恢复原位;之后再换成右臂和左侧髋部和膝关节,进行同样的动作、重复这个动作3～5次后恢复平躺的原位。

第三节:抬足跟收肛操

平躺在床上或垫子上,双腿并拢,保持腿的伸直状态,抬起两只脚的脚跟,同时吸气提肛,维持1秒后,再缓慢放下双腿并呼气。重复此动作3～5次。

第四节:屈腿压腹操

平躺在床上或垫子上,双臂侧平举,手心向上,同时将双腿缓慢抬起、弯曲,将大腿部位逐渐接近腹部,双臂抱膝压腹,令臀部下方离开水平面。之后,双手放开膝盖,双腿下方缓慢伸直,恢复到平躺的原位。重复动作3～5次。

第五节:抬身收肛操

平躺在床上或垫子上,双手横着伸直放在身体两侧,手心朝下,慢慢吸气收缩腹部,借助双手按压的力量,让上身缓慢坐起同时收缩肛门,之后再将上身缓慢地躺下恢复原位。重复动作3～5次。

第六节:分膝操

平躺在床上或垫子上,先将膝部缓慢弯曲,并向两侧分开,尽力使双膝分开到最大限度,然后再向内闭合,缓慢恢复至原位。重复动作3～5次。

需要注意的是,这套盆腔运动操的主要目的是锻炼腹部肌肉、下腰部和盆底肌肉的力量,练习时要量力而行,动作要保持自然舒服的呼吸节奏。另外,在月经期、妊娠期、产后的女性以及患有心脑血管疾病、腹腔恶性肿瘤等老年女性,应尽量在治疗医生的指导下进行适当的活动。

有不少女人在抱怨说,在月经快来的那几天,经常会出现腹泻的症状。这是单纯的腹泻吗?为什么拉肚子会在月经来的时候才出现呢?是因为这段时间女人的抵抗力特别脆弱吗?

根据专家的最新研究,这种状况很有可能是由盆腔炎所引起的。有些女性在月经前期、月经期、月经干净半个月后发生腹泻,服用止泻药往往无效,这时最好去妇科检查,看看是不是患了盆腔炎。

盆腔炎之所以可能引起腹泻,是由于子宫位于直肠的前面,患盆腔炎时,子宫后位盆腔充血(经前盆腔充血较重),子宫充血变软,会更贴近直肠,压迫骶神经产生坠感，子宫压挤直肠，刺激直肠黏膜收缩而引起排便。

医生提醒经期出现腹泻的女性，要预防盆腔炎，平时要养成良好的生活习惯，注意经期的个人卫生，定期做妇科检查，同时注意饮食调养，忌食煎烤、油腻、辛辣食物。如果有腰酸疼症状的女性，可服用姜汤、红糖水、桂圆肉等温热性食物，缓解疼痛及腹泻症状。

查出慢性盆腔炎的女性千万不要害怕，也不要病急乱投医。慢性盆腔炎吃什么药，事实上，药不对症不但无益病情，反而会贻误治疗时机，把小病拖成大病；或者控制了表面症状，真实的病情却被掩盖了，甚至造成女性朋友一生的憾事——不孕症。

为什么慢性盆腔炎会反复发作呢？因为大多数抗生素药物抑制阴道的乳酸杆菌扰乱阴道的自然生态平衡，改变了阴道的微环境，致病的细菌病原体就可能繁殖，最终导致局部的念珠菌性阴道炎发作，导致病菌再次入侵盆腔，使疾病再次反复。

第27天：美白祛斑正当时

在月经来临的几天里，女性不仅情绪易烦躁，肌肤也会频频出状况：肤色暗沉无光泽，更是给烦躁的情绪火上浇油。因此，在月经来临之前就要做好肌肤的美白工作。女性朋友可分步做以下工作：

1. 去角质

美白，去角质是很关键的一步。角质，就是我们常说的死皮。我们的肌肤每天都会进行新陈代谢，由基底层产生的细胞会慢慢到达肌肤的表面，成为角质层，如果新陈代谢正常，老旧的角质细胞会自然脱落，不过由于环境、季节、紫外线、作息不正常等因素影响，新陈代谢会变得缓慢，角质层会在皮肤表面越堆越厚，容易让肌肤感觉没有透明感，失去原本的弹性，而且还会降低护肤品的功效。所以，去角质可以将皮屑去除，让护肤品渗入肌肤内部，让肌肤更洁白、剔透。

但去角质也并不是任意选择一款去角质产品使用就能解决的事，不合适的产品会对面部肌肤造成伤害。而且角质层是肌肤的一部分，去角质过度，对皮肤也是一种伤害。所以对脸部去角质一周一次就可以，对其他部位去角质则两三周一次就足够了。下面是3种简单又实用的去角质小技巧：

（1）豆粉茶叶是去除脸部角质的最好选择

《本草纲目》中记载，绿豆粉"能清热，补益元气"，茶能"清热降火"，李时珍自己也喜欢饮茶，说自己"每饮新茗，必至数碗"。所以，绿豆粉和茶叶可以做去角质面膜。准备绿豆粉1大匙，茶叶包2个，开水适量。将茶叶包放入盛有开水的容器中浸泡至冷却，将绿豆粉加入茶水中，充分搅拌成泥状。用沾满绿豆泥的茶包轻轻搽面部。约5分钟后重复1遍，3遍之后用温水彻底洗净面部即可。如果调制出的面膜过于稀薄，可将面膜纸放入面膜液中浸湿，再敷在脸上。这款面膜去面部角质的效果相当好，并且适合各种肤质的女性使用。

（2）燕麦去关节角质最有效

熬燕麦粥的时候，留下一点，加一小勺橄榄油，就是最好的去角质霜了。油性皮肤的女性在使用时可以加一点牛奶。燕麦的小颗粒会很温和，平时用来做按摩也可以。

（3）食盐和蜂蜜，去除背部角质效果最好

去除背部角质我们最好用颗粒状的食盐。将食盐和蜂蜜调在一起，然后让家人帮你涂在背上并轻轻按摩一两分钟，冲洗干净即可。用食盐去背部角质每月只需做1次，就可抑制油脂分泌过盛，使肌肤变得清爽洁净。

2. 给肌肤补足水

几乎任何肌肤问题都与水分补充有关，无论你是想美白还是除皱，第一步都必须是补水，特别是在经前期，水分的补充尤为重要。

首先，为自己购买保湿功效好的护肤品。如深层保湿霜、水分平衡露、保湿营养液等，同时避免油性成分很高的面霜。应首选含不饱和脂肪酸的植物性油脂的产品。

还要注意，尽量避免多种品牌的护肤品同时使用，因为很多种类的产品混用可能会引起皮肤过敏的现象产生。

其次，平时要多喝水及时补充机体水分，水分在人体的比重高达70%，在婴儿身体中的比重更高为80%，所以，如果你想拥有婴儿般的滑嫩肌肤，一定要注意多喝水，别再让干燥的肌肤影响你。

3. 做好24小时防晒工作

日光中的长波紫外线UVA无论天晴与否、白天还是黑夜、有无玻璃阻隔，都能直达女性的肌肤造成一定的损伤。因此，要美白防晒工作必须做足。制定一个24小时防晒课程表，并严格遵循，做一个肌肤如雪的白美人。

第一个阶段：7：30～8：30

早上7：30～8：30时，阳光中紫外线的威力开始显现，皮肤对紫外线的感应度也逐渐升高，此时也正是女性要出门上班的时间，所以这时是做好一整天基础防晒的关键。

防晒功课：化妆前做好面部清洁工作，在涂抹了爽肤水、润肤乳液之后，涂上SPF25的防晒霜。为取得更好的防晒效果，防晒霜要在出门前半个小时涂抹。

第二个阶段：12：00～14：00

12：00～14：00是一天中阳光最集中、最伤皮肤的时段，因为太阳在由东向西的移动中经历着最接近直角的阶段，皮肤如果不经过防晒措施就裸晒在太阳底下，不出20分钟，皮肤就会被晒伤。

防晒功课：这段时间尽量待在室内，最好利用午休时间，重新化一个防晒妆。如果出门，一定要搽SPF30的防晒霜，涂得够厚、够均匀更是获得最佳防护的关键步骤。在户外一定要每两个小时涂抹一次防晒霜，胳膊和腿部也要隔两个小时就涂抹一次。

第三个阶段：下午18：00～19：00

下午18：00～19：00是女性下班的时间，这时尽管太阳已经西落，但夕阳中的紫外线依旧威力不小，地面、建筑物、汽车等反射的阳光，对我们的皮肤同样具有不可小觑的杀伤力。

防晒功课：在出门前要再涂抹上一层 SPF30 的防晒液。

第四个阶段：19：00 ~ 21：00

19：00 ~ 21：00 是女性用晚餐的时间，如果晚上有约会的话，酒吧及餐厅中的荧光灯含强度紫外线，因此去这些场所也应做好防护工作。

防晒功课：注意补妆，或重新化一个较浓的妆容，补妆的同时也要记得补防晒霜。

第五个阶段：21：00 ~ 22：00

这时天色已暗，紫外线或许已经消失，皮肤重新获得自由。

防晒功课：回到家洗个舒服的淋浴，让皮肤卸下负担，再涂抹上清爽的乳液。如果日间皮肤有被晒伤，则一定要涂抹上晒后修复霜或面膜，能减轻皮肤灼热、发红等症状。

4. 美白必知的防治雀斑按摩十三法

雀斑是女性肌肤美白的天敌，而且随着年纪的增长，女性肌肤就容易出现雀斑。所以要维护肌肤的美白，除了补水和防晒外，还可以通过防治雀斑按摩十三法来有效预防雀斑。

防治雀斑按摩十三法是按经络循行的路线和穴位进行，具体各法的动作或是循督脉刺激，或是循肝经、肾经按摩，或是点压某个穴位，或是直接按摩面部，各个动作虽有不同，但总的目的都在于调整脏腑的功能，疏通经络，行气活血，使自气强盛，以除去风邪、清除热邪，而收到消除雀斑的效果。

防治雀斑按摩十三法的具体步骤如下：

（1）按擦膀胱经足跟外侧，由上而下刺激 5 次；

（2）用拇指按压束骨穴，每秒 1 次，共 5 次；

（3）在背部中线部位，由上而下做经线刺激 5 次，再以脊柱为中线，左右分别向外，用手掌或毛刷做局部刺激 10 次以上；

（4）由双大腿内侧向双脚跟部，用毛刷刺激 10 次；

（5）沿着肝经循行，从足至腿由下而上按摩，用毛刷或摩擦手掌柔和地做局部摩擦 5 次以上；

（6）用拇指刺激双膝内侧血海穴，每秒按压 1 次，共 5 次以上；

（7）左右肩胛骨之间由此而下做经线刺激 5 次，再从经线向外做局部刺激 10 次以上；

（8）用手中三指指腹，沿面部下颏、双口角、双鼻侧、双眼球、额部、脸部，如此反复沿线按摩 5 次以上；

（9）放松肩部，右手做甩手反弹向上时，右腕内侧经下颏弹向左肩上部，再甩手向后，反复做 10 次；

（10）弯曲右手，并拢于右腰胁侧，手向肩摸作为基本动作，平衡地向后弯退，共做 10 次；

（11）沿足少阳经，用手掌或毛刷由下而上做轻微的局部刺激；

（12）用拇指腹按压三阴交60次；

（13）沿肩胛骨之间至腰部之间的脊背中线，由上而下做经线刺激5次。然后，左右双侧向外侧局部刺激10次以上。

需要注意的是，此套按摩法步骤中的1～4组按摩法对青春期前后、妊娠中或产后出现雀斑有较好的治疗效果，但注意妊娠期女性按摩时动作不要太大，或请他人进行按摩；第5～10组按摩法主要针对中年女性、更年期女性、肥胖的女性产生的雀斑；11～13组按摩法则较适用于体质阴虚火旺、雀斑久治不愈的女性。

另外，按摩眼下的承泣穴、四白穴，嘴角的仓穴，也能起到除色素，美白的作用。女性只要每天坚持使用这套按摩法，就能有效调整脏腑阴阳，疏通经络，行气活血，轻松阻止雀斑的出现。

其实日常生活中美白祛斑的方法有很多，除了防晒和按摩外，这里再向女性介绍一种美白容颜的佳品——花粉。

花粉是百花之精髓，取自各种植物，因此也就有各种种类的花粉，无论哪一种都是很好的保健品，强身健体，又能美容养颜抗衰老。在欧洲，花粉被称为"完全营养性食品"。在日本，花粉被喻为"黄金般的食品"，这些对于花粉的称号都说明了花粉在保健养生食品上的重要性。据营养家称，花粉是最全面的一种食疗佳品。而在我国，对于花粉保健养颜作用的发现以及对于花粉的研究比任何国家都要早。花粉自我国古代起就一直被当做食疗佳品使用。

花粉可以划分为三种类型：第一种类型是全天然花粉，其来自蜂蜜采集的蜜源花粉；另外两种花粉是"蜂粮"和人工花粉。就目前来讲，市面上出售的以花粉为原料的食品以及花粉制成的滋补营养药品，多数都是采用蜜蜂采集的天然花粉。

花粉作为最全面的食疗佳品，是因为其具有全面丰富的营养成分。据科学研究发现，花粉中含丰富的蛋白质，其含量从8%～40%不等，并且含有21种人体所需的氨基酸，其中有8种人体必需的氨基酸，而且这8种氨基酸在花粉中的含量非常高，甚至比肉蛋的含量还要高出3～5倍。此外，花粉当然还含有多种满足人体需要的维生素，据统计有15种之多，特别是水溶性的B族维生素、维生素C和肌醇，比普通蜂蜜高出100倍。花粉还富含钙、磷、铁等14种人体不可缺少的矿物质和50种以上的酶、辅酶及活性物质。更让人惊叹的是，花粉含有的天然生长素、抗生素、糖，能达到与激素一样的作用。

花粉的营养价值如此全面而丰富，仿佛自然界把所有美好的物质都赋予了它，这样引人注目的营养价值，养生美容养颜时又哪能错过它。因此，应经常服用花粉，特别是处于经期前的女性，服用花粉可以强身健体，振奋精神，还能降低胆固醇，防止因胆固醇过高而产生一系列心脉血管疾病，同时还能依靠花粉调节新陈代谢，治疗胃肠功能紊乱、肝炎、老年性慢性支气管炎、贫血等疾病。对老人来说能延年益寿，对儿童来说能促进生长发育、提高人体的免疫力，实在是一款人人都适用的养生佳品。

而对于女性来说，花粉除了有醒目的营养价值外，其美容价值更是获得了众多爱美女性的青睐。花粉是上帝赐给人类的无价之宝，是"天然的美容师"。女性可以将花粉当做美容食品，从内在调理身体，保养容颜。花粉的美容功效，主要集中在抑制老年斑等色素沉着，防止肌肤衰老，提高皮肤的新陈代谢功能，改善皮肤细胞功能，从而达到防止和减少面部皱纹，保持肤色红润，维持皮肤的弹性，且能降低胆固醇，防止肥胖。

花粉在美容养颜上绝佳的功效是由于花粉中含有丰富的肌肤美容所需要的营养物质尤其是各种维生素。如维生素 A，能有效地促进上皮细胞代谢以及保持上皮组织的健康；B 族维生素可以促进皮肤的新陈代谢作用；维生素 C 则能够合成生肌胶原，增强皮肤弹性；维生素 E 对抗衰老和减少皱纹具有奇效。这就是为什么小小一点的花粉能够有如此显著的美容功效，常服用花粉，能让女性拥有一张细腻、光泽的脸，拥有充满弹性的肌肤。

此外，花粉的美容养颜功效不仅可以靠内服发挥，也能通过外用获得。它所含有的大部分天然营养物质，都能很快地被皮肤直接吸收利用，从而和内服一样，达到促进皮肤新陈代谢、防止皮肤衰老，减少皱纹产生，增强皮肤弹性的效果。

常形容美人如花似玉，而花粉是花之精髓，想要拥有年轻靓丽的容颜，你绝对不能错过的养颜佳品就是花粉了。它富含的各种营养物质，独特的花粉香味，绝对会让你的美容养颜历程焕然一新。

第 28 天：美丽女人要战"痘"

这一天是许多女性身体内激素分泌十分旺盛的日子，皮脂腺也在全速运行，常常使得女性脸部肌肤油腻腻的，对于一些油性肌肤的女性来说，急剧增加的油脂分泌很容易使油脂堵塞在肌肤毛孔内，最终因为滋生大量细菌而出现痘痘。

女性要与痘痘长期抗战，就要对其有一定的了解。脸部长痘的地方不同，其出痘的原因其实也不同。

1. 在额头上长痘

额头是比较容易长痘的地方，在额头上长痘可能是由于近期一直处于高压力下，而且脾气差，从而引起心火和血液流通不畅。针对这种情况，就应该要注意早睡早起，多喝水，注意规律生活，保持心态平静。另外，额头长痘也有可能是肝脏里含有过多的毒素导致的，如果是因为这种原因导致额头长痘，就要控制糖分的摄入量，更要避免饮用含酒精的饮料。

2. 在脸颊上长痘

在左右不同的脸颊上长痘也有不同的原因。在左脸颊上长痘可能是肝功能障碍，由热毒引起的。此时要注意正常作息，规律生活，同时保持心情愉悦，保证身处的环境适宜，不要过冷也不要过于闷热，注意调节室内空气温湿度。而右脸颊长痘则可能是肺功能运行不畅。这就需要注意对肺、呼吸道进行保养，尽量不要吃芒果、芋头、海鲜等易过敏的食物。

3. 在鼻子上长痘

鼻端和鼻翼也是痘痘常出没的地方。如果是在鼻子两翼部分出现黑头粉刺和轻微干燥脱皮现象，则是表明身体血液循环不畅，应该进行适度按摩，增进这部分皮肤的血液循环。如果在鼻端长出痘痘，有可能是胃火过盛，消化系统出现问题，此时要注意饮食，忌生冷食物。

4. 在唇周边长痘

在唇周边长痘一般是因为便秘使得身体毒素不能排出体外，造成体内毒素堆积，或是使用的牙膏含氟过量。解决办法是多吃含有大量纤维的蔬菜水果，改善饮食习惯。

5. 在太阳穴附近长小粉刺

这种情况可能是因为饮食中摄入了太多的加工食品，引起胆囊阻塞，此时需要赶紧进行体内大扫除。

找到出痘的原因后，女性要正式与痘痘开战了。

1. 自制祛痘面膜

（1）自制珍珠粉蛋清面膜

用一枚鸡蛋的蛋清，添加10克珍珠粉，混合均匀。再将混好后的液体均匀涂抹在脸上，避开眼周和唇部。为避免干掉，要尽量涂厚一点，等15～20分钟后清洗干净即可。这种除痘面膜一周可做2次。鸡蛋清和珍珠粉都具有镇静和美白肌肤的功效，因此用两者为原料做面膜使用，有美白肌肤，祛除痘印的功效。

黑头　　　　　　　　　　　　痤疮

痤疮

当皮脂和死亡的皮肤细胞阻塞毛囊的开口后就会形成痤疮。黑头（上图）是由因氧化而转变成黑色的皮脂聚集和皮肤黑色素的存在而形成的。如果皮脂不能排出，就会跟毛囊中的细菌和死亡的皮肤细胞一起产生脓液，这样黑头就变成了痤疮（下图）。

（2）苹果消痘贴

准备一个新鲜的苹果，切成薄片。将切好的薄片泡在沸水中，等到苹果片变软后取出，待其冷却至温热时将苹果切片贴在痘印上，待20分钟后拿开，然后用清水洗脸。一周贴2次为佳。

抗击痘痘不是一朝一夕就可以成功的，需要耐心与坚持不懈的精神，才可以看到最后的成功。另外，痘痘刚长出的时候，很多女性总是忍不住用手去抠，而手上带有大量细菌，弄不好会使弄破的痘痘处发炎，因此必须要避免用手直接抠痘痘，但是可以用专业工具将痘痘挤出来。

不要让经期前的暴躁情绪给痘痘提供一个出头的机会，你需要的是一个平静的心态，一个温度与湿度适宜的环境，一夜安心的睡眠以及掌握上述消除痘痘的方法。用绝佳的耐心和毅力，与痘痘作持久战，为自己努力争取清透洁净的美肌。

2. 按摩天枢、内庭，清扫脸部痘痘

按摩天枢和内庭能有效改善痘痘肌。天枢穴位于肚脐两边两个大拇指宽度的地方。要用大拇指指肚按揉天枢穴，力量要稍大一点，直到感到疼痛为止，同时按在穴位上轻轻旋转。

内庭在两脚背上第二和第三趾结合的地方。要每天用手指肚向骨缝方向点揉200下，力量要大，依据个人的承受能力，以能接受为度，早上7～9点按摩最佳。

具体操作方法：每天早晨起床后，先用大拇指点按两侧内庭2分钟，泻胃火；再按揉两侧天枢2分钟，通便。饭后半小时，再按揉天枢2分钟。

内庭穴、天枢穴

按揉天枢和内庭穴能迅速去除痘痘和粉刺，有效抑制痘痘的发生，令肌肤更干净、健康。

3. 掌握正确的挤痘方法

很多女性因为脸上的痘痘影响美观，而选择挤掉它。而且，许多女性都以为挤除痘痘中的脓液会让痘痘好得更快些。然而，如果女性挤痘方法不正确，就容易使痘痘进一步发炎感染，反而容易留下痘印。

在介绍挤痘法之前，要提醒女性朋友需要注意以下几个事项：

（1）挤痘痘前，一定要把手清洗干净，还要对有痘痘的肌肤使用去角质面膜，让角质层变得柔软，痘痘会更容易挤出。

（2）挤痘时，如果使用棉棒或暗疮针，要对其进行酒精或化妆水消毒，注意不要用收敛性化妆水，那会让毛孔收缩，更难挤出痘痘。

（3）对付顽固性粉刺，先擦柔软性角质化妆水，挤起来才会容易一些。

（4）用手挤痘痘，先拿干净的面纸或浸透酒精的薄棉片包住手指，以免手指的细菌感染痘痘周围的皮肤。

（5）如果发现粉刺和痘痘都到了可挤的程度，还无法轻易地挤出来，则不要继续挤痘，应改为搽药祛痘。

（6）拔完粉刺后，通常会发现许多粉刺没被连根拔起，这时候拿夹眉的夹子轻轻地把冒出一小段的粉刺夹出来即可。

（7）痘痘清理完的 2~3 天，都要记得补搽祛痘药膏，并避免化妆。

常见的挤痘痘方法主要有两种，一种是手挤法，一种是暗疮针挤法。

（1）手挤法

首先，洁面后，用医药棉棒蘸取 75% 浓度的酒精，涂拭痘痘处进行消毒。

其次，将浸透酒精的薄棉片缠绕在双手食指上，左右拇指按于痘痘两侧，平向拉紧皮肤，用食指尖朝痘痘根部中央挤压，将脓头挤出，然后换十字方向挤压直到见鲜血为止。如果挤压了 2~3 次，依旧挤不出痘痘的脓液，则应立即停止。

再次，用蘸了酒精的棉棒按住患处轻揉 1~2 分钟，直到无血水流出，然后涂抹消炎药或暗疮膏。

注意，如果不对手进行清洁消毒，就容易造成痘痘向深部的炎症损害转化，可能对肌肤造成更大的伤害。

（2）暗疮针

首先，洁面后，用医药棉棒蘸取 75% 的酒精，擦拭痘痘处及暗疮针，消毒杀菌。

其次，以近乎平行于皮肤的角度，顺毛孔方向，用暗疮针从痘痘顶端最薄最白处轻轻刺破，迅速拔出。注意，不必刺穿整个痘痘，切忌与皮肤呈直角进针，否则无法将痘痘脓液彻底刮出，还容易对皮肤造成较深度的伤害。

再次，将暗疮针有环的一端轻轻压住痘痘，向针眼处平移并加力，小心地从各个角度用力，将痘痘的内容物顺针眼挤出，并及时用消毒棉棒将脓血擦干净，以免造成肌肤的二次污染。注意，如果挤压 2~3 下后不出脓头，应立即停止，也可用 5 号或 7 号的一次性针头，斜而朝上顺毛孔方向与皮肤呈 30 度角处进针，挑出痘痘的脓液，使用完就将针头丢弃。

最后，用蘸了酒精的棉棒按住患处轻揉 1~2 分钟，直至无血水流出，然后涂抹消炎药或暗疮膏，并将暗疮针彻底清洗、消毒。

注意，无论是手挤痘痘，还是暗疮针挤痘痘，都是针对脸部痘痘稀少的情况，如果脸部的痘痘不是一两颗那么简单，最好还是到专业的美容院或医院的皮肤科进行专业治疗，以免对肌肤造成更大的伤害。

第八章 女性心理护养

——女性心灵SPA,打造身心健康的完美女性

第一节
心理健康了，生理才会健康
——现代女性心理健康的标准

心理健康是女性幸福人生的基础

什么是幸福？这是每一个女人都会问自己的问题。但是千百年过去，没有一个人能够给出令所有人满意的答案。其实，拥有健康的女人才是最幸福的，而心理健康更是女人获得幸福人生的基础。

现如今，随着社会的进步，人类健康有了全新的含义，心理健康逐渐被提升到越来越高的高度。社会的变迁，生活节奏的加快，市场竞争的激烈，女性的心理承受压力不断加重。工作的压力，下岗的失落，婚姻和情感的困惑，子女教育的难题等，无一不使女性产生剧烈的心理震撼。心理健康与否已成为影响现代女性身心健康的突出问题，更成为决定女性家庭生活和事业成败的关键。每一个追求成功发展的女性都必须正视自身面临的心理问题，注意调节和维护自身心理健康以迎接社会与时代的挑战，只有这样才能在如此快节奏的现代社会里把握自己，使自己在生活中更加成熟，工作业绩更加卓越。

心理健康造就成功女性，心理健康让女性更能感受生活的幸福。心理健康帮助女性打造成功的心理优势，保持健康的心态。总而言之，拥有健康的心理，女性才能获得精神的安稳和宁静，体验到生活的甜美，人生的幸福；拥有健康的心理，才能使女性保持宽容而敏感的心态，不会被偏执和狭隘蒙住双眼，任由幸福溜走。

女性朋友们应该关注自己的心理健康，读懂自己的心灵，解决所有的困惑迷茫，使自己更加健康，更加自信，更加出色，更加美丽。

影响女性心理健康的各种因素

如今，越来越多的女性饱受心理问题的困扰，为什么会出现这些心理问题呢？下面我们将对此具体分析，帮助女性朋友们寻根究底，以便更好地预防和治疗，从而促使女性身心健康，有一个健康而美丽的人生。

现代心理专家经过多年的观察和研究发现，影响女性心理健康的主要因素有以下几个方面：

1. 社会环境的因素

随着社会的不断发展，竞争日趋激烈，女性在就业、升职、加薪等方面均处于劣势，所以心理压力不断加大，以致整天提心吊胆，对人事关系过于敏感，甚至引起自主神经功能紊乱。而长期处于心理重荷之下，会对心理健康造成严重的不良影响。

2. 家庭因素

婚姻、家庭对于女性的压力也很大，尤其是现在的职业女性不仅要承担工作压力，而且还要花相当大的精力在家庭和孩子身上。加之现代社会的家庭安全系数下降，稍不留神家庭就会出现危机，而一旦出现家庭问题，很容易使职业女性产生挫败、抑郁、沮丧感。

3. 生理因素

女性和男性相比，受内分泌激素的影响，心理变化非常大。尤其是在青春发育期，内分泌活动旺盛，情绪活跃，极易冲动。而在月经期和妊娠期，都会有一些特定的心理变化等。

4. 女性个性特征的因素

女性心理问题，在很大程度上也是由于女性个性特征方面的因素引起的，比如事事追求完美，对家庭、事业抱有太多的理想，目标制定过高等，这些都会导致女性出现心理问题。

5. 性格遗传因素

心理学家研究发现，性格遗传也是影响女性心理健康的主要原因之一。

6. 身体疾病因素

女性的心理健康会受身体健康的直接影响，例如内分泌活动与心理活动关系非常密切，如果内分泌失调，女性的情绪就非常容易变化，当甲状腺功能处于亢进状态时，女性会变得极容易激动、暴躁，严重者甚至会表现为抑郁。

7. 感情受挫

感情受挫后的失落感会造成女性心理上的严重不平衡，有些女性往往会产生一系列的心理障碍等。

上述为女性心理健康的影响要素，当然还有其他一些原因。所以，面对一些心理问题，女性朋友们应该在医生的指导下努力找原因，以便更好地预防和治疗，从而早日回归健康。

现代女性产生心理疾病的诱因

经过长期调查研究，心理学家们总结出现代女性心理患病的诱因，主要有以下几点：

1. 工作压力太大

现代女性普遍受高强度的工作压力所困。她们中的很多人长期处于高度紧张的状态下，且常常得不到及时的调适，久而久之便会产生焦虑不安、精神抑郁等症状，重则诱发心理障碍或精神疾病。

2. 急功近利的心理倾向

有部分女性有着急功近利的心理倾向，她们对成功的要求高，却又经受不起失败的打击，一旦受挫就会不断自我加压和苛求自己，最终只会诱发抑郁症、自闭症等心理障碍。

3. 经济上受挫，却无法承受

在经济上受挫，会使一些女性出现强烈的挫败感和情绪的剧烈波动，如巨额资金的流失，很可能令女性的心理防线崩溃，从而导致心理疾病。

4. 贫富差距加重心理压力

有些女性喜欢比较，相对的贫富差距容易使她们产生心理障碍。

5. 社会发展迅速，很难适应

现代社会飞速发展、瞬息万变，有些女性却因种种原因而难以适应，从而导致女性产生"心病"。

6. 对网络的依赖心理

网络的出现，极大地方便了现代女性的生活和工作，但其负面影响也是不容忽视的。长期上网聊天、游戏、网恋，极可能使女性因长期处于虚拟状态而影响其正常的认知、情感和心理定位，严重者甚至会发生人格分裂。

7. 缺乏精神关爱

这个因素主要影响中老年女性，他们的精神生活和心理需求无法得到满足，从而引发心理问题。

女性心理健康的判断标准

我们知道，女人的心理健康不仅能给女人带来宽松愉快的生活环境，而且在某些时候还是战胜某些疾病的康复剂，也是延年益寿的长寿丸。那么怎么才算是心理健康呢？心理学家提出了心理健康的10条标准，而这10条标准对于任何一个女人来说都是适合的：

1. 了解自我，悦纳自我

一个心理健康的女性能体验到自己的存在价值，既能了解自己，又能接受自己，有自知之明，自己的能力、性格和优缺点都能做出恰当的、客观的评价；对自己不会提出苛刻的、非分的期望与要求；自己的生活目标和理想切合实际，有很强的满足感。同时，努力发展自身的潜能，即使对自己无法补救的缺陷，也能安然处之。

一个心理不健康的女性则缺乏自知之明，并且总是对自己不满意；由于所定目标和理想不切实际，主观和客观的距离相差太远而总是自责、自怨、自卑；由于总是要求自己十全十美，却又总是无法做到完美无缺，于是总是同自己过不去，结果使自己的心理状态永远无法平衡，也无法摆脱自己面临的心理危机。

2. 接受他人，善与人处

心理健康的女性乐于与人交往，不仅能接受自我，也能接受他人，悦纳他人，能认可别人存在的重要性和作用。同时也能为他人所理解，为他人和集体所接受，能与他人相互沟通和交往。人际关系协调和谐，在生活的集体中能融为一体，既能与挚友同聚之时共享欢乐，也能在独处沉思之时无孤独之感；在与人相处时，积极的态度总是多于消极的态度，因而在社会生活中有较强的适应能力和较充足的安全感。一个心理不健康的女性，总是远离集体，与周围的人格格不入。

3. 正视现实，接受现实

心理健康的女性能够面对现实，接受现实，并能主动地适应现实，进一步地改造现实，而不是逃避现实；对周围事物和环境能作出客观的认识和评价，并能与现实环境保持良好的接触；既有高于现实的理想，又不会沉湎于不切实际的幻想与奢望。同时，她们对自己有充足的信心，对生活、学习和工作中的各种困难和挑战都能妥善处理。

4. 热爱生活，乐于工作

心理健康的女性能珍惜和热爱生活，积极投身于生活，并在生活中尽情享受人生的乐趣，而不会认为是重负。她们还在工作中尽可能地发挥自己的个性和聪明才智，并从工作的成果中获得满足和激励，把工作看做乐趣而不是负担。同时也能把工作中积累的各种有用的信息、知识和技能存储起来，便于随时提取使用，以解决可能遇到的新问题，克服各种各样的困难，使自己的工作更有效率，更有成效。

5. 能协调与控制情绪，心境良好

心理健康的女性愉快、乐观、开朗、满意等积极情绪总是占优势，虽然也会有悲、忧、愁、怒等消极情绪体验，但一般不会长久；同时能适度地表达和控制自己的情绪，喜不狂，忧不绝，胜不骄，败不馁，谦而不卑，自尊自重，在社会交往中既不妄自尊大，也不退缩畏惧；对于无法得到的东西不过于贪求，争取在社会允许范围内满足自己的各种需要；对于自己能得到的一切感到满意，心情总是开朗的、乐观的。

6. 人格完整和谐

心理健康的女性，其人格结构包括气质、能力、性格、理想、信念、动机、兴趣、人生观等各方面能平衡发展；人格作为人的整体的精神面貌能够完整、协调、和谐地表现出来；思考问题的方式是适中和合理的，待人接物能采取恰当灵活的态度，对外界刺激不会有偏颇的情绪和行为反应，能够与社会的步调合拍，也能和集体融为一体。

7. 智力正常，智商在 80 分以上

智力正常是女性正常生活最基本的心理条件，是心理健康的重要标准。智力是人的观察力、记忆力、想象力、思考力和操作能力的综合。一般常用智力测验来诊断智力发展的水平，智商低于 70 分者为智力落后。

8. 心理行为符合年龄特征

在人的生命发展的不同年龄阶段，都有相对应的不同的心理行为表现，从而形成不同年龄阶段独特的心理行为模式。心理健康的女性应具有与同年龄多数人相符合的心理行为特征。如果一个女性的心理行为经常严重偏离自己的年龄特征，一般是心理不健康的表现。

知道了女性心理健康的标准，那么你可以参照这些标准来看一下你的心理是不是健康的，如果答案是否定的，那么你就应该注意在以后的生活学习和工作中，来呵护一下自己的心理了，可以给它加一些"营养"，同时保持一种乐观向上的心态，要相信心理问题会离你而去。

女性心理不健康的主要表现

心理学家认为，女性不健康的心理状态主要体现在心理缺陷、性格缺陷、情感缺陷、变态心理及心理疾病等几个方面。

1. 心理缺陷

所谓心理缺陷，是指无法保持正常人所具备的心理调节和适应等平衡能力。

在心理健康和心理疾病之间，有为数不少的人群存在心理缺陷。这类人群有这样或那样心理不健康的表现，但却不属于心理疾病范畴，这类心理过渡状态，即是心理缺陷。

具有心理缺陷的人的心理特点，是明显偏离心理健康标准的，但尚未达到心理疾病的程度。心理缺陷的后果是社会适应不良。

2. 性格缺陷

性格缺陷是指性格的不正常、不健康和不完善，是指处于扭曲或病态状态的性格。这样的性格缺乏稳定性、平衡性和灵活性，常常是个人不幸和灾祸的根源。

3. 情感缺陷

情感缺陷是指在情感的形成过程中，因为错误的或不良的条件性情绪反射而造成的情感病态或缺陷，这种病态情感常与人的思维、意识和理智相冲突，从而给人际关系、个人形象建立、工作和事业带来诸多的麻烦。

4. 变态心理

变态心理亦称异常心理或病理心理，它是指人们的心理活动，包括思想、情感、

行为、态度、个性心理特征等方面产生变态或接近变态，从而出现各种各样的心理活动异常（精神活动异常）。

5. 心理疾病

心理疾病，是指人由于精神上的紧张，而使自己思维上、情感上和行为上，发生了偏离社会生活规范轨道的现象。心理和行为上偏离社会生活规范程度越厉害，心理疾病也就愈严重。

女性应避免的十二种心理陷阱

女性应该怎样避免出现心理问题呢？首先必须找出促使心理问题出现的原因。仔细对照下面的12种最常见的心理陷阱，看看你是否已经沉溺于这些漩涡中无法自拔了。

1. 缺乏自信心

有些女性缺乏自信，总觉得自己会失败，无法正确地评价自己，在困难面前退缩不前。

2. 期望过高

有些女性对自己期望过高，生活目标不切实际，很难取得实际的结果。

3. 过度自卑

有些女性过度自卑，认为自己各方面都不行，无法与别人竞争。

4. 报复心强

有些女性报复心很强，容易意气用事，常常急火攻心，听不了别人的劝解，所以经常造成人际关系紧张，麻烦不断。

5. 求败性格

有些女性天生具有"求败"倾向。她们一再地自陷于受欺辱、被打击的绝境，而且一筹莫展，就是有退路、出口，她们也会视而不见。即便是完全可以解决的问题，她们也会以失败告终。

6. 超级自恋

有些女性超级自恋，她们往往过于自负、自视过高。超级自恋的女性总是希望让别人羡慕自己，为了让别人爱慕崇拜自己，甚至会答应自己能力以外的要求，失败也就在所难免了。

7. 负罪心理

有些女性有很强的负罪心理，总是对别人怀有愧疚感，还经常自己惩罚自己。

8. 执拗多疑

有些女性心胸狭隘，整日疑神疑鬼，总在揣测别人的动机，这样容易影响人际关系，让别人反感。

9. 情感幼稚

有些女性在情感上十分幼稚，总喜欢用一些幼稚的行为去引起他人的注意，这样的人很难得到他人的尊重，也很难有所成就。

10. 寻求注意

有些女性喜欢出风头，希望成为别人注目的焦点，但寻求注目的方式往往不得当，自吹自擂，最后反而成为别人嘲笑的对象。

11. 追求刺激

有些女性在生活中喜欢追求刺激，借以麻痹自己。这样做，经常会使得自己失去判断力，这类人必须学会积极调整，才会真正健康地生活。

12. 中年危机

陷入中年危机者的女性，对自身的一切都不满意，容易意气消沉、喜怒无常等，无法适应外界的变化。

走出影响女性心理健康的认识误区

心理学家普遍认为，错误的认识会伤害女性的心理健康。所以，女性要想健康快乐，就一定要走出心理健康认识的4大误区：

1. 身体健康就是心理健康

国际卫生组织早在1981年就指出，健康不仅指身体健康，还包括心理健康和良好的社会适应能力。所以，仅仅身体健康不等于健康，仅心理健康也不等于健康，它们是相互独立又相互依赖的。只有两者都具备，一个人才能算是真正的健康。

2. 心理不变态就是心理健康

心理不健康有很多种形式，心理变态是其中最为极端的形式。根据状态，人的心理可用三区来表示：白色区、灰色区和黑色区。人处于心理白色区就是心理健康，处于黑色区则是心理变态，而处于灰色区则介于前两者之间，它们之间是可以相互转换的，灰色心理调节得当就会恢复成为白色心理，不当则会发展为黑色心理，所以仅仅心理不变态的女性不一定心理健康。

3. 有心理问题就是有精神病

很多女性觉得有心理问题就是有精神病，其实这种想法是错误的。女性经常会有心理困惑，这很正常，如果得不到很好的调节有可能会形成心理问题，时间长了也会发展为心理疾病。但不是说有心理问题的人最终都会发展成为精神病。

4. 一次心理咨询就可以解决所有的心理问题

其实，心理咨询是一个长期的过程，不可能一次就解决所有的心理问题。当然，也有一次就能解决的心理小问题，即一点点心理小困惑，在心理医生的治疗下，双方互动交流成功，很可能一次就解决了。

第二节

别让你的心承受太大压力——女性压力心理护养

压力可以成就你,也可以毁灭你

当今社会,女性每天忙忙碌碌,奔波于家庭与公司之间,压力越来越大,时间也越来越不够用。面对压力,女性朋友们该怎么办?要知道,压力是一把双刃剑,驾驭得当可以成为杀敌万千的利器,反之则可能成为倒戈自刎的残刀。

某生物研究所曾经进行了一个很有意思的试验。试验人员用很多铁圈将一个小南瓜整个箍住,以观察当南瓜逐渐长大时,其承受的压力有多大。他们估计南瓜最多能够承受大约 227 千克的压力。

第一个月,南瓜承受了约 227 千克的压力;试验到第二个月时,这个南瓜承受了约 450 千克的压力;当它承受到约 900 千克的压力时,研究人员必须对铁圈加固,以免南瓜将铁圈撑开。研究结束显示,整个南瓜承受了超过 2250 千克的压力后,瓜皮才开始破裂。

人们打开南瓜后,发现它已经无法食用,因为里面充满了坚韧牢固的层层纤维,试图要突破包围它的铁圈。为了吸收充分的养分,以便于突破限制它成长的铁圈,它的根部甚至延展到超过 2.4 万米,所有的根往不同的方向全方位地伸展,最后这个南瓜独自控制了整个花园的土壤与资源。

通过这个试验,我们会发现:当命运给你施加压力时,你若坚持不懈,如同这南瓜一样,充分调动内在的潜能,你就能承受起巨大的重负,成就非凡的人生。

心理学家认为,压力本身并不是什么坏事。而且压力可分为有害的不良压力和有益的良性压力：不良压力使女性感到无助、灰心、失望，它还能引起身体和心理上的不良反应；良性压力能够给女性以动力，使女性愉快，并能有效地帮助女性生活。比如，对于空中跳伞这件事，有些女性非常喜欢，感到兴奋、鼓舞，便是感受到良性的压力；而有些女性则感到恐惧，甚至变得歇斯底里，这便是感受到了不良压力。这就说明，压力的有害或有益不在于压力源的强弱或压力的种类，而在于个人对事件或环境的反应。

古希腊一位哲学家曾经说过："人类不是被问题本身所困扰，而是被他们对问题的看法所困扰。"人生活在社会中，不可能完全没有压力，有压力是正常的，就看你如何对待它。也就是说，如果女性的精神和肉体能够接受压力的挑战，那么压力就是一种助推力；如果女性的心理承受能力较弱或压力过大，那么压力就会给身心健康带来危害。

由此可见，压力可以成就女人，也可以毁灭女人。能否化压力为动力，取决于一个女人的反应和处理方法，如果女人能适应转变、疏解压力，则压力可激励斗志，开发人的才能和潜能，提高效率。

外表影响心态，靓丽的外表可以为你减压

人们常说"自信的女人更美丽"，其实反过来也说得通"美丽的女人更自信"。为什么这么说呢？如今这个社会，很多人都会"以貌取人"，虽然这种观念是错误的，也有失公正，但是也确实客观存在。因为外表美是一个人给他人留下的最直观、最有冲击力的印象。如果可以长久地与人交往，还有可能被人发现自己的内在美。但更多的时候，人与人的交往是短暂的，别人根本不会去花时间了解你的内在。靓丽的外表会帮助你吸引更多人的眼光，让很多人对你产生好感，你自然也会因此而提升自信。事实上，心理学家经研究也认为，靓丽的外表可以影响人的心态，使人更自信，从某种程度上减少一些压力。

那么，女性该怎么做才能用外表来帮自己减压呢？方法很简单，打造自己。容貌是天生地，或许不可改变，但是可以通过妆容、穿着、行为举止3个方面来打造美丽的自己。

首先，要学会化妆，用妆容修饰自己。美容界认为，好的肌肤是美丽的基础，完美的妆容是精神美的有效点缀。有些女人天生丽质，就算不化妆也光彩夺目。但这样的幸运儿只是少数，大多数女人都认为自己的外表不够完美：眼睛不够大、鼻子不够高、皮肤不够细腻……而化妆的作用就是掩盖瑕疵，让女人看起来更加漂亮。事实上，在正式场合下，女性化一点淡妆是一种礼貌的行为。

如果女人不太会化妆，可以多翻阅一些美容时尚杂志，或者请教一些会化妆的"闺中姐妹"。她们会告诉你一些化妆技巧和窍门，并且你在这个过程中也能够更贴近潮流。一位有名的女化妆师说过："化妆的最高境界可以用两个字形容，就是'自然'，最高明的化妆术，是经过非常考究的化妆，让人家看起来好像没有化过妆一样，并且这化出来的妆与主人的身份匹配，能自然表现那个人的个性

与气质。"所以，一般场合里，淡妆最适宜。如果女人每天都浓妆艳抹地出现在别人面前，往往很难带给别人美的感受。

其次，挑选适当的服饰，巧妙搭配，为自己的形象加分。不同的服装会带给女人不同的心情，比如穿上一条曳地长裙，会感觉自己像纤纤淑女；穿上旅游鞋和宽松的休闲裤，又能感到年轻与活力。不同的服装可以突显女人不同的气质风采。而一身得体、整洁、不落俗的装扮也为你的形象添彩。女性朋友们可以根据自己的实际需要选择服饰。

最后，提升自己的气质，让优雅成为自己的代名词。戴尔·卡耐基曾评价一位女士说："你的粗俗将会毁了你的幸福。我要告诉你的是，只有举止优雅的女人，才会赢得男人的尊重和爱。"优雅，表现了女人的修养和内涵，她们在举手投足之间会使人觉得恰到好处，分寸得当。

其实，优雅的行为举止和言谈方式并不是天生的，可以通过训练获得。因为提升形象不仅要把外表装饰得很体面，更重要的是借外在表现内涵。内涵的提升需要一个长期不断地修炼过程。女人必须从自己本身的条件出发，尽最大的努力，充分发挥自己的特质。外在条件永远是女人的助手，要想通过外表为自己减压，女人必须做自己形象的真正主人，不断通过形象的优化来加强内心的建设，让自己心态更平和。

女性防衰老，重在清除"心理垃圾"

大多数女性都很容易受到情绪感染，一些负面情绪如果得不到很好的疏通，很容易影响女性健康。临床发现，受到强大的外部压力和刺激的女性，往往更容易出现卵巢早衰现象。而卵巢早衰又容易导致情绪异常烦躁，加速女性衰老进程。

负面情绪如果没有得到很好的疏通，时间一长，就会严重影响女性的心理健康和生活质量。一些非器质性疾病也会不期而至，如慢性盆腔痛。

因此，要想拥有一个健康的身体，防止自己提前衰老，常葆美丽容颜，清除心理垃圾越早越好。在此，我们给女性朋友们提出了一些具体建议：

1. 宣泄

女性在社会生活中，承担了太多的责任和压力，敏感的心理又容易多愁善感。因此，适时的宣泄很重要。要从多种方法中找到适合自己的发泄渠道，如写日记、向好友倾诉、旅游等。

2. 运动

运动可以保持女性苗条的身材，让女性更加自信乐观。而且，平缓的运动，如瑜伽、太极、八段锦等更可以修身养性，让内心保持平静豁达，防止心理垃圾的产生。

3. 想象

美好的想象力，是最经济的减压砝码。莎士比亚说："想象可以使人成为万物之灵。"确实如此，人类因为想象和鸟儿一样飞翔，发明了飞机；因为希望可以住在更高的地方看得更远，建造了楼房……许许多多的发明最初都源于人类丰富的想象力。

想象除了给人类带来原始的动力之外，也是改善与调节心理状态最省力、最有效的方法。而且想象是人类所独有的、积极的心理过程。想象并不难，每个女人都憧憬将来的美好生活。

随着生活压力的一步步增大，女人的想象力逐渐萎缩，每天奔波在都市的苍白色调之下，除了挣钱工作，日复一日地重复现在单调乏味的生活之外，早忘了在自己的头脑当中，还可以存在一个美好的世界。每天这样无意识地生活着，女人会认为，生活就是这样，只能被动接受生活。

所以，对生活的不满，使很多女人牢骚满腹，却又不断重复着。如果你也是这其中的一员，那么从现在开始，学着改变吧。试着清除掉"心理垃圾"，改变情绪，在心中建立一个积极的生活场景，只有那样，你才能真正健康快乐起来。

清心寡欲，女人要为自己的心灵架座桥

每个女人都想活得更好，因此总是在各种可能的条件下，选择那种能为自己带来较多幸福或满足的活法。但除了追名求利外，人生还有另一种活法，那就是甘愿做个淡泊名利之人，粗茶淡饭，布衣短褐，以冷眼洞察社会，静观人生百态，这样就能品出生命的美好，享受生活的快乐。

有的人既不求升官，也不求发财，每天上班安分守己做好本职工作，下班按时回家，每个月领着不多不少还算说得过去的一份工资，晚上陪爱人在家里看看电视，周末带孩子逛逛公园，年轻的时候打打排球，年纪大点练练太极拳，不生气，不上火，知足常乐，长命百岁。这样的人生可能看起来有些"平庸"，但其中的那份"闲适"给人带来的满足，也是那些整日奔波劳累、费心劳神追求功名利禄的人所体会不到的。所以国王会羡慕在路边晒太阳的农夫，因为农夫有着国王永远不会有的安全感，而要有农夫那样的安全感就不能有国王的权势。功成名就从一定意义上讲并不难，只要人用勤奋和辛劳就可以换取。就一般情况而言，人多得一分功名利禄，就会少得一分轻松悠闲。而一切名利，都如过眼烟云，终究会逝去，人生最重要的，还是一个温馨的家和脚下一片坚实的土地。

旷世巨作《飘》的作者玛格丽特·米切尔说过："直到你失去了名誉以后，你才会知道这玩意儿有多累赘，才会知道真正的自由是什么。"盛名之下，是一颗活得很累的心，因为它只是在为别人而活。很多女人羡慕那些名人的风光，而不了解他们的苦衷。其实大家都一样，希望能活出自我，能活出自我的人生才更有意义。

世间有许多诱惑：桂冠、金钱，但那都是身外之物，只有生命最美，快乐最贵。女性朋友们要想活得潇洒自在，要想过得幸福快乐，就必须做到清心寡欲，学会淡泊名利，割断权与利的联系；无官不去争，有官不去斗；位高不自傲，位低不自卑，欣然享受清心自在的美好时光，这样就会感受到生活的快乐和惬意。否则，太看重权力地位，让一生的快乐都毁在争权夺利中，就太不值得，太愚蠢了。

女性朋友们，只要为自己的内心架设一座桥梁，真正做到清心寡欲，自然不会再承受来自方方面面的压力，也就避免了更多纠结和痛苦，人生幸福和快乐也便能够真正为你所拥有。

职业女性下班后的九条减压法

在经历了一天的紧张工作后，很多职业女性会将工作场所中的紧张情绪带回家里，回到家中仍然无法放松。可是，持续的紧张状态和过多的压力会破坏一个人机体内部的平衡，甚至引发疾病。所以，职业女性一定要有效地避免紧张情绪、过度的压力对身心造成的危害。下面，我们为大家介绍9种下班后的减压方法，希望可以帮助大家更好地减压，以便享受轻松的家居氛围。

1. 不要把工作带回家

下班以后不要把工作带回去，即使有特殊情况，每周在家里工作也不能超过两个晚上。

2. 下班前预先做好准备

在下班两个小时前列一个清单，弄清哪些是你今天必须完成的工作，哪些工作可以明天完成。这样你就可以有所侧重的完成任务，也减少了做不完工作的压力。

3. 为公文包准备一个特定的位置

在大门旁边为自己的公文包准备一个特定的位置，走进家门后立即将公文包放在那里，并且在第二天出门上班之前绝对不去碰它。

4. 静坐冥想一会儿

每天回家后，坐到沙发上，花上10分钟闭上眼睛做深呼吸。想象着将新鲜空气吸入腹部，将废气彻底呼出。这样就能够清醒头脑，消除工作的压力。

5. 把工作中的难题记录下来

如果在工作当中遇到很大的困难，回家后仍然不可能放松，那么就把所遇到的困难或是不愉快写下来，写完后将纸撕下扔掉。

6. 给自己设立一种特定的"仪式"

给自己设立一种特定的"仪式"，以它为界将每天的工作和家庭生活分开。这种"仪式"可以是在餐桌上与孩子谈论学校的事情，也可以是和丈夫一起看会儿电视……

7. 收拾屋子，保持清洁

无论如何，女性朋友们一定要保持屋子的整洁，否则杂乱无章的家会给你一种失控的感觉，从而放大白天的压力。每天睡觉前花上几分钟收拾一下屋子，第二天下班后你就能回到一个整洁优雅的家了。

8. 借助音乐

回到家以后，可以放一点好听的轻音乐，这样的音乐可以帮你缓和情绪，有助于内心的平静和祥和,还能够使得整个家里的气氛变得很温馨。

9. 下班路上的享受

如果是自己开车上下班,下班后可以放自己喜欢的 CD 或是听喜欢的电台;如果是坐公车或是地铁,则可以看一会儿小说……总之,下班路上花上几分钟做自己喜欢的事情有助于缓解工作的紧张情绪,减少压力。

学会用幽默的态度缓解压力

幽默是智慧的一种表现,也是女人缓解压力的重要手段。生活中,幽默除了能缓解紧张、恐慌的情绪外,在心理上也有不少妙用。日常生活中,女人都喜欢与谈吐幽默、举止潇洒、不时开些无伤大雅的玩笑的人交往,这样会使人感到心情舒畅。而老是板着面孔的人,即使心地善良,也使女人感到不是那么平易近人。在集体场合中,谈吐幽默者,往往是谈话的中心。幽默可以活跃集体气氛,稳定集体情绪。在发生争执时,幽默的语言更是缓解矛盾、避免冲突的好办法。

幽默虽然体现出一个人的修养、知识、风度等方面的个性特质,然而更重要的是它作为女人待人处事的生活艺术,有效地调节着女人的心理健康,具体体现在以下方面:

1. 幽默是健康生活的调味剂

在公众场合及家里,当出现一种不协调的或对一方不利的情形时,超然洒脱的幽默态度往往可以使窘迫尴尬的场面在笑语欢声中消失。夫妻间的幽默还有其特殊的功能:在一方心情恶劣或双方发生冲突时,刺激性的语言无疑是火上浇油,就是喋喋不休地规劝,也会事倍功半,而此时一句得体的幽默话语,却常常能使对方转怒为喜,破涕为笑,即使到了剑拔弩张的程度,有时也可因一句巧妙诙谐的语言而"化干戈为玉帛"。

2. 幽默有利于维持自己的心理平衡

一般性格较成熟的女人,常懂得在适当的场合使用巧妙的幽默把一些原来难堪的情境转变一下,以渡过难关。有时候,为了化解困境,没有任何合适的方式,只有依靠幽默的力量来转移内心不悦和痛苦的体验,从而达到维持自己心理平衡的目的。

从心理学上讲,幽默作用是一种积极的心理防御机制,在一定场合使用恰当的幽默来化解自身或他人的困境则能显示出一个女人的文化素质和修养,从而给人留下美好、深刻的印象。那么,女人要怎样培养自己的幽默感呢?

首先要加强自己的修养,要与人为善。其次,要热爱生活,要乐观。不难设想一个厌倦生活的人有什么幽默感,因为"幽默"本就是一种热爱生活的表现。再次,更重要的是要培养自己的机智。这种机智表现在很多方面,迅速的联想能力即为其一。美国哲学家桑塔亚纳曾说:"机智在于事物间相似的迅速联想,然而在这里借喻必须是有效的,相似必须是真实的,虽然是意想不到的。意想不到的正确构成机智,正如骤然显露的矛盾造成开心的傻话一样。"

从生理角度讲，人的大脑皮层有个"快乐中枢"，那种令人觉得有趣或可笑的幽默，正是其最佳刺激源之一。这个"快乐中枢"接受适宜的刺激后呈兴奋状态，能使人置身于"愉快运动"之中，在机体内发生一场"生物化学暴风雨"，从而激活人体机能，洗刷生理疲劳和精神倦怠，改善体内循环，促进免疫。

总而言之，幽默是一种很好的减压方法，在压力极大的情况下，一句幽默的话能让人马上转变心情，鼓舞团队士气；幽默感是一种平等精神的表现，女性朋友活用幽默能让别人感受到绵绵的亲和力；幽默还可以让女性朋友们用新的视角和积极的态度去看待困难和问题，无时无刻追求烦恼中的快乐、压力中的和谐。

找回童心，还身心自由和快乐

当人初临人世的时候，都还是一个头脑空空的婴儿，只懂得饿了要吃，困了要睡，他们不懂得男女之间的色欲，不懂得功成名就、家财万贯的荣耀，他们什么都不知道，以一颗纯真的初心，新奇地观望这个世界，享受这个世界带给他的每一丝欢乐。但经过岁月地洗礼之后，能保留这些纯真的人却很少，世事沧桑，人都变得自私自利或整天愁眉不展或费尽心机想得到一些东西，所有的属于人本身的纯朴逐渐地消失于各种欲望之中。

孩子的心是纯真无瑕的，是天真可爱的，是可以用天底下最美的语言去描述的，却不能用金钱去衡量，因为童心是无价的。一个童心未泯的人，才是感悟生活真谛的人。只要拥有童心，你就会用积极的心态面对人生，面对生活中的每一次失败和挫折，你就会发现这个世界到处充满了爱。也许我们不再拥有天真烂漫的童年，但一定要保持那颗童心，只有保持一颗童心的人，才是一个真正意义上快乐的人。

在宫崎骏的《哈尔的移动城堡》里，索菲虽然被变成了90岁的老太婆，却还保留着小女孩的天真和纯洁。这部动画要表达的就是永远的童心精神，容颜可以苍老，心灵却可以永远年轻。

泰戈尔是我们耳熟能详的伟大诗人，他的《新月集》是赞美童心的诗集，泰戈尔把孩童的赤子之心比作夜空中的一轮新月，没有受到任何污染，像一轮新月那样纯洁、美丽、温柔和宁静。

泰戈尔赞美童心，绝非想抒发自己的亲子之情或表现天伦之乐，而是想探索和宣扬"年轻轻的生命"，"对于世界的价值"。他在《新月集》中主张：人们应该像儿童的心灵那样纯洁，像儿童的世界那样理想，那样自由。在泰戈尔看来，孩子的世界是没有受到任何邪恶势力的玷污的，是没有矛盾和冲突的，更是自由的。

作家刘再复在他的新作《独语天涯》里写道："回归童心，这是我人生最大的凯旋。当往昔的田畴重新进入我的心胸，当母亲给我的简单的瞳仁重新进入我的眼眶，当人间的黑白不在我面前继续颠倒，我便意识到人性的胜利。这是我的人性，被高深的人视为浅薄的人性，被浅薄的人视为高深的人性。此刻我在孩童的视野中沉醉。大地的广阔与干净，天空的清新和博爱，超验的神秘和永恒，这一切，又重新使我向往，扬弃了假面，才能看到生命之真和世界之真。我的凯旋是对生命之真和世界之真的重新拥有。凯旋门上有孩子的图腾：赤条条的浑身散发着乡野气息的孩子，直愣愣地张着眼睛面对人间大困惑的孩子。"刘再复在经历了人世的磨难和黑白颠倒之后渴望用孩子的眼睛重新看世界和人生。

女性朋友们，我们往往为了功名利禄而终日奔波劳累，殊不知再多的财富、再高的地位也是"生不带来死不带去"。在对功名利禄的争夺中，你争我夺，搅起红尘漫漫，使人彻底迷乱其间，看不清前途所在，看不清祸福，看不清生死，对于生活的意义、生命的价值也彻底惑然，自我迷失，万千的烦恼也应运而生，纠缠着人们的身心。

如何摆脱这万千的烦恼，重返欢乐无忧的境界，女人需要找回自己的童心。女人如何找回那颗丢失已久的童心，不妨多和孩童玩耍，找回你逝去的童真稚趣。

感恩是最好的减压方式

先来看这样一组统计数据：假如将全世界的人口压缩成一个100人的村庄，那么这个村庄将有：57名亚洲人，21名欧洲人，14名美洲人和大洋洲人，8名非洲人；52名女人和48名男人；30名基督教徒和70名非基督教徒；89名异性恋和11名同性恋。

6人拥有全村财富的89%，而这6人均来自美国；80人住房条件不好，70人为文盲，50人营养不良，1人正在死亡，1人正在出生，1人拥有电脑，1人（对，只有1个人）拥有大学文凭……

女性朋友们，当你看完这样的调查报告后，你是不是会有所触动呢？是不是会有这样的感觉：我们不是文盲，没有营养不良，甚至还拥有电脑和舒适的住房。原来，我们的生活并没有想象中的那么糟糕。我们整天哀叹、抱怨的"苦日子"放在更广大的时空里，竟然是很多人甘之如饴的渴求。原来，这就是幸福的味道。

如果女人以另一种眼光来衡量世界，或许感受到的幸福将会更加强烈："如果今天早晨起床时身体健康，没有疾病，那么我们比世界上其他几千万人都幸运，他们有的人甚至因为疾病和灾难而看不到下周的太阳；如果我们的生命中，没有尝试过战争的危险、牢狱的孤独、酷刑的折磨和饥饿的煎熬，那么我们的处境比其他5亿人要好……如果我们的冰箱里有可口的食物，身上有漂亮的衣服，有床可睡，有房可住，那么我们比世界上75%的人都富有；如果我们在银行有存款，钱包里又有现钞，口袋里也有零钱，那么我们已经成为世界上8%最幸运的人。此时，如果我们父母双全、没有离异，那我们就是很稀有的幸运的地球人；如果读了以上的文字，我们能够理解、能够明白、能够体会到自己的幸运和快乐，说明我们已不属于20亿文盲中的一员，他们每天都在为不识字而痛苦……"

当这些温暖的文字不断地流入女人的心中，很多女人不自觉地涌出了热泪。原来，幸福不在别处，就在我们自己的手中。其实大部分女人拥有着很多人羡慕的工作、事业与家庭；拥有着健康、阳光与和平；甚至还把握着人世间最真挚的亲情、爱情与友情……可是，就像很多时候女人常常会手里拿着东西却满屋子去找一样,女人握着自己的幸福而不自知。

生活中,女人常常为"得不到"而忧虑,为"已失去"而懊恼,却忽略了自己手中已经拥有的幸福。因为女人几乎同时忘记了一件很重要的东西:感恩。

用吉祥上师的话来说:"感恩是最好的减压方式。它能够让我们明白活在当下的分分秒秒都是一种莫大的幸福。"从历史的延续性上来看,无论是我们的物质技术还是文化传统,主要来自继承前人的成果。而就活在当下来讲,我们每个人的生活也都依赖他人的提供,包括衣食住行、柴米油盐。我们在获得每一粒米,每一件衣服的时候,都应该存着这样的感恩之心。

感谢赐给我们生命的父母;感谢给了我们人间欢乐的爱人和朋友;感谢战士曾经用鲜血的教训换来的和平与稳定;感谢日新月异的科技帮助我们更好地改造我们的生活……还要感谢阳光、雨露的滋养,感谢土地对我们生生不息的孕育。

是的,当很多女性抱怨丈夫不上进,孩子不用功,生活压力太大时,她却不知道还有更坏的生活。就像有的人抱怨自己没有鞋穿,是因为他没有看到有的人其实还没有脚。其实,我们不需要通过与别人的比较来获得幸福,我们应该把目光收回来,放在自己的手里,珍惜我们的拥有。

女性朋友们,在承担眼前的一切时,请好好珍惜,学会以感恩之心来面对生活的赐予,并相信我们的生活正在以最好的方式徐徐展开。

这个时候,我们是否该说一句什么?比如,感谢上天让我们这么早就知晓了真正的幸福。

经常做祷告会让你彻底放松

心理学认为,经常做祷告,可以让女人释放压力,保持心平气和。当然,这里的祷告并不仅仅指做弥撒,而是指一种信仰。也就是说,有信仰更容易让人塑造一颗平和的心。举个例子,女性朋友们更容易理解。我们生命的1/3都是在工作中度过的,如果我们能把工作当成一种信仰,拿出做祷告的虔诚精神去对待工作,那么工作对我们而言就不再是负担和压力,而是彻底的享受。

孔子说:"知道它的人不如喜好它的人,喜好它的人不如以它为乐的人。"任何一项事业的背后,都需要一种无形的精神力量作为支撑。这种精神就是要像信仰神祇一样信仰职业,像热爱生命一样热爱工作。敬业是职业人士的基本要求,而乐业就属于境界问题了。

工作中,无论是学习还是进德修业,都有三种不同的境界:

一是知道。这一境界偏重于理性,对象外在于己,你是你,我是我,往往失之交臂,不能把握自如。

二是喜好。这一境界触及情感,发生兴趣。就像一位熟识的友人,又如他乡遇故知,油然而生亲切之感,但依然是外在于我,相交虽融融,物我两相知。

三是乐在其中。这种境界用一个最恰如其分的词语来形容,就是陶醉。陶醉于其中,以它为赏心乐事,就像亲密爱人一样,达到物我两忘、合二而一的境界。

这是人生最理想的一种生存状态，有了这种状态，工作就是乐趣的源泉，我们的心灵就很容易沉静下来，做起事来就会积极主动，并从中体会到快乐，从而获得更多的经验，取得更大的成就。

世上最幸福的女人莫过于把自己的工作当爱好的女人，因为这样的女人，工作对她来说不是苦役，而是欢乐的源泉。在她心目中几乎没有"工作"这个概念，对她而言，时刻都潜心静气，享受着创造的自由和快感，享受着审美的喜悦和激情，毫无刻板、约束和勉强之感，她的心中只有更神圣的概念：事业和使命！把工作当爱好的女人之所以幸福还在于，如果她能取得成果的话，她可以享受成果；如果她不能取得成功的话，她可以享受过程。这个过程本身已是对她最大的安慰，取得成果只是她另外的收获。因此，如果女人想对自己的终生幸福负责任，就要把自己的职业当做终生的爱好和特长，这样你将来的事业就可以无忧了，因为女人在自己最喜爱、最擅长的领域里最容易取得成功。并且，在取得成功之前，女人还可以享受充满乐趣的奋斗历程。

当我们在做自己喜欢的事情时，很少感到疲倦。很多人都有这种感觉，比如在一个假日里你到湖边去钓鱼，整整在湖边坐了10个小时，可你一点都不觉得累，为什么？因为钓鱼是你的兴趣所在，从钓鱼中你享受到了快乐。产生疲倦的主要原因，是对生活厌倦，是对某项工作特别厌烦。这种心理上的疲倦感往往比肉体上的体力消耗更让人难以支撑。

心理学家曾经做过这样一个实验：他把18名学生分成两个小组，每组9人，让一组的学生从事他们感兴趣的工作，另一组的学生从事他们不感兴趣的工作。没有多长时间，从事自己不感兴趣的工作的那组学生就开始出现小动作，开始抱怨头痛、背痛，而另一组的学生却干得很起劲。这个实验告诉人们：人们疲倦往往不是工作本身造成的，而是因为工作的乏味、内心的焦虑和挫折感引起的，它消磨了人对工作的活力与干劲，让人心虚浮躁，无法将心神融入工作中。

须知，工作是一种需要全身心参与的艺术。没有几个女人能够一辈子被人养着，不劳动却能锦衣玉食；即使能够这样，这种寄生虫式的生活也不会让她的一生得到多少快乐和满足，成就感更无从谈起。只有真正投身工作，体验到自己工作的乐趣，才能一生充满快乐和充实感，才能真正体验到生活的意义所在。

不仅是工作，其他事情也一样。女性朋友们，每当你感觉压力很大，喘不过气的时候，请做祷告吧，把让你感觉压力大的事物当做是一种信仰来看待，你会慢慢觉得，压力越来越小，心情越来越放松，并最终感受到乐趣和满足。

第三节

能屈能伸秀出职场风采——女性职场心理护养

职场女人,要学会利用自己的柔弱

在21世纪的今天,女性在职场上已迅速崭露头角。有别于男性阳刚、直接、冲突性的性格,女性温柔、包容、体贴的特性,反而更能从激烈的职场战场上脱颖而出。

姣好的容貌,并不影响处事的果断;优雅的气质,也可以做出正确的决策。女性魅力与职业能力,并非水火不容。事实上,许多职业女性"一半是水,一半是火",既不乏温柔、细腻和亲和力,又精明、果断和能干。她们以女性特有的气质、风采,在职场长袖善舞,赢得了事业的成功。

在职场上,以硬碰硬的沟通方式通常都不会有什么太好的结果。人事斗争让自己处于一个不舒服的工作环境,间接降低了自己对工作的热诚与投入,最后还可能惹得一身腥,或是导致两败俱伤的局面。只要懂得把握太极哲学里"以柔克刚,以巧见长"的技巧,自然也比较能用理性的态度和周到的思虑解决工作上的状况及逆境。而女人恰巧就是柔弱的代名词,女人不像男人那样阳刚,女人如水,但也能"滴水穿石"。女性的心很柔,这种柔情使女性能在精神抚慰方面发挥特有才干,获得意想不到的良好效果。如果女性能充分运用自己天生柔软的优势,在职场中很容易唤起异性的保护欲,很多时候可以事半功倍。

此外,女人特有的敏锐、亲和力以及柔性,会让女人在事业起步时少了很多阻力,甚至女人的眼泪也是可以利用的,适时的示弱,让敌人放松戒心,百炼钢成绕指柔,让女人更容易走向成功。

总而言之，对于女人来说，不需要像男人一样成为一个强人，有着无可匹敌的魄力和强硬的手腕，女人男性化，这样做其实是在浪费我们的优势，效果也不会太好。我们只需用女人的方法在职场上占有一席之地即可，但前提是有心而发，千万不要去假装柔弱，装腔作势，企图依附男人。如此一来，女性自然能在职场之中开拓一片属于自己的天地！

从容应对你无法承受的"高位"

"难道我真的一无是处，是个没用的人？"刚刚失去第6份工作的周玉，想起3年来在工作中的点点滴滴，对自己彻底失去了信心。她说，前几天她辞职了，因为领导给她升了主管，她觉得自己没那个能力胜任。原来，两年前，周玉到一家单位应聘，老板问她是什么学历，因为害怕老板会嫌弃自己的学历低，她便谎称是本科学历，而实际上她是大专学历。工作以后，周玉发现身边的同事至少都是本科以上，自己是学历最低的，一直都很不自信。两年后，老板觉得周玉一直表现很好，就提升她为主管。可是，她诚惶诚恐，觉得自己带领不了一群学历比自己高的人，所以辞职了。

周玉的经历给女人带来了深刻的思考：职场上，自信从容对于一个人太重要了。否则，即便机遇摆在面前，你也不敢抓住。

客观上来说，一个女人是不是有自信心来源于对自己能力的认识。充满自信就意味着对自己信任、欣赏和尊重，意味着工作起来胸有成竹，很有把握。而从容是建立在自信基础上的，未来学家弗里德曼在《世界是平的》中预言："21世纪的核心竞争力是态度。"这就是在告诉我们，积极的心态是个人决胜于未来最为根本的心理资本，是纵横职场最核心的竞争力。

其中，所谓的积极心态指自信从容。一个失去自信的女人，就是在否定自我的价值，这时思维很容易走向极端，并把一个在别人看来不值得提的问题放大，甚至坚定地相信这就是唯一阻碍自己进步的障碍，自然就很难出类拔萃了。

事实上，工作中若能时刻保持一种积极向上的心态，即使遇到自己一时间无法解决的困难，也会保持一种主动学习的精神，而这种内在的、自发的主动进取，往往会让我们把事情做得更好。

美国成功学院对1000名世界知名成功人士的研究结果表明，积极的心态决定了成功的85%。对比一下身边的人和事，不难发现：很多自信的女人工作起来都非常积极、有把握，并且取得了出色的工作业绩，而那些总认为"我不行""做不了""我就这水平了"的女人，尽管有过多年的工作经历，但工作上始终没有什么起色或进步。

职业生涯的第一步就要选择好自己的职业态度。自信心是源自内心深处、让你不断超越自己的强大力量，它会让你产生毫无畏惧、战无不胜的感觉，这将使你工作起来更加积极，胸有成竹。

既然自信心如此重要，那么女性朋友们要怎样做才能树立自信，让自己变得更从容呢？

首先，在平时的工作中就要不断学习，不断提升自己。这样，你学到的东西会越来越多，即便有所不足，也会在不断学习中得到提高，日后身处高位时就可以多些信心和勇气。

其次，要有一定的从容和毅力。有些事情不是一朝一夕就能做好的，需要我们持之以恒的努力。要用长远的目光看待目前遇到的困境，相信自己，以从容的态度去面对和解决，最后的成功一定属于你。

最后，不要总想着自己的缺点，时刻告诉自己"我是最棒的""我是优秀的"。每个人都有各自的缺点，完美无缺的人是不存在的，对自身的缺点不要念念不忘。要知道，别人往往并没有那么在意你的缺点。只要自信，自我感觉就会更好。

嫉妒是埋在女人心底的一颗"地雷"

职场之中，很多女性当自己的才能、名誉、职位被他人超越，或者跟别人的差距让自己感觉到羞愧、愤怒、怨恨时就会产生嫉妒之心，这种对于他人的职场成就的嫉妒犹如藏在心底的一颗"雷"，它带有明显的敌意，甚至会产生攻击、诋毁他人的行为，不但危害他人，还给自己的人际关系造成极大的障碍，最终摧毁自身。

嫉妒是对他人的优越地位产生的不愉快的情感，常表现为对相应的幸运者或潜在的幸运者怀有的一种冷漠、贬低、排斥，甚至是敌视的心理状态。与男人相比，女人更容易产生嫉妒心理。

英国皇家协会出版的《生物周刊》曾登载了加拿大约克大学的一份研究报告，该报告称，女性的妒忌与其生理周期有直接关系，通常在每个月的排卵期内，女性的妒忌程度便会不自觉地达到高潮水平，她们往往会直接或者在潜意识中排斥和贬低其他女性的吸引力，以便争取配偶或者自己所喜欢的男子。当然，这种"妒忌潮"会随着女性排卵期的结束而逐渐退去，同时女性此后对于其他同性的评价也会逐渐转为正面。

该报告的作者——多伦多约克大学的心理学博士费舍尔分析认为，这说明"妒忌"也是女性在自然选择中产生的一种适应社会性的本能，也就是说，在生理发情期产生的强烈妒忌如同动物界在求偶期为了繁衍而相互争夺的生存本能一样，是自然选择造成的生理特性，这部分也符合了生物进化论的解释。

现代身心医学研究还揭示，脑和人体免疫系统有密切联系，嫉妒可使大脑皮层功能紊乱，引起人体免疫系统的胸腺、脾、淋巴结和骨髓的功能下降，造成人体内免疫细胞和免疫球蛋白生成减少，机体抗感染的抵抗力下降，引起人体免疫机制紊乱，大脑功能失调，抗御疾病能力减弱，因而使某些疾病有了可乘之机，如自身免疫类疾病、心血管疾病等，甚至还可能诱发某些精神疾病或导致神经性呕吐、胃溃疡、闭经等，使人过早衰老并且脾气暴躁古怪，性格多疑，极易形成恶性循环。由此可见，嫉妒不仅使女人的精神受到折磨，对身体也是一种摧残，从而加速女人的衰老。

美国一项长达25年的跟踪调查发现，嫉妒程度低的人，只有2.3%的人患心脏病，死亡率仅2.2%；嫉妒程度高的人，9%以上的人得过心脏病，死亡率高达13.4%。这一结果表明嫉妒的危害不容小觑。目前，德国等国家已把嫉妒列为疾病的一种，确实很有道理。

因此，女人必须要让自己远离嫉妒心理，拥有健康心态。而要远离嫉妒，女人就要做到以下几点：

1. 正确认识自我

女人要准确认识自己的长处，不要妄自菲薄，更重要的是不断剖析、反思自己的行为和心理活动，寻找自己对他人、对某事的评价与处理是否具有不公正、不客观的成分，面对某人某事的时候，自己的心情和行为的出发点是否理智，等等。

2. 减少虚荣心

许多女人都有虚荣心这种扭曲了的自尊心，去追求那些虚假的荣誉。因此，女人总是喜欢贬低别人来抬高自己。这也是女人心里空虚的一种表现。因此，如果女人能够让生活变得充实，就不会因为内心空虚而滋生虚荣心，也就不会产生嫉妒心理。

3. 不要以自我为中心

具有嫉妒心理的女人往往以自我为中心，不甘在别人之下，不把别人的成绩看做是对社会群体建设的贡献，而首先看成是对自己的威胁。因此，只有女人跳出自我为中心的圈子，才能摆脱嫉妒心理带来的痛苦。

4. 正确评价竞争

竞争应是激励女人奋进的过程，而不应成为目标。如果女人把竞争本身看做目的，便会使自己过于看重结果，很容易引发不择手段、不讲规矩的举动。要明白凡是竞争总有输赢，不要把目的只放在输赢上，而是要注重竞争的过程，从中发现自己输或赢的道理，体会竞争的乐趣，形成健康的心理，也就不至于焦虑成疾，加速衰老。

5. 自我宣泄

有时面对生活和事业上的巨大落差，或社会的种种不公正现象，女人难免会出现心理失衡和嫉妒。这时，要是实在无法化解的话，也可以适当地宣泄一下。可以找一个较知心的亲友，痛痛快快地发泄出来，出气解恨，暂求心理的平衡，然后由亲友适时地进行一番开导。

塑造良好的职场"印象"，包装女性心灵

在超市买东西时，我们会发现，即使是一个小东西也是经过精心包装的。例如巧克力，一个盒子里的每一块巧克力都用漂亮的塑料纸包了起来。在这个世界上，连一块小小的巧克力都需要精细的包装，因为很多女人在第一次购买的时候都会按照外包装的精细程度来判断它们内在的美味与否，最后选择购买包装最合心意

的那一个。

这里就涉及一个心理学名词：印象。印象是人的头脑中有关认知客体的形象。个体接触新的社会情境时，总是按照以往经验，将情境中的人或事进行归类，明确它对自己的意义，使自己的行为获得明确定向，这一过程称为印象形成。印象是个体适应环境的一种方式。印象形成有几大原因，如"首因效应"，即第一印象，是说初次接触所获得的印象往往比事后更重要；"光环效应"，即"情人眼里出西施"，一旦产生了有倾向性的印象，就很容易造成以偏概全的情况；"刻板效应"，即通过自己的经验形成对别人的固定想法，就好像"男人粗犷，女人温柔"这种说法，其实未必就是这样的情况。

职场中也是如此，人们常常将一个人的外表与他的实际能力联系起来考虑。有时一个女人的内在很专业，而外在却不够专业或者毫不在意，都会直接地影响到别人对你能力的肯定。因为一个衣着邋遢，穿衣都不合场合的女人，实在难让人相信她会是一个有能力掌控自己的专业领域，对环境变化有足够掌控能力的女人。一旦他人对一个女人的形象有不信任感，就很难改变这种认知。

作为企业的一名员工，女人首先要知道自己的形象就是公司的形象，代表着公司的面子。一个女人庄重正式的穿着会显得她更加专业，从而让人自然地对她产生一种信任感。所以着装的第一个规则就是整齐大方，坐在办公室的职员，或接触客户的营销人员，要是整天穿着脏兮兮的衬衫、皱巴巴的裤子，一副精神散漫的模样，谁都不会对她产生好印象。以这种"不修边幅"的形象跟别人交流，谁都会心存戒备，任何事情也不会成功。

女性朋友们，如果想让别人相信你，那你就要让自己的形象变得和团队生活所要求的相符，这样才能让你的"良好印象"被轻易接受。

那么，印象这件"高级外套"需要哪些装备呢？

1. 亲切的表情

深谙形象管理的人不会简单地用虚荣和奢侈包装自己，而是时刻准备着给对方以足够的诚意和尊重，让对方了解自己的实质从而可以在机遇来临时马上抓住它。和俏丽的外表、富有个性的服装、精致的妆容相比，亲切而有个性的面部表情，真心而清澈的目光，充满自信的手势和姿态，足以承担重任的责任感，这些带来的效果会更加明显，这也属于正确的形象包装策略。

2. 明媚的笑容

做生意的人有这么一句话："没有笑容就别想开门做生意。"生意人推销商品，而我们在职场中推销自己，所以同理"没有笑容就不要见人"。无论你多么年轻或拥有多么漂亮的姿容，如果总是郁郁寡欢或平时容易生气，那你的形象无论如何也好不起来。

3. 提前20分钟上班

只有提早上班，才可以有余暇在开始工作之前神清气爽地招呼别人。当你习惯了和同事打招呼时带着愉悦的心情和亲切的笑容，那么在业务中与顾客见面时也可以自然地展现发自内心的笑容。与其说这是你为了让别人对你有好印象而打基础，不如说是你为了让自己有一个愉快而充实的一天而付出的努力。因此，这种笑容包装属于能动型，让你的生活也跟着改变起来。

4. 保持自信

女人因自信而美丽，内心的自信可以转变为外在的气质让人大放光彩，那是最感染人的魅力。当你认为自己很美，举止也在举手投足间尽情显露优雅的时候，你就会成为真正的"万人迷"。一道柔和的目光、有力而沉稳的声调、积极坚定的姿态、不畏辛苦的努力……把这些平时就开始注意的小习惯坚持下去，日积月累就会把你的形象塑造出来，打造出只属于你的独特商标。不论你穿着多么华丽的衣服，画上多浓厚的妆容，你都不该忘记包装自己的心灵和仪态，通过它们向别人展示出你的风采。

5. 发自内心的语言

真心说出的一句话远比用华丽辞藻修饰的词句更能让人感动，而且你不会因为觉得自己言不由衷而感到不安。

6. 果断地拒绝

如果别人请你帮忙的事超过了你的能力范围，那你就应该立即拒绝。果断的风格才不会让生活被精神上的压力压垮。不过在拒绝时应该表达出你的歉意，礼貌地回绝对方。

7. 多使用亲切的语言

"这个想法真不错""果然还是××最厉害""有没有我可以帮上忙的地方""多亏了××，他真的很有本事"等语言都会让人觉得亲切随和，这些话不仅会让听众感到高兴，而且还可以培养你积极的说话习惯。

所以，女人要想提升自己的职场形象，给人打造美好的印象，做个幸福女人，就快快穿上这七件"高级外套"吧。

拒绝职场性骚扰，绝不默默承受

女人幸福的基础，是要有一份可以满足自己精神世界和生活享受的物质来源，即稳定的生活收入。那么，产生收入的职场便是女人的奋斗场所之一了。然而在职场上有一些事情却一直困扰着女人，给她们带来不快，更甚者，会让她们留下终生的阴影，阻碍她们走向光明的幸福大道。职场性骚扰就是许多职场女性的一大难题。

职业女性常碰到性骚扰，多数来自于她们的男上司。有些女性曾经遭受过言语虐待，或过分的肢体接触。然而，大多数女人都保持了缄默，什么也不说。现在，是我们学习挺身而出、声讨施虐者的时候了。如果忍气吞声，我们永远也无法断绝别人的非礼。

什么是性骚扰呢？严格来说，它是指异性提出性方面的要求或进行调戏而给当事人带来的伤害。尤其是职场上的女人，对它应该有一个明确的认识：

不是顺口赞美你穿得漂亮而是赞美你的衣着时，还以色迷迷的目光在你身上打量。

不是把手搭在你肩上，并且给你一个与其他人相同的拥抱，而是搂着你不放。

不是说些有点颜色的笑话时，你只觉得蛮有趣的，没有猥亵的感觉，而是说有颜色的笑话时，过分强调一些技术的细节或者夸大自己的性能力。

不是他还是单身，并且约你出去，但你可随时拒绝，而是他已经结婚了，还约你出去，或者他仍是单身，在约你出去而遭拒绝时，他便威胁，如果你不"合作"便要将你开除。

……

那么，为什么会出现这种职场性骚扰呢？

从心理层面来说，主要来自于男性的权利心理、补偿心理、攻击心理、病理心理、冲动心理，其中以权力心理为主。因为骚扰者考虑到受害女性对于工作利益的顾虑，故而就将自己权力范围内的女性视作"消费品"，因为这层利益关系，许多男上司就认为女性一定会缄口不言。长此以往，就有了他的骚扰，女人的不语，便形成了一种恶性循环。

帕斯卡尔说："认识自己的可悲是可悲的。然而，认识到自己之所以可悲则是伟大的。"这句意味深长的话似乎是专为女人而说的。许多女人将男人视为有权力的人物，却将自己视为受害者，致使自己不受重视、不被尊重，要知道，多数情况下是女人允许这些事件发生的，因此也应该由女人负责终止。对所有女性和整个社会来说，保持沉默是一种伤害。

如果女人确实遭到性骚扰了，就要采取适当的反击行动。不要只是默默地承受；不要因为害怕失去工作，就使得自己每日处在担惊受怕的环境中。女人要告诉自己，自己对家庭、公司、社会或者第三者而言，你都是有价值的，并为他们做了很大的贡献。因此，一个很有自信而且具有良好形象的女性，必须不让自己成为这种行为的牺牲品。

由于很多女人缺少为自己辩护的意识，因此无法表达意见与希望，或拒绝接受最不合理的要求。她们不能肯定自己到底是谁，也不知道自己需要些什么，于是逆来顺受地过了一辈子，一直觉得自己像维多利亚小说中的穷亲戚那样看人脸色。

如何应对职场中的"冷暴力"

《杜拉拉升职记》中，职场即战场的观念深入人心，而职场中嗅不到硝烟的"冷暴力"也是如今越来越多白领女性遇到的尴尬难题。冷暴力主要体现在让女人长期饱受讥讽、漠视甚至停止日常工作等刺激，使女人心理上压抑、郁闷。而女人的情绪处于低落消极状态时，身体的消化、免疫、代谢等功能都将受到损害，这样郁郁寡欢的心理最终会给女人带来各种各样的疾病和心理障碍。

一项最新研究结果表明，如果在办公室中受到类似持续的贬低性评论、同事互相排挤之类的冷暴力，会使员工心理失衡，愤怒和忧虑的程度增高。智联招聘就曾做过职场冷暴力调查，近七成被调查的白领表示曾遭遇过冷暴力，而主要实施者是上司，有近两成的受害者则选择了黯然离职。

那么，当女人在职场遭遇冷暴力时，该如何化解呢？是横眉冷对还是以暴制暴？甚至一走了之？心理专家建议，女人应积极与冷暴力施暴者沟通，化解彼此的隔阂和误解，才是化解职场冷暴力的最佳方法。

1. 应对老员工给予的冷暴力

许多女人刚刚进入职场时，常常会抱怨公司里的前辈给自己脸色看，明明一起搭档做事，可前辈总是不把自己的意见和建议当回事。这其实就是一种冷暴力。这种冷暴力的源头在于老员工，他们或者是因为看不起新人没经验，所以对新人视而不见；或者是自己不自信，害怕新人的风头盖过自己，因而对新人采取不合作、不理睬的态度。

如果不及时化解这种冷暴力，职场新女人的挫败感会越来越强烈，而老员工也失去了新人的尊重，彼此间的隔阂也越来越深，等到新员工成长起来，老员工也许将遭受冷暴力。因此，初入职场的女人应主动积极请教老员工，尽力让工作的每个细节完美，让老员工看到自己存在的价值，才能改变他们对自己的态度，使他们把姿态放低。

2. 应对上司给予的冷暴力

许多女人都曾有过被上司尤其是女上司挑毛病的经历，比如"衣服太随意了""总是跟男同事堆在一起说话""上班的时候注意形象"，等等，这都是冷暴力的表现。曾经有一个女员工在网上公开了自己给上司的离职信，信中将工作一年来上司对自己的冷暴力进行盘点，引起了不小的轰动。从信中，我们不难看出，她之所以会充满怨恨地离开公司，就是因为上司总是无休止地指责她，而对她做出的成绩却没有一句表扬。时间长了，工作没有积极性，离职就成为最终的选择。

解决这种冷暴力的最佳方法是，遇到批评时也不要与上司产生对立心理，多做自我反省，也可以主动与领导沟通，说出自己的困惑，向领导寻求帮助。站在不同的位置思考问题会发生很大的变化，相互的理解和宽容在上下级之间很适用。要知道，大多数上司对下属工作的不满意是出于公司整体利益的考虑，这个出发点没有错，只是要注意合适的沟通方法。不管是老板还是员工，找到"为了公司利益"这一共同点，就能找到破解冷暴力的钥匙。

总之，一个女人只有在做好工作的同时，跟同事、上司搞好关系，才能让自己的前途、事业不被"冷暴力"冻住，才能做一个幸福女人。

承认错误，别找借口掩饰错误

人无完人，每个女人都可能犯错。橡皮擦、涂改液的发明是为了什么？为的就是让人在不慎犯了错之后，有机会再重新来过，职场中也同样如此。不论是新员工、老员工，在工作中犯错是难免的事，但向上司、同事认错似乎很难启齿。

大多数时候，女人都会抱侥幸心理，选择得过且过，这往往会使得情况向更糟糕的方向发展。那么，女人该用怎样的心态去面对过错呢？答案就是：承认错误，别找任何借口来掩饰错误。

美国著名投资大师索罗斯曾经说过："我有认错的勇气。当我察觉犯错时，便马上改正，这对我的事业十分有帮助。我的成功，不是来自于猜测正确，而是来自于承认错误。"人总是对身居高位的人抱有比对常人更高的期待，以为他们不会犯错，其实他们也不愿意让自己的过失暴露在别人面前，总是想要维护自己权威的形象，所以他们对自己过失的坦诚需要更大的勇气，也更难能可贵。索罗斯这样身居高位的人都敢于承认错误，不惧怕承担责任而带来的损失，反而从错误中吸取了成功的教训，这无疑大大提升了职场女性勇于承认错误的勇气。

"这是我的错！"看似简单的一句话，从嘴里说出来却需要莫大的勇气。因为受传统文化的影响，犯错表示一个人不成熟，会显得一个人没能力，会被人抓住把柄，从而影响到加薪和晋升，甚至还会受到惩罚，所以一般人在承认错误这个问题上都显得很犹豫。然而，这样做的后果只会显得人不负责任，对自己和工作没一点好处。相反，诚恳承认错误，往往会获得别人的谅解。

可见，一个人敢于承认错误，就是勇担责任的开始。只要承认错误并勇担责任，错误就会转变成宝贵的财富。因此，当女人犯了错误的时候，不要去想如何隐瞒错误或推卸责任，而要勇敢地承认错误并采取一切可能的措施去弥补自己的错误，将错误造成的负面影响降到最低点。其实任何事情都有它的两面性，女人应该以积极的态度去对待错误与责任，从中不断地学习和成长。

而且，每个人都有自己的自尊心和荣誉感，如果在职场中遇到矛盾时，女性朋友们肯主动承认自己的错误，这不仅可以满足对方强烈的自尊心，而且也会使你成为受他人欢迎的人。

但要记住一点，认错时一定要出于至诚，不要虚情假意。至诚不等于奴颜婢膝，也不必低三下四，而是要堂堂正正，因为承认错误是希望纠正错误，这本身是值得尊敬的事情。假如你没有错，就不要为了息事宁人而认错。

此外，女人光承认错误是不够的，还得提出具体的解决方法，这样不但能体现出你认错的诚意，同时也展现了你处理问题、修正错误的能力，更能获取上司、同事的信任，对你的事业大有帮助。

拒绝抱怨，遇事先检讨自己

工作中，有很多女性经常怨天尤人，可就是不在自身上面找原因。比方说，自己创不出业绩，就抱怨老板给的薪水少，没动力；没坐上自己想要的位子，就抱怨老板不重视自己。可实际上，一个人失败的原因是多方面的，这些人只想着从别人身上找原因，唯独不从自己身上找原因。结果时间一长，她们的抱怨越来越多，业绩却越来越少，业绩少，老板更不重视他们。于是，她们只能活在"抱怨多—业绩少—老板不重视"的恶性循环里，并最终成为地地道道的职场"怨妇"。

那么，女性朋友们该如何走出这个恶性循环呢？最关键的是，当老板不重视你的时候，你不要一味地想着抱怨老板，而是多去反省一下自我。只有从多方面入手寻找失败的原因，并有针对性地进行自省，才能起到纠错的作用。

女性朋友们，要想在工作中取得成功，就必须适时清理一下内心的"乌云"，经常自查自省，把负面的因素扔进"垃圾桶"。事实上，很多女性在面对工作中的不快时，只会一味地抱怨老板，却不会反省自己，改变自己。她们拒绝面对自己，更不会思考自己的能力是否达到了升职的要求，自己的工作态度是否最好等，根本做不到自我反省。

其实，平心静气地正视自己，客观地反省自己，既是一个人修性养德必备的基本功之一，也是一个人从"业绩不够好"走向"业绩很出色"的捷径。

所以，在工作中，当你没有得到老板的重视时，明智的做法不是一味抱怨老板不是好的伯乐，而是先认真反思一下自己是不是千里马。如果自己是千里马，那么你就要勇敢亮出自己，让老板发现你、重视你；如果你根本不是千里马，那么你就应该积极学习，不断提高自己的业务能力，最终用新形象征服你的老板。

找到家庭和事业的平衡点

在我国，对于女性来说，家庭的地位太重要了。如果事业和家庭两个都摆在女性面前，毫无疑问，大多数的女性都会选择家庭，而且是不假思索。爱家是女性的美德，但什么事情都是过犹不及。家庭对女性来说固然重要，但太过重视的话就会失去平衡，让家成为女性的枷锁。

想想看，为什么很多结婚后的女性朋友会成为"黄脸婆"？这是因为她们的生活中心完全转移到了家庭，整天算计米价菜价，围着老公孩子转，有人戏称这种女人为"三围女人"：围着锅台转，围着老公转，围着孩子转。这样的生活日复一日，即使再优雅的女人都会被抹去魅力，变得庸碌而苍老。

此外，职业女性也常常要面对家庭和事业两种选择，鱼和熊掌能否兼得，女性是否可以在事业和家庭中找到平衡点，这个问题确实困惑了不少的女性，使得很多优秀的女性，有的是为了家庭放弃了事业，有些因为事业而遭遇家庭解体。

难道说女人不能同时拥有家庭和事业吗？当然不是，只有女性能够找到这两者之间的平衡点，就能游刃有余地扮演这两种角色。具体来说，可以从以下两个方面考虑：

（1）要始终带一份爱心，工作再忙，都必须给家留一个位置，要给丈夫足够的关爱，要给孩子足够的母爱。跟家人长期保持良好的沟通。

（2）对事业要带着一份责任、带着一份感情，努力学习，不断地进取，做一个学习型的工作者，练好内功。

总而言之，女性朋友们应该认识到自己的天职不是守着家相夫教子，也应该有自己的事业追求，拥有自己的事业。只要分配合理、处理得当，女人一定可以在家庭和事业两方面有所收获。

第四节

心境决定你的美丽——女性社交心理护养

不要让自卑干扰了你的社交心情

生活中很多女性朋友都有自卑心理,尤其是当面临社交活动的时候,她们总是受着自卑的折磨,并最终因自卑而导致社交的失败。

个体心理学的创始人阿德勒认为,人在生活中时刻都可能产生自卑感,比如先天的、生理上的缺陷,在家庭中的地位,进入社会后人与人之间的利害冲突等,都可能让人产生一种比别人差的情绪。他们可能因为拿自己和周围的人进行比较而感到气馁,他们甚至还会因为同伴的怜悯、揶揄或冷漠,而加深其自卑感。自卑感主要来源于心理上的消极自我暗示。

女性在社交过程中的自卑心理往往来自三方面:一是生理上的某些不足引起消极的自我暗示导致自卑,比如由于先天或后天的原因,有些女性常因个子矮、过胖、五官不正、身体有残疾等抑制了自己天性的发挥,于是感到精神压力沉重,常担心自己的缺陷被人耻笑,因此离群索居,不敢主动交往或接受友谊;二是现实交往受挫、产生消极反应的结果,比如在之前的社交活动中受挫,导致较长时间的不良情绪反应,有自卑倾向的女性甚至会把失败归因于自己的无能和倒霉的命运,因而灰心丧气,以致丧失交往的勇气和信心;三是有些女性对自我能力估计过低,从而不断给自己带来消极暗示,于是在交往中过于拘谨,放不开手脚,担心自己成为笑料或被人算计。

女性朋友们如果长期被自卑感笼罩,不仅心理活动会失去平衡,生理上也会引起变化,最敏感的心血管系统将会受到损害。生理上的变化反过来又影响心理变化,加重人的自卑心理。沉重的自卑心理会使人心灰意冷,无所事事,因此女性朋友们应该找到自己产生自卑的原因,具体分析对待,并按照以下措施帮助自己努力克服。

1. 发现自己的长处,培养自信

"金无足赤,人无完人",每个人都有优缺点。要善于发现自己的长处,肯定自己的成绩,不要把别人看得十全十美,把自己看得一无是处,要辩证地看问题,认识到他人也有不足。那么,怎样做才能发现自己的长处呢?你可以尝试这样做:经常回忆那些经过努力,做成功的事情;对一些做得不好的事情,进行积极的自我暗示。另外,注意发现他人对自己好的评价。事实上,不会所有的人都对自己做较低的评价。赏识、了解、理解自己的人总是有的,关键是要自己去用心捕捉,将捕捉到的好的评价作为自我评价的系数,以增强自信心。而对于自身的一些生理缺陷而感到自卑是没有用的,倒不如充分发展和发挥自己其他的优点以弥补缺陷。

2. 要正确地与人相比

用别人的长处和自己的短处比,势必会越比越泄气,越比越觉得自己不如人。实际上,人各有所长,你不可能事事都强过别人。同样,你也不会事事不如别人。

3. 提高心理素质

要清除自卑,就必须要加强心理素质培养,锻炼自己的心理承受能力,不要因为一次失败而一蹶不振,或因自己某一方面的过失而全盘否定自己。

4. 不要对自己提出过高的要求

要防止和克服自卑感,还要注意不可对自己提出过高的要求。在选择目标时除考虑其价值和自身的愿望外,还要考虑其实现的可能性。如果追求那些不切实际的东西,只会使自己越来越自卑。

总而言之,没有天生的自卑者,自卑的人往往都遭受过人和事的打击,或是在成长的过程中没有听到过他人赞美的声音。或许这样的经历在自卑者的心中留下了过多苦闷的痕迹,然而痛苦的销蚀是可以通过多种途径来完成的,将痛苦作为激励自己前进的动力,在努力工作与学习中将痛苦化作云烟,这样一来,大家一定可以走出自卑的阴影,不再让其干扰自己的社交心情。

不管受不受欢迎,都要学会坦然面对

女人如何才能在人际交往中获得别人的认可和喜爱呢?现在有的女孩很自以为是,动不动就在别人面前标榜自己,"王婆卖瓜,自卖自夸",尤其在她们取得了一点成绩或者有着别人没有的优势后更喜欢卖弄、炫耀,似乎深恐"无人不知,无人不晓"。殊不知,你越张扬别人越不买账,你越卖弄,后果可能越不堪设想。中国有句古话叫:"显眼的花草易遭摧折。"说的是,越显眼出众的人(或事物)越容易遭到破坏。一个声名显赫的人物,越张扬越容易遭贼算计;一个人越爱自吹自擂，越容易让人看着欠扁。

鲁思是个很漂亮的姑娘，上学的时候就是校花，身边不乏追求者。毕业后来到一家化妆品公司就职，老总认为鲁思形象好，可以作为公司的形象代言，经常带着她参加一些社交活动。年轻漂亮的鲁思仿佛成了单位的活招牌，在社交场所十分受欢迎。

3年后，单位又来了个刚毕业的大学生王雪，小姑娘人长得阳光，为人也谦和。办公室的人都很喜欢她，老总也觉得她年轻，跟公司新的产品形象非常吻合，便经常带着鲁思和王雪一起参加社交活动。此时，鲁思发现自己不再是社交场所最受欢迎的了，而且渐渐的，人们开始忽略她的存在，再后来干脆对她视而不见了。鲁思感到很难过，觉得无法接受，心情越来越糟糕，在社交场合发脾气，最终老总也不再视她为形象代言人了。

案例中的鲁思由原本受欢迎到最后不受欢迎，以致被取代，遭遇值得我们同情。不过，同为女性，我们应该明白一个道理，那就是不应该自视甚高，其实没有谁可以一直高高在上，任人仰望，所以不管是受欢迎还是不受欢迎，我们都应该学会坦然面对。如果老是把自己当做珍珠，认为到哪里都应该受到别人的欢迎，那我们势必会像鲁思那样有失望的那天。

女性在社交场合，应该收敛自己的锋芒，平和待人，放低自己，抬高别人，让别人时时有备受敬重的感觉，这样不仅能免遭祸患，更能赢得别人真心的认同和尊重。而不是太把自己当回事，最终很难坦然面对被忽视的结局。

每个人都非常重视自己、喜欢谈论自己，都希望别人关注自己，关心自己。女性朋友们，如果你在和别人交往时，豁达一些，坦然一些，宠辱不惊，那么不管遭遇什么样的事情你都能很好地面对，也就不会出现社交失败的事情了。

女性的柔弱留在面上，较劲放在心里

在生活中，有很多事情会让我们为难。做事情时，别人的请求让你觉得过分；交谈时，对方的话语也可能会让你难堪……这个时候，我们的第一反应可能就是反击，因为想要给别人同样的尴尬和难堪，让他们明白：你让我不高兴，所以不管你是无意还是有意，都必须为了自己刚刚做过的事情付出同样或者加倍的代价。

女性朋友们，如果你也是这么想的，那么只会造成针锋相对的局面，并且很难让社交活动继续下去。你会因此得罪对方，也会让其他人对你产生不好的印象，从而导致更严重的后果。其实，在社交活动中，有时候没必要太较真。给别人一个台阶，让他清楚自己做错了，不要再继续下去了，就可以了。不过，如果明知对方是恶意的，那么该怎么做才能使场面不会太难堪，自己也不会太憋屈呢？方法很简单，那就是把你的柔弱留在面上，让大家认识到你才是受害者，即便有所反击也是被逼无奈。下面就给女性介绍几种表现柔弱的技巧：

1. 保持微笑

不管对方是暴跳如雷，还是恶言相向也好，你都可以不变应万变，始终沉着微笑。于是周围的人便因你的宽容而珍惜你，对方也会被你的镇定压住，周围的人会帮助你谴责对方，让对方愧疚到骨子里去。

2. 利用女人的娇羞

女人的娇羞，绝对是令男人怜惜到心底的法宝。可惜在现代女性身上，处处可见的都是强悍、坚毅，和见到陌生人后的处变不惊。女性朋友在社交活动中，适当表现出女性的娇羞特质，会给人"我见犹怜"的感觉，别人自然也不好对你做得太过分。

3. 善用眼泪

默默流泪要比号啕大哭更具打动人心的效果。如果对方凶神恶煞，怎么都不肯大事化小小事化了，你就可以适当运用自己的眼泪。不过，虽然女人的哭是利器，但若太过做作，或者把招数用老，效果也可能适得其反。这一点女性朋友们在运用的时候，一定要慎重把握尺度。

当然，除了上述的柔弱招数以外，女性朋友们也不能忘了反击。当然，不是逞一时之快，而是指要在心里较劲，比如：别人瞧不起你，你就得暗自努力，让对方看看你的成绩；别人嘲笑你，你也要发愤图强，让所有人知道你是不可小觑的。

总而言之，女性在社交活动中一定要活用自身的柔弱优势，并且要努力进取，让大家知道你的坚韧和顽强。

多与人接触，让别人熟悉你、喜欢你

在与人交往的时候，要想得到别人的喜欢，就得让别人熟悉你。交往的次数越多，心理上的距离就越近，就越容易产生共同的经验，建立友谊，并形成良好的人际关系。

有心理学家曾经做过这样一个实验：

在一所中学选取了一个班的学生作为实验对象。他每天在黑板上不起眼的角落里写下一些奇怪的单词。这个班的学生每天到校时，都会瞥见那些写在黑板角落里奇怪的英文单词。这些单词显然不是即将要学的课文中的一部分，但它们已作为班级背景的不显眼的一部分被接受了。

班上的很多学生都没发现这些单词在以一种特殊的方式改变着———一些单词只出现过1次，而一些却出现了25次之多。学期结束时，这个班上的学生接到了一份问卷，要求对一个单词表的满意度进行评估，列在表中的是这学期曾出现在黑板上的所有单词。

问卷回收后，心理学家经过统计发现：那些出现频率较高的单词所获得的满意度也较高，相反那些只出现过一次的单词仅获得了极低的满意度。

心理学家有关单词的这个研究证明：某个刺激的重复呈现会增加这个刺激的评估正向性。与"熟悉产生厌恶"的传统观念相反，这个实验说明某个事物呈现次数越多，人们越可能喜欢它，这就是"曝光效应"。

在人际交往中，曝光效应也同样适用。这就是说，随着交往次数的增加，人与人之间越容易形成重要的关系。一般来说，交往的频率越高，刺激对方的机会越多，"重复呈现"的次数越多，就越容易形成密切的关系。两个人从不相识到相识再到关系密切，交往的频率往往是一个重要的条件。没有一定的交往，如果像俗话所说的"鸡犬之声相闻，老死不相往来"那样，情感、友谊就无法建立。研究发现，当所有其他因素相等时，一个人在另一个人面前出现的次数越多，对那个人的吸引力就越大。

因而，女性朋友们，在与人交往的时候，要想得到别人的喜欢，就得让别人熟悉你，有意识地增加与他人的交往次数。

在社交场合尽量展现你的笑容

很多人都会选择和每天面露微笑的人交往。要问原因，人们大多会这样回答，看上去舒服啊！但是蒋小姐似乎并不明白这其中的道理，以至于在跟人打交道的时候受了冷遇，原本可以谈成的合作也泡了汤。

蒋小姐是一家商贸公司的经理，很有生意头脑。但是，最近一段时间她总是接不到出口订单，货物在仓库里堆积如山，工人们又要求涨工资，这让蒋小姐很是烦恼，她整天都在为资金的事而犯愁。就在蒋小姐为公司的事忙得焦头烂额之际，又因为个人的婚姻问题与父母闹了矛盾。面对整天愁眉苦脸的蒋小姐，好友决定帮她一把。

好友邀请蒋小姐参加了一次在上海举办的商务酒会，他告诉蒋小姐，将有很多投资人参加这个酒会，是个非常好的融资机会。但是在宴会上，蒋小姐总是板着一张脸，别人邀请她跳舞，她也是一副冷冰冰的拒绝姿态。好友给她介绍了一个来自香港的投资人，这个投资人原本不想和蒋小姐说话，但碍于好友的面子，还是勉强和她谈了几句，但关于投资的事只字不提。结果，在这个商务酒会上，蒋小姐一份投资都没有拿到。

蒋小姐因为一脸"苦大仇深"，而让别人退避三舍，不想与她接近，她也因此失去了与人深入交谈、获得投资的机会。可见一张微笑的脸对于人与人的亲近是多么的重要。

众所周知，微笑能让人情绪放松，能让人感到愉悦，能让人获得信任，也能让人感到被尊重、被关心。当人们面对一个面带微笑的人时，防备心理会降低，希望结交对方的愿望会随之增强，这种欲望会随着交往的深入一直持续下去。这其实就是"亲和效应"在人们内心所起的作用。亲和效应是人们的一种心理定式。心理定式指的是对某一特定活动的准备状态，它可以使我们在从事某些活动时能够相当熟练，节省很多时间和精力。所以，女性朋友们在社交的过程中一定不要忘了展现自己富有亲和力的微笑。

此外，"微笑"这一表情也传达了某种积极交往的信号，对方会通过你的微笑感受到你的社交需求，为呼应这种需求，对方也会相应地在脸上表现出积极的交往信号，与你产生共鸣，从而为彼此的交往打下坚实的基础。这种互动也有利于消除彼此间的紧张感和防备性。如此一来，彼此间的社交活动便变得更加容易了。

总之，在人际交往过程中，你给予对方什么，对方也会给予你什么。倘若你想让对方感受你的温暖，在人际交往中营造和谐的气息，就请不要吝啬你的微笑！

不自信的表现，给人"极差"的印象

习得性无助有一个重要的表现就是不自信。一个人如果不够自信，在与他人打交道的时候，就会扭扭捏捏，这样会给人留下"极差"的印象。没有一个人想成为不自信的人，因此在生活中，我们就要有意识地建立自己的自信。

卡耐基说："自信才能成功。"自信，是我们需要的第一缕阳光，它是人生不竭的动力，能够帮我们战胜自卑。你相信自己会成为什么样的人，并且去做了，你自然就会成为你所希望的那种人。

世界上没有两片完全相同的树叶，人也是这样，每个人都是上帝的宠儿，都是独一无二的，所以我们应该相信自己。

我们每个人在世界上都是不可替代的，这个社会离不开每个人，所以我们应该自信，只有自信才能自强，只有自强才能演好自己的角色，不管是主角还是配角。

自信的人，不会自卑，不会贬低自己，也不会把自己交给别人去评判；自信的人，不会逃避现实，不会做生活的弱者。他们会主动出击，迎接挑战，演绎精彩人生；自省的人，不会跟自己过不去，只会鼓励自己。他们会既承担责任，又缓解压力，他们会在生活的道路上游刃有余，笑看输赢得失。

自信是一种心理状态，可以通过自我暗示培养起来。积极的自我暗示，意味着自我激发，它是一种内在的火种，一种流动快捷的自我肯定；它可以使我们的心灵欢畅，建立自信，走向成功。

自我暗示的方法很多，每个人遇到的压力不同，自我暗示的方法也不会相同，可以从以下这些方面来树立自信，萌生一股新生的力量：

第一，在心中描绘一幅希望自己达成的成功蓝图，然后不断地强化这种印象，使它不致随着岁月流逝而消退模糊。此外，相当重要的一点是，切莫设想失败，亦不怀疑此蓝图实现的可能性。因为怀疑将会对行动构成危险性的障碍。

第二，当你心中出现怀疑本身力量的消极想法时，要驱逐这种想法，必须设法发掘积极的想法，并将它具体说出来。

第三，为避免在你的成功过程中构筑障碍物，所以可能形成障碍的事物最好不予理会，最好忽略它的存在。至于难以忽视的障碍，就下番工夫好好研究，寻求适当的处理良策，以避免其继续存在。不过，最好彻底看清困难的实际情况，切勿夸张，使其看来显得更加困难。

第四，不要受到他人的威信影响而试图仿效他人，须知唯有自己方能真正拥有自己，任何人都不可能成为另一个自己。

第五，寻找对你了如指掌且能有效提供忠告的朋友。因为你必须了解自卑或不安的所在。虽然这问题往往在少年时期便已发生，但了解它的来源将使你对自己有所认知，并帮助你获得援助。

第六，正确评估自己的实力，然后多加一成，作为本身能力的弹性范围。固然，切忌形成本位主义是有其必要的，但是适度地提高自信心也是相当重要的事。

自信是一个人心理的建筑工程师。自信一旦与思考结合，就能激发潜意识来激励人们表现出无限的智慧和力量，使每个人的欲望转化为物质、金钱、事业等方面的有形价值。

所以，遇事要用正确的思维方式，不要完全信你听到的、看到的一切，也不要因为他人的批评、鄙视而轻视自己，摒除自卑感产生的压力，找回坚定的自信。唯有如此，你的生命中才能处处充满灿烂的阳光。

别把别人当成标准，否则会失去自我

现实生活中，很多人之所以社交失败，主要是因为他们对自身的优点视而不见，反而拼命地去羡慕别人，模仿别人，而往往失去了自我。每个人都有自己的生活方式与态度，都有自己的评价标准，女人可以参照别人的方式、方法、态度来确定自己采取的行动，但千万不能总拿别人当镜子。

胡皮·戈德堡成长于环境复杂的纽约市切尔西劳工区。当时正是"嬉皮士"时代，她经常身穿大喇叭裤，头顶阿福柔犬蓬蓬头，脸上涂满五颜六色的彩妆。为此，她常遭到住家附近人们的批评和议论。

一天晚上，胡皮·戈德堡跟友人约好一起去看电影。时间到了，她依然身穿扯烂的吊带裤，一件绑染衬衫，还有那一头阿福柔犬蓬蓬头。当她出现在她朋友面前时，朋友看了她一眼，然后说："你应该换一套衣服。"

"为什么？"她很困惑。

"你扮成这个样子，我才不要跟你出门。"

她怔住了："要换你换。"

于是朋友转身就走了。

当她跟朋友说话时，她的母亲正好站在一旁。朋友走后，母亲走向她，对她说："你可以去换一套衣服，然后变得跟其他人一样。但你如果不想这么做，而且坚强到可以承受外界嘲笑，那就坚持你的想法。不过，你必须知道，你会因此引来批评，你的情况会很糟糕，因为与大众不同本来就不容易。"

胡皮·戈德堡受到极大震撼，她忽然明白，当自己探索一条可以说是"另类"的存在方式时，没有人会给予鼓励和支持，哪怕只是一种理解。当她的朋友说"你得去换一套衣服"时，她的确陷入两难抉择：倘若今天为了朋友换衣服，日后还得为多少人换多少次衣服？她明白母亲已经看出她的决心，看出了女儿在向这类强大的同化压力说"不"，看出了女儿不愿为别人改变自己。

人们总喜欢评判一个人的外形，却不重视其内在。要想成为一个独立的个体，就要坚强到能承受这些批评。胡皮·戈德堡的母亲的确是位伟大的母亲，她懂得告诉她的孩子一个处世的根本道理——拒绝改变并没有错，但是拒绝与大众一致也是一条漫长的路。

胡皮·戈德堡这一生始终都未摆脱"与众一致"的议题。她主演的《修女也疯狂》是一部经典影片,而其扮演的修女就是一个很另类的形象。当她成名后,也总听到人们说:"她在这些场合为什么不穿高跟鞋,反而要穿红黄相间的快跑运动鞋?她为什么不穿洋装?她为什么跟我们不一样?"可是到头来,人们最终还是接受了她的影响,学着她的样子绑黑人细辫子头,因为她是那么与众不同,那么魅力四射。

女性朋友们,不要再去打听你的偶像在社交活动中穿了什么衣服,也不要再去注意别人对你如何评价,坚持做你自己,坚持自己的风格和特色,永远以自己的意志为转移。不要想着令所有人都满意,只有保存真实的自我,而不是随他人意愿的芭比娃娃。其实,社交活动中也无所谓标杆,没有谁能作为你社交标准的资格,只要你展现出真我风采,自然能够得到社交的成功。

打开束缚女性心灵的桎梏——社交恐惧症

曾几何时,社交恐惧开始威胁女性的生活,让她们因此而缺少自信,更让她们因此而缺少魅力,于是当每一次可能成功的机会来敲门,却只能眼睁睁地看着它溜走。最后只能后悔、懊恼、内疚,可是当下一个机会不期而遇地来到面前,她们又开始犹豫、胆怯、手颤、心慌,久而久之,自信心在一次次地徘徊犹豫中丧失。

生活中,女性朋友们难免要和各种各样的人打交道,社交是展示风采的重要方面,可能会因为一次成功的谈判,你便会升职;可能会因为一次晚宴,你会邂逅梦中的白马王子……但是,社交恐惧症让你一次次退却,最终只能与遗憾相伴。

社交恐惧症是排名第三的心理疾病,这或许是因为现代人面临的生存压力越来越大,特别是网络时代的来临,把人们带进了新的社交领域。长期沉溺于网络上的虚拟世界,使得我们同真实社会的交流越来越少,而社交中的交流技巧对我们来说,则是越来越不为我们所掌握。

中国人,尤其是女性多数内敛、羞涩、含蓄,很少轻易表达自己的感情或者想法,再加上个性上的弱点,在很大程度上使得她们患社交恐惧症的概率增大。而患有社交恐惧症的女性,不得不放弃生活中许多很有意义的事情,小到一次上街购物,甚至是带孩子到公园,大到一次事关职位变迁的会议谈判……她们都不得不错过。许多人轻而易举就能够办到的事,她们却觉得望而生畏,就像是一个穷人看着橱窗里的珠宝,但是可望而不可即。社交恐惧,成为束缚她们心灵的桎梏。

到底该怎么做,女性朋友们才能走出社交恐惧症的阴影呢?心理学家认为,有社交恐惧症倾向的女性可以从以下几个方面来具体纠正:

(1)爱自己,接纳自己,不再对自己挑剔、批判、责难,不再苛求自己。

(2)把社交过程中的人视为可亲近的人,以便获取一种安全感,有了这种安全感,恐惧自然会减少。

（3）尝试去喜欢别人，对别人友好，这样也便于收获别人的友好。
（4）适当沉默，但不是完全不开口，只要不让自己的舌头超越思想就行。

用热情驾驭社交，女性可以更成功

　　一个女人，如果缺少生活的热情，将会错过人生的许多精彩。因为一个对生活充满热情的女人最懂得生活的情趣，而且感情丰富细腻，通常体贴入微，纯真大胆，喜欢迎接挑战，尽情探索人生。热情的女人给人的感觉如沐春风，与其相处人们感觉很轻松，并且受其感染，整个社交氛围也会充满阳光。

　　热情，不仅仅是指对别人的一种态度，从更高的层次来讲，它指得是一种人生的力量。泰戈尔曾经说过："热情，是鼓满船帆的风。风，有时会把船帆折断，但没有风，船就不能航行。"所以，要想划好生活这条船，就要懂得享受热情的海风，点燃热情的心灯。不要整天用一副冷漠的表情来看待这个世界，这样你会错过人生许多亮丽的风景。

　　用热情来驾驭社交，并不是说要你从早到晚笑个不停，也不是要你对身边所有的事情都感到满意。那不是热情，那只是一种盲目的乐观，相反生活中所需要的热情更多的是一种追求和思考，它告诉我们："生活是美好的，前途是光明的，只要拥有热情，你早晚会拥有成功。"因为你拥有热情时，往往能够从另一个角度看问题，从而发现每一个人和每一件事的闪光之处。所以，女性朋友们需要按照心理专家提供的办法来帮助自己成为一个充满热情的社交达人：

　　（1）给自己确立一个目标，以此点燃心中的热情之火。

　　社交活动中有成功，也有失败，面对风云变幻，只要你心中的意念不变，只要你不畏挫折，保持热情，成功终究会到来。

　　（2）要树立自己的责任感

　　作为社交群里的一员，你有责任调动人们的情绪，维持社交的愉快氛围，这本身就是一种付出，一种追求，但也会有所收获。

　　（3）要爱自己。热情也不是要你热脸去贴别人的冷屁股，对别人保持友善和热情，但不要让自己显得卑微。

　　总之，热情地对待他人，热情地对待自己，你的社交活动也将开始变得轻松，你也会越来越快乐和自信。

第五节

在爱中保持你的感性和理性
——女性婚恋与性心理护养

不用挣扎，在爱情和现实之间取得一个平衡点

一天柏拉图向老师请教什么是爱情，苏格拉底就叫柏拉图去麦田里捡一棵最大、最好的麦穗回来，只能捡一棵，而且要不回头地走。结果柏拉图两手空空就回来了，苏格拉底问他为什么。柏拉图解释说，自己在麦田看到很多又大又好的麦穗，而他以为后面还会遇到更大更好的麦穗，所以直到走出麦田也没捡一棵麦穗。苏格拉底于是告诉柏拉图这就是爱情。

柏拉图有一天又问老师苏格拉底什么是婚姻？苏格拉底叫他到杉树林走一次，要不回头地走，在途中要取一棵最好、最适合用来当圣诞树用的树，但只可以取一次。柏拉图有了上回的教训，充满信心地出去了。半天之后，他一身疲惫地拖了一棵看起来直挺、翠绿，却有点稀疏的杉树回来，苏格拉底问他："这就是最好的树吗？"

柏拉图回答老师："因为只可以取一棵，好不容易看见一棵看似不错的，又发现时间、体力已经快不够用了，也不管是不是最好的，所以就拿回来了。"

这时，苏格拉底告诉他："那就是婚姻。"

这则故事就是心理学上的"苏格拉底的麦穗原理"，从中女人可以明白，对于婚姻来说，最合适的就是最好的。在女人面对选择时，决策的核心并不在于结

果的最优化，而是决策过程的最优化所得出来的合理结果。也就是说，在面对爱情和现实的时候，女人要做的不是挣扎着二者哪个才是正确的选择，而只要跟随自己的内心，取中间的平衡点——选择让自己满意，感到幸福的那一方即可。

天下女人都爱鞋，发自内心的，却各有所好，或喜华丽的，或喜名贵的，或喜普通的，或喜舒适的……至于穿上的感觉如何，就只有自己的脚知道了。有的鞋看上去华丽名贵，穿上脚却不舒服，穿的时间一长，甚至会伤到脚；有的鞋看上去虽然粗俗普通，但它却舒服耐用，适合长路远行。别人看到的是鞋，自己感受到的是脚。当你穿上一双舒服合脚的鞋时，将能轻松上路、健步如飞；当你穿上一双不合脚的鞋时，将会负重而行、步伐蹒跚。婚姻中也是同样的道理。婚姻就是女人一生当中最重要的一双鞋之一，不仅要合脚舒适，更要经得起人生的磨损。

不同时代的女人有不同的婚恋观念。20 世纪 70 年代的女人爱贫农，找丈夫先查祖宗三代有没有历史问题，讲究的是屋无一间、地无一亩的贫下中农。20 世纪 80 年代的女人找的则是天之骄子的大学生，学历越高越值钱。现在的女人们最现实，有房有车是基本条件。所以说，鞋子不合脚可以不穿，衣服过时了可以丢掉，而丈夫怎么办？女人们提到这个问题就全都不知所措了。

有人说脚正不怕鞋歪，再歪的鞋子看穿在什么人的脚上。虽然说这是个真理，可是去适应这样的一双鞋子，脚需要磨出多少血泡，穿的人又需要忍受多少痛苦，到了最后百忍成金，而这双鞋子却已破得不成样子，就如婚姻已经残缺，再想弥补，也是不能，最终只得抛弃这双鞋子，再买新的。

结婚是因为相爱，也是因为适合，所以才相依相守。在我们的生活中，有些婚姻价值连城，男人女人的物质条件都好，结为秦晋之好互惠互利，或者女人攀上高枝，做了娇妻，外表看起来炫目至极，可也有难言的苦楚。有些婚姻存在的基础是纯粹的爱情，这种爱情在这世间几近绝迹，因此弥足珍贵。虽然他人眼里，步履维艰，贫贱夫妻，百事皆哀，可也未必就是真实的情景，如人饮水，冷暖自知。外人无法揣测。

婚姻不是给别人看的，而是自己一生一世的幸福，只有适合自己的才是最好的。所以，女性朋友们一定要在爱情和现实中找到一个平衡点。不妨问问自己，到底想要什么，如此才能获得真正的幸福。

沉迷爱情时，要适时地让自己冷静一下

女人渴望爱情，追逐爱情，也最容易在爱情中沉迷。女人渴望能够爱他多一点，尽情地打扮着自己，留他喜欢的发型，做他喜欢吃的菜，按照他喜欢的样子打扮自己，以为这样就是爱他的表现。这恰恰不是爱，爱情是爱和爱的表达，别总想着"他怎么说、他怎么想"，如果你只有爱，却不会表达爱，那么如果分手，你也要负一半的责任。不是他放弃你，而是你自己首先放弃了自己。

24 小时的爱绝不会保险保质，只会让女人变的廉价，让爱情变的平庸。不要

等到男人掉头、爱情消减的时候才发现：沉迷爱情时，人是需要冷静的！所以，女人，无论你有多爱他，都要记住：要冷静地对待自己的爱情，在得到的时候，不要过分沉迷，丢了自己；在失去的时候，也不要过分沉迷，陷入悲伤不能自拔。永远不要对爱情付出十分的精力，留给自己三分爱情以外的空间，有时候会比爱情更多彩。

小敏喜欢上了一个男孩，处处听他的。男孩说一，小敏绝不会说二，男孩说往东，小敏绝不会往西。甚至有一次，男孩得意地和朋友打赌，说他要是说墨水是白的，小敏绝不敢说是黑的，结果自然是男孩胜了。小敏以为，对男孩百般的迁就退让，能换来男孩对她全心全意地爱。

然而，事与愿违，小敏的迁就依赖，早已让男孩厌烦不已。不久，男孩就交上了另一个女朋友，小敏委屈地去质问男孩原因，男孩反而嚣张地说："我喜欢的，你就应该喜欢啊，所以你应该和我同样喜欢我现在的女朋友。"

此时，受尽伤害的小敏才明白，她的依顺从来没有赢得男孩的尊重，更没有赢得男孩对她的半点真爱，她丧失自我的后果，只是任男孩白白享用她的付出，最后再将她的真心百般践踏，一脚踢开。

电视剧《好想好想谈恋爱》中讲到这样一段情节：

黎明朗为了讨自己男友的欢心，一向打扮职业的她每天换一个造型，穿上哈韩的衣服，脚上穿上轮滑鞋……这样的形象让每一个观众看到了都觉得很滑稽。虽然黎明朗在一时之内赢得了男友的欢心，但是自己每天总会为明天该打扮成什么样的造型担心，这样的爱情注定会不欢而散，因为这样的人喜欢的不是你，而是你的打扮。同样是这部电视剧中的陶春，她的男朋友喜欢瘦骨伶仃的她，她就拼命地减肥。每天饿得发晕而不吃饭，她的体重受到男朋友严重的监视，多一斤都不行……这样的情形就像黎明朗说的那样，这个男人在陶春和瘦之间选择了瘦，他喜欢的不是陶春，而是瘦。

这样的事例虽然有些夸张，但是只是将现实生活的情节放大了，女性朋友常常会和电视剧中的她们一样在恋爱中沉迷以至于迷失自己，一切只是为了讨好他而为，真正的爱情不是建立在讨好的基础上，而是发自内心的喜欢，建立在彼此尊重，彼此平等的基础之上，而不是一味地去迎合对方，将自己的生活弄得"黑白颠倒"。相爱是应该互相迁就、互相体谅，但绝不是无条件的顺从。所以女人在爱情中一定不能迷失自己，而要学会在适当的时候冷静一下，问问自己：我是不是过于沉迷爱情了？

保持女性的独立性，永远要保留自己的隐私

隐私是指一个人不愿意向他人公开的隐秘经历。所谓隐私权是指，只要这种经历不包含损害他人的情节，任何与此经历无关的人包括政府都无权过问，更无权强行公开。尊重隐私权意味着把一个人当做独立的人格予以尊重，在夫妻之间同样应该有这样一种文明意识和教养。

当然，夫妻间的情况要微妙得多，因为夫妻间最敏感的隐私往往涉及一方与其他异性的关系，而这种关系是否构成对另一方的损害，从而赋予了另一方以过问的权利，不是很容易判断的。有一些情形可以明确地归入应受尊重的隐私范围，例如婚前的性爱经历和婚后异性间的友谊。这些情形对于现有的婚姻不发生直接的影响，因此原则上应当看做当事人的私事。并不是说你一定不能让丈夫知道，但是你必须确定你的爱人他真的可以做到不介意。

生活中，有些女性认为，相爱的夫妻间必须绝对忠诚，对各自的行为乃至思想不得有丝毫隐瞒，否则便是亵渎了纯洁的爱和神圣的婚姻。其实这种想法是极不成熟的表现。一个有足够阅历的女人知道，只有保持自身的独立性，适当保留自己的情感隐私，才能和丈夫白头偕老，共度人生。

张琪在上海某大学读书时与同班同学李亦辰产生了爱情。毕业后，因地理原因，李亦辰割断了他们的爱情线，张琪曾因此大病了一场。

两年后，张琪经亲友介绍，认识了后来的丈夫，两人匆匆举行了婚礼。于是，这段过去的恋情成了张琪心里的"情感隐私"。

新婚第二天，当丈夫陪同自己回娘家时，张琪无意中从母亲的房间看到了婚前李亦辰写给自己的信。信中李亦辰这样写道："最近，我认识了一个女孩子，相处后发现根本没办法爱上她。现在醒悟到地理因素对于爱情来说是多么微不足道。两年来，我一直思念着你，我发现，你在我心中的地位，是谁也不能取代的。这几天我要出差到你所在的城市，可能会直接去找你，希望我们能见一面……"顿时，张琪的眼睛模糊了……

怎么办呢？去见他吗？可是，丈夫怎么办？张琪想，有些事情总是要说清楚的。第二天，张琪拨通了李亦辰留在信中的电话号码，约李亦辰见面。两人见面后，张琪告诉李亦辰自己结婚的消息，并且表达了自己的立场：过去的已经过去了，我们还是各自把握好彼此的未来吧！

回到家中，张琪心里很纠结：要不要告诉丈夫呢？丈夫会不会生气呢……

如果你是张琪，你会告诉丈夫这件事吗？其实，既然只是见了一面，为过去画下句号，那么何必告诉丈夫而节外生枝呢？女性朋友们，即便结婚了，我们也应该保持自己的独立性，不是什么事情都需要跟丈夫报备的。彼此为对方保留一点私人空间，可以避免夫妻感情出现不必要的矛盾。而且，每个人都有自己的隐私，不要以为他和你同床共枕，就必须把所有的事情都跟他交代得一清二楚，否则难保有些事情是他接受不了，并且会耿耿于怀的。当然，你也不要一味地探究丈夫的内心秘密，否则只会让他反感并远离你。

总而言之，爱侣之间应该有基本的诚实和相当的透明度，但万事都有个限度，苛求绝对诚实反而会酿成不信任的氛围，甚至逼出欺骗和伪善。一种健全的爱情关系的前提是互相尊重，包括尊重彼此的隐私。

不要企图用美丽的脸拴住丈夫的心

说到魅力,女人更多地会联想到自己的外表。于是,有些女人就长吁短叹起来,因为她们深知自己相貌平平,心底里早已有了一些自卑。其实,这是一种误解。女人真正的魅力,永远不在于你的脸有多美。

小王和小兰是大学同学,两人都出类拔萃,自然而然发生了恋情。毕业后,两人成家,小王继续攻读研究生,而小兰则一边工作,一边很自然地挑起了家庭重担,照顾孩子。

渐渐的,小王在学术界崭露头角。他终日为准备学位论文和参加答辩忙碌,而对小兰的辛勤照顾却越来越受之泰然,甚至没注意到她因做饭洗衣而皲裂的手。有时,小兰看他苦苦思索一个问题却找不到答案,便关心地询问他,希望像从前一样帮助他探讨。他发现很难跟她说清楚这些过于高深的理论问题,最终往往只好摆摆手,说:"算了!让我自己想吧!"小兰默默地走到一边,意识到与丈夫的距离越来越远。

有一天,小兰忽然宣布了一个令丈夫大吃一惊的消息:"我已报名参加研究生考试。"

"为什么?"

"不为什么,只是想再进一步。"

聪明的女人明白,女人光靠涂脂抹粉是成就不了魅力的。魅力在于内在气质的闪烁,在于人格的塑造,在于对事业的努力追求。所以,女人要有独立人格,要走自己的路,这样才能获得长久的幸福。

很多女人都甘愿做男人怀中的波斯猫,生活得无忧无虑,其实这是目光短浅的表现。懂得生活真谛的女人会明白,自己拥有一定的事业才是爱情美满、生活幸福的保障。每个结了婚的女人都想让丈夫永远迷恋自己,结果却往往事与愿违。男女结婚以后,就会产生彼此依赖的相属感。有心理学家指出,夫妻间的相属感,几乎是婚姻中的"险滩",原因在于其感情过于稳定,几乎近于麻木,于是妻子在丈夫眼中就会逐渐失去魅力。幸福的女人知道,女人婚后幸福的秘诀就在于自己独立人格的培养,进而向丈夫展示出自己独特的魅力。

小兰的选择是迫不得已的事,但对于一个不善于察觉妻子心理变化的丈夫来说,她报考研究生无疑是正确的选择。

半个世纪前,鲁迅在小说《伤逝》中,写到子君和涓生这一对情侣的爱情分崩离析时说过这样一句话:"爱情要不断更新、发展、创造!"

开拓新境界,可以战胜年老色衰,给生命带来活力。再美好的容貌也总有被看腻的一天,所以女性朋友们,千万不要靠脸去拴住男人。

不被男人宠坏,也不去宠坏男人

我国自古以来一直以女人对男人的迎合、隐忍、谦和为美德,但是这样的美德真如言情小说中描述的那样，能够换来男人的怜爱吗？真实的情况往往是女人有多迎合，结果就会有多失败。

晴晴刚结婚的时候，老公经常出差，而晴晴每次都会去接他。到家后老公总是懒洋洋地躺在沙发上看电视，等着晴晴把热乎乎的饭菜端上桌，把碗筷塞到他手上，才挑三拣四地开始吃饭，一会儿怪她没有给他做油焖大虾，一会儿抱怨她特地为他做的降火的苦瓜太难吃。

后来有一次，老公出差回来，晴晴很意外地没有出现在车站。老公很生气，打电话质问："为什么不来接我？"

"哦，你今天回来啊？可是，你并没有告诉我呀！"晴晴非常委屈。

在婚姻中，付出最多，不一定得到最多。无论男人还是女人，他们都有一个缺点，就是你越迎合他，对他越好，他就越把一切当做理所当然，而你受到的伤害也就越大。

其实，很多时候是女人自己把男人宠坏的，她们总觉得爱他就要付出一切，于是把对方当成孩子一样宠着，家里的活一律全包，好的东西总是想着先给他买。结果，他们的地位慢慢发生了变化，男人在家里变得指手画脚，而女人则变得唯唯诺诺。这种地位上的不平等，最终导致了男人对女人的厌烦。晴晴就是这样一个例子，是她自己惯坏了自己的老公。

很多实例表明，被女人打造出来的男人，外表越来越光鲜，事业越来越出色，而女人却在长期的家务劳动中，变得越来越粗俗，越来越没有品位，以至于最终让男人对自己失去了原有的兴趣，从而在外面寻找新的刺激。这也是人们喜新厌旧的本性作祟，当一个物品在他眼里觉得很旧、很不起眼的时候，他就会想办法丢弃。男女之间，也是同样的道理，当他越来越瞧不起你的时候，也就是他要寻求新的刺激的时候。

女人在付出真爱的同时，也要有意识地培养男人爱你的能力。在他需要你的时候，你要尽妻子的责任，给他一片温柔的天空，但你不能随时随地、无条件地奉献你的柔情。在疲惫的时候，你可以让他给你沏杯茶；在生病的时候，你可以让他陪你去医院；在日常家庭琐事中，你要让他逐渐培养关心你、体贴你的习惯和意识。

婚姻不是全部，自立让女性更美丽

男人不是女人的命运，家庭不是女人的全部。

海伦·凯普兰是一个工作中的美丽女人。她出生于维也纳，在塞拉库斯大学念艺术。和很多女孩一样，她接受了母亲的老观念："女人一定要嫁个金龟婿。"她21岁结婚，后来离婚。她说："我的母亲——她代表有同样想法的亿万人——认为我嫁给一位成功的男人，情况将会好得多，不过我自己事业成功则不然。"

于是，她开始拥有自己的事业，成为一名心理学家。她说："年轻时，我想做一位心理医生，但我觉得自己不够聪明，没资格进医学院。大学时，我与心理学家约会,并嫁给了其中的一位。之后我才发现:我要做一位心理医生,而不是嫁给心理学家。"她的工作涉及很多女性羞于提及的"性",她成了性爱治疗上的先驱工作者,她所著《新的性爱疗法》让大众重新了解了"性",专家也对她推崇备至。她说:"我在专业上取得了一些成就,工作得很愉快,想做一名演说家,希望有好朋友、乖孩子和一幢舒适的公寓,也希望能和世界上任何人都相处得很融洽。"

以前人们用"小鸟依人"来描述一个女性含羞带怯、温柔可人的形象,这样的女人依附在男人身旁,将男人视作自己最大的靠山。但这样缺乏独立性的姿态并没有将女性的真正魅力体现出来,而且这种依赖于他人的生活态度也让女性感觉到不安定。

日本著名电影《被嫌弃的松子的一生》中的女主角松子,天性善良,是一个把自己的希望寄托于爱情的人。她遇到了有暴力倾向的作家,虽受尽折磨但始终不愿意离开他。后来又与有妇之夫冈野相恋,结果冈野妻子发现后,立马和松子翻脸了……最后,她遭到一群地痞的殴打,死在了枯竭的河川旁。

松子是一个渴望得到爱的女人,她追寻爱的勇气和决心让人感动,但是她把自己的人生完全寄托在寻找到一个可以依靠的男人身上,这就太可悲了。她曾经当过理发师,手艺不错,完全可以凭借它拥有平静、幸福的生活,可惜她最终为了男朋友放弃了这份工作。我们痛惜松子的一生,并且希望这样的经历不要在其他女性身上重演。

现今的女性应当独立。精神上的独立是一方面,物质上的独立更不能忽视。做个职业女性,不把婚姻当做自己的全部,而把事业作为自己最华丽的背景。这样的女性才最能展现出女性的风采。众多女主播就是这样的代表,她们奔赴在新闻第一线,甚至在炮火纷飞的战场上也能看到她们的身影。她们用柔弱以外的东西征服了我们,让更多人发现了女性的美。

大多数成功女性都热爱她们的家庭,也醉心于工作。她们认为工作开拓了她们的视野,给予她们成就感,挖掘出她们的潜力,赋予她们身份、地位,使她们得以完善自身。这些充满信念的女人甚至把她们的职业看成她们的救星。从心理学角度讲,工作不但不会给家庭带来干扰,反而更能给女性自身或者家庭带来积极作用。

工作赋予了女人非同寻常的魅力。工作,让女人走出了狭小的家庭生活空间,让女人的视野变得开阔。工作让女人发现了更能凸显自己个性价值的方式,也最能让女人找到自己的尊严。对于一个自尊自爱自立自强的女人,相信每一个人都会由衷赞叹她的美丽。

初恋的美好也许只适合留在记忆中

女人大多是比较念旧的,往往更容易回忆,某天会突然想起曾经陪她走过青葱岁月的他。但男人是比较健忘的,一切过去了就过去了,不论曾经如何伤心,他都会忘掉。

黄莉回到了家乡的小镇,当她路过曾经的中学时,那些熟悉的景物让她一下子回忆起她的中学时光和她的初恋男友。单纯的初恋让她感慨良久,因为对美好往事的留恋和对昔日恋人如今状况的好奇,她找到同学录,翻出了他家的电话,然后一起吃了饭,共同回忆他们曾经的美好时光。此后,他们便经常找各种各样的理由见面,直到黄莉的丈夫有所察觉,两人因此闹翻,她才清晰地意识到自己对初恋男友已经产生了莫名的依赖。

女人往往记得伤心时男人对她说过的话:"如果愿意,随时可以拨我的电话号码。"并且对此信以为真。女人都会愧疚自己曾经伤害的那个人,但是当他们找到新情人的时候,你在他心中的地位早已经变了,所以当你愧疚地打电话给他的时候,他还在心里认为你不知趣,不明白自己的位置。

黄莉在触景生情时,没有想到后果,就跟初恋男友联系。虽然开始只是谈谈天,聊聊生活,但是这种关系始终是一种埋藏着很多不稳定因素的关系,时间一长便很容易变味。

婚姻心理研究者们曾经做过这样一份研究调查,他们发现对于丈夫不是初恋的女性来说,与初恋的分手会让女人心里伤痛一生。等到环境改变的时候,女人会幻想可不可以重来,却忘记了人生是多么残酷,一切都会随着时间的改变而改变。

不论怎么样,初恋都是过去的事情,如果女人要与初恋情人见面,更需要注意一些问题:

第一,等到双方的关系不再含糊不清的时候再见面;
第二,见面之前或者打算见他之前,先问一下自己见面是为了什么,想达到什么目的;
第三,既然决定见面,就不要再去回忆曾经的伤害;
第四,不要跟他有过于亲密的动作;
第五,不要过问他现在的感情生活;
第六,最好不要在穿着上太性感;
第七,约他的时候尽量打他的手机,不要打家里电话,避免造成不必要的误会。

总之,明智的女人不应该对初恋抱有幻想,应忘掉过去,着眼未来。

怕被丈夫抛在一边,就要学会夫唱妇随

很多女性都觉得很难融入丈夫的世界,当丈夫出去玩的时候自己不可避免被抛在了一边,时间长了还会产生一些不必要的隔阂和麻烦。怎么办呢?成为丈夫的伙伴,夫唱妇随吧,这样就算他想去玩的时候,也会想到带你一起去。

弗兰西斯·休特太太在刚结婚的那段日子里过得很不开心,因为她的丈夫仍保持单身时的习惯,休闲的时候都是和男伴们去娱乐。休特太太开始用心研究先生的爱好,并为他准备好一切她能提供的方便。

由于休特先生喜欢下国际象棋,还有相当的水准,所以休特太太就请丈夫

教她下棋，结果最后她成为与丈夫下棋水平相差不多的对手。由于休特先生喜欢与人交往和参加舞会，休特太太就努力使自己和他们的家变得非常吸引人和让人舒适，这样一来，她的丈夫就会十分自豪地把朋友带回家，而不再整天往外跑。

心理专家研究发现，与爱人共同分享一样东西，不管是一杯饮料还是一个奇思妙想，都可以使双方倍感亲密，而能分享所爱的人的兴趣爱好，能让你轻松获得甜蜜的爱情和婚姻。某著名婚姻心理学家曾经对几百对婚姻幸福者做过研究，他发现夫唱妇随是这些婚姻成功的关键因素。

夫唱妇随的要点是什么？共同的朋友圈子、兴趣爱好和人生理想这些共同的东西能够把夫妻双方亲密地结合在一起。如果妻子学会分享丈夫喜爱的一些消遣，不仅能丰富生活，也更容易做到夫唱妇随。

"在成功的婚姻生活里，"史坦梅兹在《临床心理学》杂志中写到，"能迎合对方的兴趣和爱好，可能比共同的兴趣和爱好更加重要。"

克里奥帕特拉，这位古埃及艳后，从没有学过什么心理学，却精通不少支配别人的妙招，特别是对男人。克里奥帕特拉通晓所有附庸国的方言，虽然她的祖先也很精明，但从没有人像她那样不怕麻烦地学会这些方言。当这些附庸国的使节前来朝贡的时候，克里奥帕特拉根本不需要翻译人员，她用他们的方言和他们亲切地谈话。这样她很快便赢得了他们的好感和热心支持。由于罗马帝国的领导者安东尼喜欢钓鱼，于是喜爱奢侈豪华的克里奥帕特拉就不举办大型宴会，而很耐心地陪安东尼一起去钓鱼。有一次，安东尼花了好几个钟头都没有钓到一条鱼，她就偷偷叫个奴隶潜游到水底，把一条大鱼挂在安东尼的渔钩上。有时候，克里奥帕特拉为了博取安东尼的欢心，甚至化妆成奴隶，一起跑到亚历山大城内的贫民区和低级赌场去狂欢作乐一番。无论如何，只要是安东尼喜欢做的事情，克里奥帕特拉也都乐意去做。

如果妻子学会从丈夫的休闲娱乐中得到乐趣，还需要担心被丈夫抛在一边吗？丈夫还会留下妻子单独一个人到别的地方去玩乐吗？除非他是一个无可救药的自私自利者，要不然就是你没有用心地负起自己的责任，把你们的家变成一个可供休闲、消遣的快乐天地。

女人不要试图用"初夜"抓住男人的心

婚前性行为常使女人蒙受比男人更大的损失。尽管如此，还是有不少女人在男友的甜言蜜语下，理性的防御阵地被攻破，而其最终收获的往往不是幸福，是苦果。因而，在汹涌的爱潮里，为了将来的幸福，女人要有"心计"，要自重自爱，不可一失足成千古恨。

下面一些方法也许能够帮助女人筑起坚实的心理堤坝：

1. 防止在交往中的"好奇探秘"

好奇探秘心理，多见于年轻的少女。她们似乎不明白性交、怀孕是怎么回事，不了解和男友单独在一起会发生什么情况，只不过朦胧地意识到"性"的存在。

她们认为和男友在一起会充满甜蜜感。因此，她们很少拒绝来自男友的呼唤，甚至不拒绝男友提出的性交行为，直到怀孕，流产才后悔万分。

女人要避免婚前性行为。

2. 不要轻信男人

有些心地善良、缺乏主见的女人常常轻信男人。她们认为贞操十分重要，绝不应该轻易送给别人，可是自己的男友非同一般，他对自己可好了，为自己能得到他的崇拜而受宠若惊，甚至为男友甜言蜜语所陶醉、所诱惑，坚信其爱情的专一，经不住男友软磨硬泡，轻信其性压抑的苦恼。因此，当男友提出性要求时，担心拒绝会伤了男友的心，只好成全他。

未婚女人绝不能过分轻信男人，迁就他们的无理要求。

3. 不要听信男人的结婚许诺

大部分男人在向女人提出要求之前，常以结婚相许，这对女人来说，是十分有效的心理攻势。因为两个即将结婚的男女有婚前性行为，就算一旦败露，也只不过是时间早晚而已。那样想的话，女性贞操的防线就彻底崩溃了，在现实中，男人最终兑现结婚的只有50%，这点应引起未婚女人的高度注意。

4. 不能用性行为作为了解男人的手段

有些大龄女青年，感到择偶很难，因而对结婚持慎重态度。她们愿意与自己满意的男友在婚前性交，以了解对方的性功能。

在现代科学发达的今天，大龄女青年可以用婚前体检的办法来实现这一目的，用性行为作为了解男友性功能的手段确实不可取。

5. 别以性作为对男人的回报

有些女人为男人的执着追求及柔情蜜语所打动，感激他的倾慕、爱恋之情，甚至是当他为自己或自己的亲属解决了困难或作出牺牲时，常常会于心不忍。因而，对他提出的要求感到难以拒绝，就把满足其性欲望当做答谢其深情厚谊的方式。

未婚女人切不可萌生这种心理状态。

6. 不要用性表示对男人的爱

有些女人认为男友符合自己的理想要求并对他爱之甚深，或自己的条件较男友差，在男友提出要她以实际行动来表达自己的爱时，常常献出自己的贞操来表示对男友的爱。

她们以为这样能加固双方的凝聚力，其实这种表示常常会适得其反。

未婚女人千万要有"心计"，爱的表达方式丰富多彩，性并不是最好的方式。坚守住女人最后的阵地，才能为未来的幸福打下牢固的基础。

别用钱的多少来检测爱情的纯度

婚姻是爱情在经历了风雨的洗礼与时间的考验之后修成的正果，很多人对于婚姻都有着难以用语言描绘的美丽和动人的体验。婚姻是"执子之手，与子偕老"的海誓山盟，更是"山无棱，天地合，乃敢与君绝"的动人传说。婚姻寄予了两个人对美好生活的憧憬，更寄托了所有亲朋好友的真挚祝福。

对于婚姻，每个人都有着自己的理解，在现在物质与金钱至上的年代，很多人对婚姻又有了新的认识与理解。不再是平平淡淡才是真的美，不再是一个面包分成两半来吃的感动。当婚姻不再是将彼此看做生活全部的时候，婚姻的根基就动摇了。只因为原来梦想的琴棋书画的美妙生活被柴米油盐酱醋茶所取代，这时爱情的新鲜感已经渐渐淡去，涉及柴米油盐酱醋茶的时候才知道婚姻与钱的关联，生活就是柴米油盐酱醋茶组成的，是一分一毛地积攒起来的。当金钱决定一切的时候，爱情也需要金钱做基础。

花钱的多少确实可以衡量爱的程度，但要适可而止，视男人的能力范围而言。一个千万富豪，当然可以对任何一个有感觉的女人挥金如土。那不一定是真爱，而只是有兴趣而已。如果一个只拥有一个饼的男人，却仍然愿意分半块给心爱的女人吃，那才是真爱，是天底下最珍贵的东西。但现在很少有人再去回味那半块饼的幸福。

现在的女孩总是想在结婚前就什么都拥有，其实给男人增加压力，就是给自己以后的生活埋了颗炸弹。在这个世俗的社会，钱和爱已经不可分，但是钱和爱永远是两码事，也许你会说对方为你用多少钱就说明他有多爱你，其实那种爱情已经掺杂了过多的金钱利益，纯度当然也降低了。凡是以追求金钱和外在条件为目的的女人，似乎她们的结局都不是像开始时那样完美。

爱情激情飞扬，犹如烟花般绚烂，却也如流星般转瞬即逝。婚姻平淡琐碎，柴米油盐，却也风雨连绵。但真正的婚姻就是这样，把最美好的记忆封存到自己的回忆中，用回忆的温暖去感受每天的生活。走好自己的路，不要做拜金主义者，不要被金钱所迷惑。无论何时何地，别人都是靠不住的，别人不可能养你一辈子。只有自身具备生存能力，取得经济上的独立才是最重要的。不要被利益冲昏了头脑，不要"一失身成千古恨"，自尊自重些吧。自重者人自重之。路在自己脚下，命运在自己手中。把握好自己人生的方向盘，无论何时何地，你都能够处变不惊，从容坦然地走过人生的每一个阶段。

世界上有多少财产被挥霍掉了，有多少钱被花掉了，而它的主人却并未获得纯真的爱情。纯真的爱情绝不是用钱能够买到的，真情只能用实意来换。爱情的纯度不是用钱多少来衡量的，婚姻也绝对不能用金钱来衡量的，不要在某一天，让别人说你是为了钱而嫁的。只有真正感觉到对方的好，你才会发现，爱是那么简单。

爱情不是全部，女人可以失恋但不能失志

爱情是重要的，但它不是生命的全部，人生还有事业、亲情和友情，还有许许多多重要的事情需要我们付出精力去追求，去完成。所以失恋后绝不能从此萎

靡不振，失去对事业追求的志向和信心。

你应该继续相信生命中会有属于你的领域，属于你的幸福，即使遇到暂时的失败，也不应该放弃对爱情的追求。因为失恋就无心工作，从而消沉下去，是一种懦弱的表现。而因为失去了一个挚爱的人而决定一辈子独身，也是不现实的。没有爱情的人生是不完美的，你应该相信自己还有追求爱的能力和接受爱的勇气，继续去叩响爱情的大门。

失恋不失德。不要因为失恋带来的痛苦和愤怒而去做过激的蠢事。那只是一个人幼稚浅薄的举动，是愚昧无知的表现。因为失恋就想要自杀，甚至心生报复，不但不是解除痛苦的良药，更会造成违反道德人性，触犯刑律的结局。失恋后，与对方的爱情可能逝去不返，但友谊还不能抛弃，基本的做人准则也不能抛弃。

正确的方式是进行换位思考，及时总结教训。如果是对方因为你的缺点弃你而去，你可以站在对方的角度想一想：假如我遇到这样的情人，犯了这样的过错，我能不能容忍？如果可以从自责、自恨到发誓改正缺点，以崭新的姿态去寻求新的爱情，一定会让你从失恋中得到成长。如果对方因见异思迁、喜新厌旧或其他消极情绪与你决裂，你不妨这样想一想：既然恋爱时就对我这样，结婚后更不知会是什么样了？这样一来不仅心里舒服，而且会对自己的明天更加有信心。

失恋不失信。如果两个人说好了分手，那么不要再保持暧昧的关系。尤其是当一方有了新伴侣之后，更要注意保持距离，不能藕断丝连。否则不仅不会让旧情有彻底结束和重新产生新的开始的机会，还会让新恋情也遭受到离间和破坏。

佩琪和前男友分手后，一直还心存幻想，以为总有一天对方还会记起她的好，所以经常半夜三更给前男友打电话，哭着哀求不要分手。前男友三番两次告诫佩琪，说这样会给他和他的家人带来麻烦，但是佩琪仍纠缠不止。在朋友中间，佩琪的形象慢慢变成一个了"死缠烂打"的女人。

李雯正好相反，分手后，男友总是缠着她不放。她没有回头，只是笑着对男友说："好马不吃回头草，何必单恋一枝花。"她知道，破镜即使重圆，中间也是有一条裂缝，感情是永远不可能修补圆满的。

失恋不失望。失恋后要培养乐观豁达的健康心理。振奋精神，把眼光投向未来，而不是死死盯在眼前的爱情挫折上。当然，冷静地分析一下过去失恋的原因，吸取一些教训，有助于心情的开朗。

要认识到失恋首先是一种幸运，其次才是不幸。因为正是失恋证明我们曾经真正的爱过。要知道在这个世界上，一辈子都没有真正爱过的大有人在。同这些人相比，在人生中我们已经赢得了让人羡慕的一分，尽管后来失去了。但是我们的人生已由此变得丰富，感情由此变得深沉，气质由此变得成熟。

恋爱是一次已完成的选择，失恋面对的是即将而来的选择。在以后的日子里只要有一个能与你心心相印的人，我们就可以回头对岁月说："谢谢，我庆幸那次失恋。"不要过分伤心，要相信或许那个真正能给我们幸福的人，正在不远的前方等待。

失恋不失趣。解决失恋的最好办法就是微笑，不管是对自己，对周围的人，还是对对方，都要带着乐观和坦然的情绪，这样对谁都有好处。

很多人失恋就大呼小叫，痛骂自己，感到自己是世界上最无助的人。或者在失恋后谩骂对方，说对方是没有眼睛的低能儿。这样的举动都是不明智的，要知道，失恋对双方的打击都是一样的。你痛苦，对方可能要承担双倍的痛苦，不仅要忍受自己失去爱的悲痛，还要承受眼睁睁地看你受苦，却没有办法给予安慰的沉重。一个人心伤得越深，只会越增加自己和对方的不必要的痛苦，根本不能解决什么。

总之，失恋并不是一件可怕的事情，可如果一个女人没有正确对待失恋这件事，那么她失去的就不仅仅是一段恋情。所以，正确对待失恋，就像梁静茹的歌里唱的一样："分手快乐，祝你快乐，挥别错的才能和对的相逢。"更好的那个男人，正在不远处等你呢！

第六节

扫除不良情绪，做阳光新女性——女性情绪护养

疯狂购物真的可以缓解情绪压力吗

你是不是把大部分的闲余时间用于商场购物？你是不是经常为自己买了多余而不实用的东西而懊悔不已？你是不是经常对一些商品念念不忘，非要买回来不可？你是不是经常有入不敷出的情况？你是不是常常在购物回到家中时忘记自己究竟都买了些什么？……如果答案是肯定的，那么，你已经基本可以列入疯狂购物女性行列了。

据调查显示，在极端情绪下消费的女性高达46.1%。也就是说，很多女性在情绪处于极端状态下会变成疯狂的购物者。心理学家认为，女性之所以疯狂购物，是因为想通过购物来发泄某些情绪，例如来自各方面的情绪压力，她们渴望用一些物质的东西来填补自己内心的空虚，但恢复理智以后，又会变得沮丧和后悔。接着，经济上的压力可能令她们的情绪变得变本加厉，于是恶性循环之下，她们变得不能自拔。

女性疯狂购物真的可以缓解来自方方面面的情绪压力吗？

首先，购物是女人满足自身欲望的一种方式，而情绪波动往往源于我们的某些需要不能获得满足。女人可以在心情烦躁、压力很大的时候适当放纵自己，收敛一下平时的节俭。但女人不可能因为购买了很多商品而让产生情绪压力的事情消失，终究还是必须去面对。所以，如果妄图用购物来解决问题，只能是自欺欺人。

其次，买到称心如意的商品时，女人心中会感到愉悦，此时坏情绪有可能会

慢慢消减。接着，好的情绪会不断累积，女人会渐渐感觉良好，甚至暂时忘却之前的压力和不快。

再次，买东西可以从某种程度上提高女人的优越感。因为，消费能力往往是女人经济能力和品位的另一种体现，恰当的购物行为可以帮助女人建立起良好的自我感觉。女人会在这一过程中，不断增强自信，对自己的品味和欣赏水平增添信心。

当然，生活是复杂的，问题也是多方面的，女人不可能仅通过购物这种方式就彻底解决所面对的难题，而仅能通过这种方式让情绪暂时缓解。并在此过程中，寻找解决问题的方式，最终消除压力，获得愉悦感。

不过，要想借助购物来缓解情绪，女人还需要注意一点，那就是分清楚自己是在理智购物，还是在疯狂购物。聪明的女人不仅可以通过购物让自己心情放松，还可以淘到自己真正需要和适合的东西，而疯狂的女人则可能只是通过挥洒钞票让情绪获得暂时的释放，但是却没有实质的收获。现实生活中，女性朋友们还是应该以扎实的经济基础为本，不管自己的情绪压力多大，也别指望通过金钱来购买真正的开心和放松，那样的快乐是不会持久的。女人必须学会自己缓解情绪，在适当发泄之后，停下来想一想如何才能更好地从根本上解决问题。总而言之，女性购物一定要有度，千万不能任意挥霍和放纵，让自己变成幸福的蛀虫。

适当地任性不讲理会让你很可爱

有人说，任性是女人的特权，是女人独有的表达情绪的方法，因为女人可以撒娇、霸道，可以刁蛮的温柔，可以提不合理的要求，可以喜怒无常，也可以变化多端。多年前的一部韩剧——《我的野蛮女友》风靡全球，全智贤饰演的女主角野蛮、任性、不讲理，但是非常真实和可爱。当然，我们并不是让所有的女孩子都凶巴巴地对待男友，这样的话，没几个正常男人能受得了。恰到好处的撒娇和任性，会让你在男人的眼里显得更可爱、更迷人。

人与人相处，情感交流是非常重要的，人们都喜欢和能让彼此身心愉悦的人相处。所以说，做个活泼开朗、偶尔撒娇任性的女人，比做个刺儿头或闷葫芦要好得多。当然，任性撒娇、不讲理也不是什么时候都可以的。女性朋友们在运用的过程中要掌握以下几点：

1. 要真实地表达自己，可以假装，但是不要欺骗

真实地表达自己，开心的时候大笑也无伤大雅；悲伤了就痛哭一场，总会有人走过来安慰你的。想要别人为你做什么时，就真实地说出来。当然，你可以通过假装任性或者不讲理来获取对方的认可，但是必须源自真诚，而不是恶意的欺骗。

2. 跟一般的朋友相处也可以适当任性一下，这样有利于增进感情

不是只有在面对男朋友或者老公的时候才可以任性不讲理，和好朋友在一起时也可以适当运用这一方法。比如，想要逛街，有人不同意只想去看电影，你可以适当任性地对她说："逛街吧，今天天气适合逛街，好不好嘛。"相信你的朋

友也不好意思拒绝你了。但是不要每次都通过这种方式满足自己的需求，那样撒娇任性就会变成自私的手段。

3. 在工作中要把握好任性的尺度，不可以对谁都不讲理

在工作中，掌握分寸很重要，在一些小事情上你可以适当任性，但是要以促进工作为目的，否则你的不讲理行径会让别人误会，那样彼此都会觉得很尴尬。

4. 公共场合不要不讲理，耍任性

撒娇适用于私人空间，在一些正式的场合，千万不可"打情骂俏"。有时，男朋友会带你参加一些公司聚会，如周年晚会、圣诞晚会等，这时需要的就是一个能够撑得起大场面的女人，而不是一个不懂事、嗲声嗲气、唧唧喳喳的小女孩。如果他正在和上司谈话，你偏偏不识大体地跑过来，娇滴滴地说这说那，想想他会多尴尬，没有人会觉得此时的你是可爱的，反而会觉得你很愚蠢。

5. 不讲理也要有所收敛，要懂得见好就收

当人心情不好时，脾气容易变暴躁，此时你再跟他任性、撒娇会让他感觉厌烦。所以，当别人正忙碌时，或者别人因为你的任性有所让步时，一定要识趣一点，见好就收，不要再去纠缠他，否则只会让对方感到厌倦，久而久之，就会变麻木。

会撒娇，懂任性，在适当时候不讲理的女人是惹人疼爱的，适当地发点小脾气也会让人感觉很可爱。不过，任性不讲理这东西就如往咖啡里加糖，对时对景也要对人。糖少了味道苦，糖多了味道就会腻人。不错，加糖的咖啡往往更受人欢迎，至于你想要何种口味，只有自己才能把握，毕竟加糖的勺子在你的手里。

你不高兴，别让整个世界也跟着你不高兴

日常生活中，不开心、沮丧、焦虑、难过，是常有的。情绪时高时低、时好时坏，都是很自然的现象。尤其作为女性，需要扮演各种各样的角色，妻子、员工、老板等，每一个角色都需要付出感情和精力，有时难免会碰到一些令人心烦意乱的情况，导致负面情绪的产生。人与人之间情绪也会相互感染，特别是彼此熟悉的人或者接触较多的人，情绪更容易互相传播，尤其是坏情绪。

坏情绪，每个人都不想经历。它具有极强的传播能力，会轻而易举地感染身边的每一个人，破坏我们的心情，进而影响我们的工作和生活。因此，学会合理地表达自己的情绪，不让自己的坏心情影响到周围的人，是每一位女性都必须做的。具体来说可以从以下几方面着手：

1. 不要压抑自己的坏情绪

不高兴的时候，不要一味地压抑自己，可以适当发泄出来，比如可以在空旷的地方大喊几声，或是进行一些体育运动，也可以做一点家务劳动，把心里的不快通过这些方式释放出去。

2. 自我催眠，自己安慰自己

"这点事情没什么""我可以很好地解决的""他不是故意的，我没必要那

么不开心",等等,这样不断地自我安慰和催眠也能起到一定的缓解作用。很多人习惯于说类似的话。

3. 求助他人

培根说过:"如果把你的苦恼与朋友分担,你就剩下一半的苦恼了。"不良情绪仅靠自己调节是不够的,还需要他人的疏导。可以找一个亲人、好友或可以信赖的人倾诉自己的苦恼,求得别人的帮助和指点。在很多情况下,一个人对问题的认识往往是有限的,甚至是模糊的,旁人点拨几句,会使你茅塞顿开。这时人家即使不发表意见,仅仅是静静地听你说,也会使你得到很大的满足。别人的理解、关怀、同情和鼓励,更是心理上的极大安慰,尤其是遇到人生的不幸或严重的疾病时,更需要别人的开导和安慰。将自己的忧愁和烦恼倾诉出来,不但可以宣泄情绪,而且会增进人际交往,令你感觉到自己生活在爱的怀抱中。

总而言之,每个女人都有情绪不好的时候,当你处于情绪的低谷期时,可能无意间会制造出一种紧张和带有敌意,甚至令人窒息的气氛,影响身边的其他人,使大家也跟着你心情不好。所以,女性朋友们要适当掌握调整情绪的技巧,恰如其分地表达情绪,千万不能将不良情绪传递给身边的人,以使得全世界都跟着你不高兴。

女人不生气,面如桃花朵朵开

和男人相比,似乎女人更爱发脾气,尤其是在情感关系中,女人对男友或丈夫发脾气的概率日益增高,因此也引爆了"野蛮女友"热潮。

《新科学家》杂志报道,意大利女科学家马拉齐蒂研究发现,热恋中的男人更像女人,女人更像男人。男性会变得更温柔多情,女性则会变得更热情奔放,所以表现出来就是女人在恋爱中更容易"野蛮",更爱对男友"找碴儿生气"。

从心理分析的角度来看,这是因为女人是情感动物,她们在情感上是非常敏感的,同时也是脆弱的。当她们与他人发生争执时,情感上的脆弱就会表现为爱发脾气。有时,女性的这种易怒情绪也来自于一种不安全感和不自信,使得她们对周围的人或事甚为敏感。尤其是青春期的女孩,随着性心理的日趋成熟,对自身的性别角色和形体特征日益在意,是否苗条、漂亮,都是让她担忧和苦恼的事情。而当女人身处恋爱中时,她们的敏感会更加明显,她们会不断地将自己和他人作比较,脑海里总担心自己的价值得不到对方的承认,这样往往会造成心理焦虑,表现就是多疑、爱发火。同时这也是女人在情绪上不独立的表现。

自古以来女人都被视为弱者,使得女人在内心深处也觉得自己是弱者,有些事情一旦难以承受,就会寻找发泄的出口,她们身边的人尤其是男友或丈夫就自然成了发泄的对象。

然而,生气的实质意义是"用别人的过错惩罚自己",生气是百病之源,是导致女人快速衰老的重要原因。从中医角度来看,生气至少会对女人的身体造成十大伤害:

（1）伤脑：气愤之极，可使大脑思维突破常规活动，往往做出鲁莽或过激举动，反常行为又形成对大脑中枢的恶劣刺激，气血上冲，还会导致脑出血。

（2）伤神：生气时由于心情不能平静，难以入睡，致使神志恍惚，无精打采。

（3）伤肤：经常生闷气会让你颜面憔悴、双眼水肿、皱纹多生。

（4）伤内分泌：生闷气可致甲状腺功能亢进。

（5）伤心：气愤时心跳加快，出现心慌、胸闷的异常表现，甚至诱发心绞痛或心肌梗死。

（6）伤肺：生气时呼吸急促，可致气逆、肺胀、气喘咳嗽，危害肺的健康。

（7）伤肝：人处于气愤愁闷状态时，可致肝气不畅、肝胆不和、肝部疼痛。

（8）伤肾：经常生气的女人，可使肾气不畅，易致闭尿或尿失禁。

（9）伤胃：气愤之时，不思饮食，久之必致胃肠消化功能紊乱。

（10）伤乳房：也称之为乳癖，中医认为多因情志内伤，肝郁痰凝，痰瘀互结乳房所致，也因冲任失调，气滞痰凝所致。

现代医学也证实，女人的情绪与心血管、肌肉、呼吸、泌尿、新陈代谢和内分泌等功能都存在着密切的关系。当女人情绪激动达到高潮时，便是愤怒，此时自主神经系统中交感神经极度兴奋，大量释放肾上腺素，导致心跳突然增快，血压急速升高，如患有高血压，便容易导致脑血管破裂，引起脑血栓；如患有冠心病，由于冠状动脉强烈收缩，引起心肌梗死，而危及生命。

当女人的身体各器官都受到损害，女人的青春美丽也将不复存在。有研究证实，女人在急躁、生气时毛细血管扩张，会引起皮肤发红，有时也会造成酒渣鼻。由于这类坏情绪导致免疫力下降，所以皮肤发红可能持续时间较长。

因此，女人要想克制自己的怒火，并从根源上改变自己爱发火的心理状态，要做到以下几点：

1. 饮食清淡，水要常喝

要少吃肉，多吃粗粮、蔬菜和水果，因为肉类使脑中色氨酸减少，大量食肉，会使人越来越烦躁。而保持清淡饮食，能使心情比较温和。此外，气温超过35摄氏度时，出汗多致使血液黏稠度升高，也会使人烦躁不安，多喝水可以起到让血液稀释的作用，让心情平和下来。

2. 松弛法

女人在被人激怒时，应该迅速离开现场，进行深呼吸，并配合肌肉的松弛训练，甚至可以进行腹式呼吸训练，往往能帮助女人的身心放松。

3. 承认自我

勇于承认自己爱发脾气，以求得他人帮助。如果周围人经常提醒、监督你，那么你克制怒火的目标一定会达到。

4. 意识控制

当愤愤不已的情绪即将爆发时，要用意识控制自己，提醒自己应当保持理性，还可进行自我暗示："别发火，发火会伤身体。"或是站在对方的角度来看问题，往往会觉得没有理由迁怒于他人，自己的气自然也就消了。

独自悲伤的女人只会变得更悲伤

在现实生活中，每个女人都可能遭受这样或那样的打击和挫折：因为家庭琐事而精神萎靡或是因为失恋而忧伤，因为无法适应快节奏的工作而垂头丧气……面对诸多挫折，女人往往会变得悲伤和痛苦，长时间累积下来人就变得悲观起来了。

悲观的女人实际上是以自己悲观消极的想法看客观世界，在她们心中，现实是或多或少地被丑化了的，对未来和生活，往往持有一种悲观的迷茫心理。对自己的过去，无论辉煌与否，都一概加以否定，心里充满了自责与痛苦，口中有说不完的遗憾和悔恨。她们对未来缺乏信心，认为自己一无是处，什么事都干不好，认知上否定自己的优势与能力，无限放大自己的缺陷。她们经常出现失眠多梦，嗜睡懒动，或觉得自己比平时更敏感、更爱掉眼泪等，重者自我意象消极，时常自怨自艾，或心境悲哀、待人冷漠。

女作家张爱玲的一生很好地诠释了悲观给人带来的负面影响是多么巨大。张爱玲一生聚集了一大堆矛盾，她是一个善于将艺术生活化、生活艺术化的享乐主义者，又是一个对生活充满悲剧感的人；她是名门之后，贵族小姐，却宣称自己是一个自食其力的小市民；她悲天悯人，时时洞见芸芸众生"可笑"背后的"可怜"，但在实际生活中却显得冷漠寡情；她通达人情世故，但她自己无论待人穿衣均是我行我素，独标孤高；她在文章里同读者拉家常，生活中却始终与人保持着距离，不让外人窥测她的内心；她在20世纪40年代的上海大红大紫，一时无二，然而几十年后，她在美国又深居简出，过着与世隔绝的生活。

有人说："只有张爱玲才可以同时承受灿烂夺目的喧闹与极度的孤寂。"这种生活态度的确并不是普通人能够承受或者是理解的，但用现代心理学的眼光看，其实张爱玲的这种生活态度源于她始终抱着一种悲观的心态活在人间，这种悲观的心态让她无法真正地深入生活，因此她总在两种生活状态里不停地左右徘徊。

张爱玲悲观苍凉的色调，深深地沉积在她的作品中，无处不在，产生了巨大而独特的艺术魅力。但无论作家用怎样流利俊俏的文字，写出怎样可笑或传奇的故事，终不免露出悲音。那种渗透着个人身世之感的悲剧意识，使她能与时代生活中的悲剧氛围相通，从而在更广阔的历史背景上臻于深广。

张爱玲所拥有的深刻的悲剧意识，并没有把她引向西方现代派文学那种对人生彻底绝望的境界。个人气质和文化底蕴最终决定了她只能回到传统文化的意境，且不免自伤自怜。因此在生活中，她时而沉浸在世俗的喧嚣中，时而又沉浸在极度的寂寞中，并最后孤老死去。

张爱玲的悲剧人生让我们看到了悲观对一个人的戕害是多么惨重。女人要追求幸福的生活，就要让自己的心灵从悲观的冰河里泅渡出来，千万不要独自悲伤，一定要想办法缓解这种消极情绪，或向朋友倾诉，或通过其他方式。总之，不能任由自己独自处在悲伤之中，否则时间长了，人会变得更加消极和悲观，想要获得健康和幸福也就难了。

孤独永远只是你自己一个人的舞蹈

孤独是很多女性常有的一种心理状态。孤独是既不爱人也不被人爱的一种失重状态，是处于不关心他人也不被他人关心的人生夹壁。因此，摆脱孤独的唯一方式在人而不在物，即以爱人之心冰释不被人爱的人生尴尬。

孤独感在人的思想、行为上的体现，有两种情况：一种是因为客观条件的制约，长期脱离人群的"有形"的孤独，比如远离人们生活中心的边疆哨所中的战士、长期坚持在高山气象观测站工作的科技工作者、长期游弋五洲四海的海员等。他们远离亲人朋友，在工作之余没有与更多的人相互交往的机会，没有丰富多彩的精神生活，不免有时感到寂寞，感到孤独。另一种是身处人群之中，但内心世界却与生活格格不入而造成的"无形"的孤独。这种孤独对人的伤害是十分严重的。一个长期被孤独感笼罩的人，精神受到长时间的压抑，不仅会导致自己的心理失去平衡，影响自己的智力和才能的发挥，也会引起人的心理、思想上的一系列变化，产生诸如思想低沉、精神萎靡，失去事业的进取心和生活的信心。

大多有孤独感的女性，并不是自己情愿离群索居、孤身独守的。她们有的因为遭遇了痛苦，所以或嗟叹人生艰难，埋怨命运刻薄，或痛恨世态炎凉，咒骂人心虚伪；有的是感到自己怀才不遇，知音难觅，得不到别人的理解，因而也不愿去理解别人，不如独处一隅，洁身自好；也有的是自己看不起自己，不相信自己，在人群中徒见别人风流潇洒、知识渊博，因而自惭形秽，悲观自己才貌平庸、才智低下，不敢也不愿意与人交往……境遇各有不同，其结果却大致差不多：把自己置身于孤独的控制之下，陷入无边的伤感之中。

在加州奥克兰的密尔斯大学，校长林·怀特博士在一次女青年会的晚餐聚会上，发表了一段极为引人注意的演讲，内容提到的便是现代人的孤寂感："20世纪最流行的疾病是孤独。"他如此说道，"用大卫·里斯曼的话来说，我们都是'寂寞的一群'。由于人口愈来愈多，人性已汇集成一片汪洋大海，根本分不清谁是谁了……居住在这样一个'不拘一格'的世界里，再加上政府和各种企业经营的模式，人们必须经常由一个地方换到另一个地方工作——于是，人们的友谊无法持久，时代就像进入另一个冰河时期一样，使人的内心觉得冰冷不已。"

那些能克服孤寂的人，一定是生活在怀特博士所说的"勇气的氛围"里。所以，女性朋友们，无论我们走到哪里，都不能只停留在自己创造出的孤独舞蹈，而一定要培养出与人们亲密的情谊关系，就好像燃烧的煤油灯一样，火焰虽小，却仍能产生出光亮和温暖来，从而让别人喜欢我们，自己也会获得内心的满足。

逆境中，女人要学会用乐观自救

乐观是无形的，但它是有力量的，而且乐观的力量又是超乎想象的。乐观的人就是这样变通地看待生活和问题，他们总能在困难和不幸中发现美好的事物。他们总向前看，他们相信自己，相信自己能主宰一切，即使在乌云的笼罩之下，他也会充满对美好未来的期待，跳动的心灵一刻都不曾沮丧、悲观。正如哈佛教授亨利·霍夫曼所说："你是否快乐或痛苦，不完全取决于你得到什么，更多地在于你用心去感受到了什么。"

面对逆境这条人生的畏途，不同的女人有着不同的观点和态度。就悲观者而言，逆境是生存的炼狱，是前途的深渊，身处逆境，她们只能看到悲观和失望；就乐观的女人而言，逆境是人生的良师，是前进的阶梯，经受逆境的考验，才能得到成长。逆境如霜雪，它既可以凋叶摧草，也可使菊香梅艳；逆境似激流，它既可以溺人殒命，也能够济舟远航。最重要的是女人要学会调整自己的情绪，用积极乐观的情绪应对逆境，那么生命一定会宠幸与你，让你渡过逆境。

那么，女人要如何才能保持乐观的心态呢？

1. 抬头挺胸

只要你仔细观察，就会发现许多中老年女性走路都习惯弯腰低头，这一方面是因为女人骨骼快速衰老所致，另一方面也是女人情绪悲观所致。医学专家建议，女人要矫正头脑之前，要先矫正身体。因为女人的生理及心理是息息相关的，比如当心情低潮的时候，女人往往无精打采、垂头丧气，而当心情愉悦时，女人往往抬头挺胸、昂首阔步。

从另一角度来看，当一个女人抬头挺胸的时候，呼吸会比较顺畅，而深呼吸则是压力管理的妙方。又因为与肌肉状态有关的信息，会借着神经系统传回大脑。因此，当女人抬头挺胸的时候，大脑会收到这样的信息：四肢自在，呼吸顺畅，看来是处于很轻松的状态，女人会觉得比较能够应付压力，当然也就容易产生"这没什么大不了"的乐观态度。

2. 使用正面、积极的语言

我们都知道，一个女人的语言是其心理状态的重要表现方式。也就是说，女人所说的话，其实对自己的态度及情绪影响很大。日常生活中所使用的语言可分为正面、负面及中性三类。女人在使用"问题""失败""困难""麻烦""紧张"等负面语言时，恐慌及无助的感觉就随之而起。而如果女人将负面语言换成正面语言，比如"困难"改为"挑战"，"问题"改为"机会"，女人就会觉得精神压力小了许多。

3. 每天都要大笑几次

大笑是减缓女人压力最有效的方式。有科学家发现，人体每天能生成3000多个癌细胞，还有50亿个能及时消灭癌细胞的"杀伤者细胞"，刚刚大笑完的人体内杀伤者细胞会明显增加。中医中也有"常笑宣肺"，尤其是捧腹大笑是很好的呼吸运动，它可使肺部扩张，为胸部传送更多新鲜空气，让气管和肺部处于放松状态，乳房也会产生一定的"膨胀感"，不会因缺水、缺气而下垂。

牛顿说："愉快的生活是由愉快的思想造成的，愉快的思想又是由乐观的个性产生的。"女人要想拥有幸福的生活，就不能总把目光停留在那些消极的东西上，那只会使你沮丧、自卑、徒增烦恼，还会影响你的身心健康。相反，如果女人能一直保持乐观的心态来面对生活，就能让身体健康、生活幸福。

活在当下，别让空虚消磨你的斗志

一个女大学生和心理医生聊天时说："每天，我照常地学习、生活，可总觉得心里好像有点不对劲，似乎我不知道为什么学习、为什么生活，常常有一种很空虚的感觉。"她不无困惑地说，"看看其他同学，学，学得有劲；玩，玩得潇洒。可我却学也学不踏实，玩也玩不痛快，感觉什么都无聊，什么都没意思。这种情绪让我整天百无聊赖、心绪懒散、寂寞惆怅却又不知该怎样解脱。怎么别人就能过得那么充实，而我就那么空虚呢？"

这个女大学生所面临的心理困惑就是我们通常所说的"空虚"。在很多女人的印象里，"空虚"往往与"寂寞""孤独"等词是通用的，但实际上它们之间是有所不同的，其中很重要的一点就是"寂寞""孤独"对于女人并不总是消极的，有时甚至标志着一个女人独具个性。而"空虚"却只能消磨女人的斗志，侵蚀女人的灵魂，使女人的生命毫无价值。

空虚是一种内心体验。每当我们听到一些女人说着诸如"唉，真没劲""唉，这个世道我算看透了"之类的口头禅时，我们就说她也许是个心灵空虚的人。但实际上真正空虚的感觉往往只能意会，无法言传，只有空虚者自己才能真切地体验到，他人是难以深入体验的。所以，这使感觉空虚的人不太容易实现与他人的交流和沟通，如果自己再不积极努力，只会越来越紧地被空虚所吞噬和包围。

有些女性在生活中怀有不切实际的期望或目标，自己总是在生活中追寻着什么，而没有落实到生活本身，如此，不免常常感到内心空得发慌。在这种情况下，要告别空虚感，就要建立"务实不务虚"的生活态度，只有"活在当下"，才能不被渺茫的心绪所困扰。

另一方面，空虚的心理可能来自对自我缺乏正确的认识，对自己的能力估计过低，导致整天忧虑，思想空虚；或是因自身能力和实际处境不同步，陷入"志大才疏"或"虎落平川"的窘境中，常常感到无奈、沮丧、空虚；或是对社会现实和人生价值存在错误的认识，以偏概全地评价某一社会现象或事物。当社会责任与个人利益发生冲突时，过分地追求个人的得失，一旦个人要求得不到满足就心怀不满导致失落困惑。

那么，这个时候，女性朋友们应该对现实与理想抱有正确的认识。我们生活在五光十色的大千世界中，难免会有这样或那样的不如意、不顺心，会有各种各样令人头疼的棘手问题，也必然会有喜有忧、有得有失。一切都平平稳稳、一帆风顺，只是人们美好的向往而已。因此，何必为途中的磕磕绊绊耿耿于怀，放下过重的期望，凡事"谋事在人，成事在天"，顺其自然地享受征途中的一切，"不以物喜，不以己悲"，平平实实地生活，这样幸福自然会光顾你。

第七节
"心病"还需"心药"医——女性心理疾病治疗

豁达让女性不在忧郁的世界挣扎

忧郁症是以情绪低落、悲伤、失望、活动能力减退及思维、认知功能迟缓为主要特征的一类情绪障碍。它是一种"全身性"疾病，可能威胁到患者的生命，尤其在病情严重时，其死亡率可高达30%。目前，全球每年用于忧郁症的医疗费约为600亿美元。世界卫生组织已将抑郁症与癌症并列为21世纪最需要预防的疾病之一。

随着来自生活、工作的压力的不断膨胀，女人也越来越产生忧郁心理。如果女人不及时调节忧郁的心理，就可能患上抑郁症。有医学专家认为，由于基因、心理及生理特征的不同，女性比男性容易患抑郁症。在世界范围内，女性遭受抑郁症困扰的概率是男性的两倍，大约每8个人中就有1个女性在一生的某个阶段会遭受抑郁症困扰。

从心理医学的角度来看，女性易患抑郁症的原因主要有：

（1）基因因素：遗传因素使女性患抑郁症概率提高了50%。科学家们发现了很多和抑郁症有关的、只有在女性中才会出现的各种基因突变，包括一个与女性激素调节密切相关的基因。

（2）女性更容易紧张：有调查显示，女性更容易抱怨说她们正处在紧张的情绪之中。和男性相比，女性更容易遭受某些极度紧张的特殊状况，如性虐待、家庭暴力等。

（3）内分泌失调：当女人在妊娠、产后的特殊生理时期时，因为内分泌失调，情绪低落，10%～15%的母亲在生育后的6个月患有抑郁症，在妊娠期间患抑郁症的女性概率更高。

忧郁会损害女人的容颜美丽。因为中医认为，精神活动由五脏所主，五脏的异常可以影响精神活动，而精神异常也可导致五脏的功能紊乱，脏腑功能紊乱之后，气血失和，于是皮毛憔悴，面部枯槁无华，从而出现早衰，影响容颜。朱丹溪也曾经说过："久郁则蒸热，热久必生火。"女人忧郁时间长了就会上火，就会导致阳浮现象，影响女人的容颜。《红楼梦》中林妹妹因忧郁致病又因忧郁而死的悲剧，就是最好的例子。

我们来了解一下忧郁症的典型症状，对这些症状，女人应该保持警惕：

（1）情绪低落和沮丧，甚至这种感觉多一秒都无法忍受，每天早晨及上午最明显。

（2）悲观、失望、愧疚、无助感、无望感、憎恨自己、责备自己，甚至脑海中不断涌现出想处罚及伤害自己的冲动念头。

（3）哭泣、易怒、烦躁不安、犹豫不决、无法集中心思做事、头脑不清，对平常能引起快乐的事物失去兴趣。

（4）无法一觉安眠到天亮，整天有疲惫感、睡眠过多、噩梦连连。

（5）食欲改变，不是降低就是极端怕饿，体重下降，胃肠不适或便秘、头痛、头晕、胸闷、心悸、频冒冷汗、肢体沉重，或是失去性欲或是月经失调。

（6）强迫性地一再想到"死亡"，自杀或活不下去的念头挥之不去。

若以上描述的答案是"是"，项目愈多则忧郁指数愈高，且若症状持续的时间愈长，愈有可能患有抑郁症。

当女人发现自己存在忧郁心理时，除了要改善自己不良的饮食方案和生活习惯外，还应注意调整自己的心理状态，让自己变得豁达一些，即不要幻想生活总是那么圆圆满满，也不要幻想在生活的四季中享受所有的春天，每个人的一生都注定要跋涉沟沟坎坎，品尝苦涩与无奈，经历挫折与失意。因此，女人在遭遇不幸的时候一定要豁达一些，千万不能因为无法满足心中所求而郁郁寡欢。

懂得了这一点，女性朋友们才不至于对生活求全责备，才不会在受挫之后彷徨失意，甚至陷入忧郁而不可自拔；懂得了这一点，女性朋友们才能抬头挺胸，披着温柔的阳光，找到充满希望的起点。总而言之，拥有豁达的心态，女性朋友们就不会再在忧郁的世界中挣扎，豁达会赋予女性朋友们一种完美的色彩，它更是一种健康的待人处事的方式，一种更高的人生境界。所以，请不必为途中的磕磕绊绊耿耿于怀，放下过重的期望，凡事"谋事在人，成事在天"，顺其自然地享受征途中的一切吧！

当女人的忧郁症状严重，疑似抑郁症时，不要讳疾忌医，而要及时、坦率地和心理医生谈论自己的病情。如果被医生确诊为抑郁症，随后就应该在医生指导下进行心理治疗或者开始服用抗抑郁剂。

像对付感冒一样对付抑郁症

现如今，心理问题中抑郁是最常见的，就如同身体感冒一样，抑郁被大家称作为"心理感冒"。患有抑郁症的女人会感到情绪低落和消沉，尽管可能被某些一般的生活事件所激发，但低落的情绪却迟迟难以恢复，总感到"没劲""没趣"，心中无喜悦感。处于抑郁状态的女人总是懒懒散散，做事情缺乏该有的勇气和闯劲，退缩犹豫，缺乏内动力，对生活没有兴趣，对前途失去希望，对活动没有精力，对处境无能为力，觉得生存缺乏意义，认为自己没有用处，而且还会经常觉得疲乏和周身不适。睡眠不好是抑郁者的又一个显著特征，他们常常醒得很早，半夜里要醒过来好几次。有时醒来后就再也睡不着，胡思乱想直到天明。睡不好、吃不香、做不动的恶性循环也随之形成。抑郁的人会变得孤独和自闭，他们把环境、自己和将来都看得一无是处，有的人甚至冒出了厌世的念头，出现自杀观念或行为。

那么，女性朋友在平时的工作生活中，应该如何避免抑郁症的发生，或有抑郁心境时如何走出抑郁呢？

心理专家认为，对待抑郁症，应该像对待感冒等疾病一样，坦然、主动地寻求心理医生的帮助。抑郁症治疗需要药物治疗和心理治疗相结合。药物治疗在短期内可以见效，使急性抑郁症获得缓解，但是需要进一步维持治疗。维持治疗时间越持久，复发率越低。至于心理治疗，心理医生建议从以下几方面着手：

（1）把注意力转移到愉快的活动上去，积极参加有益的活动，让自己重新活跃起来。

（2）进行积极的自我暗示，在困难面前暗暗地鼓励自己的勇气和信心，就是积极的自我暗示。

（3）注意自己健全人格的塑造与培养。在日常生活中，注意培养自己遇事不愁、处事不惊、容人容事、不计较是非的性格，努力摆脱心胸狭窄、目光短浅、自私自利、斤斤计较的不良个性。

（4）做最感兴趣的事。如果事业上没有获得成功，想办法增进自己的技能，从最感兴趣的事入手，或者再寻找其他成功的机会。有计划地做些能够获得快乐和自信的活动，尤其在周末，譬如打扫房间、骑赛车、写信、听音乐、逛街等。

（5）良好的人际交往。经常和朋友保持交往的人，其精神状态远比孤僻独处的人好得多，尤其在境况不佳时，朋友是最好的医生。

总之，不管是药物治疗还是心理治疗，治疗速度都不会太快，患者只有长期坚持，才能获得不错的疗效，并保持相对的稳定。

莫把过分的执着当成"为真理而奋斗"

现实生活中，很多女性朋友都很执着，她们根深蒂固地认为，坚持到底就是胜利，自己是在"为真理而奋斗"。其实，适当的执着可以为女性平添一份可爱的"坚韧美",但是过分执着就会发展成为偏执,这往往容易把人生打成死结,伤害自己,也伤害他人要知道,每个人的想法肯定不能完全相同,所以就更需要人际之间的理解和宽容。

偏执的女人总是喜欢以自己的标准来衡量一切,以自己的喜怒哀乐决定一切,缺乏客观的依据。她们抱守着自己的是非观,霸道地认为自己的想法就是绝对的命令和圣旨,她们是对的,对方是错的,强求着对方按照自己的思维模式来思考。一旦别人提出异议,就立刻转换脸色,对别人正确的意见也听不进去。偏执的女人往往极度敏感,对侮辱和伤害耿耿于怀,心胸狭隘;别人获得成就或荣誉感到紧张不安,妒火中烧,不是寻衅争吵,就是在背后说风凉话,或公开抱怨和指责别人;自以为是,自命不凡,对自己的能力估计过高,惯于把失败和责任归咎于他人,在工作和学习上往往言过其实,要求苛刻,总是过多过高地要求别人,但从来不信任别人的动机和愿望,认为别人存心不良。

喜欢走极端,与其头脑里的非理性观念相关联,是女性偏执心理的一大特色。因此,女性朋友们要改变偏执行为,首先必须分析自己的非理性观念。如:

(1)我不能容忍别人一丝一毫的不忠。
(2)世上没有好人,我只相信自己。
(3)对于别人的进攻,我必须立即给予强烈反击,要让他知道我比他更强。
(4)我不能表现出温柔,这会给人一种软弱的感觉。

现在对这些观念加以改造,以除去其中极端偏激的成分。

(1)我不是说一不二的君王,别人偶尔的不忠应该原谅。
(2)世上好人和坏人都存在,我应该相信那些好人。
(3)对别人的进攻,马上反击未必是上策,我必须首先辨清是否真的受到了攻击。
(4)不敢表示真实的情感,是懦弱的表现。

每当故态复萌时,就应该把改造过的合理化观念默念一遍,用来阻止自己的偏激行为。有时自己不知不觉表现出了偏激行为,事后应重新分析当时的想法,找出当时的非理性观念,然后加以改造,以防下次再犯。

另外,女性朋友们还可以从以下几方面治愈偏执心理:

1. 学会虚心求教,不断丰富自己的见识

常言道:天外有天,人外有人。别人的长处应该尊重和学习,认识到自己的肤浅。全面客观地看问题,遇到问题不急不躁,冷静分析。

2. 多交朋友,学会信任他人

积极主动地进行交友活动,在交友中学会信任别人,消除不安感。交友训练的原则和要领是:应该对朋友真诚相见,以诚交心。尤其当别人有困难时,更应鼎力相助,患难中知真情,这样才能取得朋友的信赖和增进友谊。

3. 要在生活中学会忍让和有耐心

生活中,冲突纠纷和摩擦是难免的,这时必须忍让和克制,不能让敌对的怒火烧得自己晕头转向。

4. 养成善于接受新事物的习惯

偏执常和思维狭隘、不喜欢接受新东西、对未曾经历过的东西感到担心相联系。为此，我们要养成渴求新知识，乐于接触新人新事，学习其新颖和精华之处的习惯。只有这样，我们才能不断地提高自己，减少自己的无知和偏执。

偏执的背后是不知对错的一如既往，是来路不明的辗转反侧。所以，女人该有自己的思想，有自己的思维，有自己的理念，有自己的智慧。在幸福的字典里，没有"偏执"二字。想要做一个幸福的女人，就要善于学会把"偏执"关在心门之外。

神奇的放松法，让焦虑无影无踪

焦虑是一种没有明确原因的、令人不愉快的紧张状态。和男人相比，女人更容易焦虑。这是因为女人的体质较弱，内分泌容易受到外界干扰，使得她们容易在心理上缺乏安全感，时刻保持一种高度警戒的状态，这就是女人总是对周围的人和事较为敏感的原因。一旦女人发现可能危害自身安全的人和事，就会产生焦虑情绪。

处于焦虑状态时，女人常常有一种说不出的紧张与恐惧，或难以忍受的不适感，主观感觉多为心悸、心慌、忧虑、沮丧、灰心、自卑，但又无法克服，整日忧心忡忡，似乎感到灾难临头，甚至还担心自己可能会因失去控制而精神错乱。在情绪上整天愁眉不展、神色抑郁，似乎有无限的忧伤与哀愁，记忆力衰退，兴味索然，注意力涣散；在行为方面，常常坐立不安，走来走去，抓耳挠腮，不能安静下来。

据美国国家精神健康研究所统计，全美共有1900万成年人长期受过度忧虑的煎熬，其中大部分是女性。美国心理学家罗伯特·利西在《治疗忧虑》一书中写到：过度忧虑者往往太过在意别人的态度，对未知事物极度恐慌，总把事情往最坏的方面去设想。女性一旦表现出过度忧郁的症状，很快会陷入忧虑，并逐渐转为忧郁，最终导致人格褊狭、多疑。这就是人们常说的焦虑症。

从心理医学的角度来看，女性容易出现焦虑，主要是其生理构成决定的。焦虑发生时，女性大脑中负责感情反应的扁桃体部分会变得异常迟钝，而负责语言与抽象思维的部分却很活跃。此时女性全部的思考，都以语言和抽象思维的形式进行，大脑很难区分各种感情的差别。

当大脑失去对情感的判断时，外部表象就是焦虑。而当大脑结束了只会思考不会感觉的阶段，即焦虑初步解除时，其身体的各个器官会发生应激性的补偿反应，即各个器官开始自动紧张。适度的焦虑可以提高女人的警觉度，充分调动身心潜能。但如果焦虑过度，有些女性就会出现肠道功能紊乱、消化不良，还会莫名疼痛。而这又进一步加重了这些女性的过度焦虑症状。

对于爱美的女人来说，焦虑还会产生连锁反应，如失眠，从而双眼水肿、眼圈发黑、眼周还可能出现恼人的皱纹，从而加速身体的衰老。同时，过度焦虑还会妨碍女人去应付、处理面前的危机，甚至妨碍女人的日常生活。

　　罗伯特·利西建议焦虑的女性每天应留出 30 分钟专门用来面对焦虑，并写下自己的担心，随后在当天的生活中挑战这些事情。尤其是在工作很忙时，女人把该做的事列出来有助于缓解压力。这样做不仅能提醒自己按时完成计划，还能确保最重要的事不会漏掉，即使当天没把事情做完，至少最重要的事已经做了。注意，事情做完就划掉，可以留下完成的记录。

　　心理学家们研究了许多降低焦虑的方法，通过多年实践，发现放松法十分有效，尤其是在音乐中想象放松，效果十分不错。

　　现在，女人就遵循以下方法，开始一场放松之旅吧。

　　（1）找个不受干扰且空气流通好、光线柔和的房间，播放舒缓轻松的音乐。舒服地坐着或躺着，让自己的注意力放在练习上。

　　（2）闭上眼睛做深呼吸，慢而深地把气吸到腹部，屏住，保持几秒，实在憋不住时再慢慢呼气，呼气的同时放松双肩。练习时把注意力集中在呼吸上，感受空气从鼻子进入气管—到肺部—到腹部，然后再呼出的感觉。吸气时让新鲜空气充满身体，呼气时把身体内的焦虑、紧张和压力排出体外，体会这种放松和舒服感。

　　（3）想象你站起身，走出这个房间，从 1 数到 10，告诉自己，当你数到 10 时，你就到达更深的放松状态。

　　（4）想象自己正在一条宁静的林荫小道上漫步。不久你来到一片空地，慢慢走到中央坐下，享受周围清新的空气，温暖的阳光和鸟儿的歌唱，享受此刻放松舒服的感觉。

　　（5）片刻之后，不知从哪儿冒出来的动物包围了你。它们毫无恶意，但每一只都代表一项你需要给予关注的焦虑来源。动物越大，代表你的焦虑越强。在空地的一端有一个蜂窝，蜜蜂在周围飞舞，象征着这些烦心事带来的嘈杂声。

　　（6）你轻轻地触摸每一只动物，它们温顺而安静。过了一会儿，动物们消失在森林里，只留下蜜蜂的嗡嗡声。接下来所有蜜蜂一只又一只钻进蜂窝，直到林中空地重新安宁下来。此刻你感觉轻松、安逸。在你的记忆力浮现出的总是轻松愉快的事情以及美好的画面，比如静静的湖面，树叶的沙沙声等，你想起的美好细节越多，你越舒服。只要你愿意，以后随时可以再回来体验这种放松感觉。

　　（7）现在要准备回来了，从 10 数到 1，当数到 1 的时候就睁开眼睛，回到现实此时，你会感觉放松而精力充沛。

让女人不再恐惧的自我治疗法

　　恐惧能摧残一个人的意志和生命，它能打破人的希望、消退人的志气，而使人的心力"衰弱"至不能创造或从事任何事业。它能破坏人的修养、减少人的生理与精神的活力，进而破坏人的身体健康。

　　很多女性简直对一切都怀着恐惧之心：她们怕风，怕受寒；怕人言，怕舆论；怕失恋，怕丈夫有外遇；怕贫穷，怕失败；怕雷电，怕暴风……总之，她们的世界充满了恐惧。

然而，面对自然界和人类社会，生命的进程从来都不是一帆风顺、平安无事的，总会遭到各种各样、意想不到的挫折、失败和痛苦。当一个人预料将会有某种不良后果产生或受到威胁时，就会产生这种不愉快情绪，并为此紧张不安，程度从轻微的忧虑一直到惊慌失措。现实生活中每个人都可能经历某种困难或危险的处境，从而体验不同程度的焦虑。恐惧作为一种生命情感的痛苦体验，是一种心理折磨。人们往往并不为已经到来的，或正在经历的事而惧怕，而是对结果的预感产生恐慌。恐惧产生的结果多是自我伤害，它不仅让人丧失自信心或战斗力，还能使人被根本不存在的危险伤害。所以，女性朋友们一定要学会直视恐惧，不怕冒险，才能打破恐惧，走向成功。

下面为女性朋友们介绍几种自我克服恐惧的方法，只要按照以下几点做，即便与恐惧为伍，也能战胜恐惧。

1. 要有必胜的信心

只有自己才能保证自己的将来。只要有信心实力，无论遭遇什么都不致一筹莫展，且它们是谁都夺不走。小成就的累积，可以培养更大的信心。应该认真地自我反省，努力改进，以建立信心，从而在遭遇阻碍时，发挥最大的潜力。

2. 冲破恐惧心理

面对伴随冒险的机会时，内心的恐惧就会对你说："你绝对办不到。"祛除恐惧的办法只有一个，那就是往前冲。假如对机会心怀恐惧，更应强迫自己去面对它。一旦获得机会，向前迈进，以后碰上更好的机会时，就不会恐惧了。

3. 不怕失败，勇于接受挑战

不要怕失败，也不可因此而一蹶不振。如果毅然接受挑战，至少可以学到一些经验，增长自己的见识。敢于面对失败，即使不能立刻获得成功，一定也能学到宝贵的经验，成功只是时间问题而已。一个人只要肯努力学习，成功的机会就会逐渐增加。

赶走性疲劳，让心情亮起来

许多女人都有过这样的经验：突然变得清心寡欲，没有了"性"趣。每天忙里忙外，家庭工作两头奔波。看着丈夫兴致勃勃的样子，自己却没有丝毫的想法。去医院检查，又没有任何生病的迹象，这多是性心理疲劳的征兆。

女性产生性心理疲劳的原因有很多，主要有以下几种，女性朋友们可以根据自身特点选择适合的解决方案：

1. 由性期待引起的性心理疲劳

很多女性的性亢进多是由性期待心理引起的性饥饿导致的。当丈夫不能满足其性要求时，她们往往表现为失眠、不安、易怒、好发脾气或抑郁，如果此类现象经常发生就会导致性心理疲劳，最终影响夫妻感情。

解决方案：夫妻间偶尔分床几日，以便培养和调动自己的性期待心理；有性要求时，与丈夫主动协商，让其尽量满足，避免由于性期待心理发作而发脾气，以免产生误会影响夫妻感情。

2. 由性病恐惧引起的性心理疲劳

作为女性，性恐惧心理比男性更突出，其表现常有两种：一是唯恐自己得了不干净的病影响名誉；二是害怕患性病，影响身心健康。毋庸讳言，随着性病的流行和蔓延，女性性恐惧心理亦日益显著。

解决方案：自尊自爱，杜绝性乱，也督促丈夫做到这一点，以免性病发生和间接传染。

3. 由生活疲劳引起的性心理疲劳

日常生活负担重，性爱单调，丈夫忽视了性爱在爱情中所占的比重等也会让女性对性感觉疲劳。

解决方案：减轻生活负担，为性爱增添新意，与丈夫共建和谐的性爱氛围。

4. 由性嫉妒引起的性心理疲劳

女性经常会嫉妒丈夫身边的其他女性，担心丈夫会越轨，于是便产生了一种嫉妒心理。久而久之，便可因性嫉妒而引发心理疲劳，影响夫妻感情。

解决方案：自信一些，也对丈夫信任多一些，宽容一些。

5. 由性无能导致的性心理疲劳

有些女性由于生理原因而导致性疲劳，对婚姻的影响也比较大。

解决方案：积极就医，早日恢复健康，以免影响婚姻生活质量。

总而言之，女性朋友们应该努力维持与伴侣的和谐性爱生活，以保障婚姻的和谐。

治疗神经衰弱，先要还心灵自由

在医院中，我们常常会听到有女人这样问医生："医生，我是由于用脑过度才引起神经衰弱的吗？"其实不然，神经衰弱是一种大脑神经功能失调而造成的精神和身体活动能力减弱的疾病。由于它多见于脑力工作者，所以才使得有些女人产生了神经衰弱是因为用脑"过度"而造成的印象。

神经衰弱主要体现在以下几个方面：

（1）兴奋性增高：疾病早期，患者控制感情的能力减弱，常因区区小事而激动，易伤感、烦躁不安，甚至易哭、易笑。

（2）衰弱性增强：注意力涣散，思想不集中，记忆力明显减退。脑力与体力均容易疲劳，学习和工作效率明显降低。

（3）自主神经功能障碍：在循环系统表现为心悸、面赤、皮肤潮热、血压升高等。

从医学原理上来讲，神经衰弱主要是各种原因造成大脑皮质内抑制过程的弱化。因为内抑制过程在人类种族的发展和个体发生上兴奋过程发生的晚，因而是比较脆弱的，在高级神经活动过度紧张甚至失调或伴有其他有害因素时（如躯体其他疾病），它不仅容易受到损害，而且常常最先受到损害，表现为兴奋过程相对亢进即神经衰弱的早期阶段。此时，病人的自制能力减低，一些平时能够控制不该流露出的情绪及情感反应会失控表现出来，如易怒、不稳定。兴奋性释放增加了神经细胞能量的消耗，而且，使高级神经活动的兴奋—抑制规律紊乱。另外，由于内抑制过程的减弱，又使神经细胞恢复能力降低，造成神经细胞能量减少和衰竭性增高。患者易兴奋，衰竭也就快。

因此，如果仔细地观察神经衰弱患者的生活经历，我们就会发现在所谓用脑"过度"后面，却是患者长期的内心冲突、精神紧张或心情不悦，正是这些不良的情绪体验和内心冲突，使得他们的大脑神经活动处于持续性的紧张状态。另外，神经衰弱病人还有其内在的因素在起作用。从性格特点上看，多数患有神经衰弱的女人偏向于胆怯、自卑、敏感、依赖性强，也有的女患者过分争强好胜、自制力差。此外，有些患者的神经衰弱还会发生于某次躯体疾病之后，这主要是由于躯体疾病削弱了病人的神经功能，为神经衰弱的发病提供了温床。

只要女人解决了内心冲突，消除了焦虑、抑郁等不愉快的心情，那么神经衰弱的症状也就会随之消失。当然，神经衰弱症的治疗不能单靠药物，而主要应靠女人自己的勇气和毅力进行自我心理治疗，必须给自己留有自由的心理空间，至少在认识上要做到：

1. 要允许自己有缺点

人要允许自己有缺点，不要过分追求完美，而造成自卑。"人生最大的缺陷是人生有缺陷。"只有当一个人学会坦然地说"我错了""这一点我不如你"的时候，他才可以放松自我、自由自在地表现自我、享受生活。

2. 别怕让别人失望

害怕让别人失望而压抑自我的做法，是造成某些心理问题的主要原因。事实上，一个人无论怎样做，也无法满足所有人的愿望。所以只要自己尽了力，就不必介意别人的感受。

3. 要允许矛盾性的感情同时存在

矛盾性的需求会引起矛盾性的感情。任何事物都具有两面性，人的感情也是如此。爱与恨、苦与乐、勇敢与懦弱、信任与怀疑总是相伴而行。一个人在心理上具有矛盾性的需求与矛盾性的感情并不能证明其人格的卑劣。若把这看做是人之常情，就不会增加自己的紧张情绪。在此基础上再进行理智的选择，那么客观存在的矛盾便会迎刃而解。

走出疑病的焦虑怪圈

有的女人反反复复看医生，却始终查不出是什么病，这就令人费解了。其实，这种女人确实有病，只是她的病不是在身上，而是存在于思想上、精神上，这种病叫做"疑病症"。她们的表现可概括为疑病性烦恼、疑病性不适感和感觉过敏，对自身健康过分关注。

有疑病症的女人对自己身体的变化特别警觉，身体功能任何微小的变动如心跳、腹胀等都会引起她们注意。这些在正常人看来微不足道的变化，却使她们特别关注，不自觉地加以夸大或曲解，成为患了严重疾病的证据。在警觉水平提高的基础上，一般轻微的感觉也会引起患者明显不适或严重不安，感到难以忍受，从而使患者确信自己患了某种严重疾病。疑病症患者通常以身体的某个部位、某系统、某脏器有某种不适或疼痛证明自己患了某种疾病，并不断加以强化，企图用各种办法以获得别人的同情。

疑病者可出现紧张、焦虑，甚至惶惶不安，反复要求医生进行检查和治疗，并对检查结果的细微差异十分重视，认为这种差异"证实"了自己疾病的存在。对于别人的劝说和鼓励不是从正面理解，常认为是对自己的安慰，更证明自己疾病的严重性。患者受疑病观念的驱使，东奔西走，到处求医，寻求"最新"诊断。做大量不必要甚至是重复的检查，对反复检查的阴性结果常感到不满，而对于偶然出现的"阳性"结果虽认为抓住了"证据"，但也常感到怀疑。

疑病者的注意力全部或大部分集中于健康问题，以致学习、工作、日常生活和人际交往常受到明显影响。

心怀疑病观念的女人，要相信医生所进行的全面、细致的体格检查和必要的化验及仪器检查，并根据检查结果表明自己并无躯体性疾病，打消思想顾虑，消除心理压力。此类女性更要学会对自己"冷漠"，不要整天围着自己转，对疾病要有一种"随它去"的态度，只有这样才能逐步消除"疑病"的心理障碍。

为了更好地消除自己的疑病心理，女人要走向社会，丰富自己的生活，如养花、钓鱼、下棋、绘画等。还应做一些力所能及的工作和家务活，每天坚持体育锻炼，要多与朋友和亲人交流，培养幽默感，从而战胜消极悲观情绪和不良心理状态，最终治愈疑病症。

走出自闭，沐浴群体阳光

自我封闭是指个人将自己与外界隔绝开来，很少或根本没有社交活动，除必要的工作、学习、购物以外，大部分时间将自己关在家里，不与他人来往。自我封闭者都很孤独，没有朋友，甚至害怕社交活动。

自我封闭心理实质上是一种心理防御机制。由于个人在生活及成长过程中常常可能遇到一些挫折，挫折会引起个人的焦虑。有些女人抗挫折的能力较差，使得焦虑越积越多，她只能以自我封闭的方式来回避环境，降低挫折感。自闭不仅让人失去对生活的信心，而且做任何事情都心灰意懒、精神恍惚，终致自己不能容纳自己。

自闭是心灵的一剂毒药，是对自己融入群体的所有机会的封杀。自闭不仅毁掉自己的一生，也会让周围的朋友、亲人一起忧伤。总之，自闭会葬送一生的幸福。所以，女性朋友们一定要走出自闭的牢笼。

到底该怎么做呢？具体来说，女性朋友们可以按步骤进行以下的训练：

1. 初期训练

每天下班后，不要急于马上回家，而是先到百货商场、农贸市场等人多的地方逗留一段时间，引导自己对周围环境里的人和事物感兴趣，然后回家将自己所观察到的一切记录下来。

如果刚开始怕人多的地方，可先从人少或无人的环境开始。另外，在外逗留的时间也应遵循由短到长的原则。

2. 中期训练

（1）阅读一些有关基本沟通技巧方面的书籍和文章，如怎样和人打招呼、怎样和人开始谈话、谈话的礼貌等。

（2）到某百货商店询问一种商品的价格。

（3）向陌生人问路，其中包括年长的、年轻的和年龄较小的同性和异性。特别是要完成一次向年轻英俊、漂亮的异性问路和一次向看起来并不和善的人问路。

（4）买一种商品，然后退货。退成退不成无关紧要，重要的是你敢于并能够向店方陈述你的理由。

注意：每完成上述一个步骤，都要写下感想，分析一下自己运用前面所学的沟通技巧的情况，总结自己的长处和不足。对于长处，要在以后的行动中坚持下来，而对于不足，要通过再一次的"补充练习"加以纠正，直至基本克服为止。

3. 后期训练

（1）每天向同事询问一项有关单位的业务问题，坚持一周。

刚开始，可选择那些比较和气、比较宽容的同事，然后再选择那些脾气不太好，看起来不太好打交道的人询问。

问时要抱着虚心求教的态度，认真倾听。眼睛要经常注视着对方（但也不是始终死盯不放），并要有所反应（如点点头，表示明白了）。若可能的话，找一个比较容易接近和耐心的人给你指点一下。

（2）在工作的业余时间，主动参与同事们的聊天，刚开始你可能不太会说，没关系，你只需耐心地倾听就够了。

等到一段时间后，你也可以适时发表一下自己的见解。为了使你自己更成功，你应"备备战"，如头一天晚上有准备地看一场球赛，或从报刊上记下一个有趣的事例，到第二天用它来参与聊天。

（3）约同事一起出去逛街，吃顿便饭，看个展览之类的。

女性朋友们，不管怎么样，希望你把这一训练过程完整地坚持下来，到那时，你将摆脱孤寂，拓展自己的生活圈子，使自己快乐起来。

让"强迫症"不再强迫你

强迫症又称强迫性神经症，是病人反复出现的明知是毫无意义的、不必要的，但主观上又无法摆脱的观念、意向的行为。现实生活中，很多女性都或多或少有些强迫症的表现，比如：反复检查门是否关好，锁是否锁好；常怀疑被污染，反复洗手；反复回忆或思考一些不必要的问题；出现不可控制的对立思维，担心由于自己不慎使亲人遭受飞来横祸；对已做妥的事，缺乏应有的满足感……女性朋友们，你的身上是不是也经常有上述的现象发生呢？

心理学家认为，女性容易患强迫症主要是精神因素。现代社会压力大，竞争激烈，女性的淘汰率要明显高于男性，在这种环境下，内心脆弱、急躁、自制能力差或具有偏执性人格或完美主义人格的女性很容易产生强迫心理，从而引发强迫症。通常，她们会制订一些不切合实际的目标，过度强迫自己和周围的人去达到这个目标，但总会在现实与目标的差距中挣扎。此外，自幼胆小怕事、对自己缺乏信心、遇事谨慎的女性在长期的紧张压抑中会焦虑恐惧，易出现强迫症行为。

需要指出的是，如果强迫行为只是轻微的或暂时性的，当事人不觉痛苦，也不影响正常生活和工作，就不算病态，也不需要治疗。如果强迫行为每天出现数次，且干扰了正常工作和生活就可能是患了强迫症，这就需要治疗。

其实，"强迫症"并不可怕，女性朋友们如患上此症千万不要太紧张，只要你勇敢理智地面对它，战胜它，它就再也"强迫"不了你了。如果你有此决心，请你不妨试试以下几种方法进行自我调适。

1. 听其自然法

任何事情听其自然，该怎么办就怎么办，做完就不再想它，这有助于减轻和放松精神压力。如好像有东西忘了带就别带它好，担心门没锁好就没锁好，东西好像没收拾干净就脏着乱着。经过一段时间的努力来克服由此带来的焦虑情绪，症状是会慢慢消除的。

2. 夸张法

患者可以对自己的异常观念和行为进行戏剧性的夸张，使其达到荒诞透顶的程度，以致自己也感到可笑、无聊，由此消除强迫性表现。

3. 活动法

患者平时应多参与一些文娱活动，最好能参加一些冒险和富有刺激的活动，大胆地对自己的行动做出果断的决定，对自己的行为不要过多发表限制和评价。在活动中尽量体验积极乐观的情绪，拓宽自己的视野和胸怀。

4. 自我暗示法

当自己处于莫名其妙的紧张和焦虑状态时就可以进行自我暗示。比如："我干嘛要这样紧张？一次作业没做是没有关系的，只要向老师讲清原因就可以了。就是不讲，老师也不会批评；就是批评了，又有什么好紧张的，只要虚心听取下次改了就行，何必那样苛求自己呢？谁没有犯过一点过失呢？"

5. 满灌法

满灌法就是一下子让你接触到最害怕的东西。比如说你有强迫性的洁癖，请你坐在一个房间里，放松，轻轻闭上双眼，让你的朋友在你的手上涂上各种液体，而且努力地形容你的手有多脏。这时你要尽量地忍耐，当你睁开眼，发现手并非你想象的那么脏，对思想会是一个打击，即不能忍受只是想象出来的。若确实很脏，你洗手的冲动很强时，你的朋友将禁止你洗手，你会很痛苦，但要努力坚持住，随着练习次数的增加，焦虑便会逐渐消退。

6. 当头棒喝法

当你开始进行强迫性的思维时，要及时地对自己大声喊"停"。如果你在自疗的过程中遇到困难，请别忘了向你身边的朋友或心理学家寻求帮助。